Rudolf Fritz Weiss • Volker Fintelmann

Lehrbuch der Phytotherapie

Der Autor:

Prof. Dr. med. Volker Fintelmann,

geb. 1935 in Berlin. Studium der Medizin von 1955 bis 1960 in Tübingen, Berlin, Heidelberg und Hamburg. Promotion 1961, Arzt für Innere Medizin 1968, Teilgebietsbezeichnung Gastroenterologie 1977. 1973 Leitender Arzt der DRK-Klinik Helenenstift Hamburg, seit 1977 zusätzlich Leitender Arzt der Medizinischen Abteilung des DRK-Krankenhauses Beim Schlump Hamburg, seit 1980 Leitender Arzt der Medizinischen Abteilung B am Krankenhaus Rissen der DRK-Schwesterschaft Hamburg e. V., dessen Ärztlicher Direktor und Geschäftsführer 1986–1996. 1996 Verleihung des Ehrentitels Professor durch den Senat der Freien und Hansestadt Hamburg. Wissenschaftliche Arbeiten in der Hepatologie, im besonderen zu toxischen Leberschäden und chronisch-aktiven Hepatiden; praktische und methodische Ausarbeitung einer modernen Phytotherapie und einer anthroposophisch ergänzten Medizin. Mitglied der Zulassungs- und Aufbereitungskommission für Phytotherapie beim ehem. Bundesgesundheitsamt Berlin (Kommission E) von 1978–1989, deren Vorsitzender seit 1983. 1989–1991 1. Vorsitzender der Deutschen Gesellschaft für Phytotherapie. Zahlreiche Publikationen, Vorträge und Seminare zu den o. g. Wissenschaftsgebieten.

Rudolf Fritz Weiss • Volker Fintelmann

Lehrbuch der Phytotherapie

9., korrigierte Auflage

Hippokrates

Die Deutsche Bibliothek – CIP-Einheitsaufnahme

Weiss, Rudolf F.:
Lehrbuch der Phytotherapie/Rudolf Fritz Weiss; Volker Fintelmann. – 9., korrigierte Aufl. – Stuttgart : Hippokrates-Verl., 1999
ISBN 3-7773-1380-7
NE: Fintelmann, Volker:

Anschrift des Verfassers:

Prof. Dr. med. Volker Fintelmann
Facharzt für Innere Medizin
Krankenhaus Rissen
Suurheid 20
D-22559 Hamburg

1. Auflage 1944	4. Auflage 1980	7. Auflage 1991
2. Auflage 1960	5. Auflage 1982	8. Auflage 1997
3. Auflage 1974	6. Auflage 1985	9. Auflage 1999

Die 1. bis 7. Auflage erschien unter Rudolf Fritz Weiss.

Die 1. Auflage erschien unter dem Titel: „Pflanzenheilkunde in der ärztlichen Praxis. Vorlesungen an der Berliner Akademie für ärztliche Fortbildung."
Zeichnung Mutterkorn (S. 372): Gerhard Kohnle, Schömberg-Oberlengenhardt

Wichtiger Hinweis: Wie jede Wissenschaft ist die Medizin ständigen Entwicklungen unterworfen. Forschung und klinische Erfahrung erweitern unsere Erkenntnisse, insbesondere was Behandlung und medikamentöse Therapie anbelangt. Soweit in diesem Werk eine Dosierung oder eine Applikation erwähnt wird, darf der Leser zwar darauf vertrauen, daß Autoren, Herausgeber und Verlag große Sorgfalt darauf verwandt haben, daß diese Angabe **dem Wissensstand bei Fertigstellung des Werkes** entspricht.
Für Angaben über Dosierungsanweisungen und Applikationsformen kann vom Verlag jedoch keine Gewähr übernommen werden. Jeder Benutzer ist angehalten, durch sorgfältige Prüfung der Beipackzettel der verwendeten Präparate und gegebenenfalls nach Konsultation eines Spezialisten festzustellen, ob die dort gegebene Empfehlung für Dosierungen oder die Beachtung von Kontraindikationen gegenüber der Angabe in diesem Buch abweicht. Eine solche Prüfung ist besonders wichtig bei selten verwendeten Präparaten oder solchen, die neu auf den Markt gebracht worden sind. Jede Dosierung oder Applikation erfolgt auf eigene Gefahr des Benutzers. Autoren und Verlag appellieren an jeden Benutzer, ihm etwa auffallende Ungenauigkeiten dem Verlag mitzuteilen.
Geschützte Warennamen (Warenzeichen) werden nicht besonders kenntlich gemacht. Aus dem Fehlen eines solchen Hinweises kann also nicht geschlossen werden, daß es sich um einen freien Warennamen handele.

ISBN 3-7773-1380-7

Printed in Germany 1999
Satz: primustype R. Hurler GmbH, 73274 Notzingen.
Gesetzt auf Textline mit Linotronic 330.
Druck: Kohlhammer GmbH, 70329 Stuttgart-Untertürkheim

Inhaltsverzeichnis

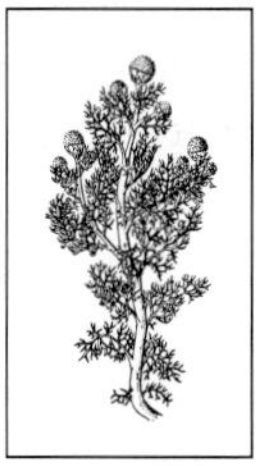

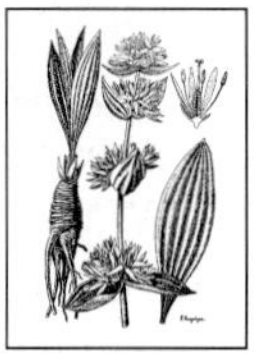

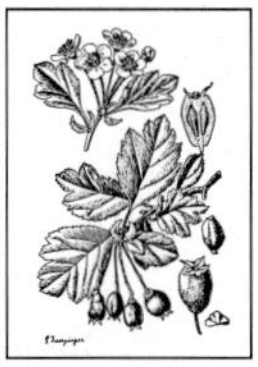

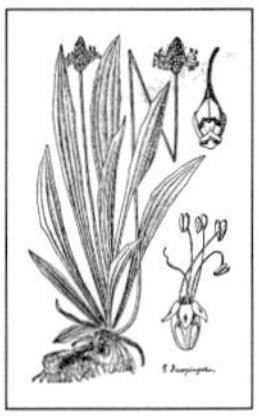

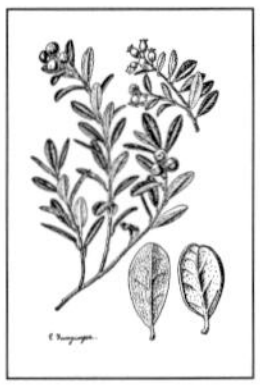

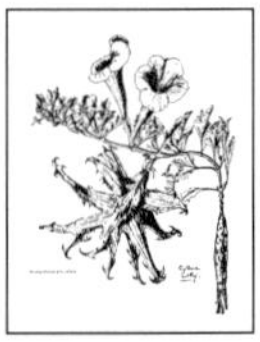

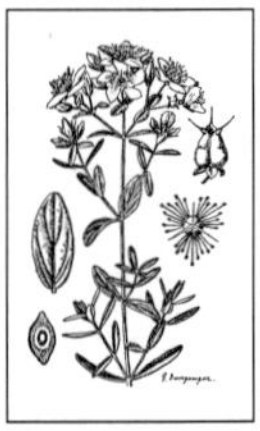

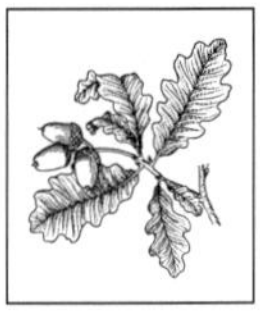

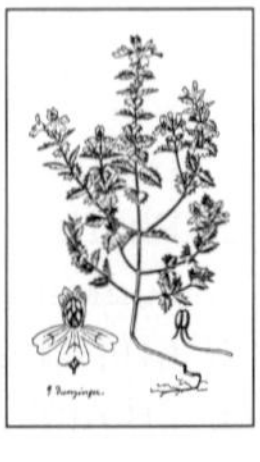

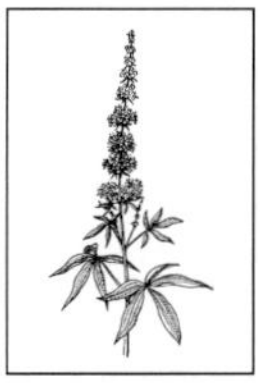

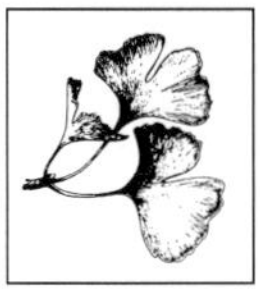

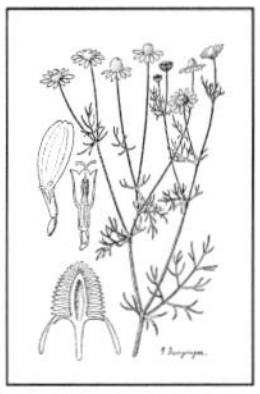

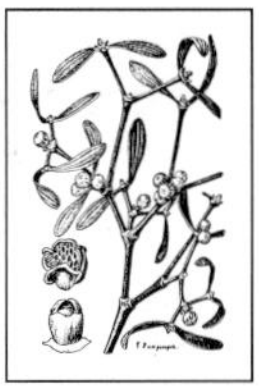

Teil C: Für den eiligen Leser

Rudolf Fritz Weiss (1895–1991)

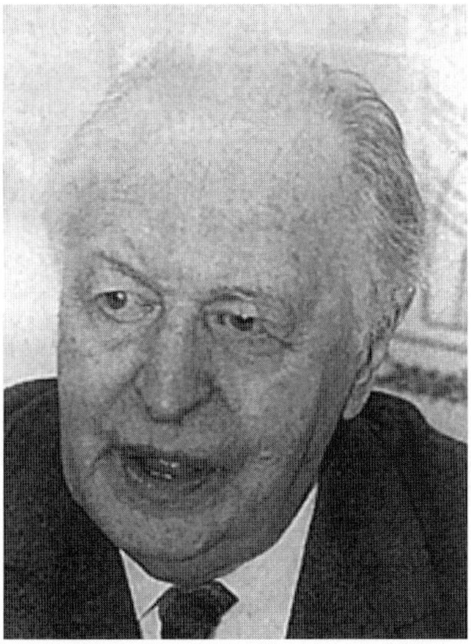

Prof. Dr. med. Rudolf Fritz Weiss fühlte sich nach seinen eigenen Worten schon von früher Jugend an der »Botanik, Floristik und Pflanzenbiographie« verbunden. Er war schon in dieser Zeit ein eifriger Sammler der heimischen Flora und legte ein eigenes, umfangreiches Herbarium an. Dadurch erwarb er sich früh eine gefestigte Pflanzenkenntnis aus der unmittelbaren Anschauung in der Natur. Nach dem Abitur studierte er Humanmedizin und Botanik an der Universität Berlin. 1922 erhielt er seine Approbation und begann die Weiterbildung zum Arzt für Innere Medizin an der berühmten Charité. Seit 1931 lehrte Weiss als Dozent für Pflanzenheilkunde an der Akademie für Ärztliche Fortbildung in Berlin. 1939–1945 war er Leitender Arzt der Abteilung für Innere Medizin und als Sanitätsoffizier d. Res. verantwortlich für die angegliederte Lazarettabteilung für Rehabilitation im Krankenhaus Berlin-Britz. Sieben Jahre von 1945 bis 1952 war R. F. Weiss in russischer Kriegsgefangenschaft. Er hat in dieser Zeit seine Mitgefangenen intensiv ärztlich betreut, wobei ihm seine große Pflanzenkenntnis zugute kam, sammelte er doch alle nur irgend verfügbaren Heilkräuter im Bereich der verschiedenen Lager und setzte sie in einfachster Form als Arzneimittel ein. Der dabei unermüdliche, große ärztliche Einsatz wurde nach seiner Rückkehr nach Deutschland durch die Verleihung des Bundesverdienstkreuzes 1. Klasse vom Bundespräsidenten gewürdigt.

Weiss ließ sich 1952 als Internist in Hannover in eigener Praxis nieder, die er bis 1961 ausübte. Dann siedelte er nach Aitrach im Allgäu über, um sich nun ganz seiner wissenschaftlichen Arbeit widmen zu können. Von 1978 bis 1990 war er ständiges Mitglied der Zulassungs- und Aufbereitungskommission für die phytotherapeutische Stoffgruppe (Kommission E) beim Bundesgesundheitsamt in Berlin. 1984 übernahm er im Alter von 88 Jahren einen Lehrauftrag der pharmazeutischen Fakultät der Universität Tübingen und lehrte »Neuzeitliche Phytotherapie in der Praxis«!

Weiss' Anliegen war die wissenschaftliche Begründung der Pflanzenheilkunde, die er selber später in Anlehnung an den französischen Arzt Henri Leclerc »Phytotherapie« nannte. Für ihn war entscheidend, daß diese wissenschaftliche Ausarbeitung einer modernen Phytotherapie durch den praktisch und klinisch tätigen Arzt erfolgte, auch wenn er die mehr theoretischen Ausarbeitungen von Pharmazeuten oder Medizinhistorikern durchaus schätzte. Sein Lebensziel war die Anerkennung der Phytotherapie als ein unverzichtbarer Bestandteil der gesamten Medizin. Dafür hat er sich sein fast 100jähriges Leben lang intensiv und unermüdlich eingesetzt. Aus den über viele Jahre fortgesetzten Vorlesungen an der Berliner Akademie für Ärztliche Fortbildung entstand auf drängenden Wunsch seiner Hörer das Buch »Die Pflanzenheilkunde in der ärztlichen Praxis«, welches 1944 erstmals im Hippokrates-Verlag Marquardt & Cie, Stuttgart, erschien. Er verwandelte dieses Buch im Laufe der Jahre zu seinem »Lehrbuch der Phytotherapie«, das als der Klassiker der phytotherapeutischen Literatur bezeichnet wird, und betreute es bis zur 6. Auflage 1985.

Er selber spricht im Vorwort der Erstauflage davon, daß es sich um ein »rein ärztliches Blickfeld als Grundlage dieses Buches handele«, und daß die praktische ärztliche Erfahrung in der Behandlung seiner Patienten in Übereinstimmung mit den wissenschaftlichen Erkenntnissen den Inhalt dieses Buches ausmache. 1980 gründete Weiss die »Zeitschrift für Phytotherapie«, die er lange als Herausgeber betreute. Er publizierte mehr als 100 Originalarbeiten und verschiedene Monographien, von denen beispielhaft das »Große Kneipp-Buch« und die Fortführung des »Großen Kräuterheilbuches von Pfarrer Künzle« erwähnt sein sollen.
Es ist neben der intensiven wissenschaftlichen Arbeit einiger Hochschulpharmazeuten das große Verdienst von R. F. Weiss, daß die Phytotherapie ihren Weg in eine moderne, rationale Medizin gefunden hat. Er war der bei weitem profundeste Kenner dieser Therapierichtung, wobei er immer aus gesättigter praktischer Erfahrung vortrug oder schrieb und sich im Konsens mit der naturwissenschaftlich orientierten Medizin (»Schulmedizin«) wußte, als deren Bestandteil er auch die Phytotherapie sah. Seine bahnbrechenden Arbeiten, sein unermüdlicher Kampf für die Phytotherapie, sein großer Fleiß in der ärztlichen Fort- und Weiterbildung mündeten in der ehrenvollen Verleihung des Titels »Professor« durch das Land Baden-Württemberg. Bis in sein höchstes Alter und auch bis kurz vor seinem Tode war er körperlich ungewöhnlich rüstig und seelisch-geistig aktiv. Schon halb erblindet konnte er mich 1988 durch seinen Garten im »Vogelherd« führen und mir alle seine Pflanzenschätze zeigen, die dort ohne spezifisch-botanische Ordnung wild, aber außerordentlich gesund und offenkundig zufrieden wuchsen.
Die Geschichte der Medizin wird in ihm einen der bedeutenden Ärzte dieses 20. Jahrhunderts ehren.

Weiss, Rudolf Fritz, Prof. Dr. med., wurde am 28. Juli 1895 in Berlin-Charlottenburg geboren. Er studierte an der Universität Berlin Medizin und Botanik. 1922 ärztliche Approbation und Ausbildung zum Facharzt für Innere Medizin an der Berliner Charité (Prof. *His*). Ab 1931 Dozent für Pflanzenheilkunde (Phytotherapie) an der Berliner Akademie für ärztliche Fortbildung, ab 1939 bis Kriegsende leitender Arzt der Inneren Abteilung und der angegliederten Lazarettabteilung für Rehabilitation im Krankenhaus Berlin-Britz. Anschließend sieben Jahre russische Kriegsgefangenschaft; während dieser Zeit als Arzt in Lagerlazaretten tätig. Nach Rückkehr Niederlassung als Internist in Hannover. 1961 Beendigung der Facharztpraxis und Übersiedlung nach Aitrach im Allgäu, um sich ganz der wissenschaftlichen Arbeit widmen zu können. 1978 Berufung in die Kommission E (Phytotherapie) des Bundesgesundheitsamtes in Berlin durch den Bundesgesundheitsminister. 1980 Gründung der Zeitschrift für Phytotherapie und Herausgeber derselben. 1984 Dozent an der Universität Tübingen mit einem Lehrauftrag »Neuzeitliche Phytotherapie in der Praxis«. 1985 Verleihung des Ehrentitels Professor durch den Ministerpräsidenten des Landes Baden-Württemberg. 1987 Verleihung des Bundesverdienstkreuzes 1. Klasse.
Prof. Dr. med. Rudolf F. Weiss starb am 27. November 1991 in Memmingen.

Vorwort zur 8. Auflage

Das »Lehrbuch der Phytotherapie«, gegründet von R. F. Weiss und erstmals 1943 von ihm herausgegeben, erscheint in seiner 8. Auflage zum ersten Mal nach dem Tode des Begründers, der es schon in der vorigen Auflage durch mich überarbeiten ließ, da seine Kräfte dazu nicht mehr reichten. Der Wunsch von Weiss, sein Buch durch mich weiterleben zu lassen, hatte ein doppeltes Anliegen. Zum einen wollte er unbedingt sicherstellen, daß seine schon in dem Vorwort zur ersten Auflage geäußerte Vorstellung fortgeführt wurde, daß der Inhalt dieses Buches aus dem Blickfeld des Arztes gestaltet wurde, der Phytotherapie praktiziert, mit ihr eine große Erfahrung verbindet und dem die Heilpflanzen aus der Anschauung ihrer Natur im besten Sinne »gute Bekannte«, ja Freunde sind. Zum anderen war es stets Anliegen von Weiss, die mitgeteilten Erkenntnisse und Behandlungsempfehlungen auf dem aktuellen Stand der Wissenschaftsergebnisse darzustellen und in dieser Weise beizutragen, daß eine moderne Phytotherapie unverzichtbarer Bestandteil einer naturwissenschaftlich orientierten Medizin ist. Er sah die Phytotherapie als Anteil einer solchen Medizin, die ihre Erkenntnisse von dem Beobachtbaren als Ausgangsort aller Naturwissenschaft gewann. Mit großem Mißtrauen und eher Ablehnung betrachtete er die Entwicklung in der Medizin, die exakte, reproduzierbare Beobachtung durch Hypothesenbildung, Spekulation oder statistische Aussagen abzulösen. Gleiches gilt für die übermäßige Betonung der Phytochemie von pflanzlichen Inhaltsstoffen, da er sich immer davon leiten ließ, daß das Ganze mehr sei als die Summe seiner Teile.

Diesem doppelten Anliegen wurde für die 8. Auflage in vollem Umfang Rechnung getragen. Sie ist Ausdruck der persönlichen ärztlichen Erfahrung, der Auseinandersetzung mit der Literatur und solchen Publikationen in Buchform, die andere Schwerpunkte setzen. So ist für die neue Auflage das Heranziehen der »Phytotherapie« von H. Wagner und M. Wiesenauer sehr hilfreich gewesen, da dort die phytochemischen und pharmakologischen Erkenntnisse auf dem neuesten Stand Darstellung fanden. Kritisch müssen dagegen solche Veröffentlichungen gesehen werden, deren Autoren kaum oder überhaupt keine Gelegenheit haben, eigene Therapieerfahrungen mit pflanzlichen Arzneimitteln zu sammeln, weil sie keine praktizierenden Ärzte sind oder nur am Rande ihrer Tätigkeit auch Phytotherapeutika verordnen. In dem vorliegendem Buch lebt die gesättigte ärztliche Erfahrung von R. F. Weiss, ergänzt durch den eigenen, inzwischen auch mehr als drei Jahrzehnte umfassenden Umgang mit diesen Heilmitteln.

Dennoch wurde es notwendig, das Buch inhaltlich und im Aufbau neu zu gestalten. Die in den letzten zehn Jahren durch intensive Forschung erzielten Resultate mußten eingearbeitet, die Literatur aktualisiert und die innere Ordnung der einzelnen Kapitel jeweils überprüft und heutiger Methodik angepaßt werden. Ergänzend kamen Kapitel zur Kinderheilkunde und zu den Alterskrankheiten hinzu. Auch der grundlegende Teil wurde um Aspekte ergänzt, die durch die Entwicklung der Phytotherapie speziell im Hinblick auf die Arbeit der Kommission E beim Bundesgesundheitsamt (heute BfArM) an Aktualität gewonnen hatten. Immer wurde darauf geachtet, die Handschrift des Begründers weiterleben zu lassen, was vor allem für die Pflanzendarstellungen wichtig war. Natürlich flossen auch persönliche Vorstellungen und Erfahrungen ein, die aber durch frühere Gespräche als in weitgehender Übereinstimmung mit den Ansichten von Weiss gelten können.

Ganz entscheidend wird die 8. Auflage durch die buchgestalterische Form geprägt, welche dem Buch ein ganz neues Gesicht gibt. Neu abgefaßt wurde der Teil C »Für den eiligen Leser«. Dieser alphabetisch geordnete Teil soll dem praktizierenden Arzt helfen, in der konkreten Behandlungssituation rasch die nötige Anregung zu erhalten, welche Rezeptur oder welches Fertigarzneimittel im gegebenen Fall verordnet werden könnte. Neu ist hier auch eine Übersicht der wichtigsten Pflanzen mit lateinischer und deutscher Bezeichnung, Art der Droge, wichtigsten Indikationen und der Angabe, ob eine Monographie der Kommission E dafür existiert.

Das Buch entstand unter Mitwirkung der Cheflektorin des Hippokrates Verlages, Frau Dorothee Seiz, die dieses Buch bereits in der letzten noch von R. F. Weiss erarbeiteten großen Neuauflage, begleitet hat. Ihr gilt deshalb mein ganz besonderer Dank. Dank gebührt auch Frau Dr. Wülker, die außerordentlich gewissenhaft das Rohmanuskript bearbeitete und so für den Satz entscheidend vorbereitete. Herzlichen Dank auch meinem Freund Dr. Hans Georg Menßen, der mich in pharmazeutischen Sachfragen beriet. Ein besonderer Dank gilt meiner Frau, die die gesamte Entstehung der 8. Auflage aktiv mitgestaltete, besonders die Texte am Schreibcomputer erstellte und durch viele Anmerkungen und Hinweise ergänzte. Viele Stunden der beiden letzten Jahre haben wir gemeinsam in dieses Buch investiert.

Ein Problem stellten die Hinweise auf Handelspräparate dar, die den Leser natürlich für seine Verordnung interessieren und ihm das Einarbeiten in eine praktische Phytotherapie erleichtern sollen. Durch die noch lange nicht abgeschlossene Nachzulassung, durch erneute Novellierung des Arzneimittelgesetzes werden immer wieder neue Deklarationen vorgenommen, so daß im Laufe eines Jahres schon wieder viele Veränderungen zustande kamen. Die Angaben im Buch beruhen nun ausschließlich auf den Auflistungen der Roten Liste 1996 und in Einzelfällen der Gelben Liste 1994. Der Leser wird sich zur eigenen Sicherheit jeweils neu informieren müssen, ob das entsprechende Präparat noch in der angegebenen Weise existiert bzw. die Zusammensetzung aufweist, für die es im entsprechenden Zusammenhang genannt wurde.

Es ist mein großer Wunsch, daß das Lebenswerk von *Rudolf Fritz Weiss* in dieser neuen Form und Gestaltung weiterleben kann, daß es für viele Ärzte und Therapeuten ein Leitfaden für die Verordnung von Phytotherapeutika wird oder bleibt, und daß es dazu beiträgt, der Phytotherapie den Platz in der heutigen Medizin zu sichern, den sie verdient und der unseren Patienten zugute kommen wird.

Hamburg,
Februar 1997 *Volker Fintelmann*

A Grundlagen

Was ist Phytotherapie?

Versuch einer Definition

Phytotherapie beschreibt die Vorbeugung und Behandlung von Krankheiten des Menschen durch Pflanzen, Pflanzenteile und deren Zubereitungen. Hierfür geeignete Pflanzen werden trationell auch als Heilpflanzen bezeichnet. Es gehört entscheidend zur Phytotherapie, daß die arzneilich verwendete Pflanze oder Teile von ihr als jeweils stoffliche Ganzheit gebraucht werden. Pflanzliche Arzneimittel stellen insofern immer Mehrstoff- oder Vielstoffgemische dar. Aus Pflanzen isolierte, chemisch definierte Inhaltsstoffe beschreiben den Grenzbereich der Definition, was Phytotherapie ist. Der Slogan eines Arzneimittelherstellers »Arzneimittel aus Naturstoffen« (Madaus) charakterisiert diesen Grenzbereich. Nach der Definition der für die Phytotherapie zuständigen Arzneimittelkommission beim ehemaligen Bundesgesundheitsamt (Kommission E) zählen isolierte Inhaltsstoffe aus Pflanzen definitionsgemäß nicht mehr zur Phytotherapie. *Weiss* hatte dagegen den aus der Pflanze isolierten Wirkstoff noch zur Phytotherapie gehörend akzeptiert, und solche Stoffe als Forte-Phytotherapeutika klassifiziert. Solange beispielsweise Digitalisglykoside wie Digoxin oder Digitoxin direkt aus dem Fingerhut (Digitalis purpurea, Digitalis lanata) durch Extraktion gewonnen werden, wird man sie zur Phytotherapie gehörend akzeptieren. Insofern sie als chemisch-synthetisch veränderte Derivate wie Acetyl- oder Methyldigoxin vorliegen, können sie nicht mehr zur Phytotherapie gerechnet werden. In dieser Form kommen sie »natürlich« nicht vor. Hinzu kommt, daß ehemals aus der Pflanze isolierte Wirkstoffe heute überwiegend chemisch-physikalisch synthetisiert werden, wobei die Ausgangsstoffe häufig keinerlei Bezug mehr zu der ursprünglichen Heilpflanze haben. Das gilt beispielsweise auch für sogenannte rückgestellte ätherische Öle.

Der angesprochene Grenzbereich isolierter Wirk- bzw. Inhaltsstoffe aus Heilpflanzen ist keineswegs typische Phytotherapie. Deren zentraler Anteil ist die eingangs erwähnte Ganzheit Pflanze oder bestimmter Pflanzenteile wie Blatt, Blüte, Wurzel, Frucht, Samen usw. Von der stofflichen Betrachtungsseite aus gesehen, handelt es sich dabei um stoffliche Kompositionen, die heute etwas abstrakt Mehrstoff- und Vielstoffgemische genannt werden. Es ist für das Verständnis der Phytotherapie notwendig, die pflanzenspezifische Kombination von Stoffen als deren kompositorisches Geheimnis zu verstehen. Einer der großen Pflanzenforscher der Neuzeit, *Johann Wolfgang von Goethe*, hat den Begriff »offenbares Geheimnis« geprägt. Das gilt auch für das Verständnis der Heilpflanze. Wir können heute durch chemisch-physikalische Verfahren die oft unglaubliche Vielfalt von Stoffen in einer Pflanze oder ihren Teilen bis in letzte Einzelheiten analysieren, doch finden wir auf diesen Wegen nicht die für jede Pflanze eigene Antwort, wodurch diese Vielfalt der Stoffe in der für die Pflanze absolut charakteristischen, sich aber durch Jahreszeiten, Wachstumsbedingungen, Geologie etc. ständig ändernden Zusammensetzung als sich ständig erhaltenen Ganzheit bedingt wird. Wir stoßen neben der quantitativ beweisbaren stofflichen Zusammensetzung auf die qualitative Natur der Pflanze, die sich reiner Beweisbarkeit entzieht, die nur beschreibbar ist. Auch hier kann nochmals *Goethe* zitiert werden:

»Wer will was Lebendigs erkennen und beschreiben,
sucht erst den Geist herauszutreiben,
dann hat er die Teile in seiner Hand;
fehlt, leider, nur das geistige Band.«
(Faust, 1. Teil, 4. Szene)

Es ist heute üblich, in der Naturwissenschaft das den Dingen zugrunde liegende geistige Prinzip auf die Genetik zu reduzieren. So sicher in den Genen eine wichtige physische Voraussetzung gegeben ist, daß eine Art sich auch in der Fortpflanzung als solche erhält, muß doch die Art der Gene, ihre Zusammenfügung und für die Art typische Charakterisierung einmal »kompositorisch« geschaffen worden sein. Auch der Musiker komponiert seine Sinfonie nach dem Material oder der Gesetzmäßigkeit der Töne, Intervalle, Tonarten, Rhythmen etc., und obwohl diese für jeden Komponisten identisch sind, ist jedes fertige Werk einmalig und trägt die individuelle Handschrift des Komponisten. Der Kenner kann dann im Anhören des Werks den geistigen Urheber (Komponist) identifizieren, so wie der Pflanzenkenner die Pflanze aus ihrer Ganzheit bis zu der je spezifischen stofflichen Zusammensetzung identifizieren kann (Pharmakognosie).

Es gehört also zur Definition der Phytotherapie, außer der Pflanze selbst, ihrer Lebensbedingungen und auch ihrer stofflichen Zusammensetzung, deren Komposition und damit die Besonderheit zu entdecken, die diese Pflanzenart von allen anderen unterscheiden läßt. Um mit *Goethe* zu sprechen: Es reicht die größte Detailkenntnis der stofflichen Zusammensetzung einer Pflanze nicht, wenn wir nicht zugleich deren geistiges Band, d. h. das Geheimnis ihrer Komposition ergründen.

Hier kann noch eine Gesetzmäßigkeit ausgesprochen werden, die für die Therapie mit pflanzlichen Arzneimitteln gilt: In der Verwendung der ganzen Pflanze oder »ganzer« Teile derselben als Arzneimittel über durch Extraktion gewonnene spezielle Stoffgemische bis hin zum isolierten Einzelstoff finden wir die Spezialisierung von der umfassenden therapeutischen Wirksamkeit zur pharmakologisch definierbaren Wirkung. Das läßt sich am Beispiel der Mariendistel (Silybum marianum) gut demonstrieren. Mariendistelfrüchte wurden seit Jahrhunderten arzneilich genutzt, wobei eine außerordentlich große Indikationsfülle den heute bekannten speziellen Bezug zur Leber nur andeutungsweise erkennen läßt. Erst *Rademacher* entdeckte im vorigen Jahrhundert die Wirksamkeit bei Leberkrankheiten, damals undifferenziert als Hepatopathien bezeichnet, und nannte diese Indikation für die von ihm benutzte Mariendistelfrüchte-Tinktur (Tinctura Rademacheri). Ende des ersten Drittels des 20. Jahrhunderts beschrieb *Hörhammer* das aus Extraktion aus Mariendistelfrüchten gewonnene Silymarin, ein – wie wir heute wissen –Flavongemisch mit den drei Anteilen Silicristin, Silidianin und Silibinin. Moderne pharmakologische und klinische Untersuchungen haben gezeigt, daß Silymarin protektiv und kurativ bei toxischen Lebererkrankungen (Hepatosen) wirksam ist. In dem nicht natürlicherweise vorkommenden wasserlöslichen Silibinin (Silibinin-C 2,3-Dihydrogensuccinat, Dinatriumsalz) wurde ein Antidot für eine spezifische, akut lebensbedrohliche Leberintoxikation, die Knollenblätterpilzvergiftung, entwickelt. Von einer ganz unspezifischen, breiten Anwendungsweise über die noch allgemeine, aber organbezogene bis zur engeren Indikation toxischer Leberkrankheiten gehende Spezialisierung, d. h. zugleich Einengung der Wirksamkeit, geht der Schritt über die Grenze zum Synthetikum, das dann spezifisches Antidot für eine einzige bestimmte Krankheitssituation ist.

Der Hinweis auf diese Gesetzmäßigkeit soll bewußt machen, daß jegliche Ideologie, man heile richtiger oder besser mit ganzheitlichen Modellen ebenso einseitig und damit falsch ist, wie die zur Zeit dominierende Anschauung, daß ausschließlich mit chemisch-definierten Einzelstoffen therapeutisch gesicherte Ergebnisse erzielt werden könnten. Die Krankheitssituation selbst bestimmt, welche der hier charakterisierten unterschiedlichen Möglichkeiten am geeignetsten ist, Heilung zu bewirken.

Geschichte der Phytotherapie

In die Wissenschaft eingeführt wurde der Begriff Phytotherapie durch den französischen Arzt *Henri Leclerc (1870–1955)*, der in Paris lebte und praktizierte. Seine zahlreichen Aufsätze über die Anwendung von Heilpflanzen erschienen größtenteils in der führenden französischen medizinischen Zeitschrift »La Presse médicale«. Sie zeichneten sich durch einen glänzenden Stil und durch eine hervorragende schriftstellerische Kunst der Darstellung aus. Seine Erfahrungen faßte *Leclerc* in dem kurzen, klassisch gewordenen Leitfaden: »Précis de Phytothérapie« zusammen.

Die Therapie mit Pflanzenheilmitteln ist natürlich viel älteren Ursprungs, sie findet sich weltweit auch in z. T. jahrtausendealten Medizinsystemen wie der chinesischen, tibetanischen oder indisch-ayurvedischen Medizin. Auch die Medizinmänner sogenannter Naturvölker Afrikas, Nord- und Südamerikas und Ozeaniens haben immer in ihrem Repertoire der Heilkünste auch Pflanzen angewendet. Viele von diesen gehören heute wie beispielsweise der purpurfarbene Sonnenhut (Echinacea purpurea) oder die Teufelskralle (Harpagophytum procumbens) zu Standarddrogen der Phytotherapie unserer Zeit. Ob die Priesterärzte des alten Ägyptens oder Griechenlands, Galen als Leibarzt des römischen Kaisers Marc Aurel, die heilkundige Äbtissin Hildegard von Bingen oder auch Paracelsus: Sie alle wußten von der Heilkraft bestimmter Pflanzen und verwendeten sie in ihren Heilsystemen. Auch in der neueren Zeit haben berühmte Ärzte wie *Hufeland* oder *Carus* ebenso wie der Pfarrer *Kneipp* Heilpflanzen, die oft auch Heilkräuter genannt wurden, geschätzt und viel verwendet. Interessant ist in diesem Zusammenhang die so völlig andere Bezeichnung von Indikationen, vor allem wenn man in das Mittelalter oder noch frühere Zeiträume zurückgeht. Unserem Wissenschaftsverständnis der Medizin sind die meisten der dort genannten Indikationen entweder ungenau, unwissenschaftlich oder gar unverständlich, weil wir die damalige medizinische Denkart nicht mehr entschlüsseln können. Das gilt in besonderer Weise für den großen Wegbereiter der Medizin, *Paracelsus*. Und dennoch entdeckt man immer wieder mit Staunen, wie bestimmte, uns heute in Wirkung und Wirksamkeit gut bekannte Heilpflanzen schon in viel früheren Zeiten mit ähnlicher Indikation erfolgreich eingesetzt wurden. Man tut der damaligen Zeit und ihren Heilkundigen und Ärzten sicher unrecht, wenn man die außerordentlich breite Indikationsfülle als »Indikationslyrik« abtut. Man muß berücksichtigen, daß der Zusammenhang von Krankheit, Mensch, Natur und Kosmos ganz anders erlebt wurde, als in einer immer mehr abstrahierenden Wissenschaftsmedizin des 20. Jahrhunderts. Dennoch darf kein »Zurück zu alten besseren Zeiten oder der Natur« (*Rousseau*) propagiert werden. Es ist richtig und war notwendig, daß die aus uralter Tradition stammende Therapie mit Pflanzen als moderne Phytotherapie von der Denkart naturwissenschaftlicher Methode ergriffen und auf ihre Wirksamkeit und Unbedenklichkeit hin geprüft wird.

Phytotherapie ist Allopathie und dadurch eindeutig abgegrenzt von homöopathisch verwendeten Heilpflanzen, wie sie durch *Hahnemann* beschrieben wurden. Die Homöopathie ist eine ganz für sich zu betrachtende, von der Phytotherapie klar abzugrenzende besondere Therapierichtung, die auch nicht selten andere Indikationsansprüche für die gleiche Pflanze nennt, als wir sie für die Phytotherapie beschreiben. Es geht hier keineswegs um eine Bewertung, sondern ausschließlich um klare Abgrenzungen unterschiedlicher medizinischer Methoden.

Ihre Renaissance hat die Phytotherapie der Neufassung des Deutschen Arzneimittelgesetzes (AMG) zu verdanken, das am 1. Januar 1978 in Kraft trat und seither mehrfach novelliert und ergänzt wurde. Dieses Gesetz schrieb den Pluralismus von Therapierichtungen in der gesellschaftlich akzeptierten modernen Medizin fest, und rechnete die Phytotherapie zu den besonderen Therapierichtungen. Sie verdankt ihren Übergang in eine moderne, zeitgemäße Form aber auch dem Nestor der Phytotherapie in Deutschland, *Rudolf Fritz Weiss (1895–1992)*, der bis in sein hohes Alter die Phytotherapie in Wort und Schrift aktiv vertrat und bereits 1944 die erste Auflage dieses Lehrbuchs der Phytotherapie veröffentlicht hatte.

Die Phytotherapie verdankt ihre Aktualisierung aber nicht zuletzt zahlreichen Hochschulpharmazeuten, die sich ohne Furcht vor Diskriminierung unbeirrt mit den Heilpflanzen unter modernen pharmazeutischen, pharmazeutisch-pharmakologischen und letztendlich auch klinischen Fragestellungen beschäftigten, so daß manche dieser Pharmazeuten Grenzgänger in ihren Darstellungen wurden, insofern sie vielfache therapeutische Anregungen und auch Rezepturen weitergaben, ohne selber in der Lage zu sein, Patienten zu behandeln.

Die Geschichte der Phytotherapie ist also auch eine Geschichte unserer modernen Medizin, die ihre Geburtsstunde in der Mitte des 19. Jahrhunderts erlebte und die sich seither als naturwissenschaftlich orientierte Medizin definiert. Es ist nicht Aufgabe dieses Buches, das dadurch Erreichte zu preisen und die vielen Irrwege zu verdammen. Es wird aber im Duktus dieses Buches immer deutlich werden, daß Phytotherapie an eine moderne Medizin den Anspruch stellt, die in den letzten Jahrzehnten sehr eng gesteckten Grenzen der Wissenschaftlichkeit zu sprengen und nach neuen Erkenntnis- und Verständnismöglichkeiten Ausschau zu halten.

Heilpflanzenkunde

Phytotherapie ist nur ein **Anteil** der umfassenden Heilplanzenkunde. Sie beinhaltet die Phytochemie, die Phytopharmazie, die Phytopharmakologie und die Phytotherapie.

Die **Phytochemie** beschäftigt sich ausschließlich mit den Inhaltsstoffen der Pflanzen. Ihr Anliegen ist es, die chemische Zusammensetzung zu identifizieren, in Abhängigkeit davon die Pflanzenart chemisch zu kontrollieren (Fingerprint) und mögliche Inhaltsstoffe zu beschreiben, die auf ihre Wirkung hin pharmakologisch untersucht werden müßten. Phytochemie ist somit eine ganz atomistische Betrachtungsweise der Heilpflanzen. Sie interessiert nur die Teile und nicht das Ganze. Von ihr gehen auch die Impulse aus, die für die Wirkung verantwortlich deklarierten Inhaltsstoffe daraufhin zu prüfen, inwieweit ihre Synthese möglich ist, um unabhängig von der Naturernte zu werden.

Die **Phytopharmazie** beschäftigt sich vor allem mit der Pflanze als Droge. Droge bedeutet hier das für die jeweilige Arznei notwendige Ausgangsprodukt, das beispielsweise als Tee direkt oder in verschiedenen Extraktionsformen pharmazeutisch zubereitet angewendet wird. In den einzelnen Darstellungen wird zu jeder Pflanze auch die pharmazeutisch gebrauchte Pflanzendroge benannt. Ein wichtiger Anteil der Phytopharmazie ist die Pharmakognosie, die jeweilige Bestimmung der Droge durch Inaugenscheinnahme. Tatsächlich wurde früher die Droge durch Sinneswahrnehmungen des Pharmakognosten identifiziert, indem er sie ansah, befühlte, schmeckte oder roch. Auch heute kann ein solches Vorgehen zur Identifikation und Qualitätsbestimmung noch wichtig sein, doch sind inzwischen hochspezialisierte chemisch-physikalische Untersuchungsmethoden für die Bestimmung der Droge an die erste Stelle gerückt. So ist es heute nicht ungewöhnlich, daß der Pharmazeut zwar den genauen Fingerprint einer Heilpflanze kennt und jederzeit differenzieren kann, die Pflanze in der Natur allerdings nicht mehr identifizieren kann. Im Zusammenhang mit pharmazeutischen Lehrstühlen gibt es inzwischen auch eine große Zahl pharmazeutischer Pharmakologen, die unter primär pharmazeutischen Gesichtspunkten Pharmakokinetik und Pharmakodynamik von pflanzlichen Arzneimitteln untersuchen.

Eine spezifische **Phytopharmakologie** im Bereich der medizinischen Fakultäten ist nur in Anfängen erkennbar. Zwar beschäftigen sich zunehmend viele Pharmakologen mit Pflanzeninhaltsstoffen, jedoch die spezifische Aufgabe, die Pharmakokinetik und Pharmakodynamik von Mehrstoff- oder Vielstoffgemischen zu untersuchen, wird kaum praktiziert. Die monokausale Denk- und Vorgehensweise richtet hier offensichtlich erhebliche Barrieren für ein Umdenken auf. Man wird wohl noch entdecken müssen, daß gerade das Stiefkind der Pharmakologie, die klinische Pharmakologie, einen besonderen Stellenwert für die Wirksamkeitsbeurteilung von Phytotherapeutika hätte. Gerade diese Arzneimittel, die mehr auf Wirksamkeit als auf spezialisierte Wirkungen ausgerichtet sind, müssen unmittelbar am Menschen untersucht werden, da die Übertragbarkeit aus dem Tierexperiment auf den Menschen wesentlich problematischer ist, als bei chemisch definierten isolierten synthetischen Wirkstoffen (*s. auch das Kapitel zum Wirksamkeitsnachweis, S. 10*). Das gilt in gleicher Weise für vielfältige Fragen der Toxikologie, wo häufig ganz unwissenschaftlich aus reiner Theorie oder einem selbstgewählten Paradigma folgend Risiken für Arzneimittel aus Pflanzen benannt werden, ohne daß entsprechende Ergebnisse beim Menschen selbst beobachtbar waren (*s. auch das Kapitel Nebenwirkungen, s. S. 17*).

Die **Phytotherapie** selbst als viertes Glied der umfassenden Heilpflanzenkunde beschreibt Möglichkeiten und Grenzen der Behandlung mit Arzneimitteln aus Pflanzen bei Indikationen der Humanmedizin. Sie gehört auch in der Wissenschaftsfrage primär in die Hand des Arztes, aber auch aller weiteren therapeutischen Berufe, die Pflanzenheilmittel therapeutisch verwenden (Heilpraktiker, Physiotherapeuten, Pflegeberufe). Schließlich eignen sich viele Phytotherapeutika durchaus zur Selbstmedikation, vor allem auch im präventiven Sinne. Aber auch zur Selbstmedikation geeignete Phytotherapeutika sollten immer primär ärztlich bewertet worden sein. Hierfür soll auch das vorliegende Buch eine Grundlage bilden.

Nomenklatur pflanzlicher Arzneimittel

An dieser Stelle sei kurz die Nomenklatur pflanzlicher Arzneimittel besprochen: Am häufigsten werden sie heute als Phytopharmaka oder auch Phytotherapeutika bezeichnet. *Weiss* bevorzugte den zweiten Begriff. Er unterteilte die Phytotherapeutika noch einmal in Mite- und Forte-Phytotherapeutika. Das griffen andere Autoren auf, um mit Phytotherapeutika die eher schwach wirksamen, mit Phytopharmaka die stark wirksamen pflanzlichen Arzneimittel zu charakterisieren. Im Endeffekt bezeichnen beide Begriffe die gleiche Sache und können gegenseitig ausgetauscht werden (*Czygan*). Im Zusammenhang mit der europäischen Union (EU) und der dort für den Wissenschaftsbereich primär benutzten englichen Sprache wurde durch ESCOP (European Scientific Cooperative for Phytotherapy) der Begriff »phytomedicines« geprägt. Auch dieser Begriff ist deshalb nicht eindeutig, weil so auch Arzneimittel für Pflanzenkrankheiten bezeichnet werden. Die Diskussion um den richtigen Begriff, die beste Bezeichnung wird wohl noch anhalten. Für das vorliegende Buch bleibt es beim Phytotherapeutikum (Phytotherapeutika).

Dagegen kann die von *Weiss* propagierte Unterscheidung von Mite- und Forte-Phytotherapeutika nicht unwidersprochen bleiben. Natürlich finden sich unter den Heilpflanzen auch starke Giftpflanzen wie beispielsweise die Nachtschattengewächse oder glykosidbildende Pflanzen (Digitalis, Convallaria). Hier wird der Organismus metabolisch und immunologisch akuter und aggressiver gefordert, als beispielsweise bei einer primären Flavonoid- oder Gerbstoffdroge. Vielleicht sind erstere mehr auf Wirkungen, letztere mehr auf Wirksamkeit spezialisiert, doch gibt es hierüber keine grundlegenden Untersuchungen. Im Grunde genommen bestimmt das jeweilige Anwendungsgebiet und die Korrespondenz von Heilpflanze und individuellem menschlichen Organismus die jeweilige Auseinandersetzung von beiden (Pharmakodynamik), wobei eine Wirkung bzw. Wirksamkeit einmal schwächer, einmal stärker ausfallen kann, ohne daß hier eine absolute Regel aufstellbar wäre. Besser ist sicher die Einteilung entsprechend der therapeutischen Breite von Phytotherapeutika, die zwischen sehr eng und sehr weit große Spielräume haben. Auch Dosis-Wirkungs-Beziehungen sollten besser herausgearbeitet werden. Das gilt besonders mit Blick auf Kinder- und Alterskrankheiten.

An einzelnen Stellen wird die Unterscheidung von *Weiss* noch in Erscheinung treten, sie hat aber keine grundlegende Bedeutung mehr für die Darstellung.

Ist Phytotherapie eine besondere Therapierichtung?

Die Antwort auf diese Frage muß sehr modern »Jein« heißen. Die meisten Vertreter der modernen Phytotherapie möchten diese als Anteil der naturwissenschaftlich orientierten Medizin (Schulmedizin) verstanden wissen. Ihrer Ansicht nach sollen für Phytotherapeutika die gleichen Wissenschaftsmethoden gelten wie für synthetische Arzneimittel. Ohne Frage entspricht es auch der eigenen Vorstellung, daß Phytotherapie ein integraler Bestandteil einer modernen Pharmakotherapie sein soll. Es unterliegt auch keinem Zweifel, daß für die Phytotherapie im Gegensatz zu den beiden anderen besonderen Therapierichtungen Homöopathie und anthroposophische Medizin keine eigene Erkenntnistheorie und damit Wissenschaftsmethode existiert (*Fintelmann*). Der überwiegende Anteil aller Anwendungsgebiete entstammt der jahrhunderte-, jahrtausendealten Erfahrung mit pflanzlichen Arzneimitteln. Dabei bleibt für unser Verständnis offen, auf welche Art eigentlich die alten Ärzte zu ihren Erkenntnissen gekommen sind, decken sich doch deren Indikationen für Phytotherapeutika noch weitgehend mit unseren heutigen. Eine mögliche Erkenntnismethode hat *Goethe* als Naturforscher vorgeschlagen und selber praktiziert. Er nannte sie die »anschauende Urteilskraft«, womit er eine Fähigkeit bezeichnet, die in dem Beobachter entsteht, wenn er sich vorurteilslos der Pflanze gegenüberstellt und sich von ihr deren ureigenes Wesen mitteilen läßt. In dem berühmten Streitgespräch mit Schiller, der als Kantianer im Sinne der heutigen naturwissenschaftlichen medizinischen Denkart argumentierte, konstatierte Goethe, daß seine Methode zur sinnlichen Wahrnehmung der Idee gelange. *Weiss* hat keinen Zweifel daran gelassen, daß die intime Beschäftigung und daraus gewonnene Kenntnis der Pflanze eine entscheidende Voraussetzung für ihre erfolgreiche therapeutische Anwendung sei. Man konnte an ihm erleben, wie sehr die einzelne Heilpflanze ihm Freund und Vertrauter geworden war. Noch sprengt eine solche Auffassung die engen Grenzen, die sich die naturwissenschaftliche Medizin selbst gesteckt hat. Gerade jeder nichtstoffliche Anteil der Therapie soll ja um der Wissenschaft willen eliminiert werden (doppelter Blindversuch). Doch auch große Vertreter der naturwissenschaftlichen Medizin des 20. Jahrhunderts akzeptierten noch nicht die heute praktizierte Trennung von Wissenschaft und Erfahrung. *Martini* nannte die jahrtausendealte praktische therapeutische Erfahrung eine Realerfahrung, und bezeichnete sie wissenschaftlich gleichwertig der pharmakologisch-experimentellen Erfahrung. Von dem Heidelberger Physiologen *Schäfer* stammt folgende Aussage: »Intuition und Wissenschaft sind keine Gegensätze. Ein Teil der ärztlichen Diagnostik und Therapie, der Einfühlungsvermögen benutzt und Anteilnahme (Sympathie mit dem Kranken) voraussetzt, ist intuitiv. Unsere gegenwärtige Medizin ist intuitionsfeindlich. Sie ist das zum Schaden aller. Die Ärzte sollten das wissen – und ändern.«

Es muß als dringende Notwendigkeit für eine menschengerechte Entwicklung der modernen Medizin ausgesprochen werden, daß der intuitive Anteil der zugrunde gelegten Erkenntnismethode als Ergänzung der analytisch-naturwissenschaftlichen unbedingt wieder hinzugewonnen werden muß. Dabei kann die Heilpflanze als Phytotherapeutikum eine wichtige vermittelnde Rolle spielen. *Weiss* machte auf die Reihenfolge in der Anwendung von Heilmitteln aufmerksam, wie sie *Asklepios von Thessalien*, einer der wahrhaft Weisen und Großen der antiken Heilkunde vor etwa 3000 Jahren formulierte:

zuerst das Wort –
dann die Pflanze –
zuletzt das Messer!

Weiss selber modifizierte diesen Ausspruch, weil die neuen synthetischen Arzneimittel hinzugekommen waren. So schlug er folgende Modifikation vor:

zuerst das Wort –
dann das pflanzliche Heilmittel –
dann das große synthetische Chemotherapeutikum –
und zuletzt das Messer!

Es ist doppelt bewegend, wenn das Wort an die erste Stelle jeder Therapie gestellt wird. Zum einen wird heute zwischen stummer (wissenschaftlicher) und sprechender (alternativer) Medizin unterschieden und beispielsweise gefordert, in den Gebührenordnungen der »sprechenden Medizin« einen höheren Stellenwert gegenüber einer vorwiegend technischen Medizin einzuräumen. Welche grundsätzliche Bankrotterklärung einer modernen Medizin! Zum anderen ist das Wort Mittelpunkt des Christentums, dessen Ethik hier überkonfessionell verstanden wird (Prolog im Johannes-Evangelium). In wunderbarer Weise hat *Weiss* die Therapie des Wortes charakterisiert:

»Wohl aber dürfte es, gerade in heutiger Zeit, angebracht sein, mit Nachdruck darauf zu verweisen, daß das ›Wort‹ an den Anfang aller heilkundlichen Bemühungen gestellt ist. Das galt schon damals, und heute beginnt man sich wieder bewußter darauf zu besinnen. Das ›Wort‹ ist ein spirituelles Heilmittel und wendet sich daher zunächst an die Psyche, von der aus es dann aber auch gewichtige Wirkungen bis in die körperliche Sphäre auszuüben vermag. Das hat uns die neue Lehre von der Psychosomatik wieder deutlich gemacht. Das ›Wort‹, in der richtigen Weise ›gesprochen‹, ist eine *Kraft*, deren Wirkung und Reichweite weit größer ist, als man in einer materialistisch eingestellten Welt anzunehmen geneigt war. Verbindet sich die Kraft des Wortes in einfachster Weise in einem intensiven ärztlichen Gespräch mit der gleichzeitigen Darreichung eines pflanzlichen Heilmittels, so haben wir eine ideale Heilform, die für die große Mehrzahl aller Erkrankungen bereits ausreichen dürfte. Vor allem trifft dies für die vielen Fälle zu, die der Arzt täglich in seiner Praxis sieht. Aber auch die Klinik sollte sich, bewußt geworden durch die Ergebnisse der Psychosomatik, an diese Grundtatsache allen Heilens mehr erinnern. Sie wird es nicht zu bereuen haben.«

Das Besondere einer Therapierichtung Phytotherapie kann es werden, auf die spirituelle Bedeutung aufmerksam zu machen und damit die Einseitigkeit ausschließlich chemisch-physikalischer Vorgänge zu überwinden. Einmal mehr treffen wir auf die geistige Gesetzmäßigkeit des Sowohl-als-auch, die das streng analytische Entweder-Oder überwindet. Die pharmakologisch definierte, stets reproduzierbare, meist monokausale Wirkung wird ergänzt durch eine therapeutische Wirksamkeit, die den ganzen Menschen in seinen verschiedenen Seinsebenen (Leib, Seele, Geist) erfaßt.

1. Fintelmann, V.: Die Phytotherapie als Wissenschaftsfrage. Gibt es eine Erfahrungsmedizin? Z. Phytother. 6 (1985) 169–171
2. Fintelmann, V.: Zukunftsaspekte der Phytotherapie. Z. Phytother. 8 (1987) 97–101
3. Fintelmann, V.: Erkenntnistheoretische Erwägungen. In: Intuitive Medizin. 3. Aufl. Hippokrates, Stuttgart (1995) 29–41
4. Fintelmann, V., Menßen, H.G.: Gegenwart und Zukunft einer modernen Phytotherapie. ngm 5 (1992) 111–119
5. Franz, G.: Phytotherapie: Alte Probleme – neue Tendenzen. Ärztezeitschr. Naturheilverf. 30 (1989) 113–118
6. Goethe, J.W.v.: Die Metamorphose der Pflanzen. In: Naturwissenschaftl. Schriften (Hrsg. R. Steiner) Steiner, Dornach 1975, 17–59
7. Hänsel, R.: Möglichkeiten und Grenzen pflanzlicher Arzneimittel (Phytotherapie). Dtsch. Apothek. Z. 127 (1987) 2–6
8. Koch, V.: Phytotherapie – (k)eine besondere Therapierichtung? Hufeland J. 9 (1994) 90–94
9. Ludewig, R.: Schulmedizin und Naturmedizin im Meinungsstreit um Arzneimittel. Plädoyer für einen Modus vivendi. ngm 2 (1989) 40–47
10. Schäfer, H.: Plädoyer für eine neue Medizin. Piper, München 1979
11. Schäfer, H.: Die Zukunft der Medizin. Dtsch. Ärzteblatt 72 (8) (1975) 520–523; (9) (1975) 597–600
12. Schilcher, H.: Die Phytotherapie von morgen. Z. Phytother. 4 (1984) 861–868
13. Schilcher, H.: Naturheilmittel aus wissenschaftlicher und praktischer Sicht. Therapeutikon 4 (1990) 247–254
14. Vogel, G.: Besonderheiten pflanzlicher Arzneimittel – Mythos oder Wirklichkeit? Dtsch. Apoth. Z. 119 (1979) 2029–2033
15. Winterhoff, H., Gumbinger, H.G.: Pharmakologische Untersuchungen mit Pflanzenextrakten. Probleme und Lösungsmöglichkeiten. Dtsch. Apothek. Z. 130 (1990) 2667–2670

Wirksamkeitsnachweis für Phytotherapeutika

Wenige andere Fragen sind in den letzten Jahrzehnten in der Medizin so intensiv, kontrovers und bisher ohne endgültige Aussage diskutiert worden, wie die Frage nach dem Nachweis der Wirksamkeit von Arzneimitteln. Das Dogma von der ausschließlichen Beweiskraft doppelblinder, randomisierter, kontrollierter Studienanordnungen wurde schon durch *Kienle (1977)* erschüttert und in Frage gestellt, allerdings keineswegs aufgegeben. *Kiene (1994)* hat diese Fragestellung erneut aufgegriffen und deren erkenntnistheoretische Dimension bearbeitet. Es geht einerseits um den Versuch, innerhalb einer Therapie die einzelne Wirkung eines isoliert betrachteten Arzneimittels zu bewerten und alle anderen, möglichen Einflüsse zu eliminieren, andererseits um die Objektivierbarkeit solcherart gewonnener Ergebnisse. Wissenschaftlich gesichert existiert das Plazeboproblem, das deshalb Problem genannt werden muß, weil bis heute unbeantwortet blieb, wie Plazebowirkungen zustande kommen. Als wissenschaftlich indiskutabel muß auch der Versuch bezeichnet werden, therapeutische Erfahrung zu diskriminieren. Welcher Patient möchte wohl von einem Arzt behandelt werden, der ohne jede Erfahrung handelt? Der seine Kenntnis ausschließlich auf doppelblind gewonnene Ergebnisse stützt? Schon *Abraham Lincoln* soll gesagt haben: »Man kann eine kleine Zahl von Leuten eine lange Zeit und eine große Zahl von Leuten eine kurze Zeit täuschen. Es ist aber unmöglich, eine große Zahl von Leuten eine lange Zeit zu täuschen!« Auf das Feld der Pharmakotherapie übertragen heißt das: Wenn eine Droge über lange Zeit angewendet, von Patienten immer wieder verlangt und von Ärzten verordnet wird, muß von ihrer Wirksamkeit – auch ohne Doppelblindversuch – ausgegangen werden können.

In Vorbereitung des neuen Deutschen Arzneimittelgesetzes (AMG), das am 1. Januar 1978 in Kraft trat und seither mehrfach durch Novellierung überarbeitet und ergänzt wurde, kam der das Gesetz vorbereitende Ausschuß für Jugend, Familie und Gesundheit in seinem Bericht vom 28. 4. 1976 zu folgender Aussage:

»Nach einmütiger Auffassung des Ausschusses kann und darf es nicht Aufgabe des Gesetzgebers sein, durch die einseitige Festlegung bestimmter Methoden für den Nachweis der Wirksamkeit eines Arzneimittels eine der miteinander konkurrierenden Therapierichtungen in den Rang eines allgemein verbindlichen ›Standes der wissenschaftlichen Erkenntnis‹ und damit zum ausschließenden Maßstab für die Zulassung eines Arzneimittels zu erheben. Der Ausschuß hat sich vielmehr bei der Beschlußfassung über die Zulassungsvorschriften, insbesondere bei der Ausgestaltung der Anforderungen an den Wirksamkeitsnachweis, von der politischen Zielsetzung leiten lassen, daß sich im Zulassungsbereich der in der Arzneimitteltherapie vorhandene Wissenschaftspluralismus deutlich widerspiegeln muß.«

Diese Aussage wurde im AMG auch dadurch nachdrücklich bestätigt, daß im § 26 Abs. 2 Satz 2 festgehalten wird, daß auch das nach wissenschaftlichen Methoden aufbereitete medizinische Erfahrungsmaterial wissenschaftliches Erkenntnismaterial ist. Entsprechend § 25 Abs. 6 und 7 AMG wurden Kommissionen berufen, die die eingereichten Zulassungsunterlagen der zum Zeitpunkt des Inkrafttretens des Gesetzes am Markt vorhandenen und zugelassenen Arzneimittel zu bewerten hatten, vor allem aber, um das wissenschaftliche Erkenntnismaterial nach § 22 Abs. 3 und § 23 Abs. 3 Satz 2 AMG aufbereiten zu lassen. Für pflanzliche Arzneimittel wurde die Zulassungs- und Aufbereitungskommission für den humanmedizinischen Bereich, phytotherapeutische Therapierichtung und Stoffgruppe, die sogenannte Kommission E, eingerichtet und berufen, die im Frühjahr

1978 erstmals zusammentrat und seither in jeweils dreijährigen Arbeitsperioden in wechselnder Zusammensetzung gearbeitet hat und auch weiterhin arbeitet. Alle dabei erzielten Ergebnisse wurden in Monographien zusammengefaßt und fortlaufend im Bundesanzeiger veröffentlicht. Der Gesetzgeber schuf 1978 für die Umsetzung der im AMG geschaffenen neuen Vorschriften eine Übergangsfrist von 12 Jahren, die 1990 ablief. Durch vielerlei Umstände ist es nicht gelungen, zu diesem Zeitpunkt alle Zulassungs- und Aufbereitungsfragen abschließend bewertet zu haben, so daß bis heute nur ein kleinerer Anteil der damals am Markt befindlichen Arzneimittel bereits nach den Kriterien der neuen Gesetzgebung bewertet und zugelassen ist. Viele Hersteller haben ihre Arzneimittel aber an die Inhalte der durch die Kommission verabschiedeten Monographien angepaßt und dadurch die Zulassung erworben.

Für die Phytotherapie war das AMG ein Wendepunkt und vielleicht auch Geburtsstunde einer modernen, nach wissenschaftlichen Kriterien bewerteten Therapierichtung. Kannte 1978 kaum jemand eine besondere Therapierichtung »Phytotherapie« und war die Anwendung pflanzlicher Arzneimittel auf wenige Ärzte begrenzt, so hat sich seither das Bild völlig verändert. Heute ist die Phytotherapie und sind ihre Arzneimittel Bestandteil öffentlichen Bewußtseins, gelten als unverzichtbarer Anteil einer modernen Medizin und finden in der Bevölkerung und auch bei praktizierenden Ärzten eine immer größere Zustimmung. Dazu haben natürlich auch die immer deutlicher werdenden Risiken der modernen synthetischen Arzneimittel und ihre begrenzte Möglichkeit, besonders im Bereich chronischer Krankheiten Heilung zu vermitteln, wesentlich beigetragen.

In der Frage des Wirksamkeitsnachweises eines Arzneimittels und einer Therapie war sich die Kommission E von Anfang an bewußt, daß Phytotherapeutika nicht einseitig nach den Kriterien beurteilt werden können, wie sie sich inzwischen im Sinne des kontrollierten Versuchs mit statistischer Bewertung für die synthetischen Arzneimittel etabliert hatten. Sie mußte insbesondere dem Auftrag des Gesetzgebers entsprechen, auch die ärztliche Erfahrung als Erkenntnismaterial bei der Bewertung von Arzneimitteln gelten zu lassen. So einigte sich die Kommission E auf 5 Kriterien, die bei der **Beurteilung der Wirksamkeit** von Phytotherapeutika grundlegend sein sollten. Diese soll als sicher oder ausreichend wahrscheinlich angesehen werden,

1. wenn die Wirkung und Wirksamkeit durch Aufnahme in angesehene Übersichtsartikel, Handbücher oder Lehrbücher belegt ist,
   oder
2. beim Vorliegen der Ergebnisse von kontrollierten Studien im Vergleich mit Plazebo oder Referenzsubstanzen,
   oder
3. wenn klinische Prüfungen vorliegen, die für sich allein für eine Zulassungsempfehlung nicht ausreichen, aber in gleiche Richtung weisende experimentelle Untersuchungsergebnisse bekannt sind,
   oder
4. wenn wissenschaftlich aufbereitetes Erkenntnismaterial vorliegt,
   oder
5. wenn Erfahrungswissen vorliegt, das allein für eine Zulassungsempfehlung nicht ausreicht, aber in gleiche Richtung weisende aussagekräftige experimentelle Untersuchungsergebnisse oder weitere auswertbare Beobachtungen oder Hinweise bekannt sind.

Alles vorhandene oder erreichbare wissenschaftliche Erkenntnismaterial wurde von Gutachtern zusammengestellt und in Arbeitsgruppen der Kommission bewertet, um dann im Plenum beraten und nach ausgiebiger Diskussion verabschiedet zu werden. Nach einer Phase der Vorpublikation erfolgte eine erneute Beratung in der Kommission und dann die endgültige Verabschiedung einer Monographie, die anschließend von dem damaligen Bundesgesundheitsamt (BGA, heute BfArM) im Bundesanzeiger publiziert wurde. Inzwischen existieren annähernd 250 solcher Monographien, die teilweise bereits wieder überarbeitet und modernen neuen Erkenntnissen angeglichen wurden, ergänzt auch um Monographien für typische Kombinationsarzneimittel und Standard-Monographien. Neben überwiegend positiv bewerteten Arzneipflanzen entstanden auch sogenannte Negativ-Monographien, wenn entweder der Wirksamkeitsbeweis aus dem vorliegenden Erkenntnismaterial nicht ableitbar war (auch als Null-Monographie bezeichnet) oder wenn dem Nutzen ein zu großes Risiko gegenüberstand. Dabei zeigte sich, daß die Risikobewertung speziell bei toxikologischen Fragen außerordentlich schwierig war, da schon ein relativ kleines Risiko leicht dazu führte, zu einer negativen Bewertung zu kommen, weil wiederum der Nutzen der entsprechenden Pflanze – vor allem sogenannter Mite-Phytotherapeutika – zu leicht als gering eingestuft wurde.

Wir werden neue Wege suchen müssen, um die Frage nach dem Wirksamkeitsnachweis menschengerechter beantworten zu können. Vorschläge hierzu wurden immer wieder gemacht, so durch *Davies*, der seinen Vorschlag als »delphische Methode« bezeichnete, weil sie an Verfahren anknüpft, die schon die weisen Priester im altgriechischen Delphi praktizierten. Das Wesentliche dieser Methode besteht darin, daß das vorliegende Beweismaterial, einschließlich bibliographischer Unterlagen, zunächst drei Beurteilern zugeleitet wird, die voneinander nichts wissen und auch allen anderen unbekannt sind, mit Ausnahme einer Zentralstelle. Diese erhält die »Urteile«, stellt sie ohne Namensnennung zusammen und leitet sie wiederum drei anderen Beurteilern zu, die in gleicher Weise unbekannt bleiben. Reichen sie ihre Ausführungen zurück und zeigt sich dabei Einstimmigkeit oder ein eindeutiges Überwiegen einer bestimmten Meinung, so kann damit die Prüfung als abgeschlossen gelten. Andernfalls wird die Verteilung nochmals wiederholt. In den USA werden zwölf solcher Wechsel als die Regel, insgesamt 14 als wünschenswert bezeichnet. So kommt man schließlich zu einem positiven oder negativen Resultat, das Anerkennung findet.

Ähnlich wurde auch die Arbeit der Kommission E bei der Erstellung der Monographien veranlagt. Externe Sachverständigengutachten, die sämtliche verfügbare Literatur zu einer Pflanze sammelten und bewerteten, wurden in kleineren Arbeitsgruppen der Kommission durchgearbeitet und zum Monographieentwurf umgestaltet, welcher dann im Plenum nochmals beraten und schließlich verabschiedet und vorpubliziert wurde. Hierzu konnte dann jeder Stellung nehmen und Streichungen, Ergänzungen oder Änderungen vorschlagen, die erneut von der Arbeitsgruppe bearbeitet und dem Plenum der Kommission vorgestellt und beraten wurden, ehe dieses die Monographie endgültig verabschiedete und im Bundesanzeiger publizieren ließ.

Es ist noch offen, ob und welche neuen Wege zur Wirksamkeitsfindung einer Therapie eingeschlagen und auch akzeptiert werden. Sicher wird es auch weiterhin kontrollierte Versuche geben müssen. Auch der gut dokumentierten Einzelfallbeobachtung wird wieder mehr Bedeutung beigemessen werden, hat man doch bei der Erfassung unerwünschter Arzneimittelwirkungen damit gute Erfahrungen sammeln können. Auch gibt es seltene Krankheitsbilder, für die große kontrollierte Fallstudien gar nicht möglich sind, und bei denen beispielsweise eine bisherige Standardtherapie zum Vergleich dienen muß. Auch sind alle mit kontrollierten Versuchen zusammenhängenden ethischen Fragen in neuerer Zeit wieder vermehrt bewußt geworden und haben zu der ständigen Einrichtung von Ethik-Kommissionen geführt. Ganz speziell muß aber bewußt werden, daß in der Realität Therapie praktisch nie aus einem einzigen Mittel oder Vorgang besteht, sondern daß überwiegend therapeutische Konzepte angewendet werden. Darauf geht eine neue Studienform ein, die aus den USA kommt und als Outcome-Studie bezeichnet wird. Durch sie werden therapeutische Konzepte gegeneinander geprüft und bewertet. Solches Vorgehen beginnt beispielsweise auch in Deutschland Interesse zu finden.

Über eines aber wird man sich vor allem klar werden müssen: Die ausschließliche Reduktion auf Befunde für die Bewertung einer Therapie ist inhuman und muß um die Anteile menschlichen Seins erweitert werden, die der Wirklichkeit oder Ganzheit Mensch entsprechen.

Befund und Befindlichkeit

Ein zentrales Thema der Phytotherapie besteht darin, daß eine ausschließliche Wirksamkeitsbetrachtung auf der Befundebene den Möglichkeiten und Realitäten von Phytotherapeutika nicht gerecht wird. Gerade von Gegnern der Phytotherapeutika wird oft gesagt, daß diese Arzneimittel lediglich geeignet seien, Befindlichkeitsstörungen zu bessern. Schon diese abwertende Differenzierung zeigt das Unvermögen solcher Wissenschaftler, die Realität des kranken Menschen zu begreifen. Es ist die ideologische Einseitigkeit einer immer mehr sich dogmatisierenden naturwissenschaftlichen Medizin, die solch ein Abstraktum schaffen konnte, eine Therapiebewertung nur auf der Ebene objektiv beweisbarer Befunde festzuschreiben. In der täglichen Praxis erlebt der Arzt fortgesetzt, daß der Erkrankte sein Gestörtsein im Befinden viel unmittelbarer erlebt und daran leidet als an noch so vielen pathologischen Befunden. Es ist zwar der modernen Medizin gelungen, immer mehr Patienten auch auf Befunde zu fixieren, so daß sie den Wert einer Therapie oft an solchen festmachen und für ihre Befindensstörung dann zusätzlich einen anderen Arzt oder Heilpraktiker aufsuchen. Doch steht außer Zweifel, daß ein gesund empfindender Mensch in seinem Kranksein die Befindlichkeit mindestens ebenso wiederhergestellt wissen will wie das Panorama der damit verbundenen Befunde. Eigenartigerweise existiert die Kritik der wissenschaftlichen Medizin an therapeutischer Befundkosmetik schon lange. So konnte gezeigt werden, daß bei der Behandlung chronischer Hepatitiden mit Glukokortikosteroiden zwar dramatische Verbesserungen beispielsweise der Transaminasen eintraten, das eigentliche Krankheitsgeschehen der chronisch destruierenden Entzündung im Leberorgan, morphologisch kontrolliert, aber keineswegs entsprechend gebessert wurde, häufig sich sogar unter der Therapie dramatisch verschlechterte. Man sprach auch von einem »Whitewasheffect«. Entsprechend gilt heute die Kortisontherapie chronischer Hepatitiden als obsolet.

Noch vor 30 Jahren gab es in der offiziellen Medizin Vertreter einer Anthropologie in der Medizin, die beispielsweise das Thema »Befinden« in seiner Wertigkeit richtig einordneten, ohne den Befund oder die Befunde zu ignorieren. So schreibt der Heidelberger Kliniker *Plügge (1962)*: »Obwohl jede Konsultation damit beginnt, daß der Kranke dem Arzt von seinem Befinden berichtet, die Erscheinungsweisen des Leib-Erlebens also ein unabdingbares Moment in dieser Begegnung zwischen Arzt und Patient bilden, fehlt in der Medizin noch völlig eine Theorie des Befindens. Das Befinden des Kranken ist uns ein diagnostischer Wegweiser, es ist nicht zuletzt Gegenstand unserer Therapie; es steht eigentlich immer zwischen dem Arzt und objektiven Krankheitsbefund, als Vermittler, als Weg zum Patienten, oft auch als Störenfried in dieser Beziehung. Trotz dieser doch recht interessanten und, wie mir scheint, dominanten Rolle, die die Befindlichkeiten des Menschen spielen, ist alles das, was wir als Befinden, Wohlbefinden, Mißbefindensweisen antreffen, ein Stiefkind der Medizin geblieben. Wir Ärzte interessieren uns eigenartigerweise nicht für eine Theorie der Befindensweisen, die natürlich eine Theorie der Arten des Leib-Erlebens sein müßte. Das liegt an dem Charakter unserer heutigen Medizin: Wir pflegen uns nicht unnötig lange bei dem Befinden unserer Patienten aufzuhalten, weil wir hinter dem Befinden immer gleich schon den Befund suchen und im Auge haben. Extrem ausgedrückt: Wir halten den objektiven Befund für das ›Eigentliche‹, das Wichtige, für das, dem wir uns verpflichtet fühlen. Der objektive Befund ist die vermeintliche ›Wahrheit‹. Wir neigen zu der Ansicht, Befinden könne trügen, der Befund jedoch nicht. Die objektiven Befunde seien es, die unser Wissenschaftssubstrat ausmachen, der subjektiven Seite dagegen komme keine bestimmende Bedeutung zu; ja, im Idealfall sei sie entbehrlich.«

Diese Aussage ist unverändert gültig, selbst wenn in den letzten Jahren wieder zunehmend das Bewußtsein auch in der wissenschaftlich orientierten Medizin auftritt, daß die subjektive Schicht der Befindlichkeit gerade im Zusammenhang mit Diagnostik und Therapie von Krankheiten nicht länger vernachlässigt werden kann. So ist die Frage nach einer Lebensqualität beispielsweise im Zusammenhang mit einer Therapie in der Onkologie wieder bewußt geworden.

Fragt man nach der Besonderheit pflanzlicher Arzneimittel, so kann aus der eigenen praktischen Erfahrung zumindest hypothetisch formuliert werden, daß sie offensichtlich primär ihren Angriffsort dort haben, wo im menschlichen Organismus Befindlichkeit entsteht und in Krankheiten Veränderungen erfährt. Dabei sei Befindlichkeit Ausdruck des Gesamtbefindens, im Ideal also Wohlbefinden, Befinden dagegen die einzelne Symptomatik wie beispielsweise lokaler Schmerz, Völlegefühl im Oberbauchbereich, Mißempfindungen einer Extremität, Dysurie usw.

1. Indikationen, bei denen Phytotherapeutika Mittel der 1. Wahl sind (keine synthetischen Alternativen), z. B. toxische Lebererkrankungen, Altersherz, Prostataadenom.
2. Indikationen, bei denen Phytotherapeutika alternativ zu Synthetika eingesetzt werden können, z. B. Unruhezustände/reaktive Depression, Non-Ulkus-Dyspepsie, unspezifische Harnwegsinfektionen.
3. Indikationen, bei denen Phytotherapeutika adjuvant zu einer Basistherapie eingesetzt werden, z. B. adjuvante Therapien von Leber- und Atemwegserkrankungen.
4. Indikationen, bei denen der Einsatz von Phytotherapeutika überzogen (oder als ein Kunstfehler) erscheint, da eine rationale Therapie mit Synthetika verhindert oder verzögert wird.

Tab. 1 Therapeutische Kategorien für Phytotherapeutika (Fintelmann, V., Menßen, H.G., Siegers, C.-P.: Phytotherapie Manual. 2. Aufl. Hippokrates, Stuttgart 1993)

Über eine ganzheitliche Sicht des Menschen, insofern sie die objektivierbare Ebene der Befunde und die subjektive Welt des Befindens zusammenschließt, orientiert *Abbildung 1*. Die Welt der Befunde entsteht aus der analytischen Denkweise, die vom Ganzen immer auf die Teile schließt und in deren immer größeren Differenzierung ihre Erkenntnisse sucht. Das Befinden fordert immer mehr eine synthetisierende Denkart, die den Blick von dem Symptom als Ausdruck der Ganzheit Mensch auf diese lenkt. Die Welt des Befindens ist Ausdruck der Subjektivität des Individuums und im allgemeinen nicht beweisbar, sondern lediglich beschreibbar und nachvollziehbar. Es gibt Krankheiten, die entweder ganz vom Befund dominiert sind, beispielsweise eine sich in die Befindlichkeit überhaupt nicht äußernde Hypertonie oder die symptomlose Hypercholesterinämie, oder die ganz von der Befindensstörung getragen sind, ohne daß sich ein relevant objektivierbarer Befund erheben läßt, wie beispielsweise die Migräne. Beides sind nosologische Einheiten eines Krankheitsgeschehens, von dem keiner unterscheiden wird, welche dieser Krankheiten nun richtiger, anerkennenswerter oder im wissenschaftlichen Sinne existent ist. Noch häufiger sind aber solche Krankheiten, bei denen gestörte Befindlichkeit und pathologisch-veränderter Befund gemeinsam auftreten.

Man kann vermuten, daß Phytotherapeutika primär auf die Befindlichkeit einwirken, weil sie mit körpereigenen Regulations- und Ordnungssystemen kommunizieren und diese entweder substituieren, dämpfen oder anregen. Hier wird vor allem **mit** dem Organismus gearbeitet (geheilt), auf der objektivierbaren Ebene der Befunde mehr **gegen** denselben.

Unterscheidend → (Analysierend)	Wirkstoff	»Isolierung«
	Wirkungen →	symptomatisch
		Befund
		Befindlichkeit
	Wirksamkeit →	regelnd/ordnend
Verbindend → (Synthetisierend)	»Heilpflanze«/Droge	Ganzheit

Abb. 1 Ganzheitliche Sicht des Menschen aus objektiver und subjektiver Betrachtungsebene

Deshalb heißen viele unserer modernen Arzneimittel auch z. B. Anti-Diabetika, Anti-Hypertensiva, Anti-Depressiva. Man hüte sich nur, hier aus der Wortwahl bereits wieder eine Bewertung zu suchen, die das eine als erstrebenswert, das andere als unbefriedigend, wenn auch notwendig, bezeichnet. Genau an dieser Stelle, im Gegenüber zur Ganzheit Mensch, muß sich der moderne Arzt von dem ihm gewohnten Entweder-Oder trennen und zu einem Sowohl-als-auch übergehen, weil beides zusammen erst die Wirklichkeit des Menschen in der Medizin erfaßt. Es gibt viele Bereiche, in denen ein Arzneimittel eine sofortige und absolute Wirkung entfalten soll; die Notfall- und Intensivmedizin lebt davon. Aber es gibt noch wesentlich mehr Krankheiten, vor allem die chronischen Krankheiten und die Vielzahl sogenannter Bagatell-Erkrankungen mit einem hohen Anteil an Befindlichkeitsstörung, bei denen Dysfunktionen im Organismus wieder zur normalen Funktion und damit zur Befindensnormalisierung zurückgeführt werden müssen. Es gehört zu den interessanten, ja aufregenden Beobachtungen des Arztes, der Phytotherapie praktiziert, daß im Zusammenhang mit primärer Befindensbesserung die Befundebene oft zeitlich nicht entsprechend korreliert, in einem zeitlich deutlich versetzten Rahmen dann aber doch auch zur Normalisierung tendiert. Das wird aus den dargestellten hypothetischen Vorstellungen auch verständlich.

Die nebeneinander existierenden Welten der Befunde und des Befindens erfordern unterschiedliche Arzneimittel, je nachdem, welche Seite der Krankheit wesentlich dominiert. Es gibt Krankheiten, die ausschließlich die Verordnung von Synthetika erfordern, und solche, die ausschließlich mit Phytotherapeutika behandelbar sind. Und es gibt solche Krankheiten, in denen beide Therapiemöglichkeiten, sich ergänzend, verordnet werden können. Als Konsequenz hieraus lassen sich 4 Kategorien bilden, die in der *Tabelle 1* benannt und mit Beispielen verdeutlicht werden.

Neben den Ebenen von Befunden und Befindlichkeit vervollständigen zwei weitere die leiborientierte Ganzheit Mensch: seine Gestimmtheit und die Präsenz. Beschreiben Befunde die chemisch-physikalische Dimension des Leibes, ist die Befindlichkeit vor allem Ausdruck seiner Funktionalität (Leben), so ist die Gestimmtheit Ausdruck der psychosomatischen Ebene, d. h. des Einsseins von Seele und Leib. Die Ausdrücke »psychisch/psychogen« werden heute überwiegend unexakt benutzt. Vieles, was damit bezeichnet wird, entstammt der Ebene der Funktionalität oder des Lebens, nicht unmittelbar seelisch-leiblicher Beziehungen. Diese schaffen sich ganzheitlich Ausdruck in der Gestimmtheit, differenziert in die unterschiedlichsten Stimmungen. Daß dieses auch einer modernen Medizin bewußt ist oder zumindest war, kann an der Benutzung des Begriffs »Verstimmungen« als Ausdruck von Pathologie begriffen werden. Sucht man nach objektivierbar zugänglichen Bereichen dieser psychosomatischen Dimension, so wird man sie vor allem in der Endokrinologie und der Immunologie auffinden. Nicht umsonst gibt es heute eine wissenschaftlich akzeptierte Psycho-Neuro-Immunologie, ebensowenig wird ein noch so wissenschaftlich eingestellter Arzt den hohen Anteil psychischer Symptome im Zusammenhang mit endokrinen Erkrankungen verdrängen können. Vielleicht akzeptiert der Leser auch noch den Hinweis, daß Gestimmtsein oder Gestimmtheit auch ein musikalischer Begriff ist. Der Zusammenhang eines Orchesters oder eines Kammermusik-Ensembles setzt voraus, daß die Instrumente gleiche Stimmung haben. Ist es unvorstellbar, daß gleiches auch für das Miteinander aller Organe, Organsysteme und ihrer vielfältigen Funktionen in dem Gesamtorganismus (Leib) eine notwendige Voraussetzung von Gesundheit ist?

Präsenz (Geistesgegenwart) beschreibt letztlich die geistige Dimension des Leibes, in ihr äußert sich das Individium Mensch durch das Instrument seines Leibes, sowohl sich selbst als auch der Welt gegenüber. Hier stoßen wir auf die spirituelle Dimension der Medizin, wie sie *Carl Gustav Carus* im 19. Jahrhundert noch als selbstverständlich voraussetzte und die durch *Rudolf Steiner* im 20. Jahrhundert neu beschrieben wurde. Es mag wie eine Zusammenfassung gesagt sein, daß ein Wirksamkeitsnachweis, der einer Humanmedizin entspricht, seine Fragestellungen gegenüber der reinen Befundorientierung auf die charakterisierten weiteren Ebenen von Befindlichkeit, Gestimmtheit und Präsenz wird erweitern müssen. Hier allerdings existiert noch ein großer, zukünftiger Wissenschaftsbedarf.

1. Bleuler, E.: Das autistisch-undisziplinierte Denken in der Medizin und seine Überwindung. 5. Aufl. Springer 1962
2. Carus, C.G.: Erfahrungsresultate aus ärztlichen Studien und ärztlichem Wirken. Brockhaus 1859
3. Dorn, M.: Zur Problematik klinischer Prüfungen mit Phytopharmaka. ÄN 34 (1993) 848–855
4. Fahrländer, H., Truog, P.: Placebowirkung und Alternativmedizin. Schweiz. med. Wschr. 120 (1990) 581–588
5. Fintelmann, V.: Befund und Befindlichkeit. Z. Phythother. 11 (1990) 10–13
6. Fülgraff, G.: Der kontrollierte Versuch – Eine kritische Würdigung. Pharmazeut. Ztg. 130 (1985) 3309–3313
7. Hornung, J.: Was ist eine Plazebo? Die Bedeutung einer korrekten Definition für die klinische Forschung. Forsch. Komplementärmed. 1(4) (1994)
8. Kiene, H.: Kritik der klinischen Doppelblindstudie. MMV Medizin 1993
9. Kienle, G.: Arzneimittelsicherheit und Gesellschaft. Schattauer 1974
10. Kienle, S.G.: Der sogenannte Placeboeffekt. Schattauer 1995
11. Netter, P.: Der Placebo-Effekt. Münch. med. Wschr. 119 (1977) 203–208
12. Vogel, G.: Wissenschaftliche Erkenntnisse zu Wirksamkeit und Unbedenklichkeit pflanzlicher Arzneimittel. Therapiewoche (1984) 4078–4086
13. Vogel, G.: Wirksamkeitsnachweis bei Phytopharmaka. Dtsch. Apothek. Z. 125 (1985) 485–489

Unerwünschte Wirkungen (Nebenwirkungen)

Eine der unsinnigsten Aussagen, die man häufig hören kann, ist mit der Behauptung verbunden, Phytotherapeutika könnten nicht schaden, was unterschwellig immer zugleich die Meinung der Gegner einer Phytotherapie vertritt: »weil sie eben auch nicht wirken»! Jedoch auch die Befürworter der Phytotherapie stellen die angebliche Unschädlichkeit dieser Arzneimittel oft heraus.

Die moderne Pharmakologie und die mit ihr verbundene Toxikologie stellt fest, daß es keine Arzneimittel geben kann, die wirksam sind und zugleich keine Nebenwirkungenhätten. Insofern wird auch besser von erwünschter und unerwünschter Wirkung gesprochen. Und man wird dieser fast paradigmatischen Aussage zustimmen können, wenn eine Therapie über große kollektive und Mittelwert-Erhebungen beschrieben wird und damit kein direkter Bezug zu dem individuellen Patienten hergestellt wurde. Im Grunde genommen steht doch diese paradigmatische Aussage in tiefem Widerspruch zu einer alten, ärztlich-ethischen Forderung, dem »nil nocere«. Kann eine Humanmedizin in ihrer Ethik wirklich noch weiterhin dulden, daß die Schädigung des einzelnen Menschen billigend in Kauf genommen wird, weil die Therapie nicht auf das Individuum bezogen wird, sondern auf statistisch ermittelte, kollektive Erhebungen? Ein Anliegen dieses Buches ist es auch, den Arzt wieder in die Lage zu versetzen, auf die einzelne Persönlichkeit als Patient stärker einzugehen und auch durch freie Rezeptur die für seine Konstitution und seine Krankheit besondere Therapie zu finden. Eine wirklich moderne Phytotherapie wird auch vor allem eine Individual-Therapie sein müssen und jedem Therapie-Schematismus eine Absage erteilen.

Und dennoch kann und muß akzeptiert werden, daß auch bei einer individuell-therapeutischen Vorgehensweise die Reaktion des Individuums auf die gewählte Therapie nicht absolut sicher voraussagbar ist. Insofern kann nie davon gesprochen werden, daß irgendeine Therapie überhaupt, welcher Natur sie auch sei, a priori unschädlich sei. Schon das Potential allergischer Reaktionen, das gerade für Phytotherapeutika nicht unterschätzt werden darf, steht als Beweis für diese Aussage. Insbesondere aber bei Berücksichtigung der im vorigen Kapitel dargestellten vier leiblichen Dimensionen des Menschseins, neben den Befunden die Befindlichkeit, die Gestimmtheit und die geistige Präsenz, wird der die Therapie verantwortende Arzt die jeweiligen Auswirkungen seiner Therapie auf diese unterschiedlichen Seinsebenen noch anders zu bewerten lernen müssen und dabei auch die Feststellung machen, daß hier unerwünschte Wirkungen häufiger als bisher vorgestellt eintreten werden.

Nun ist es keine Frage, daß die gesamte Verträglichkeit von Phytotherapeutika als besser eingestuft werden kann gegenüber dem doch erheblichen Potential der Nebenwirkungen bei Synthetika. Die Erklärung scheint einfach: Aus der langen gemeinsamen Evolution von Natur, hier Pflanze und Mensch, sind adaptative Vorgänge im Metabolismus viel länger und erfolgreicher vorgebildet als für synthetische Stoffe, die z. T. erst in diesem Jahrhundert entdeckt und angewendet wurden. Es sind ja fast archaische Stoffwechselvorgänge, mit denen der Fremdstoff-Metabolismus im menschlichen Organismus insbesondere durch die Leber vollzogen wird. Da ist es nicht erstaunlich, daß gegenüber synthetischen Fremdstoffen (Xenobiotika) der Organismus Stoffwechselschritte wählt, die beispielsweise zu Radikalen führen und damit aus einem zunächst indifferenten Stoff eine aggressive Noxe entstehen läßt. Eines der bekanntesten Beispiele ist der Tetrachlorkohlenstoff, der erst als Trichlorkohlenstoff seine lebertoxischen Wirkungen entfaltet.

Frohne (1990) schrieb eine Übersichtsarbeit, in der die verschiedenen möglichen Risiken und unerwünschten Wirkungen pflanzlicher Arzneimittel sehr gut und ausführlich dargestellt werden. Er unterscheidet:

1. Pflanzen mit stark wirksamen Inhaltsstoffen und entsprechend hohem Risikopotential, die weitgehend aus dem modernen Arzneischatz verschwunden sind, oder von denen nur noch isolierte Reinsubstanzen Verwendung finden,
2. Pflanzliche Arzneimittel mit wirksamen Inhaltsstoffen, bei denen nach Überdosierung oder chronischem Gebrauch (Mißbrauch) unerwünschte Wirkungen auftreten können,
3. Pflanzliche Arzneimittel mit nicht nachgewiesener oder kontrovers beurteilter therapeutischer Wirkung, bei denen aber durchaus unerwünschte Wirkungen möglich sind, und
4. Pflanzliche Arzneimittel, die aufgrund nicht deklarierter Zusatzstoffe gefährliche Nebenwirkungen haben können.

Auch *Vogel (1984)* hat in einer Übersichtsarbeit zur Risikobeurteilung pflanzlicher Arzneimittel ausführlich Stellung genommen. Er verweist beispielsweise auf das Problem der Mutagenität und Kanzerogenität, in letzter Zeit besonders heftig diskutiert am Beispiel pyrrolizidinalkaloidhaltiger Arzneipflanzen wie Symphytum, Tussilago, Petasitis u. a. Der Gehalt an potentiell mutagenen bzw. kanzerogenen Pyrrolizidinalkaloiden wurde mittlerweile für entsprechende Arzneimittel auf eine maximal verabreichbare Dosis begrenzt.

Auch allergische Reaktionen werden als typische Nebenwirkungen pflanzlicher Arzneimittel thematisiert. Hier hat vor allem *Hausen (1988)* entscheidende Arbeit geleistet, die in seinem Buch »Allergiepflanzen, Pflanzenallergene« veröffentlicht wurde.

Es zeigt sich also, daß pflanzliche Arzneimittel (Phytotherapeutika) ein beschreibbares Potential unerwünschter Wirkungen in sich tragen und sich in ihrer Verträglichkeit zwar in der Häufigkeit und Intensität, nicht aber grundsätzlich von den Synthetika unterscheiden.

Hier muß auch noch ein kritisches Wort zu der Denk- und Vorgehensweise der heutigen Toxikologie gesagt werden. In dem Streit über Sinn und Unsinn von Phytotherapeutika wurde das Schwergewicht zunächst auf ihre Wirksamkeit gelegt, hat sich aber zunehmend auf die Risikobeurteilung verlagert. Und hier werden natürlich mutagene und kanzerogene (sehr viel seltener auch teratogene) Wirkungen, die sich durch Phytotherapeutika nachweisen lassen, ganz besonders herausgestellt. Den Anfang machte die Osterluzei (Aristolochia clematitis), nachdem für isolierte Aristolochiasäure im Langzeit-Tiermodell die Entstehung maligner Tumoren nachgewiesen wurde. Seither wurden immer wieder für verschiedene Heilpflanzen solche mutagenen oder kanzerogenen Potentiale aus Experimenten abgeleitet, wobei die größte Diskussion um Pyrrolizidinalkaloide, Antrachinone und Quercetin entstand. Dabei gibt es einige Argumente, welche die solcher Einschätzung zugrunde liegenden Vorstellungen stark in Frage stellen. Auf die Problematik der Übertragbarkeit von Tierversuchen oder bestimmten Zellinien auf den Gesamtorganismus Mensch wurde bereits verwiesen (*s. S. 6*). Es bleibt grundsätzlich dabei außer Betracht die Fülle von repair-Mechanismen des Immunsystems im menschlichen Organismus und die individuelle Reaktion, während das Tier viel grundsätzlicher artgemäß reagiert, allerdings auch auf die gleichmäßige Reaktion durch Inzucht (Wistar-Ratte) spezialisiert wird. Äußerst problematisch ist auch die Ignoranz von Dosis-Wirkungs-Beziehungen. Fast alle Tierexperimente, die den Verdacht auf Kanzerogenität von Phytotherapeutika auslösten, wurden in Dosisbereichen durchgeführt, die sich extrem von entsprechend therapeutischen Dosen unterschieden, wie sie beim Menschen verwendet werden. Hinzu kommt die völlig abnorme Fütterungssituation solcher Versuchstiere, die über Monate oder Jahre durch Schlundsonden die zu untersuchende Droge einverleibt bekommen und damit in eine unnatürliche Situation versetzt werden, die schon für sich durchaus pathologische Organveränderungen auslösen kann. Auch wurde das toxikologische Paradigma aufgestellt, daß ein potentiell mutagener oder kanzerogener Stoff bereits durch ein einziges

Molekül eine entsprechende Zellmutation auslösen kann und insofern keinerlei dosisabhängige Beziehung zuzulassen sei. Ganz besonders schwer wiegt schließlich das Argument, daß gerade bei diesen Fragestellungen so gut wie keine Human-Toxikologie existiert, und daß dieselbe auch nicht durch entsprechende epidemiologische Untersuchungen ersetzt worden ist. Am Beispiel der Pyrrolizidinalkaloide kann belegt werden, daß bei sogenannten Komfrey-Essern bzw. bei Komfrey-Fütterung von Tieren mit extrem hohen Tages- und Langzeitdosen, verglichen mit der therapeutischen Anwendung von Symphytum (= Komfrey), ein vermehrtes Auftreten von Karzinomen weder beim Menschen noch beim Tier beobachtbar war. Dennoch wurde das theoretisch formulierte Risiko aufrechterhalten.

An diesen Beispielen soll deutlich werden, daß die Toxikologie gegenüber den beschriebenen Fragestellungen noch wenig zuverlässige Aussagen treffen kann, daß hier überwiegend hypothetisch oder paradigmatisch gearbeitet wird, was nun keineswegs nur für Phytotherapeutika gilt, sondern in ähnlicher Weise auch für Synthetika und andere Stoffe unserer Umwelt.

1. Frohne, D.: Sind pflanzliche Arzneimittel unschädlich? Dtsch. Apothek. Z. 130 (1990) 1861–1871
2. Hausen, B.M.: Allergiepflanzen-Pflanzenallergene. ecomed 1988
3. Thesen, R.: Phytotherapeutika – nicht immer harmlos. Pharmazeut. Z. 133 (1988) 38–43
4. Vogel, G.: Phytopharmaka – Arzneimittel ohne Risiko? Dtsch. Apothek. Z. 124: (1984) 639–642

Phytotherapie und Prävention

Immer häufiger wird, insbesondere von gesundheitspolitischer Seite, gefordert, den Schwerpunkt von der Behandlung manifester Krankheiten zur Prävention zu verlagern. Ursache dafür ist nicht das Aufgreifen eines alten medizinischen Lehrsatzes, daß »Vorbeugen besser als Heilen« sei, sondern die ausufernde Kostenentwicklung des Gesundheitswesens. Vielleicht werden die Ärzte aber wieder darauf gestoßen, daß es in der Tat auch ärztlich-ethisch verantwortlicher ist, eine Krankheit in ihrer Entstehung oder in sog. Latenz-Stadien zu erfassen und nach entsprechender Behandlung zu suchen, als –wie vorzüglich in den letzten 30 Jahren –grundsätzlich darauf zu warten, bis die Krankheit manifest geworden ist, was zugleich bedeutet, nun auch in einer vielfach objektiv beweisbaren Ebene der Befunde angelangt zu sein. Wie sehr Krankheiten sich in Frühstadien in gestörter Funktionalität äußern, wie möglicherweise noch deutlicher und früher das Entstehen, die Disposition zur Krankheit sich in Veränderungen der Gestimmtheit und der Präsenz äußert, war bisher keine Fragestellung unserer Medizin. Will man die Stellung der Phytotherapeutika in einer modernen, ganzheitlichen Pharmakotherapie richtig bewerten lernen, werden solche Aspekte der Behandlung von Frühformen oder Latenzstadien vor allem der Krankheiten, die zum chronischen Verlauf tendieren, eine ganz andere und neue Berücksichtigung finden müssen.

Selbst in medizinischen Lexika ist eine klare Unterscheidung von Prophylaxe und Prävention kaum zu finden. Hier sei mit **Prophylaxe** das Verhindern möglicher Krankheiten gemeint, wie es sich beispielsweise im Impfwesen Ausdruck verschafft, mit **Prävention** das Verhindern manifester und chronischer Krankheitsverläufe durch Behandlung der latenten Vor- und Frühstadien. Auch familiäre und konstitutionelle Dispositionen können präventive Maßnahmen erfordern. Wenn auch hypothetisch formuliert, so ist es doch sichere Überzeugung, daß hier volkswirtschaftlich ungeheure Einspar-Potentiale lägen, wenn die Medizin Wege einer effektiveren Prävention sucht und findet. Es ist zugleich persönliches Bekenntnis, das aus jahrzehntelanger ärztlich-praktischer Erfahrung stammt, daß für eine solche Präventivmedizin Phytotherapeutika besonders geeignet sind. Beispiele dafür werden sich in den speziellen Kapiteln immer wieder finden lassen. Dabei spielt die überwiegend gute Verträglichkeit solcher Arzneimittel eine nicht unerhebliche Rolle, da es sich meistens um eine Langzeitanwendung handeln wird. Früher wurde hierfür auch der Begriff der Umstimmungstherapie benutzt. Dieser ist insofern brauchbar, als in der Tat nicht selektiv irgendwelche einzelnen Funktionen oder intermediäre Stoffwechselschritte blockiert und damit rein symptomatische Effekte erzielt werden sollen, sondern weil Prävention bedeutet, die körpereigenen Ordnungs- und Regulationssysteme zu lehren, ihre gesunde Funktion zu vollziehen. Das kann substitutiv, anregend oder auch dämpfend geschehen und schließlich dadurch, daß das pflanzliche Arzneimittel eine Art Vorbild oder Modell für die gestörte Funktion bildet. Das Heilmittel wird somit zum »Erzieher« des Organismus, tritt in Korrespondenz mit demselben und erzeugt Begegnung. Es gehört zu der Heilkunst des Arztes, im Einzelfalle festzustellen, wann dieser »Erziehungsprozeß« seine Funktion erfüllt hat, weil dann die Therapie zum richtigen Zeitpunkt beendet werden kann, während eine unnötige Fortsetzung derselben möglicherweise ein nun steigendes Risiko unerwünschter Wirkungen in sich trägt. Es gehört auch zu den ärztlich-praktischen Erfahrungen, daß das Ausmaß unerwünschter Wirkungen offensichtlich ein Verhältnis hat zu der Tatsache, inwiefern der Organismus auf eine Therapie zustimmend oder ablehnend reagiert, was wiederum voraussetzt, daß in einem solchen Organismus ein Wahrnehmungspotential existiert (Immunsystem), das den Nutzen und Schaden entsprechender stofflicher Vermittlung (Arznei) beurteilen kann.

Sicher werden hier Gedanken formuliert, die für manchen fremd, ja befremdend wirken können. Doch wird man kein wirkliches Verständnis und persönliches Verhältnis zur Phytotherapie und ihren Arzneimitteln bekommen können, wenn man ganz bei den abstrakten Vorstellungen stehenbleibt, die überwiegend Inhalt unseres Verständnisses von Physiologie und Pathologie des menschlichen Organismus, ja des Menschen selbst heute noch sind.

Phytotherapie in Aus-, Fort- und Weiterbildung

Die Phytotherapie wird sich als fester Bestandteil einer modernen Pharmakotherapie nur dann wirklich etablieren können, wenn sie verstärkt in Aus-, Fort- und Weiterbildung vermittelt wird. Dabei darf diese Vermittlung nicht aus reiner Theorie erfolgen. Es ist hier unverzichtbar, daß ein Wissen vermittelt wird, das praktischer Anwendungserfahrung entstammt. Hier aber liegt zur Zeit noch vieles im argen.

Es ist eine erfreuliche Tatsache, daß die neugefaßte Approbationsordnung für Ärzte das Lehrgebiet und Prüfungsfach »Naturheilkunde einschließlich der Homöopathie« enthält, wobei jedoch der Phytotherapie nur ein winziger Anteil an Unterrichtszeit im Kontext mit den zahlreichen anderen Naturheilverfahren zugestanden werden konnte, so daß eine wirklich umfassende Kenntnis ihrer großen therapeutischen Möglichkeiten auf diesem Wege nicht erworben werden kann.

Auch muß garantiert werden, daß dieser Unterricht durch Ärzte erfolgt, die langjährige praktische Erfahrung mit der Anwendung von Phytotherapeutika haben und zugleich den Stand der Wissenschaft dieses Gebiets repräsentieren. Phytotherapie kann unmöglich theoretisch vermittelt werden. Sie kann deshalb nur anteilig Unterrichtsstoff der Pharmakologie sein, insofern es um nachgewiesene definierte Wirkungen geht. Die umfassende therapeutische Wirksamkeit wird aber nur der praktisch tätige und erfahrene Arzt vermitteln können.

Schon in den vorklinischen Semestern muß der Arzt die Heilpflanzen kennenlernen, und zwar in einer umfassenden Heilpflanzenkunde, die Phytochemie, Phytopharmazie, Phytopharmakologie und schließlich Phytotherapie umfaßt. Die sinnvolle Anwendung bei indizierten Krankheiten wird dann während der klinischen Semester und am wirksamsten durch klinische Visiten zu vermitteln sein. Kein Arzt sollte mehr approbiert werden können, der nicht eine umfassende Kenntnis der Möglichkeiten und Grenzen einer modernen Phytotherapie erworben hat.

Daß sich diese Kenntnisse im Laufe eines Berufslebens durch Fort- und Weiterbildungen fortentwickeln werden, ist selbstverständlich. Hier geschieht inzwischen außerordentlich viel, sowohl als regionale und überregionale Fortbildungsveranstaltungen als auch durch die immer zahlreicher werdenden wissenschaftlichen Publikationen. Deshalb sollen zum Abschluß dieser einführenden Kapitel noch die wesentlichen Fachgesellschaften, ihre Publikationsorgane sowie die Handbuch-Literatur genannt werden, die heute die moderne, wissenschaftsorientierte Phytotherapie vertreten. An erster Stelle sei die **»Gesellschaft für Phytotherapie«** und ihr offizielles Organ, die »Zeitschrift für Phytotherapie« genannt. Beide repräsentieren besonders die ärztlich-therapeutische und die pharmazeutisch-produzierende Seite der Phytotherapie. Die pharmazeutisch-wissenschaftliche Seite wird durch die **»Gesellschaft für Arzneipflanzenforschung«** mit ihrem Organ »Planta medica« repräsentiert. Auf europäischer Ebene koordiniert **»ESCOP«** (European Scientific Cooperative for Phytotherapy) verschiedene europäische phytotherapeutische Fachgesellschaften. Ihr Publikationsorgan ist das »Phytotelegramm«. Die wesentlichen Elemente einer Phytotherapie finden sich auch im **»Zentralverband der Ärzte für Naturheilverfahren«** und im **»Kneipp-Verein«** wieder.

Den Inhalt des vorliegenden Buchs ergänzen viele ausführliche Handbücher, von denen einige aus der persönlichen Einschätzung als besonders wertvoll Erwähnung finden sollen:

1. Gessner, O., Orzechowski, G.: Gift -und Arzneipflanzen von Mitteleuropa. 3. Aufl. Winter 1974
2. Braun, H., Frohne, D.: Heilpflanzenlexikon für Ärzte und Apotheker. 5. Aufl. Fischer, Stuttgart 1987
3. Steinegger, E., Hänsel, R.: Lehrbuch der Pharmakognosie und Phytopharmazie. 4. Aufl. Springer, Berlin 1988
4. Wichtl, M. (Hrsg): Teedrogen. 2. Aufl. Wissenschaftl. Verlagsges. 1989
5. Vogel, G., Gaisbauer, M., Winkler, W.: Phytotherapie in der Praxis, Dtsch. Ärzteverl. 1990
6. Eberwein, E., Vogel, G.: Arzneipflanzen in der Phytotherapie. Kooperation Phytopharmaka 1990
7. Hänsel, R.: Phytopharmaka. 2. Aufl. Springer, Berlin 1991
8. Fintelmann, V., Menßen, H. G., Siegers, C.-P.: Phytotherapie Manual. 2. Aufl. Hippokrates, Stuttgart 1993
9. Wagner, H., Wiesenauer, M.: Phytotherapie. Fischer, Stuttgart 1995

Richtlinien für das Verschreiben von Heilpflanzen (Rezeptur)

Die individuelle Rezeptur

Die Phytotherapie eröffnet auch wieder eine größere Möglichkeit zur individuellen Rezeptur. War noch vor 30 Jahren der Rezepturkurs ein wichtiger Ausbildungsanteil für den angehenden Arzt, wird die Pharmakotherapie heute so einseitig von den Fertigarzneimitteln dominiert, daß wir berechtigt davon sprechen können, daß der jüngere Arzt nur noch ausnahmsweise die alte Kunst des Rezeptierens beherrscht. Es lohnt sich für den Arzt, diese freie Rezeptur wieder zu lernen. Es wurde schon in den vorausgehenden Kapiteln angesprochen, wie sehr die Therapie mit Heilpflanzen dazu anregen kann, die Krankheit und den Kranken als individuell zu erfahren und deshalb auch von dem Therapieschema wieder mehr zur Individual-Therapie zu kommen. Dem Arzt schafft dieses Vorgehen zusätzliche Befriedigung in seinem Beruf, der Patient bemerkt, daß sein Arzt auf ihn individuell eingeht. Nach einer repräsentativen Befragung für die Hamburger Wochenzeitung »Die Woche« 1994 kommt die FORSA zu dem Ergebnis, daß 81% der Bundesbürger alternativen Heilmethoden positiv gegenüberstehen und nur 10% Naturheilverfahren ablehnen. Das macht sich zunehmend auch in den Arztpraxen, sogar in Kliniken bemerkbar, da immer mehr Patienten mit einer gewissen Skepsis gegenüber den synthetischen Arzneimitteln und ihren unerwünschten Wirkungen nach Naturheilmitteln oder anderen therapeutischen Alternativen fragen. Die freie Rezeptur hat auch einen ökonomischen Vorteil, da beispielsweise eine individuell rezeptierte Tee- oder Tinkturenmischung wesentlich billiger ist als ein übliches Fertigarzneimittel, und der Arzt damit sein kontingentiertes Arzneimittelbudget entlasten kann. Die hier dargestellten kurzen Richtlinien zur Rezeptur von Phytotherapeutika sind lediglich Anregung, sie werden im speziellen Teil ergänzt durch zahlreiche Rezepturvorschläge, jeweils zu den dann besprochenen Anwendungsgebieten und den dafür besonders geeigneten Pflanzendrogen.

Grundregeln zur Verordnung von Heilpflanzen

Eine Verordnung von Phytotherapeutika sollte in gleicher Weise rational begründet erfolgen, wie es für synthetische Arzneimittel üblich ist. Auch sollten alle Kriterien Anwendung finden, wie sie für Synthetika durch pharmakologische Beurteilung herangezogen werden. Das gilt für die bekannten unerwünschten Wirkungen, bestimmte Kontraindikationen und vor allem die Wechselwirkungen (Interaktionen).

Es steht außer Frage, daß für das Thema der Interaktionen von Arzneimitteln für Phytotherapeutika noch wenig exaktes Wissen vorhanden ist. Schon deshalb sollte der Arzt, der neu mit der Verordnung von Phytotherapeutika beginnt und hier auch den Weg einer freien Rezeptur sucht, primär die **Monotherapie** bevorzugen. Er wird auf diesem Wege auch die Wirksamkeit der einzelnen Heilpflanze viel rascher kennenlernen, da ihr Anteil der Wirksamkeit in einer Kombination viel schwerer zu erkennen ist. Die einfachste und für die freie Rezeptur geeignetste Verordnungsform ist der Tee. Auf ihn wird der Leser immer wieder in den Spezialkapiteln stoßen. Und dennoch darf nicht der Eindruck entstehen, als sei der medizinische Tee die zentrale Verordnungsform von Phytotherapeutika. Wir werden immer wieder auf andere Zubereitungsformen hinweisen, wobei sich die Tinktur neben dem Tee für die freie Rezeptur als besonders geeignet erweist. Schließlich dominieren bei modernen Phytotherapeutika auch die Fertigarzneimittel (Handelspräparate), die durch ein standardisiertes Herstellungsverfahren, durch eine meist qualitativ hochwertige Ausgangsdroge und damit im allgemeinen auch durch einen stabilen Anteil der wesentlichen Inhaltsstoffe ausgezeichnet sind.

Wie steht es nun mit **Kombinationen**, welchen Vorteil bieten sie gegenüber der Monotherapie und gibt es auch Nachteile? Kombinationsarzneimittel schienen eine Domäne der Phytotherapie zu sein. Ein großer Anteil sind Kombinationen oft vieler Heilpflanzen, ohne daß allerdings eine Ratio der Zusammenstellung immer einsehbar wäre. Man hat deshalb kritisch von »Schreibtisch-Kombinationen« gesprochen. Gesetzliche Anforderungen beispielsweise der EG-Richtlinie 75/318 (3. Teil, Kap. II, C2) oder auch das deutsche Arzneimittelgesetz (2. Novelle 1987) haben dazu geführt, daß heute Kombinationsarzneimittel wesentlich exakter in ihrer Zusammensetzung begründet sein müssen als früher, und daß zugleich die Forderung aufgestellt wurde, daß jeder Kombinationspartner in seinem Beitrag zur Wirksamkeit begründet werden muß. In § 22, Absatz 3a, AMG ist dieses folgendermaßen formuliert: »Enthält das Arzneimittel mehr als einen arzneilich wirksamen Bestandteil, so ist zu begründen, daß jeder arzneilich wirksame Bestandteil einen Beitrag zur positiven Beurteilung des Arzneimittels leistet.« In der EG-Richtlinie geht man noch einen Schritt weiter: »Bei jeder einzelnen fixen Kombination müssen die möglichen Vor- und Nachteile im klinischen Versuch beurteilt und einander gegenübergestellt werden, um festzustellen, ob das Arzneimittel den Anforderungen der Vorschriften und Nachweise im Hinblick auf Wirksamkeit und Sicherheit entspricht.« Im allgemeinen wird davon ausgegangen, daß bei einer sinnvollen Kombination nicht mehr als **drei Kombinationspartner** gewählt werden sollten. Im Einzelfall kann man davon natürlich abweichen, wird diese Abweichung aber immer begründen müssen. In den Empfehlungen zur Bewertung von fixen Kombinationen aus Phytotherapeutika hat die Kommission Efolgende Gründe genannt, die zu einem positiven Urteil einer fixen Kombination führen können:

1. Wenn additive synergistische Wirkungen der Kombinationspartner mit gleichen oder verschiedenen Angriffspunkten vorliegen, und/oder
2. es zu einer überadditiven Wirkung der fixen Kombination gegenüber den einzelnen Kombinationspartnern kommt, und/oder
3. unerwünschte Wirkungen einzelner Kombinationspartner verringert oder aufgehoben werden (z. B. bei gleichsinnig wirkenden Kombinationspartnern durch Dosisreduktion), und/oder
4. die Kombination eine Therapievereinfachung oder Verbesserung der Therapiesicherheit mit sich bringt. Dies kann der Fall sein, wenn eine Verbesserung der Compliance und/oder eine Verbesserung der Resorption und/oder eine Vermeidung galenischer Inkompatibilitäten erreicht wird und/oder einer der arzneilich wirksamen Bestandteile eine oder mehrere der unerwünschten Wirkungen eines anderen Bestandteils relevant mindert oder aufhebt, wenn die unerwünschte Wirkung üblicherweise auftritt.

Als **bedenklich** für eine fixe Kombination wird bewertet, wenn

1. wesentliche pharmakokinetische und/oder pharmakodynamische Interaktionen vorliegen, die das Nutzen-Risiko-Verhältnis nicht verbessern oder sogar verschlechtern,
2. die Halbwertzeit und/oder die Dauer der Wirkung der arzneilich wirksamen Bestandteile signifikant voneinander abweichen. Dies muß jedoch nicht unbedingt zutreffen, insofern nachgewiesen werden kann, daß die Kombination trotz diesbezüglicher Unterschiede klinisch vorteilhaft ist, und/oder
3. die Kombination einen Bestandteil enthält, der zur Vorbeugung gegen Mißbrauch unangenehme Wirkungen hervorrufen soll.

Zur Demonstration des praktischen Vorgehens entsprechend dieser Empfehlungen hat die Kommission E eine ganze Reihe sogenannter Standard-Kombinationen erarbeitet und publiziert.

Vereinfacht kann auch gesagt werden, daß positive Kriterien für eine fixe Arzneikombination die **Therapievereinfachung** und/oder die **Verstärkung der Arzneimittelwirkung** ist.

Das erste Motiv ist sicher ein in allen Richtungen der Medizin durchgreifendes und speziell für die Praxis relevantes und dort auch akzeptiertes Motiv. Eine weitere wichtige Argumentation für Kombinationsmittel dieser Art ist die verbesserte Patienten-Compliance, da der Patient in einem Mittel gegebenenfalls mehrere Wirkprinzipien auf einmal einnehmen kann.

Das zweite Motiv, die Verstärkung der Arzneimittelwirkung, ist das in der Phytotherapie sicher häufigste. Es kann auf eine einfache Formel gebracht werden: »Viele Schwache ergeben einen Starken!« Hier kann gegenüber Fragestellungen wie additiven, überadditiven, gleichsinnigen und gleichartigen Wirkungen die Elle naturwissenschaftlich-pharmakologischer Methode kaum noch angelegt werden. Hier wird im guten Sinne das schöpferische Prinzip der Natur nachgeahmt, mit Stoffgemischen eine neue therapeutische Einheit oder Ganzheit zu bilden. Solche Kombinationsarzneimittel können deshalb auch nur nach dem Kriterium ihrer therapeutischen Wirksamkeit beurteilt werden.

Abzulehnen sind alle Arzneikombinationen, für die ideologische Begründungen gesucht werden oder an denen leicht erkennbar wird, daß sie lediglich aus persönlichem Gewinnstreben entstanden sind, weil ein am Markt erfolgreiches Kombinationsarzneimittel scheinbar noch effektiver wirkt, wenn zusätzliche Kombinationspartner hinzugefügt werden.

> Grundsätzlich können diese persönlich gefärbten Richtlinien dahingehend zusammengefaßt werden:
> Als Arzt muß man zunächst der Verordnung von Einzelmitteln auch in der Phytotherapie den absoluten Vorzug vor Kombinationsmitteln geben. Denn nur der Arzt, der die Wirksamkeit von Arzneimitteln aus der einzelnen Heilpflanze gut kennt, kann diese dann auch frei kombinieren oder entsprechende fertige Kombinationsarzneimittel auf ihren Sinngehalt beurteilen. Fixe Kombinationen sind aber grundsätzlich sinnvoll und gehören in den therapeutischen Schatz jedes Arztes.

Medizinische Tees (Spezies)

Eine wichtige Verordnungsform der Phytotherapie sind die medizinischen Tees. Ob als Monodroge oder sinnvolle Kombination, nie soll ein solcher Tee eine mehr oder minder willkürliche Mischung einer Reihe von Drogen, die für einen Krankheitsfall in Betracht kommen könnten, sondern ein nach strengen Regeln aufgebautes Rezept sein. Wir haben bei jedem Teerezept

- das **Grund**- oder **Basismittel** (Remedium cardinale),
- das **Adjuvans**, welches die Wirkung des Grundmittels nach einer bestimmten Richtung hin verstärkt oder ergänzt, dann evtl.
- ein **Füllmittel** (Konstituens)
- und in nicht seltenen Fällen ein den Geschmack oder die Verträglichkeit verbessernder Faktor, das **Korrigens**.

Als Füllmittel dienen Drogen, die durch lebhafte Farbe oder eigenartige Form oder beides zugleich dem fertigen Teegemisch ein gefälliges oder auffallendes Aussehen verleihen. Bei unseren arzneilichen Tees, die wir selbst rezeptieren, brauchen wir darauf zwar keine große Rücksicht zu nehmen. Dagegen findet man derartige Füllmittel in gebrauchsfertigen Teegemischen fast immer. Es läßt sich nicht bestreiten, daß sie auf die Kranken eine Wirkung ausüben können; denn Pflegende oder der Kranke selbst betrachten sich den Tee bei der Zubereitung recht genau. Sind es dann nur dünne Kräuter- und Stengelteile von düsterer, graugrüner Farbe, so ist dies weniger eindrucksvoll, als wenn in dieser gleichmäßigen Grundmasse einige leuchtend gelbe oder blaue Teile aufscheinen. Wir können dies ebenso einfach wie die Hersteller der Fertigpackungen erreichen. Die gelben Bestandteile sind mit Vorliebe die Blüten der Strohblume (Helichrysum arenarium), die für die Rezeptur noch immer den früher gebräuchlichen Namen Flores Stoechados citrinae führen. Blau sind die Blüten der Kornblume (Centaurea cyanus) oder richtiger die blauen Randblüten der Blütenkörbchen (Cyanae flos), manchmal auch Lavendelblüten. Wir haben noch weitere Auswahl. Auffallend weiß sind die Körbchen der römischen Kamille (Chamomillae romanae flos), groß und orangefarbig die Kalendulablüten, noch größer und eigenartig schwärzlich die Blüten der Malva arborea usw.

Bei keinem Teerezept darf eine ausführliche **Gebrauchsanweisung** fehlen. Es ist genau vorzuschreiben, ob der Tee nur mit heißem Wasser überbrüht oder ob und wie lange er gekocht werden soll. Alle Drogen mit ätherischen Ölen dürfen nur mit heißem Wasser übergossen werden und müssen dann noch 5 bis 10 Minuten bedeckt stehen. Man nennt dies »ziehen« lassen. Kocht man einen solchen Tee, verflüchtigt sich der größte Teil des ätherischen Öles, und er hat dann keine Wirkung mehr. Dies gilt auch für den gewöhnlichen Pfefferminz- und Kamillentee. Gekocht werden in der Hauptsache Rinden- und Wurzeldrogen; es gibt jedoch Ausnahmen. Auch bei Samen und Früchten ist es nicht regelmäßig angebracht, den Tee zu kochen, vor allem dann nicht, wenn ätherische Öle vorliegen.

Dosierung und Anwendung

Bei der Dosisfindung für einen Tee wird man im allgemeinen großzügiger vorgehen können als bei Fertigarzneimitteln, die auf bestimmte Inhaltsstoffe festgelegt sind. Die übliche Dosis, mit der man in der Mehrzahl der Fälle richtig liegt, sind 1–2 Teelöffel der Droge auf 1 Glas bzw. 1 Tasse Wasser, die ca. 150 ml entspricht. Dennoch wird in den Monographien der Kommission E grundsätzlich eine mittlere Tagesdosis auch für die Teeform angegeben.

In der Regel lassen wir früh und und abends vor dem Schlafengehen je eine Tasse Tee trinken; oft zusätzlich mittags oder besser am Nachmittag, einige Stunden nach der Hauptmahlzeit, eine dritte. Wenn es nicht absichtlich anders sein muß, lassen wir den Tee auf nüchternen Magen trinken. Der Tee sollte am besten recht warm genossen werden.

Der Patient soll einen medizinischen Tee, wie es schon *Kneipp* sagte, diätetisch zu sich nehmen. Das bedeutet, daß man auf die Einnahme eines Tees ein genauso großes Gewicht legt wie auf eine gute Mahlzeit, und ihn langsam, schluckweise trinkt. Der Begriff »diätetisch« ist hier mehr in dem umfassenden Sinne gemeint, wie ihn *von Feuchtersleben* in seinem auch heute noch lesenswerten Buch über »Die Diätetik der Seele« verstanden wissen wollte und wie ihn auch *Hufeland* gebrauchte: als eine Maßnahme, die den ganzen Menschen beeinflussen soll, sowohl Körper wie Seele, mit dem Ziel einer Harmonisierung und damit auch einer Steigerung der allgemeinen Lebenskräfte. Der Tee soll in größtmöglicher körperlicher und seelischer Ruhe, etwa bequem in einem Sessel sitzend, und in einer inneren seelischen Verfassung, die ganz auf die Überwindung der Krankheit eingestellt ist, getrunken werden.

Der Geschmack

Der Geschmack eines medizinischen Tees kann in manchen Fällen durch Zucker gebessert werden, allerdings nicht in allen. Besonders bei bitteren Tees läßt sich der bittere Geschmack auch durch Zucker nicht kompensieren. Wohl aber sind Tees mit ätherischen Ölen einer Geschmacksverbesserung durch Zucker gut zugänglich. Noch besser als der Zucker ist Honig. Bei Hustentees wird man durch eine Zugabe von Honig sogar die heilsame Wirkung noch verstärken.

Dagegen ist Traubenzucker überflüssig. Er hat keinen Vorzug vor dem gewöhnlichen Zucker und ist auch dem Honig wesentlich unterlegen. Notwendig ist das Süßen aber nicht. Viele Kranke ziehen es vor, ihren medizinischen Tee ganz ohne Zusätze zu nehmen. Dies verstärkt den Aspekt des »Medizinischen«. Auch auf derartige scheinbare Kleinigkeiten soll der Praktiker achten.

Es ist in vielen Fällen nichts dagegen einzuwenden, wenn der Tee im Haushalt gleich in der Tagesmenge auf einmal hergestellt wird. Das gilt hauptsächlich für Drogen mit nichtflüchtigen Stoffen. Aromatische Tees dagegen wird man frisch zubereiten. Bis zum nächsten Tag soll man den fertigen Tee nicht aufbewahren. Vielfach verändert sich bei längerem Stehen auch der Geschmack.

Die »Tee-Kur«

Der Kranke sollte bereits zu Beginn der Behandlung darauf hingewiesen werden, daß die Verordnung eines Tees nur dann wirksam sein kann, wenn der Gebrauch regelmäßig und längere Zeit hindurch fortgeführt wird. *Weiss* verwendete den Begriff »Kur«, da dieser das Einnehmen für eine gewisse Frist signalisiert. Der Gebrauch des Tees darf aber auch nicht unbegrenzt fortgesetzt werden. Dann kann es durch Summation kleiner Wirkungen zu Unverträglichkeiten, Gewöhnungen oder sogar Schädigungen kommen. Immer muß es unser Ziel sein, die Krankheitssymptome ganz zu überwinden und dabei anzustreben, daß der Patient sich auch ohne die Verordnung wieder wohl und gesund fühlt.

Beispiel für ein Teerezept

Unter den hier genannten Gesichtspunkten sei ein Beispiel für die Aufstellung eines Teerezepts gegeben, und zwar eines leicht abführenden Tees bei einem chronischen Gallenleiden:

Rp.	Herb. Absinthii 30,0 = Remedium cardinale (Basis) Cort. Frangulae 10,0 = Adjuvans Fol. Menth. pip. 10,0 = Korrigens Flor. Stoechados 10,0 = Konstituens
M. f. species D. S.	1 Teelöffel voll mit 1 Glas kochendem Wasser übergießen, 15 Minuten ziehen lassen, dann durch ein Sieb gießen (abseihen) und warm trinken. Morgens nüchtern und abends vor dem Schlafengehen je 1 Tasse, 3 Wochen lang.

Abkürzungen

Wichtig für jede Rezeptur ist die genaue Bezeichnung der Droge, der verwendete **Teil** einer Pflanze und die dafür üblichen Abkürzungen:

Bacc.	= Baccae, Beeren
Bulb.	= Bulbus, Zwiebel
Cort.	= Cortex, Rinde
Flor.	= Flores, Blüten
Fol.	= Folia, Blätter
Gland.	= Glandulae, Drüsen
Gem.	= Gemmae, Knospen
Herb.	= Herba, Kraut
Lich.	= Lichen, Flechte
Lign.	= Lignum, Holz
Pericarp.	= Pericarpium, Fruchtschale
Rad.	= Radix, Wurzel
Rhiz.	= Rhizoma, Wurzelstock
Sem.	= Semina, Samen
Stip.	= Stipites, Stengel
Sum.	= Summitates, Zweigspitzen
Tub.	= Tubera, Knollen
Tur.	= Turiones, Sprossen

Dazu kommen noch einige Abkürzungen für die **Zubereitungsformen** der Drogen für einen Tee:

conc.	= concisa, geschnitten
cont.	= contusa, zerquetscht
dep.	= depurata, gereinigt
pulv.	= pulvis, gepulvert
pulv. subt.	= fein gepulvert
expulp.	= expulpata, von der Innenschicht befreit

Sechs Regeln für Teerezepte

1. Nicht mehr als **2–3 Basismittel**; möglichst nur eines. Keine unnötig langen Rezepte!
2. Nur **1 Adjuvans**, höchstens 2, damit die Wirkung übersichtlich bleibt.
3. Als **Korrigens** möglichst eine Droge, die gleichartig dem Basismittel wirkt, dabei aber den Geschmack verbessert (Drogen mit ätherischen Ölen).
4. Im Sinne eines **Konstituens** kommen gelegentlich Drogen in Betracht, die füllend wirken und dem Tee ein gefälligeres Aussehen geben; sie sollen gleichfalls möglichst so gewählt werden, daß sie in gleicher Richtung mit dem Basismittel wirken.
5. Immer genau die **Zubereitungsvorschrift** angeben: Blätter, Blüten und Samen nur heiß übergießen, Wurzeln, Rinden und Hölzer 10–15 Minuten kochen lassen oder kalt ansetzen und kurz aufkochen. Bei Teegemischen entscheidet das Basismittel.
6. Genaue Angaben über die **Dosierung** und die **Dauer** der Anwendung beifügen.
   In der Regel:
   1–3 Teelöffel auf eine Tasse oder ein Glas Wasser,
   2–3 Tassen täglich, die erste morgens nüchtern,
   die zweite abends vor dem Schlafengehen,
   nötigenfalls eine dritte nachmittags.

   Dauer der Kur 3–4 Wochen.

Instant-Tees und Tee-Aufgußbeutel

Einen technischen Fortschritt stellen die gebrauchsfertigen Teezubereitungen dar, hauptsächlich in Form von Pulvern, die man lediglich mit heißem Wasser zu überbrühen braucht, um eine Tasse heilkräftigen Tee zu erhalten: die sogenannten **Instant-Tees**. Das ist insbesondere für Berufstätige eine große Erleichterung, denn auf diese Weise können sich viele Kranke den Tee in der Mittagspause frisch herstellen. Bei diesen Produkten handelt es sich nicht mehr um Species im eigentlichen Sinne, sondern um Extrakte oder pharmazeutische Zubereitungen, die nach einem hochwertigen technischen Verfahren hergestellt werden. Bewährt hat sich hierfür die Sprühtrocknung, bei der die Trocknungszeit nur wenige Sekunden beträgt. Es entsteht so ein völlig trockenes und haltbares Pulver, das mit Wasser unverändert und klar löslich ist. Experimentelle Untersuchungen mit Papierchromatogrammen haben gezeigt, daß bei dieser Sprühtrocknung die Einzelsubstanzen sehr gut erhalten bleiben und das Spektrum der Inhaltsstoffe unverändert ist, sogar bei einem so empfindlichen Mittel wie dem Vitamin C. Gleiches gilt von dem Verfahren der Gefriertrocknung. Die Instant-Tees haben sich praktisch bewährt und als voll wirksam erwiesen. Sie tragen dazu bei, die Teetherapie einer breiteren Schicht von kranken Menschen zugänglich zu machen, sie gleichsam in die heutige hastige Zeit hinüberzuretten.

Bewährt haben sich schließlich auch die **Tee-Aufgußbeutel**, die ebenfalls für Arzneitees geeignet sind, da die wirksamen Substanzen gut und schnell in die Flüssigkeit übergehen. Dabei wird man davon ausgehen dürfen, daß entsprechende Zubereitungen, die in der Apotheke erhältlich sind, besser die notwendige Qualität garantieren als beispielsweise in Supermärkten, obwohl auch dort qualitativ gute Fertigtees erhältlich sein können.

Andere Zubereitungsformen von Heilpflanzen für eine Rezeptur

Es wäre völlig verfehlt, medizinische Tees als die einzige oder hauptsächliche Zubereitungsform der Heilpflanzen anzusehen. Viele andere Zubereitungsformen sind gleichwertig, es kommt vor allem auch darauf an, welche Verordnungsform am geeignetsten ist und welche Inhaltsstoffe bevorzugt werden sollen. Besonders hinzuweisen ist auf die gute Brauchbarkeit der Tinkturen, die sich vorzüglich für Kombinationen eignen.

Übersicht der wichtigsten Zubereitungsformen

Infus	= Aufguß von zarten Pflanzenteilen (Blüten, Blättern, Samen)
Dekokt	= Abkochung von sehr festen Drogen (Hölzern, Rinden, Wurzeln)
Mazerat	= Kaltwasserauszug, vorwiegend aus schleimhaltigen Drogen

Kombinationen:

Infus-Mazerat	= Drogen mit ätherischen Ölen
Mazerationsdekokt	= Wurzeln, Rinden, Hölzer

Extrakte und Fluidextrakte

Aromatische Wässer (Aquae aromaticae)

Sirupe (als Korrigens für Infuse und Mixturen)

Spirituöse Lösungen (Spiritus), vorwiegend für äußerliche Anwendung (z. B. Kalmusspiritus, Spirit. Calami), seltener für innerliche (z. B. Spirit. Menthae piperitae, Pfefferminztropfen)

Suppositorien aus pulverisierten Drogen (z. B. Chamomillae flos) oder aus Extrakten

Salben (Unguentum) aus Tinkturen oder Extrakten mit einer gut flüssigkeitsaufsaugenden Salbengrundlage (Ungt. molle, Ungt. cereum usw.).

Beispiele

▶ Tinkturmischung, verstärkt durch ätherisches Öl:

Rp. Tinct. Absinthii 10,0
(= Basis)
Tinct. Belladonnae 5,0
(= Adjuvans)
Ol. Carvi 2,0
(= Korrigens)
Tinct. Valerian. aeth. ad 30,0
(= Konstituens)

D. S. 3mal tägl. 30 Tropfen nach dem Essen in einem Likörglas voll Wasser, 2 Wochen lang.

▶ Suppositorien aus einem Pflanzenpulver:

Rp. Flor. Chamomill. pulv. 0,5
(= Basis)
Extract. Belladonnae 0,02
(= Adjuvans)
Ol. Cacao 1,5
(= Konstituens.)

M. f. suppos. D. tal. Dos. Nr. VI.
S. Morgens und abends 1 Zäpfchen.

Zur Nomenklatur der Arzneipflanzen

Unterschiedliche nationale und internationale Arzneibücher regeln unter anderem auch die jeweils aktuelle Nomenklatur der Arzneipflanzen und Pflanzendrogen. Das Deutsche Arzneibuch in seiner 10. Ausgabe (DAB 10) ist das erste gesamtdeutsche Arzneibuch seit dem DAB 6 aus dem Jahre 1926. Es löst die 9. Ausgabe und die beiden dazu gehörenden Nachträge ab, sowie alle früheren Deutschen Arzneibücher. Das DAB 10 trat am 1. März 1992 in Kraft. Die neue Ausgabe wurde notwendig, da aufgrund der bisherigen Änderungen und neuen Vorschriften des Europäischen Arzneibuches (PhEUR) das bis dahin geltende DAB 9 unübersichtlich geworden wäre und sich die Gefahr der Verwechslung von Vorschriften im DAB 9 ergeben hätte, wodurch auch Qualitätsmängel von Arzneimitteln hätten entstehen können. Die in der 7. Auflage des vorliegenden Lehrbuchs noch erwähnten kritischen Bemerkungen, Hinweise und Befürchtungen zur neuen Nomenklatur von Arzneipflanzen im DAB 8 und 9 und im Europäischen Arzneibuch sind heute nicht mehr aktuell. Der neuen harmonisierenden Nomenklatur von pflanzlichen Drogen liegt der »internationale Code der botanischen Nomenklatur von 1972« zugrunde.

Einschneidende Veränderungen der Arzneibücher traten aufgrund des Übereinkommens über die Ausarbeitung eines Europäischen Arzneibuches im Rahmen des Europarates ein. Das Arzneibuch der Bundesrepublik Deutschland besteht nunmehr aus der

Deutschen Fassung des Europäischen Arzneibuchs und dem DAB. Die aus dem europäischen Übereinkommen herrührende Verpflichtung, die Monographien des Europäischen Arzneibuchs zu übernehmen, hatte daher auch in der Nomenklatur entsprechende Änderungen zur Folge. Man hat sich inzwischen daran gewöhnt und setzt sie überregional ein.

Pflanze	
neu	***Matricaria recutita***
alt	***Chamomilla recutita***
Droge	***Kamillenblüten***
neu	***Matricariae flos***
alt	***Flores Chamomillae (Flor. Chamomillae)***

1. Eberwein, B.: Zur Bewertung von Kombinationsarzneimitteln im Rahmen der Arzneimittel-Zulassung. Ärztez. Naturheilverf. 31 (1990) 117–123
2. Fintelmann, V.: Kombinationsarzneimittel aus medizinischer Sicht. Z. Phytother. 9 (1988) 58–62
3. Fintelmann, V., Menßen, H.G., Siegers, C.-P.: Phytotherapie Manual. 2. Aufl., Hippokrates, Stuttgart 1993

Abkürzungen für die Rezepturanweisungen

Abkürzung	bedeutet	Rezepturanweisung
Rp.	Recipe!	Einleitende Formel bei jeder ärztlichen Rezeptanfertigung
āā	ana partes aequales	Zu gleichen Teilen (bei mehreren Bestandteilen)
M. f.	misce fiat!	Mische und mache daraus... (die Arzneiform) z. B. spec. = species = Tee pulv. = pulvis = Pulver pil. = pillulae = Pillen ungt. = unguentum = Salbe supp. = suppositorii = Zäpfchen
D. S.	Da! Signa!	Gib (dem Patienten), Kennzeichne (die Arznei) Dosieranweisung
D. ad scat.	Da ad scatulam	Gib es (z. B. Pulver) in eine Schachtel
tal. Dosis Nr...		Teile in Einzeldosen

B

Praxis

Krankheiten der Verdauungsorgane und des Stoffwechsels

Die Phytotherapie und ihre Arzneimittel bieten ein weites Indikationsspektrum für gastroenterologische Erkrankungen. Deshalb ist auch dieses Kapitel über die Krankheiten der Verdauungsorgane und des Stoffwechsels das umfangreichste in diesem Lehrbuch. Mit Blick auf die vier Kategorien zur Verordnung von Phytotherapeutika (*s. S. 14*) finden sich zahlreiche gastroenterologische Indikationen, für die die Kategorien I oder II Gültigkeit haben. Phytotherapeutika sind hier also Mittel der ersten Wahl oder bieten dem verordnenden Arzt echte Alternativen zu den Synthetika mit gleicher Indikationsstellung. Es bleibt nicht aus, daß für Heilpflanzen, die ein wichtiges Anwendungsgebiet bei gastroenterologischen Krankheiten haben und dort ausführlich dargestellt werden, auch weitere Indikationen existieren, die sich in anderen Kapiteln finden. Da wird dann jeweils auf die ausführlichste Darstellung in diesem Buch verwiesen. Ein Beispiel hierfür ist die Kamille, die als bestes antiphlogistisches »Oberflächenmittel« (Haut- und Schleimhäute) natürlich ein in vielen Fachdisziplinen durchgreifendes Wirkprinzip darstellt und deshalb immer wieder Erwähnung findet. Auch die gewählte Einteilung der Indika-

Schleimhauterkrankungen des Mund- und Rachenraumes
- *Malve, Malva silvestris*
- *Salbei, Salvia triloba*
- *Eibisch, Althaea officinalis*
- *Echte Kamille, Matricaria recutita*
- *Arnika, Arnica montana*
- *Tormentillwurz, Potentilla erecta*
- *Heidelbeere, Vaccinium myrtillus*
- *Tausendgüldenkraut, Centaurium minus*
- *Bitterklee, Trifolium arvense*
- *Enzian, Gentiana lutea*
- *Melisse, Melissa officinalis*

Akute Magenkrankheiten
- *Echte Kamille, Matricaria recutita*
- *Pfefferminze, Mentha piperita*
- *Melisse, Melissa officinalis*

Chronische Magenkrankheiten
- *Tausendgüldenkraut, Centaurium minus*
- *Enzian, Gentiana lutea*
- *Kondurango, Marsdenia condurango*
- *Bitter- oder Fieberklee, Menyanthes trifoliata*
- *Chinabaum, Cinchona pubescens*
- *Pomeranze, Citrus aurantium*
- *Engelwurz, Angelica archangelica*
- *Benediktenkraut, Cnicus benedictus*
- *Kalmus, Acorus calamus*
- *Ingwer, Zingiber officinalis*
- *Galgant, Alpinia officinarum*
- *Isländisch Moos, Cetraria islandica*
- *Bartflechte, Usnea barbata*
- *Lein, Linum usitatissimum*

Magen- und Zwölffingerdarmgeschwüre
- *Süßholz, Glycyrrhiza glabra*
- *Echte Kamille, Matricaria recutita*
- *Tollkirsche, Atropa belladonna*

Funktionelle Darmkrankheiten
- *Kümmel, Carum carvi*
- *Fenchel, Foeniculum vulgare*
- *Anis, Pimpinella anisum*
- *Harongabaum, Harungania madagascariensis*
- *Melonenbaum, Carica papaya*
- *Ananas, Ananas comosus*
- *Paprika, Capsicum anuum*

Durchfallkrankheiten
- *Tormentillwurz, Potentilla erecta*
- *Schwarze Johannisbeere, Ribes nigrum*
- *Brombeere, Rubus fruticosus*
- *Eiche, Quercus robur*
- *Uzara, Xysmalobium undulatum*
- *Schlafmohn, Papaver somniferum*

Chronische Darmträgheit, Obstipation
- *Senna, Cassia acutifolia*
- *Rhabarber, Rheum palmatum*
- *Aloe, Aloe barbadensis und Kap-Aloe, Aloe capensis*
- *Faulbaum, Rhamnus frangula*
- *Amerikanische Faulbaumrinde, Rhamnus purshiana*
- *Kreuzdorn, Rhamnus catharticus*
- *Leinsamen, Linum usitatissimum*
- *Flohsamen, Plantago psyllium und Indischer Flohsamen, Plantago ovata*

Proktitis
keine spezifisch wirksamen Heilpflanzen

Hämorrhoiden
- *Mäusedorn, Ruscus aculeatus*
- *Virginische Zaubernuß, Hamamelis virginiana*
- *Wasserpfeffer, Polygonum hydropiper*

Bandwürmer
- *Wurmfarn, Aspidium filix-mas*
- *Kürbis, Cucurbita pepo*

Madenwürmer
- *Knoblauch, Allium sativum*
- *Bärlauch, Allium ursinum*
- *Mohrrübe, Daucus carota*
- *Strahenlose Kamille, Matricaria discoidea*

Leberkrankheiten
- *Mariendistel, Silybum marianum*
- *Artischocke, Cynara scolymus*
- *Wermut, Artemisia absinthium*
- *Zuckerrübe, Beta vulgaris*
- *Schafgarbe, Achillea millefolium*

Gallekrankheiten
- *Schöllkraut, Chelidonium majus*
- *Erdrauch, Fumaria officinalis*
- *Boldo, Peumus boldus*
- *Rettich, Raphanus sativus*
- *Löwenzahn, Taraxacum officinale*

Gallensteinleiden, Postcholezystektomiesyndrom
keine spezifisch wirksamen Heilpflanzen

Diabetes mellitus
- *Heidelbeere, Vaccinium myrtillus*
- *Gartenbohne, Phaseolus vulgaris*
- *Geißraute, Galega officinalis*

Fettstoffwechselstörungen
- *Artischocke, Cynara scolymus*
- *Knoblauch, Allium sativum*

Fettsucht
keine spezifisch wirksamen Heilpflanzen

Schilddrüsen-Überfunktion
- *Amerikanischer Wolfstrapp, Lycopus virginicus*
- *Herzgespann, Leonurus cardiaca*

tionsgebiete läßt Überschneidungen erkennen, so z. B. das Kapitel der chronischen Magenkrankheiten mit dem der Ulkuskrankheit oder das der Leber- mit den Gallekrankheiten und die dort geschilderten Pflanzen. Es ist einfach typisch für Phytotherapeutika und ihre Anwendung beim Menschen, daß sie sich nicht so einfach zuordnen oder abgrenzen lassen, wie wir es von den synthetischen, symptomorientierten Arzneimitteln gewohnt sind.
Auf jeden Fall stellt die grundsätzliche Kenntnis der in diesem Kapitel dargestellten Möglichkeiten von Phytotherapeutika bei gastroenterologischen Erkrankungen eine wichtige Ergänzung ihres Behandlungsspektrums dar, füllt therapeutische Lücken oder schafft gut verträgliche Alternativen, vor allem, wenn die Notwendigkeit einer Langzeitbehandlung besteht.
Das kurze Kapitel zur Therapie von Eingeweidewürmern hat nur noch historische Bedeutung. Einerseits gibt es die zuverlässigen synthetischen Anthelminthika und andererseits lassen die erheblich toxischen und oft auch unsicheren Wirkungen entsprechender pflanzlicher Wurmmittel den Arzt heute eindeutig die Entscheidung für erstere treffen, so daß phytotherapeutische Anthelminthika als entbehrlich oder gar obsolet bezeichnet werden müssen. *R. F. Weiss'* Überzeugung von ihrer Wirksamkeit und das Bewahren traditionellen Wissens führten zu der Entscheidung, dieses Kapitel nicht ganz herauszunehmen.

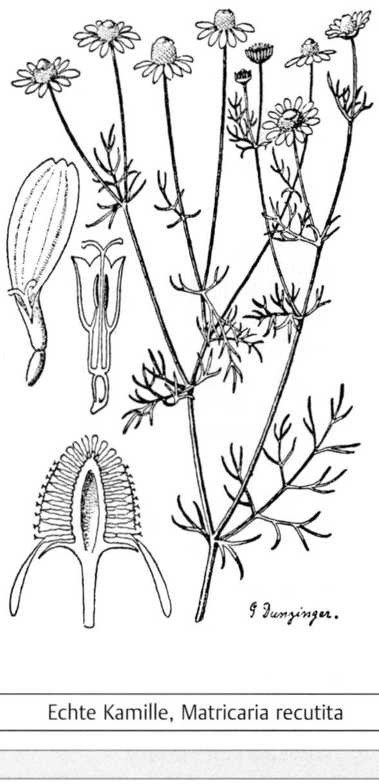

Echte Kamille, Matricaria recutita

1. Schleimhauterkrankungen des Mund- und Rachenraumes

Mundspülungen und Gurgelungen sind noch immer die bestbewährten und zuverlässigsten Mittel für die verschiedensten Schleimhauterkrankungen des Mundes und Rachens. Vor allem bei der Angina tonsillaris, aber nicht minder bei Stomatitis und Gingivitis sowie bei akuter und chronischer Pharyngitis kommen sie in Betracht. Verschiedene Heilpflanzen eignen sich hierfür in bevorzugter Weise. Mundspülungen und Gurgelungen führen nicht nur zu einer Reinigung und Hyperämisierung der Mundschleimhaut, sondern verursachen darüber hinaus lokale gewebsumstimmende Wirkungen. Diese beruhen u. a. auf Schleimstoffen, Glykosiden, ätherischen Ölen, Bitterstoffen und Gerbstoffen. Wiederholtes, energisches Mundspülen trägt zur Schmerzlinderung bei und beeinflußt den Krankheitsprozeß auch objektiv günstig: die akuten Erscheinungen klingen rascher ab, die Krankheitsdauer ist abgekürzt. Daher zählen die Gurgelmittel mit Recht zu unseren unentbehrlichen therapeutischen Hilfsmitteln. Nach den vorwiegenden Indikationen können wir vier Gruppen von Heilpflanzen unterscheiden, die hier in Frage kommen:

Muzilaginosa
- ❊ **Malvae folium**
- ❊ **Salviae folium**
- ❊ **Althaeae radix**

Topische Antiphlogistika
- ❊ **Matricariae flos**
- ® **Kamillosan®**
- ❊ **Arnicae flos**

Adstringenzien
- ❊ **Tormentillae rhizoma**
- ❊ **Myrtilli fructus**

Tonika
- ❊ **Centaurii herba**
- ❊ **Trifolium folium**
- ❊ **Gentianae radix**

Melissa officinalis
- ❊ **Melissae folium**
- ® **Lomaherpan®-Creme**

Pflanzen zur Behandlung

Muzilaginosa

Sie dienen bei akuter Entzündung zur Reizminderung, vor allem bei akuter Stomatitis, aber auch bei Pharyngitis mit Reizhusten und Schluckbeschwerden.

- **Malvenblätter (Malvae folium)**
- **Salbeiblätter (Salviae folium) und**
- **Eibischwurzel (Althaeae radix)**

sind die bevorzugten Drogen. Sie werden einzeln oder gemischt als Teeabkochungen verordnet, mit denen der Kranke mehrmals täglich den Mund spült.

Topische Antiphlogistika

Antiphlogistika sind gleichfalls angebracht bei akuten Entzündungen und bei Angina tonsillaris. An erster Stelle ist hier die Kamille zu nennen. Mit warmem Kamillentee wird stündlich gegurgelt. Der ▶ Tee wird entweder frisch aus *Kamillenblüten, Matricariae flos* zubereitet, oder man nimmt eines der Fertigpräparate wie beispielsweise ▷ Kamillosan®. Eine weitere Möglichkeit ist die Verordnung von ▶ Extractum Chamomillae fluidum, 10 Tropfen auf 1 Glas Wasser. Sehr zweckmäßig ist das ▶ Gargarisma Chamomillae compositum; es besteht aus gleichen Teilen Extract. Chamomill. fluid. und Extract. Salviae fluid.; 10 Tropfen auf 1 Glas Wasser. Eine **Rezeptur** lautet:

Rp. Extract. Salviae fluid.
Extract. Chamomill. fluid. aa 20,0

D. S. 20–30 Tropfen auf 1 Trinkglas Wasser zum Gurgeln.

Nicht minder zweckmäßig als die Kamille ist die *Arnika, Arnica montana*. Sie ist durch ihre Anregung der peripheren Durchblutung und Steigerung der lokalen Abwehrbereitschaft der Schleimhaut eines unserer besten Mittel bei der Pharyngitis. Verwendet werden die *Arnikablüten, Arnicae flos*. Die Anwendung ist gleichfalls außerordentlich einfach. Von der ▷ Tinctura Arnicae, die als Handverkaufsmittel abgegeben wird, wird 1 Teelöffel voll auf 1 Glas Wasser zu Mundspülungen oder zum Gurgeln genommen.

Oft ist es zweckmäßig, Arnika und Kamillen im Wechsel anzuwenden. Bei peritonsillären Abszessen erreicht man auf diese Weise gar nicht selten eine baldige spontane Öffnung und Eiterentleerung, die das Krankheitsbild schlagartig bessert. Nur ist es notwendig, daß der Kranke jede halbe Stunde mit reichlichen Mengen lange und tief nach hinten gurgelt, so heiß er es vertragen kann. Es ist dasselbe Prinzip, das für die Reifung von Furunkeln auf der Haut gilt. Auch hier wäre eine Inzision nicht zweckmäßig, bevor sich der Eiterherd gut lokalisiert hat. In vielen Fällen bricht er dann ebenso wie der peritonsilläre Abszeß spontan durch und erspart das Eingreifen mit dem Messer.

Bei schmerzhafter Stomatitis hilft eine ▶ Mischung von gleichen Teilen Kamillenblüten und Salbeiblättern gut. Man läßt beide in Wasser kurz aufkochen und 14 Minuten bedeckt ziehen. Dann seiht man ab und gibt etwa 1 Eßlöffel der Teemischung in 1 Tasse warme Milch und läßt damit spülen.

Adstringenzien

Adstringenzien kommen vorzugsweise für die subakuten oder schon mehr chronischen Zustände in Betracht, zumal bei hartnäckiger Stomatitis und Gingivitis, weiterhin für die chronische Pharyngitis unter Einschluß der hartnäckigen Raucherkatarrhe. Man erreicht mit solchen Gurgelungen meist mehr als mit lokalen Ätzungen des Rachens. Zweckmäßig ist es, diese adstringierenden Mittel mit den Muzilaginosa abwechseln zu lassen. Der Schleim legt sich als schützende Schicht über die Rachenschleimhaut und ersetzt gleichsam, so gut es geht, die fehlende Schleimschicht, welche die atrophischen Schleimdrüsen nicht mehr in genügendem Maße bilden können. Zwei Pflanzen kommen als Adstringentien für die Mund- und Rachenhöhle in Betracht; die auch für den Darm bei Durchfallerkrankungen verwendet werden: der *Tormentillwurzelstock (Tormentillae rhizoma)* und die *Heidelbeeren (Myrtilli fructus)*. Vom ▶ Tormentillwurzelstock läßt man 2–3 Eßlöffel mit l Liter Wasser kochen und mit dieser Abkochung mehrmals täglich spülen. Einfacher ist es hierfür, die ▶ Tinctura Tormentillae zu verwenden, l Teelöffel auf 1 Glas Wasser, evtl. zusammen mit Salbei.

Rp. Tinct. Tormentillae 20,0
D. S. l Teelöffel auf 1 Glas Wasser zum Mundspülen.

Rp. Tinct. Tormentillae
Tinct. Salviae aa 10,0
D. S. l Teelöffel auf 1 Glas Wasser.

Von den getrockneten ▶ Heidelbeeren werden ebenfalls 1–3 Eßlöffel auf l Liter Wasser einige Zeit gekocht. Mit dem schwarzblauen Tee wird mehrmals täglich gespült. Das muß lange genug geschehen; weshalb man auch von »Mundbädern« spricht. Es ist immer wieder erstaunlich, wie rasch danach die Schmerzen verschwinden. Bei akuter Glossitis sieht man von dieser einfachen Maßnahme ebenso gute Erfolge wie bei der Stomatitis aphthosa. Manchmal ist es zweckmäßig, ▶ Tormentillwurzelstock und Heidelbeeren zu gleichen Teilen als Tee zu verordnen. Eine bewährte ▶ Kombination ist auch Tormentilla und Arnika als Tinkturen:

Rp. Tinct. Tormentillae
Tinct. Arnicae aa 20,0
D. S. 1 Teelöffel auf 1 Glas Wasser zu Mundspülungen.

Tinctura Tormentillae wird ferner gern unverdünnt lokal zu Pinselungen des Zahnfleisches genommen, zumal bei der Parodontose, ebenso die oben genannte Mischung mit Arnika. Der adstringierende Einfluß kommt dabei sehr intensiv zur Geltung. Gegenüber den vergleichbaren Tincturae Ratanhiae oder Catechu hat die Tinctura Tormentillae keinerlei Nachteile und sollte daher primär Verwendung finden. Manchmal ist es zweckmäßig, wenn auch keineswegs immer notwendig, die Tormentilltinktur mit der Myrrhentinktur zu kombinieren. ▶Tinctura Myrrhae gehört zu den Riechstoffdrogen; sie enthält ein ätherisches Öl, Harz und Gummi, sie ist also anderer Zusammensetzung als Tormentilla und ergänzt diese in vorteilhafter Weise. Man verschreibt die beiden Tinkturen am besten zu gleichen Teilen.

Rp. Tinct. Tormentillae
Tinct. Myrrhae aa 20,0

D. S. Unverdünnt zu Zahnfleischpinselungen.

Die gleiche Zusammensetzung hat das ▶ Adstringens Tormentillae DRF.

Wegen des gleichzeitigen Gehaltes an Schleim- und Gerbstoffen kommt auch die *Quitte, (Cydonia vulgaris) (C. oblonga)* für Schleimhauterkrankungen des Mundes und des Rachens in Betracht. Man verwendet die ganze Frucht und den Fruchtsaft in Form von ▶ Quittenmost. Auch aus den Quittenkernen (Cydoniae semen) läßt sich eine schleimhaltige Mixtur herstellen.

Tonika

Bei chronisch-entzündlichen Zuständen der Schleimhäute, z. B. chronischer stomatitis-atrophischer Glossitis oder chronifizierten Rachenkatarrhen, ist das Gurgeln mit Bitterstoffdrogen von therapeutischem Wert. Es bringt die Schleimhäute zu besserer Reaktion und regt die Sekretion der Speichel- und Schleimdrüsen an. Es werden Abkochungen von

- **Tausendgüldenkraut (Centaurii herba)**
- **Bitterklee (Trifolium folium) und**
- **Enzianwurzel (Gentianae radix)**

verabreicht. Die Menge beträgt jeweils 1–2 Teelöffel der Droge auf l Liter Wasser als Abkochung.

Auch bei dem als neurotisch eingestuften Globusgefühl und dem häufig damit verbundenen Räuspern ist, nachdem jegliche organische Ursache fachärztlicherseits ausgeschlossen werden konnte, der Einsatz von Tonika oder Adstringenzien angebracht.
Xerostomie tritt bei verschiedenen Krankheiten, nicht selten im höheren Lebensalter, beim sogenannten Sicca-Syndrom, nach Bestrahlungen der Mundhöhle symptomatisch auf. Die Mundtrockenheit ist dabei sehr lästig und vielfach schwer zu behandeln. Auch hier können Mundspülungen mit Bitterstoffdrogen hilfreich sein.

Herpes labialis

Eine vergleichsweise junge Entdeckung betrifft die spezifische virostatische Wirkung von *Melissenblättern (Melissae folium)* gegen Herpesviren. Erst die Untersuchungen von *May und Willuhn (1978)* zeigten für einen Melissenblätterextrakt Hemmwirkungen gegenüber dem Herpes-simplex-Virus (HSV) im sogenannten Plaque-Hemmtest und im Farbtest nach *Finter*. Auch fanden sich antiphlogistische und adstringierende Wirkungen, die auf den Gerbstoffgehalt zurückgeführt werden. Daraufhin durchgeführte Studien mit einem Melissenblätter-Spezial-Extrakt (▷ Lomaherpan®) zeigten sehr gute Ergebnisse in bezug auf die Abheilungsquote, das rezidivfreie Intervall und die Verträglichkeit (*Wölbling und Milbradt [1984]; Wölbling und Rapprich [1995]). Vogt u. Mitarb. (1991)* konnten diese guten Ergebnisse mit einer weiteren, plazebokontrollierten Doppelblindstudie bestätigen. Die Behandlung des Herpes labialis mit ▷ Lomaherpan®-Creme ist heute eine etablierte Alternative zu entsprechenden synthetischen Virostatika.

1. May, G., Willuhn, G: Antivirale Wirkung wäßriger Pflanzenextrakte in Gewebekulturen. Arzneimittel-Forsch. (Drug Res.) 38 (1978) 1–7
2. Vogt, H.-J., Tausch, I., Wölbling, R. H., Kaiser, P. M.: Melissenextrakt bei Herpes simplex (eine Plazebo-kontrollierte Doppelblind-Studie). Allgemeinarzt 13 (1991) 832–841
3. Wölbling, R. H., Milbradt, R.: Klinik und Therapie des Herpes simplex, Vorstellung eines neuen phytotherapeutischen Wirkstoffes. Therapiewoche 34 (1984) 1193–1200
4. Wölbling, R. H., Rapprich, K.: Herpes simplex. Zur Verträglichkeit von Lomaherpan®-Creme bei der Behandlung des Herpes simplex. Therapiewoche 35 (1985) 4057–4058

2. Magenkrankheiten

2.1 Akute Magenkrankheiten

Für das Gebiet der Magen-Darm-Krankheiten hat die Pflanzenheilkunde eine ganz besondere Bedeutung (*Barton [1959], Fintelmann [1991]*). Bei vielen Erkrankungen dieser Organe genügt eine pflanzliche Therapie, begleitet von den fast immer unentbehrlichen diätetischen und physikalischen Maßnahmen. In vielen anderen Fällen sind pflanzliche Zubereitungen unterstützend von großem Wert. Gerade die Teetherapie bewährt sich hier außerordentlich; aber auch einfache Tinkturengemische, ätherische Öle und Pflanzenpulver werden mit Vorteil verwandt. Wie kaum bei einer anderen Organerkrankung hat sich bei den Magen-Darm-Störungen der Gebrauch medizinischer Tees in der Medizin seit Jahrhunderten erhalten.
Bei den akuten Magenerkrankungen erstreben wir hauptsächlich eine Sofortwirkung; sie deckt sich größtenteils, wenn auch nicht ganz, mit dem, was wir symptomatische Therapie nennen. Es handelt sich dabei um Zustände sehr mannigfaltiger Genese, von der einfachen Überladung des Magens über alle Zwischenformen der Nausea und des Erbrechens bis zur akuten Gastritis. Eine Hauptrolle spielen dabei spastische Zustände des Magens. Selbstverständlich wird man immer nach der tieferen Ursache der Magenbeschwerden fragen; aber unabhängig davon muß zunächst symptomatisch geholfen werden. Die Zahl der Heilpflanzen, die bei den akuten nichtinfektiösen Magenkrankheiten in Frage kommen, ist nicht groß und leicht zu übersehen. *Kamille, Pfefferminze* und *Melisse* spielen hier die Hauptrolle. Beim Magengeschwür kommen noch einige weitere hinzu, die aber in einem eigenen Abschnitt behandelt werden. Freilich könnte man noch eine ganze Anzahl anderer Drogen nennen, die möglicherweise ebenfalls gute Dienste leisten. Wirklich überlegen in der Wirkung dürfte aber kaum eine andere Heilpflanze sein. In der Beschränkung auf wenige gute und wirklich erprobte Mittel zeigt sich der Meister auch in der Heilpflanzentherapie!

Matricaria recutita
✻ **Matricariae flores**
® **Eukamillat Lösung**
® **Kamille® Spitzner Lösung**
® **Kamillosan® Konzentrat Lösung**
® **Perkamillon® Liquidum**

Mentha piperita
✻ **Menthae folium**
® **Japanisches Minzöl**
® **JHP Rödler Erkältungstropfen**
div. Kombinationspräparate

Melissa officinalis
✻ **Melissae folium**
® **Kneipp® Melissen-Pflanzensaft**
div. Kombinationspräparate

Pflanzen zur Behandlung

Matricaria recutita (Matricaria chamomilla), Echte Kamille

Die Echte Kamille gehört zu den Korbblütlern (Kompositen, Compositae, nach der neuen botanischen Nomenklatur Asteraceae). Sie kommt überall in Deutschland wild vor, vorzugsweise an Feldwegen, als ein Unkraut auf Äckern und sogar in Gärten. Heute stammt die arzneilich verwendete Kamille fast ausschließlich aus Kulturen.
Der jährliche Verbrauch an Kamillen in Deutschland ist erstaunlich groß. Vor dem Krieg wurde er aufgrund einer Umfrage bei Großdrogenhandlungen auf 80 000 kg im Jahre berechnet. Für 1971 wurde ein Import von rund 1 300 000 kg angegeben, und inzwischen sind 3000 Tonnen nahezu erreicht. Der Umsatz im Jahre 1980 betrug rund 200 Millionen DM allein für Kamillentee.
Man erkennt daraus, welche Bedeutung der Kamille als Heilpflanze zukommt. Vor dem

Zweiten Weltkrieg lieferte Ungarn die größten Mengen an Kamillen. Auf den salzhaltigen Steppen an der Theiß, in der Pußta, wächst die Echte Kamille in unermeßlichen Mengen. Heute kommt die Kamille vorzugsweise aus osteuropäischen Ländern, Ägypten und Argentinien, nur zum kleinen Teil aus Spanien und Deutschland. Die Kamille aus deutschen Anbaugebieten ist aber sehr hochwertig und übertrifft z. T. die Importware. Der Gehalt an ätherischem Öl beträgt z. B. bei der deutschen Kamille 0,6–1,0%, bei der ungarischen nur 0,3–0,56%.

Der größte Teil der importierten Kamillen stammt noch immer aus der Wildsammlung. Allerdings ist dabei der Gehalt an den wirksamen Bestandteilen recht verschieden. Daher findet der Anbau zunehmendes Interesse, vor allem in Osteuropa. Dabei achtet man auf die Qualität und versucht geeignete Züchtungen für die Kultur zu entwickeln. Da wir auf die Einfuhr angewiesen sind, ist die Echte Kamille verhältnismäßig teuer. In Deutschland ist das Sammeln nicht rentabel, da es eine Handarbeit darstellt. Mit Rücksicht auf den hohen Preis wird man Kamillentee und andere Kamillenzubereitungen in der Praxis daher mit einiger Vorsicht zu verschreiben haben. Es empfiehlt sich also, für den eigenen Gebrauch die Kamille selbst zu sammeln. Das ist gar nicht so schwer, weil sie ja überall bei uns verbreitet ist. Wahrhaft im »Vorbeigehen« kann sich mancher Kranke derart einen recht guten kleinen Vorrat für den eigenen Bedarf kostenlos erwerben. Er wird es um so lieber tun, wenn man ihn darauf hinweist, daß unsere heimische Kamille sogar besonders reich an Wirkstoffen ist. Dazu kommt ein weiteres. Die frisch gesammelte Kamille, als Tee aufgebrüht, hat einen hervorragend guten, aromatischen Geschmack, der denjenigen der Droge noch übertrifft. Sie ist dann nicht nur ein Heilmittel, sondern ein vorzüglicher Abendtee zum täglichen Gebrauch. Zumal chronisch Magenkranke sollten sich dies zunutze machen. Dieser frische Kamillentee verträgt auch einen Zusatz von Zucker, oder besser Honig, sehr gut. Der aromatische Geschmack kommt dabei noch mehr heraus. Dieses Sammeln der Echten Kamille setzt jedoch voraus, daß man sie wirklich kennt.

Jeder Arzt sollte diese wohl wichtigste deutsche Heilpflanze in der Natur erkennen und von anderen, ähnlichen Kamillenarten unterscheiden können. Am leichtesten verwechselt wird die echte Kamille mit der *Hundskamille (Anthemis arvensis)*. Auch sie kommt in Deutschland sehr häufig vor, fast noch häufiger als die Echte Kamille. Ihre Standorte sind ähnlich, die Hundskamille bevorzugt jedoch verwilderte Wegränder und Plätze. Auf Schuttplätzen am Rande der Städte findet man sie in großen Mengen, ebenfalls als Unkraut in den Gärten. Dagegen ist sie auf Feldern wesentlich seltener als die Echte Kamille anzutreffen. Medizinisch ist die Hundskamille nicht verwertbar. Wie schon der Name andeutet, ist der Geruch ein ganz anderer. Er ähnelt dem Geruch einer Hundehütte, daher auch der Name. Der schöne aromatische Geruch, der die Echte Kamille auszeichnet, fehlt. Ein gewisser Kamillengeruch besteht jedoch und könnte zu Verwechslungen Anlaß geben. Zwei einfache Merkmale unterscheiden die Blüte der Hundskamille sofort von der Echten Kamille:

1. Bei der *Echten Kamille* wölbt sich der Blütenboden bei älteren Blüten kegelförmig in die Höhe und ist in der Mitte hohl.
2. Bei der *Hundskamille* jedoch, auch bei den älteren Blüten, ist der Blütenboden nur wenig oder kaum vorgewölbt und in der Mitte markig.

Trennt man eine Kamillenblüte mit dem Messer oder der Schere, notfalls mit dem Daumennagel, in der Mitte durch, kann man also sofort sagen, ob es sich um eine Echte oder um eine Hundskamille handelt. Wenn man genau hinsieht, bemerkt man bei der Hundskamille neben jeder der kleinen Einzelblüten auf dem Blütenboden ein kleines, schuppenförmiges Spreublättchen. Die randständigen weißen Blütenblättchen stehen horizontal ab, wie etwa bei der Margarite. Bei der Echten Kamille sind, wenigstens bei den älteren Blüten, die randständigen weißen Blütenblätter vielfach nach unten umgeschlagen, das Spreublättchen fehlt.

Der Echten Kamille ähnlich und enger mit ihr verwandt ist die *Geruchlose Kamille (Matricaria inodora)*. Wie der Name besagt, ist sie völlig geruchlos und unterscheidet sich schon dadurch in leichtester Weise von der Echten

Kamille. Außerdem ist ihr ganzer Wuchs viel größer, höher und fester. Sie ist ein häufiges Gartenunkraut und wächst vielfach in Gemeinschaft mit der Echten Kamille. Achtet man auf den Geruch, so ist eine Verwechslung unmöglich. Von der Kamille werden die Blütenköpfe, Matricariae flos, verwendet. In der Rezeptur kann man auch weiterhin bei dem altgewohnten Namen Flores Chamomillae bleiben, denn die neue Schreibweise des Arzneibuches ist keine zwingende Vorschrift.

Pharmakologie

Drei Hauptwirkungen der Echten Kamille und ihrer Zubereitungen können heute als pharmakologisch gut belegt gelten. Sie wirkt **antiphlogistisch, spasmolytisch** und **karminativ**. Darüber hinaus gibt es ebenfalls gut belegte **bakteriostatische** und **fungistatische** Effekte.
Vor allem kann die Echte Kamille als das natürliche Heilmittel aller Erkrankungen der Schleimhäute gelten. Deshalb erstrecken sich ihre Anwendungsbereiche auch über viele Fachgebiete, so daß sie bei Hautkrankheiten, Krankheiten der Mundhöhle und des Rachens, des Magen-Darm-Trakts, des Bronchialsystems durch alle Lebensalter, vom Kind bis zum Greis, sinnvolle Anwendung findet. Dabei treffen wir auf drei unterschiedliche Wirkprinzipien: das **ätherische Öl**, die **Flavonoide** sowie **Schleimstoffe**.

Ätherisches Öl
Die verschiedenen Inhaltsstoffe des ätherischen Öls sind hauptsächlich **antiphlogistisch**, aber auch spasmolytisch wirksam. Sie werden in ausreichender Menge nur in alkoholischer Extraktform aufgefunden. In einem wäßrigen Aufguß (Tee) findet man höchstens 15% des in der Droge enthaltenen ätherischen Öls.
Im Destillat des ätherischen Öls aus der Echten Kamille finden sich die Terpenoide Chamazulen (bis 15%), (-)a-Bisabolol (bis 25%), die (-)-Bisabololoxide A,B,C und ein cis (trans)-En-in-Dicycloether (bis 30%). Die Bisabolole und das Chamazulen werden zur Sesquiterpenreihe gerechnet.
Typische pharmakologische Untersuchungsmodelle sind das Carragenin- und Dextran-Ödem der Rattenpfote, die Adjuvans-Arthritis der Ratte und das UV-Erythem des Meerschweinchens. Hierfür existieren zahlreiche tierexperimentelle Ergebnisse, die bei *Schilcher (1987)* und *Wagner (1995)* ausführlich dargestellt sind.
Die antipeptische und ulkusprotektive bzw. -kurative Wirkung des (-)a-Bisabolols wurde bereits 1975 durch *Isaac und Thiemer (1975)* nachgewiesen und später durch weitere Untersucher bestätigt. Die gleichen Autoren mit *Szelenyi u. Mitarb. (1979)* zeigten dann, daß eine durch Indometacin, streß- oder alkoholinduzierte Ulkusbildung durch a-Bisabolol gehemmt werden konnte. Auch zeigte sich eine Beschleunigung der Abheilung von Ulcera ventriculi. Es kann aber heute davon ausgegangen werden, daß a-Bisabolol nicht einziger Wirkstoff ist, auf den die Ulkusprotektion bzw. die -kurative Wirkung zurückgeführt werden kann. Wahrscheinlich fördern andere Inhaltsstoffe die lokale endogene Prostaglandinsynthese, verstärken dadurch die mukosale Schutzbarriere und wirken so ähnlich wie die Süßholzwurzel kausaltherapeutisch, da die Schleimhaut-Schutzfunktion des Schleims gegenüber der negativen, aggressiven Wirkung der Säure gefördert wird.
Die Flavonoide sind vor allem für die spasmolytische und karminative Wirkung verantwortlich, wobei grundsätzlich charakterisiert werden kann, daß die Hauptwirkung der Flavonoide die Spasmolyse, die Hauptwirkung der Inhaltsstoffe des ätherischen Öls eine antiphlogistische ist.
Die Schleimstoffe wiederum wirken topisch angewandt entzündungshemmend und reizmildernd, in einzelnen In-vitro-Testmodellen sollen sie auch eine immunstimulierende Wirkung zeigen. Es ist denkbar, daß sie auch für die propagierte antiulzerogene Wirkung verantwortlich sind.

Flavonoide
Sie sind sowohl in alkoholischen Extrakten als auch im Teeaufguß enthalten. Ihre Hauptwirkung, die **spasmolytische** Wirkung erreicht etwa $^1/_3$–$^1/_2$ der Stärke von Papaverin. Zu den spezifischen Kamillenflavonen rechnen Apigenin, Luteolin und Quercetin. Für die antiphlogistische Wirkung werden nach

Wurm und anderen eine Prostaglandinsynthase- und Lipoxygenase-Hemmwirkung verantwortlich gemacht.

Schleimstoffe
Sie sind zu etwa 10% in der Droge enthalten und bestehen aus uronsäurehaltigen sauren Heteroxylanen. In rein alkoholischen Extrakten kommen sie nicht vor. Die Schleimstoffe wirken topisch angewandt entzündungshemmend und reizmildernd, in einzelnen In-vitro-Testmodellen sollen sie auch eine immunstimulierende Wirkung zeigen. Es ist denkbar, daß sie auch für die propagierte antiulzerogene Wirkung verantwortlich sind. Schleimstoffe ergänzen die hauptsächlich wirksamen Bestandteile des ätherischen Öls und der Flavonoide.

Weitere Wirkungen
Seit *Aggag und Yousef (1972)* über den **bakteriostatischen** und **bakteriziden** Effekt des ätherischen Öls der Kamille berichtet haben, sind weitere umfangreiche experimentelle Untersuchungen durchgeführt worden, die diese Wirkungen grundsätzlich bestätigten. Hinzu kamen auch **fungizide** und **fungistatische Effekte**. *Schilcher* hat diese wichtigsten Untersuchungsergebnisse in einer Übersicht ausführlich dargestellt (1987). Die Wirkung ist schwächer als die synthetischer Antibiotika, Chemotherapeutika oder Fungistatika. Aber sie kann doch zu dem Gesamteffekt der Kamille für ihre vielfältigen Indikationen als wichtig erachtet werden.
Von *Kraul und Schmidt (1957)* und *Barton (1959)* stammen tierexperimentelle Untersuchungsergebnisse einer Beeinflussung der Kanzerogenese bzw. Hemmung einer Metastasierung durch Azulen oder seine Derivate, ohne daß die dabei erzielten Ergebnisse weiter verfolgt wurden. Vielleicht eröffnen sich hier noch neue Forschungsfragen, wenn diese alten Untersuchungen wieder aufgegriffen würden.
Die **Verträglichkeit** der Echten Kamille und ihrer Zubereitungen kann als außerordentlich gut bezeichnet werden. Eine akute oder chronische Toxizität existiert praktisch nicht. Häufiger wurden allergische Reaktionen berichtet, insbesondere Kontaktdermatitiden. Kritische Prüfungen von *Hausen (1984)* haben aber gezeigt, daß bei den meisten Berichten bei kritischer Überprüfung dieser vermutete Zusammenhang der allergischen Reaktion mit der Verordnung der Kamille nicht standhielt. Man darf im Gegenteil davon ausgehen, daß Kontakt- oder inhalative Allergien durch Kamille und ihre Zubereitungen eher außerordentlich selten sind. Daß Pollen der Kamillenblüten auch ihren Beitrag zur allgemeinen Pollenallergie, der Pollinosis, leisten, soll nicht verschwiegen werden. Dies spielt aber für die Beurteilung arzneilicher Verordnungen keine Rolle.

Anwendungsgebiete

In diesem Kapitel der Krankheiten der Verdauungsorgane werden nur die hierfür zutreffenden Indikationen benannt. In den bereits erwähnten vielseitigen übrigen Indikationsgebieten wie beispielsweise der Hauterkrankungen, der Bronchialerkrankungen oder im Gebiet der HNO-Krankheiten wird die Kamille jeweils gesondert erwähnt.
Die wichtigste Indikation ist die **akute Schleimhautentzündung** des oberen Gastrointestinaltrakts. Sicher kann als Hauptindikation die **akute Gastritis** unterschiedlichster Ätiologie bezeichnet werden, aber auch die Ösophagitis oder die Enteritis im Zusammenhang meist viraler Infekte sprechen gut auf Kamillenzubereitungen an. Der frisch zubereitete ▶ Tee ist sicher besonders gut wirksam, doch können auch definierte ▶ Kamillenextraktpräparate entsprechend der jeweiligen Dosierungsanweisung zur Anwendung kommen. Sehr zu beachten ist, daß die kurativen Wirkungen der Kamille eine längere Verordnungszeit notwendig machen. Man sollte über die akute Symptomatik hinaus wenigstens noch einige Wochen weiterbehandeln. Auch muß auf eine nicht zu niedrige Einzelgabe bei der Verordnung geachtet werden. Schließlich sollte die Einnahme mehrfach über den Tag verteilt werden, mindestens dreimal, besser öfter, und zwar immer zwischen den Mahlzeiten, also auf nüchternen Magen.
Hier könnte zusätzlich die traditionell angewandte Kamillentee-Rollkur eine Renaissance erfahren. Bei ihr werden 2 Tassen eines möglichst frisch zubereiteten Kamillentees frühmorgens getrunken und man liegt dann jeweils 5 Minuten auf dem Rücken, der lin-

ken Seite, dem Bauch und schließlich der rechten Seite. Neben der pharmakologisch definierten Wirkung hat dies auch einen beruhigend-psychogenen Effekt.
Auch bei dem **Reizmagen** kann der spasmolytische Effekt der Kamille segensreich wirken. Auch hier muß die Tagesdosis auf mehrere Verordnungen unter Einschluß der Rollkur verteilt werden. Zu dem Anteil der Ulkustherapie durch Kamille wird in dem speziellen Kapitel berichtet.
Die Kamille wird in zunehmendem Maße auch in der **Kosmetik** verwandt. Man nutzt dabei den antiphlogistischen Effekt. In biochemischen Untersuchungen konnte nachgewiesen werden, daß Kamillenextrakt (▷ Kamillosan®) den Stoffwechsel der Haut beeinflußt und die oxidative Phosphorylierung steigern kann. Die Gewebsregeneration wird verbessert (*Isaac, 1975*). In Verbindung mit Milchzucker oder mit Milchsäure eignet sich die Kamille auch bei der **Dysbakterie**.

Zubereitungsformen

Matricariae flores

Auch wenn es viele sehr gute Fertigpräparate der Kamille gibt, so sollte durchaus in unserer Verordnung der Tee nicht zu kurz kommen. Obwohl die Droge frei verkäuflich ist, sollte der Arzt sie bei entsprechender Indikation auch verschreiben, um die Ernsthaftigkeit der Verordnung zu unterstreichen. Dazu gehört, daß man dem Patienten gleichzeitig eine genaue Anweisung gibt, wie der Kamillentee zubereitet und genommen werden soll, um seine heilkräftige Wirksamkeit voll zu entfalten. Eine rezeptmäßige Verordnung eines Kamillenblütentees erfordert die Beachtung folgender **Regeln**:

- Um eine ausreichende heilkräftige Wirkung zu erzielen, sind pro Tasse bzw. Glas Tee mindestens 2–3 Teelöffel der Droge erforderlich. Sie werden mit heißem Wasser übergossen, dürfen aber nicht kochen, dann 5–10 Minuten abgedeckt ziehen lassen. Verwendet man gebrauchsfertige Kamillenblüten-Teebeutel, wird es vielfach zweckmäßig und sogar notwendig sein, zwei Teebeutel pro Tasse zu nehmen.
- Der Kamillentee wird langsam, schluckweise (»diätetisch«) getrunken, am besten zur Unterstützung der entspannenden Wirkung bequem sitzend in einem Stuhl oder Sessel.
- Als Kamillenkur wird drei- bis viermal täglich eine Tasse Kamillentee getrunken, am besten auf leeren Magen morgens vor dem Frühstück, im Laufe des Tages zweimal zwischen den Mahlzeiten und zuletzt eine Tasse abends vor dem Schlafengehen. Bei akuten gastrointestinalen Koliken können zwei bis drei Tassen Kamillentee in kurzen Abständen von 20 bis 30 Minuten hintereinander getrunken werden.

Rp.	Flor. Chamomillae 100,0
M. f. spec. D. S.	2 Teelöffel auf 1 Tasse Wasser, heiß überbrühen, 5–10 Minuten ziehen lassen, gut warm, langsam und schluckweise trinken.

Weitere verwendete und empfehlenswerte Zubereitungsformen sind:

- ▶ Tinctura Chamomillae,
- ▶ Extractum Chamomillae fluidum,
- ▶ Oleum Chamomillae aethereum,
- ▶ Aqua Chamomillae.

Für medizinische Bäder verwendet man zweckmäßig die preiswerteren Badekamillen, Flores Chamomillae pro balneo. Das ist eine qualitativ ordentliche, aber weniger auserlesene Droge, die aber für diesen Zweck ausreicht. Für ein Sitzbad oder ein Fußbad benötigt man ungefähr eine Handvoll der Droge, für ein Vollbad entsprechend mehr. Zweckmäßiger ist es allerdings, hierfür die gebrauchsfertigen Handelsextrakte zu verwenden, von denen eine ganze Reihe in bester Qualität zur Verfügung steht.
Bei der **Dysbakterie** kombiniert man die Kamille mit ▶ Milchzucker oder ▶ Milchsäure. Man erreicht eine Umstimmung des Darmmilieus und fördert die Wiederherstellung einer normalen Koliflora. Eine solche Be-

handlung läßt sich sehr einfach durchführen. Man gibt 3- bis 4mal täglich eine Tasse starken Kamillentee und fügt jeweils 1–2 Teelöffel Milchzucker hinzu. Gut geeignet ist hierfür der ▷ Edelweiß Milchzucker (Edelweiß-Milchwerke Kempten). Oder man verschreibt eine 4%ige Milchsäurelösung und läßt davon 4mal täglich einen Eßlöffel voll in einer Tasse Kamillentee nehmen.

Rp. Acid. lactici 8,0
Aqu. dest. ad 200,0

M. D. S. 4mal tägl. 1 Eßlöffel voll in einer Tasse Kamillentee nehmen.

Empfehlenswerte Fertigarzneimittel

Reine Kamillenpräparate

Eukamillat Lösung	(Biocur)
Kamille® Spitzner N Lösung	(Spitzner)
Kamillosan® Konzentrat Lösung	(Astra Medica)
Perkamillon® Liquidum	(Robugen)

Matricaria matricarioides (Matricaria discoidea, M. suaveolens), Strahlenlose Kamille

Der Name weist deutlich auf den wichtigsten Unterschied zur Echten Kamille hin: Es fehlen die weißen Randblüten. Im Gegensatz zur Echten Kamille ist die Strahlenlose Kamille ein niedriges Unkraut, das dem Boden anliegt und immer in großen Mengen auf einmal vorkommt. Schon in einiger Entfernung macht sich ihr kamillenähnlicher Geruch bemerkbar. Achtet man jedoch genauer darauf, so erkennt man schnell, daß es nicht der schöne, aromatische Kamillengeruch ist, der die Echte Kamille auszeichnet; sondern es ist ein mehr strenger, fast unangenehmer Geruch. Die Strahlenlose Kamille kommt in Deutschland überall an Gartenzäunen, Wegrändern und auf Schuttplätzen vor. Sie ist eine typische Ruderalpflanze, d. h. sie bevorzugt die Nähe der menschlichen Wohnungen.

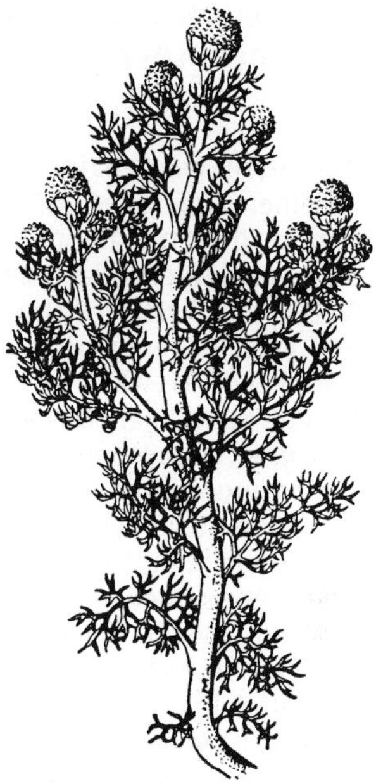

Strahlenlose Kamille, Matricaria discoidea (M. matricarioides)

Ursprünglich war sie bei uns nicht heimisch. Um die Mitte des vorigen Jahrhunderts »flüchtete« sie aus dem alten Berliner Botanischen Garten, der damals noch mitten in der Stadt lag, und verbreitete sich mit erstaunlicher Geschwindigkeit erst in der Umgebung Berlins, dann entlang den Wegen und vor allem den Eisenbahndämmen über ganz Deutschland und noch weit darüber hinaus. Ihre Heimat ist Ostasien und das westliche Nordamerika.
Die Strahlenlose Kamille wird gleichfalls als Heilpflanze gebraucht. Während des Zweiten Weltkrieges hoffte man in dieser sehr reichlich vorkommenden und daher leicht zu sammelnden Kamillenart einen Ersatz für die Echte Kamille zu finden. Das hat sich jedoch nicht bestätigt.

Anthemis nobilis (A. arvensis), Römische Kamille (Acker-Hundskamille)

Die Anthemisarten werden im Volksmund auch als Kamillen angesehen, und auch die Botanik benutzt diesen Namen, obwohl es sich um eine ganz eigene Gattung handelt, die keine Verwandtschaft zur Echten Kamille zeigt. Neben verschiedenen Hundskamillen (Acker-H., Stinkende H., Österreichische H.) ist die Römische Kamille am bekanntesten. Sie ist in Frankreich und England heimisch und wird bei uns nur kultiviert. Ihr Aussehen ist ganz anders als dasjenige der Echten Kamille. Der Blütenboden ist innen markig, nicht hohl, und mit spateligen Spreublättern besetzt. In der Kultur wird meistens die Form mit gefüllten Blüten gezogen. Das hat seinen besonderen Grund. In den Inhaltsstoffen und in der Wirkung ist die Römische Kamille der Echten Kamille weitgehend ähnlich, wenn auch insgesamt schwächer. Aber die gefüllten Blütenköpfe sind als getrocknete Droge in ihrem Aussehen größer und auffallender, man kann sagen »schöner«. Man verwendet sie daher gern in den fertigen Teegemischen zum »**Schönen**«. Das Teegemisch erhält durch solche beigemischten Drogen mit größeren, ansehnlicheren Blütenköpfen ein gefälligeres Aussehen. Sie sind ein Blickfang für das Auge in dem sonst etwas einförmigen Kamillentee. Natürlich kann man bei der Rezeptur eines Kamillentees auch hiervon Gebrauch machen, wenn es aus irgendeinem Grund erwünscht ist. Man verschreibt Flores Chamomillae und Flores Chamomillae romanae zu gleichen Teilen oder besser 2:1, letzteres deshalb, weil die Wirkung des Gemisches doch in der Hauptsache durch die Echte Kamille bestimmt wird und durch das Hinzufügen der Römischen Kamille nichts gewinnt.

Mentha piperita, Pfefferminze

Die Pfefferminze ist eine der ältesten Heilpflanzen. Sie gehört zu den Lippenblütlern (Labiaten) und stammt allem Anschein nach aus Ostasien. Sie ist keine einheitliche Pflanze, sondern eine Kreuzung. Schon seit ältesten Zeiten wird sie kultiviert. Daher kennen wir heute die Stammpflanze nicht mehr. Die frühere Vermutung, daß es sich um eine Kreuzung aus den beiden heimischen Minzen Mentha viridis und Mentha aquatica handelt, mußte längst aufgegeben werden. Mit größter Wahrscheinlichkeit steckt keine der heimischen Minzenarten in dieser neuen Minze, als die sich Mentha piperita heute darstellt. Wie es bei einer Kreuzungsform die Regel ist, erfolgt die Vermehrung nur ungeschlechtlich durch die Wurzelstöcke. Die jahrhundertelange Kultur hat die Pfefferminze veredelt, aber auch empfindlicher gemacht. Wächst sie längere Zeit am gleichen Ort, ohne verpflanzt zu werden, so verwildert sie. Sie nimmt dann eine mehr krausblättrige Form an, welche auch im Geruch und im Geschmack zurücksteht. Sie ähnelt dann der Krauseminze (Mentha piperita var. crispa), welche eine derartige krausblättrige Abart darstellt, jedoch in veredelter Form.

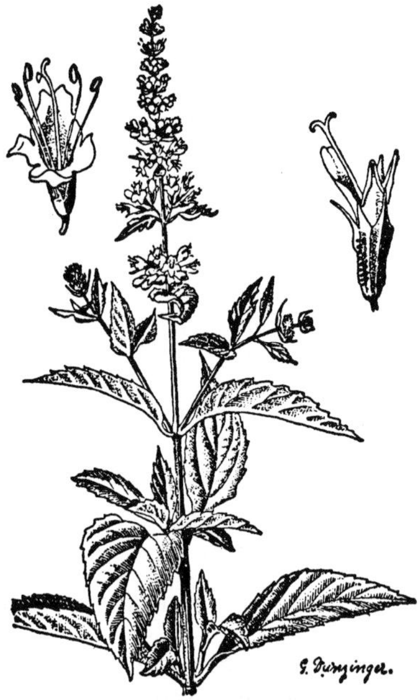

Pfefferminze, Mentha piperita

In manchen Gegenden Süd- und Mitteldeutschlands wird die Pfefferminze heute in großen Mengen feldmäßig angebaut. Sie ist aber auch für den kleinbäuerlichen Betrieb geeignet und sollte vor allem in keinem Garten fehlen. Jeder Garten hat einen Platz, der nicht größer als ein halber bis ein ganzer Quadratmeter sein muß, für die Pfefferminze übrig, der dann den Bedarf für lange Zeit deckt. Man sollte aber beachten, daß sie alle zwei Jahre umgepflanzt werden muß. Für die frische Pfefferminze gilt das gleiche wie für frisch gepflückte Kamillenblüten: Mit einigen Blättern der frisch aus dem Garten geholten Pfefferminze können wir einen hocharomatischen Tee bereiten, der geschmacklich den aus der Droge übertrifft. Er ist zwar »blond«, d. h. etwas hell, aber deshalb nicht weniger wirksam. Der Pfefferminztee verträgt das Süßen mit Zucker oder mit Honig besonders gut. Er wird damit zu einem guten Abendgetränk.

Die Pfefferminze ist wesentlich billiger als die Kamille. Anbau und Handel sind gut organisiert, so daß hochwertige Ware auf dem Markt ist, auch in Reformhäusern und selbst auf Wochenmärkten. Von der Pfefferminze werden die Blätter, **Menthae piperitae folium**, verwendet. Die Blätter sind kreuzweise gegenständig wie bei allen Lippenblütlern. Sie sind breit-lanzettförmig und zeigen auf der Unterseite eine große Zahl von punktförmigen Drüsen, die hell durchscheinen, wenn man das Blatt gegen das Licht hält.

Pharmakologie

Die wirksamen Bestandteile der Pfefferminze sind ein ätherisches Öl (mindestens. 1,2%), Gerbstoffe (6–12%) und Bitterstoffe. Das ätherische Öl (Menthae piperitae aetheroleum) enthält mindestens 4,5 und höchstens 10% Ester, berechnet als Menthylacetat, mindestens 44% freie Alkohole, berechnet als Menthol, und mindestens 15, höchstens 32% Ketone, berechnet als Menthon. Es wirkt **spasmolytisch** an der glatten Muskulatur des Magen-Darm-Traktes, darüber hinaus **cholagog** und **karminativ**. Auch **antibakterielle** Eigenschaften werden ihm zugeschrieben. Die Verträglichkeit ist sehr gut, Neben- bzw. Wechselwirkungen mit anderen Arzneimitteln oder Drogen sind bisher nicht bekannt.

Anwendungsgebiete

Man wird zwischen der Anwendung der ganzen Droge, den Pefferminzblättern und dem isolierten ätherischen Öl derselben unterscheiden müssen. Die Pfefferminze selbst ist ein natürliches Kombinationsarzneimittel vor allem für das **funktionell-spastische Oberbauch-Syndrom**, vereinigt sie doch spasmolytische, cholagoge, karminative und antibakterielle Wirkungen und stellt somit allein oder auch in Kombination mit anderen Magen-Darm-Mitteln ein bewährtes pflanzliches Heilprinzip dar. Vorsicht geboten ist bei starker Übersäuerung des Magens, die durch den Pfefferminztee noch verstärkt werden kann. Besonders geeignet ist die Pfefferminze, wenn in der Symptomatik Übelkeit und Brechreiz sowie spastische Schmerzen im Vordergrund stehen.

Das reine Pfefferminzöl dagegen ist wie ein Konzentrat der Heilwirkungen der Pfefferminze, wobei die spasmolytische Wirkung im Bereich des Magens, des Darms und der Gallenwege in den Vordergrund rückt. Dabei muß auf eine ausreichende Konzentration der verabreichten Dosis geachtet werden.

Äußerlich angewendet hilft Pfefferminzöl symptomatisch bei **Muskel- und Nervenschmerzen** und wird in dem entsprechenden Kapitel noch einmal gesondert aufgeführt. Eine besondere Indikation ist das **Colon irritabile**, worauf ebenfalls in dem gesonderten Abschnitt hingewiesen wird.

Zubereitungsformen

Menthae piperitae folium

Am bekanntesten ist die Verwendung der Pfefferminze als Pfefferminztee, allein oder in Kombination mit anderen Heilpflanzen. Aber auch die anderen Zubereitungsformen kommen für den innerlichen Gebrauch in Betracht, insbesondere die Tinktur und das ätherische Pfefferminzöl. Am gebräuchlichsten sind:

▶ Species Menthae piperitae folium

Als Tee in üblicher Weise, 1–2 Teelöffel pro Tasse, nur überbrühen, nicht kochen, und dann noch 10–15 Minuten bedeckt ziehen

lassen. Warm trinken, schluckweise (»diätetisch«), am besten nach oder zwischen den Mahlzeiten.
▶ Tinctura Menthae piperitae
10–20 Tropfen in Wasser, vorzugsweise bei akuter Symptomatik.
▶ Aqua Menthae piperitae
Eßlöffelweise genommen, preiswert, kann als Ersatz für den Tee dienen, wirkt jedoch schwächer.
▶ Sirupus Menthae piperitae
Als Geschmackskorrigens für Mixturen.

Empfehlenswerte Fertigarzneimittel

Kombinationen

Pfefferminze mit diversen anderen Phytotherapeutika

In Handelspräparaten ist die Pefferminze nur in Kombinationsarzneimitteln enthalten, beispielsweise in
▷ Carvomin® forte Lösung (Pharma Wernigerode), zusammen mit Engelwurz und Benediktenkraut
▷ Carminativum-Hetterich N Tropfen (Galenika Hetterich), zusammen mit Kamillenblüten, Fenchel, Kümmel und Pomeranzenschalen
▷ Kneipp® Flatuol® Tabletten (Kneipp), zusammen mit Fenchel, Kümmel und Enzianwurzel

Reines Pfefferminzöl

Kneipp® Minzöl Trost®	(Kneipp)
JHP Rödler® Japanisches Heilpflanzenöl	(Woelm Pharma)
Mentacur® Kapseln magensaftresistent	(Asche)

Bei den Mentacur® Kapseln ist als spezielle Indikation das Colon irritabile angegeben.
Zu den Anwendungen der JHP Rödler® Erkältungstropfen zählen auch Verdauungsbeschwerden, Aufstoßen, Magen- und Darmbeschwerden, Blähungen usw. Diese handelsüblichen Minzöle werden vorzugsweise aus der sogenannten *Japanischen Minze (Mentha arvensis var. piperascens)* gewonnen. Dabei handelt es sich um eine Varietät der Ackerminze, die weltweit verbreitet ist und auch in Deutschland wildwachsend als Ackerunkraut vorkommt. In Ostasien, vor allem in Japan und China, wird diese Abart piperascens seit alten Zeiten angebaut. Sie gilt als durchaus hochwertig, reicht ihr Gehalt an Menthol doch bis zu 70% des ätherischen Öls.

Kombinationen

mit diversen anderen Phytotherapeutika

▷ Cholagogum N Nattermann® Tropfen (Nattermann), zusammen mit Schöllkraut und Curcumawurzelstock
▷ Rowachol® Lösung und -Digestiv Kaudragees (Rowa-Wagner), zusammen mit Bestandteilen anderer ätherischer Öle

Verschiedene andere Minzen

Der Pfefferminze sehr ähnlich ist die *Krauseminze (Mentha crispa)*; sie ist nur eine krausblättrige Abart der echten Pfefferminze. Die Blätter sind fast kreisrund. Der Gehalt an ätherischem Öl ist schwankend und die chemische Zusammensetzung des Öles uneinheitlich. Verwendet wird die Krauseminze wie die Pfefferminze. Die Zubereitungsformen entsprechen weitgehend denjenigen der Pfefferminze: ▶ Folia Menthae crispae, ▶ Tinctura Menthae crispae, ▶ Oleum Menthae crispae, ▶ Aqua Menthae crispae, ▶ Sirupus Menthae crispae. Medizinisch hat die Krauseminze keinen Vorteil vor der Pfefferminze. Sie ist teilweise sogar teurer als diese und kann daher ganz vernachlässigt werden. Sinnlos ist es geradezu, wenn in den Rezeptvorschriften der Kräuterbücher Folia Menthae crispae zusammen mit Folia Menthae piperitae verordnet werden.
Auch die *Wasserminze (Mentha aquatica)* findet in der **Volksheilkunde** Verwendung und wird in den Kräuterbüchern teilweise recht ausführlich erwähnt. Wie schon der Name andeutet, wächst die Wasserminze überall in Deutschland an feuchten Stellen, an Gräben und auf feuchten Wiesen. Aber für den medizinischen Wert gilt in noch stärkerem Maße das über die Krauseminze Gesagte: Die Was-

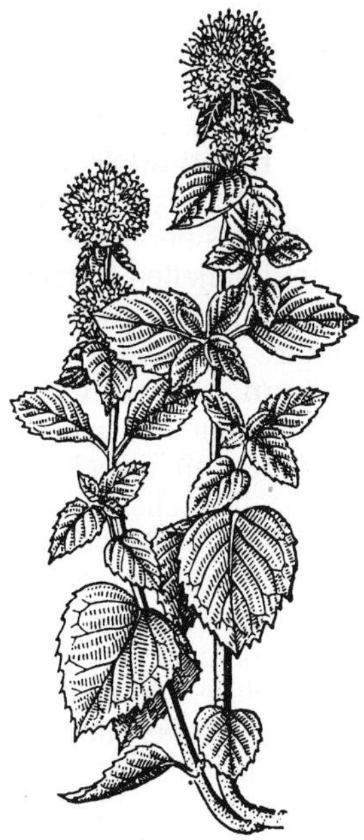

Wasserminze, Mentha aquatica

serminze ist entbehrlich, steht der Pfefferminze in ihrer Wirkung erheblich nach und kommt wegen ihres niedrigeren Preises höchstens für die äußerliche Anwendung bei ▶ Kräuterbädern oder ▶ Kräuterkissen in Betracht.
Gleiches gilt auch von der *Waldminze (Mentha silvestris, M. longifolia)*, die durch graufilzige Behaarung der Blattstiele gekennzeichnet ist und beim Verreiben der Blätter einen deutlichen Pfefferminzgeruch aufweist. Eine Abart derselben mit krausen Blättern (ssp. undulata) wird zuweilen unter dem Namen Krauseminze angebaut.
Die in den Mittelmeerländern wild vorkommende und dort auch kultivierte *Poleiminze, Mentha pulegium*, liefert ein ätherisches Öl (Menthae pulegii aetheroleum), aus dem Menthol gewonnen wird. Die Pflanze selbst wird medizinisch nicht gebraucht. Pulegon, der Hauptbestandteil ihres ätherischen Öles, ist erheblich toxisch und kann abortiv wirken.

Melissa officinalis, Melisse

Die Melisse ist ebenfalls eine unserer ältesten Heilpflanzen. Sie stammt aus Südeuropa und wird in Gärten gerne angepflanzt. Man nennt sie auch **Zitronen-Melisse**, weil die frischen Blätter beim Reiben zwischen den Fingern zitronenähnlich riechen. Zitronen-Melisse ist also keine andere Art oder Abart, sondern nur eine andere Bezeichnung für die gleiche Pflanze.
Die echte Melisse wird manchmal jedoch, auch in der Literatur, mit der (American Horsemint) verwechselt, die eine ganz andere Pflanzenart ist. Man versteht darunter das Kraut von *Monarda didyma (Monardae herba)*, die aus Nordamerika stammt und auch bei uns kultiviert wird. Sie enthält ebenfalls ein ätherisches Öl und Bitterstoffe, dazu das Anthocyan Monardein. So führt der aromatische Geruch leicht zur Gleichsetzung mit der Melisse, ohne daß sie aber deren Heilkraft erreicht. Die Monarda ist lediglich ein Aromatikum. Sie wird nicht als Phytotherapeutikum verwendet, höchstens als Zusatz zu Teegemischen als Geschmackskorrigens.

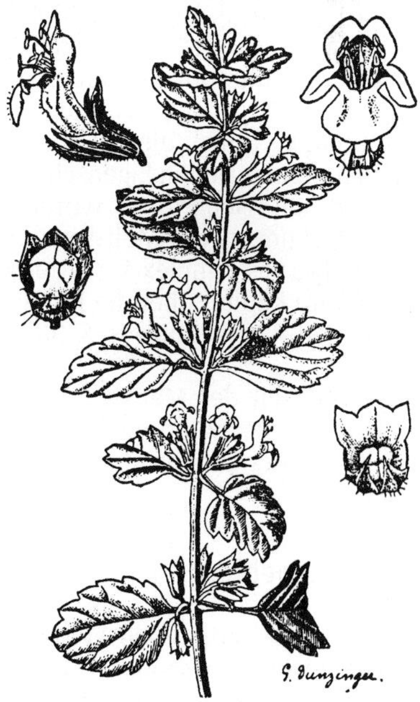

Melisse, Melissa officinalis

Die Melisse ist ebenso wie die Pfefferminze ein Lippenblütler (Labiatae). Die Blüten sind recht unscheinbar, klein, weißlich und stehen in Scheinquirlen zu 3–5 in den Blattachseln zusammen. Die Blätter sind breit, eiförmig, die unteren am Grunde fast herzförmig.
Die Melissenblätter enthalten mindestens 0,05% ätherisches Öl (Oleum Melissae), deren Hauptbestandteile **Citronellal, Citral a** und **b, Linalol** und weitere Mono- und Sesquiterpene sind. Weitere Bestandteile sind Gerbstoffe, Flavonoide und Bitterstoffe.

Pharmakologie

Es existieren keine der Kamille vergleichbaren vielfältigen Untersuchungen zur Pharmakologie der Melisse. Ihre Hauptwirkung, die milde Sedierung, wird zwar auf den Gehalt an ätherischem Öl zurückgeführt, doch läßt der so geringe Gehalt kaum zu, die ganze therapeutische Wirksamkeit zu erklären. *Wagner und Sprinkmeyer (1973)* konnten zeigen, daß im spontanen Motilitätstest an der Maus das ätherische Öl der Melisse in einer Dosierung von 3–10 mg pro Kilogramm sedierend wirksam sind, die Bestandteile Citral und Linalorol auch spasmolytisch. Auch *Wagner (1995)* führt die Wirksamkeit der Melisse auf vermutlich additive oder potenzierende Wirkungen der gesamten Inhaltstoffe zurück.
Zu den mild sedierenden Wirkungen kommen karminative hinzu, die auf spasmolytischen und antibakteriellen Eigenschaften der Melisse beruhen. Neuerdings wurden auch antivirale Wirkungen von Melissenextrakten gegen das Herpes-simplex-Virus beschrieben, worauf im Kapitel über die Krankheiten im Mund- und Rachenraum (*s. S. 38*) hingewiesen ist.
Die Verträglichkeit der Melisse ist sehr gut, Neben- bzw. Wechselwirkungen mit anderen Arzneimitteln oder Drogen sind bisher nicht bekannt.

Anwendungsgebiete

Durch ihre milde sedierende Wirkung sind vielfältige Anwendungsgebiete vorstellbar, weshalb wir in älteren Darstellungen auch eine große Zahl von Krankheiten oder Befindensstörungen beschrieben finden, bei der die Melisse sinnvoll eingesetzt werden kann. Wir finden sie deshalb auch in dem Kapitel über die Krankheiten des Nervensystems und der Psyche wieder (*s. S. 287ff.*). **Hauptindikationen** sind **funktionelle Magen-Darm-Beschwerden** mit Neigung zum Meteorismus, darüber hinaus nervöse Unruhe, insbesondere mit funktionellen Herzbeschwerden und Einschlafstörungen.
Hier interessiert natürlich die Wirksamkeit als **Stomachikum**. Dabei ist die ▶ Kombination der Melisse mit der Pfefferminze aus zweierlei Gründen oft zweckmäßig: Einerseits unterstützt die Melisse die Wirkung der Pefferminze durch ihren sedativen Einfluß, welcher der Pfefferminze selbst fehlt; und andererseits verbessert der Melissenanteil oftmals den Geschmack der Pefferminze in sehr günstiger Weise. Das ist besonders vorteilhaft, wenn die Pfefferminze längere Zeit gebraucht werden soll. Eine Geschmacksänderung wird dann oft begrüßt. Man verschreibt in solchen Fällen einen ▶ Tee aus gleichen Teilen Folia Menthae piperitae und Folia Melissae. Besonders abends vor dem Schlafengehen ist eine Tasse aus 2 Teelöffeln einer solchen Tee-Kombination vielfach sehr zweckmäßig.

Zubereitungsformen

Melissae folium

Tee
2 Teelöffel Droge auf 1 Tasse Wasser, nicht kochen, sondern mit heißem Wasser übergießen und 10–15 Minuten bedeckt ziehen lassen, dann schluckweise trinken, möglichst warm, eventuell gesüßt mit Honig.

Aqua Melissae

Preiswert, kann als Ersatz für den Tee dienen, ist aber schwächer wirksam; mehrmals täglich 1–2 Eßlöffel voll.

Spiritus Melissae, Melissengeist

Für die äußere Anwendung; zu Einreibungen bei Neuralgien, bei Kopfschmerzen, bei Migräne, auch abends vor dem Schlafengehen an den Schläfen bei Schlaflosigkeit, ähnlich dem Minzöl.

Hinweis Der Karmelitergeist (Spiritus Melissae compositus) enthält nach der Vorschrift des DAB trotz seines Namens keine Melisse, sondern Oleum Citronellae, das auch die synonyme Bezeichnung Oleum Melissae indicum führt. Es stammt von einer in Ostindien vorkommenden und besonders auf Java, in Ceylon und Guatemala kultivierten Grasart Cymbopogon nardus (C. Winterianus, Andropogon nardus) und hat einen zitronenartigen und melisseähnlichen Geruch.

Empfehlenswerte Fertigarzneimittel

Reine Melissenpräparate

Kneipp® Melissen-Pflanzensaft	(Kneipp)

Kombinationen

mit Baldrianwurzel

Euvegal®-Dragees forte	(Spitzner)

mit Baldrianwurzel und Passionsblumenkraut

Euvegal-Tropfen N	(Spitzner)

mit Baldrianwurzel und Hopfenzapfen

Pascosedon®S Filmtabletten	(Pascoe)
Sedacur®forte Beruhigungsdragees	(Schaper & Brümmer)

mit diversen anderen Phytotherapeutika

Klosterfrau Melissengeist Destillat	(Klosterfrau)

Potentilla anserina, Gänsefingerkraut

Das Gänsefingerkraut gehört zur Familie der Rosengewächse, Rosaceae. Es zählt zu den verbreitetsten Pflanzen unserer Heimat. An feuchten Stellen der Wegränder, an Gräben und auf Wiesen wächst es überall. Sein Name soll von der Tatsache herstammen, daß Gänse es so gerne fressen. Der Stengel kriecht rankenartig am Boden. Aus ihm treiben die einzelstehenden gelben, ziemlich großen Blüten, die fünf Blütenblätter besitzen. Die Blätter sind unterbrochen gefiedert und unterseits weißseidenhaarig. Verwandt wird das Kraut, **Potentillae anserinae herba**.

Hinweis Das Gänsefingerkraut kommt heute nicht mehr als mildes Spasmolytikum für Magen-Darm-Leiden oder Frauenleiden in Betracht. Auf dem recht hohen Gehalt an Gerbstoffen beruht ein adstringierender Effekt. Dieser wird bei Durchfallerkrankungen genutzt, ist aber in der Wirkung gegenüber

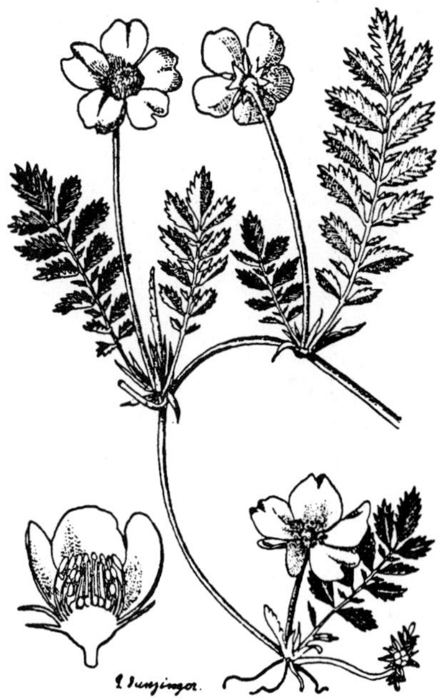

Gänsefingerkraut, Potentilla anserina

anderen Gerbstoffdrogen, beispielsweise dem Tormentillwurzelstock, unterlegen. Am ehesten wird noch eine topische Behandlung von Entzündungen der Mund- und Rachenschleimhaut genutzt.

1. Aggag, M. E., Yousef, R. T.: Study of antimicrobial activity of chamomile oil. Planta Med. 22 (1972) 140–144
2. Barton, H.: Zum Wirkungsmechanismus des 1,4-Dimethyl-7-isopropylazulens auf die Tumorzelle. Acta biol. med. germ. 2: 555 (1959) 555–567
3. Fintelmann, V.: Modern Phytotherapy and its Uses in Gastrointestinal Conditions. Planta med. (Suppl.1) 57 (1991) 48–52
4. Fintelmann, V.: Phytopharmaka in der Gastroenterologie. Z. Phytother. 15 (1994) 137–141
5. Hausen, B. M., Busker, E., Carle, R.: Über das Sensibilisierungsvermögen von Compositen. VII. Experimentelle Untersuchungen mit Auszügen und Inhaltsstoffen von Chamomilla recutita und Anthemis cotula. Planta med. 42 (1984) 205–284
6. Isaac, O., Thiemer, R.: Biochemische Untersuchungen von Kamilleninhaltsstoffen. III. In-vitro-Versuche über die antipeptische Wirkung des (-)-a-Bisabolols. Arzneimittel-Forsch. (Drug Res.) 25 /1975) 1352
7. Isaac, O.: Dtsch. Apoth.-Ztg. 120 (1980) 567
8. Kraul, M. A., Schmidt, F.: Über die wachstumshemmende Wirkung bestimmter Extrakte aus Flores Chamomillae und eines synthetischen Azulenpräparates auf experimentelle Mäusetumoren. Arch. Pharm. 290, (1957) 66–74
9. Schilcher, H.: Die Kamille. Wissenschaftliche Verlagsgesellschaft, Stuttgart 1987
10. Szelenyi, J., Isaac, O., Thiemer, R.: Pharmakologische Untersuchungen von Kamillen-Inhaltsstoffen. III. Tierexperimentelle Untersuchungen über die ulkusprotektive Wirkung der Kamille. Planta med. 35 (1979) 218–227
11. Wagner, H., Sprinkmeyer, L.: Über die pharmakologische Wirkung von Melissengeist. Dtsch. Apoth.-Ztg. 113 (1973) 1159
12. Wagner, H., Wiesenauer, M.: Phytotherapie. Fischer, Stuttgart 1995
13. Wurm, G., Baumann, K., Geves, U.: Beeinflussung des Arachidonsäurestoffwechsels durch Flavonoide. Dtsch. Apoth.-Ztg. 122 (198) 2062

2.2 Chronische Magenkrankheiten

Der Begriff der **»chronischen Gastritis«** hat in den letzten Jahren einen grundsätzlichen Wandel erfahren. Früher wurde eine chronische Gastritis angenommen, wenn der Kranke über Gasauftreibung, Appetitmangel, Sodbrennen, Nausea, Erbrechen und andere allgemeine dyspeptische Beschwerden klagte. Man glaubte darin bestätigt zu werden, wenn im Röntgenbild Wulstungen der Schleimhaut, eine Zähnelung der großen Kurvatur und ähnliche Veränderungen nachweisbar waren. Mit der Gastroskopie und der gezielten Biopsie hat sich jedoch ein völlig anderes Bild ergeben. Es zeigte sich eine überraschende Diskrepanz: Gerade in solchen Fällen, bei denen bisher nach Befund und Beschwerdebild eine chronische Gastritis angenommen wurde, fand sich histologisch eine ganz normale Magenschleimhaut. Andererseits fand man histologische Veränderungen im Sinne einer Entzündung, also eine echte chronische Gastritis ohne die geringsten subjektiven Beschwerden. So haben wir erkennen müssen, daß das allermeiste von dem, was bisher für eine chronische Gastritis gehalten wurde, auf funktionellen Veränderungen der Magenschleimhaut beruht. Die Wulstungen sind nichts anderes als Kontraktionen der Magenmuskulatur. Bei der histologisch verifizierten chronischen Gastritis findet man alle Grade von Schleimhautveränderungen, schließlich das Endstadium der chronisch atrophen Gastropathie. Als Ursache der chronischen Gastritis gilt heute die Besiedlung mit dem Bakterium , das zugleich als kanzerogen angesehen wird. Das Auftreten eines Magenkarzinoms im Zusammenhang mit einem Helicobacterbefall der Schleimhaut ist wesentlich häufiger nachweisbar als ohne denselben. Die möglichst endgültige Eradikation des Erregers durch kombinierte Synthetika wird unbedingt angestrebt und kann als präventiv gegenüber der Karzinombildung bezeichnet werden.

Was andererseits unter dem Begriff der **dyspeptischen** Beschwerden zusammengefaßt wird, ist ein ganz anderes, vorwiegend funktionell und psychosomatisch bedingtes Leiden. Man spricht dabei von einem **funktio-**

Amara tonica

Centaurium minus
- ❋ **Centaurii herba**

Gentiana lutea
- ❋ **Gentianae radix**
- ® **Enziagil® Magenplus Kapseln div. Kombinationspräparate**

Marsdenia condurango
- ❋ **Marsdeniae cortex**

Menyanthes trifoliata
- ❋ **Menyanthis folium**

Cinchona pubescens
- ❋ **Tinctura Chinae**

Citrus aurantium
- ❋ **Tinctura Aurantii**

Amara aromatica

Angelica archangelicae
- ❋ **Angelicae radix**

Cnicus benedictus
- ❋ **Cnici benedicti herba**

Acorus calamus
- ❋ **Calami rhizoma**

Amara acria

Zingiber officinalis
- ❋ **Zingiberis rhizoma**

Alpinia officinarum
- ❋ **Galangae rhizoma**
- ® **Galgant-Tabletten**

Muzilaginosa

Cetraria islandica
- ❋ **Lichen islandicus**

Usnea barbata
- ❋ **Usnea barbata**

Linum usitatissimum
- ❋ **Lini semen**
- ® **Linusit® Creola Leinsamen**

nellen Reizmagen oder einer **Gastropathia nervosa**. Die engen Zusammenhänge zwischen Psyche und Magen sind jedem Praktiker vertraut. Vor allem liegen den »nervösen« oder funktionellen Magenbeschwerden Angst, innere Not und Unsicherheit zugrunde. Diese Ursachen werden verdrängt, so daß nur das körperliche Symptom in Form dyspeptischer Beschwerden in die äußere Erscheinung tritt. Gerade diese Erkenntnisse bestätigen und erklären den Wert der Phytotherapie bei diesen Magenbeschwerden. Unsere pflanzlichen Mittel können den eigengesetzlich ablaufenden und zur Atrophie führenden gastritischen Prozeß nicht beeinflussen. Wohl aber bessern sie in deutlichster Weise die funktionellen Beschwerden durch eine psycho-vegetative Umstimmung.

Eine ganz andere Form der Magenerkrankungen ist jedoch heute häufig geworden: die arzneimittelinduzierte Gastritis. Die verschiedensten Medikamente, vor allem Salizylate und nichtsteroidale Antirheumatika führen zu einer medikamentösen Schädigung des Magens in Form einer Gastritis. Sie wird häufig verkannt und lange Zeit fehlbehandelt. Die erste therapeutische Maßnahme besteht darin, das schädigende Medikament abzusetzen. Weiterhin kann man symptomatisch mit Kamillentee, Pfefferminztee, warmen Umschlägen und einer auf kurze Zeit beschränkten Schonungskost behandeln. Die Beschwerden klingen dann meistens schnell und restlos ab. Alle diese Erkenntnisse haben eine ganz neue Situation auf dem Gebiet der chronischen Magenerkrankungen geschaffen, die nun auch die Phytotherapie zu berücksichtigen hat. In der Praxis beschäftigt uns in erster Linie die hohe Anzahl der chronisch-dyspeptischen Zustände. Häufig sind auch die motorischen Störungen wie Übererregbarkeit (**Reizmagen**) und Atonie, oft in Kombination mit entsprechenden Störungen der Gallenblase und -wege. Gerade bei den konstitutionell verankerten, von alimentären und Umweltfaktoren, aber auch von seelischen Einflüssen stark abhängigen chronisch dyspeptischen Zuständen zeigen einfache pflanzliche Zubereitungen ausgezeichnete Erfolge und sind praktisch nicht zu entbehren.

Zu dieser Gruppe zählen aber auch nicht wenige Erkrankungsformen, die bereits Übergänge zu einer anderen Krankheitsgruppe darstellen; es sind dies in der Hauptsache die **achylisch-dyspeptischen Zustände** bei chronischen **Cholezystopathien**. Die Praxis zeigt, daß so manche Gallenerkrankung, ohne oder meist mit Steinbildung, jahrelang lediglich unbestimmte Oberbauchbeschwerden verursacht. Bei der Auswahl der dann zu verordnenden Heilpflanzen kommt es darauf an, welche Ursache derzeit im Vordergrund steht. Je mehr die achylisch-atonische Phase vorherrscht, gehören sie vorwiegend in die hier zu besprechende Gruppe; tritt die Gallenwegsstörung in den Vordergrund, so sind die cholagog und choleretisch wirkenden pflanzlichen Mittel zu bevorzugen. Sehr häufig aber wird man beide Arten von Heilpflanzen kombinieren und dann den besten Erfolg haben. Weiterhin gehören zu den chronischen Magenerkrankungen in diesem Sinne die so häufigen **funktionell-achylischen Zustände** nach akuten **Infektionskrankheiten**, z. B. nach einer Grippe oder nach Ruhr. Auch hier ist eine phytotherapeutische Behandlung sinnvoll. Bei allen diesen Krankheitszuständen erstreben wir mit pflanzlichen Mitteln dreierlei:

- die Anregung der Sekretion und Säurebildung im Magen,
- den Schutz der entzündeten Schleimhaut,
- antispasmodische und karminative Wirkungen.

Die Erzielung eines allgemeinen und lokalen tonischen Effektes kommt hinzu.

Zwei große Gruppen von Arzneipflanzen stehen uns für diese Therapie zur Verfügung: die Bittermittel (**Amara**) und die Pflanzen mit schleimhaltigen Stoffen (**Muzilaginosa**), die auf der Magenschleimhaut eine Schleimschutzschicht bilden und dadurch Entzündungszustände günstig beeinflussen können. Dazu kommen noch in Einzelfällen und besonders für Kombinationen die **Spasmolytika**, die wir zum Teil bereits bei den akuten Magenerkrankungen kennenlernten, und die **Karminativa**, die wegen ihrer gleichzeitigen Darmwirkung eine eigene Besprechung notwendig machen.

Pflanzen zur Behandlung

Amara, Bittermittel

Die Zahl der Pflanzen, die Bitterstoffe enthalten, ist sehr groß. Zu den Amara rechnen diejenigen, bei denen die Bitterstoffwirkung im Vordergrund steht, welche daher auch die Wirkungsrichtung und die medizinische Indikation bestimmt. Sehr viele Bitterstoffpflanzen enthalten außer dem bitteren Prinzip noch andere Wirkstoffe.
Die Fülle der Amara macht eine Unterteilung notwendig. Von klinisch-praktischen Gesichtspunkten ausgehend wird in Amara tonica, Amara aromatica und Amara acria unterschieden (*s. Tab. S. 55*).

Pharmakologie

Die meisten Bitterstoffe gehören zu den **Mono- und Sesquiterpenen**. Den höchsten Bitterstoffwert hat das Iridoidesterglykosid Amarogentin des Enzians mit einem Bitterwert von 1:58 Mill., einen hohen Bitterwert hat auch das Absinthin des Wermuts mit 1:13 Mill. Es gibt aber auch Bitterstoffe als Alkaloide (Chinin), als Flavanonglykoside oder mit einem Steroid-Grundgerüst.
Bitterstoffe wirken **sekretionssteigernd** durch primäre Anregung der Bitterrezeptoren in den Geschmacksknospen des Zungengrundes, sekundär durch Freisetzung von Gastrin, wenn die Bitterstoffe zusammen mit Nahrung in den Magen gelangt sind. Gastrin stimuliert die Motorik im oberen Magen-Darm-Trakt sowie die Produktion von Galle- und Pankreassekret. Diese Freisetzung von Gastrin und eine Pepsinogenaktivierung konnten *Amann und Maiwald (1988)* nachweisen. Bei der Verordnung von Bitterstoffen muß darauf geachtet werden, daß die beste Wirkung dann erfolgt, wenn sie bereits einige Zeit (15–30 Minuten) vor der Nahrungsaufnahme eingenommen werden. Auch ist die Beobachtung interessant, die sich sowohl tierexperimentell als auch beim Menschen machen läßt, daß bei gesunden Probanden mit normalem Appetit und normaler Reflexsekretion Bitterstoffdrogen keine zusätzlichen Wirkungen haben. Auch muß bedacht werden, daß erst eine ausreichende Dosierung die Wirkung garantiert, Überdosierungen aber gegenteilige Effekte auslösen können (*Wagner und Wiesenauer, 1995*).

Anwendungsgebiete

Das wichtigste und auch bekannteste Anwendungsgebiet ist die **Appetitlosigkeit** verschiedenster Ursachen. Diese kann Ausdruck einer allgemeinen Erschöpfung, postinfektiös, konstitutioneller Natur oder der Anorexie sein. Appetitlosigkeit als Ausdruck schwerer organischer Erkrankungen wie beispielsweise der Krebskrankheit reagieren meistens nicht so gut auf Amara.
Als weitere Indikation gelten die bereits angesprochenen **motorischen Störungen** des oberen Vedauungstrakts, speziell des Magens. Der große, atonische, kaum Peristaltik erkennen lassende Magen, aber auch tonische Störungen bei Galle und Pankreas werden durch Amara oft nachhaltig gebessert. Dabei erwarte man nicht zu rasche Wirkungen, vor allem wenn die Symptomatik schon länger besteht. Man kombiniere die Verordnung von Amara mit entsprechenden diätetischen Maßnahmen, wobei besonders auf die Eßgewohnheiten, aber auch auf die Art der Nahrungsmittel (ballaststoffarm oder -reich) geachtet werden muß.
Auffällig für den klinisch beobachtenden Arzt ist es schließlich, daß Amara eine über den oberen Verdauungstrakt hinausgehende allgemeine Wirkung auf den Menschen haben. Besonders bei Erschöpfungszuständen und vegetativ-funktionellen Zuständen wirken sie allgemein **anregend** und **kräftigend**. Auch eine Hyperventilationstetanie kann beispielsweise durch rasche Gabe einiger Tropfen Enziantinktur auf die Zunge schlagartig beendet werden. Und auch **anorektische Bilder**, die noch nicht das Vollbild der so schweren Anorexia nervosa bieten, lassen sich bei Kindern durch die richtige Verordnung von Amara nachhaltig bessern.
Kontraindiziert sind alle Amara, besonders aber die Scharfstoffdrogen, Amara acria, bei den Ulcera ventriculi et duodeni. Die Anregung der Säuresekretion kann bei dieser Indikation nicht erwünscht sein. Die Erfahrung

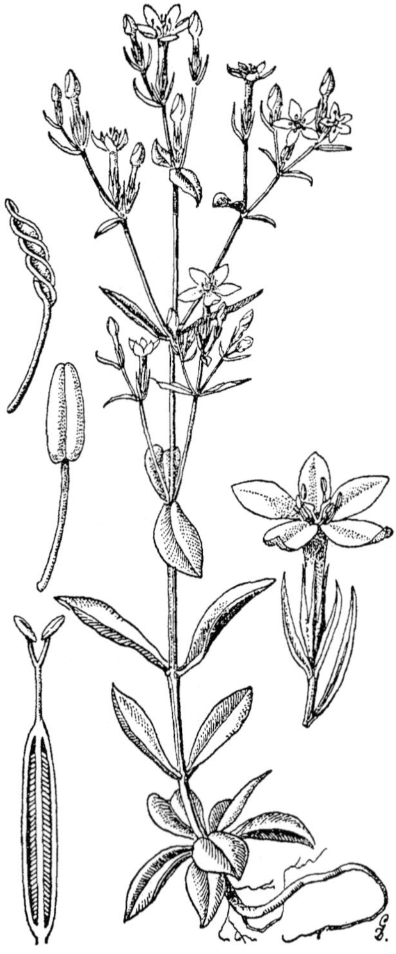

Tausendgüldenkraut, Centaurium minus
(Erythraea centaurium, Centaurium umbellatum)

lehrt, daß auch das subjektive Beschwerdebild durch Amara verstärkt wird.

Amara tonica

Die Amara tonica werden auch als Tonica amara, Stomachika oder Aperitiva bezeichnet. Strenggenommen decken sich diese Bezeichnungen nicht, doch sollen sie für den praktischen Gebrauch der Übersichtlichkeit halber nicht weiter untergliedert werden. Es genügen als Amara tonica drei Pflanzen unserer heimischen Flora, die alle zur Familie der Enziangewächse (Gentianaceae) gehören.

Centaurium minus (C. erythraea), Tausendgüldenkraut

Das Tausendgüldenkraut ist ein recht unscheinbares, meist in größeren Mengen auftretendes Gewächs der moorigen Wiesen. Es ist durch seine eigenartige steife Wuchsform leicht zu erkennen. Die unteren Blätter bilden eine Blattrosette, die bei der blühenden Pflanze allerdings oft schon ziemlich verwelkt ist. Der vierkantige Stengel ist erst im oberen Teil verzweigt; die Blüten stehen dadurch zusammengedrängt. Sie sind klein und zart rosa bis fleischrot, selten weiß. Die Blätter stehen kreuzweise gegenständig, d. h. es stehen sich immer zwei Blätter gegenüber, und zwar so, daß das obere Blattpaar kreuzweise zum unteren angeordnet ist. Die Pflanze schmeckt in allen ihren Teilen ungemein bitter. Am bittersten sind die Stengel, weniger die Blüten und am wenigsten die Blätter.
Verwandt wird das ganze Kraut, **Centaurii herba**. Die Droge ist leicht zu erkennen: In der unscheinbar grünlichen Masse der Blätter treten die vereinzelten Blüten als rötliche Punkte deutlich hervor. Einen besonderen Geruch hat die Droge nicht. Ein wäßriger Auszug aus dem Kraut zeigt den bitteren Geschmack noch in einer Verdünnung von 1:3500. Außer dem glykosidischen Bitterstoff (Erythaurin) sind in der Pflanze noch 0,1% Oleanolsäure und Harze enthalten. Der Bitterstoff steht jedoch ganz im Vordergrund der Wirkung; daher ist es richtig, das Tausendgüldenkraut zu den »reinen« Amara zu rechnen. Die lokal und allgemein tonisierenden Wirkungen sind deutlich. Das mag der Grund sein, weshalb man Tausendgüldenkraut früher auch als Fiebermittel verwandte. Als solches hat es seine Bedeutung verloren. Wohl aber ist es besonders gut wirksam zur Bekämpfung der postinfektiösen achylischen Zustände, auf die schon hingewiesen wurde (*s. S. 56*). Die tonisierenden Effekte auf den Magen und menschlichen Organismus allgemein machen sich erst bei längerer Dauer der Medikation voll geltend; man muß das Mittel daher langdauernd nehmen lassen.

Zubereitungsformen

Centaurii herba

Verwendet werden vom Tausendgüldenkraut folgende Zubereitungen:

▶ Tee

1–2 Teelöffel Droge auf 1 Tasse Wasser, kochend übergießen, 15 Minuten ziehen lassen, vor jeder Mahlzeit 1 Tasse kalt beziehungsweise zimmerwarm trinken.

▶ Extractum Centaurii

In Einzeldosen von 1 bis 2 g mehrmals täglich, in Pillen oder als Zusatz zu bitteren Tinkturen.

Bei **anorektischen Symptomen** der Kinder empfiehlt sich folgende Rezeptur:

Rp.	Infus. Herb. Centaur. minor. 5,0/150,0
D.S.	Tägl. 1 Likörglas voll vor dem Essen.

Gut wirksam ist auch das folgende einfache ▶ Teegemisch:

Rp.	Herb. Centaurii Herb. Millefolii Fol. Menth. pip. aa 20,0
M. f. spec. D. S.	1 Teelöffel auf 1 Tasse, vor dem Essen kalt oder lauwarm trinken.

Es gibt in Deutschland noch zwei andere Centauriumarten: die kleine, zierliche *C. pulchellum*, die an gleichen Orten wie Tausendgüldenkraut vorkommt, jedoch seltener, und *C. vulgare*, ein Bewohner salzhaltiger Wiesen im Binnenland und der Meeresküsten. Beide wirken ganz ähnlich wie Centaurium minus, spielen aber kaum eine Rolle, da man sie nicht in größeren Mengen sammeln kann. Immerhin ist eine Vermengung mit Centaurii herba nicht als Verfälschung anzusehen.

Gentiana lutea, Enzian

Der medizinisch verwendete Enzian darf nicht mit den so schön blau blühenden Enziangewächsen unserer Gebirge verwechselt werden. Bei Gentiana lutea handelt es sich um eine viel größere, robustere Pflanze, die ganz anders aussieht. Sie blüht auch nicht blau; die Blüten von Gentiana lutea sind, wie schon der Name sagt, gelb. Der Enzian ist der Typus des reinen Amarums. Er wirkt noch in einer Verdünnung 1:20 000 bitter. Man nennt dies den Bitterwert. Er ist der höchste von allen heimischen Bitterstoffdrogen. Alle anderen Inhaltsstoffe treten weit dahinter zurück. Vor allem ist in der Enzianwurzel kein Gerbstoff enthalten. Daher fällt jede adstringierende und magenreizende Wirkung fort, und die tonische Bitterstoffwirkung kommt isoliert zur Geltung. Aus diesem Grunde ist die Bezeichnung »reines« Amarum absolut berechtigt. Sie erklärt auch die Beliebtheit, deren sich der Enzian in allen seinen Formen –nicht zuletzt auch als Enzianlikör – in allen Gebirgsländern und weit darüber hinaus erfreut. Die Verträglichkeit so mancher schwer verdaulicher Nahrungsmittel wird durch die

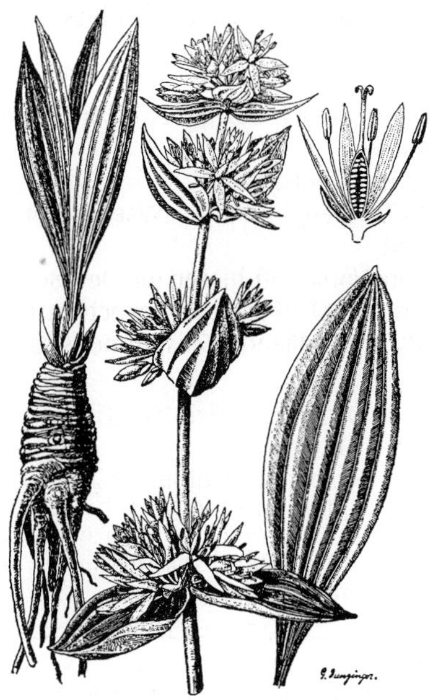

Gelber Enzian, Gentiana lutea

Anregung von Sekretion, Motilität und Tonus des Magens deutlich verbessert. Ebenso wie Tausendgüldenkraut wirkt auch der Enzian schon von der Mundschleimhaut aus auf den Magen, weshalb er auch bei der Einnahme kurze Zeit im Mund verbleiben sollte. Andererseits besteht durch neuere Untersuchungen keinerlei Zweifel, daß Enzian auch bei direkter Einwirkung auf die Magenschleimhaut wirksam ist, und zwar durch Stimulation der Freisetzung von Gastrin! Vorsicht ist mit Enzian jedoch beim empfindlichen Reizmagen mit Übersäuerung geboten. Die Hyperaziditätsbeschwerden können verstärkt werden. Das Hauptanwendungsgebiet sind die achylischen und atonischen Zustände, der sogenannte »schwache Magen«.

Zubereitungsformen

Gentianae radix

▶ Tee
1 Teel. Droge mit 1 Tasse Wasser kalt ansetzen, aufkochen, etwa 5 Stunden ziehen lassen, abseihen; oder 1 Teel. feingeschnittene Droge mit kochendem Wasser für 1 Tasse übergießen, 5 Minuten ziehen lassen, abseihen.

▶ Extractum Gentianae
Mehrmals täglich 0,5 bis 2,0 g in Form von Pillen usw.

▶ Tinctura Gentianae
20–40 Tropfen in 1 Glas Wasser vor jeder Mahlzeit.

Eine gute Vorschrift bieten die Deutschen Rezeptformeln (DRF) als ▶ Decoctum Gentianae DRF mit folgender Zusammensetzung:

Rp.	Decoct. Radicis Gentianae 5,0/197,0 Resorcini resublimati 2,0 Chloroformii 0,25
M.D.S.	3mal tägl. 1 Eßlöffel. Vor Gebrauch schütteln.

Zu der Familie der Enziangewächse gehört auch die Gattung Swertia, von der in Deutschland nur eine Art vorkommt: *Swertia perennis*, an feuchten, quellhaltigen Stellen der hohen Gebirge, zumal in den Alpen. In Japan sind einige andere Swertia-Arten sehr verbreitet. Dies erklärt, warum dort die Swertia weitgehend die Stelle unseres Enzians einnimmt und als 'Amarum viel gebraucht wird. Das Wirkungsprinzip ist das gleiche. Das zeigt, daß in allen Ländern die dort wachsenden Pflanzen als wertvolle Phytotherapeutika erkannt und verwendet werden.

Empfehlenswerte Fertigarzneimittel

Reine Enzianpräparate

Enziagil® Magenplus Kapseln (Sertürner)

Kombinationen

mit diversen anderen Phytotherapeutika

Amara-Tropfen-Pascoe® (Pascoe), zusammen mit Chinarinde, Wermutkraut und Zimtrinde
Gastrosecur Tropfen (Duopharm), zusammen mit Chirettakraut, Ingwerwurzelstock, Zimtrinde, Pomeranzenschalen und Kümmel.

Marsdenia condurango, Kondurango

Die **Rinde** von Marsdenia condurango, einem Kletterstrauch aus Südamerika, der zur Familie der Asclepiadaceae gehört, wurde ebenfalls als Bitterstoffdroge verordnet. Ihr Geschmack ist bitter-kratzend. Früher wurde sie als Kondurangowein benutzt. Heute wird Kondurangorinde fast ausschließlich in Kombinationsarzneimitteln zu finden sein, als einzelnes Amarum ist sie den stark wirksamen Amara zu sehr unterlegen.

Menyanthes trifoliata, Bitter- oder Fieberklee

Der Bitterklee ist ein charakteristischer Bewohner sumpfiger Stellen der Wiesen und der Moore. Dort fühlt er sich besonders wohl und treibt seine eigenartig aussehenden, weißlich-rötlichen Blüten, die zu mehreren kopfig zusammenstehen und deren Kronenzipfel bärtig behaart sind. Auf den etwas trokkeneren Moorwiesen kommt er nicht recht zum Blühen, und man erkennt ihn nur an den einzelstehenden Blättern, die aus dem Torfmoos ragen. Die Blätter sind dreizählig wie diejenigen des Klees; das gab der Pflanze den Namen. Sie hat sonst nichts mit dem Klee zu tun, der an ganz anderer Stelle im botanischen System steht. Die Blätter sind groß, langgestielt. Sie allein werden medizinisch gebraucht und führen den Namen **Menyanthis folium**. Der Bitterwert beträgt bei den Bitterkleeblättern 1:1500, ist also schwächer ausgeprägt als bei Enzian oder Tausendgüldenkraut.

Außer glykosidischen Bitterstoffen sind im Fieberklee noch Gerbstoffe und Flavonoide enthalten. Er ist also kein »reines« Tonicum amarum wie der Enzian und muß wegen möglicher Reizwirkungen auf den Magen mit einiger Vorsicht gebraucht werden. Man verwendet die Droge daher meist nur in Verbindung mit anderen Heilpflanzen. Insgesamt steht heute der Bitterklee an praktischer Bedeutung und Häufigkeit gegenüber der Anwendung von Tausendgüldenkraut und Enzian erheblich zurück.

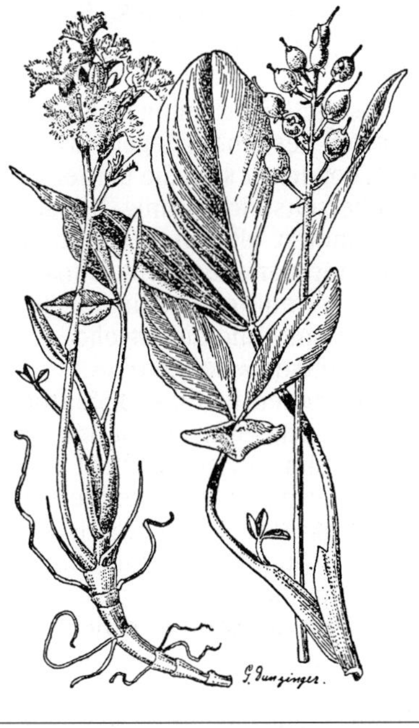

Bitterklee (Fieberklee, Menyanthes trifoliata)

Zubereitungsformen

Menyanthis folium

▶ Tee oder ▶ Dekokt

1 Teel. feingeschnittene Droge mit 1 Tasse kochendem Wasser übergießen, oder kalt ansetzen und kurz aufkochen. Nach ca. 10 Minuten abseihen und ungesüßt 15–30 Minuten vor einer Mahlzeit trinken lassen.

▶ Tinctura Menyanthis folium

20–40 Tropfen in 1/2 Glas Wasser geben und langsam trinken lassen.

Cinchona pubescens (C. succirubra), Chinabaum

Auch die Chinatropfen, Tinctura Chinae, sind ein gar nicht schlechtes und sogar intensives Bittermittel. Sie enthalten Chinin, allerdings in erheblicher Verdünnung, aber doch ausreichend, um eine tonische Bitterstoffwirkung zu erzeugen. Früher war Chinarindenwein zu diesem Zwecke gebräuchlich, heute kaum noch.

Zubereitungsformen

Die Tinctura Chinae wird in einer Dosis von 20 Tropfen in reichlich Wasser vor dem Essen gegeben, in gleicher Art wie die anderen Bittermittel. Ein altes, empfehlenswertes Rezept für Chinatropfen als Tonikum und Aperitivum bei Ermüdungs- und Erschöpfungszuständen, auch nach grippalen und anderen Infekten sowie nach Operationen lautet:

Rp. Tinct. Chinae comp.
Tinct. Rhei vinosae aa 25,0

D. S. 3mal tägl. 1 Teelöffel vor dem Essen. Tinctura Chinae composita besteht aus 6 Teilen Chinarinde, je 2 Teilen Pomeranzenschale und Enzianwurzel und 1 Teil Zimt.

Citrus aurantium, Pomeranze

Die Schalen der Pomeranzen liefern uns die Tinctura Aurantii, die früher wesentlich häufiger rezeptiert wurde als heute. Sie hat zwar einen recht angenehmen Geschmack, wirkt auch mild sedativ, ist aber als Bittermittel erheblich schwächer und daher nur dann von wesentlichem Nutzen, wenn gerade die besonderen Umstände einer Erkrankung die schwächere Wirkung erfordern.

Amara aromatica

Aus der Gruppe der Amara aromatica sind für die Behandlung von chronischen Magenerkrankungen drei Pflanzen zu erwähnen: Engelwurz, Benediktenkraut und eingeschränkt Kalmus. Als vierte kann noch die Schafgarbe hinzugerechnet werden. »Aromatisch« heißen diese Bitterstoffdrogen, weil sie außer den Bitterstoffen noch ätherische Öle enthalten. Ihre Wirkung beruht also auf der Kombination eines Amarums mit einem spasmolytischen, karminativen oder cholagog-choleretischen Prinzip. Dadurch ändert sich das Indikationsgebiet. Die allgemein tonische Wirkung tritt mehr zurück, die lokale Wirkung auf den Magen in den Vordergrund.

Angelica archangelica, Engelwurz, Angelikawurzel

Diese seltene hohe, sehr auffallende Pflanze gehört zu den Doldengewächsen (Umbelliferen). Sie wird bis zu 2 m hoch, hat große, doppelt fiederteilige Blätter und mehligweichhaarige Blütendolden mit zahlreichen kleinen, grünlichen Blüten. Sie wächst auf höheren Gebirgen wild, so im Riesen- und Isergebirge, und steigt bis in die Ebene herab. Die Droge für den medizinischen Gebrauch stammt fast ausschließlich aus der Kultur. In ihrer äußeren Erscheinung ist sie einer in Deutschland sehr häufigen wildwachsenden Pflanze außerordentlich ähnlich: der *Brustwurz* oder *Wald-Engelwurz, Angelica silvestris*. Die Brustwurz wächst an Gräben, Wiesenrändern und an feuchten Stellen der Wälder. Ihr fehlt der durchdringende aromatische Geruch der Engelwurz; durch die runden, oberseits leicht rinnigen Blattstiele ist sie leicht von der echten Engelwurz zu unterscheiden. Bei dieser sind die Blätter weit röhrig und oberseits nicht rinnig. Die deutschen Namen könnten allerdings leicht zu einer Verwechslung verleiten. Wollte man konsequent sein, so müßte man die Angelica silvestris »Engelwurz« und die Angelica archangelica »Erzengelwurz« nennen.

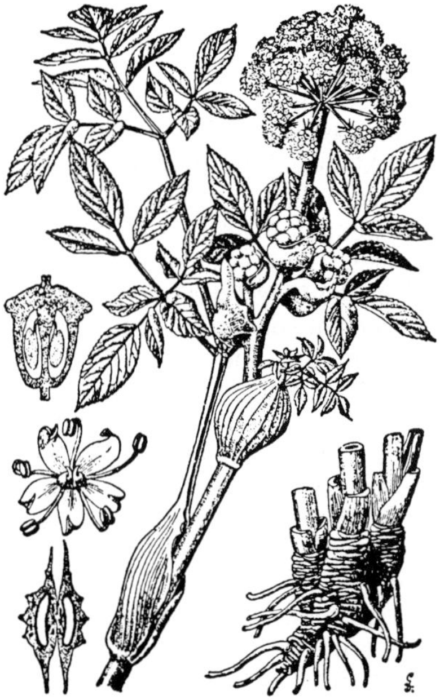

Engelwurz, Angelica archangelica
(Archangelica officinalis)

Angelikawurzel enthält 0,1–0,5% ätherisches Öl, Cumarine und Furanocumarine. Sie wirkt karminativ, cholagog und leicht spasmolytisch. Die Pharmakognosie stellt die Angelica meist zu den Drogen mit ätherischen Ölen. Vom klinisch-praktischen Standpunkt aus ist aber ihre Einreihung in die Tonica aromatica richtiger, denn das Schwergewicht ihrer Anwendung liegt auf diesem Gebiet. Wegen ihres würzigen und bitteren Geschmackes ist sie in manchen bekannten Magenlikören enthalten, wie dem Benediktiner und dem

Chantreux. Durch das karminativ wirkende ätherische Öl bildet sie einen Übergang zum Wermut (Artemisia absinthium), dessen bevorzugtes Anwendungsgebiet die Cholezystopathien darstellen. Das erst farblose, dann grün werdende Oleum Angelicae wird gern äußerlich für Einreibungen benutzt, ebenso der Spiritus Angelicae compositus, der aus Angelikaöl, Campher und Spiritus besteht und als Antirheumatikum gilt.

Zubereitungsformen

Angelicae radix

▶ Tee
1 Teel. von Angelicae radix wird mit 1 Tasse kaltem Wasser angesetzt und kurz aufgekocht oder mit kochendem Wasser überbrüht, dann abgeseiht.
▶ Tinctura Angelicae (1:5)
20–30 Tropfen in 1/2–1 Glas Wasser.
▶ Oleum Angelicae
10–20 Tropfen in einem Likörglas Wasser, jeweils 15–30 Minuten vor den Mahlzeiten.

Cnicus benedictus (Carduus benedictus), Benediktenkraut

Benediktenkraut, auch Kardobenediktenkraut genannt, ist ein Korbblütler (Compositae) und den Disteln (Carduus) nahe verwandt. Es stammt aus den Mittelmeerländern, wird aber in Deutschland seit altersher angebaut und findet sich auch mancherorts verwildert. Die Blätter sind stachelspitzig. Die oberen Blätter umgeben die Blütenköpfe wie eine Hülle. Daran ist die Pflanze leicht zu erkennen. Gebraucht wird das ganze Kraut, **Cnici benedicti herba**. Die Droge enthält ca. 0,25% Bitterstoffe wie Cnicin und andere Sesquiterpene, außerdem 0,3% ätherisches Öl. Der Bitterwert beträgt 1:1800, ist also recht beträchtlich. Daher müssen wir die Benedikte vorzugsweise den Amara zurechnen, wenn auch manche Beziehungen zu den Karminativa und den Gallenmitteln bestehen. Wegen der Bitterstoffwirkung verwendet man das Kraut gern zu Kräuterlikören, wie zum Benediktiner und anderen.

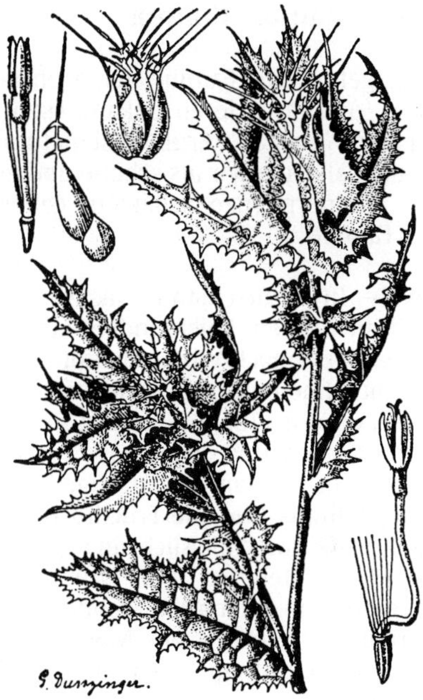

Benediktenkraut, Cinus benedictus

Von dem essentiellen Öl des Benediktenkrautes wurden von *Vanhaelen-Fastrè (1973)* antibiotische Wirkungen nachgewiesen. Es ergab sich ein bakteriostatischer Effekt gegenüber Staphylococcus aureus und St. faecalis, nicht jedoch gegenüber E. coli. Dies kann als ein Hinweis auf den karminativen Anteil der Wirkung gewertet werden.

Zubereitungsformen

Cnici benedicti herba

▶ Tee
2 Teel. Cnici benedicti herba auf 1 Tasse mit kochendem Wasser übergießen, 30 Minuten ziehen lassen und abseihen. 2–3 Tassen jeweils 15–30 Minuten vor den Mahlzeiten trinken.
▶ Tinctura Cnici benedicti (1:5)
Mehrmals 10–30 Tropfen in 1 Likörglas mit Wasser verdünnt einnehmen.

Acorus calamus, Kalmus

Kalmus gehört zur Familie der Aronstabgewächse (Araceae), deren bekanntester Vertreter der Aronstab (Arum maculatum) ist. Auch die Calla, die wir als schöne und eigenartige Zimmerpflanze schätzen, gehört zu dieser Familie.

Hinweis In Deutschland wächst Kalmus überall an Gräben, Teichrändern und Flußufern wild. Dennoch wird behauptet, daß er hier nicht einheimisch sei, sondern aus Asien stamme; etwa im 16. Jahrhundert soll er eingeführt worden und dann verwildert sein. Dafür spricht die ganz eigenartige Tatsache, daß der Kalmus hier nie Früchte bildet; er vermehrt sich ausschließlich auf vegetativem Wege durch Teilung des Wurzelstockes. Nicht einmal in Kleinasien, sondern erst in Hinterindien fruchtet er. Möglicherweise stammt er ursprünglich von dort. Bei uns kommt er sogar nur selten zum Blühen. Der Berliner Botaniker *Ascherson*, der wohl der beste Kenner der Flora der Mark Brandenburg und des norddeutschen Flachlandes war, wehrte sich allerdings gegen diese Annahme; er meinte, daß gerade die weite Verbreitung des Kalmus in Deutschland gegen eine Verwilderung spreche. In der Tat benimmt sich der Kalmus bei uns wie eine Pflanze, die schon immer zu unserer heimischen Flora gehört. Als Symbol des Pfingstfestes ist er in manchen Gegenden Deutschlands außerordentlich volkstümlich. Nur wird er leicht übersehen, weil man ihn kaum einmal blühend findet. Er wird meistens für ein Gras oder Schilf gehalten. An den breiten, scheidenartigen und am Grunde rötlichen Blättern ist er jedoch leicht zu erkennen.

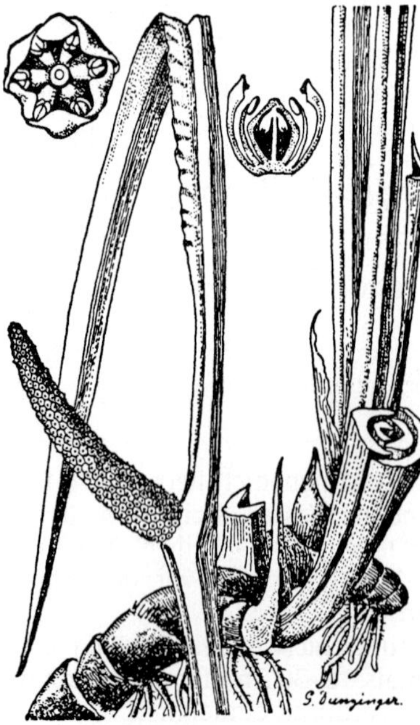

Kalmus, Acorus calamus

Medizinisch verwandt wird der Wurzelstock, **Calami rhizoma**. Er riecht, wie die ganze Pflanze, sehr angenehm und durchdringend aromatisch. Im Geschmack herrscht freilich das Bittere vor, ist aber nicht so ausschließlich vorhanden wie bei den Amara tonica. Neben dem Bitterstoff (Acorin) enthält der Wurzelstock 1,5 bis 3,5% eines ätherischen Öles und Gerbstoff.
Durch den beta-Asaron-Gehalt tetraploider Rassen **indisch-chinesischer** Herkunft ist der Kalmus in Verruf geraten, besitzt dieses Phenylpropanderivat im Tierversuch bei Langzeitanwendung doch **kanzerogene** Potenz. Die Kommission E entschloß sich daher zu einer **Negativmonographie**, da gleich wirksame und zugleich unbedenkliche Alternativen bestehen.

Hinweis Besonders wird vor der Anwendung bei Kindern gewarnt. Früher gab man die Kalmuswurzel beim Zahnen. Man ließ einige Stückchen in einem kleinen Leinensäckchen zusammenbinden und als Lutscher verwenden. Hier bietet sich heute die sogenannte Veilchenwurzel an, die zwar einen veilchenähnlichen Geruch hat, aber von einer Schwertlilienart (*Iris florentina*) und deren Wurzelstock stammt.
Inzwischen ist gesichert, daß dieses beta-Asaron in der aus **Nordamerika** stammenden diploiden Acorus-Calamus-Rasse nicht vorkommt und diese Droge deshalb **ohne Bedenken** und Einschränkungen auch weiterhin arzneilich verwendet werden kann.
Kalmus wirkt sehr kräftig tonisch und sekretionsfördernd auf den Magen. Bemerkenswert ist die anregende Wirkung auf den Appetit.

Die *Meisterwurz, Peucedanum* (Imperatoria) *ostruthium*, ist ebenfalls ein aromatisches Bittermittel, dessen Rhizom (Imperatoriae rhizoma) als antidyspeptisches Stomachikum früher reichlicher gebraucht wurde, heute jedoch kaum noch, da keine Vorteile gegenüber der ganz ähnlichen Angelika bestehen. Es ist wie diese eine hohe, stattliche Pflanze der Mittelgebirge und der Alpen, allerdings weit seltener vorkommend. Früher wurde die Meisterwurz auch zu Heilzwecken angepflanzt.

Die *Bittere Schleifenblume (Iberis amara)*, ein weißblühendes Ackerunkraut aus der Familie der Kreuzblütler (Cruciferen), im Rheinland früher in Weinbergen häufig, heute aber fast ausgerottet, galt gleichfalls als ein mildes Bittermittel, hat aber ebenfalls keine Bedeutung mehr. Als namengebender Bestandteil des antidyspeptischen Kombinationspräparats ▷ Iberogast® Tinktur (Steigerwald) ist sie heute wieder aufgetaucht.

▶ Kalmustee wurde immer gerne bei **Appetitlosigkeit** gegeben, nach älterer Erfahrung wirkt er auch bei solcher Symptomatik infolge eines Karzinoms. Den aromatischen Bestandteilen verdankt der Kalmus im übrigen auch seinen vielfachen äußerlichen Gebrauch. Als ▶ Ol. Calami und ▶ Spir. Calami wird er zu erfrischend und anregend wirkenden **Einreibungen** benutzt, z. B. bei Überlastungsbeschwerden der Füße, beim varikösen Symptomenkomplex, aber auch zu Abreibungen des ganzen Körpers an Stelle von Franzbranntwein.

Zubereitungsformen

Calami rhizoma

▶ Tinctura Calami
3mal täglich 20–30 Tropfen in 1 Glas Wasser, Kinder 5–10 Tropfen (beta-Asaron-freie Droge!).

Amara acria

Zingiber officinalis, Ingwer

Nach *Madaus* ist die wahrscheinlich in Südasien heimische Pflanze heute nirgends mehr in wildem Zustand anzutreffen. Der horizontal kriechende, knollig-fleischige Wurzelstock treibt jährlich aus den einzelnen Knollengliedern einen bis 1 m hohen, reichbeblätterten schilfartigen Sproß. Die bis 24 cm langen, blütentragenden Sprosse sind mit reduzierten, die sterilen mit bis zu 16 cm langen lanzettartigen Hauptblättern versehen. Die endständige Blütenähre setzt sich aus dachziegelartig übereinander liegenden, verkehrt-eiförmigen Deckblättern zusammen, in deren Achseln die grünlich-gelben, braunviolett punktierten Röhrenblüten sitzen.

Bekannt ist Ingwer vor allem als Gewürzpflanze. Aber auch in der Medizin blickt er auf eine jahrtausendalte Geschichte zurück. Als Droge findet der Wurzelstock, **Zingiberis rhizoma** Verwendung. Er enthält ätherisches Öl und Scharfstoffe wie Gingerole. Scharfstoffe fördern wie die übrigen Amara die **Speichel-** und **Magensaftsekretion**, führen darüber hinaus zu einer Steigerung des Tonus und zu **Anregung** der **Darmperistaltik**. Im klinischen Versuch zeigte die Droge **antiemetische** Wirkungen, die sich bei Bewegungskrankheiten günstig auswirken. Zur Behandlung von Bewegungskrankheiten, im besonderen der Reisekrankheit, sind ▷ Zintona® Kapseln (Herbalist & Doc) günstig. Man nimmt 2 Kapseln 1/2 Stunde vor Reisebeginn, dann alle 4 Stunden weitere 2 Kapseln.

Zubereitungsformen

Zingiberis rhizoma

Am ehesten wird die Tinktur verwendet, seltener die Teezubereitung.

▶ Tinctura Zingiberis (1:5)
Mehrmals 10–20 Tropfen in 1/2–1 Glas Wasser rechtzeitig vor den Mahlzeiten einnehmen.

▶ Tee
1 Teelöffel grobgepulverte Droge mit 1 Tasse

Wasser heiß aufgießen, abdeckt 5–10 Minuten ziehen lassen, abseihen. Mehrmals täglich 1 Tasse 15–30 Minuten vor den Mahlzeiten trinken.

Alpinia officinarum, Galgant

Noch eindrucksvoller als Scharfstoffdroge ist der arzneilich verwendete Galgantwurzelstock, **Galangae rhizoma**. Der Galgant gehört zu den Ingwergewächsen (Zingiberaceae), und hat sein natürliches Hauptverbreitungsgebiet in China. Galgant besitzt einen langen, kriechenden, schlanken und zylindrischen Wurzelstock, der sich reichlich verzweigt und etwa 2 cm dick wird. Er ist mit zahlreichen großen, hellbraunen Schuppen besetzt, nach deren Abfallen weißliche Narben zurückbleiben. Aus seinem Wurzelstock entspringen bis zu 40 Stengel, die teils Blüten und Blätter, teils nur Blätter tragen. Die Blütensprosse werden 60–150 cm hoch. Die Blüten bilden eine dichte endständige Traube. Die weiße Blumenkrone ist dreilappig und unten röhrig. Die Frucht schließlich bildet eine fast kugelige Kapsel.
Die Droge enthält neben den Scharfstoffen ätherisches Öl und Flavonoide. Als Hauptwirkung kann die **Spasmolyse** bezeichnet werden, auch sind antiphlogistische und antibakterielle Wirkungen beschrieben worden. Die spasmolytische Wirkung setzt sehr rasch ein und ist so kräftig, daß sie auch bei beginnenden Gallenkoliken hilft. Das Hauptindikationsgebiet ist aber das spastisch-funktionelle Oberbauchsyndrom, das im Zusammenhang mit heftigem Meteorismus auch **Roemheld-Komplex** genannt wird. Man muß die segensreiche Wirkung einer Galganttablette oder auch des Galgantpulvers z. B. in einer Tasse Espresso nach einer überreichlichen Mahlzeit erlebt haben, um seine arzneiliche Wirkung richtig einschätzen zu können.
Eine weitere Indikation sind funktionelle **pektanginöse Beschwerden**. Darauf wird in dem entsprechendem Kapitel der Herz- und Kreislaufkrankheiten eingegangen (s. S. 158).

Zubereitungsformen

Galangae rhizoma

▶ Tee
1 Teel. feingeschnittene oder grobgepulverte Droge mit einer Tasse kochendem Wasser aufgießen und 5–10 Minuten in einem bedeckten Gefäß ziehen lassen, abseihen. Mehrmals täglich 1 Tasse rechtzeitig vor den Mahlzeiten trinken.
▶ Tinctura Galangae (1:10)
3mal täglich 10 Tropfen in etwas angewärmten Wasser 15 Minuten vor den Mahlzeiten einnehmen.

Empfehlenswerte Fertigarzneimittel

Als Fertigarzneimittel bekommt man als Sonderbestellung über die Apotheke ▷ Galgant-Tabletten 0,1/0,2 g (Jura Konstanz). Man verordnet mehrmals täglich 1 Tablette vor den Mahlzeiten.

> Bei kolikartigen Beschwerden 1–2 Tabletten à 0,2 g im Munde zergehen lassen und schlucken.
> Bei Bewegungskrankheiten, im besonderen der Reisekrankheit, kann eine antiemetische, stabilisierende Wirkung beobachtet werden.

Muzilaginosa

Als Muzilaginosa bezeichnen wir Pflanzen, die durch einen starken Gehalt an Schleimstoffen ausgezeichnet sind. Der Schleim dient als Hülle und Schutz für entzündete Schleimhäute, so auch für den Magen. Schleimstoffe fördern außerdem die Bindung von Magensäure und die Schleimhaut reizenden Zersetzungsprodukten. Bei den chronischen Magenkrankheiten ist das Anwendungsgebiet der Muzilaginosa allerdings verhältnismäßig begrenzt.

Cetraria islandica (Lichen islandicus), Isländisches Moos

Botanisch ist Cetraria islandica kein Moos, sondern eine Flechte. Daher auch die Drogen-

bezeichnung »Lichen« islandicus, da Lichen die Flechten bezeichnet. Flechten sind eigentlich keine einheitlichen Pflanzen, obwohl sie in ihrem Äußeren typisch erscheinen. Sie sind vielmehr eine Symbiose aus einem Pilz und einer Alge. Die grünen einzelligen Algen werden innig von den Pilzfäden (Hyphen) umsponnen. Cetraria islandica kommt auch in Deutschland vor, in Kieferwäldern und auf Heiden, hauptsächlich in der norddeutschen Tiefebene und in den Mittelgebirgen.
Sie darf nicht mit der *Rentierflechte (Cladonia rangiferina)*, die ein völlig anderes Aussehen hat und die gerne zur Herstellung der grauen, witterungsbeständigen Friedhofskränze verwendet wird. Cetraria islandica hat einen flachen Thallus, der gabelförmig (dichotom) verzweigt ist. An den Spitzen sieht man oft »Frucht«häufchen (Apothezien), die lediglich von dem Pilz der Symbiose herstammen.
Lichen islandicus ist sowohl bitter als schleimig. Das gibt ihr eine eigene Stellung. Sie enthält sehr große Mengen, bis zu 40%, Flechtenstärke (Lichenin), die man als weißes Pulver rein darstellen kann; außerdem 2–3% Cetrarsäure, die weiße Nadeln bildet. Der Schleim wird vom Darm verdaut. Daher wurde die Droge in Mangelzeiten sogar als Nahrungsmittel verwendet. Gemäß den beiden sehr verschiedenartigen Inhaltsstoffen kommen dem isländischen Moos zwei Anwendungsgebiete zu: wegen des Schleimgehaltes gebraucht man es bei **Katarrhen der oberen Luftwege**, wegen des Bitterstoffes und zumal wegen der Kombination von Bitterstoff mit Schleim bei **Magenerkrankungen**. Der Bitterstoff hat eine ausgesprochen tonische Wirkung auf den Magen und ist darüber hinaus als allgemeines Tonikum geeignet. Ein alkoholischer Auszug aus der Droge, dem der Schleim größtenteils fehlt, kann mit Erfolg als Amarum tonicum Verwendung finden. Will man Cetraria islandica bevorzugt als Hustenmittel anwenden, so wirkt der Bitterstoff eher störend und wird besser entfernt, zumal er den Geschmack sehr ungünstig beeinflußt. Dies gelingt am besten, indem man bei der Zubereitung der Droge als Hustentee das erste Kochwasser und damit den größten Teil des wasserlöslichen Bittermittels entfernt. Bei Magenleiden aber wird man die Droge überhaupt nicht kochen, sondern nur heiß überbrühen oder noch besser kalt mazerieren lassen. Dann geht vorwiegend der Bitterstoff in Lösung, und die Stärke bleibt ungelöst zurück. Will man Bitterstoff- und Schleimwirkung, so läßt man kochen, danach aber wird das Kochwasser abgegossen. Lichen islandicus ist preiswert und steht in den Apotheken als Handverkaufsmittel zur Verfügung. Man wird es allerdings meist in Verbindung mit anderen Magenmitteln als Tee verschreiben. Eine Tinktur, die als Amarum recht wünschenswert wäre, gibt es leider nicht.

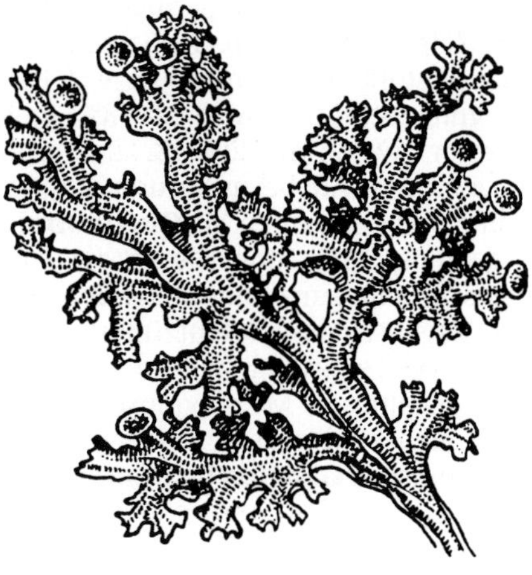

Isländisches Moos, Cetraria islandica

Zubereitungsformen

Lichen islandicus

▶ Tee
1–2 Teel. feingeschnittene Droge mit 1 Tasse kochendem Wasser abseihen. Mehrmals täglich 1 Tasse vor den Mahlzeiten trinken.

Empfehlenswerte Fertigarzneimittel

Reine Isländisch-Moos-Präparate

Isla-Moos® Pastillen (Engelhard)
Isla-Mint® Pastillen (Engelhard)
Mehrmals täglich 1–2 Lutschtabletten langsam im Mund zergehen lassen (hauptsäch-

lich bei Husten und Bronchialerkrankungen indiziert).

Usnea barbata, Bartflechte

Zu den medizinisch verwendeten Baumflechten gehört in erster Linie die Bartflechte. Sie hat ihren Namen daher, daß sie in alten Bergwäldern in großen Mengen an den Zweigen hängt, so daß es einem Bart ähnelt. Auch die Bartflechte und ebenso manche alpinen Gesteinsflechten enthalten sehr reichlich Bitterstoffe und Flechtensäuren, z. B. Usninsäure. Diese zeigt experimentell beträchtliche bakteriostatische Wirkungen, auch noch in größerer Verdünnung. Eine klinisch gestützte Indikation hat sich bisher aber nicht daraus ergeben.
Die wesentlichen Anwendungsgebiete für die Bartflechte sind bei innerer Gabe die Verwendung als **Aperitivum**, außerdem als symptomatische Therapie bei unspezifisch-entzündlichen **Darmerkrankungen**. Hier mag es von Vorteil sein, daß die Usninsäure nicht resorbiert wird und sich der mögliche bakteriostatische Effekt unmittelbar an der Schleimhaut abspielen kann. Allergische Reaktionen sind nicht zu erwarten und bisher auch nicht beobachtet worden.

Empfehlenswerte Fertigarzneimittel

Reine Bartflechten-Präparate

▶ Dr. Grandel Granobil Rondoletten Lutschpastillen (Dr. Grandel-Syn Pharma), 2- bis 3mal täglich 2 Pastillen langsam im Munde zergehen lassen.

Linum usitatissimum, Lein (Flachs)

Der Lein, besser auch als Flachs bekannt, ist eine uralte Kulturpflanze, die sich historisch bis weit in die vorchristliche Zeit zurückverfolgen läßt. Heute wird diese ein- und zweijährige Pflanze in allen Kontinenten angebaut, ihr ursprüngliches Heimatland ist nicht bekannt. Die ca. 1 m hohen Stengel sind mit lineal-lanzettlichen Blättern dicht besetzt

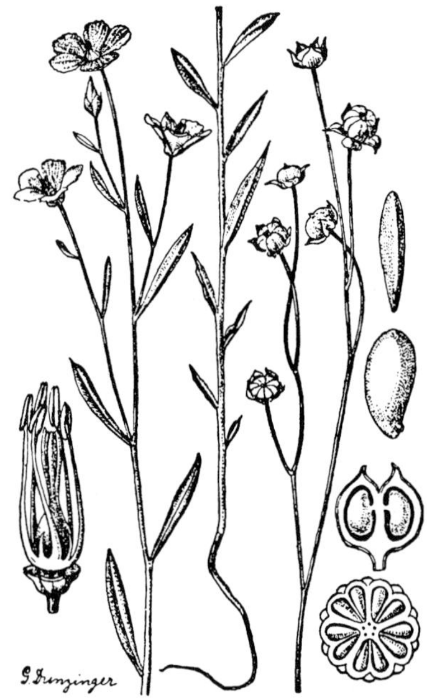

Lein, Linum usitatissimum

und tragen rispig angeordnete Blütenwickel. Die fünfzählige Blüte enthält große, schwachbewimperte Kronenblätter von meist himmelblauer Farbe. Die Frucht wiederum stellt eine etwa 8 mm lange, kugelig-eiförmige Kapsel mit etwa 10 Samen dar. Diese Samen, der **Leinsamen**, ist die arzneilich verwendete Droge, die ebenfalls schon bei Hippokrates Erwähnung findet und bis in unsere Zeit erhalten blieb. Die Samen enthalten Ballaststoffe wie Hemizellulose, Zellulose und Lignin, fettes Öl, davon 52–78% Linolensäureester, weiterhin Eiweiß, Lininostatin bzw. Linamarin. Am bekanntesten ist die Verordnung von Leinsamen als **Quellmittel** zur Anregung der Defäkation. Hier ist die Verordnungsform eine ganz andere als bei chronischen Magenschleimhautentzündungen. Bei diesen wird Leinsamen wegen des großen Schleimgehaltes als Muzilaginosum genutzt. Indikationen sind also besonders subakute bzw. chronische **Gastritis** und **Enteritiden**.

Zubereitungsformen

Lini semen

▶ Leinsamenschleim
Dieser wird aus 2–3 Eßlöffeln eines geschroteten bzw. zerkleinerten Leinsamens bereitet. Die Tagesmenge, z. B. 1–2 Eßlöffel auf 1/4–1/2 Liter Wasser einweichen und über Nacht mazerieren lassen. Morgens vor dem Frühstück oder auch mehrmals täglich trinken.
In ähnlicher Weise schützend für die Magenschleimhaut wirkt das Trinken von 1 Eßlöffel ▶ Olivenöl, täglich morgens nüchtern. Es hat gleichzeitig einen Nährwert und kommt daher für sehr magere, geschwächte Magenkranke in Betracht.

Empfehlenswerte Fertigarzneimittel

Reine Leinsamenpräparate

Linusit® Creola Leinsamen	(SmithKline Beecham OTC Medicines)

Anregungen für weitere Rezepturen

Species stomachicae

Erstreben wir eine einfache, aber **starke Bitterstoffwirkung**, so verschreiben wir z. B.

Rp.	Herb. Centaurii Fol. Trifolii fibrini Rhiz. Calami aa 20,0
M. f. spec. S.	1 Eßlöffel auf 1 l Liter Wasser, 15 Minuten kochen lassen, 1 Stunde vor jeder Hauptmahlzeit 1 Tasse voll warm trinken.

Bei stärkeren dyspeptischen Beschwerden mit Neigung zu **Koliken** und **Meteorismus** wird man die Bittermittel mit Karminativa und Antispasmodika kombinieren, z. B. in folgender Weise:

Rp.	Fol. Menth. pip. Fruct. Anisi Rhiz. Calami aa 20,0
S.	1 Eßlöffel mit l Liter Wasser heiß überbrühen, 1 Stunde ziehen lassen; davon vor jeder Mahlzeit 1 Tasse voll heiß trinken.

Rp.	Herb. Cnici benedicti Herb. Absinthii Fol. Melissae aa 20,0
S.	1 Teelöffel auf 1 Glas Wasser, heiß überbrühen, 20 Minuten ziehen lassen, 3mal tägl. 1 Tasse voll trinken.

Bei chronischer Gastritis:

Rp.	Fruct. Foeniculi Fol. Menth. pip. Fol. Melissae Rhiz. Calami aa 20,0
M. f. spec. D. S.	1 Teelöffel auf 1 Glas Wasser, kochend übergießen, 10 Min. ziehen lassen, warm und schluckweise trinken, 2- bis 3mal tägl.

Bei **Anazidität, Achylie, Anorexie** usw.

Rp.	Herb. Absinthii Fol. Menth. pip. aa 30,0
M. f. spec. D. S.	1 Teelöffel auf 1 Glas Wasser, kochend übergießen, 10 Min. ziehen lassen, 2mal 1 Glas vor dem Essen schluckweise langsam trinken.

Tincturae stomachicae

Bei **dyspeptischen Zuständen**, für längerdauernden, kurmäßigen Gebrauch:

Rp. Tinct. Gentianae
Tinct. Absinthii aa 20,0
Tinct. Menth. pip. 10,0

S. 3mal tägl. 30 Tropfen kurz vor den Mahlzeiten in l Glas Wasser.

Amara mit Belladonna:

Rp. Tinct. Belladonnae 5,0
Tinct. Gentianae
Tinct. Absinthii aa 20,0

S. 3mal tägl. 30 Tropfen kurz vor den Mahlzeiten in 1 l Glas Wasser.

Rp. Tinct. Belladonnae 2,0
Tinct. Menthae pip. 10,0
Tinct. Gentianae 20,0
M. D. in vitr. gtt.

S. 3mal 10–15 Tropfen tgl.

Mixturae stomachicae

Mixtura Centaurii:

Rp. Extract. Centaurii fluid.
Stadatrat Aurantii aa 15,0
Acid. hydr. dil. 3,0
Sir. simpl. 2,0
Aqu. dest. ad 200,0

D. S. 3mal tägl. 1 Eßlöffel.

1. Amann, K., Maiwald, L.: Wie beeinflussen Bitterstoffe die Pepsin- und Säuresekretion im Magen? Natura med. 1/2 (1988) 38
2. Vanhaelen-Fastrè, R.: Constitution et propiétés antibacteriennes de l'huile essentielle de cnicus benedictus. Planta medica. 24/1 (1973) 165–175
3. Wagner, H., Wiesenauer, M.: Phytotherapie. Fischer, Stuttgart 1995

2.3 Magen- und Zwölffingerdarmgeschwüre

Schon in den vorausgegangenen Kapiteln wurde ein Vorblick auf die Ulkuskrankheit genommen, die Ulcera ventriculi et duodeni zusammenfaßt. Aus zwei Gründen erfordert deren Behandlung vom Gesichtspunkt der Phytotherapie eine eigene Stellungnahme. Zum einen stellen sie eine der häufigsten Erkrankungen des Magens und Zwölffingerdarms dar, mit welcher sich der praktische Arzt ständig auseinandersetzt, sind also ein häufiges Anwendungsgebiet, und zum anderen bietet gerade die Ulkuskrankheit ein sehr typisches Beispiel für die Alternative oder adjuvante Möglichkeit des Einsatzes pflanzlicher Arzneimittel bei einer gut bekannten und trotz aller individuellen Eigenheiten klar definierten Erkrankung, für die es heute eine große Anzahl wirkungsvoller synthetischer Arzneimittel gibt. Kritiker einer Phytotherapie mögen gerade bei dem Ulcus ventriculi oder duodeni einwenden, daß bei der Potenz und Zahl moderner synthetischer Arzneimittel keine phytotherapeutischen Alternativen notwendig sind. Die folgenden Darstellungen sollen deutlich machen, daß unter Berücksichtigung von Wirksamkeit, Verträglichkeit und auch wirtschaftlichem Denken phytotherapeutische Konzepte bei der Therapie der Ulkuskrankheit des Magens und Zwölffingerdarms keine Konkurrenz, aber eine Ergänzung der modernen Pharmakotherapie bedeuten.

Glycyrrhiza glabra
- ❊ **Liqiritiae radix**
- ® **Suczulen® mono Kapseln**
- ® **Ulgastrin® Neu Tabletten**
- ® **Liquirit® N Tabletten**

Atropa belladonna
- ❊ **Belladonnae radix**
- **Belladonnae folium**
- ® **Belladonnysat® Bürger Tropfen**

Grundlegende Gesichtspunkte

Zum Verständnis der Ätiologie dieser Krankheit sind in den letzten Jahrzehnten weitere wichtige Gesichtspunkte hinzugetreten. Beherrschte lange Zeit die Vorstellung eines Ungleichgewichts von aggressiven Schleimhautfaktoren (vor allem Säure, Pepsin, Gallensäuren) im Verhältnis zu den protektiven, auch defensiv genannten Schleimhautfaktoren (vor allem Schleim, genügende Schleimhautdurchblutung und -regeneration) alle pathogenetischen Vorstellungen, wurden psychogene (psychosomatische) Faktoren als Ursache dieses Ungleichgewichts gewertet, ist nun die Theorie auch durch epidemiologische Beobachtungen untermauert worden, daß eine durch ständigen Befall der Schleimhaut mit **Helicobacter pylori** entstehende chronische Gastritis eine weitere entscheidende, vielleicht die entscheidende Ursache der Ulkuskrankheit sei. Das führte natürlich auch zur Erweiterung der bisherigen therapeutischen Konzeption. Diese war ganz auf Säureblockade durch H_2-Antagonisten oder Omeprazol, auch Antazida eingestellt, hatte aber das Problem, daß eine hohe Rezidivquote nach Absetzen dieser Arzneimittel besteht, und daß bei den bekannten unerwünschten Wirkungen eine Langzeit- oder gar Dauertherapie ungern empfohlen wurde. Jetzt gehört die Eradikation von Helicobacter pylori durch Kombination von Säureblockade und Antibiotika, gegebenenfalls auch Wismutpräparaten, zum festen Bestandteil einer Ulkustherapie, wenn in der Schleimhaut Helicobacter nachgewiesen wurde. Man darf hoffen, daß bei wirklich gelungener Eradikation auch die Rezidivhäufigkeit zurückgeht. Auch würde die Problematik erfaßt, daß die chronische Ulkuskrankheit eine Präkanzerose ist.
Ein sehr spezielles Problem ist zu dem Thema der Ulkuskrankheit des Magens und des

Zwölffingerdarms noch dadurch hinzugekommen, daß sehr häufig verwandte **Arzneimittel**, im besonderen Salyzilate und nichtsteroidale Antirheumatika, **ulzerogen** wirken und heute die häufigste Ursache für die akute obere gastrointestinale Blutung geworden sind. Diese iatrogene Form der Ulkuskrankheit kann theoretisch durch Weglassen der Ursache und entsprechende Therapie zur Ausheilung der Ulzera scheinbar befriedigend gelöst werden. Doch ist die Verordung oft im Rahmen der kardialen oder rheumatischen Erkrankung so wesentlich, daß sie eben nicht ersatzlos gestrichen werden kann. Auch hier entsteht die Frage, inwiefern durch begleitende Maßnahmen, die die Schleimhautprotektion gegenüber diesen ulzerogenen Faktoren stärken, die so wichtige Therapie fortgesetzt werden kann, ohne den entsprechenden Schaden an der Schleimhaut zu bewirken.

Hier können nun drei große pflanzliche Heilmittel genannt werden, für die umfangreiche Erfahrungen einerseits und auch moderne Studienergebnisse andererseits vorliegen, die bestätigen, daß durch sie Alternativen oder Ergänzungen der etablierten Pharmakotherapie möglich und sinnvoll sind. Das ist an erster Stelle die Süßholzwurzel (Liquiritiae radix), im weiteren die Tollkirsche (Belladonna atropa) und schließlich die schon sehr ausführlich behandelte Kamille (Matricaria recutita).

Grundsätzliche Übereinstimmung sollte aber auch über jede Pharmakotherapie hinaus bestehen, daß sowohl diätetische Maßnahmen als auch das klärende Eingehen auf die psychosoziale Situation eines Menschen mit Ulkuskrankheit unverzichtbare Basis jeder Ulkustherapie ist, vergleichbar der Situation, daß kein gewissenhafter Arzt einen Diabetes mellitus medikamentös behandeln würde, bevor Lebensgewohnheiten und Diät nicht bereits optimale Voraussetzungen für den dann zu überprüfenden Einsatz von Antidiabetika geschaffen haben.

Pflanzen zur Behandlung

Glycyrrhiza glabra, Süßholz

Das Süßholz ist ein ausdauerndes Kraut mit kräftigem, holzigem Wurzelstock von Fingerdicke, außen braun, innen schmutzig gelb gefärbt und süß schmeckend. Dieses Rhizom treibt eine Anzahl fingerdicker Wurzeln und aufrechte, ästige Zweige. Diese werden meterhoch. Die Zweige sind unten stielrund, oben kantig. Die wechselpaar ständigen Blätter sind rundpaarig gefiedert und bestehen aus 3–7 Paaren von kurzgestielten Blättchen. Diese sind eiförmig, ganzrandig, 2–5 cm lang und halb so breit. Die Oberseite ist kahl und die Unterseite klebrig. Die Blüte bildet eine langgestielte Traube, ist lila mit weißlicher Fahne, der Kelch zweilippig, die zwei Zipfel der Oberlippe verwachsen, die drei der Unterlippe frei.

Die Heimat des Süßholzes ist das südliche Europa, wo sie auf grasigen Plätzen und in lichten Gebüschen vorkommt. In Süditalien wird sie in großen Mengen angebaut. Der aus den ungeschälten, getrockneten Wurzeln gewonnene dicke Saft wird als Lakritze oder Succus Liquiritiae bezeichnet. Die Süßholzwurzel, **Liquiritiae radix** bzw. der Lakritzensaft, **Succus Liquiritiae** ist die arzneilich verwendete Droge der Süßholzpflanze.

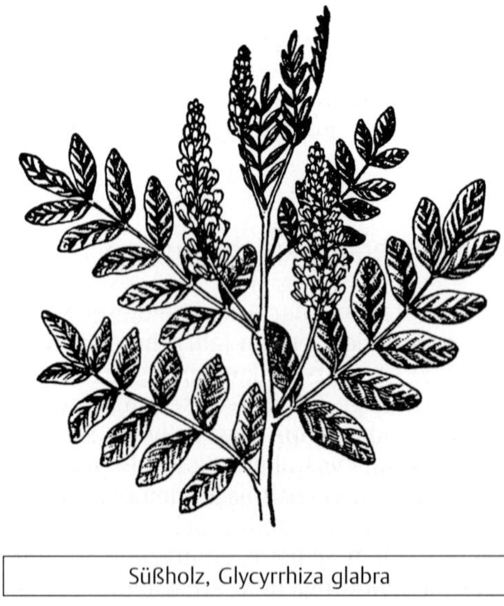

Süßholz, Glycyrrhiza glabra

Pharmakologie

Süßholzwurzel enthält mindestens 4% Glycyrrhizinsäure und 25% wasserlösliche Anteile. Neben den Kalium- und Kalziumsalzen der Glycyrrhizinsäure (Glycyrrhizin) enthält die Droge eine Reihe von Flavonoiden der Flavanon- und Isoflavonreihe. Ferner sind Phytosterole und Cumarine nachweisbar. Glycyrrhizinsäure bzw. das Aglycon besitzen schleimhautprotektive Wirkungen im Magen-Darm-Trakt. Bei topischer Anwendung wirken sie stark antiphlogistisch. Auch wird die Pepsinaktivität gebremst und die Viskosität des Magenschleims erhöht.
Glycyrrhizin wird als der wirksamkeitsbestimmende Inhaltsstoff angesehen. Pharmakologisches Wirkstoffdenken entwickelte Carbenoxolon, das Na-Salz des Bernsteinsäureesters der Glyzyrrhetinsäure. Als Fertigarzneimittel Biogastrone® revolutonierte es um 1970 die damalige Ulkustherapie. Die schweren, häufig zu beobachtenden Nebenwirkungen der Ödembildung, des Kaliummangels und des Bluthochdrucks (Hyperaldosteronismus) führten dazu, daß Biogastrone® aus der Anwendungspraxis der Ärzte wieder verschwand. Dieser Aldosteronismus wird auf die Glycyrrhizinsäure zurückgeführt. Nun zeigte eine klinische Studie bei solchen Patienten, bei denen durch Carbenoxolon entsprechende schwere Nebenwirkungen aufgetreten waren, daß sie einen definierten deglycyrrhizinierten Süßholzextrakt (▷ Caved-S®) ohne entsprechendes Auftreten von Nebenwirkungen vertrugen und zugleich die Abheilungsquote der Ulzera absolut vergleichbar mit Carbenoxolon war (*Kleist u. Mitarb., 1978*).
Hier sind Fragen offen, die erst durch weitere Forschung geklärt werden müssen. Ist Glycyrrhizinsäure gar nicht für die Schleimhautprotektion bzw. Ulkusheilung verantwortlich? Oder ist es eine strenge Dosisfrage, ob die Wirkungen auftreten oder nicht? Wird andererseits Glycyrrhizinsäure im Verbund mit den übrigen Inhaltsstoffen des Süßholzes in seiner Verträglichkeit verbessert? Sind überhaupt die weiteren Inhaltsstoffe wesentlich mitverantwortlich für die therapeutische Wirkung?

Hinweis Daß eine Dosisabhängigkeit für die Verträglichkeit bzw. das Auftreten unerwünschter Wirkungen für Süßholzwurzelpräparate besteht, wurde schon von dem holländischen Apotheker *Revers (1946)* beobachtet. Ihm fiel auf, daß eine Spezialität, welche hauptsächlich Süßholzwurzelextrakt enthielt, von den Magenkranken seines Bezirks sehr gelobt wurde. Sie berichteten ihm, daß die Magenbeschwerden sich zuverlässiger und anhaltender besserten als nach allen bisherigen Versuchen. Es ist das große Verdienst von Revers, daß er dieser Beobachtung nachging und ein holländisches Universitätsinstitut dafür zu interessieren wußte. *Borst (1953)* hat darüber im »Lancet« berichtet. Nun hatte schon Revers beobachtet, daß bei den Magenkranken nach längerer Einnahme des Süßholzpräparates häufig ein gedunsenes Gesicht auftrat, sobald die Beschwerden gebessert waren. Offensichtlich bestand ein Zusammenhang von Dauer und Menge der Einnahme des Präparates. Die moderne Geschichte der Süßholzwurzel als Arzneimittel ist typisch geprägt von der guten Beobachtungsgabe eines Apothekers, auf der sich dann die ganze weitere Forschung aufbaute.

Anwendungsgebiete

Das wichtigste Anwendungsgebiet der Süßholzwurzel ist die **Ulkuskrankheit** des Magens und Zwölffingerdarms. Wegen des Wirkprinzips der Schleimhautprotektion ist ihre Verordnung natürlich auch bei allen die Schleimhaut angreifenden, zur Gastritis oder zum Reizmagen führenden Einflüssen sinnvoll. Ideal erscheint die Verordung von Präparaten, in denen der Anteil der Glycyrrhizinsäure und ihrer Aglykone definiert und möglichst reduziert ist. Zukünftige Langzeituntersuchungen müßten zeigen, ob dadurch Verträglichkeit und therapeutische Wirksamkeit eine befriedigende Relation finden. Auch wird dann eine klinische Beobachtung durch epidemiologische Langzeituntersuchungen Beantwortung finden, daß die Süßholzwurzel ein für die Langzeit oder Dauertherapie geeignetes Prinzip ist, Rezidive der Ulkuskrankheit zu vermeiden ohne dadurch Nachteile in Form unerwünschter Wirkungen in Kauf nehmen zu müssen. Auch sollten solche Studien veranlagt werden, in denen geprüft wird, ob dringend indizierte, ulzerogene Arzneimittel wie Azetylsalizylsäure oder nichtsteroidale Antirheumatika auch langzeitmäßig verordnet werden können, ohne daß es zur Ulkusentstehung kommt, wenn gleichzeitig ein entsprechend dosiertes Süßholzwurzelpräparat gegeben wird.

Zubereitungsformen

Liquiritiae radix

Bei einer so klaren Indikation wie dem Ulcus ventriculi et duodeni sollte der Arzt primär definierte Fertigarzneimittel verordnen. Dagegen kann bei Indikationen wie der **Gastritis** oder des **Reizmagens** durchaus auch der Tee oder ein Fluidextrakt sinnvoll sein.

▶ Tee

1/2 Teelöffel feingeschnittener Droge mit einer Tasse kochendem Wasser übergießen. Man kann den Tee auch mit kaltem Wasser aufsetzen und kurz aufkochen. 15 Minuten ziehen lassen und abseihen. Mehrmals täglich eine Tasse trinken.

▶ Fluidextrakt (mit 4–6% Glycyrrhizinsäure)

Mehrmals täglich 1 Teelöffel mit etwas Wasser verdünnt einnehmen.

Empfehlenswerte Fertigarzneimittel

Reine Süßholzwurzel-Präparate

Suczulen® mono Kapseln	(Knoll)
Ulgastrin® Neu Tabletten	(Dolorgit)
Liquirit® N Tabletten	(Loges),

mit niedrig dosierten Antazida

Matricaria recutita, Kamille

Auf die Kamille und ihre Wirkprinzipien wurde in dem Abschnitt über die akuten Magenerkrankungen bereits ausführlich eingegangen (*s. S. 42f.*). Sie ist **das** Heilmittel der Schleimhäute schlechthin, und als natürliches antiphlogistisches Prinzip unübertroffen. Natürlich reicht die Kamille als einzige therapeutische Maßnahme einer manifesten Ulkusbildung im allgemeinen nicht aus. Ihre Stärke liegt viel mehr in der Vorbeugung und Prävention.

Beim manifesten Ulkus sei noch einmal auf die Besonderheit der ▶ Kamillen-Rollkur hingewiesen. Morgens auf nüchternen Magen werden 2 bis höchstens 3 Tassen eines frisch zubereiteten Kamillentees warm schluckweise getrunken. Man liegt nun zunächst 5 Minuten auf dem Rücken, legt sich dann die gleiche Zeit auf die linke Seite, weitere 5 Minuten auf den Bauch und schließlich auf die rechte Seite, noch einmal 5 Minuten. Die Rollkur bezweckt, die Kamille auch wirklich gleichmäßig mit der gesamten Magenschleimhaut nach und nach in Berührung zu bringen. Hinzu kommt sicher eine psychotrope Wirkung, beginnt doch der oft angespannte und streßgeplagte Ulkuspatient seinen Tag mit einer Verordnung, die ihn zur Ruhe und zum Verweilen, möglichst auch zum Entspannen bringt.

Kann aus zeitlichen Gründen der Kamillentee morgens nicht frisch zubereitet werden, kann auch ein ▶ Fluidextrakt oder ein entsprechendes Handelspräparat gewählt werden, von dem eine ausreichende Dosis, im allgemeinen 30–50 Tropfen auf ein Glas warmes Wasser gegeben und dann getrunken werden. Entsprechende Zubereitungsformen und Handelspräparate finden sich auf *Seite 47*.

Atropa belladonna, Tollkirsche

Die Tollkirsche ist eine weitverbreitete Pflanze, in Deutschland kommt sie mehr in den mittleren und südlicheren Regionen als im Norden vor. Sie ist eine krautartige, ausdauernde Pflanze, die die Laubwälder und schattige Bereiche bevorzugt. Der Stengel wird bis zu 1,50 m hoch, ist stumpfkantig, stark verästelt, oben feindrüsig behaart. Die verhältnismäßig zarten elliptischen und zugespitzten Blätter kennzeichnen die Tollkirsche als Schattenpflanze. Die kleinen Blätter stehen in den Lücken der größeren und schaffen so ein Blattmosaik, das die volle Ausnutzung des Lichts gestattet. Die einzelnen gestielten und hängenden Blüten sind glockenförmig, außen braunrot-violett, innen schmutzig gelb gefärbt und purpurn ge-

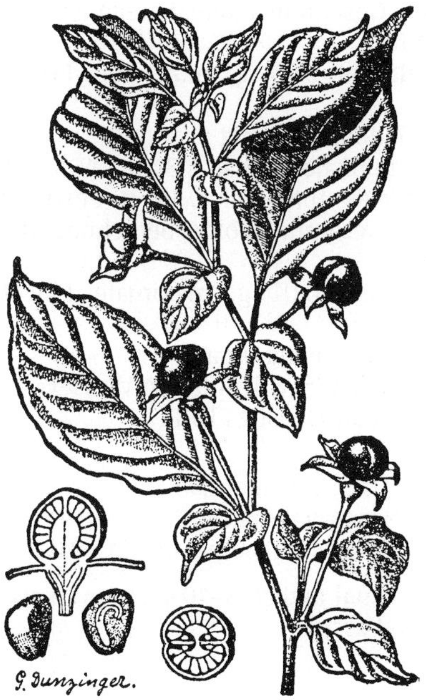

Tollkirsche, Atropa belladonna

adert. Die Frucht ist eine kugelige etwa kirschgroße Beere, anfangs grün, später glänzend schwarz mit violettem Saft und vielen eiförmigen Samen. Diese Kirsche genannte Frucht (Tollkirsche) zentriert das starke, auch in den Blättern zu findende Gift. Die Tollkirsche gehört zu den vielen starken Giftpflanzen, die als Familie der Nachtschattengewächse (Solanaceae) bekannt sind.

Als arzneilich genutzte Droge werden die **Blätter** und die **Wurzel** gebraucht. Belladonnablätter enthalten Alkaloide wie Atropin, Scopolamin und L-Hyoscyamin, mit einem Gesamtgehalt von mindestens 0,3%; in der Belladonnawurzel ist der Alkaloidgehalt etwas konzentrierter, mindestens 0,5%, bezogen auf die getrocknete Droge.

Pharmakologie

Die Inhaltsstoffe von Atropa belladonna wirken parasympathikolytisch/anticholinerg über eine kompetitive Hemmung des neuromuskulären Transmitters Azetylcholin am Rezeptor. Dieser Antagonismus gegenüber Acetylcholin betrifft vorwiegend seine muskarinische, weniger die nikotinische Wirkung an den Ganglien und der neuromuskulären Endplatte. Zubereitungen aus Belladonna entfalten somit periphere, auf das vegetative Nervensystem und die glatte Muskulatur gerichtete sowie auch zentralnervöse Wirkungen.

Aufgrund der parasympathikolytischen Eigenschaften bewirken sie eine Erschlaffung der glattmuskulären Organe und Aufhebung spastischer Zustände vor allem im Bereich des Gastrointestinaltraktes und der Gallenwege. Am Herzen wirken sie positiv dromotrop und positiv chronotrop. Infolge der zentralnervösen Wirkungen beeinflussen sie den entsprechend bedingten muskulären Tremor sowie muskuläre Rigidität (Morbus Parkinson). Als **stark spasmolytische Droge** könnte es bei immer stärkerer Integration der Phytotherapie in eine moderne Pharmakotherapie zu einer Renaissance von Belladonna-Gesamtextraktpräparaten kommen, da diese »natürliche« Kombination verschiedener Inhaltsstoffe einen therapeutischen Summationseffekt erbringt, der mehr ist als die Einzelwirkungen. Belladonna-Alkaloide besitzen schließlich auch antiemetische Eigenschaften. Hierdurch können sie sich zur Behandlung von Übelkeit und Erbrechen im Rahmen von Bewegungskrankheiten eignen. Ein solches »Forte-Phytotherapeutikum« hat selbstverständlich auch **Nebenwirkungen**, Wechselwirkungen und Gegenanzeigen. Zu ersteren rechnen Mundtrockenheit, Abnahme der Schweißdrüsensekretion, Akkommodationsstörungen, Hautrötung und -trockenheit, Tachykardien, Miktionsstörungen, Halluzinationen und Krampfzustände vor allem bei Überdosierung. In Wechselwirkung verstärken sie die anticholinerge Wirkung trizyklischer Antidepressiva, von Amantadin und Chinidin. Als Gegenanzeigen müssen deshalb tachykarde Rhythmusstörungen, die benigne Prostatahyperplasie mit Restharnbildung, das Engwinkelglaukom, ein akutes Lungenödem sowie mechanische Stenosen im Bereich des Magen-Darm-Trakts angegeben werden.

Anwendungsgebiete

Im Kapitel der Ulkuskrankheit des Magens und Zwölffingerdarms sind dadurch ausgelöste **Magenkoliken der Ulkuskrankheit** Hauptindikation. Die anticholinerge Wirkung wird aber zugleich Anteil der Ulkustherapie durch ihre **sekretionshemmende** Wirkung. Aus Sicht der Phytotherapie sollten alkaloidstandardisierte Gesamtextraktpräparate Anwendung finden, wobei es zur Kunstfertigkeit des Arztes gehört, die jeweils individuell beste Dosierung zu finden; sie muß einerseits niedrig genug sein, um möglichst unerwünschte Wirkungen gar nicht erst eintreten zu lassen, sie muß andererseits ausreichend dosiert werden, um den entsprechenden gewünschten therapeutischen Effekt zu erzielen. Man wird die Erfahrung machen, daß hier eine pro kg Körpergewicht bezogene feste Dosierung nicht empfohlen werden kann, sondern daß die Dosis jeweils individuell ermittelt werden muß.
Sehr gut läßt sich Belladonna beispielsweise mit der Kamille kombinieren. Oft reichen 5 Tropfen der Tinktur in einer Tasse Kamillentee, um eine entsprechende Schmerzfreiheit zu schaffen. Auch die Kombination mit der mild sedierend wirkenden Melisse kann sich anbieten. Im übrigen sollte aber Belladonna weitgehend als Einzelverordnung abgegeben werden.

Zubereitungsformen

Belladonna radix et folium

Bei einer so differenzierten und hochwirksamen Droge müssen in Abweichung zu sonstigen Empfehlungen sehr enge und exakte Dosisangaben erfolgen.
▶ Belladonnae pulvis normatus
(Gesamtalkaloidgehalt 0,28% – 0,32% DAB 10)
Tagesdosis max. 0,6 g Droge entsprechend 1,8 mg Gesamtalkaloide, berechnet als Hyoscyamin.
Einzeldosis 0,05 g – 0,1 g, maximale Einzeldosis 0,2 g.
▶ Belladonnae radix
Tagesdosis maximal 0,3 g entsprechend 1,5 mg Gesamtalkaloide, berechnet als Hyoscyamin.
Einzeldosis 0,05 g, maximale Einzeldosis 0,1 g.
▶ Belladonna Extrakt
(Gesamtalkaloidgehalt 1,3% – 1,45% DAB 10)
Tagesdosis maximal 0,15 g entsprechend 2,2 mg Gesamtalkaloide, berechnet als Hyoscyamin.
Einzeldosis 0,01 g, maximale Einzeldosis 0,05 g.
▶ Tinctura belladonnae
3mal täglich 5–8 Tropfen in Wasser.
Tinctura antispastica DRF:

Rp. Tinct. Belladonnae
Tinct. Valeriana
Spir. Menthae pip. aa ad 30,0
S. 3mal täglich 8–10 Tropfen in etwas Wasser.

Empfehlenswerte Fertigarzneimittel

Reine Belladonnapräparate

Belladonnysat® Bürger Saft	(Ysatfabrik)
Belladonnysat® Bürger Tropfen	(Ysatfabrik)

Weitere Möglichkeiten der Ulkustherapie

Aus der traditionell angewendeten Phytotherapie stammen Empfehlungen für die Ulkustherapie wie **Kohlsaft** und **Kartoffelsaft**. Der Kohl (Brassica) ist eine unserer ältesten Nutzpflanzen. In sehr vielen Formen, Spielarten und Sorten wird er gezogen und als Nahrungsmittel verwandt. Aus dem Weißkohl oder Kappes (Brassica oleracea var. capitata) läßt sich durch Auspressen ein frischer, konzentrierter Kohlsaft herstellen, der einen eigenartigen, etwas faden Geschmack besitzt. Angeblich soll nun dieser konzentrierte Kohlsaft, frisch getrunken, eine günstige Wirkung bei der Ausheilung der Magen- und Zwölffingerdarmgeschwüre haben. Veröffentlichun-

gen dazu liegen Jahrzehnte zurück. Eigene Erfahrungen zeigten, daß Magenkranke Probleme haben, sich mit diesem Geschmack zu identifizieren, und daß sie häufig auch über vermehrte Oberbauchschmerzen und Blähungen klagten. Die meisten dieser Patienten lehnten eine weitere Einnahme schon nach wenigen Tagen ab.
Auch von dem Saft aus der Kartoffel (Solanum tuberosum) wurde behauptet, daß er den Beschwerden des Ulkuskranken abhelfen kann. Dabei handelt es sich um den Saft, der aus der rohen Kartoffel gewonnen wird. Patienten berichten, daß hauptsächlich die krampfhaften Oberbauchschmerzen nachlassen. Auch die Kartoffel gehört zu der Familie der Nachtschattengewächse. Sie enthält zwar nur sehr geringe Mengen an Alkaloiden, aber ausreichend genug, um eine gewisse spasmolytische Wirkung hervorzubringen. Da diese aber durch die Belladonna viel effektiver und auch in der Dosierung sicherer zu handhaben ist, sollte das Thema einer Kartoffelsaft-Therapie beim Ulcus ventriculi et duodeni nicht weiter verfolgt werden.

Hinweis Die Ulkustherapie mit Kohl- und Kartoffelsaft erscheint heute nicht mehr sehr lohnenswert und dürfte der Vergangenheit angehören.

1. Baas, E. U., Holtermüller, K. H.; Sinterhauf, K., Walter, U.: Das Verhalten von Gastrin, Renin, Aldosteron und Elektrolyten nach deglycyrrhiziniertem Succus liquiritiae und Carbenoxolon bei Gesunden. Z. Gastroenterol. 14 (1976) 273–276
2. Borst, J. G. G., Teuttolt, S. P., De Vries, L. A., Molhuysen, J. A.: Synergistic action of liquorice and cortisone in Addison's and Simmonds's disease. Lancet 264 (1953) 656–663
3. Fintelmann, V.: Phytopharmaka in der Gastroenterologie. Z. Phytother. 15 (1994) 137–141
4. Kleist, S. v., Stopik, D., Kleist, D. v., Hampel, K. E.: Klinische Studie zur Therapie des peptischen Ulkus mit deglycyrrhiziniertem Succus Liquiritiae (Caved-S®) bei bestehender relativer Kontraindikation gegen Carbenoxolon-Natrium. Akt. Gastrol. 7 (1978) 175–180
5. List, P.-H., Weil, E., Schmid, W.: Reinsubstanz oder galenische Zubereitung? Versuch einer Klärung am Beispiel des Bellan-Extraktes! Therapiewoche 17 (1967) 2040–2044
6. Maier, K.: Ergebnisse bei endoskopisch kontrollierter Therapie des Ulcus ventriculi, Ulcus duodeni und Ulcus pepticum jejuni mit dem Präparat Caved-S®. Akt. Gastrol. 5 (1976) 183–190
7. Revers, F. E.: Ned. tschr. geneesk. 90 (1946) 135; 92 (1948) 2968; 95 (1951) 120

3. Darmkrankheiten

3.1 Funktionelle Darmkrankheiten

Zu den häufigsten gastroenterologischen Diagnosen gehören funktionelle Darmbeschwerden. Ihre Behandlung ist schwierig und auch für die naturwissenschaftlich orientierte Medizin unbefriedigend, weil kaum effiziente Arzneimittel zur Verfügung stehen. Einmal mehr finden wir eine Möglichkeit, mit pflanzlichen Heilmitteln eine therapeutische Lücke zu schließen.

Karminativa

Carum carvi
❋ **Carvi fructus**
® **div. Kombinationspräparate**

Foeniculum vulgare
❋ **Foeniculi fructus**

Pimpinella anisum
❋ **Anisi fructus**
Antidyspeptika

Harungana madagascariensis
❋ **Harunganae folium**
Harunganae cortex
® **Harongan®**

Carica papaya
❋ **Caricae papayae fructus**
® **Wobenzym® (Kombinationspräparat)**

Ananas comosus
® **Bromelain-POS® Tabletten**
div. Kombinationspräparate

Reizkolon, Colon irritabile

Eines der häufigsten Darmleiden ist das Reizkolon oder Colon irritabile. Es handelt sich dabei um einen pathogenetischen Oberbegriff, der vieles von dem einschließt, was früher als Colitis spastica, Colica mucosa oder Myxoneurosis intestinalis bezeichnet wurde. Aber auch eine ganze Reihe von Zuständen, die man als chronische Enteritis oder chronische Kolitis aufgefaßt hatte, subsumieren sich unter das Colon irritabile. Und auch so allgemeine Diagnosen wie Dyspepsie oder Dysbakterie, ganz besonders auch die chronische spastische Obstipation, können hierzu gerechnet werden. Selbst bei einem großen Teil der Fälle, die man vielfach als Cholezystopathie oder Dyskinesie der Gallenwege diagnostizierte, handelt es sich um nichts anderes als um einen Dauerspasmus des Kolons im Bereich der rechten Flexur.

Das Wesentliche beim Colon irritable ist die gestörte vegetative Tonuslage in Verbindung mit einer emotionalen Labilität. Bei der objektiven Untersuchung ist der Leib oft unauffällig, manchmal wirkt er aufgetrieben, besonders im Oberbauch. In vielen anderen Fällen ist er aber durchaus weich und gut eindrückbar. Das sicherste pathognomonische Zeichen ist der Spasmus des Darmes, besonders des Colon descendens.

Der kontrahierte Darm rollt bei der Palpation über unsere Fingerspitzen wie ein elastisches Rohr. Diagnostisch ausschlaggebend ist beim Reizkolon die richtige Erfassung des gesamten Krankheitszustandes mit der langen, wechselvollen Anamnese, den vielfachen und unzureichenden Behandlungsversuchen, dem geringen objektiven Befund, der einzig in dem Spasmus des Kolons selbst besteht. So harmlos das Krankheitsbild ist, so sehr macht es dem Arzt doch viele Schwierigkeiten, nicht nur diagnostisch, sondern auch therapeutisch. Bestens bewährt hat sich in diesen Fällen vielfach die Anwendung eines ▶ karminativen Tees aus Kamille, Fenchel und Kümmel zu gleichen Teilen, morgens und mittags nach dem Essen und abends nochmals zwischen Abendessen und Schlafengehen. Häufig genügt auch schon der ▶ Kamillentee in Form einer richtigen wochenlangen Kamillenkur.

Wesentlich ist, daß wir diese einfache Behandlung langdauernd fortsetzen. Das zeitweilige Hinzufügen kleiner Dosen ▶ Belladonna-Tinktur ist in einigen Fällen unumgänglich. Jeweils etwa 5 Tropfen in den Tee sind ausreichend. Eine besondere Diät ist nicht erforderlich. Zu berücksichtigen ist jedoch, ob entweder eine Neigung zur Obstipation oder zu dünnen, durchfälligen Stühlen von der Art einer Gärungsdyspepsie vorliegt. Bei trägem Stuhl kommen vor allem ▶ Leinsamen in Betracht, ebenfalls langdauernd verabreicht, bei Durchfall am besten für 1–2 Tage Quark mit Heidelbeer-Muttersaft. Die meist sehr ängstlichen und besorgten Kranken sollten über die harmlose, aber hartnäkkige Natur ihres Leidens überzeugend aufgeklärt und ihrer häufig vorhandenen Karzinophobie entgegengewirkt werden.

Hinweis Ein Behandlungsvorschlag für das Colon irritabile stammt aus einer englischen Universitätsklinik und besteht darin, das stark mentholhaltige Japanische Heilpflanzenöl innerlich anzuwenden. Das führte auch in hartnäckigen, bisher gegen alle Behandlungen refraktären Fällen zu einer auffallend raschen und dauerhaften Besserung (1, 2, 3, 4). Speziell für diese Indikation können ▷ Mentacur® Kapseln magensaftresistent (Asche) empfohlen werden, von denen jede 0,2 ml (0,182 mg) Pfefferminzöl enthält. Davon wird dreimal täglich 1 Kapsel unzerkaut mit etwas Flüssigkeit zu den Mahlzeiten genommen, bei stärkeren Beschwerden vorübergehend auch je 2 Kapseln. Durch diese Kapselform wird die Medikation vereinfacht. Man kann auch das gewöhnliche flüssige Japanische Heilpflanzenöl ▷ JHP-Rödler® (Woelm Pharma) verordnen, ein- bis zweimal täglich ein bis zwei Tropfen in einem Glas lauwarmem Wasser oder Fruchtsaft, in kleinen Schlucken getrunken. Außerdem empfiehlt es sich, morgens und abends die Bauchhaut mit einigen Tropfen des Heilpflanzenöles einreiben zu lassen. Der Vorteil der magensaftresistenten Mentacur®-Kapseln liegt gegenüber dem reinen Öl darin, daß die Hauptwirkung erst im Dickdarm eintritt. Auch ist die Intensität der Geschmacksempfindung deutlich geringer, obwohl die Patienten auch bei Mentacur® häufig von einem intensiven Pfefferminzgeschmack berichten. Dieser wird aber überwiegend als nicht störend bezeichnet.

Eine wenig bekannte und daher häufig verkannte Sonderform des Reizkolons ist die **Proctalgia fugax**. Hierbei handelt es sich um plötzlich auftretende, sehr schmerzhafte spastische Zustände im Analbereich, die jedoch deutlich höher sitzen als der Sphinkterspasmus beim Hämorrhoidalleiden. Der Schmerz hält meist nur kurze Zeit an, einige Minuten bis zu einer Viertelstunde, kann sich aber mehrfach wiederholen, nicht selten tritt er nachts aus dem Schlaf heraus auf. Die Schilderung ist so typisch, daß sie allein schon die Diagnose erlaubt. Immer geht der Schmerz mit einem Angstgefühl einher und zeigt dadurch seine psychosomatische Bedingtheit an. Die Behandlung besteht zunächst in der Beruhigung des Patienten, da der Zustand harmlos ist. Dennoch sollte auch bei eindeutiger klinischer Diagnose aus Sicherheitsgründen eine Rektoskopie zum Ausschluß organischer Ursachen, speziell des Rektumkarzinoms, durchgeführt werden.

Beruhigende oder krampfstillende Zäpfchen erübrigen sich, denn ehe sie zu wirken beginnen, ist der akute Schmerzzustand bereits wieder abgeklungen. Für die Behandlung gelten die gleichen Empfehlungen wie für diejenige des Colon irritabile.

Meteorismus, Roemheld-Syndrom, Dyspepsie

Meteoristische Zustände gehören zu den häufigsten Störungen, die uns in der Praxis begegnen. Wir wissen, daß es sich dabei nur um ein Symptom handelt, welches von sehr verschiedenartigen und verschiedenwertigen Erkrankungen verursacht werden kann. Am häufigsten ist der Oberbauchmeteorismus; an seinem Zustandekommen sind Magen und Darm in der Regel in gleicher Weise beteiligt. Vielfach spielt der Darm sogar die Hauptrolle, so bei der intestinalen Gärungsdyspepsie und bei der isolierten chronischen Enteritis. Seitdem *Roemheld* um die Jahrhundertwende auf die engen Beziehungen zwischen Meteorismus einerseits und Herz und den großen Gefäßen andererseits aufmerksam machte und den Begriff des gastrokardialen Symptomenkomplexes schuf, ist das Wissen um diesen Zusammenhang ärztliches Allgemeingut geworden. Auch ist es uns geläufig, daß ein mehr oder weniger ausgeprägter Meteorismus recht häufig eine Teilerscheinung der Arteriosklerose ist. Beim Zustandekommen der übermäßigen Gasansammlung im Oberbauch spielen das Gefäßsystem und die Blutversorgung der Abdominalorgane eine wesentliche Rolle (Sklerose der Mesenterialgefäße). Es handelt sich gar nicht so sehr um die Mehrbildung von Gasen, etwa durch vermehrte Gärung, sondern in der Hauptsache um deren ungenügende Resorption.

Mindestens ebenso wichtig wie die kardiale Komponente ist der Zusammenhang des Meteorismus mit Störungen im Gallenwegssystem. Aufgetriebenheit des Magens mit Völlegefühl, Druck und Aufstoßen sind charakteristische Symptome der latenten und larvierten und ebenso auch der manifesten Cholezystopathie. Gar nicht so selten scheint der Meteorismus auch Ausdruck einer Nahrungsmittelallergie zu sein. Schließlich ist es immer wieder eine klinische Feststellung, daß Patienten mit fortgeschrittenem Lungenemphysem zu starker Meteorismusbildung neigen.

Trotz dieser sehr mannigfaltigen Bedingtheiten erfordert gerade der Meteorismus eine symptomatische Therapie. Ganz gleich, was sich hinter diesem quälenden Zustand als eigentliche Krankheitsursache verbirgt und welche speziellen therapeutischen Maßnahmen diese notwendig macht, müssen wir dem Kranken etwas verordnen, was seinen Blähbauch schnell vermindert und ihm wenigstens zeitweise Erleichterung schafft. Notwendig ist dies, weil die Aufgetriebenheit des Leibes den Kranken außerordentlich belästigt; es sind zwar keine Schmerzen, höchstens gelegentlich einige Koliken, aber es ist doch eine so unangenehme Symptomatik, daß sie Stimmung, Appetit und Schlaf drückt. Mit der Beseitigung des Meteorismus werden auch Herz und Gefäße entlastet. Dies bedeutet ein kausales Eingreifen an einem wesentlichen Punkt des Krankheitsgeschehens.

Pflanzen zur Behandlung

Karminativa

Mit Recht spielen einfache pflanzliche Zubereitungen bei der Therapie des Meteorismus schon immer eine große Rolle. Wir nennen die Pflanzen, die hierfür in Frage kommen, Karminativa. Der Name kommt von lat. carminare = reinigen und stammt noch aus einer Zeit, als man ganz andere Vorstellungen mit der Wirkung dieser Mittel verknüpfte. Aber er ist uns so geläufig geworden, daß wir einen eigenen Begriff damit verbinden, nämlich denjenigen der Beseitigung von Gasansammlungen in Magen und Darm. Obwohl die Karminativa starke Verwendung finden, wurden sie in der wissenschaftlichen Literatur – mit wenigen Ausnahmen – recht stiefmütterlich behandelt. Das mag seinen Grund darin haben, daß eine pharmakologische Forschung über die Wirkungen der Karminativa nicht zu lohnen schien. Wohl sind ätherische Öle für die Wirkung in erster Linie verantwortlich zu machen, aber nicht alle ätherischen Öle wirken in gleicher Weise karminativ. Die Adsorptionsfähigkeit von Kohle oder dem Kaolin und seinen unzähligen Abarten läßt sich genau feststellen und berechnen. Und doch ist es unbestreitbar, daß alle Adsorbentien längst nicht die Wirkung der pflanzlichen Karminativa erreichen, soweit es sich um die Beseitigung von Darmgasen und nicht von toxischen Darminhaltsstoffen handelt. Nach unseren heutigen Kenntnissen wirken Karminativa vor allem **spasmolytisch** und **antimikrobiell**, wobei sie nicht die starken Wirkungen von spezifischen Spasmolytika oder Antibiotika erreichen, aber auf die überwiegend funktionelle Störung in ihrer stofflichen Zusammensetzung offensichtlich gut einwirken.

Bemerkenswert ist in diesem Zusammenhang eine ältere experimentelle Arbeit von *Creamer (1955)*. Messungen des intrathorakalen Druckes zeigten, daß es 5–15 Minuten nach der Einnahme des Karminativums zu einem ösophagealen Reflux kommt, wobei Gas oder Flüssigkeit aus dem Magen ausgestoßen werden. Der Effekt hält etwa 5 Minuten an. Gastroskopische Untersuchungen ergaben, daß sich die Magenschleimhaut nach der Einnahme eines Karminativums stärker rötet und die Falten mehr hervortreten. Es kommt zu einer Hyperämie der Magenschleimhaut, hervorgerufen durch einen Axonreflex. Die Hauptwirkung der Karminativa am Magen beruht nach *Creamer* auf einer Anregung der Muscularis mucosae und der Mukosa selbst. Der Tonus derselben nimmt zu. Daher bleibt die Wirkung aus, wenn die Schleimhaut stark atrophisch ist und keinen Angriffspunkt mehr bietet, z. B. bei chronisch-atrophischer Gastritis. Diese interessanten Ergebnisse experimenteller Untersuchungen können einiges Licht in die Wirkungsweise der Karminativa bringen.

Zu den Karminativa rechnen wir eine große Zahl von Pflanzen, vorwiegend solche mit ätherischen Ölen, die durch besondere Wirkungen charakterisiert sind. Dazu gehören Kamille, Pfefferminze, Melisse und Angelika, die wir vorzugsweise als Magenmittel bezeichnen und die in dem entsprechenden Kapitel bereits dargestellt wurden *(s. S. 42ff.)*. Ferner kommen recht viele dazu, die wir erst bei den Gallenmitteln besprechen werden, da der Schwerpunkt ihrer Wirkung und Anwendung dort liegt *(s. S. 118ff.)*. Aber es bleiben einige übrig, bei denen die karminative Wirkung so im Vordergrunde steht, daß wir sie die Karminativa im engeren Sinne nennen müssen: Kümmel (Carum carvi), Fenchel (Foeniculum vulgare) und Anis (Pimpinella anisum). Diese drei Umbelliferen-Karminativa bilden einen bemerkenswerten Übergang der Heilpflanzen zu den Gewürzen. Sie nehmen eine eigenartige Zwischenstellung ein. Der würzige Geschmack gibt ihnen ihre Eignung als ergänzendes Nahrungsmittel. Andererseits können sie beachtliche heilende Wirkungen entfalten. Es ist das Verdienst von *Glatzel (1965)*, darauf mit allem Nachdruck aufmerksam gemacht zu haben. In zahlreichen Untersuchungen konnte er zeigen, daß den Gewürzen physiologische Einflüsse von beträchtlicher Intensität zukommen. Die produzierten Verdauungssekrete beeinflussen die Darmperistaltik, ja sogar den Blutdruck und die Herzfunktion. Capsicum-Gewürze (Paprika, Chillies) als Zusatz etwa zu einer Reismahlzeit intensivieren die Aktivität der Nebennierenrinde und deren Kortikosteroidproduktion. Das bleibt aus, wenn der Reis ohne Gewürz genossen wird. Ähnlich günstige Einflüsse konnten vom Senf aufgezeigt werden. Senfgewürzte Speisen, etwa fettes Eisbein, werden schneller und gründlicher verdaut, die Entleerung des Magens und die Darmpassage werden beschleunigt. Gleich günstig wirken Bitterstoffe wie etwa der Enzian und der Wermut.

Carum carvi, Kümmel

Der echte Kümmel ist ein Doldengewächs (Umbelliferae bzw. Apiaceae), die Blüten sind klein und unscheinbar, weiß oder rötlich. Die Blätter sind, wie bei so vielen Doldenblütlern, doppeltfiederteilig. Durch ein einfaches Merkmal ist der Kümmel leicht zu erkennen: das untere Paar Fiederblätter eines jeden Blattes steht weit entfernt von dem nächsten und sitzt am Blattstiel an; dabei ist es kreuzweise gestellt und sieht aus wie Nebenblätter (Kümmelkreuz). Das ist einfacher, als man es beschreiben kann. Hat man es einmal aufmerksam gesehen, so wird man es nicht mehr vergessen und den Kümmel leicht zwischen ähnlichen Umbelliferen herauskennen. Der Kümmel ist eines der häufigsten wilden Gewächse in Deutschland. Er wächst überall an Wegrändern, an den Gräben der Landstraßen und auf Wiesen. Aber dieser wilde Kümmel wird kaum verwendet. Nur hin und wieder wird er gesammelt. Die Droge stammt fast ausschließlich aus der Kultur.

Arzneiliche Verordnung findet die Frucht, **Carvi fructus**. Sie enthält mindestens 3% ätherisches Öl (Carvi aetheroleum) und außerdem fettes Öl. Kümmelöl enthält 50–65%

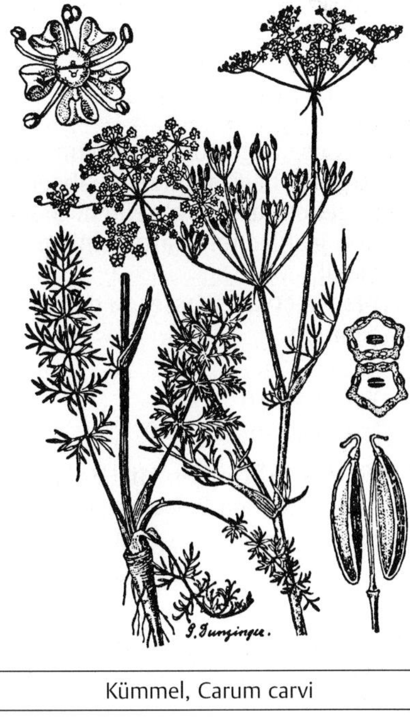

Kümmel, Carum carvi

D-Carvon. Kümmel ist eines unserer zuverlässigsten und stärksten karminativen Mittel. Er wirkt spasmolytisch an der glatten Muskulatur des Magen-Darm-Trakts und antimikrobiell. Seine Verträglichkeit ist sehr gut, unerwünschte Wirkungen sind nicht bekannt.
Sehr wichtig ist der Kümmel als Gewürz. Er verdankt seine Wertschätzung auf diesem Gebiet zu einem nicht geringen Teil den gleichen Eigenschaften, die ihn uns als Heilmittel wertvoll machen, also seinem karminativen Effekt. Daher nimmt man Kümmel auch zu allen Gerichten, die blähungsfördernd wirken, vor allem zum Kohl. Kümmelähnlich schmecken auch die Früchte des Dills *(Anethum graveolens)*, von dem man in der Küche gewöhnlich nur das grüne Kraut gebraucht. Dillfrüchte wirken auch vergleichbar dem Kümmel karminativ, wenn auch weniger stark. Sie sind im wesentlichen ein Gewürz.
Eine sehr bewährte Anwendungsform ist die Einreibung der Bauchhaut mit 10% Kümmelöl bei Meteorismus mit stark aufgetriebenem und schmerzhaftem Leib. Die Wirkung ist außerordentlich rasch und sehr zuverlässig.

Zubereitungsformen

Carvi fructus

▶ Tee
1 Teel. frisch angestoßener Kümmel mit 1 Tasse Wasser heiß aufgießen, abgedeckt 5 Minuten ziehen lassen, abseihen. 3mal täglich zu den Mahlzeiten warm trinken.
▶ Kümmelöl
2–3 Tropfen in etwas Wasser zu den Mahlzeiten einnehmen.

Rp. Ol. carvi 10,0
Ol. olivarum ad 100,0

S. Mit 10–15 Tropfen die Bauchhaut mit kreisenden Bewegungen einreiben.

Empfehlenswerte Fertigarzneimittel

Kombinationen

mit diversen Phytotherapeutika

In Fertigarzneimitteln kommt der Kümmel nur in Kombination mit anderen Karminativa oder Stomachika vor, z. B.

Aspasmon® N Tropfen	(Norgine), zusammen mit Pfefferminzöl und Anisöl
Carminativum-Hetterich N Tropfen	(Galenika Hetterich), zusammen mit Kamillenblüten, Pfefferminzblättern, Fenchel und Pomeranzenschalen
Kneipp® Flatuol® Tabletten	(Kneipp), zusammen mit Fenchel, Pfefferminzblättern und Enzianwurzel

Foeniculum vulgare, Fenchel

Wie der Kümmel ist der Fenchel ein Doldengewächs, unterscheidet sich aber grundsätzlich vom Kümmel in seiner äußeren Gestalt. Die Pflanze wird 1–2 m hoch; die Blätter sind sehr fein zerteilt und reichlich lang. Die Blüten sind gelb. Der Fenchel stammt aus Südeuropa und wird an manchen Orten in Deutschland angebaut, findet sich auch hin und wieder verwildert, aber nicht wild. Es gibt eine ganze Reihe von Unterarten und Varietäten in der Kultur. In den Mittelmeerländern und auf dem Balkan geschieht die Anpflanzung feldmäßig.
Arzneilich verwendet werden vom Fenchel die Früchte, Foeniculi fructus. Sie enthalten mindestens 4% ätherisches Öl mit Anethol und Fenchon und fettes Öl. Das ätherische Öl, Oleum Foeniculi oder Foeniculi aetheroleum, ist eine farblose bis schwach gelbliche Flüssigkeit.
Der Fenchel ist in erster Linie ein Karminativum, aber auch ein mildes Expektorans, vor allem für Kinder. Es werden ihm krampfstillende, sogar leicht narkotische Eigenschaften zugeschrieben. Die karminative Wirkung ist nicht so kräftig wie diejenige des Kümmels. Aufgrund seines besonderen Geschmacks hat der Fenchel jedoch auch Vorzüge. Er ist ein vortreffliches Geschmackskorrigens für kar-

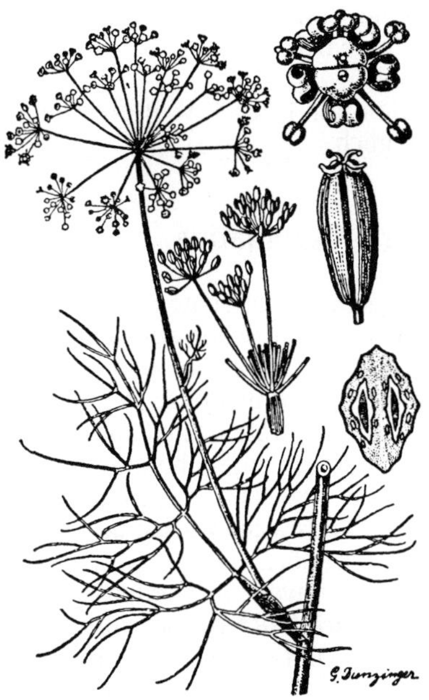

Fenchel, Foeniculum vulgare

minative Teegemische, das selbst als Karminativum wirkt und daher die Wirkung unterstützt. Praktisch bewährt es sich, in solchen Teegemischen Kümmel und Fenchel zu gleichen Teilen einzufügen, wobei Kümmel in der Wirkung, Fenchel im Geschmack überwiegt. So ergänzen sich beide sehr vorteilhaft.
Ganz anders als der Fenchel ist der *Wasserfenchel (Oenanthe aquatica s. Oenanthe Phellandrium)* zu beurteilen. Der Wasserfenchel kommt in Deutschland an Gräben und in Sümpfen wild vor. Seine Früchte (Fructus Phellandrii) enthalten zu 1,5–2,5% ein ätherisches Öl, das dem Fenchelöl ähnlich ist. Aber die Wirkung des Wasserfenchels reicht bei weitem nicht an die Wirkung des echten Fenchels heran. Als Karminativum können wir ihn daher vernachlässigen. Als Hustenmittel soll er, wie behauptet wird, einige Vorzüge besitzen. Nachgeprüft und bestätigt wurde dies bisher aber noch nicht.

Anwendungsgebiete

Fencheltee empfiehlt sich insbesondere bei Säuglingen mit **Dyspepsie** und **Durchfall**. Sie erhalten in der initialen Fastenperiode nur Fencheltee. Er führt dabei nicht nur Flüssigkeit zu, sondern vermindert durch seinen karminativen Effekt gleichzeitig Meteorismus und Darmspasmen. Ein weiteres Anwendungsgebiet sowohl für Fencheltee als auch für das aromatische Fenchelwasser (Aqua Foeniculi) stellen Entzündungszustände am äußeren Auge, z. B. **Blepharitis** und **Konjunktivitis** mit Lidschwellungen dar. Man macht damit Augenaufschläge, recht locker, dafür häufig gewechselt, oder Augenwaschungen. Das bekannte Rosmanshauser Augenwasser enthält Fenchel. Er hat den Vorteil, völlig reizfrei zu sein.

Zubereitungsformen

Foeniculi fructus

Die Zahl der galenischen Zubereitungsformen des Fenchels ist recht groß; davon dienen aber viele nur als Expektoranzien oder haben für die Kinderpraxis Bedeutung.

▶ Tee
1 Teelöffel frisch gequetschter Früchte mit 1 Tasse Wasser heiß aufgießen, abgedeckt 5 Minuten ziehen lassen, abseihen. Mehrmals täglich 1–2 Tassen trinken.

▶ Oleum Foeniculi
2–4 Tropfen in wenig Wasser mehrmals täglich einnehmen.

▶ Aqua Foeniculi
Eßlöffelweise, für Mixturen, Infuse usw.

▶ Mel Foeniculi
Fenchelhonig, teelöffelweise bei Husten der Kinder.

▶ Sirupus Foeniculi
Fenchelsirup, als Geschmackskorrigens für Hustensirupe.

Pimpinella anisum, Anis

Anis stammt aus dem Orient, wird aber auch in Deutschland in einigen Gegenden angebaut. Auch der Anis gehört wie Kümmel und Fenchel zu den Umbelliferen. Die ganze Pflanze riecht durchdringend. Sie wird nur etwa einen halben Meter hoch. Die unteren Blätter sind ungeteilt, herzförmig-rundlich, die oberen vielfach dreispaltig. Die Blüten sind klein und weiß. Verwendet werden vom Anis gleichfalls die Früchte, **Anisi fructus**. Sie enthalten mindestens 2% ätherisches Öl und fettes Öl. Der Hauptbestandteil des ätherischen Öles ist trans-Anethol.

Anwendungsgebiete

Anis ist ein recht gutes **Karminativum** und ein noch besseres Geschmackskorrigens. Die Stärke der karminativen Wirkung steht weit hinter derjenigen des Kümmels zurück und ist auch noch schwächer als diejenige des Fenchels. Der gute Geschmack aber macht Anis sehr geeignet, karminative Teemischungen zu verbessern. Wesentlich wichtiger ist aber für Anis die Anwendung als **Expektorans**.
Man könnte Anisi fructus daher auch ebenso gut zu den Expektoranzien zählen. Weil sie aber sich bei den Karminativa gleich gut und vielleicht sogar noch besser einfügen, da sie mit ihnen in einem innigen Zusammenhang stehen, sollen sie an dieser Stelle besprochen werden. Alle drei der angeführten Karminativa sind Umbelliferen und botanisch also nahe verwandt; von allen drei werden die Früchte gebraucht, die sich gleichfalls sehr ähnlich sehen. Hinsichtlich der Wirkung lassen sich zwanglos zwei Reihen aufstellen:
Die karminative Wirkung der drei Drogen nimmt in folgender Weise ab:
Carvi fructus Foeniculi fructus Anisi fructus.
Demgegenüber nimmt die expektorierende Wirkung in der gleichen Reihenfolge zu.
Beim Kümmel ist der karminative Effekt am stärksten und der expektorierende am geringsten; beim Anis ist es gerade umgekehrt, und der Fenchel steht in der Mitte. Das läßt sich leicht merken und gibt einen einfachen Anhalt für die Verordnung in der Praxis.

Zubereitungsformen

Anisi fructus

▶ Tee
1 gehäufter Teelöffel zerstoßene oder grob gepulverte Droge mit 1 Tasse kochendem Wasser übergießen, abgedeckt 10–15 Minuten ziehen lassen, abseihen. Mehrmals täglich 1 Tasse trinken.

▶ Anisöl
3 Tropfen auf 1 Stück Würfelzucker, mehrmals täglich.

Weitere Karminativa

Ganz anders als der echte Anis ist der Sternanis zu bewerten. Schon aufgrund seiner äußeren Gestalt fällt er aus dem Rahmen der Umbelliferen-Karminativa. *Sternanis, Illicum verum*, stammt trotz des so ähnlich klingenden Namens von einem botanisch völlig verschiedenen Gewächs, einem immergrünen Baum, der in Ostasien wächst und zu den Magnoliaceae gehört.
Arzneilich verwendet werden die Früchte, **Anisi stellati fructus**. Sie enthalten 5–6% ätherisches Öl, fettes Öl und Gerbstoffe. Die Wirkung deckt sich weitgehend mit derjenigen der Anisfrüchte. Einen Vorzug besitzt Sternanis nicht.
Dagegen muß eine andere Pflanze kurz erwähnt werden, weil sie häufiger gebraucht und in Rezeptvorschriften genannt wird: der *Koriander*, Coriandrum sativum. Er stammt aus Südosteuropa. Koriander ist ein kleines zierliches Gewächs und zählt wiederum zu den Umbelliferen. Die Früchte, **Coriandri fructus**, sind größer als die Kümmelfrüchte und kugelig, dadurch leicht zu unterscheiden. Sie wirken karminativ, allerdings nicht sehr stark. Wichtiger ist der Koriander als Gewürz. Auch seine Beifügung zu Teegemischen ist mehr ein Geschmackskorrigens als ein Karminativum.

Beispiele für die Rezeptur

Species carminativae

Am einfachsten ist es, die drei ausführlich beschriebenen Karminativa zu gleichen Teilen als Tee zu verordnen: Anis-Fenchel-Kümmel (A-F-K)-Tee.

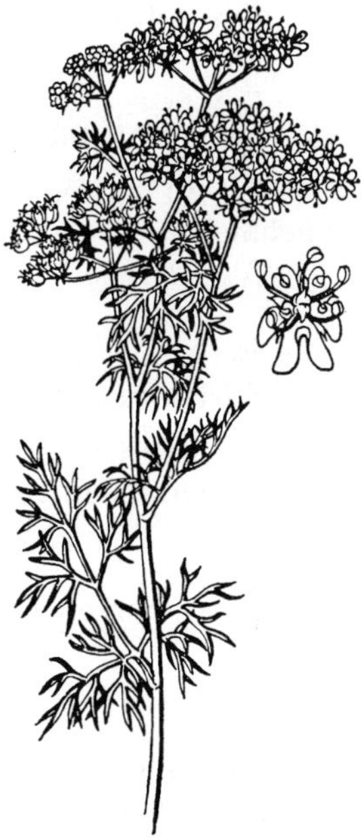

Koriander, Coriandrum sativum

Rp.	Fruct. Carvi contus Fruct. Foeniculi contus Fruct. Anisi contus. aa 20,0
M. f. spec. S.	1 Teelöffel voll auf 1 Tasse Wasser, kochend überbrühen, 20 Minuten ziehen lassen, dann durchseihen und nach jeder Mahlzeit 1 Tasse warm trinken.

Die Früchte werden in Teegemischen **»contusa«** verordnet, d. h. zerdrückt bzw. zerquetscht. Auf diese Weise kann das Wasser leichter in die Droge eindringen und die wirksamen Bestandteile herauslösen. Die zerquetschten Früchte sind jedoch nicht mehr so haltbar wie im unverletzten Zustand. Sie verlieren bei längerem Lagern einen Teil ihres Gehaltes an ätherischem Öl. Immerhin beträgt die Haltbarkeit einer solchen Teemischung doch einige Wochen. Da er ätherisches Öl enthält, darf der Tee nicht gekocht, sondern nur mit kochendem Wasser überbrüht werden.

Vielfach ist es zweckmäßig, noch andere Pflanzen hinzuzufügen, insbesonder die im Kapitel »Akute Magenkrankheiten« *(s. S. 42f.)* genannten, da diese zusätzlich **spasmolytisch** und **beruhigend** wirken, z. B.:

Rp.	Fruct. Carvi Fruct. Foeniculi aa 20,0 Fol. Menth. pip. Fol. Melissae aa 30,0
M. f. spec. S.	1 Teelöffel auf 1 Glas Wasser, kochend überbrühen, 15 Minuten ziehen lassen. Mehrmals tägl. 1 Glas voll warm trinken.

Rp.	Fruct. Carvi Fruct. Foeniculi aa 20,0 Flor. Chamomillae ad 100,0
M. D. S.	Mehrmals tägl. 1 Tasse.

Sehr wirksam ist folgende Verschreibung, die wegen ihrer vier Inhaltsstoffe »Vierwindetee« genannt wird:

Rp.	Fruct. Carvi Fruct. Foeniculi Fol. Menth. pip. Flor. Chamomillae aa ad 100,0
M. f. spec. D. S.	1–2 Teelöffel mit 1 Tasse kochendem Wasser übergießen, 10 Min. ziehen lassen und warm schluckweise trinken.

Bestehen neben dem Meteorismus noch stärkere **dyspeptische** Beschwerden, so kombiniert man gern mit einem Amarum oder mit cholagog wirksamen Pflanzen, etwa in folgender Weise:

Rp.	Fruct. Carvi Fruct. Foeniculi Herb. Absinthii Herb. Millefolii aa 25,0
M. f. spec. S.	1 Teelöffel auf 1 Glas Wasser, kochend übergießen und 15 Min. ziehen lassen. Vor jeder Mahlzeit 1 Glas voll warm trinken.

Sind Meteorismus und gastrokardialer Symptomenkomplex mit **ungenügender Stuhlentleerung** verbunden, setzt man dem karminativen Tee ein **Laxans** zu:

Rp.	Fruct. Carvi Fruct. Foeniculi aa 20,0 Fol. Menth. pip. Fol. Sennae aa 30,0
M.f. spec.S.	1–2 Teelöffel auf 1 Glas Wasser, kochend überbrühen und 20 Min. ziehen lassen. Morgens und abends 1 Glas.

Tincturae carminativae

Für karminative Tinkturenmischungen gebraucht man gern die ätherischen Öle und kombiniert sie mit Tinkturen; am wirksamsten ist hierbei das Ol. Carvi, als Lösungsmittel ist eine Tinktur geeignet, die etwas Äther enthält, z. B. die Tinct. Valerian. aether. oder den Spir. aether., da dann die Lösung des ätherischen Öles und seine Resorption noch besser ist. Die Tinctura carminativa des Erg. Buches besteht aus 16 Teilen Zitwerwurzeln, 8 Teilen Kalmus, 8 Teilen Galgant, je 4 Teilen Kümmel, Anis und Römischen Kamillen, je 2 Teilen Lorbeer und Gewürznelken, 2 Teilen Muskatblüte, 1 Teil Pomeranzenschalen und je 100 Teilen Pfefferminzwasser und Weingeist. Außer Karminativa sind also viele Gewürze und aromatische Geschmacksstoffe enthalten. Die karminative Wirkung ist nur schwach; daher ist die Tinct. carminativa Erg. B. allein kaum ausreichend. Wohl aber eignet sie sich gut als Ergänzungsmittel für Tinkturengemische.
Die einfachste Form einer kräftig wirkenden ▶ Tinctura carminativa:

Rp.	Ol. Carvi 5,0 Tinct. carminativ. Erg.B Tinct. Valerian. aether. aa 20,0
D.S.	3mal täglich 20 Tropfen nach den Mahlzeiten in etwas Wasser.

Oder nach der Vorschrift der Deutschen Rezeptformeln:

Rp.	Tinct. carvi comp. DRF 20,0
M.D.S.	3mal tägl. 30 Tropfen in Wasser zu nehmen.

Rp.	Ol. Carvi 1,5 Tinct. Valerianae aether. ad 20,0

Für beide Vorschriften hat sich die Bezeichnung »Kümmeltropfen« eingeführt.

Ähnlich und eher noch stärker wirkt folgende Mischung:

Rp.	Ol. Carvi 5,0 Tinct. Absinthii Tinct. Foeniculi compos. aa 20,0
D.S.	Mehrmals tägl. 20–30 Tropfen in Wasser.

Ein großer Vorteil dieser karminativen Tinkturen ist es, daß man sie leicht mit Belladonna oder, falls kardiale Störungen eine wesentliche Rolle spielen, mit Herz- und Gefäßmitteln oder mit beiden kombinieren kann. Beim **gastrokardialen Symptomenkomplex** (*Roemheld*) bewährt sich immer wieder folgende Zusammenstellung:

Rp.	Ol. Carvi 5,0 Tinct. Strophanth. Tinct. Convallariae Tinct. Absinthii Tinct. carminativ. Tinct. Valerian. aether. aa 10,0
D.S.	3mal tägl. 30 Tropfen in Wasser.

Falls **spastische Erscheinungen** vorherrschen, gibt man zu den »Kümmeltropfen« Tinct. Belladonnae hinzu, z. B.:

Rp. Ol. Carvi 3,0
Tinct. Belladonnae
Tinct. Absinthii
Tinct. carminativ. aa 10,0
Tinct. Valerian. aeth. ad 50,0

D.S. 3mal täglich 30 Tropfen nach den Mahlzeiten in Wasser.

Manchen Kranken ist der starke Kümmelgehalt dieser Rezepturen nicht ganz angenehm; dann vermindert man die Menge etwas. Zu bedenken ist auch, daß das Kümmelöl nicht immer gleiche Qualität hat. Ist es sehr frisch, so überwiegt der Kümmel in Geruch und Geschmack weit mehr, als wenn älteres Kümmelöl genommen wurde. Da das Kümmelöl sich leicht verflüchtigt, müssen die Kümmeltropfen stets gut zugeschraubt aufbewahrt werden. Darüber sollte man auch den Kranken informieren.

Aquae carminativae

Das karminative Wasser ist eine ganz ausgezeichnete und zu Unrecht vernachlässigte Arzneiform. Dieses Destillat aus Echten Kamillen, Römischen Kamillen, Fenchel, Kümmel, Koriander und Orangenschalen ist farblos und schmeckt angenehm aromatisch. Man läßt es eßlöffelweise nehmen, z. B. 3- bis 4mal täglich 1 Eßlöffel voll nach oder zwischen den Mahlzeiten. Vor allem aber eignet es sich in bequemer Weise für ▶ Kombinationen sowie für Mixturen, Infuse und Dekokte. Ein Beispiel zeigt die Anwendungsmöglichkeit:

Rp. Tinct. Belladonnae 2,0
Aqu. carminativ.
Aqu. Chamomillae aa ad 100,0

D.S. 3mal tägl. 1 Eßlöffel voll.

Statt Aqu. Chamomillae kann man Aqu. Foeniculi, Aqu. Menth. pip. oder Aqu. Valerian. hinzufügen, bei besonderer Indikation auch Aqu. Petroselini, Aqu. Salviae oder Aqua Tiliae.

Antidyspeptika

Die Diagnose einer Pankreasschädigung wird in der Praxis noch immer sehr häufig und oft zu schnell gestellt, wenn es sich um unbestimmte und ungeklärte Oberbauchbeschwerden handelt. Inzwischen wissen wir aus zahlreichen Untersuchungen, daß dies in den allermeisten Fällen mehr eine Verlegenheitsdiagnose ist, die freilich den Wünschen und Erwartungen der Kranken sehr entgegenkommt, weil sie ihr Kausalitätsbedürfnis befriedigt, weit weniger jedoch das des Arztes. Eine chronische Pankreatitis ist ein eigenständiges, histologisch und nosologisch gut abgrenzbares Leiden, das in seinem Wesen weitgehende Ähnlichkeit mit der chronischen Gastritis hat. Wie bei dieser geht ein atrophischer Prozeß im Pankreas über viele Jahre hindurch langsam zunehmend weiter, bis es endlich zu einer totalen Atrophie der exokrinen Drüsenanteile der Bauchspeicheldrüse mit Erlöschen ihrer Funktion kommt. Gekennzeichnet ist die chronisch-progrediente Pankreatitis durch starke, vielfach bis zum Unerträglichen gehende Schmerzen im linken oder auch mittleren Oberbauch mit Ausstrahlung in den Rücken. Ihr Verlauf läßt sich therapeutisch kaum beeinflussen. Er kann nur symptomatisch mit Schmerzmitteln und durch Substitution großer Mengen von Pankreas-Enzympräparaten einigermaßen erträglich gemacht werden. Mit pflanzlichen Heilmitteln können auch keine anderen Ergebnisse erzielt werden, auch ihre Wirkungen sind symptomatisch und substitutiv.
Ganz anders verhält es sich jedoch bei den langwierigen Oberbauchbeschwerden, die man fälschlicherweise mit der Bauchspeicheldrüse in Zusammenhang bringt. Es sind funktionelle Zustände, oft mit einem erheblichen psychovegetativen Beiklang. Ihre Symptomatik fassen wir am besten mit dem Begriff der **Dyspepsie** oder **dyspeptischer Beschwerden** zusammen. Es sind damit »Verdauungsbeschwerden« im weitesten Sinne gemeint, wobei sekretorische und motorische Störungen und eine psychovegetative Übererregbarkeit zusammenwirken. Der Befall der einzelnen Organe dieses pathogenetischen Dreiklanges kann dabei unterschiedlich sein.

Wir verstehen unter Dyspepsie also eine Störung, die sich im Darmlumen abspielt, ohne oder jedenfalls ohne wesentliche Beteiligung der Darmwand. Darin besteht der Unterschied beispielsweise zu einer Duodenitis, Enteritis oder Kolitis.
Bei der Dyspepsie liegt eine **Funktionsstörung** der Fermentproduktion und Fermentleistung im Darm vor, wobei die einzelnen Fermentsysteme nicht mehr in physiologisch-ausgewogener Zusammensetzung vorhanden sind. Es handelt sich also letztlich um harmlose, aber sehr unangenehme und schwer zu beeinflussende Störungen. Sie plagen den Kranken meistens über lange Zeit, viele Jahre hindurch mit ständigem Wechsel in der Intensität. Die Hauptaufgabe ist zunächst immer, durch eingehende Untersuchungen ein ernstes organisches Leiden auszuschließen. Andererseits begleiten derartige Dyspepsien die mannigfachsten organisch faßbaren Erkrankungen im Ober- und Mittelbauch und stellen dadurch ein immer erneut aktuelles Problem für die Praxis dar. Vielfach erfordern sie eine eigene symptomatische Therapie. Damit allein ist schon vielen Kranken sehr geholfen.

Harungana madagascariensis, Harongabaum

In Madagaskar und einigen Teilen des mittelafrikanischen Festlandes sind Präparate aus der Rinde und den Blättern des Harongabaums ein vielgebrauchtes Volksheilmittel bei Magen-Darm-Beschwerden. Der Harongabaum wird 2–12 m hoch. Er gehört zur Familie der Guttifereae, zu der auch das Johanniskraut (Hypericum perforatum) zählt. **Blätter** und **Rinde** enthalten dimere 1,8-Dihydroxyanthracenderivate, erstere vor allem Hypericin und Pseudohypericin, die Rinde Harunganin und Madagascin. Die Droge stimuliert die exkretorische Pankreasfunktion und die Magensaftsekretion, sie besitzt außerdem cholagoge und cholezystokinetische Eigenschaften. Ihre Anwendung bei Dyspepsien und adjuvant bei exokriner Pankreasinsuffizienz ist aufgrund der Pharmakodynamik plausibel, ersetzt aber nicht die meist notwendige Enzymsubstitution. Ein gutes Fertigarzneimittel ist ▷ Harongan® (Schwabe), das als Tabletten und Tropfen im Handel ist. Man verordnet 3mal 1–2 Tabletten bzw. 3mal 10–20 Tropfen täglich. Es muß darauf geachtet werden, daß bei sehr hellhäutigen und lichtempfindlichen Menschen durch die Inhaltsstoffe der Harongablätter und -rinde eine **Photosensibilisierung** eintreten kann. Auch ist die Verordnung bei akuter und chronisch rezidivierender Pankreatitis, bei schweren Leberfunktionsstörungen und Gallenblasen- und Harnwegserkrankungen, speziell beim symptomatischen Steinleiden, kontraindiziert.

Carica papaya, Melonenbaum

Der Melonenbaum wird in Indien, auf Ceylon, in Pakistan, aber auch in Brasilien und anderen tropischen Ländern kultiviert und liefert in dem **Milchsaft** der unreifen Früchte das Ferment Papain. Das wirksame Prinzip ist eine Protease. Weniger reich an Papain sind die Blätter. Der Melonenbaum wird 4–6 m hoch. Er hat ein schwammiges Holz und einen Schopf großer, handförmig siebenteiliger Blätter. Die weiblichen Bäume tragen große, bis zu 7 kg schwere, melonenähnliche Früchte. Diese sind im reifen Zustand gelb und enthalten unter der Schale eine dicke Schicht eines orangefarbenen Fruchtfleisches, das einen angenehmen, melonenartigen Geruch hat. Die Früchte, **Caricae papayae fructus**, werden als Droge arzneilich verwendet.
Durch Anritzen der unreifen Früchte wird ein klarer Saft gewonnen, der an der Luft rasch eintrocknet und den man als Papaya-Latex oder Rohpapain (Papainum crudum) bezeichnet. Der auf diese Weise erhaltene Milchsaft wird gesammelt und gut getrocknet. Aus ihm wird das **Papain** hergestellt.
Papain ist schon lange als ein gutes Mittel gegen dyspeptische Beschwerden bekannt und wird in den Tropen viel gebraucht. Es fördert die fermentative Verdauung, vorwiegend im Sinne einer Fermentsubstitution.
Über die Inhaltsstoffe des Papains legte *Zoch (1969)* Untersuchungen vor. Er bestimmte die enzymatische Aktivität von Papain und bestätigte damit die antidyspeptische Wirksamkeit.

Pharmakologie

Für Papain wurden experimentell **entzündungshemmende**, **analgetische** und **fibrinolytische** Wirkungen beschrieben. Papain spaltet vorwiegend Peptidbindungen, an denen basische Aminosäuren beteiligt sind. Das ph-Optimum liegt bei 6,5. Je nach Qualität spalten Papainhandelsprodukte das 35fache bis 250fache ihres Gewichts an koagulierbarem Hühnereiweiß. Es wird leicht oxidiert und ist im Magen wenig beständig (*Wagner, 1995*).

Die Übertragbarkeit der experimentell nachgewiesenen Wirkungen auf die Beeinflussung von Entzündungen, Schwellung und Ödem beispielsweise im Rahmen von Wundheilungsprozessen, konnte durch klinische Untersuchungen nicht ausreichend belegt werden. Aufgrund der gesteigerten Fibrinolyse ist eine Verstärkung der Blutungsneigung bei Gerinnungsstörungen bzw. Therapie mit Antikoagulanzien zu erwarten. Auch sind allergische Reaktionen bis zum Asthmaanfall möglich. Wegen experimentell nachgewiesener embryotoxischer und teratogener Wirkungen sowie der beim Menschen bekannten abortiven Wirkungen unreifer Melonenbaumfrüchte sollte die Anwendung von Papain während der Schwangerschaft vermieden werden. Bei bekannter Blutungsneigung ist Papain kontraindiziert.

Anwendungsgebiete

Wesentliches Anwendungsgebiet ist die ausführlich charakterisierte **Dyspepsie**. Aufgrund der proteolytischen Aktivität erscheint die Verwendung von Papain als Bestandteil von Enzymsubstitutionspräparaten auch bei **Verdauungsstörungen** als Folge einer exokrinen Pankreasinsuffizienz sinnvoll. Die gelegentlich erwähnte anthelmintische Wirkung ist so unsicher, daß die Anwendung von Papain als Wurmmittel nicht empfohlen werden kann.

Empfehlenswerte Fertigarzneimittel

Papain sollte nur als Fertigarzneimittel mit standardisiertem Enzymgehalt verordnet werden. Ein Monopräparat gibt es nicht, eine empfehlenswerte **Kombination** sind die ▷ Wobenzym® N Dragees (Mucos), zusammen mit Ananas und Pankreasenzymen.

Ananas comosus, Ananas

Ein ähnliches proteolytisches Ferment enthält Ananas, die zu der Familie der Bromeliaceae gehört. Das aus dem Preßsaft der Mutterstümpfe durch Aceton gewonnene genuine Gemisch proteolytischer Enzyme wird als Rohbromelain (Bromelainum crudum) bezeichnet, dessen pH-Optimum zwischen 4,5 und 5 liegt.

Pharmakologie

Experimentell wurden für **Bromelain** antiphlogistische Wirkungen nachgewiesen, ebenso Einflüsse auf die Blutgerinnung im Sinne einer Verlängerung der Prothrombin- und Blutungszeit, sowie einer Verlängerung der Reaktionszeiten im Thrombelastogramm und einer Hemmung der Thrombozytenaggregation. Auch wurde tierexperimentell gezeigt, daß proteolytische Enzyme wie Bromelain durchaus enteral resorbiert werden können, möglicherweise über die Lymphe.

Anwendungsgebiete

In klinischen Studien wurden günstige Wirkungen von Bromelain auf **posttraumatische** und **postoperative** Schwellungszustände im Sinne einer beschleunigten Wundheilung nachgewiesen. Daraus ergibt sich neben der Anwendung bei **dyspeptischen Erkrankungen** und **Verdauungsbeschwerden** im Rahmen von Pankreaserkrankungen auch die Anwendung bei der Behandlung traumatischer Ödeme. Bromelain kann auch mit anderen Verdauungsenzymen kombiniert werden.

Bei Verordnung von bromelainhaltigen Arzneimitteln oder der Droge muß darauf geachtet werden, daß es zu einer Verstärkung der Blutungsneigung insbesondere bei gleichzeitiger Therapie mit Antikoagulanzien kommen kann.

Empfehlenswerte Fertigarzneimittel

Auch Ananaspräparate sollten nur als Fertigarzneimittel Anwendung finden, z. B.
▷ Bromelain-POS® Tabletten (Ursapharm)

Kombination

▷ Wobenzym® N Dragees (Mucos), zusammen mit Melonenbaum und Pankreasenzymen.

Capsicum anuum, Paprika

Als Antidyspeptikum wurde traitionell auch Paprika gerechnet. Verwendet werden die getrockneten reifen Früchte des Spanischen Pfeffers, **Capsici fructus**, die hauptsächlich das magenreizende **Capsaicin** und andere Capsaicinoide sowie Carotinoide und Flavonoide enthalten. Sie werden vorwiegend als Gewürz gebraucht, aber mit Vorsicht, da größere Mengen Magenbeschwerden hervorrufen können. Deshalb empfiehlt die Kommission E Capsicum auch nicht mehr zur inneren Anwendung, sondern lediglich als Inhaltsstoff antirrheumatischer Salben und Pflaster. Als Antidyspeptikum ist Paprika wegen seiner schwachen Wirkung und starken Unverträglichkeit nicht geeignet.

1. Dew, M. J., Evans, B. K., Rhodes, J.: Peppermint Oil for the Irritable Bowel Syndrome. A Multicentre Trial. Brit. J. clin. Pract. 6 (1984) 394–398
2. Rees, W. D. W., Evans, B. K., Rhodes, J.: Treating irritable bowel syndrome with peppermint oil. Brit. J. M. 2 (1979) 835–836
3. Sommerville, K. W., Richmond, C. R., Bell, G. D.: Delayed release peppermint oil capsules (Colpermin) for the spastic colon syndrom: a pharmacokinetic study. Brit. J. Pharmacol. 18 (1984) 638–640
4. Wildgrube, H. J.: Untersuchung zur Wirksamkeit von Pfefferminzöl auf Beschwerdebild und funktionelle Parameter bei Patienten mit Reizdarm-Syndrom (Studie). Naturheilpraxis 5 (1988) 2–5
5. Creamer, F.: Lancet 6864 (1955) 590–591
6. Glatzel, H.: Gewürze und Organfunktionen, Ergebnisse neuerer Untersuchungen. Münch. med. Wschr. 107/7 (1965) 332–342
7. Nutr. et Dieta. 6/4 (1964) 296 (dort ausführl. weitere Lit.)
8. Weiß, R. F.: Phytotherapie bei Magenleiden. Ärztez. Naturheilverf. 23/3 (1982) 149–154
9. Zoch, E.: Über die Inhaltsstoffe des Handelspapains. Arzneimittel-Forsch. 19/9 (1969) 1593
10. Wagner, H., Wiesenauer, M. Phytotherapie. Fischer, Stuttgart 1995
11. Quaiser, K.: Med. Klinik 29 (1954) 1144

3.2 Durchfallkrankheiten

> ***Potentilla tormentilla***
> ❊ **Tormentillae rhizoma**
>
> ***Vaccinium myrtillus***
> ❊ **Myrtilli fructus**
>
> ***Ribes nigrum***
>
> ***Rubus fruticosus***
> ❊ **Rubi fruticosi folium**
>
> ***Quercus robur***
> ❊ **Quercus cortex**
>
> ***Xysmalobium undulatum***
> ❊ **Xysmalobii rhizoma**
> ® **Uzara®-Dragees, -Lösung**
>
> ***Papaver somniferum***
> ❊ **Tinctura Opii**

Durchfälle sind ein Symptom unterschiedlichster Krankheiten. Zum einen sind sie Leitsymptom bakterieller Infektionskrankheiten wie Salmonellosen, Shigellosen, Yersiniosen u. a., häufig auch viraler Enteritiden, z. B. sogenannter Sommerdiarrhöen. Eine weitere wichtige Ursache von Diarrhöen ist die allergische Enteropathie, der »Heuschnupfen des Dünndarms«. Die allergische Enteropathie ist nicht leicht zu diagnostizieren. Sie ist charakterisiert durch eine extrem schnelle Passage, die röntgenologisch das typische Bild des »Schneegestöbers« macht, makroskopisch-endoskopisch durch eine stark geschwollene Mukosa mit histologisch nachweisbarer Eosinophilie. Häufig erfolgt die Diagnose auch einfach durch das Vorliegen einer allgemeinen allergischen Diathese.

Eine dritte große Ursache von Diarrhöen sind funktionelle Darmstörungen mit Hypermotorik und Hypersekretion speziell des Dünndarms. Die Diarrhöen der Colitis ulcerosa seien der Vollständigkeit halber erwähnt. Schließlich vergesse man nie, daß die Diarrhöe auch Begleitsymptom einer anderen organischen Erkrankung sein kann, wie beispielsweise der Hyperthyreose. Sie ist auch ein typisches Symptom des chronischen Alkoholabusus.

Nur für wenige dieser genannten Ursachen gibt es eine überzeugende, kausale Therapie. Bei den schweren bakteriellen Enterokolitiden sind Antibiotika oder antibakterielle Chemotherapeutika Mittel der Wahl. Und dennoch werden die heute so häufigen Salmonellosen nur dann antibiotisch behandelt, wenn es zu einem septischen Krankheitsbild kommt. Es hat sich gezeigt, daß eine grundsätzliche antibiotische Behandlung Nachteile bringt, da sie die Krankheitsdauer nicht verkürzt, häufig aber den sogenannten Dauerausscheider fördert. Für die viralen Enteritiden können keine Virostatika empfohlen werden. Bei der Hyperthyreose oder der Colitis ulcerosa wird die Grundkrankheit behandelt, dennoch benötigt man häufig ein symptomatisches Stopfmittel. Lange Zeit war am gebräuchlichsten die Opiumtinktur (Tinctura Opii), heute ist als Synthetikum Loperamid-HCL Mittel der Wahl. Hat ersteres den Nachteil der Verschreibungspflicht nach dem Betäubungsmittelgesetz, gibt es für Loperamid etliche Anwendungsbeschränkungen. So soll es nicht angewendet werden, wenn eine Peristaltikhemmung zu vermeiden ist, bei akuter Dysenterie ist es als Monotherapeutikum nicht zu verwenden, bei schweren Lebererkrankungen ist der Abbau verzögert und ein negativer Einfluß auf die Plasmaelektrolyte nicht auszuschließen. Da kommen als symptomatische Helfer die pflanzlichen Antidiarrhoika als Alternative in Betracht. An erster Stelle sind zwei auch in Deutschland wachsende Gerbstoffdrogen zu nennen, die *Blutwurz (Potentilla tormentilla)* und die *Heidelbeere (Vaccinium myrtillus)*.

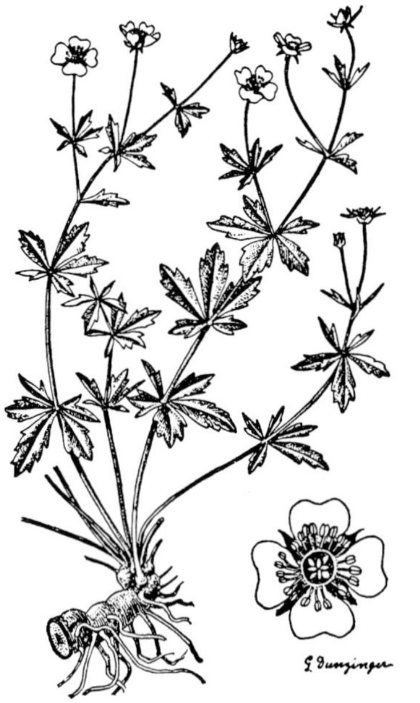

Blutwurz, Potentilla tormentilla
(P. erecta, P. silvestris)

Pflanzen zur Behandlung

Potentilla tormentilla (P. erecta), Blutwurz oder Tormentillwurz

Die Blutwurz gehört zu den Rosengewächsen (Rosaceae). Sie ist überall in Deutschland weit verbreitet und bewohnt Wälder und Moore von der Ebene bis zum Hochgebirge. Dabei kann man zwei ganz verschiedene Standorte unterscheiden: einerseits die nassen Hochmoore und die moorigen Bergwälder, auf denen man kaum ohne Gefahr des Untersinkens gehen kann; und andererseits die ganz trockenen Kiefernwälder und Heiden mit dürftigem Sandboden. Das Aussehen der Pflanze ist an den beiden so sehr unterschiedlichen Standorten auch verschieden. Auf den Mooren ist die Blutwurz kleiner, gedrungener, mit zahlreichen Stengeln an einem Wurzelstock und kleinen Blüten. Auf dem trockenen Boden der Kiefernwälder wird sie größer; der Wurzelstock treibt nur wenige Stengel mit stattlicheren Blättern und Blüten. Gemeinsam ist freilich beiden Bodenarten, daß die Pflanze nur wenig Flüssigkeit in sich aufnehmen kann. Auf dem Moor kann sie sich nicht so stark vollsaugen, wie man annehmen sollte, denn das Wasser ist dort sauer und in größeren Mengen unzuträglich. Der Botaniker *Schimper* benannte ein derartiges Verhalten bezeichnend als »physiologische Trockenheit«.

Die Tormentilla ist ein kleines Gewächs, recht unscheinbar und bescheiden. Aus einem dikken Wurzelstock kommen eine Anzahl 3- bis 5fingeriger Grundblätter und mehrere beblätterte Stengel, die zahlreiche gelbe Blüten tragen. Bemerkenswert ist, daß die Blüte nur vier Blumenkronenblätter aufweist; dadurch unterscheidet sich die Tormentilla leicht von den übrigen Potentilla-(Fingerkraut-)Arten, wie ja überhaupt die Vierzahl der Blumenkronenblätter in unserer Flora eine ziemliche Seltenheit ist. Der Wurzelstock ist, wenn man ihn durchschneidet, rot, daher stammt der Name: Blutwurz.

Arzneilich verwendet wird ausschließlich der Wurzelstock, **Tormentillae rhizoma**. Die Tormentilla ist die wichtigste und ergiebigste Gerbstoffdroge Deutschlands! Ihr Gehalt an Gerbstoff beträgt 15% und ist damit größer als derjenige der Ratanhiawurzel, die nur 10% Gerbstoff enthält, und anderer importierter Gerbstoffdrogen, wie der Katechu. Die Blutwurz kann also ganz berechtigt als die Gerbstoffdroge Nr. 1 bezeichnet werden.

Anwendungsgebiete

Aufgrund seines hohen Gerbstoffgehalts besitzt Tormentillwurzelstock **adstringierende** Wirkungen. Alle Durchfallerkrankungen, für die eine antibiotische oder chemotherapeutische Behandlung nicht indiziert ist, sind für die Behandlung mit Tormentillwurzelstock geeignet. Das gilt besonders bei akuten und subakuten **Enteritiden** und **Enterokolitiden**, auch bei den **Sommerdiarrhöen** und etwas eingeschränkter bei **funktioneller** Ursache der **Diarrhö**. Die besten Erfolge stellen sich bei der akuten und subakuten Enteritis und Kolitis ein. Bei hartnäckigen chronischen Kolitiden ist die Wirkung der Adstringentien grundsätzlich geringer, in bestimmten Phasen ist jedoch auch hier zu einem Gerbstoffmittel zu raten.

Auf eine weitere Indikation von Tormentillwurzelstock wurde in dem Kapitel über die Schleimhauterkrankungen des Mund- und Rachenraums berichtet.

Zubereitungsformen

Tormentillae rhizoma

▶ Tee
1 Teel. zerkleinerte Droge mit 1 Tasse Wasser kalt ansetzen, kurz zum Sieden bringen und sofort abseihen. 3mal täglich 1 Tasse trinken.
▶ Drogenpulver (Pulv. Torment. rhiz.), mehrmals täglich 1 Mokkalöffel voll einnehmen.
▶ Tinctura Tormentillae (1:10)
Mehrmals täglich, bei akuten Zuständen evtl. stündlich 10–30 Tropfen in 1 Likörglas Wasser einnehmen.
Tormentillae rhizoma
Am einfachsten ist es, die Tormentilla als ▶ Schachtelpulver zu verordnen:

Rp. Rhiz. Tormentilla subtiliss. pulv. 100,0
D. ad scat. S. Mehrmals täglich 1 Mokkalöffel voll.

Wenig gebräuchlich ist die Verordnung eines ▶ Tormentill-Dekokts; entscheidet man sich für diesen, so ist es ratsam, als Korrigens statt des üblichen Sirups das krampfstillende und karminativ wirkende ▶ Aqua carminativa zu nehmen:

Rp. Decoct. Rhiz. Tormentillae 20,0/150,0
Aqu. carminativ. ad 200,0
D. S. Mehrmals tägl. 1 Eßlöffel voll.

Die Tinktur wirkt schwächer als das Rhizompulver und seine Zubereitungen. Man muß daher von der Tinktur verhältnismäßig große Mengen geben, um eine stopfende Wirkung zu erreichen. Ein Vorteil der Tinktur ist es, daß sie sich leicht mit anderen Tinkturen kombinieren und so dem Einzelfall anpassen läßt. Einfache stopfende Tropfen bei Durchfall:

Rp. Tinct. Tormentillae
Tinct. carminativ. aa 25,0
D. S. 3- bis 5mal tägl. 30–40 Tropfen in warmem Kamillentee.

Diarrhöe mit Spasmen und Koliken:

Rp. Tinct. Tormentillae 30,0
Tinct. Belladonnae 5,0
Tinct. carminativae ad 50,0
D. S. 3mal täglich 30 Tropfen in etwas Wasser.

Bei torpiden gastroenteritischen Zuständen:

Rp. Tinct. Tormentillae 30,0
Tinct. Absinthii
Tinct. Gentianae aa 10,0
D. S. 3mal tägl. 30 Tropfen in etwas Wasser.

Vaccinium myrtillus, Heidelbeere

Die Heidelbeere wächst überall in Deutschland in Wäldern und Mooren. Man verwendet von ihr sowohl die Blätter, **Myrtilli folium**, als auch die Beeren, **Myrtilli fructus**. Als **Antidiarrhoikum** kommen nur die Beeren in Betracht. **Myrtilli fructus** enthalten 7% Gerbstoff, außerdem Anthocyane und Flavonglykoside. Die Hauptwirkung stützt sich auf den Gerbstoffgehalt.

Anwendungsgebiete

Getrocknete Heidelbeeren sind ein zuverlässiges **Antidiarrhoikum**. Man verwendet eine konzentrierte wäßrige Abkochung (Dekokt), die man eßlöffelweise nehmen läßt. In manchen Gegenden ist es auch üblich, bei Durchfall getrocknete Heidelbeeren zu kauen. Auch das ist wirksam, doch gelangen dabei auch die gröberen Zellulosebestandteile der Beeren,

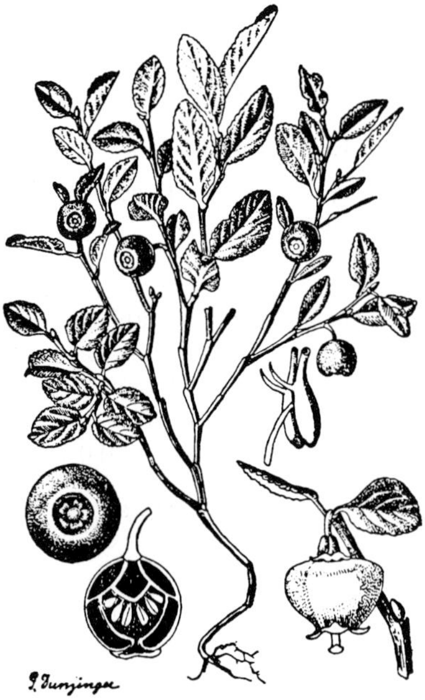

Heidelbeere (Blaubeere), Vaccinium myrtillus

die Schalen und vor allem die Kerne der Früchte in den Darm und können bei empfindlichen Schleimhäuten Reizungen hervorrufen. Die Heidelbeeren haben sich auch als wertvolles Mittel zur Behandlung der **Säuglingsdyspepsie** und der **Durchfälle** bei **kleinen Kindern** erwiesen. *Quaiser (1954)* hat auf diese Verwendung aufmerksam gemacht und auf die Vorteile der Heidelbeerdiät gegenüber den schon länger bekannten Apfel- und Karottennahrungen hingewiesen. Er verwendet dabei ein ▶ Pulver aus den getrockneten Heidelbeeren. Die Droge wird fein gemahlen und gesiebt. Dieses Pulver wird dann in Wasser oder Tee aufgeschwemmt. Man kann diese Suspension roh verabreichen, aber sie auch kurz, etwa 3 Minuten lang, kochen. Sie wird von den Säuglingen gern genommen, insbesondere die gekochte Zubereitung. Das rohe Mahlprodukt ist doch etwas sandiger als das gekochte. Die Farbe der Aufschwemmung ist tief blauviolett, der Geschmack wie der von rohen Heidelbeeren süß-säuerlich, herb und aromatisch, keineswegs unangenehm. Die dunkle Farbe irritiert die Säuglinge nur in seltenen Fällen ein wenig. Zur Geschmacksverbesserung kann man zu 100 g der fertigen Suspension eine Tablette Saccharin hinzugeben. Der Kaloriengehalt der Zubereitung ist minimal und kann praktisch vernachlässigt werden.

Zur Einleitung einer derartigen Dyspepsiebehandlung bei Säuglingen wird zunächst eine 5%ige Suspension verabfolgt, und zwar nach einer kurzen Teepause 150–200 g pro kg Körpergewicht täglich. Dann ersetzt man sie stufenweise durch eine der üblichen Heilnahrungen. Zur Korrektur der Stühle bei darmempfindlichen Kindern, vor allem während interkurrenter Infekte, wird eine 10- bis 20%ige Aufschwemmung gegeben. Man kann ihr als Stabilisierungsfaktor 15% Reismehl zusetzen. Dadurch werden die Stühle etwas gebundener und voluminöser, während sie durch die Heidelbeeraufschwemmung ohne Zusatz substanzarm und relativ naß sind.

Bei dieser Anwendungsform lassen die Heidelbeeren drei Heilfaktoren erkennen:

- adstringierend,
- antiseptisch und
- adsorptiv.

Die Stühle werden sauer, ihr unangenehmer Geruch verschwindet bald und wird aromatisch. Oft wird auch eine antiemetische Wirkung der Heidelbeeren deutlich. Das heftige Erbrechen der Kinder hört bald auf. Günstig wird ferner das Wundsein ad nates beeinflußt. Nicht nur die gewöhnlichen leichten Dyspepsien reagieren gut auf diese Anwendung der Heidelbeeren, sondern ganz besonders auch die schlecht beeinflußbaren schweren Dystrophien und Atrophien.

Heidelbeeren sind also ein gutes Heilmittel für Durchfallerkrankungen sowohl beim Erwachsenen als auch bei Kindern und Säuglingen. Eine weitere Indikation betrifft **Erkrankungen der Mund- und Rachenhöhle** und ist in dem entsprechenden Kapitel dargestellt (*s. S. 38*).

Wichtig erscheint noch der Hinweis, daß die Wirkung von Heidelbeeren, wenn sie im Spätsommer im frischen Zustand und größeren Mengen genommen werden, gerade einen umgekehrten, nähmlich abführenden Effekt hervorrufen. In frischem Zustand sind sie bei Durchfallerkrankungen gerade kontraindiziert.

Zubereitungsformen

Myrtilli fructus

▶ Tee
3 Eßlöffel der Droge auf 1/2 Liter Wasser 10 Minuten kochen, abseihen und davon mehrmals am Tag 1 Glas voll warm trinken.
▶ Heidelbeerfrüchte (Myrtilli fructus)
Mehrmals täglich jeweils einen Eßlöffel voll Heidelbeeren kauen.
▶ Dekokt
2–3 Eßlöffel getrocknete Heidelbeeren mit 1/2 Liter Wasser 30 Minuten kochen, anschließend abseihen. Mehrmals täglich einen Eßlöffel voll einnehmen.

Ribes nigrum, Schwarze Johannisbeere

Es ist wenig bekannt, daß die Schwarze Johannisbeere in Deutschland in feuchten Wäldern und Erlenbrüchen wild vorkommt. Man erkennt sie leicht an den gelben Drüsen der Unterseite der Blätter, die wie zahlreiche gelbe Punkte erscheinen. Der Schwarze Johannisbeersaft ist nicht nur ein köstliches Getränk, sondern auch ein Heilmittel von beträchtlichem Wert, vor allem, wenn man den ungesüßten Muttersaft verwendet. Er enthält **Gerbsäure** und einen schwarzen Farbstoff, dem ähnliche Wirkungen zukommen wie dem roten Farbstoff der Tormentille und dem blauen der Heidelbeeren. Freilich ist der Gehalt an diesen beiden Substanzen relativ geringer. Die Schwarze Johannisbeere weist zusätzlich einen beachtlich hohen Gehalt an **Vitamin C** auf, der denjenigen der Roten Johannisbeere bei weitem übertrifft. Er beträgt etwa 500 mg pro Liter. Der Schwarze Johannisbeersaft ist ein gutes Hilfsmittel bei Durchfallerkrankungen. Wir lassen mehrfach am Tage ein Glas davon trinken. Der Schwarze Johannisbeersaft stellt einen Übergang von der eigentlichen Phytotherapie zur Diätetik dar.

Rubus fruticosus, Brombeere

Ähnliches wie für die Schwarze Johannisbeere gilt für die Brombeere. Verwendet werden die **Brombeerblätter**, die während der Blütezeit gesammelt und getrocknet werden und die ebenfalls Gerbstoffe enthalten. Aufgrund dieses Gerbstoffgehaltes sind **adstringierende** Wirkungen an den Schleimhäuten plausibel. Die Indikationen sind deshalb neben unspezifischen akuten Durchfallerkrankungen wie Reise- und Sommerdiarrhö auch leichte Entzündungen der Mund- und Rachenschleimhaut. Man verwendet den ▶ Tee, indem ein gehäufter Teelöffel feingeschnittener Droge mit 1 Tasse kochendem Wasser übergossen wird, dann 10–15 Minuten ziehen lassen und abseihen. Mehrmals täglich wird 1 Tasse zwischen den Mahlzeiten getrunken bzw. zum Gurgeln und Spülen des Mund- und Rachenraums benutzt.

Quercus robur (Qu. petraea), Eiche

Die Eichenrinde, **Quercus cortex**, enthält neben Gerbstoffen noch Flavonole, z. B. Quercetin. Als Droge Verwendung findet die im Frühjahr gesammelte und getrocknete **Rinde** junger Zweige und Stockausschläge.
Durch die Kombination der **adstringierenden** (Gerbstoffe) und **antiphlogistischen** Wirkungen (Flavonole) gibt es wieder vielfältige Anwendungsmöglichkeiten für Eichenrinde neben der hier angesprochenen Indikation der Diarrhö. So finden wir sie insbesondere bei entzündlichen Hauterkrankungen wieder.
Bei akuten Durchfallerkrankungen wird ein ▶ Tee aus einem halben Teelöffel feingeschnittener oder grobgepulverter Droge zubereitet, die mit einer Tasse kaltem Wasser angesetzt, kurz aufgekocht, 5 Minuten ziehen gelassen und dann durch ein Teesieb abgeseiht wird. Mehrmals täglich kann 1 Tasse jeweils eine halbe Stunde vor den Mahlzeiten warm getrunken werden. Äußere Zubereitungen werden bei den Hauterkrankungen abgehandelt (*s. S. 329ff.*).

Xysmalobium undulatum, Uzara

Die als Droge verwendete **Uzarawurzel** besteht aus den getrockneten unterirdischen Teilen 2- bis 3jähriger Pflanzen. Die Droge enthält Glykoside mit einem Cardenolidgrundgerüst. Drogenextrakte wirken **motilitätshemmend** am Dünndarm und sollen in hoher Dosierung eine digitalisähnliche Wirkung am Herzen haben. Deshalb soll Uzarawurzel nicht gleichzeitig mit herzwirksamen Glykosiden angewendet werden. Verordnet wird das Fertigarzneimittel Uzara®-Dragees oder Lösung (Stada), einleitend 5 Dragees bzw. 60–80 Tropfen, dann 3- bis 6mal täglich 1 Dragee bzw. 30 Tropfen bis zum Sistieren der Durchfälle.

Papaver somniferum, Schlafmohn

Der Schlafmohn liefert uns das weitaus bekannteste und wirksamste Stopfmittel: das Opium. Die Heimat des Schlafmohns ist der vordere Orient. Er kann aber auch in Mitteleuropa angebaut werden. Das Opium ist der **eingetrocknete Milchsaft** aus den unreifen Kapseln des Schlafmohns. Es enthält die bekannten Alkaloide. Bei den Durchfallerkrankungen brauchen wir die Reinalkaloide nicht, die Gesamtheit der Wirkstoffe ist hinsichtlich der stopfenden und kolikbeseitigenden Wirkung am wirksamsten.

Zubereitungsformen

Die ▶ Tinctura Opii (DAB 10) enthält mindestens 1% Morphin.
Die als Opiumtropfen bezeichnete Tinktur ist fraglos die wirksamste Arznei bei schweren, akuten und mit schmerzhaften Spasmen einhergehenden Diarrhöen. Opiumtinktur unterliegt der Verschreibungspflicht nach dem Betäubungsmittelgesetz, sie sollte ausschließlich bei sehr schweren und durch keine anderen Maßnahmen zu beeinflussenden Durchfällen verordnet werden. Auch gilt im gleichen Maße wie für die anderen Antidiarrhoika, daß die Verordnung auf wenige Tage beschränkt bleiben soll, und daß bei Fortbestehen der Durchfälle dringend eine umfassende diagnostische Abklärung der Ursachen erfolgen muß. Die Einzeldosis beträgt 5–10 Tropfen, entsprechend 1–2 mg Morphin. Die Tageshöchstmenge beträgt 5,0 g, entsprechend 50–60 mg Morphin. In besonders gelagerten Fällen kann Opiumtinktur auch mit Belladonna oder/und Tormentilla kombiniert werden, beispielsweise:

Rp. Tinct. Opii 5,0
Tinct. Belladonnae 10,0
Tinct. Tormentillae 20,0

D.S. 2- bis 3mal tägl. 10 Tropfen in Wasser.

3.3 Chronische Darmträgheit, Obstipation

Neben nur wenigen synthetischen Laxanzien gibt es eine große Anzahl pflanzlicher Abführmittel, die in zwei wesentliche Hauptgruppen unterteilt werden können: antiabsorptiv und hydragog wirkende Laxanzien und die Quellmittel. Diese zwei Gruppen pflanzlicher Laxanzien sollen deshalb auch getrennt dargestellt werden. Erstere eignen sich vor allem zur Kurzzeitanwendung und sollten auf keinen Fall zum Dauergebrauch führen, die Quellmittel dagegen sind gerade für die Langzeitanwendung geeignet. Für Übergangsformen der Obstipation können auch Vertreter beider Gruppen miteinander kombiniert werden.

Es muß als selbstverständlich gelten, daß eine längerfristige Verordnung von Laxanzien nur nach gründlicher diagnostischer Klärung und insbesondere Ausschluß schwerer organischer Ursachen wie beispielsweise obturierender Geschwulstbildungen im Darm erfolgt.

Unverzichtbar sind Laxanzien im Zusammenhang mit kurzzeitiger Anwendung zur Vorbereitung von radiologischen oder endoskopischen Untersuchungen des Darms, sinnvoll auch bei akuter Obstipation z. B. durch Milieuwechsel oder als Folge bestimmter, stopfender Arzneimittel.

Unbestritten ist aber auch die Langzeitanwendung von Gleit- und Quellmitteln z. B. bei habituellen Obstipationen, wobei der Arzt immer darauf achten wird, daß hier die ausschließliche Verordnung eines Laxans höchstens übergangsweise erfolgt, im übrigen das Laxans aber nur die allgemeine Umstellung der Lebens- und Ernährungsgewohnheiten begleiten soll. Jede Verordnung eines Abführmittels sollte immer als Ziel haben, die Autoregulation des Darms wiederherzustellen.

Es ist nicht zu unterschätzen, wie groß die Neigung zum Mißbrauch von Abführmitteln ist, wie häufig Laxanzienabusus zu beträcht-

Antiabsorptive und hydragoge Laxanzien

Cassia acutifolia

- ❊ **Sennae folium**
  Sennae fructus
- ® **Bekunis® Instant Tee, Kräuter Dragees, Kräutertee**
- ® **Dragees 19 Senna**
- ® **Drix® akut Abführ-Dragees, Abführ-Tee**
- ® **Kneipp® Wörisetten S Dragees**
- ® **Liquidepur® Abführ-Dosiertabletten**
- ® **Neda® Früchtewürfel**
  div. Kombinationspräparate

Rheum palmatum, Rheum officinale

- ❊ **Rhei rhizoma**
  div. Kombinationspräparate

Aloe barbadensis, Aloe capensis

- ❊ **Extractum Aloes**
- ® **Dr. Janssens Teebohnen®-N normal/-S verstärkt**
- ® **Rheogen® Dragees**
  div. Kombinationspräparate

Rhamnus frangulae

- ❊ **Frangulae cortex**

Rhamnus purshiana

- ❊ **Rhamni purshianae cortex**
- ® **Legapas® mono Tabletten**
  div. Kombinationspräparate

Rhamnus cathartica

- ❊ **Rhamni cathartici fructus**
- ® **Laxysat® mono Bürger Dragees**

Quell- und Gleitmittel

Linum usitatissimum

- ❊ **Lini semen**

Plantago psyllium, Plantago ovata

- ® **Agiocur® Granulat**
- ® **Agiolax® Ballast pur**
- ® **Kneipp® Abführ Herbagran® Granulat-Psyllium**
- ® **Mucofalk® Apfel/-Orange Granulat**

lichen Nebenwirkungen führt. Am gravierendsten ist hier die Dysbalance der Elektrolyte, insbesondere die Tendenz zur Hypokaliämie; aber auch chronische Motilitätsstörungen des Darms werden diskutiert. Die anthranoidhaltigen Laxanzien führen im weiteren zu der sehr typischen Pseudomelanosis coli, die überwiegend als gutartig angesehen, von einigen Autoren aber auch als Präkanzerose bezeichnet wird.
Ohne Zweifel werden Laxanzien in großem Umfang als Selbstmedikation genommen. Gerade hierauf sollte aber ärztlicherseits geachtet werden, da die charakterisierten Nebenwirkungen dem Laien oft zu wenig bekannt sind. Immer wieder sollte in der Sprechstunde das aufklärende Gespräch gesucht werden, insbesondere wenn man diagnostisch bereits auf Elektrolytstörungen stößt. Andererseits soll die Möglichkeit der Selbstmedikation für Laxanzien keineswegs bestritten werden. Abführtees und auch entsprechende Fertigarzneimittel gehören sicher zu den bekanntesten und am häufigsten angewendeten Arzneiformen überhaupt. Wir werden bei den Zubereitungsformen darauf zurückkommen.

Pflanzen zur Behandlung

Antiabsorptiv und hydragog wirkende Laxanzien

Die Wirkung der auch als Drastika bezeichneten antiabsorptiv und hydragog wirkenden Laxanzien wie Senna, Rhabarber, Faulbaum, Kreuzdorn und Aloe beruht auf dem Gehalt an Anthranoiden. Diese Wirkstoffgruppe leitet sich strukturell vom Anthracen ab. Für eine laxierende Wirkung ist dessen 1,8-Dehydroxylierung Voraussetzung. Als historisch älteste Bezeichnung dieser Stoffgruppe wurde der Begriff der Emodine eingeführt. Man verstand darunter die Derivate des 1,8-Dihydroxy-9,10-Anthrachinons (*Koch, 1991*). Deshalb wurden nach Kenntnis weiterer Anthracenderivate diese als Anthrachinone bezeichnet. Da diese wiederum nicht die eigentlich Verantwortlichen für die laxative Wirkung sind, suchte man nach neutralen Bezeichnungen wie Anthracenderivate, Hydroxyanthracenderivate oder Anthroglycoside, die alle nicht voll befriedigen konnten, so daß sich letztlich der von *Lemli (1985)* eingeführte Begriff der »Anthranoide« durchgesetzt hat.
Anthranoide wirken motilitätssteigernd und antiabsorptiv. Sie hemmen die Resorption von Elektrolyten und Wasser aus dem Dickdarm, wodurch eine Volumenzunahme des Darminhalts erreicht und der Füllungsdruck des Darms verstärkt wird, was wiederum die Darmmotorik im Sinne propulsiver Kontraktionen anregt. Zusätzlich werden Wasser und Elektrolyte durch eine Stimulierung der aktiven Chloridsekretion sezerniert. Über die Pharmakokinetik und Pharmakodynamik der anthranoidhaltigen Laxanzien existiert inzwischen eine umfangreiche Literatur, ohne daß bereits alle Wirkmechanismen restlos oder befriedigend aufgeklärt werden konnten.
Die Toxikologie diskutiert für anthranoidhaltige Laxanzien deren mutagene und kanzerogene Wirkung. Das stützt sich besonders auf tierexperimentelle Ergebnisse mit dem synthetischen Anthranoid Dantron, welches offensichtlich die Kolonkarzinominzidenz erhöht. Auch wurden starke mutagene Wirkungen für einzelne Derivate nachgewiesen. In Deutschland hat die Arbeitsgruppe um *Westendorf (1990)* die Diskussion um das mutagene und kanzerogene Risiko der Anthranoid-Laxanzien aufgegriffen und immer wieder diskutiert. Obwohl viele entlastende toxikologische Untersuchungsergebnisse vorliegen, z. B. durch *Rudolph und Mengs (1988)*, die zeigen konnten, daß Sennoside als relativ gering toxische Substanzen ohne Mutagenität und Kanzerogenität gekennzeichnet werden können, wurde durch eine Veröffentlichung von *Siegers u. Mitarb. (1993)* die Diskussion erneut entfacht und ein Stufenplanverfahren durch das BGA eingeleitet. Siegers hatte zu einem früheren Zeitpunkt die Ergebnisse einer retrospektiven Auswertung von 3049 Koloskopien (1981–1987) veröffentlicht, bei der die Häufigkeit einer für anthranoidhaltige Laxanzien typischen Pseudomelanosis coli (PMC) mit pathologischen, kolorektalen Schleimhautveränderungen korreliert worden war. PMC fand sich in einer Häufigkeit von 3,13% bei unauffälligem Schleimhautbefund, in 1,89% bei Kolitis, 4,98% bei Di-

vertikelose, 8,64% bei Adenomen und erstaunlicherweise nur in 3,29% korreliert mit kolorektalen Karzinomen (6 von 152). In einer prospektiven Folgeuntersuchung von Oktober 1989 bis März 1991 wurden 1095 Patienten erfaßt, bei denen durch den endoskopierenden Arzt grundsätzlich jede PMC dokumentiert werden sollte und dabei auf den Zusammenhang mit kolorektalen Tumoren (Adenomen und Karzinomen) geachtet werden mußte. Die nun erhobenen Ergebnisse zeigen z. T. erstaunliche Abweichungen von der retrospektiven Auswertung. So findet sich jetzt eine Korrelation von PMC von 6,9% mit unauffälligem Schleimhautbefund, 9,8% bei Adenomen und 18,6(!)% statt retrospektiv 3,29% bei kolorektalen Karzinomen. Nur bei Patienten mit Kolitiden zeigte sich eine gute Übereinstimmung beider Untersuchungen von 2,3 bzw. 1,89%. Die neuen Ergebnisse von Siegers rechtfertigten natürlich die Einschätzung eines hohen karzinogenen Risikos durch Langzeitgebrauch von anthranoidhaltigen Laxanzien, standen aber doch im krassen Widerspruch zu aller gastroenterologisch-ärztlichen Erfahrung und anderen epidemiologischen Untersuchungen, beispielsweise der sogenannten Melbourne Colorectal Cancer Study, die einen Zusammenhang von Abführmittelgebrauch und kolorektalem Karzinom bei einer großen Zahl von untersuchten Patienten nicht nachweisen konnte (*Kune u. Mitarb. [1988]*).

Lydén-Sokolowski u. Mitarb. (1993) konnten in einer 2-Jahres-Karzinogenitätsstudie an Ratten zeigen, daß Sennoside nicht zu einer höheren Inzidenz von kolorektalen Karzinomen führen. Auch besteht ein auffälliger Unterschied in der Häufigkeit von Laxanziengebrauch und PMC bei Frauen und Männern in einer Größenordnung von 10:1, während die Häufigkeitsverteilung bei Frauen und Männern für das kolorektale Karzinom praktisch 1:1 ist. *Loew u. Mitarb. (1994)* haben nun die Ergebnisse einer weiteren aktuellen Studie zu der Frage des Zusammenhangs von PMC bzw. Anthranoidlaxanzien-Gebrauch und dem Auftreten von kolorektalen Tumoren vorgelegt (*Loew [1994]*). Auch sie fanden einen großen Verteilungsunterschied von PMC bei Frauen und Männern, bei ersteren wurde sie in 8,7%, bei letzteren nur in 1,8% nachgewiesen. Ein entsprechender Unterschied besteht auch bei über 70jährigen Patienten (9,1%) und solchen, die jünger als 70 Jahre sind (3,8%). Die Gegenüberstellung der PMC bei Kolonkarzinompatienten und den Kontrollen zeigt bei einem Gesamtkollektiv von 945 Patienten eine Häufigkeit von 6,1 zu 4,2%. Es besteht somit kein signifikanter Unterschied.

Probleme der toxischen Bewertung von Phytotherapeutika

Diese ganze Diskussion, die wissenschaftlich immer noch als offen bezeichnet werden muß, jedoch aus der Sicht einer praktischen Medizin zugunsten der Anthranoid-Laxanzien entschieden ist, zeigt einmal mehr das Dilemma toxikologischer Fragestellungen in der Medizin. In wieweit lassen sich In-vitro-Versuche, besonders zu Fragen der Mutagenität, auf einen derart komplexen Organismus wie den des Menschen so übertragen, daß wenigstens eine an Sicherheit grenzende Wahrscheinlichkeit erreicht wird? Wird bei solchen Untersuchungen nicht die Vielzahl der natürlichen Repair-Mechanismen im menschlichen Organismus völlig ignoriert? Auch hierzu hat *Loew (1994)* eine aktuelle Übersicht über die kontroverse Diskussion publiziert, in der er besonders die kritische Zurückhaltung eines der auf diesem Feld größten Wissenschaftler unserer Zeit, *Ames*, zitiert. Nach seiner Meinung kommt es in jedem Augenblick im normalen Metabolismus zu oxidativen DNA-Schäden, denen der Organismus aber offensichtlich entgegen wirken kann. Da gerade die Gegner einer Phytotherapie als Bestandteil der modernen Pharmakotherapie in den letzten Jahren immer häufiger auf toxikologische, ja mutagene und kanzerogene Risiken pflanzlicher Heilmittel hinwiesen und damit die gesamte Therapierichtung diskriminieren wollten (siehe auch Aristolochia, Pyrrolizidinalkaloide, Quercetin), ist es so wichtig, hier eine wissenschaftlich faire, d. h. objektive Diskussion zu führen und insbesondere nicht Untersuchungsmodelle zu wählen, die der Wirklichkeit eines biologischen Organismus, auf den durch die Untersuchungen zurückgeschlossen werden soll, überhaupt nicht entsprechen. Natürlich muß auch das toxikologische Risiko pflanzlicher Arzneimittel bewertet werden, doch

müssen hierfür adäquate Untersuchungsmodelle entwickelt werden, die mit Sicherheit andere Fragestellungen beinhalten werden, als sie für synthetische Monostoffe richtig sind. Die ganze Frage der Kanzerogenität ist vor allem eine Frage der Epidemiologie, und gerade auf diesem Sektor hat die moderne Medizin in den letzten Jahrzehnten vieles versäumt.
Wir gehen bei der Darstellung der nun folgenden Pflanzen unverändert davon aus, daß sie ausgesprochen sinnvolle und wirksame Laxanzien darstellen, die natürlich wegen ihrer bekannten drastischen Wirkung vor allem zur Kurzzeitanwendung geeignet sind, hier aber keineswegs vermißt werden können. Die weiteren Ausführungen werden zeigen, daß eine ärztlich-vernünftige Langzeittherapie der Darmträgheit sicher auch ergänzende oder andere Konzepte beinhaltet, als die ausschließliche Verordnung von antiabsorptiv und hydragog wirkenden Anthranoid-Laxanzien.

Cassia acutifolia, Cassia angustifolia, Senna

Man verwendet von der Senna sowohl die Sennesblätter, **Sennae folium**, als auch die Sennesfrüchte, **Sennae fructus**, die milder wirken als die Blätter. Die Senna stammt von zwei Cassia-Arten: Cassia angustifolia, bekannt als Tinnevelly-Senna, die vorzugsweise in Indien vorkommt, und die nordafrikanische Cassia acutifolia, die als Alexandriner- oder Karthum-Senna bekannt ist. Beide Cassia-Arten sind Sträucher aus der Familie der Caesalpinaceen, welche den Schmetterlingsblütlern nahestehen. Die Blätter der Cassia-Arten sind gefiedert. Was wir als Sennae folium bezeichnen, sind die abgetrennten Fiedern eines Blattes.

Pharmakologie

Das wirksame Prinzip der Senna sind die **Anthranoide**, die auch als Anthrachinonglykoside bezeichnet werden. Sie wirken als Sennoside A und B vorwiegend auf den Dickdarm. Dazu kommen neben etwa 10% Schleim noch weinsaure Salze. Die in den

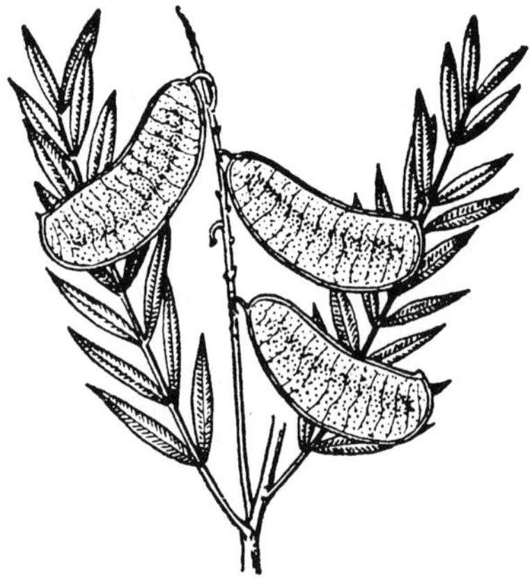

Senna, Cassia acutifolia

Sennesblättern und -früchten enthaltenen Anthranoide besitzen **antiabsorptive** und **hydragoge** Eigenschaften, wodurch sie die Resorption von Elektrolyten und Wasser aus dem Dickdarm hemmen. Es kommt zu einer Volumenzunahme des Darminhaltes und Verstärkung des Füllungsdrucks im Darm, was die Darmmotorik im Sinne propulsiver Kontraktionen anregt. Zusätzlich werden durch Stimulierung der aktiven Chloridsekretion Wasser und Elektrolyte sezerniert.

Anwendungsgebiete

Die Senna ist ein zuverlässiges und recht kräftiges Abführmittel. Kleine Dosen von 1–2 g führen innerhalb von 5–7 Stunden zu einem breiigen Stuhl. Höhere Dosen von 2–4 g wirken schneller, aber oft schon mit flüssigen Entleerungen und begleitet von Leibschmerzen. Bei noch höheren Gaben von 8–12 g sind die Nebenwirkungen noch stärker. Es kann zu heftigen Koliken, Nausea und Erbrechen kommen. Die Sennesfrüchte oder Sennesschoten (Sennae folliculi) wirken milder als die Blattdroge, obwohl ihr Gehalt an Sennosiden höher ist.

Zubereitungsformen

Sennae folium et fructus

Die schlechte Verträglichkeit größerer Dosen der Sennesblätter beruht hauptsächlich auf dem Anteil der Harze. Daher sollte ein Sennesblättertee mit kaltem Wasser, also als ▶ Mazerat, aufgesetzt werden, wobei man ihn dann längere Zeit stehen lassen muß. Auf diese Weise gehen die Harze weniger in Lösung und die Verträglichkeit wird besser. Durch Entharzung kann man die kolikerzeugende Wirkung der Sennesblätter verringern. Derartige entharzte Sennesblätter (Sennae deresinatae folium) sind aber auch in ihrem abführenden Effekt schwächer. Bei sehr reizbarem Darm wird man sie oft mit Vorteil heranziehen.
Die Zahl der Sennazubereitungen, die uns für eine einfache Rezeptur zur Verfügung stehen, ist sehr groß. Als wichtigste seien genannt:
▶ Infusum Sennae compos
Auch »Wiener Trank« genannt, enthält außer Senna noch Manna und Seignettesalz und wird tee- bis eßlöffelweise verabfolgt.
▶ Sirupus Sennae
Mit einem Zusatz von Fenchel, teelöffelweise, preiswert.
▶ Electuarium Sennae
Mus für Kinder mit milder Abführwirkung, teelöffelweise.
▶ Pulvis Liquiritiae compositus
Als Kurellasches Brustpulver bekannt, enthält außer Senna noch Süßholz, Schwefel und Fenchel, teelöffelweise.
▶ Species laxantes
Bestehen aus Senna, Kal. tartaric., Acid. tartaric. und aromatischen Drogen.
▶ Infusum laxans DRF
Sennesblätterinfus mit Magnes. sulfuric., 3mal täglich 1 Eßlöffel in 1 Glas Wasser.
▶ Pulvis laxans compositus DRF
Enthält Sennesblätter, Magnes. usta, Schwefel, Tartarus depurat. und Zucker zu gleichen Teilen und wird teelöffelweise genommen.
Beispiel für einen einfachen und gut wirksamen ▶ Abführtee:

Rp.	Fruct. Carvi Fruct. Foeniculi Fol. Menth. pip. Fol. Sennae aa ad 100,0
M. f. spec. D. S.	2 Teelöffel bis 1 Eßlöffel mit 1/4, Liter Wasser heiß überbrühen und 15 Min. ziehen lassen. Morgens und abends 1 Tasse.

Empfehlenswerte Fertigarzneimittel

Reine Sennapräparate

Bekunis® Instant Tee	
Bekunis®-Kräutertee	(roha)
Drix® akut Abführ-Dragees	(Hermes)
Kneipp® Wörisetten S Dragees	(Kneipp)
Liquidepur® Abführ-Dosiertabletten	(Woelm pharma)
Neda® Früchtewürfel	(Novartis)

Kombinationen

mit Plantago-ovata-Samen und -Samenschalen

Agiolax® Granulat	(Madaus)

mit Anis- und Kümmelöl

Liquidepur®N Lösung	(Woelm Pharma)

Rheum palmatum, Rheum officinale, Rhabarber

Die beiden arzneilich gebrauchten Rhabarberarten Rheum palmatum var. tanguticum und Rheum officinale gehören zu den Knöterichgewächsen und stammen aus den Hochgebirgen Chinas. In Bayern und an anderen Orten wird der Rhabarber angebaut; er ist dem chinesischen gleichwertig. Verwendet wird von dem Rhabarber der dicke Wurzelstock, **Rhei rhizoma**. Die wirksamen Sub-

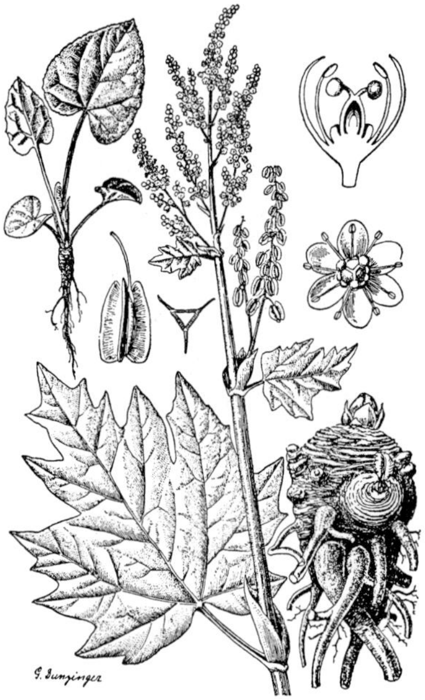

Medizinal-Rhabarber, Rheum palmatum

stanzen des Rhabarbers sind einesteils abführend wirkende Anthranoide, z. B. Rhein, Rheum-Emodin, Chrysophanol, sowie Gerbstoffe, Flavone, Harze, Stärke und Salze. Durch den Anteil an Gerb- und auch Bitterstoffen, die eher stopfend wirken, kommt dem Rhabarber eine eigenartige Doppelwirkung zu. In kleinen Dosen überwiegt die Gerb- und Bitterstoffwirkung, so daß er vorwiegend als Aperitivum und leichtes Tonicum amarum wirkt. Bei der Zufuhr größerer Quantitäten jedoch überwiegt die Abführwirkung der Anthranoide; in dieser höheren Dosierung ist der Rhabarber das Abführmittel, als das man ihn allgemein kennt.
Der arzneilich gebrauchte Rhabarber ist nicht identisch mit dem in Gärten angepflanzten Rhabarber, der meist den Arten Rheum rhaponticum und Rheum rhabarbarum zugehört; von diesen Rhabarberarten gebraucht man die fleischigen Stengelteile als Kompott. Auch diese Rhabarberarten enthalten in ihren Rhizomen die gleichen Substanzen wie der echte Rhabarber, aber in wesentlich kleineren Mengen.

Die einfachste und durchaus brauchbare Zubereitungsform des arzneilich verwendeten Rhabarbers ist die in kleine Stücke zerteilte Droge selbst, die man mit einigen Schluck Wasser verabfolgt. Besser ist es, die Droge fein zu pulverisieren und zu Tabletten zu pressen. Von diesen ▶ Rhabarbertabletten werden je nach dem Grad der Obstipation 2, 4, 6 Stück und mehr genommen. Die Wirkung ist nicht sehr stark und tritt erst nach längerer Zeit ein. Manche Menschen reagieren allerdings mit Leibschmerzen, viele aber vertragen die Rhabarbertabletten ausgezeichnet und können sie längere Zeit nehmen. Das gilt insbesondere für ältere Menschen mit arteriosklerotischen Erscheinungen und Neigung zu gastrokardialen Beschwerden.
Als Zusatz ist Rhabarber beliebt und bewährt zur Unterstützung des choleretisch-cholekinetischen Effektes bei Gallen-Leber-Mitteln. Er findet sich daher in vielen Kombinationsarzneimitteln.

Zubereitungsformen

Rhei rhizoma

Von den vielen sonstigen Zubereitungsformen des Rhabarbers sind hauptsächlich folgende zu nennen:

▶ Tee

Hierzu wird 1 Teel. grob gepulverter Droge mit 1 Tasse Wasser heiß übergossen, 10 Minuten ziehen gelassen und abgeseiht. Abends 2 Tassen trinken.

▶ Tinctura Rhei aquosa

Teelöffelweise als Magentonikum und Aperitivum, eßlöffelweise abführend.

▶ Tinctura Rhei vinosa

Tropfenweise als Magenmittel, teelöffelweise als Abführmittel.

▶ Sirupus Rhei

Teelöffelweise als Abführmittel bei Kindern.

▶ Sirupus Mannae cum Rheo DRF

(Manna- und Rhabarber-Sirup zu gleichen Teilen), teelöffelweise für Kinder.

Empfehlenswerte Fertigarzneimittel

Kombination

mit Aloe

Redaxa Lax Abführdragees (Hotz)

Aloe barbadensis, Aloe, Aloe capensis, Kap-Aloe

Als Aloe bezeichnet man den eingedickten Saft der Blätter von Aloe barbadensis Miller. Er enthält mindestens 28% Hydroxyanthracenderivate, berechnet als wasserfreies Barbaloin (Aloin).
Kap-Aloe besteht aus dem eingedickten Saft der Blätter einiger Arten der Gattung Aloe, insbesondere von Aloe ferox Miller sowie deren Hybriden. Der Saft enthält mindestens 18% Hydroxyanthracenderivate, berechnet als wasserfreies Aloin.
Aloe kommt als eine braune Masse in den Handel, die in mannigfacher Weise weiter bearbeitet wird. Die Wirkung ist hauptsächlich **abführend**, dazu aber auch **choleretisch**. Große Dosen wirken als Drastikum und selbst als Abortivum. Daher soll Aloe nicht in der Schwangerschaft gegeben werden.

Zubereitungsformen

In kleinen Mengen ist nur die Bitterstoffwirkung vorhanden, die aber weniger Verwendung findet als die ähnliche des Rhabarbers. Tinctura Aloes und Tinctura Aloes compos. beispielsweise sind lediglich Bittermittel mit einer ganz milden Abführwirkung. ▶ Extractum Aloes ist dagegen das eigentliche und recht brauchbare Abführmittel. Man verwendet Aloeextrakt in erster Linie für ▶ Pillen, gern in Kombination mit anderen abführenden Stoffen.

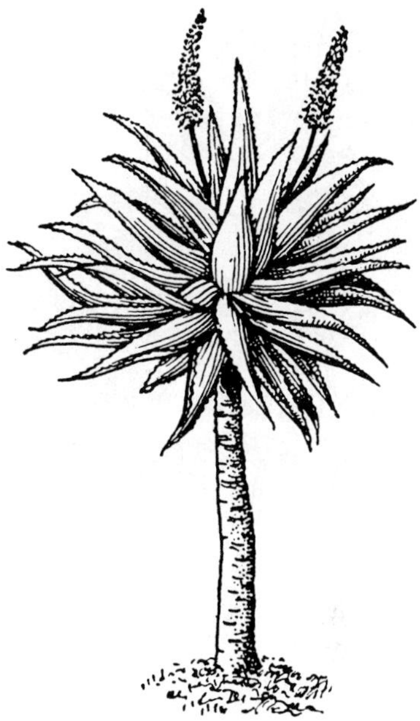

Kap-Aloe, Aloe ferox s. capensis

Empfehlenswerte Fertigarzneimittel

Reine Aloepräparate

Dr. Janssens Teebohnen®-N normal/-S verstärkt (Dr. Janssen)
Rheogen® Dragees (Robugen)

Kombinationen

mit Schöllkraut

Aristochol® Konzentrat Granulat (Steiner)
Chol-Kugeletten® Neu Dragees (Dolorgiet)

mit Rhabarber

Redaxa Lax Abführdragees (Hotz)

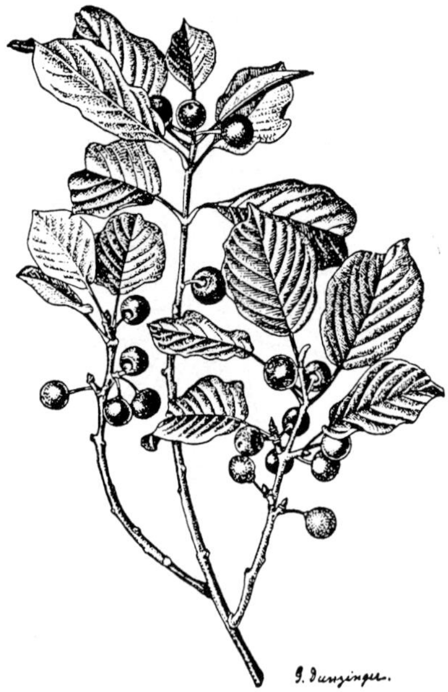

Faulbaum, Rhamnus frangula

Rhamnus frangula, Faulbaum

Der Faulbaum ist ein Strauch aus der Familie der Rhamnaceen, der überall in Deutschland in Erlenbrüchen, an feuchten Stellen der Wälder und an Bachufern wild wächst und über ganz Europa verbreitet ist. Die Blüten sind klein und unscheinbar, grünlichweiß, und stehen zu mehreren beisammen in den Blattachseln. Die Blätter sind nur mäßig groß, elliptisch und ganzrandig. Der ganze Strauch ist dornenlos. Er liebt die Geselligkeit und bildet oft zusammen mit Erlen, Pfaffenhütchen, Schneeball und anderen Sträuchern ein dichtes Unterholz in feuchten Wäldern. Die Rinde zeigt eigenartige weißliche Punkte und Streifen. Daran ist der Faulbaum leicht zu erkennen, außerdem daran, daß die kleinen Früchte zuerst rot sind, dann schwarz werden.
Nicht zu verwechseln mit dem Faulbaum, Rhamnus frangula, ist ein anderer in Deutschland wachsender Strauch, der vielfach unter dem Namen Faulbaum subsumiert wird, aber völlig andersartig ist und medizinisch keinerlei Bedeutung hat. Es ist die *Traubenkirsche, Prunus padus*, die an den gleichen Orten wie der echte Faulbaum wild wächst. Die Traubenkirsche, die – wie der Name besagt – den Kirschengewächsen zugehört, hat schöne weiße Blüten, die in überhängenden Trauben beisammenstehen und einen starken, etwas aashaft-unangenehmen süßlichen Duft besitzen. Die beiden Pflanzen sind demnach leicht auseinanderzuhalten.
Als nicht ganz ungewöhnliche Verfälschung der Faulbaumrinde wird die *Erle (Alnus glutinosa)* genommen, die ebenfalls oft mit dem Faulbaum zusammen vorkommt und eine, wenn auch nur ganz entfernte Ähnlichkeit mit ihm hat. Man kann die Erle selbst im unbelaubten Zustand an den eigenartig gestielten Knospen gut erkennen, die jeder wiedererkennt, der sie einmal mit Bewußtsein gesehen hat.
Verwendet wird vom Faulbaum die Rinde, **Frangulae cortex**. Sie enthält Anthranoide und Bitterstoffe. Die frische Rinde hat eine emetische Wirkung; sie muß erst ein Jahr lagern, ehe sie medizinisch gebraucht werden kann. Es erfolgt dabei ein Fermentationsprozeß, der das emetisch wirksame Frangulaglykosid Frangulin zerstört.

Anwendungsgebiete

Der Faulbaum ist ein mildes bis mittelstarkes Laxans mit nur geringer Reizwirkung auf den Darm. Senna und Aloe wirken stärker. Rhabarber steht ihm etwa gleich, ist vielleicht noch etwas schwächer. Man kann den Faulbaum wegen seiner geringen kolikerregenden Eigenschaften auch bei spastischer Obstipation geben. Gewöhnung tritt beim Gebrauch der Faulbaumrinde weit weniger rasch ein als bei der Senna. Aus all diesen Gründen ist der Faulbaum für Kranke mit habitueller Obstipation besonders geeignet, denen wir zur Wiedererziehung des Darmes eine Zeitlang einen Abführtee verschreiben wollen.

Zubereitungsformen

Frangulae cortex

Bei hartnäckiger Obstipation reicht der Faulbaum allein nicht aus. Dann ist eine Kombination mit Sennesblättern und karminativen

Drogen notwendig und bewährt sich gut, z. B.:

Rp. Fruct. Carvi 20,0
Fol. Menth. pip. 30,0
Fol. Sennae 10,0
Cort. Frangulae 30,0

M. f.
spec. S. Abführtee

Folgende einfache Grundformel für die Zusammenstellung eines guten, milden und doch wirksamen Abführtees sollte beachtet werden: Die kolikerregende Wirkung der abführend wirkenden Komponente muß durch das Hinzufügen von **Karminativa** und **Antispasmodika** gedämpft werden. Demgemäß wird sich jeder Abführtee aus zwei verschiedenen Gruppen von Arzneipflanzen zusammensetzen, und die ärztliche Aufgabe ist es, die Mischung so zu wählen, wie sie der Einzelfall erfordert: beim reizbaren Darm mit Neigung zu Spasmen mehr Karminativa und Spasmolytika und wenig Abführdroge, bei starker atonischer Verstopfung umgekehrt. Ein Fehler ist es in den meisten Fällen, das Abführmittel – etwa einen Tee aus Sennesblättern – allein zu geben. Das sollte nur ganz ausnahmsweise geschehen, vor allem dann, wenn man eine starke akute Obstipation bei einem sonst darmgesunden Menschen durchbrechen will. Niemals aber verordne man Sennesblätter- oder Sennesschotentee allein für längere Zeit.
Sehr zweckmäßig und von gutem Geschmack ist die ▶ Kombination mit Kamille und Fenchel, die man in einfachster Weise folgendermaßen rezeptiert:

Rp. Flor. Chamomillae
Fruct. Foeniculi
Cort. Frangulae
Fol. Sennae aa ad 100,0

D. S. Tägl. abends 1 Tasse aus 1–2 Teelöffeln, kochend überbrühen, 10 Min. ziehen lassen.

Dieser Abführtee erfüllt eigentlich alle Forderungen. Wo es notwendig ist, kann man die Menge der Sennesblätter zugunsten der Faulbaumrinde noch etwas vermindern. Nur sei man sich bewußt, daß man auch diesen wie jeden anderen Abführtee niemals allzulange geben darf, höchstens einige Wochen hintereinander, und dann immer versuchen soll, auf andere, einfachere Weise die Darmtätigkeit zu regulieren. Auch als ▶ Dekokt läßt sich die Faulbaumrinde rezeptieren:

Rp. Decoct. Frangulae 15,0:180,0
Sir. Rhei ad 200,0

M. D. S. Abends 1–3 Eßlöffel voll.

Von den Zubereitungsformen des Faulbaums ist vor allem der ▶ Fluidextrakt zu nennen: Extract. Frangulae fluid. Es wird tropfenweise verordnet und eignet sich gut für den Dauergebrauch, z. B. täglich abends 20–40 Tropfen. Eine ganz ausgezeichnete Vorschrift für **spastische Obstipationen** ist die ▶ Kombination dieses Fluidextraktes mit Belladonnaextrakt, die man sehr einfach selbst rezeptieren kann.

Rp. Extr. Belladonnae 0,3–0,5
Extr. Frangulae fluid. ad 30,0

D. S. Abends 20–40 Tropfen in Wasser.

Die abführende Wirkung kann durch Rhabarber verstärkt werden:

Rp. Extr. Frangulae fluid. 60,0
Extr. Rhei fluid. 40,0

D. S. Abends $^{1}/_{2}$–1 Teelöffel voll.

Bei spastischer Obstipation mit **Blähungen**:

Rp. Ol. Carvi 2,0
Extr. Frangulae fluid. 6,0
Tinct. Foeniculi 8,0
Tinct. Belladonnae ad 30,0

D. S. 3mal tägl. 20 Tropfen.

Rhamnus purshiana, Cascararinde, Amerikanische Faulbaumrinde

Dem Faulbaum nahe verwandt ist die Cascara Sagrada, die von der nordamerikanischen Art Rhamnus Purshiana stammt und von der gleichfalls die Rinde als **Rhamni purshianae cortex** verwendet wird. Die abführende Wirkung ist stärker als diejenige des Faulbaumes, hat aber sonst keine wesentlichen Unterschiede.

Zubereitungsformen

Rhamni purshianae cortex

▶ Tee
Hierzu wird 1 gut gefüllter Teelöffel der feingeschnittenen Droge mit 1 Tasse kochendem Wasser übergossen, 10 Minuten ziehen gelassen und abgeseiht. Abends 1–2 Tassen vor dem Schlafengehen trinken.

Empfehlenswerte Fertigarzneimittel

Monopräparat aus Amerikanischer Faulbaumrinde

Legapas® mono Tabletten	(Pascoe)

Kombinationen

mit Magnesiumsulfat

Cascara-Salax Kombipackung	(Ferring)

Rhamnus cathartica, Kreuzdorn

Der Kreuzdorn ist dem Faulbaum ganz nahe verwandt und wie dieser ein einheimischer Strauch, der im Unterholz der Wälder, an Hängen und besonders gern an buschigen Waldrändern, im ganzen aber seltener als der Faulbaum vorkommt. Dem Kreuzdorn mißfallen die feuchten Stellen, die der Faulbaum liebt. Der Kreuzdorn bevorzugt mehr das trockene Gebüsch.
Wie schon der Name andeutet, besitzt er kräftige Dornen, die an den Enden der Zweige in den Gabeln der Seitenäste stehen. Die Blüten sind ganz unscheinbar und grünlich. Die Beeren sind schwarz und fallen schon von weitem auf. Diese schwarzen beerenartigen Früchte werden arzneilich als **Rhamni cathartici fructus** verwendet. Das wirksame Prinzip sind ebenfalls **Anthranoide**. Der Genuß von 20 frischen Beeren kann bereits starken Durchfall hervorrufen.

Zubereitungsformen

Rhamni cathartici fructus

Hinweis Wegen der heftigen und oft schwer zu regulierenden Wirkung, die schon bei mäßig hohen Dosen mit Erbrechen und Bauchschmerzen einhergehen kann, bezeichnete Weiß die Verwendung von Kreuzdornbeeren als **obsolet**.
Die getrockneten Beeren kann man als ▶ Tee zubereiten; man kocht 1 Tee- bis Eßlöffel voll mit 1/4 Liter Wasser kurz auf und läßt noch 15 Minuten ziehen. Weniger bekannt ist der ▶ Kreuzbeerensirup, Sirupus Rhamni cathartici, von dem man 2–3 Teelöffel und mehr geben kann.

Empfehlenswerte Fertigarzneimittel

Monopräparat aus Kreuzdornbeeren

Laxysat® mono Bürger Dragees	(Ysatfabrik)

Quell- und Gleitmittel

Quell- und Gleitmittel sind keine eigentlichen Abführmittel im engeren Sinne, bei der Behandlung der chronischen Obstipation aber von allergrößtem Wert. Ihr Vorteil ist der Fortfall jeder Reizwirkung. Sie wirken allein durch das mechanische Moment der **Volumenzunahme** und regen über einen Dehnungsreflex die Darmperistaltik an. Die Wir-

kung tritt nicht so schnell ein wie bei den chemischen Abführmitteln oder den drastischen pflanzlichen Laxanzien (Anthranoid-Drogen), sondern erst nach einer gewissen Zeit, meistens erst nach einigen Tagen. Um so mehr eignen sie sich aber dadurch für den Langzeit-, ja Dauergebrauch.
Die Wirkung der Quellmittel ist abhängig von einem ausreichenden **Flüssigkeitsangebot** im Darm, weshalb solche immer in Kombination mit mindestens 1 Glas Wasser oder Tee verordnet werden sollten. Sie sind praktisch nebenwirkungsfrei, obwohl bei empfindlichem Darm gelegentlich zu Beginn der Behandlung Leibschmerzen auftreten können. Man reduziere in einer solchen Situation die Dosis und steigere langsam bis zur vollständigen Verträglichkeit.

Linum usitatissimum (Lini semen), Leinsamen

Die Leinsamen stammen von dem Lein oder Flachs (Linum usitatissimum), der mit seinen langen Stengeln auch als Lieferant des Faserleins für die Textilwirtschaft wertvoll ist. Er wird feldmäßig angebaut. Ein Flachsfeld mit den vielen zartblauen Blüten ist ein herrlicher Anblick.

Pharmakologie

Leinsamen enthalten Ballaststoffe wie Hemizellulose, Zellulose und Lignin, fettes Öl, darunter 52–78% Linolensäureester, weiterhin Eiweiß, Linostatin bzw. Linamarin. Leinsamen wirken sowohl als Gleit- wie als Quellmittel. Der Schleim ist ein gutes Quellmittel und vergrößert die Stuhlmasse, so daß durch den Dehnungsreflex derselben die Darmperistaltik angeregt wird. Das fette Öl wirkt dadurch, daß die Gleitfähigkeit dieser größeren Stuhlmasse zusätzlich gefördert wird. Beide Wirkungen der Leinsamen ergänzen sich also gegenseitig ausgezeichnet. Nebenwirkungen sind nicht zu erwarten, auch die sehr kleinen Mengen an Blausäure oder deren Derivate haben keine schädigende Wirkung, sie können sogar durch leicht tonisierende und geschmacksverbessernde Wirkung die therapeutische Wirksamkeit fördern.

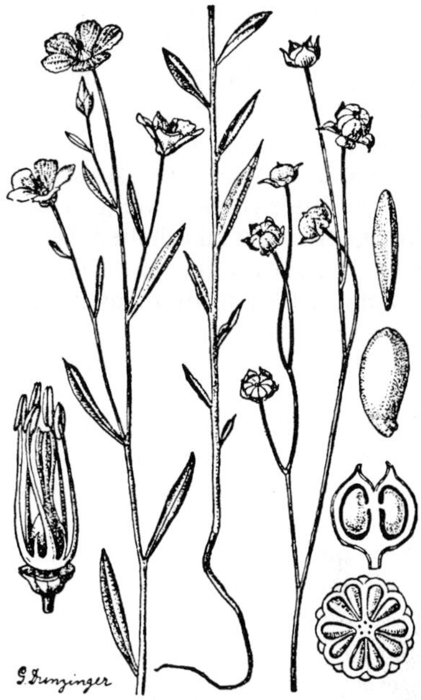

Lein, Linum usitissimum

Zubereitungsformen

Lini semen

Als ▶ Gleitmittel für den Darm läßt man 2- bis 3mal täglich je 1–2 Eßlöffel Leinsamen mit etwas Wasser nehmen. Das bereitet den meisten Menschen keine Schwierigkeiten, da die glatten kleinen Samen leicht herunterzuschlucken sind. Weit zweckmäßiger ist es jedoch, die Samen erst zerquetschen zu lassen, ehe sie genommen werden:

Rp. Sem. Lini 200,0
recept. contus.!

S. 1- bis 2mal tägl. 2–4 Eßlöffel in Kompott u. dgl. verrührt zu nehmen.

Lini contusi semen, Leinsamenschrot, wird heute in Apotheken und Reformhäusern vorrätig gehalten und gebrauchsfertig abgegeben. Das ist eine außerordentlich zweckmäßige und ratsame Form. Man muß bei der Verordnung nur auf drei Dinge aufmerksam machen:

1. Man muß von diesem gestoßenen Leinsamen ausreichende Mengen nehmen, um einen Effekt zu erhalten. Die Einzelgabe beträgt mindestens 1 Eßlöffel. Im Anfang wird man morgens und abends je 1–2 Eßlöffel Leinsamen geben, in Apfelmus oder in Milch verrührt, noch besser in Müsli oder mit rohen Haferflocken und Quark, die man dann mit Milch zu einem Brei formt. Außerdem fügt man einen Teelöffel oder mehr Honig hinzu.
2. Der Kranke wird dazu angehalten, die Leinsamen langdauernd zu nehmen, viele Wochen bis Monate hindurch, eventuell noch länger. Man kann nicht, wie bei einem der üblichen Abführmittel, erwarten, daß schon nach ein oder zwei Tagen eine genügende Stuhlentleerung eintritt. Es braucht oft drei Tage und mehr, bis sich die Wirkung einstellt. Der Kranke darf also nicht gleich wieder zu seinem alten Abführmittel greifen, wenn er am nächsten oder sogar auch am übernächsten Tag noch keine Wirkung erlebt. Er kann sich dann durch einen Einlauf oder ein Klistier zwischenzeitlich helfen. Bald wird sich die Gabe der Leinsamen auf eine einmalige Dosis am Morgen von mindestens 1 Eßlöffel, nötigenfalls auch 2 und mehr, reduzieren lassen.
3. Die fertig gekauften gestoßenen Leinsamen müssen innerhalb einer Woche verbraucht werden. Lagern sie länger, so beginnt das Leinöl ranzig zu werden, der Geschmack ändert sich, und es kann eine Reizwirkung auf den Magen eintreten. Wenn man diese Regeln beachtet, sind die Leinsamen eines der besten Mittel zur Bekämpfung der chronischen Obstipation. Wir sollten in allen Fällen versuchen, unsere Kranken auf die Dauermedikation von Leinsamen umzustellen. Bei kooperativen Kranken gelingt dies meistens.

Ganz anders zu bewerten als die Leinsamen sind die **Leinkuchen, Placenta Lini seminis**, sie stellen den Rückstand nach dem Auspressen der Samen zwecks Gewinnung des Leinöls dar und enthalten in der Hauptsache nur noch Schleimstoffe. Diese Leinkuchen werden äußerlich zu ▶ Kataplasmen gebraucht und sind hierfür den Leinsamen vorzuziehen, da man für diesen äußeren Zweck auf das kostbare Leinöl verzichten kann. Man wird also für Leinsamenumschläge die Lini seminis Placenta verschreiben. Aber als Gleitmittel zum innerlichen Gebrauch sind wir auf die Leinsamen angewiesen.

Plantago psyllium, Flohsamen, Plantago ovata, Indischer Flohsamen

Ganz ähnlich den Leinsamen wirken die Flohsamen oder die Indischen Flohsamenschalen. Erstere bestehen aus den **getrockneten reifen Samen** einer in Südeuropa wild vorkommenden Wegerichart, Plantago psyllium (P. afra); die Indischen Flohsamenschalen bestehen aus der **Epidermis** mit angrenzenden **kollabierten Schichten der Samen von Plantago ovata**, einer vor allem in Indien und im Iran weit verbreiteten Pflanze. Sie wurde dort bereits im Mittelalter von den persischen und arabischen Ärzten sehr geschätzt. Flohsamen haben eine Quellungszahl von mindestens 10, Flohsamenschalen haben ein noch stärkeres Quellvermögen. Ihre Wirkung beruht auf der Anregung der **Darmperistaltik**: Sie verkürzen bei Obstipation die Transitzeit durch Volumenzunahme des Darminhalts, Auslösung eines Dehnungsreflexes sowie der dadurch angeregten Darmperistaltik. Bei Durchfällen kann die Transitzeit durch Füssigkeitsbindung wiederum normalisiert werden.

Empfehlenswerte Fertigarzneimittel

Bei der Verordnung von Flohsamen und Indischen Flohsamenschalen wird man heute **ausschließlich** auf **Fertigarzneimittel** zurückgreifen. Ein weitverbreitetes und bewährtes Psylliumpräparat ist ▷ **Agiolax®** Granulat (Madaus), bei dem die Wirkung des

Plantago-Schleims noch durch einen Zusatz aus Sennesfrüchten verstärkt wird. Man gibt davon abends nach dem Abendessen 1–2 Teelöffel des Granuats unzerkaut in warmer Flüssigkeit oder morgens vor dem Frühstück mit einem Glas kaltem Wasser. Die Anwendungsdauer sollte auf wenige Wochen beschränkt werden. Dann kann übergeleitet werden auf eine Kombination aus Plantago-ovata-Samen und deren Samenschalen, die als ▷ **Agiocur®** Granulat (Madaus) im Handel ist und im Gegensatz zu Agiolax ein reines Quellmittel und dadurch zur Langzeitanwendung sehr gut geeignet ist. Schließlich stammt neuerdings vom gleichen Hersteller ▷ **Agiolax Ballast Pur®** Granulat, das lediglich Plantago-ovata-Samen enthält und noch milder in seiner Wirkung ist. Agiocur® wird auch adjuvant bei der Enterokolitis Crohn empfohlen. Die Dosis beträgt 2- bis 3mal täglich 1–2 Teelöffel unzerkaut. Auch hierbei ist, wie bei allen Psyllium-Präparaten und beim Leinsamen, darauf aufmerksam zu machen, daß man reichlich Flüssigkeit dazu trinken muß, wenigstens 1–2 Glas Wasser direkt mit der Einnahme des Granulats oder 1–2 Liter pro Tag.

Weitere empfehlenswerte Fertigarzneimittel sind:

Monopräparate aus Indischen Flohsamenschalen

Kneipp® Abführ Herbagran® Granulat-Psyllium	(Kneipp)
Mucofalk® Apfel/-Orange Granulat	(Falk)
Plantacur Granulat	(Biocur)

1. Boyd, J. T., Doll, R.: Gastrointestinal Cancer and the Use of Liquid Parrafin. Brit. J. Canc. 8 (1954) 231–237
2. Ewe, K., Lemli, J., Leng-Peschlow, E., Sewing, K.-F.: Second International Symposium on Senna. Hrsg.: Pharmacology 47 (Suppl. 1) 1993
3. Fintelmann, V.: Neues über Anthranoid-Laxanzien und Karzinogenes Risiko. Z. Phytother. 2 (1993) 72–73
4. Gardiner, J. S., Walker, S. A., Maclean, A. J.: A retrospective mortality study of substituted anthraquinone dyestuffs workers. Brit. J. industr. Med. 39 (1982) 355–360
5. Koch, A., Kraus, L.: Pflanzliche Laxanzien mit Anthranoiden als Wirkstoffen. DAZ 28 (1991) 1459–1466
6. Kune, G. A., Kune, S., Field, B., Watson, L. F.: The Role of Chronic Constipation, Diarrhea and Laxative Use in the Etiology of Large-Bowel Cancer. Data from the Melbourne Colorectal Cancer Study. Dis. Col. & Rect. Vol. 51,7 (1988) 507–511
7. Lemli, J.: Metabolismus der Anthranoide. Pharm. Ztg. 130 (1985) 3315
8. Lemli, J.: Metabolismus der Anthranoide. Z. Phytother. 7 (1986) 127–129
9. Loew, D.: Pseudomelanosis coli durch Anthranoide. Z. Phytother. 16 (1994) 321–328 (dort auch weitere Lit.)
10. Loew, D.: Anthranoidlaxanzien. Ursache für Kolonkarzinom? DAZ 34 (1994) 3180–3183
11. Lydén-Sokolowski, A., Nilsson, A., Sjöberg, P.: Two-Year Carcinogenicity Study with Sennosides in the Rat: Emphasis on Gastro-Intestinal Alterations. In Second International Symposium on Senna. Pharmacology 47 (Suppl. 1) (1993) 209–215
12. Mori, H., Sugie, S., Niwa, K., Takahashi, M., Kawai, K.: Induction of Intestinal tumors in rats by chrysazin.: Brit. J. Canc. 52 (1985) 781–783
13. Rudolph, R. H., Mengs, U.: Electron Microscopical Studies on Rat Intestine after Long-Term Treatment with Sennosides. Pharmacology 36, (Suppl. 1) (1988) 188–193
14. Siegers, C.-P., Hertzberg-Lottin, E. v., Otte, M., Schneider, B.: Anthranoid laxative abuse – a risk for colorectal cancer? Gut 34 (1993) 1099–1101
15. Westendorf, J., Poginski, B.: Possible carcinogenicity of anthraquinone – containing medical plants. Planta. med. 54 (6) (1988) 562
16. Westendorf, J., Marquart, H.: Mutation Res. 240 (1990) 1–12

3.4 Mastdarmkrankheiten, Hämorrhoiden

Proktitis

Zur Behandlung der Proktitis besitzen wir keine spezifisch wirkenden Heilpflanzen. In Betracht kommen **entzündungshemmende Mittel**, in erster Linie die Kamillen, ferner **Adstringenzien** und **Spasmolytika**. Als Adstringens kann wegen des hohen Gerbsäuregehaltes die Tormentillwurz verwendet werden. Notwendig ist vielfach noch ein mildes **Laxans**, um Kotstauungen zu verhindern. Unter diesen Gesichtspunkten läßt sich leicht ein ▶Tee zusammenstellen, den man bei Proktitis längere Zeit hindurch regelmäßig nehmen soll.

Rp.	Flor. Chamomillae Rhiz. Tormentillae Fol. Sennae conc. aa ad 100,0
M. f. spec. D. S.	1–2 Teelöffel auf 1 Tasse Wasser, heiß überbrühen, 10 Min. ziehen lassen, morgens und abends 1 Tasse, wochenlang.

Zweckmäßiger wird eine **lokale Behandlung** sein. Kleine Bleibeklysmen kommen hierfür ebenso in Betracht wie Zäpfchen. Höher hinauf wirken Spülungen mit dem Irrigator und Darmschlauch. Man kann hierzu Pflanzenaufgüsse nehmen: ▶ Kamillentee dient als Hauptmittel. Steht die akute Reizung im Vordergrund, so füge man zu dem Kamillentee ein ▶ Muzilaginosum hinzu, beispielsweise Malvae flos oder einen Schleim aus Leinsamen. Subakute und chronische Zustände erfordern die Beigabe eines ▶ Adstringens, wofür man wieder Tormentillae rhizoma oder Anserinae herba wählt.
Hin und wieder ist auch ein ▶ Tonikum angebracht, um einen Sekretionsreiz auf die Schleimhaut und eine Besserung des Tonus der glatten Muskulatur des Darmes zu erzielen. Hierfür ist eine Abkochung von Calami rhizoma oder ein Aufguß von Trifolii fibrinae folium ratsam.

Hinweis In Erinnerung gerufen werden kann auch der Jahrzehnte zurückreichende Vorschlag von *Boller und Sichrowsky (1957)*, für Darmspülungen bei Colitis ulcerosa ▶ Succus Liquiritiae zu verwenden. Wie wir bei der Behandlung des Magengeschwürleidens (*s. S. 72*) gesehen haben, wirkt Succus Liquiritiae entzündungshemmend. Besser noch als Spülungen werden ▶ Bleibeklysmen sein. Man wird dabei zweckmäßig abwechseln mit Kamillen und gerbstoffhaltigen Drogen, wie der Anserine und der Tormentille. Gleichzeitig läßt man einen starken ▶ Kamillentee trinken, wenigstens 3mal am Tage. Bedenkt man, daß sonst zur Behandlung der Proktitis nur stark wirkende Synthetika wie Mesalazin oder Glukokortikoide in Klysmenform verwendet werden, ist die hier charakterisierte Alternative doch in jedem Fall wert, wieder aufgegriffen und regelmäßiger verordnet zu werden.
Wegen ihrer wundheilungsfördernden Eigenschaften wurden schließlich auch Bleibeklysmen mit ▶ Johanniskrautöl (Oleum Hyperici) angeraten. Ob dadurch eine zufriedenstellende langfristige Besserung erzielt werden kann, entzieht sich der eigenen Beurteilung.

Hämorrhoiden

Es soll eingangs eindeutig erklärt sein, das es kein Phytotherapeutikum gibt, mit welchem das Hämorrhoidalleiden ursächlich behandelt werden kann.
Die Empfehlungen gelten der **symptomatischen** Behandlung der so lästigen subjektiven Beschwerden, die vor allem durch Entzündungen oder Thrombosierungen der Hämorrhoidalknoten hervorgerufen werden. Es ist aber keine Frage, daß besonders in den Frühstadien eine entsprechende phytotherapeutische Behandlung nicht nur subjektiv

Ruscus aculeatus
❊ **Rusci aculeati rhizoma**
® **Ruscorectal® Salbe und Zäpfchen**

Hamamelis virginiana
❊ **Hamamelidis folium**
Hamamelidis cortex
® **Hametum® Salbe und Creme**
® **Hametum®-N Hämorrhoidalzäpfchen**

Polygonum hydropiper
❊ **Polygoni hydropiperis herba**

lindernden, sondern durchaus auch präventiven Charakter hat. Die Grundregel, daß beispielsweise bei sogenannten Hämorrhoidalblutungen grundsätzlich durch eine ärztliche Untersuchung ein sich dahinter verbergendes organisches Geschehen wie ein Adenom oder Karzinom ausgeschlossen werden muß, darf nicht unerwähnt bleiben.
Die Zusammensetzung eines ▶ Tees zur Linderung der Beschwerden beim Hämorrhoidalleiden geschieht nach den gleichen Grundsätzen wie bei einem gewöhnlichen Abführtee, d. h. abführend, entzündungshemmend und antispasmodisch; dazu kommt ein Tonicum amarum zur Tonisierung der Pfortadergefäße und Entlastung des Plexus haemorrhoidalis, und in manchen Fällen zusätzlich ein Blutstillungsmittel. Man erreicht so eine klare und übersichtliche Gliederung der Einzelbestandteile und kann nicht im Zweifel sein, welche Drogen in einen solchen ▶ »Hämorrhoidaltee« hineingehören. Als Beispiel sei genannt:

Rp. Flor. Chamomillae
Rhiz. Calami
Fruct. Foeniculi
Fol. Sennae
Cort. Frangulae aa ad 100,0

M. f. spec. 1–2 Teelöffel mit 1 Tasse kochendem Wasser übergießen, 10 Min. ziehen lassen, morgens und abends 1 Tasse.

Pflanzen zur Behandlung

Ruscus aculeatus, Mäusedorn

Der Mäusedorn ist eine Pflanze der Mittelmeerländer, die in jüngster Zeit wieder Aufmerksamkeit und Anwendung gefunden hat. Er ist ein dorniger, immergrüner Halbstrauch, der auf den trockenen, sonnigen Hängen, den sogenannten Macchien, im ganzen Mittelmeergebiet wild wächst. Er gehört zur Familie der Liliengewächse und ihrer Unterabteilung, den spargelartigen Pflanzen (Asparageae). Mit unserem gewöhnlichen Spargel (Asparagus officinalis) hat der Mäusedorn gemeinsam, daß die Blätter nur ganz klein, fast nur noch schuppenförmig sind. Dafür entwickeln sich blattähnliche Flachsprosse (sog. Phyllokladien) neben den Blattresten. Beim Spargel sind sie rundlich, nadelförmig und täuschen die Blätter vor. Beim Mäusedorn sind diese Phyllokladien noch größer, blattähnlich, lederig und laufen in einer scharfen Spitze aus. Diese hat der Pflanze den Namen gegeben (aculeatus = dornig, stachelig) und man nennt sie daher auch Stechender Mäusedorn oder Stechmyrte. Medizinisch wird der dicke, fleischige Wurzelstock, **Rusci aculeati rhizoma**, verwendet. Man gebrauchte schon immer Abkochungen des Wurzelstocks in Wasser oder Wein bei Unterleibsleiden, als harntreibendes Mittel und manchen anderen Krankheiten.

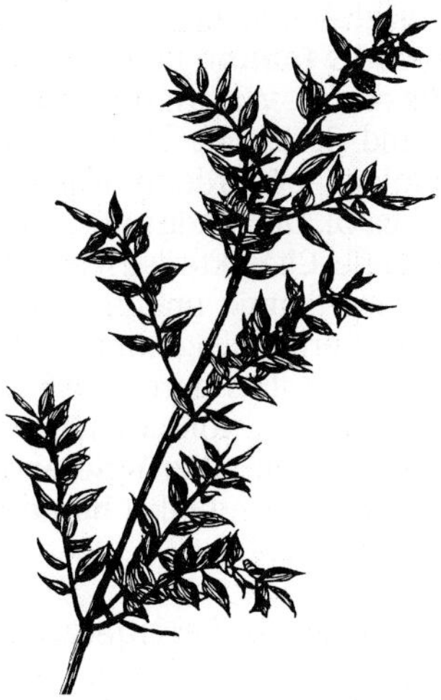

Mäusedorn, Ruscus aculeatus

Inzwischen kennen wir auch die wirksamkeitsbestimmenden Inhaltsstoffe. Es handelt sich um Steroid-Saponine wie Ruscin und Ruscosid. Tierexperimentell wurden eine tonisierende Wirkung auf Venen, außerdem antiexsudative, antiphlogistische und auch leicht diuretische Wirkungen nachgewiesen. Das Steroidgerüst gleicht dem der Nebennierenrindensteroide, ohne daß beispielsweise eine kortisonähnliche Wirkung besteht. Der Effekt von Mäusedornwurzelstock scheint sich besonders am Venensystem zu äußern, so daß man ihn als ein **Venentherapeutikum** bezeichnen kann. Bewährt hat sich seine Anwendung besonders beim anorektalen Syndrom und bei Hämorrhoiden. Er bringt entzündete Hämorrhoidalknoten zum Abschwellen, tonisiert die Blutgefäße in diesem Bereich und verschafft subjektive Erleichterung. Als Fertigarzneimittel sind ▷ Ruscorectal® Salbe und Zäpfchen (Heumann) im Handel, beides auch in einer Kombipackung.

Hamamelis virginiana, Virginische Zaubernuß

Eine unserer besten Hämorrhoidalsalben stammt von der aus Nordamerika kommenden *virginischen Zaubernuß, Hamamelis virginiana*. Der Strauch wird gern auch in unseren Gärten angepflanzt und hat seinen Namen von den leuchtend gelben Blüten, die bereits im Vorfrühling erscheinen, wenn noch der Schnee liegt. Verwendet werden die Blätter, **Hamamelidis folium**, und die Rinde, **Hamamelidis cortex**. Wichtigste Inhaltsstoffe der Blätter sind Gerbstoffe, 3–8%, hauptsächlich Gallotannine, außerdem Flavonoide und ätherisches Öl. Die Rinde enthält mindestens 4% Gerbstoffe. Charakteristische Inhaltsstoffe sind Hamamelitamin und gamma-Hamamelitamin, weiterhin Elagtamin, Catechinderivate und freie Gallussäure. Diese verschiedenen Inhaltsstoffe von Hamamelisblättern und -rinde wirken **adstringierend, entzündungshemmend** und lokal **hämostyptisch**.

Empfehlenswerte Fertigarzneimittel

Speziell bewährt haben sich als Fertigarzneimittel ▷ Hametum® Salbe oder Creme (Spitzner/Schwabe). Beide wirken mild und doch nachhaltig adstringierend. Wir werden bei der Wundbehandlung noch ausführlicher darauf zurückkommen (*s. S. 348*). Nach den eigenen Erfahrungen ist Hamamelis-Salbe fast ebenso effektiv wie die heute so häufig verordneten kortisonhaltigen Salben, die zwar im akuten Zustand schnell Linderung verschaffen können, sich aber nicht für die so notwendige Langzeitbehandlung eignen. In den ▷ Hametum®-N Hämorrhoidalzäpfchen (Schwabe/Spitzner) finden sich zusätzlich Roßkastaniensamen. Zusammen mit der Salbe gibt es die Zäpfchen auch als Kombipackung.

Polygonum hydropiper, Wasserpfeffer

Zur Behandlung von Hämorrhoidalblutungen kann der heimische Wasserpfeffer, Polygonum hydropiper, angewandt werden. Es ist eine unscheinbare Pflanze mit schmalen zarten Blättern und kleinen, in den Blattachseln stehenden grünlichen bis rötlichen Blüten, die an feuchten Stellen, an Grabenrändern und auf Wiesen reichlich wächst. Das Kraut hat einen pfefferartig beißenden Geschmack. Daher der Name. Als Inhaltsstoffe kennen wir ätherisches Öl und Gerbstoffe. Worauf der **blutstillende** Effekt beruht, ist noch unbekannt. Er ist nicht akut wirksam, aber gerade bei Dauerblutungen, die gering, dafür um so hartnäckiger sind, erweist er sich bei einer längerdauernden Verwendung doch als durchaus nützlich.

In solchen Fällen fügt man dem ▶ Hämorrhoidaltee eine größere Menge des Krautes, **Polygoni hydropiperis herba**, mindestens 30–40 g auf 100 g Gesamtmenge, zu. Noch effektiver ist es, den Wasserpfeffertee im Wechsel mit dem mild abführenden Hämorrhoidaltee trinken zu lassen, morgens 1 Tasse des einen, am Abend 1 Tasse des anderen, bis die Blutungen aufgehört haben. Die Menge sollte nicht zu klein sein, mindestens 2 Teelöffel der Droge auf 1 Tasse als Aufguß.

Um Verwechslungen mit dem für ganz andere Indikationen gebrauchten Kraut des *Vogelknöterichs, Herba Polygoni avicularis, zu vermeiden, muß der lange Name der Droge Po-*

lygoni hydropiperis herba bei Rezepturen immer ausgeschrieben werden.

Weitere Pflanzen

Früher wurde häufig auch eine Salbe aus *Pappelknospen, Populi gemma,* verordnet, die heute zu Unrecht fast völlig in Vergessenheit geraten ist. Sie wird aus zerstoßenen, frischen Pappelknospen hergestellt und ist ebenfalls als Hämorrhoidalsalbe oder auch -zäpfchen sehr brauchbar. Sie wirkt dekongestionierend, juckreizstillend und beruhigend. Dies beruht im wesentlichen auf dem Gehalt an Harzen. Auch ein ätherisches Öl (Bisabolol) wurde nachgewiesen. Man rezeptiert sie als Unguentum Populi und kann diese auch zur Anfertigung von ▶ Hämorrhoidalzäpfchen verwenden:

Rp. Ungt.Populi 1,0
Mass.suppos. et Cer.alb.
qu.s.ut f.suppos.
D.tal. Dos. Nr. VI.

S. 1–2 Zäpfchen tägl.

Für Hämorrhoidalzäpfchen stehen uns auch die ▶ Suppositoria Chamomillae DRF zur Verfügung.

Bei **Fissura ani** ist eine ▶ adstringierende Salbe mit Tormentillextrakt angebracht, der man zur Krampfminderung Belladonna zusetzt:

Rp. Extr. Tormentill. 5,0
Extr. Belladonnae 0,5
Ungt. moll. ad 50,0

M.f. ungt.

Als schleimhaltiges und reizmilderndes Mittel werden seit altersher in manchen Gegenden Zubereitungen aus unseren heimischen Malven geschätzt. Die *Wilde Malve, Malva silvestris,* kommt an Wegrändern und an Landstraßen, auch als Ackerunkraut überall vor. Die Blüten sind als **Malvae flos** bekannt. Sie enthalten außer dem Schleim noch Gerbstoffe, deren adstringierender Effekt unterstützend hinzukommt. In gleicher Weise finden auch die Blätter, **Malvae folium**, Verwendung. Die kleinere *Malva neglecta*, auch Käsepappel genannt, wird in manchen Gegenden ebenso gebraucht.

Bei **akut entzündlichen Hämorrhoiden** sind zunächst ▶ feuchte Umschläge notwendig. Salben können hier nur unterstützend wirken, werden aber allein niemals ausreichend sein. Diese einfache Tatsache wird häufig übersehen. Da sie entzündungshemmend wirken sollen, müssen die feuchten Umschläge kühl, höchstens zimmerwarm erfolgen. Kalt allerdings können sie eher schaden, weil sie dann mehr krampfanregend statt krampfstillend sind. Man benutzt dazu in erster Linie einen abgekühlten ▶ Kamillentee, oder man nimmt stubenwarmes Wasser, dem man auf einen halben Liter einen Teelöffel Extractum Chamomillae fluidum hinzufügt.

Noch besser geeignet ist jedoch die Arnika. Sie wirkt durch ihre Einwirkung auf die venösen Gefäßabschnitte gleichzeitig dekongestionierend. Feucht-kühle Umschläge mit einer ▶ Arnikalösung, 1–2 Teelöffel der gewöhnlichen Tinctura Arnicae auf einen halben Liter Wasser, sind eines der besten und am schnellsten wirksamen Mittel für diese so unangenehmen Zustände. Man muß die feuchten Umschläge mindestens 1 Stunde hintereinander fortsetzen, morgens, abends, eventuell noch mittags. Man kann diese Anwendung aber auch als ▶ Sitzbäder durchführen. Zum Abschluß kann man eine der erwähnten Hämorrhoidalsalben einstreichen, am besten Hamamelis. Vor allem aber wird die Salbe regelmäßig nach dem Stuhlgang verwandt.

Auch eine Abkochung von ▶ Eichenrinde (Quercus cortex), eine kleine Handvoll auf 1 Liter Wasser, 15 Minuten kochen, dann durchsieben und abgießen, abkühlen lassen und nunmehr ebenfalls zimmerwarm als Umschläge oder Sitzbäder verwendet, ist sehr zweckmäßig, besonders dann, wenn eine zusätzliche Entzündung der umgebenden Analhaut besteht.

Boller u. Sichrovsky: Zur Klinik und Therapie der Colitis ulcerosa. Ein Erfahrungsbericht über 94 Kranke. Wiener med. Wschr. 1 (1957)

3.5 Eingeweidewürmer

Hinweis Dieses Kapitel kann nur noch unter **historischen Gesichtspunkten** gesehen werden und soll der Nachwelt erhalten bleiben als eine persönliche ärztliche Erfahrung von R. F. Weiss, die er selber immer mit Überzeugung vertreten hat. Es wurde dennoch in einigen Passagen gekürzt, die Darstellung des Rainfarns (Tanacetum vulgare) und der Abschnitt zur Behandlung von Askariden gestrichen, da die hiermit verbundenen toxischen Risiken unkalkulierbar sind und eine Anwendung somit heute nicht mehr verantwortbar ist.
Phytotherapeutische Wurmmittel sind letzlich durch die heute üblichen chemisch-synthetischen Arzneimittel absolut überflüssig geworden, insbesondere unter Berücksichtigung ihrer schweren toxischen Wirkungen (siehe zum Beispiel Wurmfarn, Rainfarn, Oleum Chenopodii), die zwar dosisabhängig sind, sich aber durch unterschiedlich individuelle Empfindlichkeit nie sicher vermeiden lassen.

Bandwürmer

Aspidium filix-mas
❋ **Filicis rhizoma**

Cucurbita pepo
❋ **Cucurbitae semen**
® **Granufink Kürbiskern Granulat**

Madenwürmer

Allium sativum
❋ **Allii sativi bulbus**

Allium ursinum
❋ **Allii ursini herba**

Daucus carota

Matricaria discoidea
❋ **Matricariae discoideae flos**

Bandwürmer

Gegen die Bandwürmer verfügen wir aus unserer heimischen Flora über zwei wirksame Mittel, die uns alle übrigen Drogen wie Granati cortex, Kamala usw. entbehrlich machen.

Aspidium filix-mas (Nephrodium f.-m., Dryopteris f.-m.), Wurmfarn

Der Wurmfarn ist das Mittel der Wahl bei Tänien. Er wächst in unseren Wäldern von der Ebene bis ins Gebirge, an schattigen und feuchten Stellen gern in großer Menge zusammen. Die Wedel werden bis 1 m hoch. Der Stiel ist viel kürzer als die Fläche der Wedel. Auf der Unterseite der Fiederchen stehen dichtgedrängt die Fruchthäufchen (Sori). Sie sind kreisrund und von einem zierlichen nierenförmigen Schleier bedeckt. Dadurch ist der Wurmfarn leicht von dem oder dem weiblichen Milzfarn, *Athyrium filix-femia*, zu unterscheiden, mit dem er häufig verwechselt wird (filix = Farn; mas = maskulin, männlich; femina = weiblich). Beim Frauenfarn sind die Sori länglich, oft hufeisenförmig gekrümmt. Es gibt noch einen anderen einfachen Unterschied zwischen beiden. Schneidet man den Blattstiel durch, so findet man beim Wurmfarn sieben Gefäßbündel, beim Frauenfarn nur zwei. Der ebenfalls recht ähnliche *Dornfarn, Aspidium spinulosum*, hat fünf Gefäßbündel und einen mehrfach gefiederten Wedel, dessen einzelne Fiederchen scharf dornig gesägt sind.
Verwendet wird vom Wurmfarn der Wurzelstock, **Filicis rhizoma**. Die wirksamen Substanzen sind Phlorogluzinderivate. Filmaron und Aspidinol wurden als die wesentlichsten isoliert, sind aber längst nicht die alleinigen. Das Geheimnis der zuverlässigen Wirkung eines Wurmfarnextraktes liegt darin, daß die Droge **frisch** sein muß. Ist sie älter als ein Jahr, so kann man sie nicht mehr gebrauchen. So mancher Heilkundige, der durch seine erfolgreichen Wurmkuren Berühmtheit erlangte,

verdankte dies nur seiner Pflanzenkenntnis; er ging selbst in den Wald und holte sich die Wurzelstöcke, so daß er sicher war, eine ganz frische Droge zu besitzen. Notwendig ist es ferner, eine **ausreichende** Menge des Wurmfarnextraktes zu geben. Größere Dosen sind erheblich giftig und bedingen Vorsicht. Es kann eine toxische Leberschädigung mit Ikterus einsetzen. Aber der Bandwurm kümmert sich nun einmal nicht darum, ob er in einem Körper sitzt, dem wir eine größere oder geringere Menge des Mittels zumuten können. Er bedarf einer recht erheblichen Menge, um so geschädigt zu werden, daß er sich nicht mehr an der Darmwand festhalten und durch ein Abführmittel herausgetrieben werden kann. Es ist also zwecklos, es mit Rücksicht auf eine mögliche Schädigung des Wurmträgers mit zu kleinen, unzulänglichen Mengen zu versuchen. Man kommt besser zum Ziel, wenn man gleich die ausreichende Dosis einer frischen Droge gibt und durch zusätzliche Maßnahmen dafür sorgt, daß die mit der Wurmkur nun einmal verbundene Anstrengung auf ein Mindestmaß herabgesetzt wird. Dazu gehört, daß sich der Kranke den Tag über ins Bett legt und eine schonende Breikost mit viel Kohlehydraten, vor allem als Leberzellschutz reichlich Traubenzucker, zu sich nimmt. Auch noch am nächsten Tag ist eine derartige Kost vonnöten. Die notwendige ▶ Dosis beträgt 8–10 g Extr. Filicis, morgens in zwei Portionen mit 15 Minuten Abstand genommen. Ein ▶ Abführmittel kann man gleichzeitig geben oder zwei Stunden später. Es ist nicht wahr, daß Rizinusöl die Giftigkeit des Wurmfarnextraktes in gefährlicher Weise verstärke und daher streng zu vermeiden sei. Vielfache Erfahrung hat gezeigt, daß eine tüchtige Gabe ▶ Rizinusöl noch immer das beste Mittel ist, um den Darm von dem geschädigten Wurm zu befreien. Die übliche Kur besteht darin, daß man morgens früh nüchtern den Wurmfarnextrakt nehmen läßt und nach zwei Stunden 2 Eßlöffel Rizinusöl. Der Geschmack des Wurmfarnextraktes ist gar nicht so schlimm, wie er oft hingestellt wird. Mit Hilfe von heißem, stark gesüßtem Kaffee und einigen Pfefferminzplätzchen vorher und nachher macht es keine Schwierigkeit. Die Bandwurmkapseln sind völlig entbehrlich. Sie sind kaum angenehmer zu nehmen und dazu unsicherer, da ihre Auflösung im Darm durchaus nicht so prompt erfolgt, wie wir es haben möchten. Man rezeptiert ganz einfach:

Rp. Extract. Filicis mar. recent. 8,0
Sir. simpl. 20,0
D.S. Morgens nüchtern in 2 Portionen zu nehmen.

Auch ▶ Electuarium Sennae ist ein gern gebrauchtes Konstituens für den Wurmfarnextrakt, in der gleichen Menge wie Sir. simpl. Für hartnäckige Fälle wird eine ▶ Mischung mit Wermutöl und Chloroform angegeben, die sich sehr gut bewähren soll und die recht zweckmäßig erscheint:

Rp. Extr. Filicis mar. 5,0
Ol. Absinthii gtt. V
Chloroformi 0,5
Ol.Ricini 40,0
D.S. Morgens nüchtern in 2 Portionen zu nehmen, am besten mit schwarzem Kaffee.

Die Gefahr des Wurmfarnextraktes ist eine **toxische Leberschädigung**. Als Ausdruck derselben kann es nach einer Bandwurmkur mit Wurmfarnextrakt zu einer **Gelbsucht** kommen, die bisweilen wochenlang anhält. Man muß also vorsichtig sein, vor allem bei Kranken, die bereits eine Vorschädigung der Leber aufweisen oder früher einmal eine Gelbsucht durchgemacht haben.

Cucurbita pepo, Kürbis

Der Kürbis liefert uns in seinen Samen ein Bandwurmmittel, das zwar bedeutend schwächer und weit weniger sicher wirkt als der Wurmfarnextrakt, aber doch in manchen Fällen in Betracht kommen kann. Der große Vorteil ist die Unschädlichkeit. Daher wird man Kürbiskerne dann versuchen, wenn man den Wurmfarnextrakt vermeiden muß, vor allem in der Schwangerschaft, bei geschwächtem Gesundheitszustand und bei Leberkranken oder einer Hepatitis in der Anamnese sowie auch bei Kindern. Er ist in

solchen Fällen immerhin eine gewisse Alternative zu dem nicht so einfach zu handhabenden Wurmfarn.
Die Kürbissamen, **Cucurbitae semen**, enthalten zu 45% ein fettes Öl. Die wirksame Substanz scheint jedoch ein Alkaloid zu sein, das in der Haut des Keimlings sitzt. Mißerfolge beruhen anscheinend in der Hauptsache auf zu niedriger Dosierung. Möglicherweise sind auch die einzelnen Kürbissorten nicht gleichwertig. Der sogenannte Markkürbis und der Mantelkürbis sollen am wirksamsten sein.
Die Zubereitung ist denkbar einfach:
▶ 200 bis 400 g ungeschälte Kürbiskerne werden zerstampft oder in der Kaffeemühle zermahlen und mit Milch und Honig zu einem Brei geformt, der morgens nüchtern in 2 Portionen gegessen wird. Nach 2–3 Stunden wird ▶ Rizinusöl genommen. Das ist wichtig; denn der Kürbis tötet den Bandwurm nicht ab, sondern lähmt ihn nur, so daß er sich nicht mehr an der Darmwand anhaften kann. Die angegebene Menge darf noch überschritten werden, für Erwachsene bis auf das Doppelte. Man kann die Herstellung auch dem Apotheker überlassen und rezeptiert dann:

Rp. Sem. Cucurbitae non decort. conc.
Electuar. Sennae aa 150,0
D.S. Morgens in 2 Portionen zu nehmen.

Empfehlenswerte Fertigarzneimittel

Reines Kürbispräparat

Granufink Kürbiskern Granulat	(SmithKline Beecham OTC Medicines)

Madenwürmer

Madenwürmer (Oxyuren) sind bei Kindern überaus verbreitet und auch bei Erwachsenen nicht selten. Sie erfordern nur dann eine Behandlung, wenn sie in großer Menge im Darm vorhanden sind. Einige wenige Würmer, die man im Stuhle beobachtet, sind völlig harmlos. Wir können mit gutem Gewissen sagen, daß alles, was sich überhaupt bei der Oxyuriasis erreichen läßt, mit einigen einfachen pflanzlichen Zubereitungen bewirkt werden kann. Wir brauchen dazu nicht einmal die ausländischen Flores Cinae und das daraus hergestellte Santonin und schon gar nicht das giftige amerikanische Wurmsamenöl, Oleum Chenopodii anthelminthici, das für die Askariden zu reservieren ist. Einige wenige heimische Pflanzen genügen.

Allium sativum, Knoblauch

Der Knoblauch ist ein Zwiebelgewächs, das für den Gebrauch in der Küche angebaut wird. Es stammt aus dem Orient. In Südeuropa wird es bei den mannigfaltigsten Speisen weit ausgedehnter verwendet als im Norden. Für die innerliche Darreichung kommt vorzugsweise der frische Knoblauchsaft in Betracht; er ist als Mittel gegen Arteriosklerose und als Geriatrikum bekannt und wird uns daher später noch eingehender beschäftigen.
Bei Oxyuren sind ▶ Knoblauchklysmen üblich. Eine der Nebenzwiebeln (»Zehen«) des frischen Knoblauchs wird zerkleinert, mit 1/4 Liter Wasser oder Milch 10 Minuten lang gekocht und nach dem Abkühlen als **Bleibeklysma** in den Darm eingespritzt. Alle 8 Tage wird ein solches Klysma wiederholt. Gleichzeitig gibt man innerlich einen ▶ Wurmtee, der auch die Darmtätigkeit anregen muß, damit die Oxyuren aus den oberen Darmteilen in die unteren kommen und nach und nach ganz ausgetrieben werden.

Allium ursinum, Bärenlauch

Der Bärenlauch wächst in Laubwäldern wild. Im Frühjahr schmücken die rein weißen Blüten die Pflanze, die sich schon von weither durch einen intensiven Lauchgeruch bemerkbar macht. Sie kommt stets in großen, massenhaften Beständen vor. Verwendet wird vom Bärenlauch das ganze Kraut, **Allii ursini herba**, als Teeaufguß. Es enthält wie der Knoblauch ein schwefelhaltiges ätherisches Öl. Man läßt den ▶ Tee trinken oder nimmt ihn zu ▶ Klysmen.

Daucus carota, Mohrrübe

Die Mohrrübe wird als Oxyurenmittel besonders von den Kinderärzten geschätzt. Ähnlich wie bei der Apfelkur bei Durchfällen läßt man bei einer Oxyurenkur 1 bis 2 Tage lang nichts anderes als einen ▶ Brei aus geschabten oder geriebenen rohen Mohrrüben essen, so viel das Kind mag. Bei leichteren Formen genügt es, wenn die Kinder täglich 1 Becher voll frisch ausgepreßten ▶ Mohrrübensaft trinken oder ganz einfach täglich zum Frühstück 1–2 große ▶ rohe Mohrrüben erhalten.

Matricaria discoidea (M. matricarioides, M. suaveoleus), Strahlenlose Kamille

Die Strahlenlose Kamille unterscheidet sich sehr wesentlich von der Echten Kamille, Matricaria recutita, was wir bereits bei der Besprechung der akuten Magenkrankheiten kennenlernten. Auch sie enthält ein ätherisches Öl; aber dasselbe ist nicht blau wie das Kamillenblauöl der Echten Kamille, sondern grünlich. Und vor allem fehlt ihm die entzündungshemmende Wirkung, die wir an der Echten Kamille so sehr schätzen und die für deren Wirkung weitgehend maßgeblich ist. Ein gewisser antispasmodischer und karminativer Effekt kommt auch der Strahlenlosen Kamille zu. Aber er reicht ebenfalls bei weitem nicht an denjenigen der Echten Kamille heran. Als vollwertiger Ersatz der Echten Kamille kommt also die Strahlenlose nicht in Betracht. Man merkt dies auch schon am Geruch. Er ist längst nicht so aromatisch wie derjenige der Echten Kamille, sondern mehr streng und fast etwas unangenehm, dabei doch recht stark. Schon von weitem macht sich ein Bestand der Strahlenlosen Kamille an Wegrändern oder auf Schuttplätzen durch den intensiven Geruch bemerkbar (*s. S. 45*).
Eine besondere Wirkung kommt der Strahlenlosen Kamille zu, nämlich eine **vermifuge**. Darauf machte schon der französische Phytotherapeut Leclerc aufmerksam. Er berichtet, daß ein starker Befall von Oxyuren bei Soldaten durch die Verabfolgung von **Matricariae discoideae flores** prompt beseitigt werden konnte. Beobachtungen anderer Autoren bestätigen das. Selbst Ascaris lumbricoides und Trichocephalus dispar sollen durch das Mittel abzutreiben sein. Freilich gehört dazu die längerdauernde Verabfolgung, **peroral** oder rektal als **Bleibeklysma** oder beides zusammen. Erst dann kommt der vermifuge Effekt genügend zur Geltung. Bei einmaliger oder kurzfristiger Verabfolgung ist er nicht sehr stark. Dafür hat aber Matricaria discoidea, etwa im Unterschied zu dem erheblich giftigen Rainfarn, Tanacetum vulgare, den großen Vorteil, gut verträglich zu sein. Man wird also zum Gebrauch der Strahlenlosen Kamille in vielen Fällen raten können.

Zubereitungsformen

Matricariae discoideae flos

Am besten ist es, für 4–6 Wochen regelmäßig morgens und abends 1 Tasse ▶ Tee aus 2 Teelöffeln der Droge nehmen zu lassen, mit kochendem Wasser zu überbrühen und 10 Minuten ziehen lassen, dann durchsieben und warm schluckweise trinken. Nötigenfalls füge man noch ein ▶ Abführmittel hinzu, z. B. jeden Abend Faulbaumrinde, Frangulae cortex, zu gleichen Teilen. Bei schwerem Befall von Oxyuren wird man in der ersten Woche außerdem jeden Abend vor dem Schlafengehen ein kleines ▶ Bleibeklysma von 50–100 ccm des gleichen Tees geben, den man dafür eher noch etwas stärker machen kann. Mit den Bleibeklysmen kann man aufhören, sobald der gröbste Oxyurenbefall beseitigt ist. Aber den Tee lasse man noch mindestens 3–4 Wochen weiter trinken. Bei Askariden und Trichozephalen genügt die innerliche Verabreichung als Tee. Aber gerade hier ist es wichtig, etwa zweimal in der Woche gleichzeitig mit der abendlichen Teedosis ein ▶ stärkeres Abführmittel zu verabfolgen, etwa Frangulae cortex und Sennae folium zu gleichen Teilen mit Matricariae discoideae flos. Das ist notwendig, weil die Würmer durch die Strahlenlose Kamille vielfach nur geschädigt, aber nicht völlig abgetötet werden, so daß man sie durch Erzeugung reichlicher Stuhlentleerungen aus dem Darm entfernen muß.

4. Leber und Gallekrankheiten

4.1 Leberkrankheiten

Für wenige Organe und deren Erkrankungen existiert eine so große Diskrepanz zwischen hochdifferenzierter Diagnostik und praktisch völlig fehlender Therapie wie bei der Leber. Die Labordiagnostik einschließlich der Hepatitisserologie, die Leberhistologie durch Biopsie und die Sonographie ermöglichen heute sehr differenzierte Einteilungen in die beiden wesentlichen Gruppen von Lebererkrankungen: die **viral bedingten Entzündungskrankheiten** und die **toxisch-metabolischen Erkrankungen.**
Für keine der viralen akuten oder chronischen Hepatitiden gibt es eine kausale medikamentöse Therapie, alle Hoffnung wird heute auf die Prävention durch Impfungen gesetzt. Nur ein kleiner prozentualer Anteil bestimmter chronischer Hepatitiden reagiert auf die Interferontherapie. Erst bei den fortgeschritteneren Stadien der Leberzirrhose gibt es verschiedene symptomatische Behandlungskonzepte beispielsweise der Folgen des Pfortaderhochdrucks oder der Leberinsuffizienz.
Auch für die toxischen Lebererkrankungen (Hepatosen) ist kein chemisch definierter Wirkstoff bekannt, der eine medikamentöse Behandlung ermöglichen würde. Das therapeutische Konzept der modernen Medizin besteht darin, die schädigende Noxe zu erkennen und möglichst zu elimenieren. Hauptschädiger sind nach wie vor der **Alkohol** und moderne synthetische Arzneimittel. Den Alkohol als Schädigungsursache ganz auszuschalten, ist bei den modernen gesellschaftlichen Trinkgewohnheiten praktisch unmöglich. Ähnliches gilt für viele lebertoxische **Arzneimittel**, die beispielsweise als Tuberkulostatika zur Behandlung einer offenen Tuberkulose unverzichtbar sind, so daß eine nicht zu schwerwiegende Lebererkrankung in Kauf genommen wird.
Bei dieser Grundkonstellation bleibt es unverständlich, daß die Möglichkeiten der Phytotherapie für die Lebertherapie nicht in dem Ausmaße anerkannt und angewendet wurden, wie es bei dem skizzierten therapeutischen Dilemma zu erwarten gewesen wäre. Statt dessen predigten bestimmte Hepatologen den therapeutischen Nihilismus, den sie verfeinert »Therapeutische Zurückhaltung« nannten.
Weder der Kranke selbst noch der sich für diesen verantwortlich machende Arzt wird sich einer solchen patientenfernen Wissenschaft anschließen, sondern Wege suchen, eine rational begründbare und subjektiv wie objektiv effektive Therapie anzuwenden, auch wenn sie nicht von einer Pharmakologie akzeptiert wird, die sich ausschließlich auf Wirkstoff-Denken stützt. Im folgenden werden Pflanzen dargestellt, die schon aus langer Tradition zur Behandlung von Lebererkrankungen empfohlen wurden, und für die heute zahlreiche auch wissenschaftlich einwandfreie Nachweise ihrer Wirksamkeit vorliegen. Das gilt in hervorragender Weise für die Mariendistel und die Artischocke, betrifft aber auch weitere Pflanzen wie Zuckerrübe und Schafgarbe. Daß bei der ganzheitlicheren Wirksamkeitsweise pflanzlicher Arzneimittel deren Wirkung auf Leber und Galle nicht

Silybum marianum
❊ **Cardui mariani fructus**
® **Legalon® 70 Kapseln**
® **Legalon® 140 Kapseln**
® **Legalon® Suspension**
® **hepa-loges® N Dragees**
® **Silimarit® Kapseln**

Cynara scolymus
❊ **Cynarae folium**
® **Hepar-SL® forte Kapseln**

Beta vulgaris
❊ **Betain**
® **Flacar Granulat**

Achillea millefolium
❊ **Millefolii herba et flos**
® **Salus® Schafgarben-Tropfen**

immer klar abgrenzbar ist, liegt im Wesen der Methode. Insofern finden sich Überschneidungen zu dem Gebiet der Gallekrankheiten, obwohl die wesentlichen Indikationen für die genannten Pflanzen die Leberkrankheiten sind.

Pflanzen zur Behandlung

Silybum marianum (Carduus marianus), Mariendistel

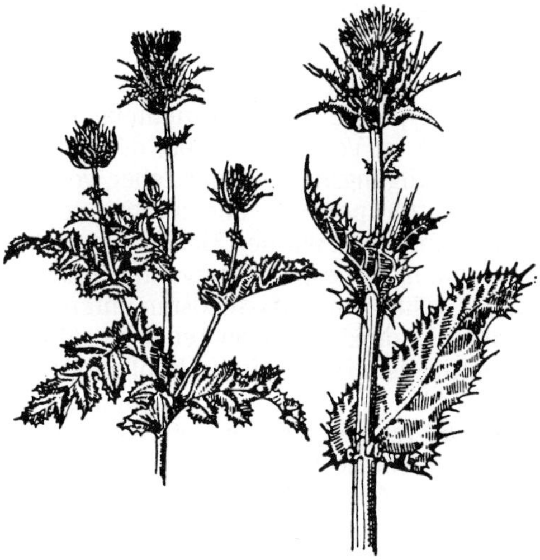

Mariendistel, Silybum marianum

Die Mariendistel ist ein großer Korbblütler mit glänzenden, eigenartig weißgeäderten, dornig gezähnten Blättern und großen purpurroten Blütenköpfen. Die Blätter sehen aus wie mit Kalk bestreut. Sie stammt aus dem Mittelmeergebiet und wird in Deutschland angebaut, häufig auch in Gärten als Zierpflanze gezogen. Die botanische Systematik trennt sie neuerdings von den Karden-Disteln, der Gattung Carduus, ab. Als Arzneidroge werden die reifen, vom Pappus befreiten Früchte, **Cardui mariani fructus** verwendet.

Schon in sehr frühen Zeiten wurden Mariendistelfrüchte für allerdings unterschiedlichste Indikationen verordnet, unter denen auch der unscharfe Begriff »Hydrops« war. Erst *Rademacher*, der zur Zeit *Hufelands* lebte und sich viel mit pflanzlichen Arzneimitteln beschäftigte, entdeckte die spezielle Indikation bei Leberkrankheiten, die er damals als Hepatopathien bezeichnete. Dieser so undifferenzierte Begriff der Hepatopathie hat sich bis weit in unser Jahrhundert gehalten und konnte noch bis etwa 1960 auch bei wissenschaftlich orientierten Hepatologen angetroffen werden. Erst mit Entwicklung der modernen Labordiagnostik, der wesentlich verbesserten und differenzierten histologischen Berwertung des Lebergewebes und den hinzukommenden bildgebenden Verfahren wurde die Hepatopathie abgelöst von den differenzierten Krankheitsbezeichnungen, wie sie heute üblich sind. Rademacher verwandte eine Tinktur aus Mariendistelfrüchten, die später auch als Tinctura Rademacheri seinen Namen trug.

Ab 1970 bekam die Mariendistel einen völlig neuen Stellenwert für die Lebertherapie. Das Fertigarzneimittel ▷ Legalon® (Madaus) wurde zur Behandlung toxischer Lebererkrankungen eingeführt und erwarb sich rasch bei verordnenden Ärzten und betroffenen Patienten ein hohes Ansehen. *Wagner, Hörhammer und Seitz (1968)* hatten als das leberwirksame Prinzip **Silymarin** beschrieben, das sich im weiteren als ein Wirkstoffkomplex aus im wesentlichen drei Bestandteilen erwies, die als **Silibinin, Silidianin** und **Silicristin** bezeichnet wurden. Die drei miteinander isomeren Verbindungen, die etwa 2–3% bezogen auf die getrocknete Droge ausmachen, zählen zu der Klasse der Flavonolignane, die bis zu dieser Entdeckung im Pflanzenreich nicht bekannt gewesen waren (*Wagner*).

Seither ist eine sehr umfangreiche pharmakologische und klinische Literatur entstanden, deren wesentlichste Aspekte im folgenden dargestellt werden sollen. Ohne Zweifel ist durch ▷ Legalon® ein frühes Beispiel entstanden, daß ein Phytotherapeutikum mit schon alter, aus der Tradition ärztlicher Anwendung stammender Indikation unter den modernen Kriterien experimenteller Pharmakologie und klinischer Prüfung den Nachweis seiner Wirksamkeit ebensogut erbringen kann, wie es für synthetische, chemisch definierte Wirkstoffe gefordert wird.

Pharmakologie

Zu Beginn der Untersuchungen ab etwa 1970 standen typische tierexperimentelle Fragestellungen im Vordergrund, bei denen toxische Schädigungsmodelle der Leber, vorzüglich an Ratten, präventiv und kurativ mit Silymarin kombiniert wurden. Dabei zeigten sich bis dahin nicht bekannte präventive und kurative Effekte. Am umfassendsten untersucht wurde die Intoxikation der Leber mit Alpha-Amanitin, dem Hauptgift des Knollenblätterpilzes. Aber auch andere Schädigungsmodelle wie Tetrachlorkohlenstoff, N-Galaktosamin oder Thioacetamid wurden erprobt und zeigten gleich gute Resultate (*Vogel u. Mitarb., 1975*).

Inzwischen wurden die wesentlichen Wirkprinzipien der Mariendistelfrüchte bzw. von Silymarin aufgeklärt. Es gehört zu den wenigen Phytotherapeutika, für die eine ausgezeichnete Pharmakologie in Übereinstimmung mit Nachweisen der klinischen Wirksamkeit existiert. Es sind vor allem drei Angriffsorte der Leberzelle, an denen Silymarin bzw. der Hauptwirkstoff Silibinin therapeutisch agiert.

- Zum einen stimuliert Silymarin die **Aktivität der RNA-Polymerase** I im Zellkern und somit über die rRNA-Synthese die ribosomale **Proteinsynthese** in der Leberzelle (*Sonnenbichler und Zetl, 1984*). Dadurch wird die Regenerationsfähigkeit der Leber stimuliert.
- Weiterhin stabilisiert Silymarin die **Lipidstrukturen** der Leberzellmembran, was möglicherweise generell für Zellmembranen gilt und über die Wirksamkeit am Leberorgan hinaus Bedeutung haben kann.
- Schließlich kann Silymarin durch **antiperoxidative Eigenschaften** auch als Abfänger freier Radikale bezeichnet werden (*Fehér u. Mitarb., 1987*).

Auch zur Pharmakokinetik liegen heute sichere Ergebnisse vor: Untersuchungen mit 14-C-markiertem Silibinin an Hund und Ratte zeigten, daß es bei peroraler Applikation zu etwa 50% resorbiert wird und zu etwa 10% der applizierten Menge in den enterohepatischen Kreislauf gelangt. Die Ausscheidung erfolgt zum überwiegendem Teil über die Gallenwege in Form von Sulfat- und Glukuronidkonjugaten.

Anwendungsgebiete

Ausgedehnte klinische Erfahrungen (*Ferenci u. Mitarb. [1989], Filip u. Mitarb. [1977], Fintelmann [1970, 1973], Fintelmann und Albert [1980], Floersheim u. Mitarb. [1980], Gebhardt [1995]*) haben inzwischen die Wirksamkeit von ▷ Legalon® (Silymarin) beim Menschen bestätigt. Innerhalb der ersten zwei Behandlungswochen kommt es zu einer Besserung des Allgemeinbefindens, vor allem gastrointestinaler Beschwerden, zu einer Abnahme des Meteorismus und zum Nachlassen des Spannungs- und Völlegefühls im rechten Oberbauch. Von vielen Untersuchern wird auch auf eine deutliche Steigerung des Appetits und in fast allen Untersuchungen auf die Zunahme der körperlichen Leistungsfähigkeit hingewiesen.

Der Indikationsschwerpunkt für Silymarin liegt bei den **toxischen Lebererkrankungen**, die ursächlich vor allem durch chronischen und übermäßigen **Alkoholkonsum**, durch leberschädigende **Arzneimittel** und durch zahlreiche **industrielle** und **Umweltgifte** ausgelöst werden (*Fintelmann, 1986*). Alkohol ist sicher immer noch Schädigungsursache Nummer eins der Leber, sein chronischer Konsum in zivilisierten Ländern weitverbreitet. Er führt einerseits zur metabolischen Schädigung durch Ausbildung der Fettleber, weit gefährlicher jedoch ist die durch ihn induzierte toxische Hepatitis (Alkohol-Hepatitis), die auch Anlaß zur sich allmählich ausbildenden Alkohol-Leberzirrhose ist. In allen Stadien der alkoholischen Leberschädigung ist eine weitgehendene Regeneration und Ausheilung des Organs möglich, wenn auf den Alkoholkonsum vollständig verzichtet wird. Hier ist das Weglassen der schädigenden Noxe Therapie der Wahl. Dennoch ist es ärztlich gerechtfertigt, bei Alkoholkarenz zur rascheren Regeneration des Organs und Wiederherstellung seiner für den Gesamtorganismus wichtigen Funktionen zeitlich begrenzt Silymarin zu verordnen.

Immer häufiger sind aber auch die toxischen Leberschädigungen geworden, die durch unsere modernen Arzneimittel hervorgerufen werden, z. B. Tuberkulostatika, Zytostatika, synthetische Östrogene, Anti-Malariamittel und bestimmte Sulfonamide. Oft werden diese Arzneimittel aus vitaler Indikation verordnet, so daß die mögliche Leberschädigung in Kauf genommen wird, da die Therapie wegen der Schwere der Erkrankung unverzichtbar ist. Hier kann die adjuvante Verordnung von Silymarin als potentiellem Leberschutzfaktor das Entstehen solcher toxischer Leberschädigungen verhindern, oder – wenn sie erst einmal eingetreten sind – erheblich einschränken. Das gilt schließlich auch für zumeist berufsbedingte, chemisch induzierte Leberschädigungen, beispielsweise durch chlorierte zyklische oder halogenierte Kohlenwasserstoffe. Dem oft gemachten Einwand, es bedürfe keiner medikamentösen Therapie toxischer Lebererkrankungen, da diese ausschließlich in der Beseitigung der ursächlichen Noxe bestehe, muß energisch entgegengetreten werden. Zum einen verbessert Silymarin die regenerative Phase nach Weglassen der Noxe, was eindrucksvoll in Studien belegt werden konnte (*Filip u. Mitarb. [1977], Fintelmann und Albert [1980], Kurz-Dimitrowa [1971], Sabe u. Mitarb. [1976], Salmi und Sarna [1982]*), zum anderen gibt es viel zu häufig Situationen, in denen ein völliges Ausschalten der Noxe nicht möglich ist und insofern eine begleitende kurative und präventive Therapie ärztlich absolut indiziert ist.

Silymarin als ▷ Legalon® hat sich aber auch in der **adjuvanten** Therapie chronisch-entzündlicher Lebererkrankungen auf dem Boden der verschiedenen **Hepatitis-Virus-Infektionen** sehr bewährt (*Kiesewetter u. Mitarb., 1977*). Besonders die Wiener Zirrhose-Studie (*Ferenci u. Mitarb., 1989*) zeigte eindrucksvoll, wie bei toxisch-alkoholischer Leberzirrhose die mediale Überlebenszeit in der mit Silymarin behandelten Patientengruppe signifikant besser war als in der Plazebogruppe. Hier mag insbesondere der die Proteinsynthese steigernde Effekt von Silymarin verantwortlich sein.

Eine ganz spezielle Indikation hat sich Silymarin in einer besonderen Zubereitung erworben. Als wasserlösliches Derivat von Silibinin, dem Silibinin-C-2',3-dihydrogensuccinat, Dinatriumsalz in Ampullenform (▷ Legalon® SIL) kann es heute als das sicherste **Antidot** der lebensbedrohlichen Vergiftung durch den **Knollenblätterpilz** bezeichnet werden. Große multizentrische Studien zeigten, daß die mit der bisher durchgeführten Intensivtherapie einschließlich hochdosierter Gabe von G-Penizillin vorhandene Mortalität von bisher über 20% auf unter 10% gesenkt werden konnte (*Floersheim u. Mitarb., 1980*). Man kann inzwischen feststellen, daß bei Einsatz von ▷ Legalon® SIL-Infusionen innerhalb der ersten 24 Stunden nach Diagnosestellung einer Knollenblätterpilzvergiftung die Mortalität auf fast null gesenkt werden kann. Heute sollte sicherheitshalber bei dringendem Verdacht auf eine solche Vergiftung so früh wie möglich ▷ Legalon® SIL in Infusionsform in entsprechender Dosierung verabfolgt werden. Die empfohlene Tagesdosis beträgt 20 mg Silibinin pro kg Körpergewicht, verteilt auf 4 Infusionen von jeweils 2 Stunden Dauer unter Beachtung der Flüssigkeitsbilanz. Pro Infusion werden demnach 5 mg Silibinin pro kg Körpergewicht infundiert.

Auf eine Besonderheit von Phytotherapeutika soll an dieser Stelle noch hingewiesen werden. Im Verlauf der letzen Jahre fand eine Spezialisierung einer Pflanzendroge durch immer stärkere Einengung auf Wirkstoffe statt. Finden wir für die Tinctura Cardui Mariae Rademacher noch die sehr allgemeine Indikation der Hepatopathie oder dyspeptischer Beschwerden im Zusammenhang mit chronischen Lebererkrankungen, so ist die Indikation für den Extrakt Silymarin bereits eingeengt auf die toxischen Lebererkrankungen. In der adjuvanten Form wird er bei chronisch entzündlichen Lebererkrankungen verabreicht. Das synthetische Derivat des wasserlöslichen Silibinins zur Behandlung der Knollenblätterpilzvergiftung stellt schließlich eine hochspezialisierte Indikation dar.

Je mehr Wirkstoffe ein Phytotherapeutikum enthält, desto breiter ist also sein Indikationsbereich. Man kann hieraus eine **Gesetzmäßigkeit** ableiten: Die therapeutische Wirksamkeit von Vielstoffgemischen ist anders (breiter) als diejenige bestimmter Inhaltsstoffe in standardisierter Extraktform oder gar diejenige eines definierten Monostoffs (meist bereits in synthetischer Derivatform). Aus dieser Abstufung ergibt sich für den praktisch tätigen Arzt eine Vielfalt von Indikationsmöglichkeiten gerade für Phytotherapeutika.

Zubereitungsformen

Cardui mariani fructus

Für die Anwendungsgebiete bei Lebererkrankungen wird man grundsätzlich ein ▶ Extraktpräparat mit standardisiertem Silibiningehalt verordnen. Bei dyspeptischen Beschwerden mit typischer Lebersymptomatik, z. B. Völle- und Druckgefühl im rechten Oberbauch und abnehmender Leistungsfähigkeit, kann durchaus der ▶ Tee verordnet werden:

1 Teelöffel zerquetschter Mariendistelfrüchte wird mit 1 Tasse heißem Wasser übergossen. Man läßt 10–15 Minuten ziehen, seiht ab und läßt dann heiß schluckweise trinken. Am besten wird je 1 Tasse Mariendistelfrüchtetee morgens früh nüchtern, 1/2 Stunde vor dem Mittagessen und abends vor dem Schlafengehen verordnet.

Hinweis Der Geschmack dieses Tees kann durch Hinzufügen von einer kleinen Dosis Pfefferminzblättern verbessert werden. Alternativ werden 20 Tropfen Mariendisteltinktur in 1 Tasse Pfefferminzblättertee geträufelt.

Empfehlenswerte Fertigarzneimittel

Reine Mariendistelfrüchte-Präparate

In Konsequenz der großen Erfolge von Legalon® gibt es heute eine große Anzahl von Fertigarzneimitteln mit Extrakten aus Mariendistelfrüchten, standardisiert auf einen bestimmten Silibiningehalt. Empfehlenswert sind beispielsweise:

Legalon® 70, -140 Kapseln, -Suspension	(Madaus)
Cefasilimarin® 140 Filmtabletten	(Cefak)
hepa-loges N Dragees	(Loges)
Silibene® 140 Filmtabletten	(Merckle)
Silimarit® Kapseln	(Bionorica)

Als Antidot für die akute Knollenblätterpilzvergiftung

Legalon® SIL Trockensubstanz	(Madaus)

Kombinationen

mit diversen anderen Phytotherapeutika

Eine sinnvolle Kombination für die Indikation dyspeptischer Beschwerden stellt das Fertigarzneimittel Pascohepan Tropfen (Pascoe) dar. Es enthält Fluidextrakte aus Schöllkraut, Mariendistelfrüchten und Löwenzahnkraut mit Wurzeln und eine Tinktur aus Bitterholz.

Cynara scolymus, Artischocke

Die Artischocke ist uns vor allem als ein Feingemüse der Mittelmeerländer bekannt, das in letzter Zeit auch in Deutschland immer mehr Zuspruch fand. Die Artischocke ist wie die Mariendistel ein distelähnliches Gewächs aus der Familie der Korbblütler. Die Pflanze wird bis zu 2 m groß und erzeugt große, violette Blü-

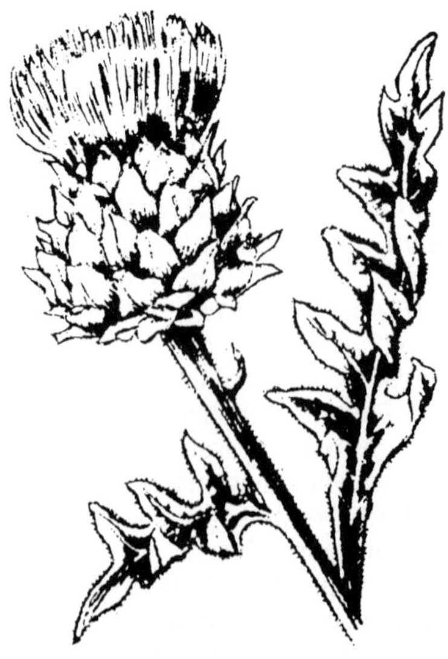

Artischocke, Cynara scolymus

tenstände. Als Gemüse werden die unteren Teile der Blütenhüllblätter und der Blütenboden verwendet. Man schätzt an der Artischocke den angenehm bitterlichen Geschmack. Der Bitterstoff ist das Cynaropikrin, das zu der Sesquiterpenlactonreihe gehört. Der Bitterwert der Cynarablätter wird mit 11 500 angegeben. Der Gehalt an diesem Bitterstoff ist kurz vor der Blüte und nochmals zum Zeitpunkt der Fruchtreife am größten. Nur die grünen Teile der Pflanze enthalten den Bitterstoff. Arzneilich werden die Laubblätter, **Cynarae folium**, genutzt. Galt die Artischocke in der Heilkunde lange ausschließlich als ein Bittermittel mit vorwiegend cholagoger Wirkung, wiesen *Hammerl und Pichler (1959)* schon auf eine Lipidsenkung hin und stellten einen Zusammenhang mit der Arterioskleroseprophylaxe her, zeigten *Maros u. Mitarb. (1966, 1968)* fördernde Eigenschaften von Artischockenextrakten auf die Regeneration der Rattenleber. Diese zunächst nicht weiter systematisch verfolgten Wirkungen sind im Zusammenhang mit einem standardisierten wäßrigen Trockenextrakt aus Artischockenblättern, ▷ Hepar-SL® forte Kapseln (Sertürner) nun in modernen experimentellen und klinischen Untersuchungen weitgehend aufgeklärt worden. Nach dem derzeitigen Stand der Forschungsergebnisse besitzen Artischockenblätter **choleretische, antioxidative** und **lipidsenkende** Eigenschaften.

Pharmakologie

Als einer der bekannten Inhaltsstoffe wurde **Cynaropikrin** bereits erwähnt. Ein weiterer therapeutisch relevanter Inhaltsstoff ist das 1934 von *Obrecht* isolierte und 1954 chemisch als 1,5-Di-Caffeoyl-D-Chinasäure identifizierte **Cynarin**. Es ist als genuiner Bestandteil des Extrakts nur in Spuren enthalten und entsteht im Verlauf der galenischen Aufbereitung durch Umesterung aus 1,3-Dicaffeoylchinasäure. Weitere bekannte Inhaltsstoffe sind Kaffeesäure als weiterer Vertreter der Hydroxyzimtsäuren sowie Luteolin und die Luteolinglykoside, Scolymosid und Cynarosid als Vertreter der Flavonoide. Für die pharmakologische Wirkung zeichnet wahrscheinlich eine Kombination polyphenolischer Verbindungen verantwortlich.

Als für die lipidsenkende Wirkung wesentlich verantwortlich wurde jüngst **Luteolin** von *Gebhardt* identifiziert.

Artischockenextrakte verfügen über eine ausgeprägte, in klinischen Doppelblindstudien gesicherte choleretische Wirkung (*Hammerl und Pichler [1959], Kirchhoff u. Mitarb. [1993]*). Jüngste Untersuchungsergebnisse von *Gebhardt (1995)* an Hepatozyten-Primärkulturen belegen darüber hinaus eine hocheffektive Drosselung der hepatischen De-novo-Synthese von Cholesterin. Die Hemmung der Cholesterin-Biosynthese konnte mittels Messung des Einbaus von (14C)-markiertem Acetat in die Fraktion der nichtverseifbaren Lipide zweifelsfrei nachgewiesen werden. Da Artischockenextrakt auch zur Verminderung des intrahepatischen Cholesteringehalts in Folge choleretisch verstärkter Elimination führt, kann auf eine duale Beeinflussung des Serumcholesterins und möglicherweise weiterer Lipide geschlossen werden.

In molekularen und zellulären Testsystemen konnte *Gebhardt (1995)* weiterhin eine stark ausgeprägte antioxidative Wirkung des Artischockenextrakts nachweisen. An Hepatozytenkulturen wurde die mit dem Oxidans t-Butylhydroperoxid induzierte Malondialdehyd (MDA)-Produktion gehemmt. Die Ergebnisse zeigen eine ungewöhnlich hohe antioxidative Wirksamkeit des untersuchten Extrakts (▷ Hepar SL® forte). Die MDA-Bildung wurde sogar noch bei einer Konzentration von 1 µg/ml signifikant gehemmt.

Schließlich konnte *Gebhardt* in einer weiteren Versuchsanordnung auch die bereits erwähnten, früheren Studienergebnisse einer leberregenerationsfördernden, hepatoprotektiven Wirkung bestätigen. In dem Schädigungsmodell der Einwirkung Tetrachlorkohlenstoffs auf Hepatozyten wird das Absterben der Zellen durch Zusatz des Artischokkenextrakts signifikant verringert. Dabei weisen die Untersucher darauf hin, daß diese hohen antioxidativen Effekte mit größter Wahrscheinlichkeit nicht auf Leberzellen isoliert, sondern eher generell betrachtet werden müssen, was für zukünftige Forschungsfragen den Artischockenextrakt noch interessanter machen dürfte.

Anwendungsgebiete

In der von der Kommission E formulierten Monographie zu Artischockenblättern werden als Anwendungsgebiete **»dyspeptische Beschwerden«** genannt. Diese sind auch mit besonderer Blickrichtung auf den Bitterstoffgehalt und die choleretische Wirkung plausibel. Diese Indikation ist schließlich auch aus traditioneller Anwendung und durch klinische, kontrollierte Studien gut belegt (*Kirchhoff u. Mitarb., 1993*).

Wir selbst haben die Ergebnisse einer gerade abgeschlossenen, umfangreichen Anwendungsbeobachtung publiziert (*Fintelmann, 1996*). Diese Untersuchung wurde mit 52 Untersuchern an 533 Patienten über ein Jahr durchgeführt, wobei die durchschnittliche Behandlungsdauer bei 6 Wochen lag. In sehr guter Übereinstimmung der Beurteilungen durch die Ärzte als Anwender und die behandelten Patienten zeigte sich eine hohe Signifikanz der Rückbildung typischer Symptome in der Rangfolge Erbrechen, Übelkeit, krampfartige rechtsseitige Oberbauchschmerzen, Bauchschmerzen allgemein, Appetitlosigkeit, Verstopfung, Meteorismus, Fettintoleranz. Auffallend neben den **karminativen, spasmolytischen** und **appetitanregenden** Wirkungen sind die **antiemetischen** Eigenschaften, die Artischockenblättern noch eine spezielle Indikation gegenüber anderen leber- und gallewirksamen Drogen zukommen lassen.

Ein weiteres, wichtiges Ergebnis der Untersuchung war der Nachweis der **lipidsenkenden** Wirkung von Artischockenblätterextrakt. Bei 302 Patienten lagen mindestens 2 Cholesterin- bzw. Triglyzeridwerte vor. In der statistischen Auswertung zeigte sich eine signifikante Senkung (p 0,001) des Gesamtcholesterins von anfänglich 264,24 mg/dl (Median:266) auf 233,91 mg/dl (Median:232). Ähnlich günstige Ergebnisse zeigten sich auch für Triglyzeride.

Neben den gesicherten antidyspetischen und lipidsenkenden Eigenschaften sind die pharmakologisch eindeutig nachgewiesenen antioxidativen Effekte noch nicht vergleichbar klinisch untersucht. Artischockenblättern scheint eine ähnliche Wirksamkeit wie den Mariendistelfrüchten und dem aus ihnen gewonnenen Silymarin zuzukommen. Dabei wurde schon darauf hingewiesen, daß die antioxidativen Eigenschaften wahrscheinlich nicht nur auf die Leber begrenzt sind. Hier existiert also ein noch offenes, hochinteressantes und für die Zukunft vielversprechendes Forschungsgebiet.

Von den bereits gesicherten Anwendungsgebieten dürfte die **Lipidsenkung** am wichtigsten werden. Einerseits sind Fettstoffwechselstörungen und damit verbundene Hyperlipidämien heute weitverbreitet und gelten als wesentlicher Co-Faktor bei der Entstehung der Arteriosklerose. Andererseits haben die heute zur Verfügung stehenden synthetischen Lipidsenker ein nicht unbeträchtliches Potential unerwünschter Wirkungen, so daß ein alternatives Behandlungsangebot durch einen pflanzlichen Lipidsenker mit sehr guter Verträglichkeit sowohl von verordnenden Ärzten als auch von behandlungsbedürftigen Patienten sehr begrüßt werden wird.

Empfehlenswerte Fertigarzneimittel

Reine Artischockenblätter-Präparate

Für die Behandlung mit Artischockenblättern sind Fertigarzneimittel zu bevorzugen. Auch *Wichtl (1989)* führt keinen Tee von Artischokkenblättern in seinem Standardwerk »Teedrogen« auf. An erster Stelle sei aus eigener Erfahrung genannt:

▷ Hepar SL® forte Kapseln (Sertürner), 2- bis 3mal 2 Kapseln täglich unzerkaut mit etwas Flüssigkeit zu den Mahlzeiten einnehmen.

Weitere Arzneimittel mit Artischockenblätterextrakten sind:

Carminagal® N Dragees	(Galenika Hetterich)
Cyna Bilisan® Flüssigkeit	(Repha)
Hewechol Artischockendragees	(Hevert)

Kombinationen

mit diversen anderen Phytotherapeutika

Bilicura® forte Dragees (Müller Göppingen), zusammen mit Kava-Kavawurzelstock,

Cynarzym® N Dragees (Roland), zusammen mit Boldoblättern und Schöllkraut,
Pascobilin Novo (Pascoe), Filmtabletten zusammen mit Pfefferminzblättern und Löwenzahnwurzel.

Beta vulgaris, Zuckerrübe

Ähnliche Wirkungen wie von der Artischocke wurden von französischen Autoren vom Betain festgestellt, dem Naturstoff in der Zuckerrübe (Beta vulgaris). Es ist eine weiße, süßlich schmeckende Substanz, die in der Leberzelle in den Methylierungszyklus eingreift, indem sie als Methyldonator wirkt. Dadurch soll die Regeneration der Leberzelle unterstützt und die Umwandlung der Triglyzeride in Transportfett ermöglicht werden. Betain gehört zu den lebenswichtigen hepatotropen und lipotropen Aminosäuren, ähnlich dem Methionin. Es besitzt keine schädlichen Wirkungen, wird bestens vertragen und kann daher gleichfalls als ein gutes pflanzliches Lebermittel angesehen werden. In Kombination mit Sorbit, dem Naturstoff aus den Vogelbeeren (Sorbus aucuparia), ist es im ▷ Flacar® Granulat (Schwabe) enthalten.

Empfohlen werden in den ersten 2 Wochen täglich morgens und abends 2 Beutel (= 10 g), vor oder nach den Mahlzeiten. Als Langzeittherapie dann täglich morgens und abends 1 Beutel (= 5 g), mindestens 3 Monate lang.

Achillea millefolium, Schafgarbe

Die Schafgarbe zählt zu den häufigsten Pflanzen Deutschlands. Überall auf trockenen Wiesen, an Triften und Ackerrändern finden wir ihre schmalen, zarten, doppelt fiederteiligen Blätter. Die Blüten sind klein, weiß bis rötlich, und stehen in großer Menge dicht beieinander. Das Kraut enthält Sesquiterpenlakton-Bitterstoffe, Flavonoide, Gerbstoffe und zu 0,1–0,5% ein ätherisches Öl. Beim Destillieren mit Wasserdampf entwickelt sich ein Blauöl (Proazulene), das dem Kamillenblauöl in der Wirkung sehr ähnlich ist.

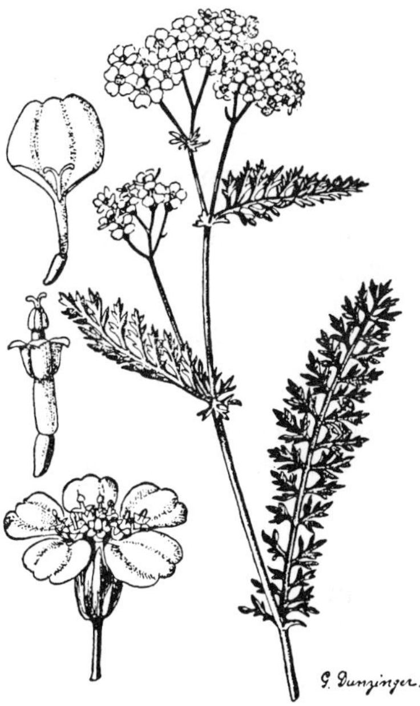

Schafgarbe, Achillea millefolium

Es besitzt wie dieses einen **antiphlogistischen** Effekt. Aber dieser ist, im Gegensatz zur Kamille, nicht bestimmend für die Gesamtwirkung. In der Hauptsache ist die Schafgarbe ein **Tonicum amarum** mit einigen zusätzlichen **entzündungshemmenden, karminativen** und **spasmolytischen** Eigenschaften. Daher ist ihr Anwendungsbereich auch ein ganz anderer. Bei den Frauenkrankheiten werden wir sie noch einmal anführen. Die Kombination der verschiedenen Wirkstoffe macht sie für Gallenleiden verwendbar. Auch bei der atonischen Form der Magenerkrankungen kommt sie wegen des vorherrschenden Bitterstoff-Effektes in Betracht. Indessen ist die Wirkung nicht so deutlich wie bei den bisher genannten Pflanzen.
Aus der Praxis bewährt sind die feucht-warmen ▶ Leberwickel mit einem Schafgarbentee, bei denen wohl vor allem die mild spasmolytische Wirkung die unangenehmen Symptome des Völlegefühls bei chronischen Leberkrankheiten lindern hilft. Sie sollten am besten in der Mittagszeit verordnet werden, in der der chronisch Leberkranke grundsätzlich eine Ruhe- und Liegephase einschalten sollte.

Verwendet werden von der Schafgarbe das ganze Kraut, **Millefolii herba**, und die Blüten, **Millefolii flos**.

Zubereitungsformen

Millefolii herba et flos

Schafgarbe verwenden wir hauptsächlich als Tee oder als gebrauchsfertigen Pflanzensaft.

▶ Tee

Teelöffel feingeschnittener Droge mit 1 Tasse Wasser heiß aufgießen, 5 Minuten abgedeckt ziehen lassen, dann abseihen. Mehrmals täglich 1 Tasse trinken lassen.

▶ Pflanzensaft

Beispielsweise Kneipp Schafgarbe-Pflanzensaft (Kneipp),
3mal täglich 1 Eßlöffel zu den Mahlzeiten.

Empfehlenswerte Fertigarzneimittel

Reine Schafgarbenpräparate

Salus® Schafgarben-Tropfen	(Salushaus)

1. Fehér, J., Csomos, G., Vereckei, A.: Free Radical Reactions in Medicine. Springer, Berlin 1987
2. Ferenci, P., Dragosics, B., Dittrich, H., Frank, H., Benda, L., Lochs, H., Meryn, S., Base, W., Schneider, B.: Randomized controlled trial of silymarin treatment in patients with cirrhosis of the liver. J. Hepatol 9 (No 1) (1989) 105–113
3. Filip, J., Brodanova, M., Chlumsky, J.: Weitere Möglichkeiten der Anwendung von Legalon in der Behandlung von Lebererkrankungen. In: Aktuelle Hepatologie, hrsg. von G. Csomos. Hanseatisches Verlagskontor, Hamburg 1977
4. Fintelmann, V.: Zur Therapie der Fettleber mit Silymarin. Therapiewoche 20 (1970) 1055–1062
5. Fintelmann, V.: Postoperatives Verhalten der Serumcholinesterase und anderer Leberenzyme. Med. Klin. 68 (24) (1973) 809–815
6. Fintelmann, V.: Der toxisch-metabolische Leberschaden und seine Behandlung. Z. f. Phytotherapie 7 (1986) 65–73
7. Fintelmann, V.: Antidyspeptische und lipidsenkende Wirkungen von Artischockenextrakt. Ergebnisse klinischer Untersuchungen zur Wirksamkeit und Verträglichkeit von Hepar SL® forte an 533 Patienten. Z. Allg. Med. 72 (1996) 48–57
8. Fintelmann, V., Albert, A.: Nachweis der therapeutischen Wirksamkeit von Legalon® bei toxischen Lebererkrankungen im Doppelblindversuch. Therapiewoche 30 (1980) 5589–5594
9. Floersheim, G. L., Weber, O., Tschumi, P., Ulbrich, M.: Schweiz. med. Wschr. 112 (1980) 1164–1177
10. Gebhardt, R.: Protektive antioxidative Wirkungen von Artischocken-Extrakt an der Leberzelle. Med. Welt 46 (1995) 393–395
11. Gebhardt, R.: Inhibition of cholesterol biosynthesis by artichoke (cynara scolymus L.) extracts. Secondary Products-Physiologically Active Compounds, 43rd Annual Congress, Soc. Med. Plant. Res., Halle 3. - 7.9.95.
12. Gebhardt, R.: Artischockenextrakt: In-vitro-Nachweis einer Hemmwirkung auf die Cholesterin-Biosynthese. Med. Welt 46 (1995) 348–350
13. Gebhardt, R.: In-vitro-Nachweis der Hepatoprotektion durch Artischockenblätterextrakt am Beispiel von Tetrachlorkohlenstoff. Pharm Ztg 140 (1995) 34–37
14. Hammerl, H., Pichler, O.: Untersuchungen über den Einfluß eines Artischockenextraktes auf die Serumlipide im Hinblick auf die Arterioskleroseprophylaxe. Wiener med. Wschr. 109 (1959) 853–855
15. Kiesewetter, E., Leodolter, I., Thaler, H.: Ergebnisse zweier Doppelblindstudien zur Wirksamkeit von Silymarin bei chronischer Hepatitis. Leber Magen Darm 7 (1977) 318–323
16. Kirchhoff, R., Beckers, Ch., Kirchhoff, B., Trinczek-Gärtner, H., Petrowicz, O., Reimann, H.-J.: Steigerung der Cholerese durch Artischockenextrakt – Ergebnisse einer plazebokontrollierten Doppelblindstudie. Ärztl. Forsch. 40 (Nr. 6) (1993) 1–12
17. Kurz-Dimitrowa, D.: Leberschutzbehandlung psychiatrisch-neurologischer Patienten bei Langzeittherapie mit Psychopharmaka. Z. präklin. Klin. Geriatr. 9 (1971) 275
18. Maros, T., Rácz, G., Katonai, B., Kovács, V.: Wirkungen der Cynara Scolymus-Extrakte auf die Regeneration der Rattenleber – 1. Mitteilung. Arzneimittel-Forsch. Drug. Res. 16 (1966) 127–129
19. Maros, T., Seres-Sturm, L., Rács, G., Rettegi, C., Kovács, V., Hints, M.: Wirkungen der Cynara Scolymus-Extrakte auf die Regeneration der Rattenleber – 2. Mitteilung. Arzneimittel-Forsch. Drug Res. 18 (1968) 884–886
20. Saba, P., Galeone, F., Salvadorini, F., Guarguaglini, M., Troyer, C.: Therapeutische Wirkung von Silymarin bei durch Psychopharmaka verursachten chronischen Hepatitiden. Gazz. med. ital. 135, 4 (1976) 236–251
21. Salmi, H. A., Sarna, S.: Effect of silymarin on chemical, functional, and morphological alterations of the liver. Scand. J. Gastroenterol. 17 (1982) 517–521
22. Sonnenbichler, J., Zetl, I.: Untersuchungen zum Wirkungsmechanismus von Silibinin V, Einfluß von Silibinin auf die Synthese ribosomaler RNA, mRNA und tRNA in Rattenlebern in vivo. Hoppe-Seylers Z. physiol. Chem. 365 (1984) 555–566
23. Vogel, G., Trost, W., Braatz, R., Odenthal, K.-P., Brüse-

witz, G., Antweiler, H., Seeger, R.: Untersuchungen zur Pharmakodynamik, Angriffspunkt und Wirkungsmechanismus von Silymarin, dem antihepatotoxischen Prinzip aus Silybum marianum (L.) Gaertn. Arzneimittel-Forsch. Drug Res. 25 (1975) 82–89 (1.Mitteilung), 179–188 (2. Mitteilung)

24. Wagner, H., Hörhammer, L., Seitz, M.: Zur Chemie des Silymarins (Silybin), des Wirkprinzips der Früchte von Silybum marianum (2.) Gaertn. (Carduus marianus L.). Arzneimittel-Forsch. Drug Res. 18 (6) (1968) 688–696
25. Wichtl, M.: Teedrogen. Wissenschaftliche Verlagsgesellschaft, Stuttgart 1989

4.2 Gallekrankheiten

Speziell gallewirksame Medikamente bleiben umstritten. Die von der Phytotherapie dominierten Cholagoga werden von den in der Klinik tätigen Spezalisten entbehrlich genannt, während sie in der Praxis – häufig auch als Kombinationsarzneimittel – häufig verordnet werden (*Hänsel [1985], Maiwald [1985], Schilcher [1995], Seifert [1982]*). *Weiss* versuchte eine Definition zur Abgrenzung der Choleretika gegenüber den Cholagoga. Letztere bezeichneten solche Mittel im engeren Sinne, die eine Steigerung der Gallenproduktion bewirken, während Choleretika solche Mittel bezeichnen, die einen besseren Abfluß der produzierten Galle in Gang setzen. Aber auch er gestand ein, daß beide Effekte so stark ineinander übergehen, daß eine scharfe Trennung nicht möglich ist. In der Praxis hat sich deshalb der Ausdruck Cholagoga für alle gallewirksamen Mittel quasi als Oberbegriff durchgesetzt.

Maiwald (1969, 1983, 1985, 1991) hat die umfangreichsten Untersuchungen zu gallewirksamen Phytotherapeutika durchgeführt und veröffentlicht. Er konnte nachweisen, daß die noch darzustellenden Pflanzen zu einer Steigerung des Galleflusses führen, und daß auch spezifische spasmolytische Wirkungen bestehen. Man wird wohl überhaupt diese beiden Wirkungen, die **choleretische** wie die **spasmolytische**, als wesentliche Anteile der therapeutischen Wirksamkeit bezeichnen können. Hinzu kann eine Anregung der Sekretion des Pankreas kommen, was dann das Wirkungsprofil ergänzt. Spezifisch cholezystokinetische Wirkungen werden vor allem Curcuma zugeschrieben. Auch schon der ausführlich beschriebene Artischockenblätterextrakt hat eine nachgewiesene choleretische Wirkung.

Für welche Erkrankungen der Gallenblase und des Gallenwegssystems sollen aber solche Wirkungen von Vorteil sein? Neben den Entzündungskrankheiten der Cholezystitis und der Cholangitis dominieren die Steinerkrankungen als Ablagerungen und die insgesamt seltenen Tumorerkrankungen (Gallenblasen- und Choledochuskarzinom). Für keines dieser definierten Krankheitsbilder bietet sich eine Behandlung mit pflanzlichen Cholagoga an, sie bilden eher eine Kontraindikation. Bleiben die sogenannten funktionellen Krankheitsbilder, im besonderen die **Gallenwegsdyskinesien** und das **Post-Cholezystektomie-Syndrom**. Von nicht wenigen Gastroenterologen wird die Existenz solcher Krankheitsbilder grundsätzlich bestritten. Ihr Nachweis besteht auch lediglich im Ausschluß organischer Veränderungen bei einem subjektiven Beschwerdebild, bei welchem über unbestimmte Beschwerden im rechten Oberbauch, in den Rücken oder bis zur rechten Schulter ausstrahlend und bis zu leichten Koliken sich steigernd geklagt wird. *Weiss* rechnet auch die Fettunverträglichkeit bzw. eine Verstärkung der Beschwerden durch eine fettreiche Mahlzeit hinzu. Im Labor läßt sich keine Cholestase nachweisen; die auf eine Reizmahlzeit kaum oder gar nicht rea-

Artemisia absinthium
- ❊ **Absinthii herba**

Chelidonium majus
- ❊ **Chelidonii herba**

Curcuma longa
- ❊ **Curcumae longae rhizoma**

Fumaria officinalis
- ❊ **Fumariae herba**
- ® **Bilobene® Filmtabletten**
- ® **Oddibil® Dragees**

Peumus boldo
- ❊ **Boldo folium**

Raphanus sativus
- ® **Kneipp® Rettich Pflanzensaft**

Taraxacum officinale
- ❊ **Taraxaci radix cum herba**
- ® **Kneipp® Löwenzahn Pflanzensaft**
- ® **Taraleon® Tropfen**

gierende Gallenblase findet sich häufig auch bei solchen Menschen, die keinerlei Beschwerden haben. Durch die nahe topographische Lage der rechten Dickdarmflexur werden möglicherweise häufig solche Beschwerden auch im Zusammenhang mit einem Reizkolon ausgelöst.

Bleibt also noch der Anteil in dem komplexen Thema der **dyspeptischen Beschwerden**, die von dem Gallensystem verursacht werden. Ohne Zweifel unterliegt der gesamte obere Verdauungsorganismus einer komplizierten hormonalen Steuerung, um die wesentlich an der Verdauung beteiligten Organe synergistisch zusammenarbeiten zu lassen. Fällt ein Organsystem aus dieser Steuerung heraus oder reagiert beispielsweise nur verzögert, ist selbstverständlich das gesamte System gestört. Das mag die umfassende Bezeichnung »dyspeptische Beschwerden« rechtfertigen. Untergliedert man nun dieses Syndrom nach den im Vordergrund stehenden Störfeldern, so können bei verminderter Magensaftresektion Bitterstoffdrogen, bei exokriner Pankreasinsuffizienz beispielsweise Ananas oder Harongablätter und -rinde, bei kolikartigen Beschwerden und Blähungen Karminativa und Spasmolytika und schließlich bei verminderter Gallebildung oder bei Gallenwegsdyskinesien Cholagoga oder Spasmolytika gezielt eingesetzt werden. Es wird dann auch verständlich, warum solche Drogen gerne untereinander kombiniert werden, und daß dabei oft überadditive Effekte nachweisbar sind.

Hier soll also diesem Gesichtspunkt der im wesentlichen funktionellen Gallenwegsstörungen und der Dyspepsie bzw. dyspeptischer Beschwerden gefolgt werden, weniger einer Einteilung nach organischer Manifestation wie Cholelithiasis oder Cholangitis. Es gibt kein pflanzliches Arzneimittel, das Gallensteine ähnlich sicher auflösen kann, wie es für die Cheno- oder Ursodesoxycholsäure nachgewiesen ist. Es ist bisher kein pflanzliches Arzneimittel bekannt, das eine intrahepatische Cholestase direkt beeinflussen kann, das bei einer eitrigen Cholangitis das notwendige Antibiotikum ersetzen würde. Wir beschreiben einen Anwendungsbereich für Phytotherapeutika, bei welchem die **gestörte Befindlichkeit**, das **subjektive Krankheitserlebnis** primär die Verordnung von Cholagoga veranlassen, ohne daß deshalb mit Geringschätzung darauf gesehen werden sollte oder der viel strapazierte Plazeboeffekt herangezogen würde. Denn einerseits haben vielfältige Untersuchungen objektive Wirkungen nachgewiesen, andererseits hat der in seinem Befinden gestörte Patient einen Anspruch darauf, mindestens ebenso ernst genommen zu werden wie beispielsweise ein solcher mit stummer, symptomloser Cholezytolithiasis.

Pflanzen zur Behandlung

Artemisia absinthium, Wermut

Der Wermut ist ein Korbblütler mit unscheinbaren kleinen gelben Blüten und weißgrau filzigen, fiederteiligen Blättern. Das Kraut wird über einen Meter hoch und wächst in großen Mengen wild an Zäunen, an Wegrändern und auf Schuttplätzen. Man

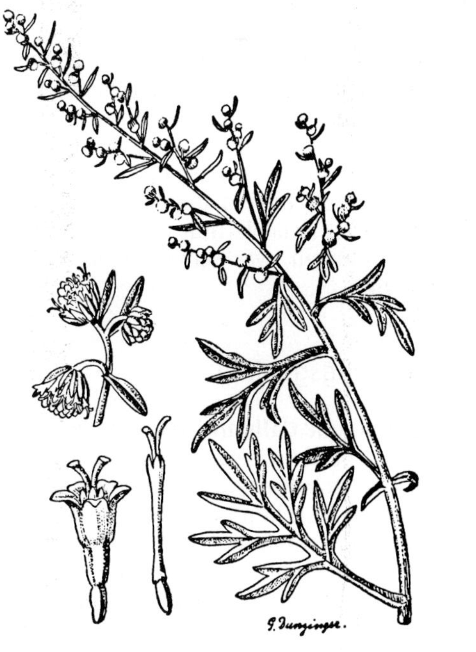

Wermut, Artemisia absinthium

kann Wermut leicht im Garten ziehen. Die ganze Pflanze hat einen starken, scharf aromatischen Geruch. Sie enthält mindestens 0,2% (V/G) ätherisches Öl (Oleum Absinthii), dessen Hauptbestandteil das Absinthol ist. Dazu kommen Sequiterpenlacton-Bitterstoffe, vor allem Absinthin und Anabsinthin, weiterhin Flavone, Ascorbinsäure und Gerbstoffe. Die Bitterstoffwirkung überwiegt bei weitem, der Bitterwert von Wermut beträgt mindestens 15 000.
Der Wermut ist ein typisches **Amarum aromaticum**. Er wirkt überdies in erheblichem Maße **karminativ** und auch **choleretisch**. Im Gegensatz zu dem giftigen thujonhaltigen Oleum Absinthii ist der Bitterstoff weitgehend ungiftig. Zur Herstellung des Absinths, der vor allem in Frankreich ein beliebter Aperitiv ist, wird das Oleum Absinthii benutzt. Es wird mit Alkohol vermischt. In Deutschland ist die Herstellung des Absinths seit dem Jahre 1923 durch ein eigenes Absinthgesetz wegen der zentralnervös-toxischen Wirkungen bei übermäßigem Gebrauch verboten. In den üblichen Arzneimittelzubereitungen ist dagegen der Gehalt an dem gefährlichen Absinthöl so gering, daß keinerlei Schädigungen zu befürchten sind.
Es ist aber interessant, daß dem Wermut außer seiner Bitterstoffwirkung noch ein zentral erregender, sogenannter psychedelischer Effekt zukommt, der in den kleinen Mengen der üblichen Zubereitungen erwünscht sein kann und einen mehr ausgleichend regulierenden Einfluß hat. In dieser Kombination unterscheidet sich Wermut von den anderen Bitterstoffdrogen, was seinen eigenen Wert ausmacht.

Anwendungsgebiete

Als **Magen-** und **Gallenmittel** ist der Wermut uralt und bestens bewährt. Bei den atonischen und achylischen Zuständen des Magens, die nicht selten einen Zusammenhang mit einer Unterfunktion des Gallesystems erkennen lassen, hilft er über die kleinen Beschwerden und die schlechte Bekömmlichkeit mancher Speisen, über Völlegefühl und Gasauftreibungen hinweg. Für die **Dyskinesie** der Gallenwege ist er eines unserer vortrefflichsten Mittel. Bei schweren Gallenkoliken muß der Wermut natürlich versagen. Aber es gibt unzählige Gallenkranke, die sich mit den einfachen Wermuttropfen immer wieder gut helfen. Gerade der Wermut ist eines der besten Beispiele, daß die anerkannt gute Wirkung eines Gallenmittels durchaus nicht parallel mit der Stärke seiner choleretischen und cholekinetischen Wirkung verläuft, denn darin wird der Wermut von Pfefferminze, Curcuma und anderen weit übertroffen. In der Tat nimmt der Wermut unter den Mitteln zur Bekämpfung dyspeptischer Oberbauchbeschwerden eine Sonderstellung ein. Er wirkt in gleicher Weise auf Magen und Gallenwege und zwar in ganz betonter Weise auf **atonische Zustände** dieser beiden Organe. Beim Magen ist es die Ptose und Atonie, die zu dem typischen Bild des Senkmagens führt. In gleicher Weise kann auch die Gallenblase atonisch und ptotisch sein, was sich leicht an ihrer Größe und der fehlenden Kontraktion nach Reizmahlzeit sonographisch oder röntgenologisch nachweisen läßt. Es handelt sich hierbei in der Regel um einen konstitutionellen Zustand bei asthenischen, psychovegetativ labilen Persönlichkeiten, bei denen lange beschwerdefreie Zeiten mit kürzeren bis längeren Phasen von dyspeptischen Beschwerden abwechseln, immer auch einhergehend mit einer Appetitlosigkeit und Abneigung gegen vielerlei Speisen. Dabei sind diese Patienten matt und deprimiert und haben Krebsangst. Ähnlich ist das Bild der konstitutionellen arteriellen Hypotonie, die sich oft mit einem derartigen »schwachen« Magen verbindet. Für solche gar nicht seltenen, hartnäckigen und bekanntermaßen schwer beeinflußbaren Zustände ist der Wermut ein ausgezeichnetes Hilfsmittel. Man gibt ihn dann für längere Zeit regelmäßig.

Hinweis In größeren Mengen entfaltet der Wermut einen recht beträchtlichen **allgemein tonisierenden** Effekt im Sinne einer Resistenzsteigerung. Daher wird er auch bei der **Grippe** empfohlen. Er wirkt sich insbesondere bei den postgrippalen Schwächezuständen günstig aus. In gleicher Weise ist der günstige Einfluß einer Teekur mit Wermut für 2 bis 4 Wochen bei postoperativen und postinfektiösen Zuständen zu empfehlen, wenn entsprechende hypotone Zustände vorliegen.

Zubereitungsformen

Absinthii herba

▶ Tee
1 Teelöffel der feingeschnittenen Droge auf 1 Glas Wasser, kochend überbrühen und maximal 5 Minuten ziehen lassen. Es können auch die Fertigteebeutel verwendet werden.
▶ Tinctura Absinthii
3mal täglich 10–20–30 Tropfen in nicht zu wenig Wasser, da der bittere Geschmack bei zunehmender Verdünnung nachläßt.
In welcher Form man den Wermut gibt, ist für die Wirkung gleichgültig. Am besten eignen sich die ▶ Wermuttropfen, Tinctura Absinthii, und der ▶ Wermuttee. Obwohl er ein Bittermittel ist, läßt man den Wermuttee am besten einige Zeit nach den Mahlzeiten und gut warm nehmen, ersteres, weil man die anregende Wirkung auf die Galle und nicht so sehr auf den Magen wünscht, und letzteres, weil so das Bittere noch am angenehmsten vertragen wird. Es hat gar keinen Zweck, den bitteren Wermuttee süßen zu wollen. Süß und bitter vertragen sich geschmacklich nicht. Es ist aber erstaunlich, wie schnell sich viele Kranke an den bitteren Wermutgeschmack gewöhnen und den Tee dann sogar ausgesprochen gern nehmen, allerdings meistens nur wenige Wochen. Doch das genügt für unsere therapeutischen Zwecke. Länger als 3–4 Wochen sollte man eine ▶ Kur mit Wermuttee nicht fortsetzen. Später kann man ihn noch hin und wieder trinken lassen, wenn einmal – meist als Folge eines Diätfehlers oder durch Aufregung oder körperliche Belastungen – eine Verschlimmerung der Gallenbeschwerden eintritt. Viele Gallen- und Magenkranke lernen es, sich dann schnell mit einer Tasse Wermuttee zu helfen. Auch die Wermuttropfen sind für solche Fälle geeignet. Ein Gallenkranker sollte keine Reise unternehmen, ohne seine Wermuttropfen bei sich zu haben, damit er jede Abweichung von der gewohnten Diät alsbald korrigieren kann, indem er 20–30 Tropfen einnimmt.

Hinweis Auch der Wermutwein verdankt seine Beliebtheit dem Gehalt an Wermut. Er ist für viele Gallenkranke und Dyspeptiker fast der einzige Wein, den sie vertragen und der ihnen sogar nützt. Am bekanntesten sind die italienischen, z. B. Cinzano oder Martini, und die französischen Wermutweine, z. B. Noilly-Prat oder Dubonnet.

Chelidonium majus, Schöllkraut

Das Schöllkraut gehört zu den Mohngewächsen. Es besitzt wie der Schlafmohn, der das Opium liefert, einen Milchsaft, der eine orangegelbe Farbe hat und sich durch die ganze Pflanze bis in die Wurzel hinein nachweisen läßt. Die Blüten sind leuchtend goldgelb, aber nur von mittlerer Größe. Die Blätter sind leierförmig gefiedert. Das Kraut ist reich verzweigt. Das Schöllkraut ist eine typische Ruderalpflanze, d. h. sie bevorzugt die Nähe menschlicher Wohnungen. An Zäunen, Wegrändern, als Gartenunkraut finden wir das Schöllkraut überall, selbst in den Städten. Das Aussehen der Pflanze prägen wir uns unvergeßlich ein, wenn wir das herrliche Bild Dürers vom Schöllkraut betrachten, dessen Original in der Albertina in Wien hängt. Es gehört neben dem Wiesenstück und der Akelei zu den mit unvergleichlicher Meisterschaft hingezauberten, so ungemein naturnahen

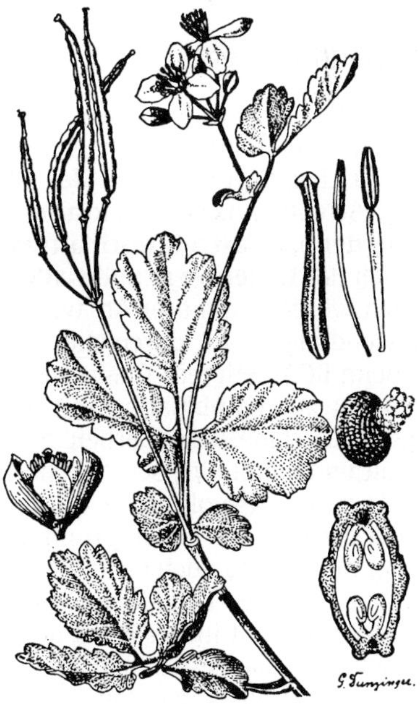

Schöllkraut, Chelidonium majus

Pflanzenbildern Dürers. Arzneilich verwendet werden vom Schöllkraut die zur Blütezeit gesammelten, getrockneten oberirdischen Teile, **Chelidonii herba**. Das Kraut enthält mindestens 0,6% Gesamtalkaloide, berechnet als Chelidonin und bezogen auf die wasserfreie Droge.

Pharmakologie

Das Hauptalkaloid Chelidonin besitzt schwach **analgetische, zentral-sedative** und **spasmolytische** Wirkungen, letztere mit direktem Angriff auf die glatte Muskelatur. Einem weiteren Alkaloid, dem Berberin, wird eine galletreibende (cholezystokinetische) Wirkung nachgesagt. Schon 1939 erzielte *Daniel-Schmaltz* mit 2 mg/kg Chelidonin im Tierversuch eine Steigerung der Galleproduktion von 60%. *Baumann u. Mitarb. (1971)* stellten tierexperimentell eine langsame aber kontinuierliche Steigerung des Galleflusses fest, die sie mehr auf einen choleretischen als cholekinetischen Effekt zurückführten. Weitere Alkaloide sind Sanguinarin, ein Acetylcholinesterase-Hemmstoff und Chelerithrin, das zentral lähmend und schleimhautreizend wirkt.

Anwendungsgebiete

Aufgrund der schwach-sedativen, cholagogen (choleretisch-cholezystokinetisch) und spasmolytischen Eigenschaften der Inhaltsstoffe des Schöllkrauts können **krampfartige Beschwerden** im **Gastrointestinaltrakt** einschließlich der **Gallenwege** und **Gallenblase** behandelt werden. In dieser Art wurde auch das Anwendungsgebiet durch die Kommission E beim BGA definiert. Chelidonium eignet sich gut zur Kombination mit anderen Cholagoga, da seine Besonderheit der Alkaloidgehalt und damit eine sowohl cholekinetische als auch spasmolytische Wirkung ist. Will man diese in den Vordergrund der Anwendung stellen, und noch nicht die wesentlich stärker wirkende Belladonna verordnen, kann das Schöllkraut in der Hand des erfahrenen Anwenders einen hohen Stellenwert erreichen. In vielen Präparaten ist Chelidonium mit Curcuma kombiniert, eine auch von uns als sinnvoll bezeichnete Verordnung.

Zubereitungsformen

Chelidonii herba

▶ Tee
2 Teelöffel der feingeschnittenen Droge auf 1 Tasse Wasser, heiß überbrühen, 5–10 Min. ziehen lassen und warm zwischen den Mahlzeiten trinken, 3mal täglich, 3 Wochen hindurch kurmäßig.
▶ Tinctura Chelidonii
3mal täglich 20 Tropfen in etwas Wasser einnehmen.
Sie ist auch in der ▶ Tinctura cholagoga DRF enthalten:

Rp. Tinct. Cardui Mariae 10,0
Tinct. Chelidonii
Tinct. Strychni aa 5,0
D. S. 3mal tägl. 30 Tropfen in etwas Wasser einnehmen.

Noch stärker wirksam ist die ▶ Tinctura cholagoga fortis DRF, da hier der spasmolytische Einfluß der Belladonna und der choleretische der Pfefferminze hinzukommen:

Rp. Olei Menthae piperitae 1,0
Tinct. Belladonnae 4,0
Tinct. Chelidonii
Tinct. Cardui Mariae aa ad 30,0
D. S. 3mal täglich 40 Tropfen in etwas Wasser einnehmen.

Curcuma longa (C. domestica), Gelbwurz

Die Gelbwurz kommt auf Java wild vor. Verwandt wird der Wurzelstock, **Curcumae longae rhizoma**. Die Droge enthält mindestens 3–5% Dicinuamoylmethanderivate, berechnet als Curcumin und mindestens 3% ätherisches Öl bezogen auf die getrocknete Droge.

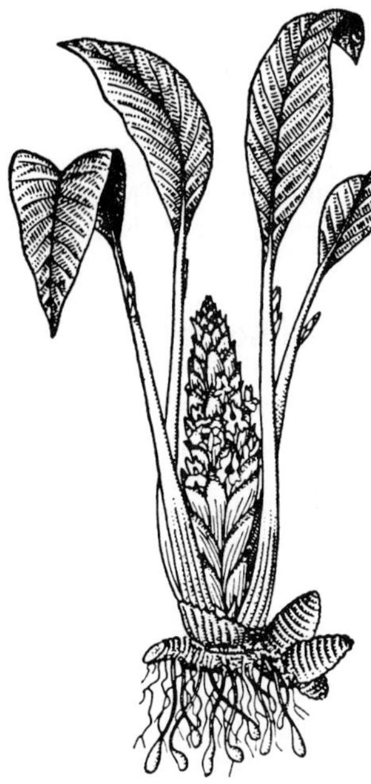

Gelbwurz, Curcuma longa

Pharmakologie

Tierexperimentell belegt ist die **cholagoge** (choleretische) Wirkung des Curcumins. Darüber hinaus werden **cholezystokinetische** und **antiphlogistische** Wirkungen beschrieben, wahrscheinlich als Summationseffekt der verschiedenen Inhaltsstoffe.

Anwendungsgebiete

Die Kommission E nennt **dyspeptische Beschwerden**. Aufgrund **cholagoger** Eigenschaften von Curcuma ist diese Indikation plausibel, besonders bei dem Beschwerdebild des Völlegefühls nach Mahlzeiten und vermehrtem Meteorismus. Der Gelbwurz fehlen stärkere spasmolytische Komponenten, weshalb die Kombination mit Schöllkraut sinnvoll ist (*s. S. 132*). Von den Inhaltsstoffen der Curcuma wird eine erhebliche Reizwirkung auf die Magenschleimhaut beschrieben. Deshalb ist ihre Verordnung bei nachgewiesener Hyperazidität, aber auch bei dem funktionellen Reizmagen eher zu vermeiden.

Zubereitungsformen

Curcurmae longae rhizoma

▶ Tee
1–2 Teelöffel der feingeschnittenen Droge mit 1 Tasse Wasser heiß aufgegießen. 5 Minuten abgedeckt ziehen lassen und dann abseihen. Vor den Mahlzeiten jeweils 1 Tasse trinken.

▶ Tinctura Curcumae (1:10)
3mal täglich 10–15 Tropfen in etwas Wasser einnehmen.

▶ Infusum Curcumae DRF:

Rp. Infus. Rhiz. Curcumae 6,0/180,0
Aqu. Menth. pip. ad 200,0

D. S. 3mal tägl. 1 Eßlöffel.

Fumaria officinalis, Erdrauch

Die einjährige, krautartige Pflanze mit doppeltgefiederten, zarten Laubblättern und

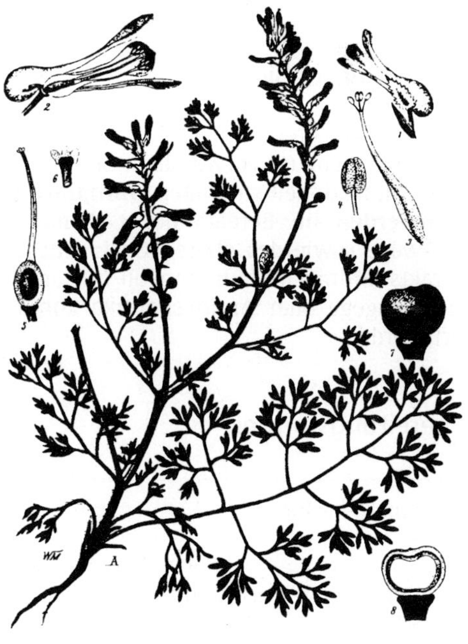

Erdrauch, Fumaria officinalis

kleinen purpurroten, gespornten Blüten ist ein häufiges Ackerunkraut, kommt auch an Wegrändern, auf Schuttplätzen und gar nicht selten als Gartenunkraut wild vor; sie ist über ganz Europa verbreitet. Der Name Fumaria leitet sich ab von dem lateinischen »fumus« = Rauch und bezieht sich auf die Eigenschaft der Pflanze, beim Verbrennen des Unkrautes die Augen zu reizen. Der französische Name lautet Fumeterre. Der Erdrauch ist eine alte Heilpflanze. Er gehört zur Familie der Mohngewächse (Papaveraceae), zu denen der Schlafmohn und auch das Schöllkraut zählen. Die Familie der Papaveraceen ist reich an Alkaloiden, und so enthält auch der Erdrauch sog. Isochinolinalkaloide, z. B. das Fumarin. Ähnlich dem Papaverin aus dem Schlafmohn besitzt auch das Fumarin vorzugsweise einen **spasmolytischen** Effekt. Dieser läßt sich sowohl an den Gallenwegen als auch am Gastrointestinaltrakt nachweisen. Auch auf den Sphincter oddi soll der spasmolytische Effekt wirken (*Wagner*). Da Untersuchungen zeigten, daß Fumaria bei geringer Gallesekretion diese steigert, bei zu starker Cholerese diese hemmt, wurde es auch als Amphocholeretikum bezeichnet (*Fiegel, 1971*). Es kann als ein **Regulans der Gallenfunktion** angesehen werden.

Anwendungsgebiete

Als Amphocholeretikum ist Erdrauch generell als Cholagogum verwendbar. Seine speziellen Indikationen sind aber **krampfartige Beschwerden** im Bereich der Gallenblase und -wege sowie des oberen Gastrointestinaltrakts. Erdrauch kann sinnvoll mit anderen Cholagoga oder Antidyspeptika kombiniert werden.

Zubereitungsformen

Fumariae herba

▶ Tee
2 Teelöffel zerkleinertes Erdrauchkraut mit 1 Tasse Wasser heiß übergießen, dann 10 Minuten ziehen lassen und abseihen. Mehrmals täglich 1 Tasse Tee zu den Mahlzeiten trinken.

Empfehlenswerte Fertigarzneimittel

Reine Erdrauchpräparate

Bilobene® Filmtabletten	(Merckle)
Oddibil® Dragees	(Nattermann)

Peumus boldus, Boldo

Die arzneilich verwendeten Boldoblätter, **Boldo folium**, enthalten mindestens 0,1% Alkaloide, berechnet als Boldin, sowie Flavonoide und ätherisches Öl. Boldoextrakte wirken **spasmolytisch, choleretisch** und steigern die Magensaftsekretion. Ihre Anwendung ist bei **dyspeptischen Beschwerden**, insbesondere mit **spastischem** Charakter, angezeigt. Die eher schwächere Einzelwirkung macht Boldoblätter vor allem für Kombinationen geeignet.

Zubereitungsformen

Boldo folium

▶ Tee
2 Teelöffel feingeschnittener Droge mit einer Tasse kochendem Wasser übergießen, dann 10 Minuten ziehen lassen und abseihen. 2- bis 3mal täglich 1 Tasse warm trinken.

Raphanus sativus, Rettich

Der Rettich ist eine aus Asien stammende Kulturpflanze, die in mehreren Abarten angebaut wird. Eine derselben ist das Radieschen, die Unterart Radiola. Für medizinische Zwecke wird hauptsächlich der Schwarze Rettich, Raphanus sativus subspec. niger, gebraucht. Der Rettich wird bis über einen Meter hoch. Die Blätter sind leierförmig fiederspaltig, die Blüten blaßviolett bis weiß mit violetter Äderung. Er gehört wie Senf, Kohl und Raps zur Familie der Kreuzblütler. Der Rettich ist ein altes Volksheilmittel gegen Gallenerkrankungen. Man genießt den frischen Rettichsaft. Er wird hergestellt, indem man den weißen oder schwarzen Rettich

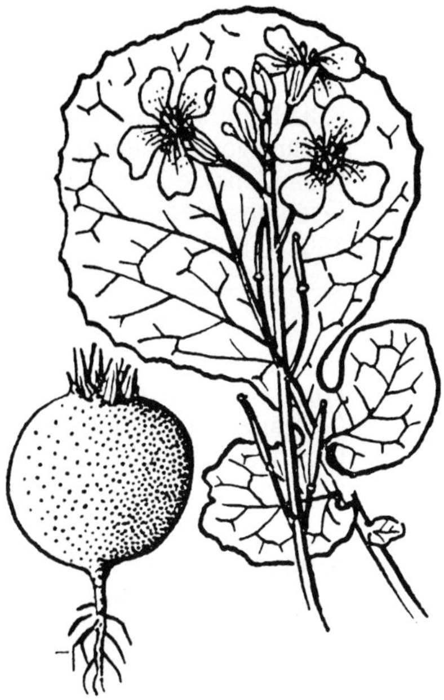

Rettich, Raphanus sativus

schält, zerkleinert oder reibt und ihn dann in einer gewöhnlichen Presse auspreßt. Der so erhaltene Saft muß erst einige Stunden kühl stehen, am besten im Kühlschrank. Er verliert auf diese Weise den anfänglichen beißenden Geschmack. Vor Gebrauch kann man noch etwas Zucker oder, noch besser, einen Schleim aus Leinsamen hinzufügen. Auf diese Weise ist Rettichsaft in jedem Haushalt ohne Schwierigkeit zu bereiten. Ein mittelgroßer Rettich liefert etwa 1/4 Liter Saft. Das entspricht einer reichlichen Tagesmenge. Man gibt im Durchschnitt 100–150 ml pro Tag, auf Einzelportionen verteilt. Nach 4–5 Tagen sind 2–3 Tage Pause angebracht. Immer muß der Rettich längere Zeit kurmäßig genommen werden, da er erst dann seine sinnvolle Wirkung entfaltet. Rettichsaft wirkt, wie vielfache Untersuchungen ergeben haben, nicht galletreibend, sondern **tonisierend** auf den **Darm**. Die Peristaltik wird leicht angeregt, der Stuhl also gefördert. Es kann sogar zu etwas Durchfall kommen. Die günstige Wirkung auf Galle und Leber kommt bei dieser Anwendung indirekt durch eine Beeinflussung des Darmes zustande. Vielleicht aber erstreckt sich die Tonisierung auch auf die glatte Muskulatur der Gallenwege selbst, so daß die Galle leichter abfließen kann. Das Anwendungsgebiet des Rettichs sind die **chronischen Gallenwegsdyskinesien** und die Neigung zu **dyspeptischen Beschwerden** mit Obstipation. Es gibt viele Menschen, die den Rettichsaft nicht gut vertragen. Er verursacht bei ihnen Magenbeschwerden mit Sodbrennen und Aufstoßen. Offensichtlich ist bei diesen die Reizwirkung auf den Magen zu stark. Dann muß man zu einem anderen Mittel übergehen.

Zubereitungsformen

Einzig empfehlenswert ist der frische Saft, entweder selbst zubereitet (s. oben) oder als Fertigpäparat.

Empfehlenswerte Fertigarzneimittel

Kneipp® Rettich Pflanzensaft	(Kneipp)

Taraxacum officinale, Löwenzahn

Der Löwenzahn ist die allbekannte gelbe Blume unserer Wiesen, deren Früchte die Pusteblume bilden, mit denen die Kinder spielen. Diese Früchte besitzen einen Haarkranz (Pappus), der auf einem langen Stiel steht und der die Früchte wie ein Fallschirm mit dem Wind verbreitet. Die Wurzel ist eine typische Pfahlwurzel, die tief in das Erdreich hinabreicht. Die Blätter des Löwenzahns sind ein beliebter Frühlingssalat. Sie schmecken sehr angenehm bitter-aromatisch und werden teils allein, teils zusammen mit Kresse und anderen Frühlingspflanzen seit alten Zeiten gern verzehrt. Sie sind ein Hauptbestandteil der alten Frühlingskuren. Als Droge wird vom Löwenzahn die zerkleinerte Wurzel mit dem Kraut, **Taraxaci radix cum herba**, verwandt. Wichtige Inhaltsstoffe sind Bitterstoffe wie Lactucopikrin (Taraxacin), Triterpenoide und Phytosterine. Der Bitterwert beträgt für Löwenzahn 600. Für Löwenzahn sind **cholagoge** und leicht **diuretische** Wirkungen bekannt. Typische Anwendungsgebiete sind **dyspeptische Beschwerden** und eine **Appetitlosigkeit**. Auf die diuretische

Wirkung kommen wir bei dem Kapitel der Nierenkrankheiten zurück.

Zubereitungsformen

Taraxaci radix cum herba

Man verwendet als Cholagogum einen ▶ Tee. 1–2 Teelöffel der feingeschnittenen Droge werden mit auf 1 Tasse Wasser kalt angesetzt, kurz kochen und 15 Minuten ziehen lassen, morgens und abends je 1 Tasse, 4–6 Wochen hintereinander.

Empfehlenswerte Fertigarzneimittel

Reine Löwenzahnpräparate

Taraleon® Tropfen	(Zilly)
Kneipp® Löwenzahn Pflanzensaft	(Kneipp)

Es gibt übrigens auch einen ▷ Löwenzahnkaffee, der aus den gerösteten Wurzeln hergestellt wird und gebrauchsfertig im Handel ist (Reformhäuser).

Beispiele für die Rezeptur

Gallentees (Species cholagogae)

Die Auswahl der in Betracht kommenden Drogen ist sehr groß; man beschränkt sich auf einige wenige, die allen Anforderungen genügen. Vor allem ist es wichtig, welche Indikation im Einzelfalle im Vordergrund steht, ob die Anregung des Gallenflusses selbst, der karminative und krampfstillende Einfluß oder ein tonisierender Effekt. Weiter ist zu bedenken, daß eine leichte, aber gleichmäßige Anregung der Verdauung bei den meisten Gallenkranken notwendig ist und daher das Hinzufügen eines leichten Laxans sinnvoll sein kann.

Zusammensetzung eines Gallentees. Die Verschreibung eines guten und wirksamen Gallentees ist recht einfach, wenn man die Grundbedingungen für die Zusammensetzung eines solchen Teegemisches kennt. Er besteht in der Hauptsache aus ▶ vier Komponenten, die einen phytotherapeutischen Synergismus ergeben:

Rp.	Folia Menthae pip. 50,0 (= cholagoges Hauptmittel) Folia Melissae 20,0 (=sedatives Adjuvans (Ergänzungsmittel))
	Fruct. Foeniculi 20,0 (=ergänzendes Karminativum) Cort. Frangulae 10,0 (=als mildes Laxans)
M. f. spec. D. S.	1–2 Teelöffel mit einem Glas heißen Wassers überbrühen, 5–10 Minuten ziehen lassen, gut warm und schluckweise trinken, dreimal täglich eine Tasse einige Zeit nach den Mahlzeiten und abends vor dem Schlafengehen.

Tee mit **galletreibenden** Arzneipflanzen:

Rp.	Herb. Cardui benedicti Herb. Absinthii Fol. Menth. pip. Fruct. Cardui Mariae Rad. Taraxaci c. Herba aa ad 100,0
M. f. spec. D. S.	1 Teelöffel auf 1–2 Tassen Wasser, kochend übergießen, 20 Min. ziehen lassen, 3 Tassen täglich, 3–4 Wochen lang.

Beispiel für einen vorwiegend **karminativen** und mild **laxierenden** Tee:

Rp.	Fruct. Carvi Fruct. Foeniculi aa 10,0 Fol. Menth. pip. 30,0 Herb. Millefolii Flor. Stoechad. aa 20,0 Fol. Sennae 15,0
M. f. spec. D. S.	1–2 Teelöffel auf 1 Tasse Wasser, heiß übergießen, 15 Min. ziehen lassen, regelmäßig morgens und abends 1 Tasse.

Dieser Tee, der durch Flor. Stoechados ein gefälliges Aussehen erhält, sollte nicht länger als max. 4 Wochen getrunken werden. Reicht die abführende Wirkung nicht aus, so kann man den Gehalt an Fol. Sennae bis auf das Doppelte steigern. Für den Anfang ist es oft zweckmäßig, statt 1–2 Teelöffel einen ganzen Eßlöffel des Teegemisches auf 1 Tasse Wasser nehmen zu lassen.
Beispiel für einen bitteren Tee, gut **tonisierend** auf die Gallenwege und gleichzeitig **karminativ** und mild abführend:

Rp.	Fruct. Carvi 10,0 Fol. Menth. pip. Herb. Absinthii aa 30,0 Cort. Frangul. Fol. Sennae conc. aa 15,0
M. f. spec. D. S.	1–2 Teelöffel auf 1 Tasse Wasser, heiß übergießen und 10 Min. ziehen lassen, morgens und abends 1 Tasse.

Dieser Tee hat sich seit vielen Jahren ausgezeichnet bewährt und wird von den Kranken immer wieder verlangt. Man sollte ihn wegen der Laxanzien aber immer nur kurzfristig nehmen lassen.
Stark bitterer und **galletreibend** wirkender Tee:

Rp.	Herb. Cardui benedict. Herb. Absinthii Fol. Menth. pip. Fruct. Cardui Mariae Rad. Taraxaci c. Herb. aa ad 100,0
M. f. spec. D. S.	1 Teelöffel auf 1–2 Tassen Wasser, kochend übergießen, 20 Min. ziehen lassen, 3 Tassen tägl., 3–4 Wochen lang.

Alle Gallentees kann man durch Zusatz von Zucker oder Honig im Geschmack verbessern. Diabetiker oder Adipöse, die Kalorien sparen müssen, können dafür ohne Bedenken auch Süßstoff nehmen.

Gallentropfen (Tinctura cholagoga)

Auch hier ist die Auswahl reichlich. Wir haben dabei sehr gute Möglichkeiten, noch ▶ Belladonnatinktur hinzuzufügen und so die spasmolytischen Eigenschaften zu verstärken. Dagegen läßt sich der mild laxierende Effekt schwieriger erreichen. Hierfür sind die Teegemische vorzuziehen. Großen Wert haben die Gallentropfen für die **akutsymptomatische Therapie**. Viele Gallenkranke führen derartige Tropfen immer mit sich, um sie bei ersten Anzeichen von Beschwerden oder nach zu reichlichen oder zu stark blähenden Speisen sofort zu nehmen.
Beispiel für stark **karminative** und **beruhigende** Tropfen:

Rp.	Ol. Carvi 5,0 Tinct. Absinthii Tinct. carminativ. aa 10,0 Tinct. Belladonnae 10,0 Tinct. Valerian. aeth. 15,0
D. S.	3mal tägl. 30 Tropfen nach dem Essen.

Beispiel für stark bittere Tropfen, **appetitanregend** und **tonisierend**:

Rp. Tinct. Cardui Mariae
Tinct. Absinthii aa 15,0
Spir. Menth. pip. 20,0

D. S. 2mal tägl. 20 Tropfen in etwas Wasser kurz vor den Mahlzeiten.

Antispasmodische Tropfen:

Rp. Ol. Carvi 5,0
Tinct. Belladonnae
Tinct. Chelidonii
Tinct. Cardui Mariae aa 10,0
Tinct. Valerian. aether. 15,0

D. S. 3mal tägl. 20 Tropfen.

Antispasmodische, karminative und bittere Tropfen:

Rp. Tinct. Belladonnae
Tinct. Absinthii
Tinct. Cardui Mariae
Tinct. Foeniculi comp.
Tinct. Chamomillae aa 10,0

D. S. Mittags und abends je 20 Tropfen nach den Mahlzeiten in wenig Wasser.

Gallensteinleiden, Postcholezystektomie-Syndrom

Die Gallensteinleiden sind heute eindeutig eine Indikation zur operativen Entfernung. Speziell die Minimal Invasive Chirurgie (MIC), die in den letzten Jahren immer mehr perfektioniert wurde, läßt selbst bei Risikopatienten oder sehr alten Menschen die Indikation zur Cholezystektomie eindeutig stellen. Umstritten bleibt nach wie vor die Operation sogenannter stummer Gallensteine, die vor allem damit begründet wird, daß möglichen Komplikationen im Sinne eines Verschlußikterus oder der potentiellen Entwicklung eines Gallenblasenkarzinoms, das mit einer Frequenz von etwa 10% bei Cholezystolithiasis beobachtet wird, entgegengewirkt wird. Ältere, aber noch immer gültige Untersuchungen von *Gracie und Ransohoff (1982)* zeigten, daß bei 3326 zwischen 1956 und 1969 wegen asymptomatischer Gallensteine untersuchten und über Jahre beobachteten Patienten die große Mehrzahl der Untersuchten mit ruhenden Gallensteinen über mehr als 15 Jahre symptomlos blieben. Die Untersuchungen sprechen sogar dafür, daß sich das Risiko des Auftretens von Symptomen vermindert, je länger die Zeit dauert, und daß bei den wenigen Fällen, bei denen sich Komplikationen entwickelten, Warnsymptome vorausgingen. Ihr zusammenfassendes Urteil war eindeutig: Man solle ruhende Gallensteine ruhen lassen. Dies ist sicher eine von Fall zu Fall individuelle Entscheidung von Arzt und Patient, wobei die möglichen Komplikationen eines operativen Eingriffs aber immer genau abgewogen werden sollten. Das gilt besonders für das Postcholezystektomie-Syndrom, bei dem Patienten nach Cholezystektomie weiterhin über die gleichen Beschwerden klagen, die bereits vor der Operation bestanden und zu derselben geführt hatten. Manchmal sind die Beschwerden nach der Operation sogar noch verstärkt. Das liegt am seltensten an postoperativen echten Komplikationen wie Gallengangsstrikturen oder einer intraoperativ nicht bemerkten Choledocholithiasis, sondern am häufigsten daran, daß die Gallensteine nicht Ursache der Oberbauchbeschwerden waren.

Wie *Koslowski (1983)* berichtet, konnte für etwa zwei Drittel der Patienten mit einem Postcholezystektomie-Syndrom keine »objektive« Basis für das Auftreten der biliären Beschwerden gefunden werden. Bei diesen Patienten standen dann Diagnosen wie Gallenwegsdyskinesie, funktionelle oder psychovegetative Störungen am Ende der mit teilweise erheblichem diagnostischen Aufwand durchgeführten Untersuchungen. Nach *Seifert (1982)* zeigen diese Beschwerden den gleichen Charakter wie die präoperativen Störungen, die fälschlicherweise auf vorhandene, aber stumme Gallensteine zurückgeführt wurden. Diese funktionell bedingten Postcholezystektomie-Beschwerden erfordern dann die gleiche Therapie mit Cholagoga, wie sie für die Dyskinesien der Gallenwege beschrieben wurden.

1. Baumann, J. Ch., Heintze, H., Muth, H. W.: Klinisch-experimentelle Untersuchungen der Gallen-, Magen- und Pankreassekretion unter den phytocholagogen Wirkstoffen einer Carduus-marianus-Chelidonium-Curcuma-Suspension. Arzneimittel-Forsch. Drug Res. 21 (1971) 98–101
2. Daniel-Schmaltz, D.: Das Schöllkraut. Hippokrates, Stuttgart 1939
3. Fiegel, G.: Die amphocholeretische Wirkung der Fumaria officinalis. Z. Allg.-Med. 34 (1971) 1819 ff.
4. Gracie, W., Ransohoff, A., Ransohoff, D. F.: JAMA 246 (1982)
5. Hänsel, R.: Pflanzliche Cholagoga. Dtsch. Apoth.-Ztg 125 (1985) 1373–1378
6. Koslowski, L.: Gibt es eine chronische Appendizitis mit der Indikation zur Operation. Med. Welt 34 (1983) 393–394
7. Maiwald, L., Hengstmann, D.: Objektivierung einer gebesserten Cholerese. Therapiewoche 19 (1969) 1661
8. Maiwald, L.: Pflanzliche Cholagoga. Z. Allg.-Med. 59 (1983) 1304
9. Maiwald, L.: Pflanzliche Choleretika und Cholagoga. Der Kassenarzt 25 (7) (1985) 40–44
10. Maiwald, L., Schwantes, P. A.: Curcuma xanthorrhiza Roxb., eine Heilpflanze tritt aus dem therapeutischen Schattendasein. Z. Phytother. 12 (1991) 435–445
11. Schilcher, H.: Pharmazeutische Aspekte pflanzlicher Gallentherapeutika. Z. Phytother. 16 (1995) 211–222
12. Seifert, E. Postcholezystektomiesyndrom und endoskopische retrograde Cholangiopankreatographie nach Cholezystektomie. Therapiewoche 32 (1982) 2793–2798
13. Wichtl, M.: Pflanzliche Cholagoga. Erfahrungsheilkunde 27 (1978) 329–332

5. Endokrine und Stoffwechselkrankheiten

Es kann als charakteristisch für Krankheiten des Endokriniums und des Stoffwechsels bezeichnet werden, daß hier ein Zuviel oder Zuwenig, d. h. Über- und Unterfunktion die verschiedenen Krankheitsgeschehen dominieren. Entsprechend stehen im Vordergrund der medikamentösen Behandlungen suppressive oder substitutive Maßnahmen. Als zweite wichtige Therapiemaßnahme können dann die operativen Verfahren genannt werden. Kausal auf die jeweils zugrunde liegende Störung bezogene Therapieverfahren müssen als Ausnahme bezeichnet werden. Hier kann auch die Phytotherapie keine besseren Alternativen bieten. Auch ihre wesentlichen Angebote sind eher substitutiver oder suppressiver Natur. Und dennoch bieten sich Alternativen zu der herkömmlichen Therapie, beispielsweise für die Thyreostase oder bei Fettstoffwechselstörungen. Die dabei genannten Phytotherapeutika werden den eingangs (*s. S. 14*) geschilderten Kategorien II und III zugeordnet, sie bieten also Alternativen zu entsprechenden Synthetika oder können adjuvant die Therapie mit Synthetika unterstützen. Man bedenke aber gerade bei solchen Indikationen wie Diabetes mellitus, Hyper- oder Dyslipoproteinämien oder Hyperthyreose, daß sich aus einer ungenügenden Behandlung solcher Krankheitsbilder schwere Folgekrankheiten ausbilden können, wie beispielsweise die generalisierende Arteriosklerose oder eine thyreotoxische Krise. Deshalb wird zu den folgenden Krankheitsbildern kritisch angemerkt werden, welchen Stellenwert eine ergänzende Phytotherapie jeweils einnimmt.

5.1 Zuckerstoffwechsel (Diabetes mellitus)

Phaseolus vulgaris
❋ **Phaseoli fructus sine semine**

Vaccinium myrtillii
❋ **Myrtillii folium**

Galega officinalis
❋ **Galegae herba et semen**

Gerade die häufigste Krankheit des Zuckerstoffwechsels, der Diabetes mellitus, bedarf einer äußerst exakten ärztlichen Führung des Erkrankten mit dem Ziel eines ausgeglichenen Kohlenhydratstoffwechsels. Aber der Diabetes mellitus ist keine einheitliche Krankheit, schon die Typen I (juveniler Diabetes) und II (Altersdiabetes) weisen ätiologisch und pathogenetisch deutliche Unterschiede auf. Hinzu kommt, daß wir seit Jahrzehnten wissen, daß es Vorstadien beim Diabetes mellitus gibt, die als prälatenter oder Prä-Diabetes bzw. latenter Diabetes bezeichnet werden. Es ist bis heute nicht geprüft worden, ob beispielsweise in diesen Vorphasen der klinisch-manifesten Krankheit die traditionellen Phytotherapeutika im Zusammenhang mit entsprechender Diät und Lebensführung die Manifestation des Diabetes mellitus hinauszögern könnten oder gar in der Lage wären, eine solche Manifestation ganz zu verhindern. Bei Anerkennung der phytotherapeutischen Möglichkeiten sollte aber eine solche Fragestellung ernst genommen werden und in der Zukunft zu entsprechenden Langzeitforschungsprojekten führen. In diesem Sinne sind die Empfehlungen für eine Therapie mit Phytotherapeutika beim Diabestes mellitus im folgenden gemeint. Sie ersetzen mit Sicherheit weder Insulin noch orale Antidiabetika, können aber im Vorfeld manifester Stadien des Diabetes mellitus bzw. im Stadium einer lediglich diätetisch geführten Stoffwechselregulation durchaus unterstützend wirken. Im praktischen klinischen Alltag haben wir immer wieder erleben können, daß entsprechend behandelte Patienten mit sehr niedrigen Dosen von Insulin oder oralen Antidiabetika auskamen. Mit Blick auf die eingangs gemachten Hinweise sollte aber klar sein, daß auch die phytotherapeutische Mitbehandlung beim Diabetes mellitus voraussetzt, diese Krankheit und ihre heutige Standard-Therapie gut zu kennen und bereits viel Erfahrung mit Phytotherapeutika gesammelt zu haben, um sich auch an die Behandlung einer solchen Krankheit heranwagen zu können.

In der Tradition der Phytotherapie gab es immer Pflanzen, die zur Behandlung des Diabetes mellitus empfohlen wurden. Auch in jüngerer Zeit traten immer wieder neue Empfehlungen, besonders nichtheimischer Pflanzen, hinzu.

Von den heimischen Pflanzen sind vor allem *Heidelbeerblätter, Myrtilli folium*, ferner die *Bohnenhülsen, Legumina phaseoli*, das *goldgelbe Fingerkraut, Potentilla aurea* und schließlich das Kraut und die Samen der *Geißraute, Galega officinalis* zu nennen.

Will man eine der genannten Pflanzen für sich anwenden, erreicht man eine gute Wirkung am besten mit Bohnenschalen.

▶ Tee

Eine Handvoll der Droge wird mit einem halben Liter Wasser auf die Hälfte eingekocht und dann in zwei Portionen morgens und abends getrunken.

Empfehlenswert ist aber auch die Rezeptur eines ▶ »Diabetes-Tees« beispielsweise in folgender Zusammensetzung:

Rp.	Folia Myrtilli Legumin. Phaseoli concis. Herb. Galegae Sem. Galegae Fol. Menth. pip. aa ad 200,0
M. f. spec. D. S.	2 Eßlöffel mit 1 l Liter Wasser heiß überbrühen, 20 Min. ziehen lassen, 3- bis 4mal tägl. 1 Tasse.

Wie schon erwähnt, wurden auch immer wieder **nichtheimische** Heilpflanzen genannt, die zur adjuvanten Therapie des Diabetes geeignet sind. Dabei wurde auch auf *Poterium spinosum* aufmerksam gemacht. Es ist ein kleiner dorniger Strauch, der in den Mittelmeerländern wild wächst. Eine Abkochung aus der **Wurzel** soll bei den Beduinen als Diabetesmittel sehr bekannt sein. Über die Inhaltsstoffe ist nichts bekannt. Man vermutet, daß sie in ähnlicher Weise wie die oralen Antidiabetika (Sulfonylharnstoffe) die körpereigene Insulinproduktion im Pankreas anregen.

Brantner (1972) gibt folgendes ▶ Rezept hierfür an:

Rp.	Decoct. cortic. rad Poterium spinosi 5,0/250,0
D. S.	3mal täglich 2 Eßlöffel nach den Mahlzeiten.

Eigene Erfahrungen liegen mit dieser Pflanze nicht vor.

Ein antidiabetischer Effekt wird auch von der in Mexiko und Brasilien vorkommenden *Rubiacee Coutarea latifolia* berichtet. Ein Extrakt aus der Rinde (Copalchi cortex) ist als ▷ Sucontral® Tropfen (Harras-Curarina) im Handel, 3mal täglich 30 Tropfen. Sie schmecken bitter, denn die Droge enthält Chinin, außerdem Alkaloide, 3 Flavone, Glykoside und Saponine. Auch hierfür fehlen eigene Erfahrungen.

Ein weiterer aus Pflanzen stammender Stoff, der in der Diabetestherapie Verwendung findet, ist das **Inulin**, ein Polysaccharid, das sich in manchen Pflanzen als Reservestoff findet, vor allem in *Inula helenium*, dem echten Alant, von dem es auch seine Benennung hat. Es ist geschmacklos oder sogar leicht süßlich und wird im menschlichen Körper nicht ausgenutzt. Es hat nur Sättigungs-, aber keinen Nährwert, und erhöht den Blutzuckerspiegel nicht. Inulin kommt auch in weiteren bekannten Pflanzen vor, z. B. in der Artischocke, der Schwarzwurzel, der Klette und der Sonnenblume. Daher verwendet man einige dieser Pflanzen gern als Gemüse in der diätetischen Behandlung des Diabetes. Besonders reich an Inulin ist der *Topinambur, Helianthus tuberosus*. Er ist ein naher Verwandter unserer *Sonnenblume, Helianthus annuus*. Die Knollen des Topinambur werden als Gemüse verwendet. Man nennt sie auch Erdartischokken oder Erdschocken. Ein süßlich schmekkender Topinambursaft kann als Süßstoffersatz für Diabetiker dienen.

Zwei weitere adjuvant in der Diabetes-Therapie genutzte Arzneistoffe stammen ebenfalls aus Pflanzen und können eingeschränkt als Phytotherapeutika angesehen und deshalb hier erwähnt werden. Es handelt sich dabei um **Guar** oder Guaran (engl. Guar gum) und die Acarbose. Guar ist ein gummiartiger Stoff aus dem Samen der Guarbohne oder Büschelbohne, *Cyanopsis tetragonoloba*, die aus Indien und Pakistan stammt. Er bildet in Wasser sehr rasch stark visköse kolloidale Lösungen. Dieser hohe Quelleffekt stellt Guar in die Reihe der Ballaststoffe.

Die Wirkung von Guar besteht in einer Verzögerung der Magenentleerung und damit in einer verlangsamten Resorption von Kohlenhydraten im Darm. Dadurch kommt es zu einer besseren Ausnutzung des endogenen Insulins und zu einem gleichmäßigeren Blutzuckerprofil. Guar eignet sich in erster Linie zur Anwendung bei übergewichtigen Diabetikern, weil es ein rasches Sättigungsgefühl hervorruft. Verwendet wird es in Form von Guarmehl als Binde- und Dickungsmittel. Nachteile sind ein unangenehmer Nachgeschmack und das häufige Auftreten von Blähungen und Völlegefühl. Es gibt als Fertigarzneimittel im Handel, z. B.

▷ Glucotard® Granulat und	(Boehringer Mannheim)
▷ Guar Verlan® Granulat	(Verla).

Empfohlen werden 1- bis 3mal täglich 1 Portion (Beutel oder Meßbecher) vor den Mahlzeiten.

Die Acarbose ist ein Pseudotetrasaccharid, chemisch ein komplexes Oligosaccharid aus zwei Molekülen Glukose, einem Molekül Aminozucker und einem Molekül Cyclitol. Sie wird bei oraler Zufuhr im Darm wenig abgebaut und nur zu etwa 20% resorbiert. Die Wirkung beruht auf einer kompetitiven Hemmung der Amylase und Saccharase im Dünndarm (Enzyminhibitor). Die Freisetzung von Glukose aus der Nahrung und damit die Glukoseresorption werden verzögert. Als therapeutischer Effekt der Acarbose ergibt sich, ähnlich wie beim Guar, ein besser ausgeglichenes Profil und eine Verminderung des postprandialen Anstiegs des Blutzuckers und somit eine geringere reaktive Hypoglykämie. Nachteile von Acarbose sind ebenfalls Flatulenz, Meteorismus, seltener Durchfälle. Als Handelspräparat gibt es ▷ Glucobay® 50/-100 Tabletten (Bayer), empfohlen werden 150–300 mg täglich, wobei die Dosierung wegen der Unverträglichkeiten einschleichend erfolgt.

1. Brantner, F.: Physikal. Med. Rehab. 4 (1972) 87
2. Morros, J.: Planta medica 29 (1976) 196
3. Müller, P. H.: Therapiewoche. 32/49 (1982) 6113-6120
4. Rabast, U.: Münch. med. Wschr. 124/49 (1982) 1113-1116
5. Sammelbericht über Poterium spinosum: Quat. J. I of crude Drug Res. IV (1964)

5.2 Fettstoffwechselstörungen (Hyper- und Dyslipoproteinämien)

Fettstoffwechselstörungen sind heute in der zivilisierten Welt weitverbreitet. Sie sind ein wesentlicher Faktor bei der Entstehung der generalisierenden Athero- bzw. Arteriosklerose, so daß jede Normalisierung des Fettstoffwechsels immer auch Prävention der Arteriosklerose bedeutet. Der ätiologisch-pathogenetische Anteil wiederum der Ernährung an Fettstoffwechselstörungen ist so gravierend, daß im Mittelpunkt jeder Therapie die **Ernährungsberatung** und bei der Manifestation von Hyperlipidämien auch eine entsprechende **Diät** stehen. Erst wenn damit die Fettstoffwechselstörung nicht ausreichend normalisiert werden kann, ist eine medikamentöse Behandlung gerechtfertigt. Es ist unärztlich, eine eindeutig hyperkalorische Ernährung mit zu hohem oder falsch zusammengesetztem Fettanteil bestehen zu lassen und die erhöhten Serumlipide medikamentös behandeln zu wollen. Die Umstellung auf eine individuell richtige, den Fettstoffwechsel entlastende Ernährung ist immer die primäre Behandlung, das Medikament erst der zweite Schritt.

Pflanzen zur Behandlung

Cynara scolymus, Artischocke

Cynara scolymus
® **Hepar-SL® forte Kapseln**
® **Carminagal® N Dragees**

Allium sativum
® **Sapec® Dragees**
® **Carisano® Dragees**

Die Artischocke wurde schon ausführlich im Kapitel der Leberkrankheiten besprochen (s. S. *122f.*). Neben den aus der traditionellen Medizin gut bekannten antidyspeptischen Wirkungen wurde besonders auf antioxidative Eigenschaften und eine eindrucksvolle Senkung der Serumlipide durch eine umfassende Anwendungsbeobachtung bei 533 Patienten mit dem standardisierten Artischokkenblätterextrakt ▷ Hepar-SL® forte Kapseln (Sertürner) hingewiesen (s. S. *123*). Dieser Anteil der Artischockenwirkung hat durch Untersuchungen von *Gebhardt (1995)* zum Wirkprinzip eine eindrucksvolle Bestätigung erhalten, wobei die Artischocke mehrere, sich ergänzende Einwirkungen auf den Fettstoffwechsel zeigt (s. S. *123*). Sie kann im Sinne der Kategorie II der Phytotherapeutika als echte Alternative zu synthetischen Lipidsenkern bezeichnet werden.

Pharmakologie

Die choleretische Wirkung von Artischockenblätterextrakten wurde vor allem durch klinische Studien belegt. Sie kann zu einer rascheren Elimination von Cholesterin beitragen. *Gebhardt* zeigte nun für den standardisierten Artischockenblätterextrakt Hepar-SL®forte, daß dieser die Biosynthese von Cholesterin in der Leberzelle hemmt (s. S. *123*). Die Untersuchungen folgten an serumfrei angelegten Hepatozytenkulturen der Ratte, denen (14C)-markiertes Acetat als Vorläufersubstanz angeboten und der Einbau in die Fraktion der sogenannten nichtverseifbaren Lipide während eines Zeitraums von 2 Stunden gemessen wurde. Neben den Kontrollen wurde dem Kulturmedium während der zweistündigen Inkubation wäßriger Artischockenextrakt in verschiedenen Konzentrationen zugesetzt. Es wurde eine konzentrationsabhängige Hemmung der Gesamtsynthese von Cholesterin beobachtet, die interessanterweise einen biphasischen Verlauf erkennen läßt. Die Hemmwirkung konnte statistisch hochsignifikant ($p > 0{,}001$) gesichert werden. Zytotoxische Wirkungen wurden im gepüften Konzentrationsbereich ausgeschlossen. Berücksichtigt man an dieser

Stelle noch die vom gleichen Autor nachgewiesene ausgeprägte antioxidative Wirkung des untersuchten Artischockenblätterextrakts, welcher wahrscheinlich verantwortlich für die nachgewiesene Hemmung der Oxidation von LDL ist, und bedenkt man zugleich die besondere pathogenetische Rolle von oxidiertem LDL-Cholesterin bei der Entstehung der Atherosklerose, so können die Radikalfängereigenschaften der Artischockenblätter als möglicher dritter Aspekt im Zusammenhang mit den Einwirkungen auf den Fettstoffwechsel angesehen werden. Damit finden die klinisch nachgewiesenen lipidsenkenden Effekte der Artischocke eine erstaunlich umfassende theoretisch-experimentelle Begründung. Man wird in diesem Zusammenhang eher von einer **lipidregulierenden** als von einer lipidsenkenden Wirkung der Artischocke sprechen können.

Anwendungsgebiete

Die Artischocke ersetzt nicht die synthetischen Lipidsenker wie Nikotinsäure, Fibrate, Austauscherharze oder HMG-CoA-Reduktase-Hemmer, sondern ist eine Ergänzung derselben. Noch läßt sich eine sichere Aussage über den Effekt in einer Langzeitanwendung für Artischockenblätterextrakt nicht endgültig beurteilen. In der oben erwähnten Anwendungsbeobachtung bei 533 Patienten fand sich für Gesamtcholesterin während einer 6wöchigen Behandlungsphase eine mittlere pozentuale Senkung von 11,5% und für Triglyzeride von 12,5% gegenüber dem Ausgangswert. Bedenkt man, daß für pflanzliche Arzneimittel ein Wirkeintritt erst allmählich erfolgt, ist eine Behandlungszeit von 6 Wochen zur Beinflussung des Lipidstoffwechsels mit Sicherheit zu kurz. Man kann bei deutlich längeren Anwendungszeiten sicher noch mit stärkeren lipidsenkenden Effekten rechnen. Ein weiterer wesentlicher Aspekt für die richtige Einordung der Artischocke bei dieser Indikation ist ihre ausgezeichnete Verträglichkeit, die in der genannten Anwendungsbeobachtung bestätigt wurde. Schaut man auf wesentliche Kontraindikationen und Nebenwirkungen der synthetischen Lipidsenker, so werden Lebererkrankungen fast immer angeführt. Die Artischocke ist nun gerade hepatoprotektiv, von ihr ist die Förderung der Leberzellregeneration nachgewiesen. Sie eignet sich deshalb ganz besonders für einen Langzeit- oder Dauergebrauch und hat ihr Hauptanwendungsgebiet für die **gemischten Dyslipoproteinämien** (Typ IIa, IIb, IV).

Empfehlenswerte Fertigarzneimittel

Für die Indikation der Lipidsenkung sollten ausschließlich Fertigarzneimittel mit genügender Dosierung Verwendung finden.

Reine Artischockenblätter-Präparate

Die aufgeführten Ergebnisse wurden mit dem Fertigarzneimittel ▷ **Hepar-SL® forte** Kapseln (Sertürner) erzielt, mit dem auch wir entsprechende Erfahrungen machen konnten. Deshalb kann es an erster Stelle empfohlen werden. Die Dosierung beträgt 3mal 1–2 Kapseln zu den Mahlzeiten bis zur Normalisierung der Blutfette, über eine Erhaltungsdosis oder Daueranwendung können noch keine endgültigen Aussagen gemacht werden.

Weitere Arneimittel mit Artischockenblätterextrakten, für die aber eine entsprechende lipidsenkende Wirkung klinisch bisher nicht nachgewiesen wurde, sind:

Carminagal® N Dragees	(Galenika Hetterich)
Cyna Bilisan® Flüssigkeit	(Repha)
Hewechol Artischockendragees	(Hevert)

Allium sativum, Knoblauch

Knoblauch als Arzneidroge wird ausführlich in dem Kapitel der Herzkrankheiten dargestellt (*s. S. 173f.*), da seine vielfältigen Wirkungen wie Thrombozytenaggregationshemmung, fibrinolytische Aktivität, Lipidsenkung, Blutdrucksenkung als wichtigste Indikationen die Prävention der koronaren Herzkrankheit im Zusammenhang mit einer allgemeinen Arterioskleroseprophylaxe haben. Hier soll die lipidsenkende Wirkung von

Knoblauch aufgegriffen werden, die auch von der Kommission E in ihren Anwendungsempfehlungen »zur Unterstützung diätetischer Maßnahmen bei Erhöhung der Blutfettwerte« angegeben wurden.
In der **Volksmedizin** galt Knoblauch lange Zeit als ein Vorbeugungsmittel gegen das Altern, und es ist schon eindrucksvoll, wie die moderne phytochemische und pharmakologische Beschäftigung mit Knoblauch eine Fülle von Untersuchungsergebnissen zeigt, die den präventiven Charakter gegenüber der generalisierenden Arteriosklerose bestätigen. Im Vergleich mit der Artischocke hat der Knoblauch das bisher bekannte größere Potential unerwünschter Wirkungen, so werden Durchfälle, Nierenfunktionsstörungen, Asthmaanfälle, Übelkeit und Erbrechen sowie Kontaktdermatitis beschrieben (*Siegers, 1989*). Auch ist natürlich die Geruchsbelästigung eine für viele unschöne Beigabe, die dennoch wegen der belegten guten Wirksamkeit oft in Kauf genommen wird.

Pharmakologie

Eine Schwierigkeit bei der Beurteilung der therapeutischen Wirkungen von Knoblauchpräparaten ist die Instabilität der Inhaltsstoffe. Die Hauptverbindung Alliin wird beim Zerkleinern der Zwiebel durch einen Fermentationsprozeß unter Einwirkung von Alliinase in das nicht mehr wasserlösliche Allicin verändert, zusätzlich entstehen durch weitere Umwandlungsprozesse verschiedene lipophile Folgeprodukte, z. B. die Allylsulfide und Ajoen. Für die lipidsenkende Wirkung wird durch verschiedene Untersuchungen (*Brosche u. Mitarb. [1991], Gebhardt [1991], Sendl u. Mitarb. [1992]*) eine Hemmung der Cholesterinbiosynthese postuliert.
Die Lipidsenkung wurde aber auch in verschiedenen klinischen Untersuchungen gut dokumentiert. So konnte *Mader (1990)* in einer multizentrischen, plazebokontrollierten Doppelblindstudie an 261 Patienten (134 Verum, 127 Plazebo) nachweisen, daß 800 mg Knoblauchtrockenpulver pro Tag die durchschnittlichen Cholesterinwerte von 266 auf 235 mg/dl, entsprechend 12% senkten, die mittleren Triglyzeridwerte von 226 auf 188 mg/dl (entsprechend 17%). Die Unterschiede gegenüber der Plazebogruppe waren statistisch hochsignifikant ($p > 0{,}001$). Beste Wirksamkeit des Knoblauchpulvers ergab sich für solche Patienten, bei denen der Ausgangswert des Cholesterins zwischen 250 und 300 mg/dl lag. Zahlreiche andere Studien belegen diese Ergebnisse, die Cholesterinreduktion liegt dabei im Berich von 5 bis maximal 23% (*Auer u. Mitarb. [1989], Brewitt u. Mitarb. [1991]*).

Anwendungsgebiete

An dieser Stelle soll nur auf die lipidsenkende Wirkung eingegangen werden. Logisches Anwendungsgebiet sind somit **Hyper**- und **Dyslipoproteinämien**, wenn diätetische Maßnahmen allein zur Normalisierung des Lipidstoffwechsels nicht ausreichen. Die Verordnung muß bis zur Normalisierung der Serumlipide erfolgen. Bisher gibt es noch keine zuverlässigen Aussagen, ob und wie lange der Effekt der Lipidsenkung über die Zeit der Einnahme von Knoblauchpräparaten hinausgeht. Das Thema der Arterioskleroseprophylaxe gilt im gleichen Maße wie für die Artischocke. Hier werden aber erst epidemiologische Langzeituntersuchungen sichere Beurteilungen erlauben.

Empfehlenswerte Fertigarzneimittel

Reine Knoblauchpräparate

Auch für den Knoblauch gilt, daß bei einer so eindeutig definierten Indikation wie Hyper- und Dyslipoproteinämien Fertigarzneimittel mit standardisiertem Gehalt verordnet werden sollten.
Aus unserer Sicht besonders zu empfehlen sind Knoblauchtrockenpulver-Präparate, z. B.:

Sapec® Dragees	(Lichtwer)
Carisano® Dragees	(Bilgast)

1. Fintelmann, V.: Antidyspeptische und lipidsenkende Wirkungen von Artischockenextrakt. Ergebnisse klinischer Untersuchungen zur Wirksamkeit und Verträglichkeit von Hepar-SL® forte an 553 Patienten. Z. Allg. Med. 72 (1996) 48-57
2. Fröhlich, E., Zigler, W.: Über die lipidsenkende Wirkung von Cynarin. Subsidia Medica 25 (1973) 5-12
3. Gebhardt, R.: Artischockenextrakt: In-vitro-Nachweis einer Hemmwirkung auf die Cholesterin-Biosynthese. Med. Welt 46 (1995) 348-350
4. Hammerl, H., Pichler, O.: Untersuchungen über den Einfluß eines Artischockenextraktes auf die Serumlipide im Hinblick auf die Arterioskleroseprophylaxe. Wiener med. Wochenschr. 109 (1959) 853-855
5. Schwandt, P., Richter, W. D.: Fettstoffwechselstörungen. Wissenschaftliche Verlagsgesellschaft Stuttgart 1992
6. Auer, W., Eiber, A., Hertkorn, E., Höhfeld, E., Köhrlo, U., Lorenz, A., Mader, F., Merx, W., Otto, G., Schmidt-Otto, B., Taubenheim, H.: Hypertonie und Hyperlipidämie: In leichteren Fällen hilft auch Knoblauch. Multizentrische und plazebokontrollierte Doppelblindstudie zur lipid- und blutdrucksenkenden Wirkung eines Knoblauchpräparates. Allgemeinarzt 11 (1989) 205-209
7. Brewitt, D., Lehmann, B.: Lipidregulierung durch standardisierte Naturarzneimittel. Multizentrische Langzeitstudie an 1209 Patienten. Wasserarzt 5 (1991) 47-55
8. Brosche, T., Siegers, C.-P., Platt, D.: Auswirkungen einer Knoblauch-Therapie auf die Cholesterinbiosynthese sowie auf Plasma- und Membranlipide. Med. Welt 7a (1991) 10-11
9. Gebhardt, R.: Multiple Wirkung von Knoblauchextrakten auf die Cholesterin-Biosynthese. Med. Welt 7a (1991) 12-13
10. Mader, F. H.: Treatment of hyperlipidaemia with garlic powder tablets. Arzneimittel-Forsch. Drug Res. 40 (1990) 1111-1116
11. Sendl, A., Schliak, M., Löser, R., Stanislaus, F., Wagner, H.: Inhibition of cholesterol synthesis in vitro by extracts and isolated compounds prepared from garlic and wild garlic. Atherosclerosis 94 (1992) 79-85
12. Siegers, O.: Toxikologische Bewertung von Knoblauch und Knoblauchinhaltstoffen. Dtsch. Apoth.-Ztg 129 Suppl. 15 (1989) 11-13

5.3 Fettsucht (Adipositas)

Der Begriff Fettsucht charakterisiert schon die Tatsache, daß die weitaus meisten Fälle durch nicht kontrolliertes Essen bzw. eine hyperkalorische Ernährung hervorgerufen werden. Ob es überhaupt eine davon unabhängige, konstitutionelle oder genetisch präformierte Adipositas gibt, bleibt umstritten, abgesehen von ganz seltenen Stoffwechselkrankheiten, in deren Folge es zur massiven Adipositas kommt. Deshalb wird an erster Stelle jeder Therapie eine sich aus einer kompetenten **Ernährungsberatung** ergebende Diät stehen. Daß im Rahmen einer solchen Diät die Gewichtsreduktion durch eine adjuvante Pharmakotherapie gefördert und unterstützt wird, kann so lange als ärztlich indiziert angesehen werden, als sichergestellt ist, daß eine solche adjuvante Therapie keinerlei Nachteile oder gar Schädigungen bewirkt.

Natürlich gab es deshalb immer auch phytotherapeutische Empfehlungen zur Unterstützung der Behandlung der Fettsucht. *Weiss* empfahl beispielsweise folgendes Prinzip zur Herstellung eines »Fettsucht-Tees (Species reducentes)«: Ein kräftiges Laxans, ein gutes Diuretikum und ein Antidyskratikum, dazu ein Karminativum, um Beschwerden durch das Laxans zu verhindern.

Eine von ihm angegebene Rezeptur (Species reducentes) lautet:

Rp.	Fol. Sennae Cort. Frangulae aa 30,0 Rad. Taraxaci c. Herb. Fruct. Petroselini Fruct Foenicul. Fol. Menth. pip. aa 20,0
M. f. spec. D. S.	2 Eßlöffel auf 1/2 Liter Wasser, kochend überbrühen, 30 Min. ziehen lassen, morgens die ganze Menge kalt trinken.

Während die pflanzlichen Diuretika (Aquaretika) absolut verträglich und frei von unerwünschten Wirkungen sind, kann das bei der Anwendung pflanzlicher Laxanzien nicht in gleicher Weise gesagt werden. Hier können doch gerade im Zusammenhang mit einer Fastenkur erhebliche Elektrolytverluste auftreten, die dann zu entsprechenden Komplikationen führen. Insofern sollte die Verordnung eines solchen Tees nur ärztlicherseits erfolgen und auch entsprechend überwacht werden.

Viel hat man sich auch durch die Verordnung von *Blasentang, Fucus vesicolosus* versprochen. Aufgrund seines Jodgehalts wurde spekuliert, daß es zu einer Anregung der Schilddrüsenfunktion und damit zur rascheren Verbrennung von Fetten im Organismus komme. Klinische Untersuchungen hat es dazu nie gegeben. Da eine unkontrollierte Jodzufuhr beispielsweise latente Hyperthyreosen zur Manifestation bringen kann oder gar eine thyreotoxische Krise auslösen könnte, kann Blasentang zur begleitenden Adipositas-Therapie nicht mehr empfohlen werden.

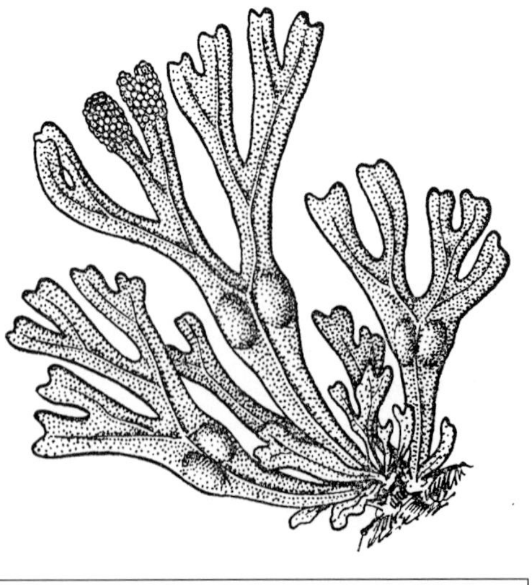

Blasentang, Fucus vesiculosis

Inwiefern bei **latenten Hypothyreosen** eine Therapie mit Blasentang an Stelle einer definierten Schilddrüsenhormon-Substitution denkbar ist, entzieht sich eigener praktischer Erfahrung. *Weiss* empfiehlt für diese Indikation folgende Rezeptur:

Rp.	Fucus vesiculos. 50,0 Fruct. Anisis Rad. Liquiritiae aa 25,0
M. f. spec.	1- bis 2mal täglich 1–2 Teelöffel auf 2 Tassen Wasser, 10 Minuten kochen, abseihen und warm trinken.

5.4 Überfunktion der Schilddrüse

Von den Krankheiten endokriner Organe läßt sich eigentlich nur die Schilddrüsenüberfunktion (Hyperthyreose) phytotherapeutisch unter Berücksichtigung moderner Anforderungen ausreichend behandeln, wobei die Möglichkeiten von Phytotherapeutika bei hormonalen Störungen der Frau in einem eigenen Kapitel abgehandelt werden. Dank der verfeinerten Schilddrüsenfunktionsdiagnostik erkennen wir heute bereits latente Stoffwechselstörungen, so auch die latente Hyperthyreose, die oft schon eine sehr ausgeprägte subjektiv-vegetative Symptomatik hat, obwohl T_3 und T_4 Normalbefunde zeigen. Dagegen ist TSH-basal oft maximal supprimiert. Bei einer solchen Konstellation zeigt die eigene langjährige praktische Erfahrung, daß hier mit pflanzlichen Thyreostatika sehr gute Erfolge bei sehr guter Verträglichkeit erzielt werden können.

Pflanzen zur Behandlung

Lycopus virginicus (L. europaeus), Amerikanischer (Europäischer) Wolfstrapp

Wolfstrapp ist ein Lippenblütler mit gegenständigen Blättern und kleinen Blüten. Er ist in Amerika und Europa heimisch und wächst in Deutschland recht häufig an feuchten Stellen der Wiesen, an Bächen und Gräben. Die Blüten sind klein, weiß, inwendig mit purpurroten Punkten. Die Blätter sind lanzettförmig, grob eingeschnitten gezähnt und kreuzweise gegenständig, wie bei allen Labiaten. Die Droge enthält Hydroxyzimt- und Kaffeesäurederivate, Lithospermsäure und Flavonoide.

Lycopus virginicus s. europaeus
®   **Thyreogutt® mono Tropfen/Tabletten**
®   **thyreo-loges® N Tabletten**

Leonurus cardiaca
*   **Leonuri cardiacae herba**
®   **Mutellon® Tropfen mit Wolfstrapp und Baldrian**

Pharmakologie

Wäßrige Extrakte besitzen im wesentlichen **thyreostatische** Wirkungen aufgrund einer Hemmung des Jodtransportes und der Freisetzung von präformierten Schilddrüsenhormonen, aber auch einer TSH-Inhibierung. Auch **senken** sie den **Prolaktinspiegel** (*Kleemann u. Mitarb. [1986], Wagner u. Mitarb. [1970]*). Nach längerer Anwendung bei höherer Dosierung kann es zur Strumabildung kommen. Auch müssen nach Absetzen von Lycopuspräparaten mögliche Rebound-Phänomene mit vermehrter TSH- und Prolaktinsekretion beachtet werden. Während der Therapie kann die Durchführung der Schilddrüsendiagnostik mit Radioisotopen durch die Jodblockade gestört sein.

Anwendungsgebiete

Wolfstrapp eignet sich zur Behandlung leichter, vor allem **latenter Hyperthyreosen**. Besonders mit dem Fertigarzneimittel ▷ Thyreogutt® haben wir selbst vielfache gute Erfahrungen gemacht. Bis vor kurzer Zeit handelte es sich um ein Kombinationspräparat von Wolfstrapp und Herzgespann (Leonurus cardiaca), inzwischen enthält dieses Fertigarzneimittel nur noch Wolfstrapp. Auch **vegetativ-nervöse Beschwerden**, die dem Symptomenbild einer Hyperthyreose entsprechen, ohne daß eine meßbare Schilddrüsenfunktionsstörung vorliegt, lassen sich mit Wolfstrapp ausgezeichnet behandeln. Dabei muß auf den häufig initial zu beobachtenden sedativen Effekt geachtet werden (Autofahrer!). Auch ist gerade bei dieser Indikation eine Kombination mit Leonurus sinnvoll.

Empfehlenswerte Fertigarzneimittel

Lycopus sollte vorrangig in Form von Fertigarzneimitteln verordnet werden. Die angegebene mittlere Dosis sollte einschleichend erreicht werden, wobei besonders die klinisch-subjektive Symptomatik neben objektiven Hormonparametern darüber Auskunft gibt, wann die optimale individuelle Dosis erreicht wurde. Bei Absetzen der Medikation sollte entsprechend ausschleichend vorgegangen werden.

Reine Wolfstrapp-Präparate

Cefavale® Tropfen	(Cefak)
Lycoaktin® M Tabletten, -Lösung	(Steigerwald)
Thyreogutt® mono Tropfen/Tabletten	(Schwabe)
thyreo-loges® N Tabletten	(Loges)

Kombinationen

mit Baldrian und Leonurus

Mutellon®Tropfen	(Klein)

Leonurus cardiaca, Herzgespann

Auch Leonurus, auf den wir noch einmal in dem Kapitel der Herzkrankheiten eingehen werden, ist ein Lippenblütler und an seinem hohen, steifen Wuchs und den großen fünfzipfeligen Blättern leicht zu erkennen. Die Blüten sind klein, unscheinbar, blaßrot und stehen gehäuft in den Blattachseln. Die Pflanze kommt häufig an wüsten Stellen in der Nähe menschlicher Wohnungen, an den Rändern der Dorfstraßen und an Zäunen vor. Als Droge verwendet wird das Kraut, **Leonuri cardiacae herba**. Es enthält Alkaloide, beispielsweise Stachydrin, Bitterstoffglykoside und Bufenolide. Diese Inhaltsstoffe besitzen leichte **negativ-chronotrope, blutdrucksenkende** und **sedative** Wirkungen.

Im Gegensatz zu Lycopus können Leonurus keine thyreostatischen Wirkungen zugeschrieben werden. Die traditionelle Kombination mit Lycopus beruhte wohl auf der primären Indikation für Herzgespann, nämlich **vegetativ-funktionellen Herzbeschwerden**. Da diese oft im Mittelpunkt der subjektiven Symptomatik von Hyperthyreosen steht, kann Herzgespann die thyreostatische Wirkung von Wolfstrapp mit Blick auf die unangenehme subjektive Symptomatik gut ergänzen.

Zubereitungsformen

Leonuri cardiacae herba

In der Einzelanwendung ist der ▶ Tee zu empfehlen. 1 Teelöffel kleingeschnittener Droge wird mit 1 Tasse Wasser heiß aufgegossen, dann 5 Minuten ziehen lassen, abseihen. Man trinke täglich 2–3 Tassen.

Empfehlenswerte Fertigarzneimittel

Kombinationen

mit Baldrian und Wolfstrapp

Muttellon® Tropfen	(Klein)

1. Kleemann, St., Winterhoff, H., Noetzel, S., Gumbinger, H.G., Kemper, F.H.: Inhibition of TSH-effects by plant extracts and phenolic plant constituents – in vitro study. Planta med. 6 (1986) 550
2. Wagner, H., Hörhammer, L., Frank, U.: Lithospermsäure, das antihormonale Wirkprinzip von Lycopus europaeus L. (Wolfsfuß) und Symphytum officinale (Beinwell). Arzneimittel-Forsch. Drug Res. 20 (1970) 705

Krankheiten des Herzens und der Kreislauforgane

Die Krankheiten des Herzens und der Kreislauforgane stehen in der zivilisierten, technisierten Welt nicht nur an erster Stelle statistischer Todeshäufigkeit, sie bilden auch eine enorme volkswirtschaftliche Belastung. Es besteht die eigentümliche Diskrepanz, daß in der modernen naturwissenschaftlich orientierten Kardiologie eine hohe Effizienz in Diagnostik und Therapie erreicht worden ist, ohne daß dadurch eine einschneidende Verbesserung der Morbidität erzielt wurde. Das mag vor allem darin seine Erklärung finden, daß der Gedanke der Prävention lange Jahrzehnte keine Aufmerksamkeit fand und erst in jüngster Zeit immer mehr zur Diskussion gestellt wird. Gerade bei den Herz- und Kreislaufkrankheiten können wir erkennen, daß eine stark mechanistisch ausgerichtete Denkart in der Medizin erst dann von Krankheiten spricht, wenn ein Organsystem organisch manifest geschädigt worden ist und lediglich operative Korrektur oder medikamentöse Substitution bei Funktionseinbuße oder -verlust bzw. funktionaler Dysregulation übrigbleiben.

Eine moderne Kardiologie hat bisher Phytotherapeutika für ihr Gebiet als absolut entbehrlich bezeichnet. Bei so hochwirksamen

Koronare Herzkrankheit
- *Weißdorn, Crataegus laevigata und monogyna*
- *Arnika, Arnica montana*
- *Khella, Ammi visnaga*

Herzinsuffizienz
- *Meerzwiebel, Scilla maritima*
- *Maiglöckchen, Convallaria majalis*
- *Adonisröschen, Adonis vernalis*
- *Strophanthus kombé und Strophanthus gratus*

Periphere und zentrale Gefäßerkrankungen
- *Knoblauch, Allium sativum*
- *Bärlauch, Allium ursinum*
- *Küchenzwiebel, Allium cepa*
- *Ginkgobaum, Ginkgo biloba*

Rhythmusstörungen des Herzens
- *Besenginster, Sarothamnus scoparius*
- *Gelber Jasmin, Gelsemium sempervirens*

Funktionelle Herzbeschwerden

Arterielle Hypertonie
- *Schlangenwurz, Rauwolfia serpentina*
- *Mistel, Viscum album*
- *Ölbaum, Olea europaea*

Arterielle Hypotonie
- *Echter Rosmarin, Rosmarinus officinalis*
- *Herzgespann, Leonurus cardiaca*
- *Campher, Cinnamomum camphora*

Erkrankungen des Venensystems
- *Roßkastanie, Aesculus hippocastanum*
- *Steinklee, Melilotus officinalis*

Arzneimitteln wie den synthetischen Digitalispräparaten, selektiven Betablockern, Kalziumantagonisten oder ACH-Hemmern mag das auch verständlich sein, insbesondere unter Ausschluß präventiver Gedanken. Doch haben gerade die Langzeitstudien bei koronarer Herzkrankheit gezeigt, daß eine alte medizinische Weisheit – Vorbeugen sei besser als Heilen – immer noch Gültigkeit hat. Es wird sicher noch lange Zeit brauchen, bis die moderne Kardiologie ernsthaft die vielfältigen Angebote der Phytotherapie für eine umfassende Pharmakotherapie der Herz- und Kreislaufkrankheiten aufgreifen wird.

Die in diesem Kapitel dargestellten Möglichkeiten einschließlich ihrer Grenzen sollen aber Anregung für alle sein, die sich in ihrer Arbeit für den Kranken davon leiten lassen, daß Krankheit nicht ein »technischer Defekt«, sondern immer Ausdruck der psychosomatischen Einheit Mensch ist und daß es zu den grandiosen Mißverständnissen einer modernen Medizin gehört, das Herz und die Kreislauforgane mit einem mechanischen Pumpensystem verwechselt zu haben. Die Abhängigkeit gerade des Herzens und der Kreislauforgane beispielsweise von der Emotionalität eines Menschen kann in der heutigen Zeit einfach nicht mehr übersehen oder geleugnet werden. Eine solche ganzheitlichere Auffassung wird aber mit Sicherheit in der Zukunft auch den Stellenwert pflanzlicher Kardiaka wieder völlig neu begründen und dabei zeigen, daß ihnen besonders in der **Prävention** eine einzigartige Rolle zufällt.

Diese hier zugrunde gelegte ganzheitliche Denkweise führt auch zu der Vorstellung, daß Herz, Kreislauf und Gefäße nicht isoliert betrachtet werden können, sondern eine funktionelle Einheit bilden. Wird diese Funktion nur an einer einzigen wesentlichen Stelle gestört, hat dies Bedeutung für die gesamte Organisation. Der Leser wird bemerken, daß aus diesem Grunde vielen pflanzlichen Kardiaka eine viel allgemeinere therapeutische Wirkung zukommt, als die oft selektive, spezialisierte Wirkung moderner Synthetika. Ein Paradebeispiel dafür ist der **Weißdorn**, Crataegus, der deshalb auch an erster Stelle in diesem Kapitel seine ausführliche Würdigung erfahren wird. Im Aufbau des Kapitels wird die Ganzheit gegliedert, wobei den Schwerpunkt die degenerativen Erkrankungen bilden, die heute das Feld beherrschen. Auch werden die typischen Gefäßkrankheiten behandelt, ebenso wie Rhythmusstörungen und nicht zuletzt die funktionellen Herz- und Kreislaufbeschwerden. Leitlinie der Gliederung werden die Pflanzen sein, die sich für die jeweilige Indikation zur Therapie anbieten.

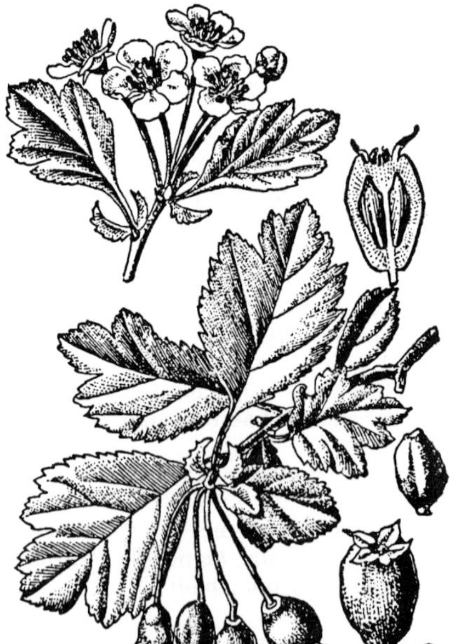

Weißdorn, Crataegus oxyacantha

1. Degenerative Herz- und Gefäßkrankheiten

Unter diesem Begriff verstehen wir alle Formen der nichtentzündlichen Störungen verschiedener Art, von denen die Altersschäden bei weitem überwiegen. Am Herzen sehen wir die Degeneration des Herzmuskels mit den Spätfolgen der Herzinsuffizienz und die arteriosklerotische Degeneration der Koronarien mit der Symptomatik der Angina pectoris und dem Herzinfarkt. Diese Veränderungen fassen wir unter dem Begriff der koronaren Herzkrankheit zusammen. Die Degeneration der Arterien, die Arteriosklerose, hat einen peripheren Anteil, die arterielle Verschlußkrankheit mit dem klassischen Symptom der Claudicatio intermittens, und den zentralen Anteil der hirnversorgenden Gefäße mit den Folgen der zerebral-vaskulären Insuffizienz und der Apoplexie. Die alles übergreifende Ätiologie der »Sklerose« erlaubt es uns, aus einer ganzheitlichen Sicht diese unterschiedlichen Erkrankungen in einem Kapitel zusammenzufassen, wenngleich durch die differenzierten Behandlungsmöglichkeiten auch wieder zu untergliedern.

Die degenerativen Herz- und Gefäßkrankheiten rechtzeitig zu erkennen, in ihren Frühstadien zu behandeln oder nach Möglichkeit zu verhüten, ist eine der dringendsten Gegenwartsaufgaben. Gerade hier kann die Phytotherapie sehr viel leisten.

Auf die herausragende Bedeutung von Weißdorn wurde schon hingewiesen, er wird begleitet und ergänzt durch Arnika, Knoblauch, Ginkgo biloba und die Digitaloide, um nur die wichtigsten zu nennen.

1.1 Koronare Herzkrankheit

Die koronare Herzkrankheit ist heute sicher die häufigste Form aller Herzerkrankungen. Vor allem in der zivilisierten westlichen Welt hat sie eine überragende Bedeutung und ist quasi zum Ausdruck des modernen, hektischen, leistungsbezogenen Lebens geworden, so daß sie oft auch als die »Manager-Krankheit« bezeichnet wird. Ob die mit der Gesinnung einer Leistungsgesellschaft zusammenhängende »Herzlosigkeit«, die Ellenbogenmentalität, das moderne Mobbing nicht vielleicht die viel wichtigeren Faktoren zur Entstehung der koronaren Herzkrankheit sind, als die heute in den Vordergrund der Diskussion gestellten sogenannten Risikofaktoren wie Hyperlipoproteinämie, Hypertonus, Nikotinabusus, Adipositas usw., wird erst eine Medizin beantworten können, die Krankheitsfaktoren nicht nur in chemisch-physikalisch meßbaren Größen sucht, sondern auch in Faktoren wie Befindlichkeit und der seelischen Gestimmtheit. Erst wenn diese Ebenen menschlichen Seins zu der Befundebene ergänzend hinzutreten, wird die umfassende therapeutische Bedeutung beispielsweise des universalen Herzmittels Crataegus wirklich verständlich werden.

Crataegus laevigata und monogyna
- ❋ **Crataegi flos et folium et fructus**
- ® **Crataegutt® forte Lösung**
- ® **Crataegutt® novo 450 Filmtabletten**
- ® **Faros® 300 Dragees**
- ® **Crataepas Filmtabletten/Tropfen**
- ® **Esbericard® novo Tropfen/Dragees**
- ® **Kytta-Cor® forte Tropfen/Dragees**
- ® **Neo-Cratylen® Tropfen**
- ® **Kneipp® Weißdorn Pflanzensaft Sebastianeum**
- **div. Kombinationspräparate**

Arnica montana
- ❋ **Arnicae flos**
- ® **Arnica-Urtinktur DHU**
- ® **Arnika-Essenz Weleda**

Ammi visnaga
- ® **Carduben® Ammi-Visnaga-Kapseln**
- ® **Khellangan® N Dragees**
- ® **steno-loges® N Tropfen**
- ® **Stenocrat® Tropfen, -Dragees**

Pflanzen zur Behandlung

Crataegus laevigata und monogyna (syn. oxyacantha), Weißdorn

Der Weißdorn ist ein in Deutschland verbreiteter Strauch. Er gehört zur Familie der Rosengewächse. Die beiden arzneilich hauptsächlich verwendeten Weißdornarten unterscheiden sich nur wenig voneinander. *Crataegus laevigata* hat 3- bis 5lappige Blätter, die besonders vorn ungleich gesägt sind und deren Abschnitte eine mehr rundliche Form aufweisen. Die Blätter sind ebenso wie die Ästchen und die Blütenstiele kahl. *Crataegus monogyna*, hat nur einen Griffel, während Crataegus laevigata meist zwei, seltener auch nur einen oder sogar drei Griffel besitzt. Die Blätter sind tiefer eingeschnitten und die Lappen spitz. Die Ästchen sind kahl, aber die Blütenstiele sind behaart. In ihrem Äußeren sind die beiden Weißdornarten sehr ähnlich und nur bei genauerer Betrachtung zu unterscheiden. Beide sind in gleicher Weise wirksam und werden medizinisch verwandt. Der Rotdorn unterscheidet sich von beiden nur in seiner rotblühenden Form, medizinisch wird er nicht verwendet. Auch einige andere Weißdornarten, die besonders aus Nordamerika eingeführt wurden und wie der Rotdorn in unseren Gärten angepflanzt werden, haben medizinisch keine Bedeutung.

Verwendet werden vom Weißdorn hauptsächlich die Blüten, **Crataegi flos**, die Blätter, **Crataegi folium** und die Früchte, **Crataegi fructus**.

Am Weißdorn kann die Besonderheit der Phytotherapie und ihrer Arzneimittel und die Abgrenzung zu den modernen synthetischen Arzneimitteln ganz besonders gut dargestellt werden. Aus Sicht einer modern verstandenen Phytotherapie ist der Weißdorn ein **universelles Herzmittel**, das in seiner Zusammenfassung verschiedener, pharmakologisch bewiesener Wirkungen eine therapeutische Wirksamkeit entfaltet, die in dieser Form von keinem einzelnen Synthetikum erreicht wird, sondern immer die Mehrfachverordnung unterschiedlich wirkender Stoffgruppen notwendig macht. Auch sind die Synthetika in typischer Weise erst dann einsetzbar, wenn objektivierbare und damit massive, oft nicht mehr reversible Veränderungen am Herzen einschließlich der Koronarien eingetreten sind. Dagegen liegt die wichtigste Bedeutung von Weißdorn in seiner **präventiven** Möglichkeit. Die rechtzeitige Behandlung läßt die späteren Stadien der koronaren Herzkrankheit gar nicht erst eintreten. Würde man einmal diese Möglichkeit unter volkswirtschaftlichen Gesichtspunkten bewerten, käme dem Weißdorn eine geradezu überragende Bedeutung in der Behandlung degenerativer Herzerkrankungen zu.
Weißdorn war die erste Droge, mit der sich die neugegründete Kommission E seit 1978 über Jahre ausführlich und in zum Teil sehr kontroverser Diskussion beschäftigte. Damals war die Diskrepanz von umfangreichen, sorgfältigen pharmakologischen Untersuchungen und eher dürftiger Literatur zur klinischen Wirksamkeit auffällig. In der von *Ammon u. Mitarb. (1981)* vorgelegten ausführlichen Monographie findet sich eine erstaunliche Fülle pharmakologischer Effekte, deren wichtigste im folgenden dargestellt werden sollen. Die davon abzuleitende therapeutische Wirksamkeit war in der traditionellen Phytotherapie zwar bekannt und beschrieben, es fehlten aber der Pharmakologie vergleichbare Untersuchungen im ärztlich-klinischen Bereich.
Das ist in den letzten Jahren vor allem durch Initiative von zwei Herstellern moderner, standardisierter Extraktpräparate anders geworden. Es liegt eine große Anzahl valider, kontrollierter Studien vor, deren Ergebnisse zeigen, daß die klinische Wirksamkeit von Weißdorn nicht mehr zu bestreiten ist. Und dennoch hat der Weißdorn noch keineswegs seinen ihm gebührenden Platz in der modernen Kardiologie gefunden. Das liegt ganz sicher vor allem daran, daß gerade dort der unmittelbar meßbare Effekt gegenüber der klinischen Wirksamkeit auch mit Berücksichtigung der Befindlichkeit des Patienten einseitig überschätzt wird.
Moderne Untersuchungen mit Weißdorn haben die ärztliche Erfahrung bestätigt, daß einerseits ein sehr langsamer Wirkungseintritt existiert, der im allgemeinen für einen Zeitraum von bis zu 8 Wochen angenommen werden muß, und daß andererseits auch pharmakologisch nachweisbare Effekte am Herzmuskel oder in der Durchflußgröße der Koronarien über viele Wochen andauern, obwohl das Crataeguspräparat bereits abgesetzt wurde.
Dem Weißdorn wird man zweifelsohne erst dann gerecht werden können, wenn zu der Registrierung sich verändernder Befunde in gleicher wissenschaftlicher Ernsthaftigkeit auch die Wahrnehmung sich ändernder Befindlichkeit und seelischer Gestimmtheit der Herzkranken erfolgt. Er trägt präventive und kurative Wirksamkeit in sich und ist insofern ein wirkliches Herz-Heilmittel.

Pharmakologie

Es ist unmöglich, die Fülle pharmakologischer Daten, die heute für Weißdorn existieren, an dieser Stelle aufzuführen. So sollen zusammenfassend die Schwerpunkte pharmakologischer Untersuchungsergebnisse dargestellt und dem Leser durch Hinweis auf die Literatur Gelegenheit gegeben werden, sich mit den einzelnen Untersuchungsergebnissen ausführlicher zu beschäftigen.
Die Inhaltsstoffe des Weißdorns sind recht gut bekannt. Eine wichtige Gruppe sind aktive Dehydrocatechine vom Flavantyp mit einem niedrigen Polymerisationsgrad, die als oligomere Procyanidine bezeichnet werden. Eine weitere wesentliche Gruppe stellen monomere Flavonoide wie beispielsweise Hyperosid, Quercetin und Vitexinrhamnosid dar. Weitere Inhaltsstoffe sind biogene Amine, Triterpensäuren, Sterine, Purine und Katechin-Gerbstoffe, ohne daß mit dieser Aufzählung bereits eine Vollständigkeit er-

reicht wäre. Als die für die Wirksamkeit von Weißdorn wichtigsten Inhaltsstoffe werden heute die **Flavonoide** und die oligomeren **Procyanidine** angesehen. Diese sind in der Pharmakologie auch gesondert untersucht worden, wobei sich herausgestellt hat, daß erstere vielleicht mehr für die Beeinflussung des myokardialen Stoffwechsels, letztere mehr für den koronaren Durchfluß verantwortlich sein könnten. Die pharmakologischen Untersuchungen haben aber einmal mehr gezeigt, daß die Zusammensetzung des Gesamtextrakts wichtiger ist als die einzelnen Inhaltsstoffe.

Gabard und Trunzler fassen in einer Übersichtsarbeit zur Pharmakologie von Crataegus dessen Wirkprofil wie folgt zusammen:

1. Zunahme des Koronarflusses und der Myokarddurchblutung,
2. Verbesserung der Kontraktilität des Herzmuskels (leichte positive Inotropie),
3. eurhythmisierende Wirkung auf bestimmte Formen der elektrischen Instabilität des Herzens,
4. Erhöhung der Toleranz des Myokards gegenüber Sauerstoffmangel,
5. Steigerung des Herzzeitvolumens, Senkung des peripheren Gefäßwiderstandes (als eine Meßgröße der Nachlast = afterload), Steigerung der Herzleistung.

Viele tierexperimentelle Untersuchungen haben die koronardurchflußsteigernde Wirkung belegt. Als Wirkprinzip wird eine Hemmung der Phosphodiesteraseaktivität im Gewebe mit nachfolgendem Anstau von cAMP bezeichnet. Auch die Verbesserung der Kontraktilität des Herzmuskels ist durch eine Fülle überwiegend tierexperimenteller Untersuchungen gut belegt. Dabei ist deutlich, daß hier keine digitalisähnliche Wirkung besteht. Die Untersuchungen zeigen viel eher, daß Weißdorn offensichtlich einen völlig anderen Angriffsort am Myokard hat als Digitalisglykoside. Heute wird davon ausgegangen, daß Weißdorn nicht wie Digitalisglykoside am kontraktilen System des Myokards angreift, sondern vielmehr dessen **Energiestoffwechsel** beinflußt. Das erklärt wahrscheinlich auch, warum im Gegensatz zum raschen Effekt von Digitalis beim Weißdorn sich erst nach längerer Behandlung eine Wirksamkeit einstellt und daß hierfür eine Voraussetzung ist, daß das Myocard noch reagieren kann.

Auch die den Herzrhythmus regulierende Eigenschaft von Weißdorn konnte pharmakologisch belegt werden, standardisierte Crataegusextrakte zeigten positiv chronotrope und dromotrope Wirkungen sowie negativ-bathmotrope Eigenschaften.

Im Hypoxieversuch mit einem Stickstoff-Sauerstoffgemisch (10% O_2) konnte die Erhöhung der Toleranz des Myokards gegenüber Sauerstoffmangel durch Weißdorn nachgewiesen werden. Auch für die Steigerung des Herzzeitvolumens, die Senkung des peripheren Gefäßwiderstandes und die Steigerung der Herzleistung gibt es zahlreiche pharmakologische Belege im Tierexperiment.

Man darf wohl sagen, daß der Weißdorn eines der am besten pharmakologisch untersuchten und belegten Phytotherapeutika ist. Können nun diese pharmakologischen Ergebnisse auch in der Anwendung am Menschen, in der ärztlich-klinischen Praxis wiedergefunden werden? Immerhin wurde ja in dem Einleitungskapitel zur Phytotherapie darauf aufmerksam gemacht, daß es eine Besonderheit der Phytotherapeutika ist, daß es bei ihnen oft eine erstaunliche Diskrepanz pharmakologischer Wirkungen im Verhältnis zur traditionell-ärztlichen Indikation gibt. Bei Weißdorn ist auch dieses wieder anders.

Anwendungsgebiete

Zwei Spezialextrakte bestimmen heute die Landschaft klinischer Studien zur therapeutischen Wirksamkeit von Weißdorn. ▷ Crataegutt® (Schwabe) ist ein Extrakt aus Weißdornblättern mit Blüten, standardisiert auf oligomere Procyanidine; ▷ Faros® 300 (Lichtwer) ein Trockenextrakt aus Blättern mit Blüten, standardisiert auf Flavonoide. Zahlreiche Studien sind fokussiert auf die Behandlung der Herzinsuffizienz, z. T. auch der Verbesserung des koronaren Durchflusses. Das hat dazu geführt, daß auch die Kommission E ihre erste, 1983 verabschiedete Monographie zum Weißdorn, die 1988 bereits etwas überarbeitet worden war, jetzt neu formulierte und die bis dahin genannten Indikationsgebiete ganz auf die Herzinsuffizienz NYHA II beschränkte. Bei aller Anerkennung der Bedeutung dieser Studien muß aber aus der ärztlichen Erfahrung vorangestellt werden, daß eine solche Indikationsverengung gerade dem Weißdorn und seinen Möglichkeiten überhaupt nicht gerecht wird. Es ist erfreulich und beeindruckend, daß mit den Möglichkeiten der modernen Kardiologie die Beinflussung leichterer Stadien der Herzinsuffizienz durch Weißdorn nun auch im modernen Studiendesign nachgewiesen wurde, es wäre aber gefährlich, aus diesen Studien auf die alleinige Wirkmöglichkeit von Weißdorn zu schließen. Gerade die Pharmakologie in Übereinstimmung mit der ärztlichen Erfahrung zeigt ja, daß Weißdorn eine viel umfassendere therapeutische Wirksamkeit hat.

Schon 1981 publizierten *Iwamoto, Ishizaki und Sato (1981)* eine Untersuchung an 120 Patienten, bei denen die Wirksamkeit von Weißdorn gegen ein Plazebo bei Herzinsuffizienz NYHA I und II geprüft wurde. Es fanden sich signifikante Unterschiede zugunsten der Weißdorngruppe hinsichtlich der subjektiven Symptome sowie der Dyspnoe und der sogenannten Herzpalpitation. Die Ergebnisse dieser Studie wurden z. T. heftig angegriffen und das Studiendesign als nicht nachprüfbar und fehlerhaft bezeichnet.

Inzwischen liegen zahlreiche neue Studien vor, von denen nur einzelne beispielhaft charakterisiert werden sollen, die aber pars pro toto zum Ausdruck bringen, was unter modernen Prüfverfahren für Weißdorn nachweisbar ist.

Schmidt u. Mitarb. (1994) untersuchten bei 78 herzinsuffizienten Patienten im Stadium NYHA II in einer plazebokontrollierten Doppelblindstudie die fahrradergometrisch ermittelte Arbeitstoleranz und konnten zeigen, daß die Belastbarkeit bis zum 56. Behandlungstag um mehr als eine Wattstufe (+28 Watt) unter 600 mg Weißdornextrakt (Faros®) pro Tag signifikant zunahm, während sie unter Plazebo nahezu unverändert blieb (+5 Watt). Ebenso nahmen unter Weißdorn der systolische Blutdruck, die Herzfrequenz und das Druck-Frequenz-Produkt signifikant ab.

In einer randomisierten Doppelblindenstudie mit 72 herzinsuffizienten Patienten untersuchten *Förster u. Mitarb. (1994)* die Dauer der Belastungsfähigkeit durch Ergospirometrie und konnten zeigen, daß diese durch 900 mg Weißdornextrakt (Faros®) pro Tag im statistischen Mittel um 30 Sekunden verlängert werden konnte, unter Plazebo nur um 2 Sekunden.

Tauchert u. Mitarb. (1994) verglichen in einer multizentrischen doppelblinden Vergleichsprüfung 900 mg Weißdorn-Extrakt (Faros®) mit 3mal 12,5 mg Captopril. Bei keinem der Zielparameter (Fahrradergometrie, Druck-Frequenz-Produkt, Score-Bewertung mit fünf typischen Symptomen) ergaben sich signifikante Unterschiede beider Präparate. Lediglich bei Captopril mußte die Behandlung bei einem Patienten wegen Nebenwirkungen abgebrochen werden.

Eichstädt u. Mitarb. (1989) zeigten in einer klinischen Studie an 20 Patienten mit kompensierter Herzinsuffizienz im Stadium NYHA II und einer angiographisch gesicherten LVEF $<$ 55%, daß die linksventrikuläre Ejektionsfraktion nach vierwöchiger Therapie mit 560 mg Weißdorn-Trockenextrakt (Crataegutt®forte) pro Tag signifikant von 40,18% auf 43,50% in Ruhe und von 41,51% auf 46,56% unter Belastung gesteigert werden konnte. Der Blutdruck wurde in Ruhe und unter Belastung signifikant gesenkt, die Herzfrequenz zeigte unter Belastung keine wesentliche Veränderung, und die Belastbarkeit stieg von 703,75 auf 772,11 Watt x Minute.

Weikl und Noh (1992) zeigten bei 7 Patienten mit globaler Herzinsuffizienz NYHA II-III und angiographisch bestimmter Ejektionsfraktion mit dem gleichen Präparat, daß der Weißdornextrakt die Ejektionsfraktion im arithmetischen Mittel von 29,8 auf 40–45% steigert. Die Herzfrequenz zeigte keine Veränderung, verschiedene Befindlichkeits-Scores zeigten ebenfalls eine signifikante Verbesserung.

In einer mit Cross-over durchgeführten Doppelblindstudie untersuchten *O'Connolly u. Mitarb. (1987)* 36 multimorbide, ältere Patienten (mittleres Alter 74 Jahre) mit stenokardischen Beschwerden und nachlassender Leistungsfähigkeit des Herzens NYHA I–II. Die Patienten erhielten sechs Wochen lang täglich 3mal 1 Filmtablette Crategutt® novo bzw. Plazebo. Unter Weißdorn sanken im Mittel Herzfrequenz und Druck-Frequenz-

Produkt in Ruhe signifikant ab, und auch nach ergometrischer Belastung mit 25 und 50 Watt je 2 Minuten lagen die Mittelwerte für Herzfrequenz, systolischen und diastolischen arteriellen Blutdruck sowie für das Druck-Frequenz-Produkt signifikant unter den Befunden für Plazebo. Zugleich klagten die Patienten, die mit Weißdorn behandelt wurden, weniger häufig über stenokardische Beschwerden und zeigten in psychologischen Beurteilungsskalen eine signifikant überlegene psychische Stabilisierung, Verbesserung des Schlafverhaltens und des zuvor mangelnden Appetits.

In einer randomisierten kontrollierten Doppelblindstudie schließlich wurde die Wirkung von 180 mg Weißdorn-Trockenextrakt (Crataegutt® novo) pro Tag bei 60 Patienten mit stabiler Form der Angina pectoris gegen Plazebo durch *Hanak und Brückel (1983)* verglichen. Die Bewertung der therapeutischen Wirksamkeit erfolgte durch standardisierte Ergometer-Belastungen. Dabei konnte aus einer Besserung oder Normalisierung eingangs pathologischer EKG-Befunde durch den Weißdorn-Trockenextrakt ein deutlicher Anstieg der Belastungstoleranz als Ausdruck einer gesteigerten Koronardurchblutung und einer Ökonomisierung des myokardialen Sauerstoffsverbrauchs nachgewiesen werden. Die Unterschiede gegen Plazebo waren signifikant.

Diese beispielhaft zitierten Studienergebnisse belegen also eindrücklich die Möglichkeiten der Behandlung **leichterer Formen** der **Herzinsuffizienz** und der **Angina pectoris** durch Weißdorn. Für diese Indikationen bereits manifester Krankheitszustände sollten deshalb auch nur solche standardisierten Extraktpräparate Verwendung finden. Doch kann nicht genug betont werden, daß der Weißdorn **mehr** leistet als diese auf bestimmte Fragestellungen eingeengte Untersuchungen.

Aus der persönlichen Erfahrung kann er als das Herzmittel erster Wahl zur Behandlung des sogenannten **Altersherzens** genannt werden. Das Altersherz ist Ausdruck der physiologischen oder auch pathologischen degenerativen Veränderungen des Herzens, die sich in der Symptomatik von nachlassender Leistungsfähigkeit, leicht gesteigertem Blutdruck, pektanginösen Beschwerden und Rhythmusstörungen äußern. Oft wird diese Symptomatik ergänzt durch das Erlebnis des zu starken oder arrhythmischen Herzschlags, wobei diese subjektiven Befindlichkeitsstörungen oft nicht mit meßbaren Größen der Pulsfrequenz oder EKG-Aufzeichnung korrelieren. Man spricht deshalb auch von Herzpalpitationen. Man darf nun nicht unterschätzen, daß diese Befindlichkeitsstörung den Patienten massiv beeinträchtigen kann, oft mehr als ein grober, nachweisbarer Befund, wahrscheinlich weil die Palpitationen immer auch mit Angst und Engegefühlen verbunden sind.

Blickt man auf die erste Formulierung der Anwendungsgebiete in der Monographie der Kommission E (1983), so beschreiben diese die umfassende Wirksamkeit vom Weißdorn am besten. Die damaligen Anwendungsgebiete lauteten:

1. nachlassende Leistungsfähigkeit des Herzens entsprechend der Stadien I und II nach NYHA,
2. Druck- und Beklemmungsgefühl in der Herzgegend,
3. noch nicht digitalisbedürftiges Altersherz,
4. leichte Formen von bradykarden Herzrhythmusstörungen.

Ein weiteres wichtiges Indikationsgebiet ist das **Cor pulmonale**. Von diesem ist bekannt, daß es eher digitalisempfindlich reagiert, nicht selten sogar digitalisrefraktär. Bei dieser Indikation hat sich uns Weißdorn außerordentlich bewährt, wobei wir klinisch die besten Erfahrungen mit der intravenösen Gabe machten. Das dafür verwendete Spezialpräparat (Crataegutt) wird jedoch leider nicht mehr angeboten. Zur Zeit gibt es nur noch ein einziges Spezialpräparat vom Weißdorn in Ampullenform, das ▷ Esbericard® (Schaper & Brümmer). Beim Cor pulmonale ist es erstaunlich zu beobachten, wie entgegen der sonstigen Erfahrungen Crataegus zu einer raschen Besserung führt, vor allem bei der nächtlich betonten Dyspnoe. Ebenso zeigte sich die verbesserte Herzleistung in der spontan einsetzenden Diurese. Aber auch in der heute vorliegenden modernen Galenik oraler Präparate ist das Cor pulmonale eine wichtige Indikation für Weißdorn. Hier be-

währt sich besonders seine ausgezeichnete Verträglichkeit, wird man doch überwiegend eine Langzeit-, ja Dauertherapie anstreben müssen.
Auch die immer häufiger beobachtbaren **Kardiomyopathien** sind aus unserer bisherigen Wahrnehmung eine wichtige mögliche Indikation zur Verordnung von Weißdorn. Diese wahrscheinlich toxisch-myokardialen Erkrankungen, besonders die dilatative Form, stellen eine echte therapeutische Crux dar. Hier muß man als Arzt dankbar sein, daß eine weitere effektive Behandlungsmöglichkeit durch Weißdorn existiert. In bereits fortgeschritteneren Stadien der Erkrankung hat sich uns erneut die intravenöse Gabe bewährt. Auch leichtere Formen **postinfektiöser Herzinsuffizienz** sprechen primär ausgezeichnet auf Weißdorn an.

Hinweis Die Verträglichkeit der Digitalisglykoside kann durch gleichzeitige Verordnung von Crataegus offensichtlich gesteigert werden. Wir haben immer wieder die Beobachtung gemacht, daß besonders bei älteren Patienten mit starker Digitalisunverträglichkeit durch gleichzeitige Verordnung von Weißdorn eine sehr effiziente Besserung der Herzinsuffizienz mit außerordentlich niedrigen Digitalisdosen erzielt werden konnte.

Wir können dahingehend zusammenfassen, daß im Weißdorn ein Phytotherapeutikum existiert, das eine spezifische Beziehung zum menschlichen Herzen erkennen läßt und ein breites Indikationsspektrum zur Behandlung funktioneller und organischer Herzkrankheiten in sich trägt. Deshalb haben neben den zuletzt besonders herausgestellten Spezialextrakten auch die anderen Zubereitungsformen eine absolute Berechtigung, die nicht durch engstirnig-phytochemische Denkweise aus der praktischen Medizin eliminiert werden sollten. Besonders in der sehr frühen Prävention kann die einfache Teezubereitung oder die Tinktur als Rezeptur in Kombination mit anderen Heilpflanzen besonders erfolgreich wirken. Crataegus ist schließlich für die Langzeitanwendung vorzüglich geeignet.

Zubereitungsformen

Crataegi flos et folium et fructus

Für den ▶ Weißdorntee verwendet man die Blüten und/oder die Blätter und gibt von der Droge 2 Teelöffel auf 1 Tasse Wasser, überbrüht heiß und läßt 20 Minuten ziehen, morgens und abends, anfangs auch noch mittags eine Tasse trinken. Da der Weißdorntee ziemlich ausdruckslos schmeckt, ist es ratsam, mit 1–2 Teelöffel Honig zu süßen. Das wirkt sich auch sonst günstig aus, da eine Zuckerzufuhr bei Herzleiden als zweckmäßig gilt.
Weitere wichtige Zubereitungen sind:
▶ Tinctura Crataegi
3mal täglich 10–20 Tropfen.
▶ Extract. Crataegi fluid.
3mal täglich 10 Tropfen.
Eine gute Kombination ist die ▶ Tinctura cardialis DRF, die aus Extract. Crataegi fluid. 10,0 und Tinct. Convallariae 20,0 besteht und von der man dreimal täglich 20 Tropfen nehmen läßt. Weitere einfachste Verordnungen für einen Weißdorntee sind:

Rp.	Flor. Crataegi Fol. Crataegi Fol. Melissae aa ad 100,0
M.f.spec. D.S.	1 Teelöffel auf 1 Tasse Wasser, heiß übergießen, 10 Min. ziehen lassen, morgens und abends je 1 Tasse.

Die Melissenblätter verbessern den Gesamtgeschmack und wirken zudem mild-beruhigend.

Rp.	Flor. Crataegi Fol. Crataegi Visci albi aa ad 100,0
M.f.spec. D.S.	Morgens und abends 1 Tasse aus je 1–2 Teelöffel Tee.

Der Mistelanteil soll gleichzeitig blutdrucksenkend wirken.

Vielfach ist es ratsam, beide ▶ Kombinationen gleichzeitig anzuwenden, also Weißdorn mit Melisse und Mistel zu gleichen Teilen ad 100,0, davon morgens und abends eine Tasse. Ein weiteres Beispiel für einen Tee bei **erhöhtem Blutdruck** oder **Angina pectoris**:

Rp. Visci alb.
Flor. Crataegi
Flor. Chamomill.
Rad. Valerian. aa ad 100,0

D. S. 2 Teelöffel auf 1 Glas Wasser, heiß überbrühen und bis zum Abend bzw. Morgen ziehen lassen, morgens und abends je 1 Glas voll, monatelang.

Dabei wirkt der Zusatz von Flor. Chamomillae karminativ und Valeriana beruhigend.

Empfehlenswerte Fertigarzneimittel

Reine Weißdornpräparate

Crataegutt® forte Lösung	(Schwabe)
Crataegutt® novo 450 Filmtabletten	(Schwabe), Blätter, Blüten und Früchte
Faros® 300 Dragees	(Lichtwer)
Crataepas Filmtabletten/Tropfen	(Pascoe)
Esbericard® novo Tropfen/Dragees	(Schaper & Brümmer)
Kytta-Cor® forte Tropfen/Dragees	(Merck Produkte)
Neo-Cratylen® Tropfen	(Madaus)

Kneipp® Weißdorn Pflanzensaft Sebastianeum (Kneipp) enthält einen Preßsaft aus Fructus Crataegi rec., der eßlöffelweise genommen wird, anfangs dreimal täglich 1–2, nach einigen Wochen dann als monatelange Dauerbehandlung morgens und abends je 2 Eßlöffel. Er eignet sich besonders zur frühen, vorbeugenden Behandlung.

Kombinationen

mit Campher

Korodin Herz-Kreislauf-Tropfen®	(Robugen)

mit Mistelkraut und Knoblauch

Asgoviscum® N Tropfen/Kapseln	(Rhein-Pharma)

Arnica montana, Arnika

Diese alte Heilpflanze, auch Bergwohlverleih genannt, hat wieder vermehrte Aufmerksamkeit gefunden. Die Arnika wächst wild auf Bergwiesen, früher vielfach in großen Beständen. Heute ist sie so selten geworden, daß sie unter Naturschutz gestellt wurde. Sie ist an den orangefarbigen Blüten, deren Randblüten meistens leicht zurückgeschlagen sind, und den gegenständigen, glatten, längsnervigen Blättern leicht zu erkennen. Man verwendet von ihr die Blüten, **Arnicae flos**.

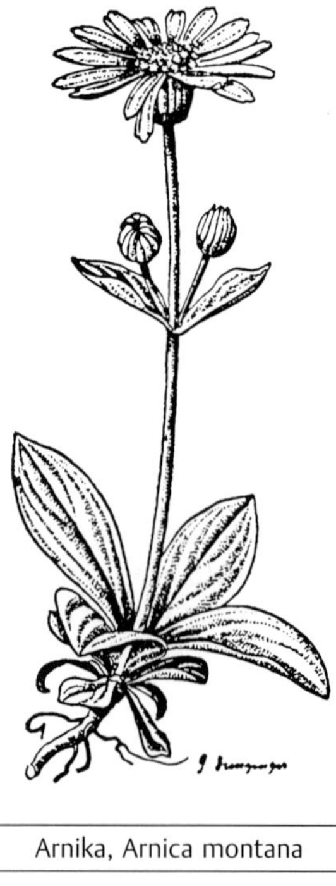

Arnika, Arnica montana

Arnikablüten enthalten Sesquiterpenlaktone vom Helenanolidtyp, daneben Flavonoide wie Isoquercetin, Astragalin und Luteolin-7-glucosid, weiterhin ätherisches Öl mit Thymol und Thymolderivaten, Phenolcarbonsäuren wie Chlorogensäure, Cynarin und Kaffeesäure, ebenso Cumarine wie Umbelliferon und Scopoletin.

Arnika gehört sicher zu den großen Heilpflanzen, deren umfassende Wirksamkeit auch in der Phytotherapie heute nicht mehr ausreichend berücksichtigt wird. In der Beurteilung der Kommission E finden sich lediglich noch die zahlreichen äußeren Anwendungsgebiete, vor allem traumatische Ödeme, Hämatome, Distorsionen, Prellungen und auch der Muskelrheumatismus, bei denen Arnika ganz sicher Hervorragendes leistet. Die innere Anwendung beispielsweise mit der Indikation der koronaren Herzkrankheit oder der akuten Behandlung einer Angina pectoris, wie sie auch Goethe außerordentlich schätzte, wird dagegen gar nicht mehr aufgeführt. Ein Grund dafür ist die absolut überbewertete Überempfindlichkeit einzelner Menschen gegen Arnika. Allergische Reaktionen sind für Korbblütler generell typisch *(Hausen, 1988, s. S. 17)*, können aber keineswegs Kontraindikationen begründen. Das gilt vor allem auch bei der Arnika. Dosisabhängig, besonders also bei sehr hoher Dosierung, kann es zu Intoxikationen mit Schwindel, Zittern, Tachykardie und Rhythmusstörungen bis zum Kollaps kommen. Bestehen bei dem Patienten schon Hinweise auf allergische Reaktionen gegenüber Korbblütlern oder der Arnika, wird man selbstverständlich sehr vorsichtig dosieren oder eine andere Droge wählen. Überwiegend aber wird Arnika auch bei innerer Verordnung ausgezeichnet vertragen. Wir selber haben bei sehr häufiger Verordnung keine einzige solcher akuten Nebenwirkungen erlebt, auch nur in Einzelfällen durch andere davon gehört.

Anwendungsgebiete

Die wichtigste Indikation sind **pektanginöse Beschwerden**. Obwohl die Arnika die Blutversorgung des Herzens durch die Herzkranzgefäße in ähnlicher Weise wie der Weißdorn bessern kann, bestehen doch gegenüber dem Weißdorn deutliche Unterschiede. Bei der Arnika tritt vor allem der schnell eintretende anregende Effekt in den Vordergrund. Daher erfolgt die Arnikagabe vorzugsweise bei **akuten Schwächezuständen** des Herzens und Angina pectoris. Demgegenüber ist der Weißdorn insbesondere ein Mittel für die langdauernde Behandlung der koronaren Herzerkrankung. Das ist auch beim Altersherzen zu berücksichtigen, wenn es noch nicht zu einer eigentlichen Herzmuskelinsuffizienz gekommen ist. Will man hier bei einem Schwächezustand kurzfristig helfen, kommt die Arnika in Betracht. Erstrebt man jedoch die Linderung geringerer Beschwerden oder eine mehr präventive Wirkung, so wird man zum Weißdorn greifen.

Zubereitungsformen

Arnicae flos

Bei leichten Beschwerden oder präventiv kann man zum frisch bereiteten ▶ Arnika-Tee greifen. Zwei Teelöffel der Arnikablüten werden mit 1 Tasse kochendem Wasser übergossen, etwa 10 Minuten ziehen lassen, abseihen. Den Tee 2mal täglich langsam schluckweise trinken.

Oder man nimmt 5 bis 10 Tropfen der ▶ Arnika-Tinktur, zweckmäßig mit etwas warmem Wasser verdünnt.

▶ Arnika-Tinktur/-Essenz

Bei akuten pektanginösen Beschwerden 50 Tropfen Arnika-Tinktur/-Essenz in 1 Glas lauwarmes Wasser geben und dieses langsam und schluckweise innerhalb 15 Minuten austrinken.

Gute Wirkung erzielt auch eine feucht-warme Arnika-Kompresse, auf die Herzgegend gelegt.

Empfehlenswerte Fertigarzneimittel

Reine Arnikapräparate

Arnica-Urtinktur DHU
Arnika-Essenz Weleda

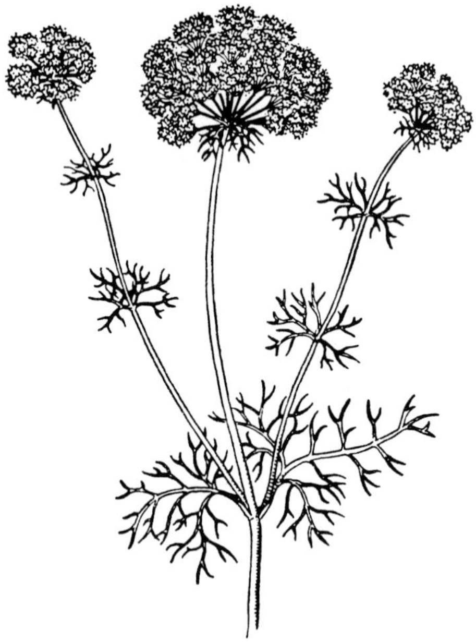

Khella, Ammi visnaga

Ammi visnaga, Khella

Der Doldenblütler mit dem ägyptischen Volksnamen Khella wächst in ganz Nordafrika wild und hat Ähnlichkeit mit unserer Mohrrübe. Aus den Samen, die den Kümmelfrüchten ähnlich sind, wird ein fettes Öl isoliert, dessen Inhaltsstoffe verschiedene Furanochrome, hauptsächlich Khellin und Pyranocumarine wie Visnadin sind, weiterhin Flavonoide und geringe Mengen ätherisches Öl.

Die Wirkung von Ammi visnaga beruht auf einer **Spasmolyse** der glatten Muskulatur der Gefäße und Bronchien. Vieles spricht dafür, daß Khellin stärker auf die Bronchialmuskulatur, Visnadin stärker auf die Gefäßmuskulatur wirkt. Ein synthetisches Khellinderivat ist die Cromoglicinsäure (*s. S. 231*). Für sie ist eine Stabilisierung der Mastzellmembranen nachgewiesen, wodurch eine Mediatorfreisetzung verhindert wird.

Visnadin war bis vor kurzer Zeit als Fertigarzneimittel Carduben® (Madaus) im Handel. Unter der Risikobewertung, daß durch Visnadin bestimmte mutagene Veränderungen hervorgerufen werden, die wiederum für den Gesamtextrakt von Ammi visnaga nicht nachweisbar waren, wurde das isolierte Visnadin von der klinischen Anwendung zurückgezogen, da wiederum auch keine therapeutischen Vorteile gegenüber einem standardisierten Gesamtextrakt gesehen wurden. In ihrer Wirksamkeit tritt die Khella sicher gegenüber dem Weißdorn und der Arnika zurück, ist aber eine gute therapeutische Alternative, falls die Therapie mit den beiden anderen Heilpflanzen nicht genügend befriedigt. Auch scheint eine spezifische, präventive Langzeitwirkung gegenüber pektanginösen Beschwerden zu bestehen.

Empfehlenswerte Fertigarzneimittel

Reine Kellapräparate

Carduben® (Madaus)
Ammi-Visnaga-Kapseln
(eingestellter Trockenextrakt, standardisiert auf 7,35 mg Gamma-Pyrone berechnet als Khellin).
Khellangan® N Dragees (Ardeypharm)
steno-loges® N Tropfen (Loges)

Kombinationen

mit Weißdorn

Stenocrat® Tropfen/Dragees (Schwabe)

Andere Mittel bei Angina pectoris

Bei den Krankheiten der Verdauungsorgane wurde schon auf Galgant hingewiesen (s. S. 66), eine Scharfstoffdroge mit starker, spasmolytischer Wirkung auf die glatte Muskulatur. Bei primär funktionellen (spastischen) pektanginären Beschwerden kann Galgant, mehrmals in kurzen zeitlichen Abständen 1–2 Tabletten à 0,1 g (Jura-Konstanz) zu rascher Besserung verhelfen.

1. Ammon, H.T.T., Händel, M.: Crataegus. Toxikologie und Pharmakologie. Teil I: Toxizität. Planta med. 43 (1981) 105–120, Teil II: Pharmakodynamik. Planta med. 43 (1981) 210–239, Teil III: Pharmakodynamik und Pharmakokinetik. Planta med. 43 (1981) 314–322
2. Chatterjee, S.S., Gabard, B.: Pharmakol. Dossier (1980)
3. Eichstädt, H., Bäder, M., Danne, O., Kaiser, W., Stein, U., Felix, R.: Crataegus-Extrakt hilft dem Patienten mit NYHA II-Herzinsuffizienz. Therapiewoche 39 (1989) 3288–3296
4. Fintelmann, V.: Weißdorn schont und stärkt das Altersherz. Ärztl. Prax. 86 (1991) 11–14
5. Förster, A., Förster, K., Bühring, M., Wolfstädter, H.D.: Crataegus bei mäßig reduzierter linksventrikulärer Auswurffraktion. Ergospirometrische Verlaufsuntersuchung bei 72 Patienten in doppelblindem Vergleich mit Plazebo. Münch. med. Wschr. 136, Suppl. 1 (1994) 21–26
6. Gabard, B., Trunzler, G.: Zur Pharmakologie von Crataegus. In: Wandlungen in der Therapie der Herzinsuffizienz. Hrsg. von N. Rietbrock et al. Vieweg, Braunschweig (1983)
7. Goethe und die Arnika. Münch. med. Wschr. 23 (1961) XLVII
8. Hanak, Th., Brückel, M.-H.: Behandlung von leichten stabilen Formen der Angina pectoris mit Crataegutt® novo. Therapiewoche 33 (1983) 4331–4333
9. Iwamoto, M., Ishizaki, T., Sato, T.: Klinische Wirkung von Crataegutt bei Herzerkrankungen ischämischer und/oder hypertensiver Genese. Plant med. 42 (1981) 1–16
10. Krzeminski, T., Chatterjee, S.S.: Ischemia and early reperfusion induced arrhythmias: beneficial effects of an extract of Crataegus oxyacantha L.: Pharm. Pharmakol. Lett. 3 (1993) 45–48
11. Seminar: Phytopharmaka und neues Arzneimittelgesetz – Zulassungsvoraussetzungen am Beispiel Crataegus. Pharm. Ztg 121 (1976) 38 1429–1432
12. Loew, D.: Crataegus-Spezialextrakte bei Herzinsuffizienz. Gesicherte pharmakologische und klinische Ergebnisse. Der Kassenarzt 15 (1994) 43–50
13. Mävers, W., Hensel, H.: Veränderungen der lokalen Myokarddurchblutung nach oraler Gabe eines Crataegusextraktes bei nicht narkotisierten Hunden. Arzneimittel-Forsch. 24 (1974) 783–785
14. O'Conolly, M., Bernhöft, G., Bartsch, G.: Behandlung älterer, multimorbider Patienten mit stenocardischen Beschwerden. Therapiewoche 37 (1987) 3587–3600
15. Schmidt, U., Kuhn, U., Ploch, M., Hübner, W.D.: Wirksamkeit des Extraktes Li 132 (600 mg/Tag) bei achtwöchiger Therapie. Placebokontrollierte Doppelblind-Studie mit Weißdorn an 78 herzinsuffizienten Patienten im Stadium II nach NYHA. Münch. med. Wschr. 136, (Suppl.1) (1994) 13–19
16. Tauchert, M., Ploch, M., Hübner, W.D.: Wirksamkeit des Weißdorn-Extraktes Li 132 im Vergleich mit Captopril. Multizentrische Doppelblind-Studie bei 132 Patienten mit Herzinsuffizienz im Stadium II nach NYHA. Münch. med. Wschr. 136 (Suppl.1) (1994) 27–33
17. Trunzler, G., Gabard, B.: Neue Erkenntnisse zur Craetagus-Pharmakologie und ihre Bedeutung für die Herztherapie in der Praxis. Ärztez. Naturheilverf. 8 (1983) 407–412
18. Trunzler, G., Schuler, E.: Vergleichende Studien über die Wirkungen eines Crataegus-Extraktes, von Digitoxin, Digoxin und g-Strophantin am isolierten Warmblüterherzen. Arzneimittel-Forsch. Drug Res. 12 (1962) 198
19. Weikl, A., Noh, H.-S.: Der Einfluß von Crataegus bei globaler Herzinsuffizienz. Herz u. Gefäße 12 (1992) 516–524
20. Weinges, K., Kloss, P., Trunzler, G., Schuler, E.: Über kreislaufwirksame dimere und oligomere Dehydro-Catechine. Planta med. 19 (Suppl.) (1971) 61–65

1.2 Herzinsuffizienz

Die behandlungsbedürftige Herzinsuffizienz ist heute am häufigsten Folge degenerativer Herzkrankheiten, im speziellen der koronaren Herzkrankheit. Der früher genutzte Begriff »Myodegeneratio cordis« bezeichnete die zugrunde liegende Schädigung des Herzens keineswegs schlecht. Das gilt ebenso für den Sammelbegriff der sklerotischen Herzkrankheiten. Die Herzinsuffizienz infolge von Vitien oder angeborenen Mißbildungen des Herzens ist heute Indikation für eine frühe chirurgische Korrektur und spielt überhaupt im Verhältnis zu den erstgenannten Ursachen eine untergeordnete Rolle. Als dritter wichtiger Ursachenbereich der Herzinsuffizienz sei auf die Kardiomyopathien verwiesen, in Ätiologie und Pathogenese oft noch unzureichend aufgeklärte Krankheitsbilder, die Folge entzündlicher oder kardiotoxischer Ursachen sein können, häufig aber auch als idiopathisch angesehen werden.

Scilla maritima
- ❊ **Scillae bulbus**
- ® **Scillase N Kapseln**

Convallaria majalis
- ❊ **Convallariae herba**
- ® **Convacard® Dragees**
- ® **Valdig®-N Bürger Lösung**
- **div. Kombinationspräparate,**
- ® **z. B. Miroton® Lösung/N forte Dragees**

Adonis vernalis
- ❊ **Adonidis herba**
- **div. Kombinationspräparate**

Strophanthus kombé und
Strophanthus gratus
keine Fertigarzneimittel
(Tinctura Strophanti)

Die Therapie der Herzinsuffizienz ist eine Domäne für **Digitalispräparate**. Grundsätzlich ist der Fingerhut ein Forte-Phytotherapeutikum, doch wird er in dieser phytotherapeutischen Weise überhaupt nicht mehr genutzt. Standard der Digitalistherapie ist heute der isolierte, zumeist synthetisch derivatisierte Wirkstoff wie Digitoxin oder Digoxin. Immer seltener werden diese Inhaltsstoffe des Fingerhuts aus der Pflanze selbst gewonnen, immer typischer ist die teilsynthetische Herstellung aus in der chemischen Struktur ähnlichen Pflanzenstoffen anderer Arten. Wahrscheinlich ist es nur eine Frage der Zeit, wann entsprechende Digitalisglykoside gentechnisch hergestellt werden. Damit ist dann der letzte Bezug zur Pflanze verlorengegangen. Es ist daher nicht die Aufgabe des Lehrbuchs der Phytotherapie, ausführlich auf die Möglichkeiten der Digitalistherapie einzugehen. Dieses Wissen gehört zum absoluten Standard jedes Arztes.

Hinzu kommen weitere für die Herzinsuffizienztherapie eingesetzte Synthetika, an erster Stelle die ACE-Hemmer. Mit diesen will und kann die Phytotherapie nicht in Konkurrenz treten. Und dennoch hat sie Möglichkeiten, die der behandelnde Arzt kennen sollte. Das gilt einmal mehr für den bereits ausführlich dargestellten Weißdorn, aber auch für die sogenannten **Digitaloide** wie Maiglöckchen, Meerzwiebel, Adonisröschen und Oleander. Auch Strophanthus soll seine Darstellung finden, wenngleich für ihn ähnliches wie für den Fingerhut gilt. Das isolierte, halbsynthetische k- oder g-Strophanthin kann nicht mehr im eigentlichen Sinne als Phytotherapeutikum bezeichnet werden. In der Kardiologie hat es seinen Stellenwert vor allem wegen der unzureichenden enteralen Resorption und der sehr raschen Abklingquote eingebüßt.

Eine sehr gute Übersicht und Zusammenfassung zur »Pharmakokinetik von herzglykosid-haltigen Pflanzenextrakten« haben *D. A. Loew und A. D. Loew (1994)* verfaßt.

Pflanzen zur Behandlung

Sieht man, wie eingangs begründet, hier von Digitalisglykosiden und Strophanthin ab, steht an erster Stelle zur Behandlung der Herzinsuffizienz der bereits ausführlich dargestellte **Weißdorn** *(s. S. 156f.)*. Neben den frühen Stadien der Herzinsuffizienz weisen neueste Untersuchungen nach, daß auch bis zum Stadium NYHA III Crataegus Anwendung finden kann. Eine spezielle Indikation stellt weiterhin die rechtsführende Herzinsuffizienz (Cor pulmonale) dar.
Während Weißdorn keine glykosidischen Inhaltsstoffe hat, treten Herzglykoside bei anderen Pflanzen auf, die wegen dieser Ähnlichkeit mit dem Fingerhut auch als Digitaloide bezeichnet werden.

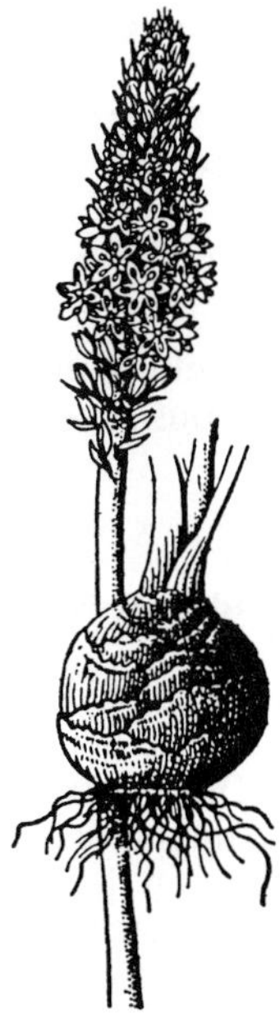

Meerzwiebel, Scilla maritima

Scilla maritima (Urginea maritima), Meerzwiebel

Die Meerzwiebel ist ein Liliengewächs der Mittelmeerländer, das sich schon seit alten Zeiten eines besonderen Rufes bei Wassersucht und Herzkrankheiten erfreut. Die Meerzwiebel wächst an den Küsten des Mittelmeeres. Man unterscheidet nach der Farbe der Zwiebeln eine weiße und eine rote Form. Die weiße wird vorwiegend medizinisch gebraucht. Scilla entfaltet **digitalisähnliche** Wirkungen, aber schwächer. Die frühere Behauptung, daß ihr eine besondere Wirkung auf die rechtsführende Herzinsuffizienz zukomme und sie daher besonders beim Cor pulmonale des Emphysematikers indiziert sei, hat der Kritik nicht standhalten können. Ebenso ist eine besondere Wirkung bei der Koronarsklerose nicht belegt. Wohl aber besitzt die Scilla einen beträchtlichen **diuretischen** Effekt, der sie gegenüber anderen Glykosiddrogen auszeichnet.
Als Droge werden die in Quer- oder Längsstreifen geschnittenen, getrockneten, mittleren, fleischigen **Zwiebelschuppen** der nach der Blütezeit gesammelten Zwiebeln der weißzwiebeligen Rasse von Urginea maritima L. verwendet. Sie enthalten Glykoside vom Bufadienolidtyp. Die Hauptglykoside sind Scillaren A und Proscillaridin A, ferner enthält die Droge Flavonoide und Anthocyane. Proscillaridin, das kristallisierte Scilla-Reinglykosid, wirkt bemerkenswert schnell und steht daher dem Strophanthin nahe, die Resorptionsquote beträgt 20–30%. Scillaglykoside werden überwiegend nach Konjugation mit Glukuron- und Schwefelsäure mit der Galle ausgeschieden und sind deshalb von der Nierenfunktion unabhängig, damit dem Digitoxin ähnlich. Die Nebenwirkungen sind typisch für Herzglykoside, ähnlich wie bei Digitalis kommt es dosisabhängig zu Übelkeit, Erbrechen und Magenbeschwerden sowie Durchfällen, auch können Herzarrhythmien ausgelöst werden. Bei einer Abklingquote von 30–50% sind diese Nebenwirkungen meist rasch reversibel. Die Gegenanzeigen und Wechselwirkungen sind mit Digitalis vergleichbar.
Indikationen sind alle Formen der **leichten** bis **mittelschweren Herzinsuffizienz**, insbesondere um eine verstärkte Diurese zu erreichen.

Empfehlenswerte Fertigarzneimittel

Reine Scillapräparate

Mit standardisiertem Glykosidgehalt

Scillase N Kapseln (Ziethen)
Beginn der Behandlung mit 3mal 1–2 Kapseln, individuelle Dosisfindung zur Dauerbehandlung.

Convallaria majalis, Maiglöckchen

Das Maiglöckchen ist eine Pflanze unserer Wälder, insbesondere der etwas feuchteren Laubwälder. Als Droge verwendet werden die getrockneten, während der Blütezeit gesammelten oberirdischen Teile von Convallaria majalis L. oder nahestehenden Arten sowie Zubereitungen aus Maiglöckchenkraut, **Convallariae herba**. Maiglöckchen gehört zu den Cardenolidpflanzen mit einem Gehalt von 0,1–0,5% herzwirksamer Glykoside. In der Droge sind bisher 40 Cardenolide isoliert und identifiziert worden, als Hauptglykoside Convallatoxin, Convallosid und Lokundjosid (*Loew*). Obwohl Convallatoxin gut wasserlöslich ist, beträgt die Resorptionsquote nur 10%. Die metabolisierten Glykoside werden sowohl renal wie biliär ausgeschieden, die Abklingquote beträgt 40–50%.
Die Glykosidwirkung von Maiglöckchen ist nicht vergleichbar mit der von Digitalis, sicher auch schwächer als die der Meerzwiebel. Convallariaextrakte sind somit vor allem für **leichte Formen** der **Herzinsuffizienz** geeignet. Ihr Vorteil ist der rasche Wirkeintritt und die hohe Abklingquote, so daß Convallariaglykoside praktisch nicht kumulieren. Auch haben die Convallariaglykoside keinen Einfluß auf das Herzreizleitungssystem, so daß Arrhythmien nicht zu befürchten sind, sie eignen sich besonders gut für **bradykarde** Formen der Herzinsuffizienz. Hierin ergänzen sie sich bei der Indikation »Altersherz« gut mit dem Weißdorn.
Weiss bezeichnet Convallaria auch als ein **Kardiosedativum**. Das mache Maiglöckchen besonders geeignet für die Behandlung funktioneller Herzbeschwerden. Wir werden darauf in dem entsprechendem Kapitelabschnitt noch einmal zurückkommen (*s. S. 186*). Erwähnt seien die insgesamt seltenen und eher schwächeren Nebenwirkungen der Herzglykoside wie Übelkeit und Erbrechen, auch Wechselwirkungen und Gegenanzeigen sind die gleichen wie für Digitalis und Scilla.

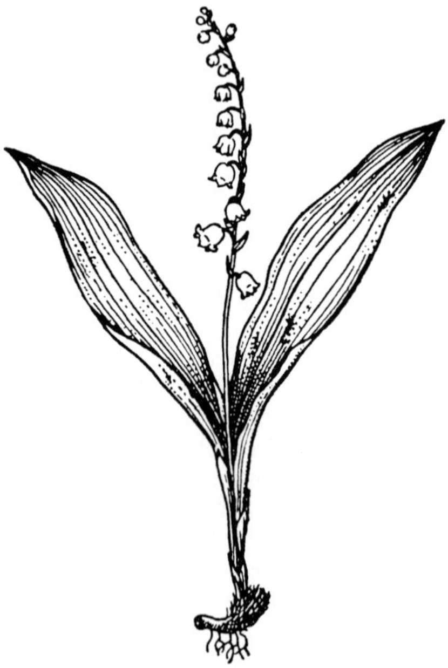

Maiglöckchen, Convallaria majalis

Empfehlenswerte Fertigarzneimittel

Auch bei Convallaria wird der Arzt ein Fertigarzneimittel mit standardisiertem Glykosidgehalt bevorzugen, alternativ käme vor allem für die später noch zu besprechenden Rezepturen die Tinktur (Tinctura Convallariae) in Frage.

Reine Maiglöckchenpräparate

Convacard® Dragees (Madaus)
Valdig®-N BürgerLösung (Ysatfabrik)

Kombinationen

mit Weißdorn

Convallocor SL 100 Dragees	(Hevert)
Convastabil® Tropfen	(Klein)
Cor-Vel® N Dragees	(Truw)

mit Meerzwiebel

cor-loges® Dragees	(Loges)

Nerium oleander, Oleander

Die bekannte Zierpflanze mit immergrünen lederigen Blättern und schönen, in Büscheln zusammenstehenden rosa Blüten, stammt aus den Mittelmeerländern. In Europas nördlicherem Klima hält sie sich nur als Kübelpflanze, die man im Sommer ins Freie stellt, im Winter aber in das Gewächshaus bringen muß. Als Droge verwendet werden die Blätter, **Oleandri folium**. Sie enthalten 1–2% herzwirksame Cardenolidglykoside. Oleandrin macht etwa 83% der Gesamtglykoside eines Oleanderextraktes aus. Die Resorptionsquote ist von allen Digitaloiden die höchste, 65–86%, die Abklingquote mit 41% rasch bei renal und biliären Ausscheidungswegen.

Eine Besonderheit, die klinisch einen Vorteil bedeuten könnte, kommt dem Oleander nicht zu. Vielleicht hat er seine besondere Bedeutung in solchen Ländern bekommen, in denen Digitalis nicht wächst. Aus der Sicht von *Weiss* ist er im Zusammenhang mit den anderen Digitaloiden weitgehend entbehrlich.

Die Kommission E erstellte eine **Negativmonographie**, da einerseits die klinische Wirkung nicht ausreichend belegt ist und andererseits bei nicht exakt dosierbarem Glykosidgehalt (z. B. Teeaufgüsse) leichte Vergiftungserscheinungen auftreten könnten.

Adonis vernalis, Adonisröschen

Die in Deutschland heimische Pflanze ist selten und steht daher überall unter Naturschutz. In größerem Maße kann sie in Deutschland nicht gesammelt werden. Das Hauptverbreitungsgebiet der Adonis vernalis liegt im Osten. Ihre Urheimat sind die Steppengebiete nördlich des Schwarzen Meeres in Südrußland. Von dort aus kam sie bis in die östlichen Gebiete Deutschlands. An den Hän-

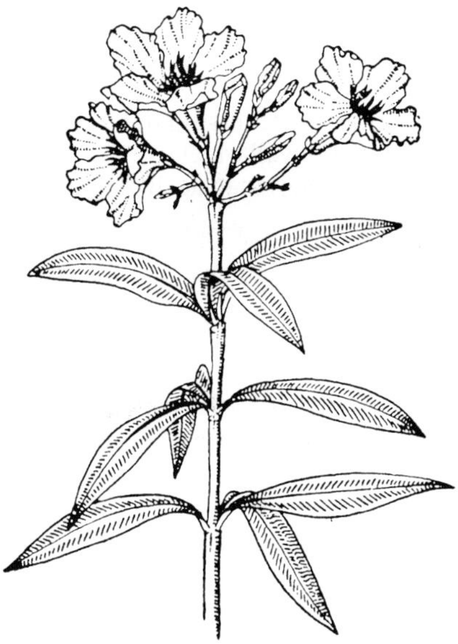

Oleander, Nerium oleander

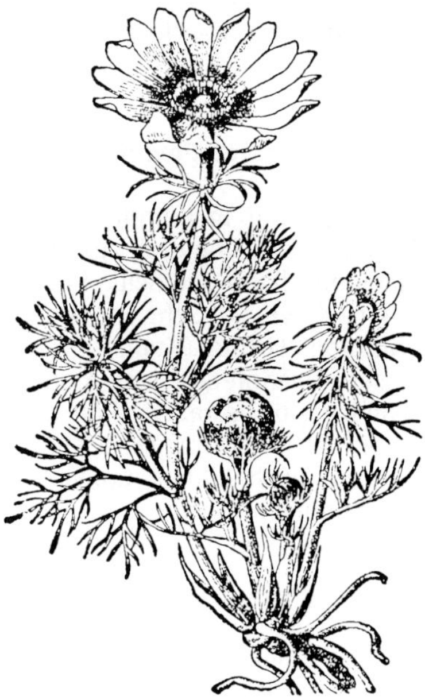

Adonisröschen, Adonis vernalis

gen des Odertales liegen einige bekannte Standorte. Auf einem südlichen Wanderungsweg über Ungarn und Böhmen drang die Adonis vernalis nach Thüringen und bis zum Harz vor. Einen herrlichen Anblick bieten im Frühling die trockenen Hänge, auf denen die Adonis ihre goldglänzenden großen Blüten ausbreitet.

Als Droge verwendet wird das Kraut, **Adonidis herba**. Die Droge enthält 0,2–0,8% herzwirksamer Glykoside vom Cardenolidtyp. Mengenmäßig dominieren Cymarin und Adonitoxin. Leitsubstanz ist heute Cymarin. Die Resorptionsquote beträgt 15–37%. Adonisglykoside werden überwiegend renal ausgeschieden bei einer Abklingquote von 28–39%. Adonis nimmt somit bei den Digitaloiden in seiner Pharmakokinetik eine Mittelstellung ein. *Weiss* ordnet die Adonis sogar noch stärker als Convallaria als **Kardiosedativum** ein und bezeichnet es als falsch, sie wegen der leicht kardiotonischen Wirkung als Herzmittel in eine Reihe mit Digitalis oder auch Scilla einzuordnen. Er sieht als Hauptanwendungsgebiet die **funktionellen Herzbeschwerden** mit nervöser Tachykardie, Extrasystolie oder bei einer **postinfektiösen Herzschwäche**. Wir werden in dem entsprechenden Abschnitt darauf zurückkommen.

Empfehlenswerte Fertigarzneimittel

Kombinationen

mit diversen anderen Phytotherapeutika

Adonis kommt nur in Kombinationsarzneimitteln vor, es ist Bestandteil zusammen mit Oleander, Convallaria und Scilla in der altbewährten, nach wie vor sehr empfehlenswerten ▷ Miroton® Lösung (Knoll).

Wegen der erwähnten Negativmonographie für Oleander gibt es inzwischen zusätzlich ▷ Miroton® N forte Dragees/Lösung(Knoll), in denen nur noch Adonis, Convallaria und Scilla enthalten sind.

Beispiele für die Rezeptur

Kombiniert werden verschiedene herzglykosidhaltige Drogen mit Sedativa und/oder Karminativa.

▶ Tinctura Crataegi cum Scilla DRF

Rp. Tinct. Scillae 5,0
Tinct. Crataegi 10,0
Tinct. Valerian.ad 30,0
D. S. 3mal tägl. 15 Tropfen.

Bei leichter **Herzinsuffizienz** mit starker **Herzunruhe**:

Rp. Tinct. Convallariae 5,0
Tinct. Crataegi 10,0
Tinct. Valerian. 15,0
D. S. 3mal tägl. 20–30 Tropfen nach dem Essen.

Bei **Arteriosklerose** mit **anginösen Beschwerden** und beim gastrokardialen **Symptomenkomplex** (*Roehmheld*):

Rp. Ol. Carvi 5,0
Tinct. Convallariae
Tinct. Crataegi
Tinct. carminativ.
Spirit. aetheris nitrosi aa 10,0
D. S. 3mal tägl. 20 Tropfen.

Bei vorwiegend **funktionellen Herzbeschwerden:**

Rp. Extract. Adonidis fluid.
Tinct. Convallariae
Tinct. Valerianae aa 10,0
D. S. 3mal tägl. 30 Tropfen.

Strophanthus kombé und Strophanthus gratus (Strophanthin)

Die Samen der beiden in den Tropen wildwachsenden Strophanthusarten enthalten das Glykosid Strophanthin. Dabei werden das k-Strophanthin aus St. kombé und das g-Strophanthin (Ouabain) unterschieden, die sich in der Wirkung weitgehend gleichen. Dazu kommt noch das Cymarin (k-Strophanthin-a),

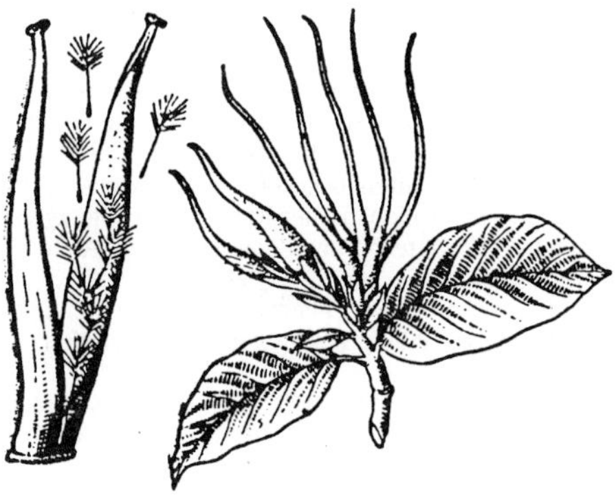

Strophanthus kombé

das in beiden Strophanthusarten, aber auch noch in anderen Pflanzen, wie dem Adonis vorkommt.

Hinweis Die Strophanthuspflanzen sind Lianen der Urwälder im tropischen Afrika. Sie liefern den Einheimischen das gefürchtete Pfeilgift, das schon bei kleinen Verletzungen durch Eindringen des Giftes in die Blutbahn zum Herzstillstand und zum Tode führt.

Aus dem **Samen** wird die Tinctura Strophanthi bereitet. Der Inhaltsstoff, das Strophanthin, ist als kristallisierbarer Körper rein darstellbar.

Strophanthin kann als das akut wirksamste aller Herzmittel bezeichnet werden. Bei der intravenösen Injektion tritt die Wirkung außerordentlich rasch ein. Schon in wenigen Minuten, ja noch während der langsam vorgenommenen Injektion selbst kann man am Puls die Wirkung feststellen. Sehr bald wird auch der Einfluß auf das subjektive Befinden, vor allem die Dyspnoe, deutlich. Eine Kumulation am Herzen ist kaum vorhanden. Die enterale Resorption beträgt nur 3–5%, die Abklingquote 40–50% mit renalen Ausscheidungswegen. Die intravenöse Strophanthinbehandlung der Herzinsuffizienz ist heute weitgehend durch Digitalisglykoside abgelöst worden.

Gänzlich anders zu beurteilen als die intravenöse Strophanthininjektion ist die perorale Darreichung der ▶ Tinctura Strophanthi. Sie darf keineswegs als ein Ersatz der intravenösen Darreichungsform angesehen werden. Bei der peroralen Verabfolgung wird das Strophanthin größtenteils abgebaut. Daraus wollte man schließen, daß die Strophanthustinktur überhaupt keine Wirkung habe und überflüssig sei. Dieser Fehlschluß kam daher, daß man an die **Tinktur** Anforderungen stellte, die sie nicht erfüllen kann. Sie ist ein leichtes, **mildes Kardiotonikum**, das hauptsächlich bei den Zuständen mit nur geringer Myokard- oder Koronarschädigung, aber vorwiegend funktionellem Einschlag wirkt. Hier aber wirkt sie wirklich. Eigene langjährige Erfahrungen zeigten, daß Tinct. Strophanthi ein vorzügliches Mittel zur Kombination mit anderen kardiotonischen, sedativen oder auch antispasmodischen Tinkturen, z. B. mit Tinct. Convallariae, Tinct. Valerianae oder Tinct. Belladonnae, ist. Man muß diese Tropfen langdauernd geben, monatelang und länger, mit eingeschobenen Pausen. Dabei kann man auf den Meteorismus der Arteriosklerotiker und auch mancher jüngeren Vagotoniker durch Hinzufügen von Kümmelöl, Oleum Carvi oder der Tinctura carminativa zusätzlich einwirken. Bei jüngeren Menschen mit Vagotonie und vegetativer Dystonie wird man durch Kombination mit Tinctura Belladonnae gute Ergebnisse erzielen können, ebenso bei vielen Magen-Darm-Kranken, bei denen die Vervollständigung der Belladonnawirkung durch ein leichtes Kardiotonikum notwendig wird.

Zubereitungsformen

Tinctura Strophanthi

Die ▶ Tinctura Strophanthi bietet vielfache Möglichkeiten der Verschreibung, von denen als Beispiel einige angeführt seien.

Bei **Vagotonie, Extrasystolen, arterieller Hypertonie**:

Rp. Tinct. Strophanthi 10,0
Tinct. Belladonnae 10,0
Tinct. Valerianae 20,0

D. S. 3mal tägl. 30 Tropfen.

Bei **vasomotorisch** bedingten **anginösen** Herzbeschwerden:

Rp. Tinct. Strophanthi
Tinct. Valerianae
Spirit. aether. nitros. aa 10,0

D. S. 3mal tägl. 20 Tropfen.

Kombinierte Kümmeltropfen beim **gastrokardialen Symptomenkomplex**:

Rp. Ol. Carvi 5,0
Tinct. Strophanthi
Tinct. Belladonnae aa 10,0
Tinct. Valerian. aether. aa 20,0

D. S. 3mal tägl. 30 Tropfen.

Bei **funktionellen** Herzbeschwerden:

Rp. Tinct. Strophanthi
Tinct. Convallariae
Tinct. Nuc. vomicae
Tinct. Valerian. aa 10,0

D. S. 3mal tägl. 30 Tropfen.

1. Hempelmann, F. W., Heinz, N., Flasch, H.: Lipophile und enterale Resorption bei Cardenoliden. Arzneimittel-Forsch. Drug Res. 28 (1978) 2182–2185
2. Lauterbach, F.: Enterale Resorption, biliäre Ausscheidung und enterohepatischer Kreislauf von Herzglykosiden bei der Ratte. Naunyn-Schmiedeberg's Arch. Exp. Pathol. Pharmakol. 247 (1964) 391–411
3. Loew, D. A., Loew, A. D.: Pharmakokinetik von herzglykosidhaltigen Pflanzenextrakten. Z. Phytother. 15 (1994) 197–202
4. Rietbrock, N., Vöhringer, H. F., Kuhlmann, J.: Der Metabolismus herzwirksamer Glykoside. Herz/Kreisl. 9 (1977) 825–832
5. Schwinger, R. H., Erdmann, E.: Die positiv inotrope Wirkung von Miroton. Z. Phytother. 13 (1992) 91–95

1.3 Periphere und zerebrale Gefäßerkrankungen

Neben den degenerativen Herzkrankheiten bilden die peripheren und zerebralen Gefäßerkrankungen im Sinne der generalisierenden Arteriosklerose eine weitere große Krankheitsgruppe der zivilisierten Welt. Vor allem die periphere Verschlußkrankheit mit dem Hauptsymptom Claudicatio intermittens ist auch im Zusammenhang mit dem übermäßigen Tabakkonsum ein weitverbreitetes Leiden geworden und hat zu einer expansiven Entwicklung der Gefäßchirurgie geführt. Auch hier muß der von einer Phytotherapie und ihren Heilmitteln überzeugte Arzt deutlich machen, daß im Vorfeld der Spätstadien dieser Erkrankung die **präventive** Therapie mit Phytotherapeutika außerordentlich nützlich und sinnvoll ist, auch unter volkswirtschaftlichen Gesichtspunkten. Denn die Folgekosten der fortgeschritteneren Krankheitsstadien der peripheren arteriellen Gefäßkrankheiten sind unermeßlich und wohl kaum zu kalkulieren.
Gleiches gilt für die zerebralen Durchblutungsstörungen als Folge von arteriosklerotischen Gefäßerkrankungen, die zur zerebralvaskulären Insuffizienz und zur Apoplexie führen. Wie erschütternd ist jedesmal das Erlebnis eines Schlaganfalls mit Sprachverlust und halbseitiger Lähmung. Ist hier nicht jeder – vielleicht noch nicht letztgültig wissenschaftlich bewiesene – Therapieversuch berechtigt, wenn er hoffen läßt, diese Endstadien einer über lange Zeit sich entwickelnden Erkrankung zu verhindern? Können wir es uns überhaupt noch leisten, immer erst so lange mit der wissenschaftlichen Anerkennung einer Therapie zu warten, bis »das Kind in den Brunnen gefallen ist»?
Besonders die im letzten Jahrzehnt dramatisch gewachsene Literatur zum Knoblauch und zu Ginkgo biloba macht ein Umdenken an dieser Stelle aus unserer Sicht notwendig.

Allium sativum
- ❋ **Allii sativi bulbus**
- ® **Kneipp® Knoblauch-Pflanzensaft**
- ® **Kneipp® Knoblauch Dragees N**
- ® **Kwai® N Dragees**
- ® **Sapec® Dragees**

Allium ursinum
- ❋ **Allii ursini herba**

Allium cepa
- ❋ **Allii cepae bulbus**

Ginkgo biloba
- ® **Kaveri® forte Filmtabletten/Tropfen**
- ® **Rökan® novo Filmtabletten**
- ® **Tebonin® forte Filmtabletten/Tropfen**

Pflanzen zur Behandlung

Allium sativum, Knoblauch

Diese uralte Heilpflanze hat sich bis heute gehalten und wird in großen Mengen verwendet. Dabei nimmt sie eine eigenartige Zwischenstellung zwischen Gewürz und Heilmittel ein. Als Droge wird die Zwiebel, **Allii sativi bulbus**, verwendet. Sie besteht aus den fleischig verdickten Blättern im untersten Teil des Stengels, den sogenannten Zwiebelschuppen. Im Unterschied zur Küchenzwiebel setzt sich diese Knoblauchzwiebel aus sechs bis 15 Teilzwiebeln zusammen, die man »Zehen« nennt. Alle sitzen dem Zwiebelkuchen, einem basalen Sproßachsenteil auf. Die Zwiebel ist also keine Wurzel, sondern ein unterirdischer, fleischig verdickter Sproß.
Der Knoblauch gehört zur Familie der Liliengewächse und zur Gattung Lauch (Allium), deren bekanntester Vertreter unsere Küchenzwiebel (Allium cepa) ist. Auch Schnittlauch (Allium schoenoprasum), Porree (A. porrum) und die Schalotte (A. ascalonicum) gehören hierzu.

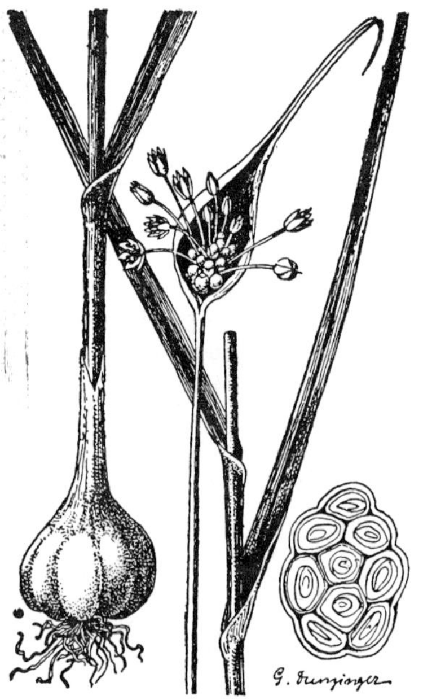

Knoblauch, Allium sativum

Hinweis Die ersten Hinweise auf den Knoblauch als Heilpflanze stammen aus der Steinzeit. Bereits aus dem Jahre 3000 v. Chr. wurde ein Knoblauchrezept in Keilschrift gefunden. 1600 v. Chr. beschreibt ein altägyptischer Papyrus, daß die beim Bau der Pyramiden eingesetzten Arbeiter streikten, weil sie nicht genügend Knoblauch und Zwiebeln zu ihrer täglichen Nahrung erhielten. Sie brauchten beide, um sich für ihre Arbeit leistungsfähig und gesund zu erhalten. Damals hatte man offensichtlich schon die Erkenntnis, die durch moderne Untersuchungen bestätigt wird, daß der Knoblauch antimikrobiell wirkt. Man kann vermuten, daß die Arbeiter den Knoblauch in ausreichender Menge gegen die Folgen der verbreiteten Amöbenruhr benötigten. Es war also, nach unseren heutigen Begriffen, Vorbeugung (Prävention) und Heilwirkung (Therapie) zugleich.

Auch von der Zwiebel ist bekannt, daß sie beträchtliche gesundheitsfördernde Wirkungen besitzt, teilweise anderer Art als der Knoblauch, so daß sich beide gut ergänzen.

Trotz der so langen Anwendung des Knoblauchs als Heilmittel hat sich die Pharmazie erst in diesem Jahrhundert immer eingehender mit seinen Inhaltsstoffen beschäftigt. 1944 wurde erstmals das Öl extrahiert und erwies sich experimentell als antibakteriell und pilztötend. Ein nächster entscheidender Schritt in der Aufklärung der Knoblauchinhaltsstoffe gelang dem Naturstoffchemiker *Stoll*, der herausfand, daß in der frischen Knoblauchzehe eine chemisch sehr labile, geruchlose Substanz enthalten ist, die erst nach Anschneiden auf enzymatischem Wege zu der Substanz verändert wird, die dem Knoblauch den so typischen Geruch gibt. Er nannte die geruchlose erste Stufe Alliin, die daraus gebildete neue Substanz, die für den Geruch verantwortlich zeichnet, Allicin. Auch diese hat sich chemisch als sehr labil erwiesen und verändert sich weiter in Metaboliten, von denen das später entdeckte Ajoen möglicherweise für die Aggregationshemmung der Thrombozyten verantwortlich ist.

Die Chemie des Knoblauchs ist inzwischen ein eigenes Forschungsgebiet und soll uns hier nicht weiter beschäftigen. Doch ist es einmal mehr keine Frage, daß sich die therapeutische Wirksamkeit des Knoblauchs nicht auf einzelne wenige Inhaltsstoffe zurückführen läßt, sondern daß die Komposition sehr zahlreicher Inhaltsstoffe, zu denen auch Vitamine, Nikotinsäureamid, Hormone mit der Wirkung männlicher und weiblicher Sexualhormone, Fermente, Cholin, Rodanwasserstoffsäure, Jod, Saponine und andere gehören, die eigentliche therapeutische Wirksamkeit bedingen.

Die volle Wirkung des Knoblauchs ergibt erst diese Summe von Wirkstoffen. Es gelingt nicht, eine einheitliche Reinsubstanz aus dem Knoblauch zu isolieren, welche zumindest die Hauptwirkung erzielen könnte. Man muß die Gesamtdroge so nehmen, wie sie von der Natur als biologisches Produkt gegeben wird.

Man muß schon viel Zeit und besonderes Interesse aufwenden, wollte man die gesamte Literatur zum Knoblauch genauer kennenlernen. Besonders einige der neueren, beliebten Handelspräparate haben dazu geführt, daß ihre Hersteller die pharmazeutische, pharmakologische und klinische Forschung angetrieben haben. So ist eine sehr umfangreiche Literatur zum Knoblauch entstanden. Eine lesenswerte Übersicht haben *Koch und Hahn (1988)* erstellt. Darin findet sich auch eine bis zum Erscheinen dieser Übersicht wahrscheinlich fast vollständige, über 42 Seiten gehende Literatursammlung. Auch von *Reuter (1988)* existiert eine ausführliche Übersicht zum Thema Allium sativum.

Pharmakologie

Es sind vor allem vier wesentliche Wirkungen, die das große Interesse am Knoblauch und seine therapeutische Anwendung bestimmen: ein antimikrobieller, ein lipidsenkender, ein fibrinolytischer und schließlich ein thrombozytenaggregationshemmender Effekt.

Antimikrobieller Effekt

Viele Untersuchungen haben die auch aus der traditionellen Medizin bekannte, hier bereits erwähnte Fähigkeit des Knoblauchs bestätigt, antimikrobiell wirksam zu sein. Das gilt sowohl für antibakterielle wie antimykotische Eigenschaften. Aber auch gegen Protozoen und Viren sind in vitro und in vivo Wirkungen nachweisbar (*Wagner u. Mitarb., 1990*). Diese antimikrobielle Aktivität ist hauptsächlich auf das **Allicin** zurückzuführen. Als Wirkmechanismus nimmt man eine Inhibition der Sulfhydrylgruppen in bestimmten Enzymen der Mikroorganismen an. Die antimikrobielle Aktivität des Allicins ist beachtlich. Noch in Verdünnungen von 1:85 000 bis 1:125 000 kann es das Wachstum grampositiver wie gramnegativer Bakterien vollständig hemmen. Ein Milligramm Allicin entspricht in seiner antibiotischen Aktivität derjenigen von 15 I.E. Penicillin. Bei längerem und starkem Erhitzen geht das antimikrobielle Wirkprinzip größtenteils verloren. Daher ist eine solcherart behandelte Trokkendroge für diese Indikation weitgehend wirkungslos.
Der antimikrobielle Effekt des Knoblauchs hat in der Anwendung bisher noch keine ausreichend sichere Stellung gefunden. Hier sind wohl noch sehr umfangreiche klinische Untersuchungen notwendig, um herauszufinden, ob entsprechende Präparate in der Lage sind, heute bereits existierende therapeutische Lücken bei bakteriellen, viralen oder Pilzinfektionen möglicherweise zu schließen.

Lipid- und cholesterinsenkender Effekt

Viele In-vivo- und In-vitro-Studien zeigen den präventiven und kurativen Effekt des Knoblauchs durch seine Fähigkeit, Lipide bzw. Cholesterin im Plasma zu senken (*Gebhardt, 1991*). Eine durch Cholesterinfütterung provozierte Hypercholesterinämie konnte bei Tieren verhindert und die sonst sekundär induzierten atheromatösen Gefäßveränderungen minimalisiert werden. Der Effekt ist nicht so stark wie der moderner synthetischer Lipidsenker, und deshalb wohl eher in der präventiven Anwendung zu empfehlen. Auch sollte eine solche Verordnung immer beinhalten, daß auch entsprechende diätetische Maßnahmen ergriffen werden. Und noch einmal sei betont, daß man Effekte erst in der Langzeitanwendung erwarten darf. Auch für diese Wirkung soll **Allicin** das wesentliche Wirkprinzip darstellen.

Fibrinolytischer Effekt

Bei der Arteriosklerose findet man stets eine herabgesetzte Fibrinolyseaktivität. Sowohl im Tierversuch als auch in klinischen Untersuchungen steigerte Knoblauch die fibrinolytische Aktivität. Bei Infarktpatienten konnte diese beispielsweise um 130% gesteigert werden, ein signifikanter Effekt gegenüber Plazebo. Zur Frage, welche der Inhaltsstoffe des Knoblauchs für diese Steigerung der fibrinolytischen Aktivität verantwortlich sind, liegen nur Vermutungen vor. Auch hier werden die Schwefelverbindungen für das Wirksamkeitsprinzip gehalten, es wurde aber auch eine »antikoagulierende Substanz« im Knoblauch, die möglicherweise mit der Phytinsäure identisch ist, durch *Song (1963)* und andere isoliert. Sie zeigte jedenfalls stark fibrinolytische und koagulationshemmende Wirkungen. Auch verlängert sie die Prothrombinzeit und fällt Kalziumionen.

Thrombozytenaggregationshemmender Effekt

Man nimmt an, daß durch einen spezifischen Wirkstoff im Knoblauch die Thromboxansynthese blockiert wird. Frischer Knoblauch (100–150 mg/kg) führt nach dem Verzehr 1–2 Stunden lang zu einer nahezu totalen Hemmung der Thrombozytenaggregation. Fertigarzneimittel von Knoblauch können wiederum in dieser Hinsicht unter Umständen völlig wirkungslos sein. Ob das schon erwähnte Ajoen oder andere Polysulfide die eigentlichen Wirkprinzipien sind, wird noch weiter untersucht (*Jung u. Mitarb. [1989, 1991]*).

Anwendungsgebiete

Aufgrund der dargestellten unterschiedlichen Wirkungen müßte sich für Knoblauch ein breites Indikationsfeld ergeben. So sehen viele auch in Knoblauch ein universelles Heilmittel, das insbesondere allen Beschwernissen des Alters entgegenwirkt. Andere nennen den Knoblauch das am meisten überschätzte Naturarzneimittel.

Die antidyspeptische Wirkung gehört sicher nicht zu den wesentlichen Anwendungsgebieten des Knoblauchs, sie wurde auch von der Kommission E nicht aufgegriffen, vor allem weil bei nicht wenigen Menschen Knoblauch gerade zu Irritationen im Magen-Darm-Bereich führt. Die antimikrobielle Wirkung ist in ihrer klinischen Bedeutung noch völlig ungeklärt. Es existieren keine modernen Untersuchungen, die Knoblauchpräparate als echte Alternative gegenüber Chemotherapeutika oder Antibiotika bei mikrobiell verursachten Entzündungskrankheiten erscheinen lassen. *Weiss* sah noch für die Amöbenruhr der Mittelmeerländer und die »Bazillenruhr« der mehr nördlichen europäischen Länder eine Indikation für Knoblauch. Es gibt aber, wie gesagt, heute keine ausreichenden Beweise für solche Indikationen.

Früher wurden dem Knoblauch auch blutdrucksenkende Wirkungen zugeschrieben. Auch diese können als nicht belegt gelten. *Petkov (1961,1966)* wies darauf hin, daß Knoblauch einen entgiftenden Effekt bei chronischer Bleivergiftung habe. Er zeigte, daß die typische Tüpfelung der Erythrozyten bei Intoxikierten unter Verordnung von Knoblauch statistisch signifikant abnahm. Aber auch für diese Indikation gibt es keine neueren Untersuchungen, die *Petkovs* Ergebnisse bestätigen würden.

Letztlich deutet die gesamte Knoblauchforschung darauf hin, daß die drei Effekte der Lipidsenkung, Steigerung der fibrinolytischen Aktivität und Thrombozytenaggregationshemmung den Knoblauch zu einem geeigneten Behandlungsprinzip für **arteriosklerotische Krankheiten** machen, wobei wieder nicht der Hinweis fehlen darf, daß die Anwendung in **frühen Stadien** solcher Krankheiten notwendig und sinnvoll ist und damit erneut einen präventiven Charakter bekommt, während in den Endstadien der Arteriosklerose auch der Knoblauch bestenfalls symptomatisch helfen kann. So formulierte auch die Kommission E als Anwendungsgebiete »Zur Unterstützung diätetischer Maßnahmen bei Erhöhung der Blutfettwerte und zur Vorbeugung altersbedingter Gefäßveränderungen«.

Wesentlich ist, daß bis auf die selteneren Nebenwirkungen am Magen-Darm-Trakt und ebenso seltenen allergischen Reaktionen lediglich der unangenehme Geruch für manchen Patienten belastend ist und nicht selten verhindert, daß über lange Zeit regelmäßig ausreichende Dosen eines wirksamen Knoblauchpräparats oder der frische Knoblauch selbst eingenommen werden. Insgesamt darf man erwarten, daß die in vollem Gange befindliche Knoblauchforschung noch wesentlich mehr und sicherere Ergebnisse zu Tage fördern wird, so daß die Indikationsstellungen immer besser beschreibbar werden und dann vielleicht auch genauer zu trennen sein wird, welche galenische Zubereitungsform (beispielsweise Ölmazerate oder pulverisierte Extraktformen) für welche Indikationen jeweils am besten geeignet ist.

Zubereitungsformen

Allii sativi bulbus

Als Anwendungsformen des Knoblauchs stehen zur Verfügung:

- Allii sativi bulbus, täglich mehrmals ein haselnußgroßes Stück.
- Tinctura Allii sativi, dreimal täglich 20 Tropfen und
- Sirupus Allii sativi.

Rezepturen:

Rp.	Mucilaginis Tub. Salep. 2,0/160,0 Tinct. Allii sativi 20,0 Spirit. Menth. pip. ad 200,0
M. D. S.	Eßlöffelweise

Rp.	Sirup Allii sativi 80,0 Spirit. Melissae comp. ad 100,0
M. D. S.	2- bis 3mal täglich 1 Teelöffel.

Empfehlenswerte Fertigarzneimittel

Reine Knoblauchpräparate

Kneipp® Knoblauch-Pflanzensaft	(Kneipp)

Als Trockenpulverextrakt

Kneipp® Knoblauch Dragees N	(Kneipp)
Kwai® N Dragees	(Lichtwer)
Sapec® Dragees	(Lichtwer)

Als Ölpräparate

Ravalgen aktiv Kapseln	(SmithKline Beecham OTC Medicines)
Tegra® magensaftresistente Dragees	(Hermes)
Vitagutt® Knoblauch 300 Kapseln	(Schwarzhaupt)

Allium ursinum, Bärenlauch

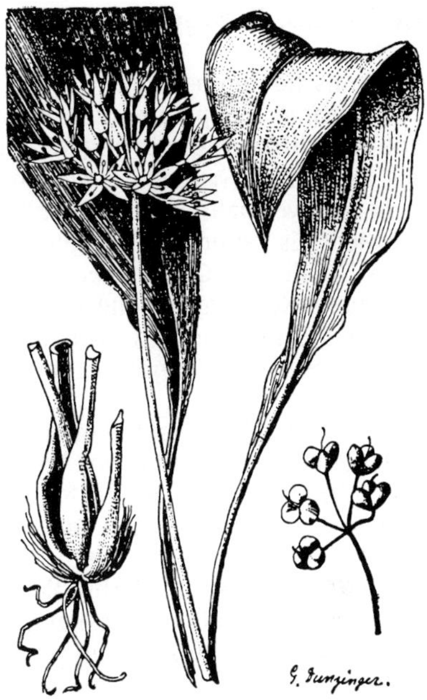

Bärenlauch, Allium ursinum

Ähnlich dem Knoblauch wirkt der Bärenlauch, der in Deutschland wild wächst. Er ist ein Bewohner schattiger Laubwälder. Stets kommt er in großen Mengen vor und verrät sich schon weithin durch den starken knoblauchähnlichen Geruch. Die Blüten sind reinweiß und eine Zierde der Frühlingsflora des Mittelgebirgswaldes. Man verwendet vom Bärenlauch das ganze Kraut, **Allii ursini herba**. Die Inhaltsstoffe sind nach Untersuchungen von *Wagner und Sendl (1990)* ähnlich, quantitative Unterschiede bestehen für die Alliin-/Allicin- bzw. Ajoenfraktionen. Beim Bärenlauch konnten die Methyl- und Dimethylhomologen des Ajoens isoliert werden. Im Vordergrund scheint der Einfluß auf den Darm zu stehen. **Meteoristische** und **gärungsdyspeptische** Zustände werden wirksam bekämpft. Die Wirkung auf die **Gefäße** ist weit schwächer als diejenige des Knoblauchs. Man gebraucht das Kraut zur Herstellung eines ▶ Tees, der nur mit heißem Wasser überbrüht, aber nicht gekocht werden darf.

Allium cepa, Küchenzwiebel

Ähnlich wie beim Knoblauch finden wir bei der gewöhnlichen Küchenzwiebel eine Beeinflussung der Blutfette, so daß sie als **mild lipidsenkend** bezeichnet werden kann. Belege hierfür existieren aber nur für den frischen Preßsaft, von dem eine tägliche Menge entsprechend 50 g roher Zwiebeln eingenommen werden muß. Gegenüber dem Knoblauch tritt der überwiegende Gewürzcharakter der Zwiebel eindeutiger zutage.

Ginkgo biloba, Ginkgobaum

Dieser japanische Tempelbaum hat sich als eine bedeutsame Heilpflanze zur Behandlung von **Durchblutungsstörungen**, vor allem des **Gehirns**, erwiesen. Ginkgo biloba (biloba heißt zweispaltig) ist ein altertümliches Gewächs. Es gehört als einziger Vertreter zu der Familie der Ginkgoaceen, die den Nadelbäumen (Koniferen) nahestehen. Aus zahlreichen Fossilien geht hervor, daß die Ginkgogewächse in früheren Erdperioden weiter verbreitet waren als heute. Ginkgo biloba ist ein zweihäusiger Baum von mittlerer Größe. Der Pollen wird wie bei den Koniferen vom Wind übertragen. Die Blätter sind langgestielt, zweilappig und werden von strahlig verlaufenden, gabelig verzweigten Nerven durchzogen. Sie werden im Herbst abgeworfen. Die Früchte sind gelb und besitzen einen holzigen Kern. Wild kommt Ginkgo biloba heute nicht mehr vor.
Als Droge verwendet werden die Blätter, **Ginkgo biloba folium**. Sie enthalten Flavonoide, Procyanidine, Diterpenoide, Ginkgolide sowie Bilobalid. Ähnlich wie beim Weißdorn und beim Knoblauch ist es in den letzten Jahrzehnten auch zu einem zunehmenden wissenschaftlichen Interesse an Ginkgo-biloba-Extrakten (GBE) gekommen, und so existiert heute eine sehr umfangreiche Literatur sowohl zur Pharmakologie als auch zur Klinik. Zunächst war es ein Spezialextrakt, der unter den Handelsnamen Tebonin® (Schwabe) und Rökan® (Intersan) vertrieben wurde (in Frankreich auch Tanakan), der das große Interesse an GBE auslöste. Inzwischen gibt es einen weiteren Spezialextrakt unter dem Handelsnamen Kaveri® (Lichtwer) und zahlreiche weitere Fertigarzneimittel mit GBE. Auch der in den 80er Jahren immer größere Umsatz, der vorübergehend GBE zu den zweitstärksten Präparaten nach Umsatz in Deutschland überhaupt machte, mag das Interesse noch weiter gesteigert haben. Aber auch die große Akzeptanz durch Ärzte und Patienten hat sicher genutzt. Daß in einem solchen Falle die Kritiker, die grundsätzlich gegen umsatzstarke Arzneimittel auftreten und das natürlich im besonderen Sinne, wenn es sich dabei auch noch um ein Phytotherapeutikum handelt, nicht untätig blieben und zum Teil Artikel polemischen Inhalts verfaßten, in denen GBE beispielsweise als »Müll fürs Hirn« bezeichnet wurden, muß nicht verwundern. Hier soll nun versucht werden, dem Umfang des Buches entsprechend einen Überblick über die heutigen Kenntnisse der Pharmakologie und anschließend dann der Klinik zu geben, wobei der interessierte und kritische Leser gut daran tut, die hier nur in kürzester Form zusammengefaßten Ergebnisse über den Weg des Literaturstudiums für sich ausführlicher zu begründen.

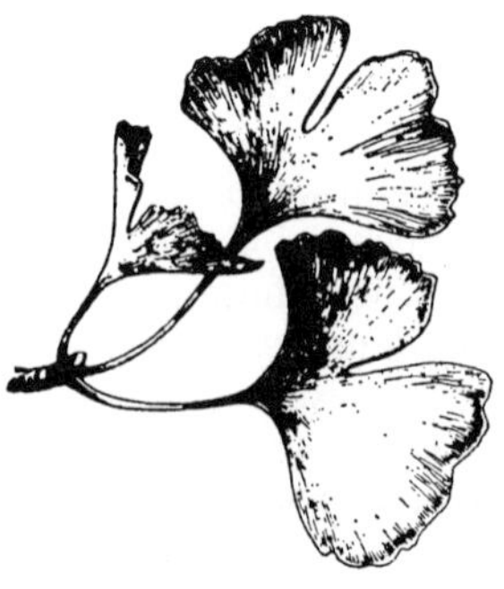

Ginkgo biloba

Pharmakologie

Aufgrund der Flavonoide stehen die **Radikalfängereigenschaften** von GBE wohl im Vordergrund seiner Wirksamkeit. In jedem lebenden Organismus werden ständig freie Radikale gebildet, die enzymatisch abgefangen und abgebaut werden. Bei Ischämien, Hypoxien und anderen metabolischen Störungen wird die Bildung freier Radikale verstärkt. Sie stören über Kettenreaktionen Enzymsysteme, Zellmembranen und Zellfunktionen. Dabei ist für die Gefäßphysiologie das Zusammenspiel sog. Eicosanoide (Thromboxan, Prostazyklin, Prostaglandine, Leukotriene) von entscheidender Bedeutung.
Vor allem das dynamische Gleichgewicht von Prostazyklin und Thromboxan A2 spielt eine wesentliche Rolle. Ersteres ist für die Vasodilatation und eine Hemmung der Thrombozytenaggregation, letzteres für eine Vasokonstriktion und eine erhöhte Thrombozytenaggregation verantwortlich. Dieses Gleichgewicht kann nun durch freie Radikale,

z. B. Lipidperoxide, gestört werden. Es kann dadurch zu einem relativen Überschuß an Thromboxan A2 kommen. Untersuchungen zeigen, daß GBE solche Radikale fangen und damit unschädlich machen kann.
Die Verbesserung der Fließeigenschaften des Blutes wird über eine Verminderung der Thrombozyten- und Erythrozytenaggregation sowie über die Lenkung der Viskosität des Bluts erreicht. Auch hier zeigen hämorrheologische Untersuchungen, daß in vitro und in vivo die Fließfähigkeit des Blutes durch GBE gebessert wird. GBE schützt auch Erythrozyten durch Membranprotektion vor Hämolyse. Er fördert die Aufnahme und Verwertung von Sauerstoff und Glukose in die Gewebe und sorgt somit für die Aufrechterhaltung eines normalen Zellmetabolismus. Auch zeigten andere Untersuchungen einen antiödematösen Effekt im Gehirn, wobei der Wirkmechanismus noch diskutiert wird. *Kreutzberg (1986)* beispielsweise sieht Zusammenhänge mit der Aktivierung von Astrozyten, die für die Phagozytose von Myelintrümmern verantwortlich sind. Schließlich wird noch ein weiterer Wirkmechanismus angegeben, der vor allem auf die Terpenlaktone in GBE zurückgeführt wird. Insbesondere Ginkgolid B wurde als sehr aktiver Antagonist des PAF-Systems (Platelet Activating Factor) bezeichnet.
Die hier erwähnten pharmakologisch untersuchten Wirkungen zeigen ein komplexes Bild. Sie korrespondieren allerdings mit den klinischen Erfahrungen, die den Schwerpunkt der Wirksamkeit von GBE bei Erkrankungen zeigen, die aufgrund **arteriosklerotischer** Veränderungen peripherer und zentraler (Gehirn) arterieller Gefäße entstehen.

Anwendungsgebiete

Auch hier können nur zusammenfassend die wesentlichen Indikationsgebiete benannt werden, die einerseits nun schon jahrzehntelanger Anwendung ärztlicher Erfahrung entstammen, für die aber gerade in den letzten Jahren immer mehr kontrollierte, auch doppelblinde Studienergebnisse vorgelegt wurden. Danach gibt es drei wesentliche Anwendungsbereiche:

1. Hirnleistungsstörungen als Ausdruck degenerativer Veränderungen (Demenz),
2. periphere arterielle Durchblutungsstörungen mit der Symptomatik der Claudicatio intermittens,
3. vaskulärer Schwindel, Tinnitus und Hörsturz.

Die Behandlung von **Hirnleistungsstörungen** ist eine weitere Crux der modernen Medizin. Immer wieder sind entsprechende Arzneimittel entwickelt worden, immer wieder sind diese bald auch als entbehrlich bezeichnet worden. Der Pharmakologe *Kuschinsky* sprach einmal von »unreinen Plazebos« im Zusammenhang mit durchblutungsfördernden Arzneimitteln. Gegen die Skepsis und Ablehnung dieser Arzneimittel steht das ganze Elend der gestörten Befindlichkeit und Gestimmtheit solcher Patienten, besonders in den Frühstadien der zerebral-vaskulären Insuffizienz. Sicher muß einmal mehr betont werden, daß die Behandlung mit GBE zu Beginn einer Symptomatik ihren Schwerpunkt finden sollte und nicht erst in den Endstadien beispielsweise einer Demenz vom Alzheimer- oder Multiinfarkt-Typ.
Weitbrecht und Jansen (1986) zeigten in einer randomisierten Doppelblindstudie bei 60 Patienten mit leichter bis mäßig schwerer primär degenerativer Demenz, daß die Behandlung mit GBE den klinischen Zustand und die Ergebnisse psychometrischer Tests nach einer Behandlungsdauer von 4 bzw. 12 Wochen im Vergleich zu Plazebo signifikant bessert.
Halama u. Mitarb. (1988) zeigten an 40 ambulanten Patienten mit der Diagnose einer leichten bis mäßigen zerebrovaskulären Insuffizienz anhand einer randomisierten plazebokontrollierten Doppelblindstudie die Wirksamkeit von GBE auf Symptome dieser Erkrankung, wobei die Unterschiede gemessener Parameter hochsignifikant waren. Es zeigte sich insbesondere eine überlegene Wirkung auf Störungen des Kurzzeitgedächtnisses und der geistigen Wachsamkeit sowie auf das Symptom Schwindel. Auch Effekte auf Symptome wie Kopfschmerz und Ohrgeräusche wurden signifikant durch GBE gegenüber Plazebo gebessert.

Vorberg u. Mitarb. (1985) behandelten in einer randomisierten Doppelblindstudie je 50 Patienten mit zerebraler Insuffizienz und zeigten signifikante Besserungen in der Verumgruppe für Konzentrationsfähigkeit, Erinnerungsvermögen, Ängstlichkeit, Schwindel, Kopfschmerzen und Tinnitus. Die Aufzählung ähnlicher Studienergebnisse könnte fortgesetzt werden, dient aber nur beispielhaft als Demonstration für den derzeitigen Stand unserer Kenntnisse, die Ginkgo biloba zu einem außerordentlich geeigneten Mittel zur Behandlung von Hirnleistungsstörungen auf dem Boden degenerativ-vaskulärer Veränderungen macht.

Aber auch für die **periphere arterielle Verschlußkrankheit** gibt es zahlreiche Studienergebnisse, die die Wirksamkeit von GBE für diese Indikation belegen. *Bauer (1984)* veröffentlichte bereits 1984 seine Ergebnisse an 79 Patienten im Fontaine-Stadium II B, die über einen Zeitraum von 6 Monaten in einer randomisierten Doppelblindstudie mit GBE oder Plazebo behandelt wurden. Seine Ergebnisse bezüglich schmerzfreier und absoluter Gehstrecke sowie plethysmographischer Messungen belegten eindeutig die Wirkung von GBE und seine statistisch signifikante Überlegenheit im Vergleich zu Plazebo. Dabei korrelierten die objektivierbaren Befunde und die klinische Beurteilung des Prüfers mit der subjektiven Einschätzung der behandelten Patienten.

Rudofsky (1987) konnte zeigen, daß GBE gegenüber Plazebo statistisch signifikant die Belastbarkeit bei Ergometriebelastung steigert und gleichzeitig der Laktat-/Pyruvat-Quotient gesenkt wurde. Auch Parameter mit Bezug auf die Fließeigenschaften im Blut zeigten signifikante Verbesserungen durch GBE gegenüber Plazebo.

Hamann (1985) wies 1989 nach, daß GBE den bereits bekannten Effekt vestibulären Trainings steigern kann. In die randomisierte Doppelblindstudie wurden 35 Patienten mit Ménière-Krankheit, Neuropathia vestibularis und Zustand nach Traumen aufgenommen, die trotz vorausgegangener konventioneller Therapie mit Infusionen und anderen durchblutungsfördernden Maßnahmen noch über Schwindel klagten. Die Dauer der Erkrankung betrug durchschnittlich 3–4 Jahre. Alle Patienten erhielten ein vestibuläres Training, 17 Patienten zusätzlich täglich 160 mg GBE und 18 Patienten ein Plazebo. Die Behandlungsdauer betrug 4 Wochen. Unter der Behandlung nahmen die Schwankamplituden unter Trainingsbehandlung mit GBE um 22,2 mm (39%), unter Trainingsbehandlung mit Plazebo dagegen nur um 10,3 mm ab. Dieser Unterschied war hochsignifikant. Die subjektiven Beschwerden besserten sich in der Verum- und in der Plazebogruppe in gleichem Maße.

In einer anderen Studie wurden Tinnitus und Begleitsymptome wie Schwindel und Hörstörungen über 12 Wochen bei 210 älteren Patienten in einer randomisierten Doppelblindstudie geprüft (*Meyer, 1980, 1986*). Gegenüber der Plazebogruppe wies die Verumgruppe am Ende der Behandlungsperiode eine signifikante Verminderung der Intensität der Beschwerden auf. Eine Besserung der Beschwerden war in der Verumgruppe nach durchschnittlich 70tägiger Behandlung, in der Plazebogruppe nach durchschnittlich 119tägiger Behandlung festzustellen. Diese Ergebnisse konnten in einer weiteren randomisierten Multizenterstudie bei 259 Tinnituspatienten bestätigt werden.

Schließlich zeigten *Hoffmann u. Mitarb. (1993)* in einer prospektiven randomisierten referenzkontrollierten Studie an 80 Hörsturzpatienten, daß eine Infusionsbehandlung von GBE in HAES 6% der Therapie mit Naftidrofuryl in HAES 6% im Hinblick auf den Zielparameter relativer Hörgewinn grenzwertig signifikant überlegen war (p=0,06).

Auch hier stehen nur wenige Beispiele repräsentativ für eine große Zahl weiterer Untersuchungen, deren Ergebnisse alle in die gleiche Richtung weisen. Für die genannten Anwendungsgebiete steht heute außer Frage, daß GBE effiziente Besserungen bringt und sich in der Therapie solcher gefäßbedingter Erkrankungen etabliert hat.

Empfehlenswerte Fertigarzneimittel

Reine Ginkgopräparate

Für Ginkgo biloba können ausschließlich standardisierte Extrakte empfohlen werden, wobei bisher die besten allgemeinen und auch eigenen Erfahrungen mit den schon erwähnten Spezialextrakten Tebonin® bzw. Rökan® und Kaveri® existieren. Es soll nicht bestritten werden, daß auch andere Fertigarzneimittel mit GBE gute Wirksamkeit zeigen, doch liegen – wie gesagt – für die drei genannten Präparate die umfangreichsten experimentellen und klinischen Untersuchungsergebnisse und ärztlichen Erfahrungen vor.

Kaveri® forte Filmtabletten/ Tropfen	(Lichtwer)
Rökan® novo Filmtabletten	(Intersan)
Tebonin® forte Filmtabletten/Lösung	(Schwabe)

Vinca minor, Kleines Immergrün

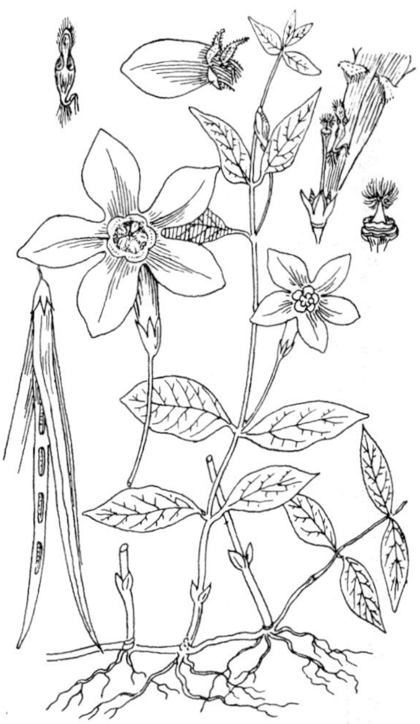

Kleines Immergrün, Vinca minor

Das niedrige, bodenbedeckende Gewächs findet man in schattigen Buchenwäldern. Die Stengel kriechen flach über dem Boden, die kahlen, länglich-lanzettlichen Blätter sind lederartig und immergrün, auf der Oberseite glänzend. Die Blüten stehen einzeln auf langen, zarten Stielen und haben eine blau-violette, veilchenähnliche Farbe. In Mittel- und Süddeutschland ist Vinca minor häufiger als in Norddeutschland, und vielfach wird es auch in Gärten als Bodenbedecker für schattige Stellen angepflanzt. Vinca minor gehört zur Familie der Apocynaceae, den Hundsgiftgewächsen, zu denen auch die Rauwolfia zählt.

Hinweis Der Name Vinca leitet sich vom lat. vincere (= besiegen) ab, was wohl ein Hinweis auf die schon in frühen Zeiten bekannte und geschätzte Heilkraft sein dürfte. Schon in den mittelalterlichen Kräuterbüchern wird Vinca minor beschrieben als ein Mittel gegen Kopfschmerzen, Schwindel und Gedächtnisstörungen. Verwendung fand das getrocknete Kraut, Vincae pervincae herba. Es spielte aber in der neuzeitlichen Phytotherapie keine Rolle mehr. Das änderte sich erst, als französische, ungarische und italienische Ärzte sich erneut mit dieser Heilpflanze beschäftigten. *Schnittler und Furlenmeier (1953)* fanden als Hauptwirkstoff von Vinca minor das Alkaloid Vincamin. Die gesamte weitere pharmakologische und klinische Forschung beschränkte sich seither auf diesen isolierten Wirkstoff, der nicht in unserem Sinne als Phytotherapeutikum angesehen werden kann. Vincamin wird unter den anerkannten Stoffen zur Herstellung durchblutungsfördernder Mittel geführt, und es gibt eine Reihe von Fertigarzneimitteln wie beispielsweise Cetal® retard Kapseln (Parke-Davis) Vincamin-retard-ratiopharm® 30/–60 (ratiopharm).

Die Kommission E schließlich verabschiedete eine **Negativmonographie** für Vinca minor, da alle neueren Untersuchungsergebnisse sich ausschließlich auf Vincamin beziehen. Eine Wirksamkeit für die Droge konnte nicht ausreichend belegt werden.

Streng zu unterscheiden ist Vinca minor von der nordamerikanischen Vinca rosea (Catharanthus roseus), aus der die Alkaloide Vinblastin und Vincristin isoliert wurden, die als Zytostatika vielfältige Verwendung finden.

Knoblauch

1. Koch, H. P., Hahn, G.: Knoblauch. Grundlagen der therapeutischen Anwendung. Urban & Schwarzenberg, München 1988
2. Reuter, H. D.: Spektrum Allium sativum. Aesopus, Basel 1988

Ergänzende Literatur:

3. Gebhardt, R.: Multiple Wirkung von Knoblauchextrakten auf die Cholesterin-Biosynthese. Med. Welt 7a (1991) 12–13
4. Jung, F., Kiesewetter, H., Pindur, G., Jung, E. M., Mrowietz, C., Wenzel, E.: Thrombozytenfunktionshemmende Wirkung von Knoblauch. Med. Welt 7a (1991) 18–19
5. Jung, F., Wolf, S., Kiesewetter, H., Mrowietz, C., Pindur, G., Heiden, H., Miyashita, C., Wenzel, E., Reim, M.: Wirkung von Knoblauch auf die Fließfähigkeit des Blutes. ngm 7 (1989) 216–221
6. Petkov, W.: Über den Wirkungsmechanismus des Panax Ginseng C. A. Mey. Zur Frage einer Pharmakologie der Reakivität. 1. Mitteilung. Arzneimittel-Forsch. Drug Res. 3 (1961) 288–295
7. Petkov, W.: Pharmakologische und klinische Untersuchungen des Knoblauchs. Dtsch. Apoth.-Ztg 51 (1966) 1861–1867
8. Song, C. S., Kim, J. H., Rhee, D. J.: Blood anticoagulant substance from garlic extraction, and physical and chemical properties. Yonsei Med. J. 3, 114 (1963)/4, 17–20 (1963)
9. Wagner, H., Sendl, A.: Bärlauch und Knoblauch. Dtsch. Apoth.-Ztg 130 (1990) 1809–1815
10. Walter-Matsui, R.: Antimikrobielle Wirkungen des Knoblauchs. Biol. Med. 3 (1988) 139–140
11. Winkler, G., Lohmüller, E.-M., Landshuter, J., Weber, W., Knobloch, K.: Schwefelhaltige Leitsubstanzen in Knoblauchpräparaten. Dtsch. Apoth.-Ztg 132 (1992) 2312–2317

Ginkgo

1. Bauer, U.: 6 monatige randomisierte Doppelblind-Studie zur Wirkung von Extraktum Ginkgo Biloba im Vergleich zu Plazebo bei Patienten mit peripheren chronisch arteriellen Verschlußkrankheiten. Arzneimittel-Forsch. Drug Res. 34 (I) (1984) 716–720
2. Halama, P., Bartsch, G., Meng, G.: Hirnleistungsstörungen vaskulärer Genese. Fortschr. Med. 106 (1988) 408–412
3. Hamann, K.-F.: Physikalische Therapie des vestibulären Schwindels in Verbindung mit Ginkgo-biloba-Extrakt. Therapiewoche 35 (1985) 4586–4590
4. Hoffmann, F., Beck, C., Schulz, A., Ottermann, P.: Ginkgoextrakt EGb 761 (Tebonin®)/HAES versus Naftidrofuryl (Dusodril®)/HAES: Eine randomisierte Studie zur Hörsturztherapie. In: Reuter, H. D.: Spektrum Ginkgo biloba. Aesopus (1993), 50
5. Kleijnen, J., Knipschild, P.: Ginkgo biloba. Lancet 340 (1992) 1136–1139
6. Krieglstein, J., Oberpichler, H.: Ginkgo biloba und Hirnleistungsstörungen. Pharm. Ztg 134 (38) (1989) 9–19
7. Meyer, B.: Tinnitus-Multizenter-Studie. Ann. Oto-laryngol. (Paris) 103 (1980) 185–188
8. Meyer, B.: Etude multicentre randomisée à double insu face au placebo du traitment des acouphènes par l'extrait de Ginkgo biloba. Presse Médicale 15 (1986) 1562–1564
9. Otani, M., Chatterjee, S. S., Gabard, B., Kreutzberg, G. W.: Effect of an Extract of Ginkgo biloba on Triethyltin-induced Cerebral Edema. Acta neuropathol. (Berl) 69 (1986) 54–65
10. Reuter, H. D.: Spektrum Ginkgo biloba. Aesopus, Basel 1993
11. Rudofsky, G.: Wirkung von Ginkgo-biloba-Extrakt bei arterieller Verschlußkrankheit. Fortschr. Med. 105, Nr. 20 (1987) 49–52
12. Sancesario, G., Kreutzberg, G. W.: Stimulation of astrocytes affects cytotoxic brain edema. Acta neuropathol. (Berl) 72 (1986) 3–14
13. Schilcher, H.: Ginkgo biloba L. Untersuchungen zur Qualität, Wirkung, Wirksamkeit und Unbedenklichkeit. Z. Phytother. 9 (1988) 119–127
14. Spegg, H.: Ginkgo biloba – ein Baum aus Urzeiten, ein Phytopharmakon mit Zukunft. PTA heute 4 (1990) 576–583
15. Sticher, O., Hasler, A., Meier, B.: Ginkgo biloba – Eine Standortbestimmung. Dtsch. Apoth.-Ztg 131 (1991) 1827–1835
16. Vorberg, G.: Ginkgo biloba extract (GBE) a long term study of chronical cerebral insufficiency in geriatric patients. Clin. Trials J. 22 (1985) 149–157
17. Weitbrecht, W.-U., Jansen, W.: Primär degenerative Demenz: Therapie mit Ginkgo-biloba-Extrakt. Fortschr. Med. 104 (1986) 199–202
18. Weitbrecht, W.-U.: Wirkungen und Wirksamkeit des Ginkgo-biloba-Extraktes. Perfusion 2 (1989) 40–44

Vinca

1. Schnittler, E., Furlenmeier, A.: Vincamin, ein Alkaloid aus Vinca minor L. (Apocynaceae). Helv. Chim. Acta 36/1 (1953) 2017–2020

2. Rhythmusstörungen des Herzens

Rhythmusstörungen des Herzens haben vielfältige funktionelle und organische Ursachen und reichen von den harmlosen, aber für die Befindlichkeit stark beeinträchtigenden, paroxysmalen Tachykardien, bis zu den schweren Blockbildungen im Reizleitungssystem, die dann eine Indikation zur Schrittmacher-Implantation werden können. Es ist eine der besonderen Eigenarten von Digitalisglykosiden, daß sie einerseits rhythmisierend bei Arrhythmien wirken können, besonders im Zusammenhang mit der Herzinsuffizienz, andererseits eine ihrer gefürchteten Nebenwirkungen gerade die Arrhythmien des Herzens sind. Es gibt eine große Zahl effektiver antiarrhythmischer Synthetika, die zum einen für den Einzelfall stets von unsicherer Wirkung sind, andererseits selbst schwere Arrhythmien auslösen können und schließlich überwiegend von nicht unbeträchtlichen unerwünschten Wirkungen begleitet werden. Gibt es dazu Alternativen durch Phytotherapeutika?
Eine antiarrhythmische Wirkung kann auch dem Weißdorn zugeschrieben werden und ist pharmakologisch belegt. Diese Spezialwirkung ordnet sich aber in das Wirksamkeitsprofil von Weißdorn ein und ist keine selektive Indikation. Das ist anders bei dem sicher stärksten pflanzlichen Antiarrhythmikum, dem Besenginster, Sarothamnus scoparius. Eine weitere antiarrhythmische Droge kann im gelben Jasmin, Gelsemium sempervirens gesehen werden. Wenn auch für beide Pflanzendrogen keine Vergleichbarkeit gegenüber den synthetischen Antiarrhythmika besteht, diese insbesondere nicht geeignet zur Notfall- und Akutherapie beispielsweise auf unseren Intensivstationen sind, bieten sie doch vor allem für die ärztliche Praxis Alternativen bei den gutartigen Formen der kardialen Arrhythmien.

Sarothamnus scoparius
❊ **Sarothamni scoparii herba**
® **Spartiol® Tropfen**
Gelsemium sempervirens
❊ ***Gelsemii rhizoma***

Pflanzen zur Behandlung

Sarothamnus scoparius (Cytisus scoparius), Besenginster

Der Besenginster ist eine der häufigsten und schönsten Pflanzen unserer Flora. Er wächst in der Heide und in den dürren Kiefernwäldern, auch an sandigen Hängen und Bahndämmen. Im Juni färben sich die Ginsterbestände leuchtend gelb. Man erinnert sich der schönen Bilder von Hiddensee und vieler

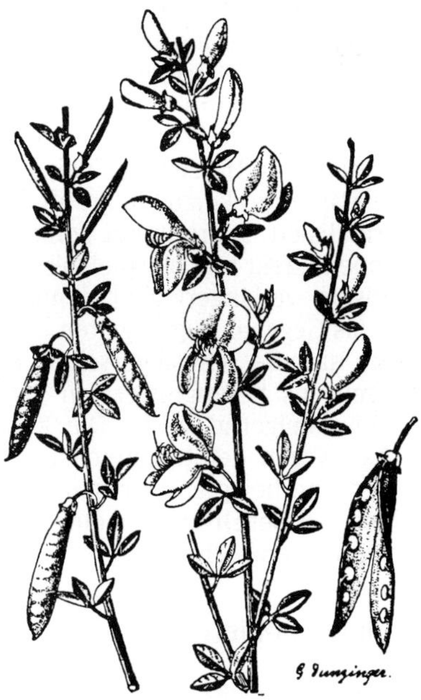

Besenginster, Sarothamnus scoparius

Heidelandschaften, welche die Frühlingspracht der großen Ginsterhänge zeigen. Fast mannshoch können die Ginsterbüsche werden und ganze Dickichte bilden. Die großen gelben Schmetterlingsblüten werden reichlich von Insekten umschwärmt.
Als Droge verwendet wird das Kraut, Sarothamni scoparii herba. Der Besenginster gehört nicht zu der Gruppe der digitalisähnlichen Heilpflanzen, sondern nimmt eine Sonderstellung ein. Er enthält keine Glykoside wie diese, sondern Alkaloide. Am bekanntesten ist Spartein, doch konnten bisher mehr als 20 weitere Alkaloide identifiziert werden. Der Mindestalkaloidgehalt der Droge beträgt 0,8%. Sie sind vorwiegend im Stamm lokalisiert, in den Organen findet man sie besonders in der Epidermis und Subepidermis. Weitere Inhaltsstoffe sind Flavonoide, Isoflavone, Cumarine, Kaffeesäurederivate und Spuren von ätherischem Öl. In den Samen kommen Lektine vor.

Pharmakologie

Die Wirkung der verschiedenen Alkaloide kann als sympathomimetisch, vasokonstriktorisch und blutdrucksteigernd bezeichnet werden. Am besten untersucht ist das Hauptalkaloid **Spartein**, das als Antiarrhythmikum gilt. Es hemmt den Natriumionen-Transport durch die Zellmembran und reduziert dadurch eine gesteigerte Erregbarkeit des Reizleitungssystems im Herzen. Auch eine pathologisch veränderte Reizbildung im Vorhof wird normalisiert. Spartein hat keinen positiv inotropen Effekt wie beispielsweise Digitalisglykoside, verlängert aber dennoch die Diastole. Als Gegenanzeigen gelten der Bluthochdruck und die Schwangerschaft, da Zubereitungen aus Besenginster am graviden Uterus tonussteigernd wirkt. Die Kommission E hat wegen der unzureichend dokumentierten und belegten Wirksamkeit nach langer kontroverser Diskussion eine **Negativmonographie** verabschiedet.

Anwendungsgebiete

Wegen der Negativbeurteilung durch die Kommission E werden für Fertigarzneimittel in der Roten Liste als Anwendungsgebiete funktionelle Herz- und Kreislaufbeschwerden genannt. *Wichtl* spricht von Verbesserungen einer Kreislaufdysregulationsstörung. Es ist sicher problematisch und angreifbar, Zubereitungen aus Besenginsterkraut als kardiales Antiarrhythmikum ohne nähere differenzierende Beschreibung zu bezeichnen, da dies bei heutiger enger Indikationsvorstellung zu Mißverständnissen führen muß. Dennoch steht der Besenginster zu Recht in dem Kapitel, das sich mit den Rhythmusstörungen des Herzens beschäftigt. Mögen diese vor allem **funktioneller** Genese sein, so sind sie zwar im Sinne strenger Kardiologie harmlos, für das Befinden aber doch beinträchtigend. Das rechtfertigt deshalb gerade den Einsatz einer antiarrhythmischen Droge, deren gute Verträglichkeit auch in der Langzeit- und Daueranwendung belegt ist. Hauptindikationen sind also **primär funktionelle Herzrhythmusstörungen** der mehr **tachykarden** Form in Kombination mit einem eher **erniedrigten Blutdruck**.

Zubereitungsformen

Sarothami scopari herba

Für die zuletzt genannte Indikation kann durchaus zunächst ein ▶ Tee verordnet werden. Ein Teelöffel der Droge wird mit 1 Tasse kochendem Wasser übergossen, 10 Minuten ziehen lassen und abseihen. Im allgemeinen soll 3- bis 4mal täglich 1 Tasse frisch bereiteter Teeaufguß getrunken werden.
Zur Erleichterung der Herstellung kann auch ein ▶ Infus verordnet werden:

Rp. Infus. Herb. Sarothamni scop. 2,5/180,0
S. 3- bis 4mal tägl. 1 Eßlöffel voll.

Empfehlenswerte Fertigarzneimittel

Reine Besenginsterpräparate

Spartiol® Tropfen (Klein)

Gelsemium sempervirens, Gelber Jasmin

Diese Schlingpflanze stammt aus Mexiko und Guatemala. Der Wurzelstock, **Gelsemii rhizoma**, liefert die 10%ige hellbraune, bitter schmeckende Tinktur. Wirkstoffe sind die Alkaloide Gelsemin und Sempervirin, die zu den Indolalkaloiden gehören. Auch Gelsemium setzt die Erregbarkeit des Sympathikus und Parasympathikus herab und beruhigt so das übertonisierte Gefäßsystem. Die Wirkung ist als eine **kardiosedative** zu bezeichnen. Eine spezifische Wirkung auf das Reizleitungssystem wie beim Besenginster besteht nicht. Dennoch hat sich Gelsemium zur Beruhigung des Herzens bei **Extrasystolen** und **funktionellen Herzbeschwerden**, am besten in Form der ▶ Tinktur, praktisch bewährt.

Rp. Tinct. Gelsemii 30,0

D. S. 2- bis 4mal tägl. 20–30 Tropfen.

Rp. Tinct. Gelsemii 10,0
Tinct. Valerianae aeth. ad 30,0

D. S. 3mal tägl. 20–30 Tropfen.

Rp. Tinct. Gelsemii 10,0
Extr. Adonidis fluid. 10,0
Tinct. Valerianae ad 30,0

D. S. 3mal tägl. 20–40 Tropfen.

Rp. Tinct. Gelsemii 12,0
Extr. Crataegi fluid. ad 30,0

D. S. 3mal tägl. 20 Tropfen.

3. Funktionelle Herzbeschwerden

Im Grunde genommen bedarf es keiner eigenen Darstellung der funktionellen Herzbeschwerden und der Möglichkeiten ihrer Therapie durch Phytotherapeutika, da in den einzelnen Abschnitten des Kapitels darauf bereits vielfach hingewiesen wurde. Es werden deshalb nicht noch einmal besondere oder bisher nicht erwähnte Pflanzen genannt. Dieser Abschnitt ist vielmehr eine Zusammenfassung wichtiger Gesichtspunkte, die die Phytotherapie und ihre Medikamente zu einem unverzichtbaren Bestandteil einer modernen Pharmakotherapie auch in der Kardiologie macht.
Eigentlich müßte es einer modernen Medizin des ausklingenden 20. Jahrhunderts bewußt sein, daß die Abgrenzung organischer von funktionellen Krankheiten, hier also des Herzens, unsinnig ist. Auch in einer mechanistischen Betrachtungsweise muß doch wohl selbstverständlich sein, daß ein gesundes Organ funktioniert. Ein Automotor beispielsweise, der zwar das Auto fahren läßt, dabei aber ständig stottert, wird sicher vom Besitzer nicht so akzeptiert, sondern rasch in eine Reparaturwerkstatt zur Einstellung beispielsweise des Vergasers gebracht. Nun läßt sich dieses Buch davon leiten, daß der menschliche Organismus in keiner Weise mechanistischen Prinzipien entspricht oder in seinen Funktionen folgt, weil er neben der rein physischen Ebene auch ein lebender, empfindender und sich selbst bewußter Organismus ist. Insofern sollte begriffen werden, daß die gestörte Funktion bereits organischen Charakter hat, in vielen Fällen auch Vorstufe der manifesten organischen Krankheit ist. Fügt man an dieser Stelle noch einmal den Gedanken der Prävention hinzu, wird hoffentlich der Nachdruck akzeptiert, mit dem hier darauf hingewirkt werden soll, bereits die funktionellen Organstörungen ernst zu nehmen und einer möglichst kausalen Therapie zuzuführen.
Hinzu kommt noch der andere wesentliche Aspekt, daß die gestörte Befindlichkeit, die gerade häufig Folge funktioneller Organstörungen ist, für die Gesundheit, das Allgemeinbefinden eines Menschen einen hohen Stellenwert hat, der subjektiv häufig höher gesetzt wird als der organisch-manifeste Befund. Die paroxysmale, supraventrikuläre Tachykardie, die gutartige Extrasystolie (»Herzstolpern«), die funktionelle Angina pectoris ohne nachweisbaren Befund an den Koronararterien vermitteln neben der reinen Organsymptomatik auch immer das seelische Symptom der Angst, häufig sogar der Todesangst. Wenn hier Wege einer Therapie gegangen werden, die nicht gleich das in wichtigen Organfunktionen eingreifende Prinzip beispielsweise der beta-Blocker wählt, sondern die gestörte Funktion so ordnet, daß körpereigene Regulationssysteme wieder zur Geltung kommen, muß das für jeden dem Patienten nahestehenden Arzt die Therapie erster Wahl sein.
In diesem Sinne bedarf es keines eigenen Kapitels zu den sogenannten funktionellen Herzbeschwerden, da die hierfür geeigneten Phytotherapeutika in den verschiedenen Unterkapiteln bereits behandelt werden, in denen das jeweilige Leitsymptom – Rhythmusstörung, Kreislaufdysregulation, Herzinsuffizienz, Angina pectoris – dargestellt wird. Der Leser suche deshalb entsprechend der Leitsymptomatik die dazugehörigen Abschnitte auf, insbesondere auch die beispielhaften Rezepturen, mit denen auch eine komplexere Symptomatik Berücksichtigung findet.
An dieser Stelle seien lediglich Einreibungen der Herzgegend erwähnt, die gerade bei funktionellen Herzbeschwerden eine wertvolle zusätzliche Hilfe sein können.

Herzsalben und Herzbalsame

Einreibungen der Herzgegend mit Herzsalben und ähnlichen Zubereitungen können die übrigen therapeutischen Maßnahmen in erwünschter Weise ergänzen und genügen für manche Fälle schon allein. Sie kommen vor allem für **funktionelle Herzbeschwerden** mit **anginösen Zuständen** in Betracht. Die Herzbalsame und Herzsalben enthalten meistens ätherische Öle. Es ist eine alte und immer erneut bestätigte Erfahrung, daß solche Einreibungen in der Herzgegend, morgens und abends vom Patienten selbst ausgeführt, einen subjektiv günstigen Einfluß haben, zumindest als Ergänzung aller übrigen Maßnahmen. Für diesen Zweck bewährt sich die bereits erwähnte ▷ Rosmarinsalbe, Ungt. ▷ Rosmarini comp. Ebenfalls auf der Basis Rosmarin wird die ▷ Kneipp Herzsalbe® Unguentum Cardiacum Kneipp® hergestellt, die sich unentwegt großer Beliebtheit erfreut. Sie besteht aus Rosmarinöl, Campher und Menthol. Eine andere derartige Herzsalbe heißt ▷ Cor-Vel®-Truw (Truw), die neben Rosmarin, Campher und Menthol noch Fichtennadelöl enthält.

4. Kreislaufdysregulationen

Der Begriff Kreislaufdysregulation faßt am besten alle Veränderungen zusammen, die Ausdruck gestörter Funktionen dieses so lebensnotwendigen Regulationssystems sind. Viel zu oft wird heute Kreislauf gleich Blutdruck gesetzt. Zwar ist dieser ein wichtiger symptomatischer Ausdruck des Kreislaufs, aber nicht mit ihm identisch. Kreislauf beschreibt auch Blutfließeigenschaften, Verteilung des arteriellen und venösen Bluts im gesamten Organismus einschließlich der jeweiligen Organbezogenheit, heißt auch Regulation des Stofftransports und -austausches, ist vor allem Ort eines subtilen Gleichgewichts, das für die Gesundheit und das gesunde Befinden eines Menschen von ausschlaggebender Bedeutung ist. Auch der seelisch-emotionale Einfluß auf den Kreislauf wird noch viel zu wenig beachtet, entzieht er sich allerdings einer selektiven In-vitro-Pharmakologie.

Dem klinisch tätigen Arzt ist nur zu gut bewußt, daß ein allmählich sich auch zu extremen Werten steigernder Hochdruck keinerlei subjektive Symptome verursachen muß und vielleicht erst durch den apoplektischen Insult entdeckt wird, daß andererseits der labile Hypertonus mit wechselnden plötzlichen Blutdrucksteigerungen, auch beispielsweise auf dem Boden endokriner Störungen (Phäochromozytom) ganz massive Störungen des Befindens verursacht. Das gleiche gilt für den erniedrigten Blutdruck. Viele sogenannte Niederdruckler haben völlig normale Blutdruckwerte, aber die gesamte Symptomatik der Hypotonie. Auf der anderen Seite gibt es konstitutionelle Hypotonien, bei denen ein systolischer Wert über 100 mmHg die Ausnahme ist, und dennoch erfreuen sich solche Menschen bester Gesundheit und voller Leistungsfähigkeit. Wenn die folgende Gliederung dennoch in arteriellen Hyper- und Hypotonus trennt, mögen dem Leser diese Eingangsbemerkungen bewußt bleiben, daß das Symptom zu hoher oder zu niedriger Blutdruck nur ein Aspekt der umfassenderen Kreislaufdysregulation ist.

4.1 Arterielle Hypertonie

Es ist schon erstaunlich und wird vielleicht viel zu wenig bewußt wahrgenommen, daß der weitaus größte Teil aller Hypertonien beim Menschen als idiopathisch bezeichnet wird. Das drückt aus, daß eine nachweisbare Ursache nicht bekannt ist. Der Rest der arteriellen Hypertonieursachen verteilt sich auf endokrine und renale Anteile. Da der Hochdruck als ein wesentlicher Entstehungsfaktor der Gefäßsklerose gesehen werden muß, ist seine Behandlung zugleich Prävention späterer arteriosklerotischer Komplikationen. Insofern gehört Früherkennung und präventive Behandlung heute zum Standard der Hypertonietherapie. Es gibt eine Fülle effektiver synthetischer Antihypertonika, so daß auch hier und vielleicht vor allem hier die Frage entsteht, ob bei dieser Indikation nicht die Phytotherapie an ihre Grenzen stößt. Das gilt sicher für die fixierten und malignen Formen der Hypertonie. Aber gerade beim labilen Hypertonus, bei dem funktionelle und emotionale Anteile offenkundig sind, kann ein Phytotherapeutikum helfen, das weniger symptomatisch blutdrucksenkend als vielmehr blutdruckregulierend wirkt und dadurch den Blutdruck normalisiert. Wenige wirksame Pflanzendrogen bieten sich hier an, an vorderster Stelle die Schlangenwurz (Rauwolfia serpentina), aber auch der schon ausführlich dargestellte Knoblauch (*s. S. 173f.*) und mit Einschränkungen die Mistel. Schließlich kann noch der Ölbaum (Olea europeae) genannt werden.

Rauwolfia serpentina
- ® **Arte Rautin® forte S Tropfen**
- **div. Kombinationspräparate**

Viscum album
- ❊ **Visci herba**
- ® **Viscysat® Bürger Lösung**
- ® **Mistel Curarina® Tropfen**
- ® **Kneipp® Mistel-Pflanzensaft**
- **div. Kombinationspräparate**

Olea europaea
- ® **Olivysat® Bürger Lösung/-mono Dragees**

Pflanzen zur Behandlung

Rauwolfia serpentina, Schlangenwurz

Die Schlangenwurz, meist einfach Rauwolfia genannt, gehört zur Familie der Apocynaceae, den Hundsgiftgewächsen, die auch Strophanthus, Oleander und die Vinca minor sowie weitere wertvolle Heilpflanzen umfaßt.

Hinweis Der Name bezieht sich auf den deutschen Arzt Leonhard Rauwolf aus Augsburg, der in der Mitte des 16. Jahrhunderts eine Reise nach Asien machte und als Ergebnis derselben ein Kräuterbuch herausbrachte, das in damaliger Zeit große Beachtung fand. Die Rauwolfiapflanze selbst hat er darin aber nicht beschrieben. Sie wurde erst ein Jahrhundert später von einem französischen Botaniker entdeckt und nach Rauwolf benannt, um ihn für seine noch in frischer Erinnerung stehenden botanischen Reisen zu ehren. Im Jahre 1940 wurde die Rauwolfia von dem indischen Arzt *Vakil* in die Klinik eingeführt, nachdem bereits 1933 *Chopra* mit seinen Mitarbeitern die blutdrucksenkenden Eigenschaften der Rauwolfia in Tierversuchen festgestellt hatte.
Inzwischen ist die Literatur über die Rauwolfia derart angewachsen, daß sie selbst für den Fachmann kaum noch zu überblicken ist. Vor allem in den USA und in England ist die Rauwolfia chemisch, pharmakologisch und klinisch vielfach und sehr exakt durchgearbeitet worden.
In Indien wächst Rauwolfia serpentina wild, vor allem an den Hängen des Himalaja. Sie ist eine uralte indische Heilpflanze. *Vakil* berichtet, daß sie schon in alten Hindutexten um

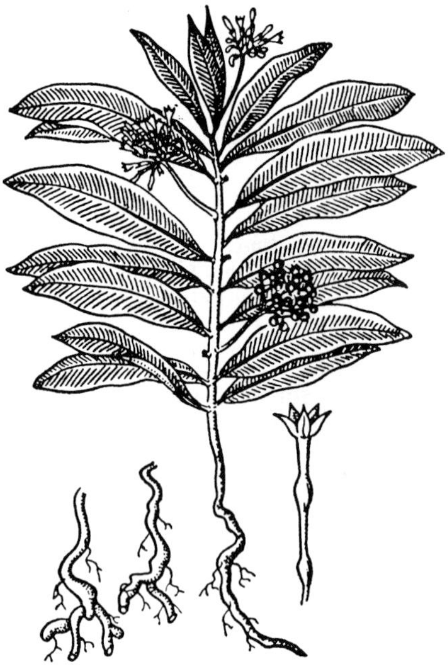

Schlangenwurz, Rauwolfia serpentina

etwa 1000 v. Chr. genannt und etwa 200 n. Chr. unter der Sanskritbezeichnung »Sarpagandha« erwähnt wird.
Mehrere 100 Jahre reichen die Berichte zurück, die ihre Anwendung bei den verschiedensten Krankheitszuständen schildern. Wie vielfach bei den Pflanzen der **Volksheilkunde** waren auch die Anwendungsgebiete der Rauwolfia sehr verschieden. So wurde sie als Gegenmittel bei Schlangenbissen und Insektenstichen angegeben, auch bei Kopfschmerzen, Erregungs- und Angstzuständen, bei Fieber und Leibbeschwerden. Bei der Durchsicht der Liste von Anwendungsmöglichkeiten fällt auf, daß Zustände des Nervensystems eine bevorzugte Rolle spielen. Man scheint die Rauwolfia in erster Linie als ein universales Beruhigungsmittel verwendet zu haben. Inzwischen haben wir neben der indischen Rauwolfia serpentina noch eine ganze Reihe anderer Rauwolfia-Arten kennengelernt, denen im wesentlichen die gleichen Wirkungen zukommen. Besonders im tropischen Kongogebiet wachsen brauchbare Rauwolfia-Arten, die als Handelsware in Betracht kommen. Rauwolfia serpentina wird in Indien in ausgedehntem Maße angepflanzt, um den Bedarf besser decken zu können. Als Droge wird die Wurzel, **Rauwolfiae radix** verwendet. Sie enthält mindestens 1% Alkaloide, berechnet als **Reserpin** und bezogen auf die getrocknete Droge. Weitere bekannte Alkaloide sind Rescinnamin, Deserpidin und Serpentin.

Pharmakologie

Reserpin und weitere Alkaloide der Rauwolfiawurzel wirken sympathikolytisch über eine Katecholaminverarmung in Folge Entspeicherung und Hemmung der Wiederaufnahme von Noradrenalin in die Vesikel der noradrenergen Nervenendigungen. Hieraus resultiert eine **blutdrucksenkende** und zugleich **sedierende** Wirkung. Für Ajmalin als Inhaltsstoff der Rauwolfiawurzel sind **antiarrhythmische** Wirkungen bekannt, die über eine Membranstabilisierung zustande kommen. Reserpin wird zu 40% resorbiert, der blutdrucksenkende Effekt tritt langsam ein. Als Nebenwirkungen sind eine verstopfte Nase, Müdigkeit, Potenzstörungen und depressive Verstimmungen bekannt. Auch kann das Reaktionsvermögen erheblich beeinträchtigt werden. Es müssen Wechselwirkungen mit anderen Arzneimitteln beachtet werden, beispielsweise eine gegenseitige Wirkungsverstärkung mit Neuroleptika und Barbituraten, eine ausgeprägte Bradykardie in Kombination mit Digitalisglykosiden und eine Wirkungsabschwächung in Kombination mit Levodopa. Deshalb sind auch als Gegenanzeigen Depressionen, Phäochromozytom, Ulkuskrankheit, Schwangerschaft und Laktation zu nennen.

Anwendungsgebiete

Rauwolfia war über lange Zeit eines der am meisten gebrauchten Hypertoniemittel. Einerseits durch Isolierung des Alkaloids aus Rauwolfiawurzel, Reserpin, andererseits durch die Neuentdeckung zahlreicher synthetischer Antihypertensiva (Alpha-Methyldopa, Nifedipin, ACE-Hemmer, Ganglienblokker) trat die Anwendung von Rauwolfia immer mehr in den Hintergrund und galt lange Zeit als entbehrlich. Heute gibt es bei nicht wenigen Ärzten bereits wieder ein Umdenken, insbesondere da den synthetischen Antihypertensiva zum Teil erhebliche, gerade auch das Befinden des Hochdruckkranken beeinflussende negative Wirkungen eigen sind. Gerade für Rauwolfia konnte gezeigt werden, daß ein auf Alkaloide standardisierter Gesamtextrakt bei gleich guter Wirkung gegenüber dem isolierten Reserpin eine wesentlich bessere Verträglichkeit zeigt. Man kann sicher noch nicht von einer Renaissance der Rauwolfia-Anwendung beim Hypertonus sprechen, doch sollte sie immer mehr als Alternative in der Hypertoniebehandlung wahrgenommen werden.

Dazu muß man wissen, daß Rauwolfia keinen raschen Soforteffekt bietet. Ihr Wirkungseintritt ist allmählich, oft erst in voller Wirksamkeit nach 2–3 Wochen erkennbar. Gleichzeitig überdauert diese Wirkung dann das Absetzen des Mittels um einige Zeit, manchmal einige Wochen. Vor allem die subjektive Symptomatik des Hochdrucks wie Kopfdruck, Schwindelerscheinungen, Herzbeklemmungen und die allgemeine Unruhe werden positiv beeinflußt.

Als Anwendungsgebiete wurden von der Kommission E Grenzwerthypertonie, besonders bei erhöhtem Sympathikotonus mit Sinustachykardie, Angst- und Spannungszustände und psychomotorische Unruhe empfohlen.

Weiss faßte die klinische Bedeutung der Rauwolfia bei der konstitutionellen (idiopathischen) Hypertonie in folgenden Leitsätzen zusammen:

1. Rauwolfia serpentina ist das **mildeste** der **hypotensiven Mittel** und eines der nützlichsten. Es zeichnet sich aus durch die einfache perorale Anwendungsweise und den gewünschten beruhigenden Effekt. Gerade durch letzteren kommt sie einer »kausalen« Therapie nahe, ist doch die »Gespanntheit« der Hypertoniker ganz augenfällig.
2. Bei den leichteren und mittelschweren Fällen der **konstitutionellen Hypertonie** genügt die alleinige Rauwolfiaverabfolgung. Sie muß mit kleinen bis mittleren Dosen für lange Zeit durchgeführt werden, mindestens 2–3 Monate bis zu 1 Jahr, im Durchschnitt 6 Monate lang.
3. Eine Heilung der Hypertonie ist auch durch die Rauwolfia nicht zu erwarten. Aber die subjektiven Erscheinungen lassen sich in einem erheblichen Teil der Fälle gut und ausreichend beeinflussen und Folgeerscheinungen vor allem am Gefäßsystem vermindern.
4. Man beginnt mit kleinen Dosen und steigert diese allmählich, bis es zu einem Blutdruckabfall oder zum Auftreten unerwünschter Symptome kommt. Sind die Nebenwirkungen zu stark, so vermindert man die Dosis wieder. Selten muß man ganz absetzen. Ist eine genügende Blutdrucksenkung eingetreten, so bleibt man bei dieser Dosierung für längere Zeit.
5. Rauwolfia wird entweder als **Gesamtextrakt** oder als reines Alkaloid Reserpin verwandt. Die Wirkung am kranken Menschen ist grundsätzlich die gleiche.

Empfehlenswerte Fertigarzneimittel

Reine Rauwolfiapräparate

Die Tagesdosis für Rauwolfia beträgt 600 mg Droge entsprechend 6 mg Gesamtalkaloide, die tägliche Dosierung mit 2 mg Alkaloid als Einzeldosis muß individuell erfolgen. Rauwolfia sollte ausschließlich in standardisierter Form als Fertigarzneimittel verordnet werden. Empfehlenswert sind:

Arte Rautin® forte S (Maurer)
Tropfen und Dragees

Kombinationen

mit diversen anderen Phytotherapeutika

Raufuncton® N Dragees	(Knoll)
Rauwoplant® Kapseln	(Schwabe)

Viscum album, Mistel

Der kugelige Strauch aus der Familie der Riemenblumengewächse (Loranthaceae) wächst als Schmarotzer auf Laub- und Nadelbäumen. Die Stengel der Mistel sind gabelspaltig (di-

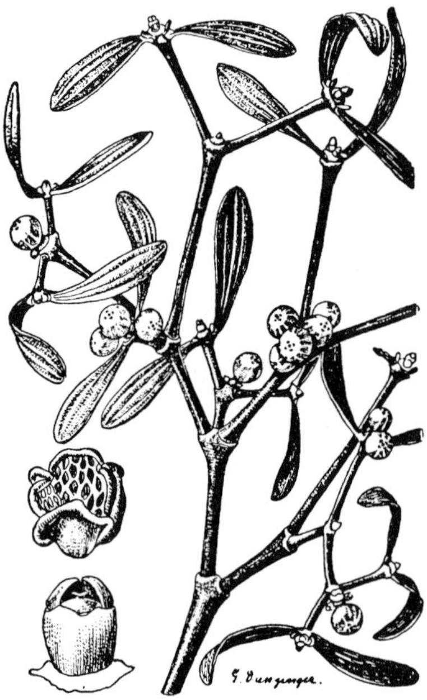

Mistel, Viscum album

chotom) verzweigt, wie wir es sonst hauptsächlich bei den niederen Pflanzen, z. B. den Algen, finden. Die Blüten sind ganz unscheinbar, gelblich-grün. Um so auffallender sind die weißen Beeren, die mit einer klebrigen, schleimigen Masse gefüllt sind. Die Blätter der Mistel sind gegenständig, gelblichgrün, winterhart.

Verwendet wird von der Mistel das ganze Kraut, **Visci herba**. Aus der weißbeerigen Mistel wurden zahlreiche Inhaltsstoffe bestimmt, vor allem toxische Polypeptide (Viscotoxine), weiterhin Lektine, Flavonoide, biogene Amine, Phenylpropanderivate und Lignane. Bisher konnte keiner dieser verschiedenen Verbindungen der blutdrucksenkende Effekt, der traditionell der Mistel zugeschrieben wird, zugeordnet werden. Nach *Wagner (1995)* kommen nach Untersuchungen von *Sih u. Mitarb. (1976)* als Wirkprinzipien nur die Flavonverbindungen und Lignan- bzw. Phenylpropanverbindungen in Frage, da eine verwandte Verbindung, das Lignan Pinoresinol blutdrucksenkende Eigenschaften besitzt (1995).

Hinweis Der blutdrucksenkende Effekt der Mistel bleibt umstritten und wurde als Anwendungsgebiet von der Kommission E auch nicht monographiert. Es existieren keine neueren Untersuchungen, die einen entsprechenden Langzeiteffekt bei einer größeren Anzahl von Probanden kontrolliert nachgewiesen hätten. Es bleibt also lediglich die wiederum nicht gering zu schätzende ärztliche Erfahrung einer traditionellen Medizin, die Mistelkraut als Blutdruckregulans im Sinne mild blutdrucksenkender Wirkungen angewendet hat.

Weiss bezeichnete die Mistel als typisches Mite-Phytotherapeutikum, das keine deutlich objektivierbare Sofortwirkung und im Vergleich mit Rauwolfia einen nur gering blutdrucksenkenden Effekt habe, aber immer wieder in der Praxis von den Patienten wegen der günstigen Wirkung auf subjektive Symptome wie Kopfschmerzen, Schwindelgefühle, verminderte Leistungsfähigkeit, Reizbarkeit und andere Beschwerden, die mit einem erhöhten Blutdruck in Zusammenhang gebracht wurden, gelobt wird. Dabei treten keine unangenehmen Nebenwirkungen in Erscheinung. Gering bis mittelgradig erhöhte Blutdruckwerte gehen im Laufe der Behandlung zurück oder treten nur noch gelegentlich bei stärkeren körperlichen oder seelischen Belastungen auf. Die Mistel sei demnach ein ausgesprochenes Mittel für eine längere kurmäßige Behandlung, wie es eben einem Mite-Phytotherapeutikum entspricht.

Zubereitungsformen

Visci herba

Will man die Mistel allein geben, so ist ein ▶ Kaltwasserauszug (Mazerat) gut geeignet:

Rp. Viscum alb. conc. 100,0

D. S. 2–4 Teelöffel mit 1/4 l kaltem Wasser übergießen, über Nacht stehenlassen und morgens früh nüchtern trinken; ebenso 1 Tasse für den Abend bereiten.

Weiss hatte sich seit Jahrzehnten ein ▶ »Blutdrucktee« bewährt, der Mistelkraut zur milden Blutdrucksenkung, Weißdorn zur Förderung der koronaren Durchblutung und als Kardiosedativum Melisse zu gleichen Teilen nach folgender Vorschrift enthält:

Rp.	Herb. Visci albi Fol. et Flor. Crataegi Fol. Melissae aa ad 100,0
M.f.spec. D.S.	Morgens und abends 1 Tasse aus je 2 Teelöffeln der Teemischung, heiß überbrühen, 5–10 Minuten ziehen lassen und warm schluckweise trinken. Dieser Tee kann auch noch mit Honig gesüßt werden.

Empfehlenswerte Fertigarzneimittel

Reine Mistelpräparate

Viscysat® Bürger Lösung	(Ysatfabrik)
Mistel Curarina® Tropfen	(Harras-Curarina)
Kneipp® Mistel-Pflanzensaft	(Kneipp)

Kombinationen

mit diversen anderen Phytotherapeutika

Asgoviscum® N Tropfen/Kapseln	(Rhein-Pharma)

Olea europaea, Ölbaum

Der Ölbaum ist eines der wichtigsten Gewächse der Mittelmeerländer. Er erreicht ein hohes Alter. Er liefert uns in seinen schwarzblauen Früchten, den Oliven, das bekannte Olivenöl. Die Blätter sind immergrün, lederartig und auf der Unterseite mit schuppenförmigen Haaren bedeckt. Diese werden als blutdrucksenkendes Mittel empfohlen **(Oleae folium)**. Verwendet wird eine ▶ Abkochung oder eine ▶ tinkturähnliche Zubereitung. Neu ist die Kenntnis der blutdrucksenkenden Eigenschaften der Ölbaumblätter nicht. Schon der französische Phytotherapeut *Leclerc* berichtet davon. Als Wirkprinzip wird ein Seco-Iridoidglykosid, das Oleuropein angenommen. Nach Untersuchungen von *Petkov und Manolov (1972)* wirkt. Oleuropein im Tierversuch hypotensiv, antiarrhythmisch und koronardilatierend. Auch wurden kürzlich schwache kalziumantagonistische Wirkungen nachgewiesen. *Weiss* hält die blutdrucksenkende Wirkung der Ölbaumblätter für eher noch schwächer als diejenigen der Mistel und verweist auf Magenbeschwerden, die durch eine lokale Reizwirkung als unangenehme Nebenerscheinung zustande kommen.

Empfehlenswerte Fertigarzneimittel

Reines Ölbaumblätterpräparat

Olivysat® Bürger Lösung/ -mono Dragees	(Ysatfabrik)

Weitere blutdrucksenkende Pflanzen

Außer den drei beschriebenen Pflanzen zur Behandlung des Hochdrucks werden in der Literatur auch noch *Knoblauch* und *Rhododendron* genannt. Über Knoblauch wurde an anderer Stelle (*s. S. 173*) ausführlich berichtet, die blutdrucksenkende Wirkung wird vielfach beschrieben, gehört aber sicher nicht zu den Hauptindikationen für Knoblauch. Anders bei Rhododendron. Als Droge werden die Blätter verwendet, **Rhododendri folium**, deren Inhaltsstoff Andromedotoxin als blutdrucksenkendes Prinzip bezeichnet wird. Es gehört in die Gruppe der als relativ toxisch bekannten Grayanotoxine. Es wirkt wie die herzwirksamen Glykoside von Veratrum album (Weißer Germer) über einen Angriff an dem Karotis-Sinusknoten blutdrucksenkend. Dadurch wird nachvollziehbar, daß seine klinische Anwendung nicht unproblematisch ist. Da auch keine umfangreichen praktisch-ärztlichen Erfahrungen vergleichbar der Rauwolfia oder der Mistel existieren, muß von einer Anwendung eher abgeraten werden.

1. Sih, C.J., Ravijumar, P.R., Huang, F.C., Buckner, C., Whitlock., H.Jr.: Isolation and synthesis of pinoresinol diglucoside (Eucommia ulmoides, Oliver), a major antihypertensive principle of Tu-Chung. J. Amer. Chem. Soc. 98 (1976) 5412
2. Wagner, H., Wiesenauer, M.: Phytotherapie. Fischer, Stuttgart 1995, S. 58
3. Petkov, V., Manolov, P.: Pharmacological analysis of the iridoid oleuropein. Arzneimittel-Forsch. Drug Res. 22 (1972) 1476–1486
4. Rauwald, H.W., Brehm, O., Odenthal, K.P.: Evaluation of the calcium antagonistic activity of Peucedanum ostruthium and Olea europaea constituents. Pharm. Pharmacol. Lett. 1 (1991) 78–81

4.2 Arterielle Hypotonie

Schwieriger noch als der Hochdruck ist die Hypotonie behandelbar. Ihre idiopathische (konstitutionelle) Form ist eher noch häufiger als beim Hypertonus, organische Ursachen sind ausgesprochen selten, beispielsweise endokrin als Nebenniereninsuffizienz. Die konstitutionelle Hypotonie gilt als Domäne der Physiotherapie, synthetische Arzneimittel mit vergleichbar guter Wirkung wie die Antihypertensiva gibt es praktisch nicht. Natürlich gibt es Katecholaminderivate und Vasokonstriktoren, aber bis auf die Dihydroergotaminderivate haben sich alle zahlreich angebotenen Mittel in der Praxis wenig bewährt und erfreuen sich auch selten größerer Beliebtheit bei den Patienten. Wirklich effektive synthetische Antihypotonika werden hauptsächlich bei akuten Schocksituationen in der Intensivmedizin eingesetzt.
Aus der Phytotherapie bieten sich zwei Wirkarten an. Das **Kardiosedativum** bei solchen hypotonen Dysregulationen, bei denen funktionelle Herzbeschwerden und Tachykardien im Vordergrund stehen, und das **Kardiotonikum** für die hypotone Dysregulation im engeren Sinne, deren Hauptsymptome die rasche Ermüdbarkeit und die Orthostase sind. Als typische Kardiosedativa können beispielsweise der Besenginster und Herzgespann genannt werden, als Kardiotonika Adonis, Maiglöckchen und der Gelbe Jasmin (Gelsemium sempervirens). Auch haben sich einfache Kombinationen bewährt, die leicht zu rezeptieren sind. Beispiele für solche Rezepturen finden sich ausführlich in den Abschnitten über die Digitaloide und Strophanthus (*s. S. 170f.*).
Als sehr spezifisches Mittel für die hypotone Dysregulation können aber vor allem Rosmarin, das Herzgespann und der Kampfer genannt werden.

Rosmarinus officinalis
- ✻ **Rosmarini folium**
- ® **Kneipp® Rosmarin-Pflanzensaft**
- ® **Perozon® Rosmarin-Ölbad N**
- ® **Rosmarin Bademilch Weleda**

Leonurus cardiaca
- ✻ **Leonuri cardiacae herba**

Cinnamomum camphora
- ✻ **Camphora**
  div. Kombinationspräparate

Pflanzen zur Behandlung

Rosmarinus officinalis, Echter Rosmarin

Dieser Lippenblütler stammt aus dem Mittelmeergebiet. Es ist ein Halbstrauch mit schmalen Blättern, die am Rande umgeschlagen sind. Der ganzen Pflanze entströmt ein intensiver campherähnlicher Geruch. Die Blüten sind hellviolett. Der Rosmarin wächst auf den Trockenheiden, den Macchien, in großen Mengen und zusammen mit vielen anderen herrlich duftenden Pflanzen, die wir ebenfalls als Arzneipflanzen hoch schätzen, wie die echte Salbei, Thymian, Lavendel u. a. Als Droge verwendet werden die Blätter, **Rosmarini folium**, mit einem alten Namen auch Folia Anthos genannt. Sie enthalten mindestens 1,2% ätherisches Öl (Oleum Rosmarini), dazu Gerbstoff, Bitterstoff und Harze. Der Hauptwirkstoff ist das ätherische Öl, das Campher enthält, den sogenannten Rosmarincampher. Er steht in seiner Wirkungsweise dem echten Campher aus dem Campherbaum nicht nach. Die Wirkung des Rosmarins ist eine **allgemein tonisierende** für den Kreislauf und das Nervensystem, vor allem das Gefäß-Nerven-System. Daher ist der Rosmarin ein gutes Mittel bei allen chronischen **Schwächezuständen des Kreislaufs**,

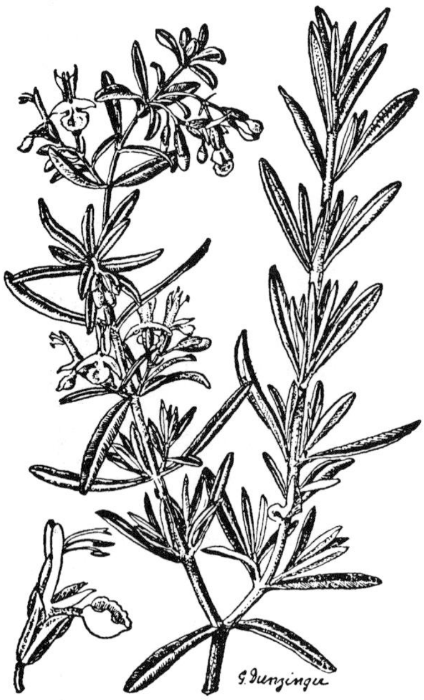

Rosmarin, Rosmarinus officinalis

mit Einschluß der Hypotonie. Er wirkt besonders gut bei asthenischen jungen Menschen, die blaß aussehen und leicht körperlich versagen, ohne daß wir am Kreislauf organisch etwas feststellen werden. Auch bei älteren Menschen mit Schwächezuständen des Kreislaufs, auch postinfektiös, kommt der Rosmarin in Betracht.

Zubereitungsformen

Rosmarini folium

Als ▶ Tee wird 1 Teelöffel feingeschnittene Droge mit 1 Tasse Wasser heiß aufbrühen, 5 Minuten abgedeckt ziehen lassen, dann abseihen. Morgens und mittags vor den Mahlzeiten 1 Tasse warm trinken.
Kneipp gab gern einen ▶ Rosmarinwein, zum Mittag- und Abendessen 1 Gläschen voll.
▶ Tinctura Rosmarini (1:5)
3mal täglich 5 Tropfen in etwas Wasser warm 15 Minuten vor den Mahlzeiten trinken.

Eine gute und beliebte Anwendung des Rosmarins sind die ▶ Bäder. Sie gehören zum Typus der tonischen, also anregenden Bäder, die man nicht abends nehmen soll, weil sie sonst den Schlaf stören können. Sie sollen morgens bald nach dem Aufstehen verabfolgt werden, 10 Minuten lang, 34–36 °C, danach möglichst 1 Stunde ruhen. Bei Berufstätigen mit Neigung zu hypotonen Zuständen hat es sich bewährt, eine ▶ Wochenendkur mit Rosmarinbädern zu machen, also jeden Sonnabend- und Sonntagmorgen ein solches Bad mit anschließender Bettruhe.
Als ▶ Badezusatz
50 g Droge auf 1 Liter Wasser heiß aufgießen, bedeckt 30 Minuten ziehen lassen, abseihen und in ein Vollbad oder Sitzbad geben.
Äußerlich wird der ▶ Rosmarinspiritus bei Rheuma und Neuralgien und vor allem bei funktionellen Herzbeschwerden zu ▶ Einreibungen in der Herzgegend gern gebraucht. Das Deutsche Arzneibuch (DAB) stellt hierfür auch eine recht zweckmäßige Salbe zur Verfügung: ▶ Ungt. Rosmarini compositum.

Empfehlenswerte Fertigarzneimittel

Reine Rosmarinpräparate

Kneipp® Rosmarin-Pflanzensaft	(Kneipp)
Perozon® Rosmarin-Ölbad N	(Spitzner)
Rosmarin Bademilch	(Weleda)

Leonurus cardiaca, Herzgespann oder Löwenschwanz

Die Inhaltsstoffe dieser in Deutschland heimischen Pflanze sind noch wenig bekannt. Nachweisbar sind Alkaloide, Bitterstoffglykoside und Bufenolide. Sie gehört zu den Lippenblütlern und ist an dem hohen, steifen Wuchs und den großen fünfzipfeligen Blättern leicht zu erkennen. Die Blüten sind klein, unscheinbar, blaßrot und stehen gehäuft in den Blattachseln. Die Pflanze kommt recht häufig an wüsten Stellen in der Nähe menschlicher Wohnungen, an den Rändern der Dorfstraßen und an Zäunen vor.

Potlog machte zuerst darauf aufmerksam, daß Leonurus cardiaca in der **Volksmedizin** als Heilmittel bei verschiedenen Nerven- und Herzstörungen gebraucht wird. *Weiss* bestätigte diese Wirkung und zwar in der Hauptsache bei vegetativ-funktionellen Herzbeschwerden. Sie scheint in baldrianähnlicher Weise vorzugsweise beruhigend zu sein. Die Pflanze muß allerdings langdauernd, monatelang gebraucht werden.

Wir geben sie am besten als ▶ Tee aus dem Kraut, **Leonuri cardiacae herba**, 2 Teelöffel voll auf 1 Tasse, heiß überbrühen, morgens und abends 1 Tasse. Beträchtlich ist die Wirkung nicht. Zweckmäßig ist ein Tee in ▶ Kombination mit Convallaria und der sedativ wirkenden Melisse:

Rp.	Herb. Leonur. card. Herb. Convallar. Fol. Melissae aa 100,0
M. f. spec. D. S.	2 Teelöffel auf 1 Tasse Wasser als Aufguß, regelmäßig für einige Wochen morgens und abends 1 Tasse.

Cinnamomum camphora, Campher (Kampfer)

Die Heimat des Campherbaums sind die chinesischen Bergwälder, Formosa und südliche Inseln des japanischen Archipels. Er kann dort 20 m, in Einzelfällen 50 m hoch werden. Der Stammumfang soll bis 5 m betragen können. Der knorrig verzweigte Baum hat längliche bis elliptische, bis 11 cm lange, dreinervige Blätter, die oberseits glänzend, unterseits blau-grün sind. Die Blüten sind grünlich-gelb, die Frucht purpurschwarz. Gemischter Sand- und Lehmboden sagen dem Campherbaum am meisten zu. Die Camphergewinnung geschieht in der Weise, daß das zu Spänen zerkleinerte Holz einer Wasserdampfdestillation unterworfen und der aus dem gewonnenen Rohöl auskristallisierte Campher durch Abschleudern und Supplimieren gereinigt wird. In neuerer Zeit gewinnt man Campher auch durch Destillation aus den **Blättern**.

Campher enthält mindestens 96% und höchstens 104% 2-Bornanon, von dem mindestens die Hälfte in Form des (1R)-Isomeren vorliegt. R-(+)-Campher ist ein bizyklisches Monoterpen.

Hinweis Campher wird seit uralten Zeiten angewandt, er findet sich auch in mittelalterlichen Darstellungen, beispielsweise bei der heiligen Hildegard.

Pharmakologie

In der modernen Medizin wurde bis zur Mitte des Jahrhunderts Campher als zentrales Analeptikum verwendet, die Campherspritze war die typische Notfall- und Akutmedizin bei Kollaps und Ohnmachtszuständen. Er stimuliert das Atem- und Vasomotorenzentrum und wirkt dadurch **kreislauftonisierend**, darüber hinaus **bronchospasmolytisch**. Die analeptischen Wirkungen des Camphers besitzen jedoch eine geringe therapeutische Breite und kommen so erst in der Nähe eines toxischen Dosisbereiches zur Geltung. Bei äußerer Anwendung wirkt Campher **hyperämisierend**, bei Inhalation bronchosekretolytisch. Bei äußerer Anwendung muß auf eine intakte Haut geachtet werden, da sonst bei höherer Konzentration Rötung, Reizung und schmerzhafte Enzündung hervorgerufen werden können. Im Organismus wird Campher überwiegend metabolisiert und an Glukuronsäure konjugiert und dann über die Nieren ausgeschieden, nur ein geringer Anteil des Camphers wird über die Atemluft exhaliert. Diese rasche Metabolisierung erklärt die kurzfristige Wirkung.

Anwendungsgebiete

Die wichtigsten Anwendungsgebiete bei oraler Einnahme sind **hypotone Kreislaufsregulationsstörungen** und **Katarrhe der Atemwege**. Wie schon gesagt, ist der Campher wegen der geringen therapeutischen Breite bei innerer Anwendung als Atemanaleptikum obsolet. Äußerlich wird Campher bei Muskelrheumatismus, Beklemmungsgefühl in der Herzgegend in Form von Salben und auch bei Katarrhen der Atemwege gebraucht.

Zubereitungsformen

Camphora

Zur äußeren Anwendung werden ▶ Salben und ▶ Linimente angeboten, die 10–20% Campher, maximal 25% enthalten. Bei Säuglingen und Kleinkindern sollte der Gehalt an Campher bei äußerer Anwendung maximal 5% betragen, wenn man ihn dort in seiner starken Reizwirkung überhaupt einsetzen will. Eine weitere Zubereitung ist ▶ Campherspiritus nach DAB 10 mit 9,5–10,5% Campher, auch zur äußeren Anwendung geeignet.

Empfehlenswerte Fertigarzneimittel

Kombinationen

mit diversen anderen Phytotherapeutika

Ein wichtiges und sehr bekanntes Fertigarzneimittel sind die ▷ Korodin Herz-Kreislauf-Tropfen® (Robugen), in denen der Campher mit dem Weißdorn kombiniert wird. Bei hypotonen Kreislaufstörungen nimmt man 5–8 Tropfen auf ein Stückchen Würfelzucker und läßt dieses langsam im Mund zergehen.

Die ▷ Diacard® N Lösung (Madaus) enthält neben Campher auch eine Tinktur aus Weißdornfrüchten und eine ätherische Tinktur aus Baldrianwurzel.

Schließlich ist Campher in Kombination mit Rosmarinöl und Menthol wesentlicher Bestandteil der Kneipp Herzsalbe® Unguentum Cardiacum Kneipp®.

5. Erkrankungen des Venensystems

Die Krankheiten des Venensystems sind geprägt durch thrombotische und entzündliche Vorgänge: die **Thrombophlebitiden** und die auf vorwiegend konstitutionellen Faktoren und Bindegewebsschwäche beruhende **Varikosis**. Die Therapie wird dominiert einerseits durch Antikoagulanzien wie Dicumarol und Heparin, andererseits durch Physiotherapie und Gefäßchirurgie. Kann die Phytotherapie bei diesem Krankheitskapitel auch einen Beitrag leisten?

Ihr wichtigster Anwendungsbereich ist die **chronisch venöse Insuffizienz**, die meistens im Zusammenhang mit einer Varikosis auftritt und besonders in den zivilisierten Ländern ein häufiges Krankheitsbild darstellt. Fast immer sind bemerkte oder unbemerkte tiefe Venenthrombosen vorausgegangen, die zu Veränderungen der Gefäßwand und insbesondere zur Zerstörung von Venenklappen geführt haben und als deren Ergebnis das typische Symptomenbild als Ausdruck von Stauungen in Erscheinung tritt. Typisch sind lokale, besonders bei statischen Belastungen auftretende Ödeme, Wadenkrämpfe, Schmerzen, Müdigkeits- und Schweregefühle, sowie Juckreiz der Beine. In Spätstadien ist das chronische Ulcus cruris Ausdruck der gestörten Perfusion. Es besteht Übereinstimmung, daß die zugrunde liegende Bindegewebsschwäche per se nicht behandelbar ist. Deshalb stehen an vorderster therapeutischer Stelle Stütz- bzw. Kompressionsmaßnahmen, die Sklerosierung und schließlich operative Entfernung der Varizen. Ehe solche invasiven Maßnahmen notwendig werden, wird man das komplexe Beschwerdebild aber durch einige pflanzliche Arzneimittel ausgesprochen gut behandeln können. An erster Stelle ist hier die Roßkastanie zu nennen, für die eine umfangreiche klinische Literatur existiert, an zweiter Stelle der Steinklee.

Aesculus hippocastanum
- ❊ **Hippocastani semen**
- ® **Aescorin® forte Kapseln**
- ® **Essaven N Kapseln/Ultra Kapseln**
- ® **Noricaven® novo Dragees**
- ® **Venoplant retard S Retardtabletten**
- ® **Venostasin® retard Kapseln/-S Retardkapseln**

Melilotus officinalis
- ❊ **Meliloti herba**
- ® **Clemenzil® ST Dragees**
- ® **Meli Rephastasan® Flüssigkeit**
- ® **Venalot® novo Depot Kapseln**

Pflanzen zur Behandlung

Aesculus hippocastanum, Roßkastanie

Die Roßkastanie liefert in ihren Samen, **Hippocastani semen**, also den gewöhnlichen glänzend-glatten Kastanien, ein wertvolles Heilmittel speziell für Venenerkrankungen. Die Samen müssen in besonderer Weise aufbereitet werden, um praktisch verwendbare Aesculuspräparate zu ergeben. Zu unterscheiden ist die Roßkastanie von der *Echten Kastanie, Castanea vesca*, deren Früchte die eßbaren Maronen sind. Medizinisch finden diese keine Verwendung. Roßkastaniensamen enthalten mindestens 3% Triterpenglykoside, berechnet als wasserfreies Aescin und bezogen auf die bei 100–105 °C getrocknete Droge, ferner Purinderivate und Flavonoide.

Pharmakologie

Der Hauptwirkstoff der Roßkastanie ist das Aescin, ein saures Saponin. Es besitzt wie alle Saponine eine starke **hämolytische** Aktivität, die aber bei klinischer Anwendung keine

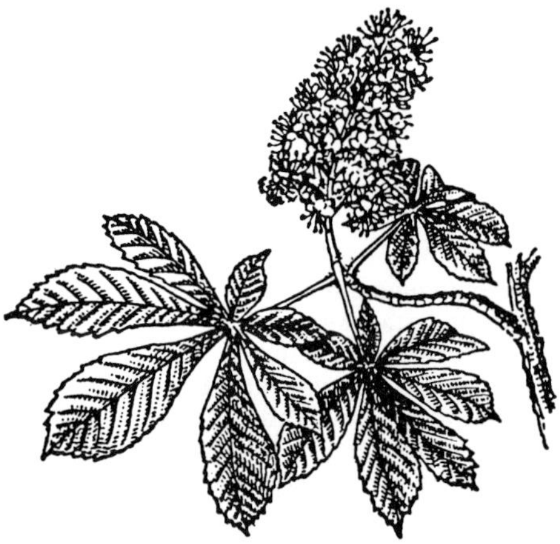

Roßkastanie, Aesculus Hippocastanum

Rolle spielt. Es wird zwischen alpha- und beta-Aescin unterschieden, letzteres ist weniger gut wasserlöslich und wird nur zu etwa 5% resorbiert. Alpha-Aescin besitzt etwa die doppelte Resorptionsquote. Auch ist seine Eliminations-Halbwertszeit durch stärkere Plasma-Eiweißbindung größer als beim beta-Aescin.

Aescin beeinflußt positiv die Kapillarpermeabilität der Gefäßwand. Es wirkt dadurch **ödemprotektiv** und **antiexsudativ**. Diese Wirkung ist wahrscheinlich nicht auf eine Gefäßabdichtung zurückzuführen, sondern durch Schutz der Endothelien der Gefäßwand selbst bedingt. Die Wirkung gilt als unspezifisch. Weiterhin zeigt alpha-Aescin im Tierversuch einen **vasoaktiven** Effekt auf Venen und Arterien. Einer vorübergehenden initialen Erweiterung folgt dann die Tonisierung der Gefäßwand. Auch wird Aescin eine **natriuretische** Wirkung zugeschrieben.

Anwendungsgebiete

Die Kommission E hat folgende Anwendungsgebiete für Roßkastaniensamen festgestellt:

»Symptome der chronisch venösen Insuffizienz unterschiedlicher Genese wie: Ödeme, Wadenkrämpfe, Juckreiz sowie Schmerzen und ein Schweregefühl in den Beinen, Varikosis und postthrombotisches Syndrom. Trophische Veränderungen, z. B. Ulcus cruris. Posttraumatische und postoperative Weichteilschwellungen.«

Es ist nicht einfach, die therapeutische Wirkung und Wirksamkeit bei einer Indikation wie der chronischvenösen Insuffizienz zu objektivieren. Für ein Fertigarzneimittel mit einem auf Aescin standardisierten Gesamtextrakt aus Roßkastaniensamen (▷ Venostasin®-retard Kapseln, Klinge) konnte an ambulanten Patienten in zwei Crossover-Doppelblindstudien hinsichtlich der subjektiven Symptomatik eine statistisch signifikante Überlegenheit für Roßkastaniensamen gegenüber dem Plazebo nachgewiesen werden (*Friederich u. Mitarb. [1978], Neiss und Böhm [1976]*). Um dem Vorwurf entgegenzuwirken, daß hier nur subjektive Prüfvariablen gemessen wurden, prüften *Pauschinger u. Mitarb. (1981)* in einer plazebokontrollierten Doppelblinduntersuchung an Probanden das Verhalten des Filtrationskoeffizienten mittels Venenverschlußplethysmometrie in Abhängigkeit vom gleichen Verum. Sie konnten zeigen, daß der kapilläre Filtrationskoeffizient im Vergleich zum Plazebo statistisch signifikant gesenkt wurde. Auf gleichen Kriterien aufgebaut führten *Bisler u. Mitarb. (1986)* die Untersuchung an Venenkranken durch. Sie kamen zu den gleichen Ergebnissen wie *Pauschinger*. In einer randomisierten, plazebokontrollierten Crossover-Doppelblindstudie überprüfte *Steiner (1990)* Veränderungen des Beinvolumens venenkranker Patienten. Er bediente sich einer wasserplethysmometrischen Volumenmessung nach dem Prinzip der Volumenverdrängung. Bekamen Patienten entsprechend der Randomisierung zuerst das Plazebo, zeigte sich keine Änderung, erst bei Verum reagierten sie mit starker Abnahme des Beinvolumens. Bei einer zweiten Gruppe, die zunächst das Verum erhielt, zeigten sich sofort starke Rückgänge der Beinvolumina, welche dann während der darauffolgenden Plazeboperiode wieder zum Ausgangsniveau zurückkehrten. Die Unterschiede waren statistisch signifikant. Um nachweisen zu können, daß die immer wieder gemessenen Beinvolumenveränderungen auch ausschließlich durch Veränderungen der Filtration und nicht etwa durch störende Effekte wie Blutpooling zustande kämen, überprüften *Rudofsky u. Mitarb. (1986)* das Verhalten des Beinvolumens im Verlauf der Therapie unter normalen Bedingungen und unter reduziertem, fixiertem Beinvolumen. Als Ergebnis zeigte sich, daß die Daten nach beiden Verfahren nicht voneinander abwichen, also die Beinvolumenmessungen ausschließlich auf Veränderungen des Ödemvolumens im Gewebe zurückzuführen sind. Diese Ergebnisse konnten durch weitere Untersuchungen bestätigt werden (*Diehm u. Mitarb. [1989], Lohr u. Mitarb. [1986]*).

Eine weitere interessante Untersuchung führten *Marshall u. Mitarb. (1987)* durch. Auf Langstreckenflügen schwellen erfahrungsgemäß die unteren Extremitäten durch Ausfall der Waden-Muskel-Pumpe stark an. Es konnte bei einer randomisierten Doppelblindstudie während eines Langstreckenflugs durch Umfangmessungen gezeigt werden, daß die Gabe von Roßkastaniensamenextrakt das Anschwellen gegenüber der Plazebogruppe signifikant geringer ausfallen ließ.

Es steht heute außer Frage, daß standardisierte Extraktpräparate von Roßkastaniensamen eine effektive, symptomatische Therapie der chronisch-venösen Insuffizienz ermöglichen (*Fintelmann, 1991*). Sie müssen als Ergänzung, aber zugleich wichtiger Aspekt der gesamten phlebologisch-therapeutischen Konzeption gesehen werden.

Neben den standardisierten Extraktpräparaten gibt es schon lange das reine Aescinpräparat ▷ Reparil® (Madaus). In dieser isolierten Form werden die Indikationen schwerpunktmäßig auf traumatische Schwellungszustände spezialisiert, mit einem Schwerpunkt bei Sportverletzungen. Mit der intravenösen Applikation können sehr rasche Effekte erzielt werden. Hier muß allerdings die Dosis exakt beachtet werden, da es bei Überdosierungen zu toxischen Reaktionen besonders im Bereich der Nieren (akutes Nierenversagen) kommen kann. Bei Erwachsenen darf eine Tagesdosis von 20 mg nicht überschritten werden. Bei Säuglingen und Kleinkindern bis 3 Jahren liegt die Tagesdosis bei 0,1 mg pro/kg, bei Kindern im Alter von 3–10 Jahren 0,2 mg pro/kg.

Empfehlenswerte Fertigarzneimittel

Reine Roßkastanienpräparate

Roßkastaniensamen sollten in Form **auf Aescin standardisierter** Extraktpräparate angewendet werden:

Aescorin® forte Kapseln	(Steigerwald)
Essaven N Kapseln/ Ultra Kapseln	(Nattermann)
Noricaven® novo Dragees	(Bionorica)
Venoplant retard S Retardtabletten	(Schwabe)
Venostasin® retard Kapseln/-S Retardkapseln	(Klinge)

Melilotus officinalis, Steinklee

Der Steinklee, richtiger Honigklee genannt (mel = Honig, lotos = Klee), ist eine häufige Pflanze der Wald- und Wiesenränder. Sie gehört zur Familie der Schmetterlingsblütler (Leguminosen) und besitzt kleine, gelbe Blüten mit einem angenehm süßlichen, an Honig erinnernden Geruch. Beim Trocknen ent-

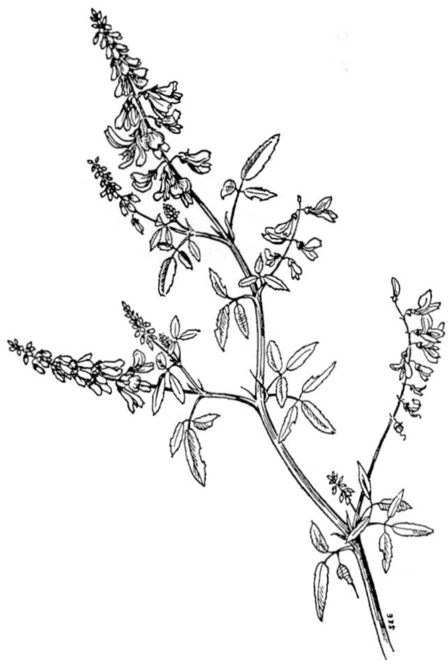

Honigklee, Melilotus officinalis

wickelt die Pflanze den typischen Cumaringeruch, ähnlich dem Waldmeister und dem Ruchgras (Anthoxanthum odoratum), das der Hauptbestandteil der Heublumen ist.
Hinweis Auf die besonderen Eigenschaften des Steinklees wurde man in der neueren Zeit durch die Beobachtung eines Farmers in Wisconsin in den USA aufmerksam. Bei einem großen Viehsterben durch innere Blutungen fiel ihm auf, daß ein möglicher Zusammenhang mit dem reichlichen Vorkommen von Steinklee bestehen könne. Die daraufhin erfolgten chemischen Analysen stießen auf die im Steinklee enthaltenen Cumarine, die zwar in ihrer ursprünglichen Form nicht gerinnungshemmend sind, aus denen aber durch Fäulnisprozesse das starke Antikoagulans Dicumarol entsteht.
Als Droge verwendet wird das Kraut, bestehend aus den getrockneten oder frischen Blättern und blühenden Zweigen, **Meliloti herba**. Die Droge enthält 5,6-Benzo-alpha-Pyron (Cumarin). Weitere wirksamkeitsbestimmende Inhaltsstoffe sind 3,4-Dihydrocumarin (Melilotin), o-Cumarinsäure, Melilotosid sowie Flavonoide.

Pharmakologie

Steinkleekraut besitzt antiexsudative Wirkungen bei entzündlichen und Stauungsödemen durch Zunahme des venösen Rückflusses und Verbesserung der Lymphkinetik, außerdem läßt sich tierexperimentell eine Beschleunigung der Wundheilung zeigen. Die existierenden pharmakologischen Untersuchungen sind allerdings spärlich.

Anwendungsgebiete

Es sind nahezu die gleichen wie beim Roßkastaniensamen, also in erster Linie die Symptome der **chronisch-venösen Insuffizienz**, die unterstützende Behandlung von **Thrombophlebitiden** und dem **postthrombotischen** Syndrom, als Besonderheit **Lymphstauungen**.

Zubereitungsformen

Meliloti herba

Bei leichter Symptomatik kann durchaus ein ▶ Tee verordnet werden. 1–2 Teelöffel der feingeschnittenden Droge mit 1 Tasse siedendem Wasser übergießen und nach 10 Minuten abseihen. 2- bis 3mal täglich 1 Tasse trinken.
Als ▶ Kataplasma die Droge mit der gleichen Menge siedenden Wassers gut durchfeuchten, abkühlen lassen und äußerlich anwenden.

Empfehlenswerte Fertigarzneimittel

Reine Steinkleepräparate

Clemenzil® ST Dragees	(Medopharm)
Meli Rephastasan® Flüssigkeit	(Repha)
Venalot® novo Depot Retardkapseln	(Schaper & Brümmer)

Ruta graveolens, Raute

Die Raute ist eine strauchartige Pflanze, die in unseren Gärten angepflanzt wird und auch verwildert, die ursprünglich aber aus dem Mittelmeerraum stammt. Die eigenartig graugrünen, doppeltgefiederten Blätter duften stark nach ätherischem Öl. Zur gleichen Familie der Rautengewächse zählen auch die Zitronen, Orangen und Mandarinen. In der älteren botanischen Nomenklatur hieß die Gartenraute Ruta hortensis. Von daher wurde die Stoffbezeichnung Rutin abgeleitet. Dieses ist chemisch Quercetin-3-O-rutinosid und gehört zu der Gruppe der Bioflavonoide, für die eine antihämorrhagische Wirkung nachgewiesen werden konnte. Für die als Droge verwendeten Rautenblätter und das Kraut hat die Kommission E eine **Negativmonographie** verabschiedet.
Zum einen ist die Wirksamkeit für die beanspruchten Anwendungsgebiete nicht ausreichend belegt, vor allem aber besteht ein Risikopotential, daß von der Anwendung der

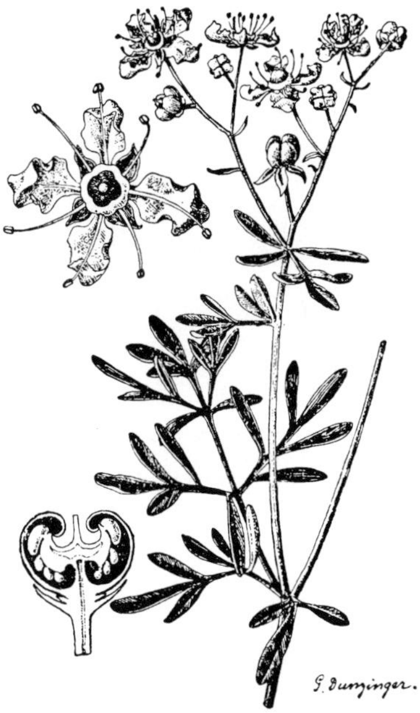

Raute, Ruta graveolens

Raute eher abraten läßt. Rautenöl kann bei Menschen zur Kontaktdermatitis führen, auch sind phototoxische Reaktionen als Lichtdermatosen beschrieben worden. Bei therapeutischer Dosierung konnten folgende unerwünschte Wirkungen beobachtet werden: melancholische Stimmung, Schlafstörungen, Müdigkeit, Schwindelgefühl und Krampfzustände. Deshalb kann Raute als Phytotherapeutikum nicht mehr empfohlen werden.

Interessant bleiben aber für die Arzneimittelforschung die erwähnten **Bioflavonoide**, von denen **Rutin** bereits genannt wurde. Diese Stoffgruppe findet sich in zahlreichen Pflanzen, sie ist besonders durch ihre Radikalfängereigenschaften charakterisiert. Hier interessieren die ödemprotektiven und antihämorrhagischen Wirkungen. Um sie arzneilich anwenden zu können, müssen sie allerdings wegen der geringen Wasserlöslichkeit erst durch Partialsynthese zu gut wasserlöslichen Verbindungen verändert werden. Am bekanntesten ist das Hydroxylethyl-Rutin, mit dem auch die meisten pharmakologischen Untersuchungen durchhgeführt wurden.

In der praktischen Anwendung stehen Flavonoidpräparate, beispielsweise auch aus dem Buchweizen (Fagopyrum esculeatum), hinter Roßkastaniensamen und auch Steinklee deutlich zurück. Überwiegend handelt es sich auch nicht mehr um Phytotherapeutika im definierten Sinne, sondern um synthetische Derivate von Pflanzenstoffen.

1. Bisler, H., Pfeifer, R., Klüken, N., Pauschinger, P.: Wirkung von Roßkastaniensamenextrakt auf die transkapilläre Filtration bei chronischer venöser Insuffizienz. Dtsch. med. Wschr. 111 (1986) 1321–1329
2. Diehm, C., Vollbrecht, D., Hübsch-Müller, C., Müller-Bühl, U.: Clinical efficacy of edema protection in patients with venous edema due to chronic venous insufficiency. Phlébologie 89 (1989) 712–715
3. Fintelmann, V.: Moderne Pharmakotherapie mit Phytotherapeutika. Die Wirksamkeit von pflanzlichen Arzneimitteln am Beispiel von Roßkastanienextrakt. ngm 4 (1991) 636–638
4. Friederich, H.C., Vogelsberg, H., Neiss, A.: Ein Beitrag zur Bewertung von intern wirksamen Venenpharmaka. Z. Hautkr. 53 (1978) 369–374
5. Lohr, E., Garanin, G., Jesau, P., Fischer, H.: Ödempräventive Therapie bei chronischer Veneninsuffizienz mit Ödemneigung. Münch. med. Wschr. 128 (1986) 579–581
6. Marshall, M., Dormandy, J.A.: Oedema of long distant flights. Phlebology 2 (1987) 123–124
7. Neiss, A., Böhm, C.: Zum Wirksamkeitsnachweis von Roßkastaniensamenextrakt beim varikösen Symptomenkomplex. Münch. med. Wschr. 118 (1976) 213–216
8. Pauschinger, P., Wörz, E., Zwerger, E.: Die Messung des Filtrationskoeffizienten am menschlichen Unterschenkel und seine pharmakologische Beeinflussung. Med. Welt. 32 (1981) 1954–1956
9. Rudolfsky, G., Neiss, A., Otto, K., Seibel, K.: Ödemprotektive Wirkung und klinische Wirksamkeit von Roßkastanienextrakt im Doppelblindversuch. Phlebol. u. Proktol. 15 (1986) 47–54
10. Steiner, M.: Untersuchungen zur ödemvermindernden und ödemprotektiven Wirkung von Roßkastaniensamenextrakt. Phlebol. und Proktol. 19 (1990) 239–242

Krankheiten der Atmungsorgane

Bei der Behandlung von Erkrankungen der Atmungsorgane spielen pflanzliche Heilmittel seit jeher eine sehr große Rolle. Dies zeigt sich z. B. daran, daß Hustentees, Hustentropfen und Hustensäfte zu den meistgebrauchten Heilmitteln überhaupt gehören. Die Zahl der Heilpflanzen, die hierfür in Frage kommen, ist erstaunlich groß. Die Güte der Wirkung ist freilich sehr unterschiedlich. Neben einer immer noch recht langen Reihe von wirklich zuverlässigen und erprobten stehen sehr viele, deren Wirkungen derart schwach und unzuverlässig sind, daß wir sie nicht in Betracht zu ziehen brauchen. Es ist besser, aus der Fülle der Möglichkeiten das Bewährte und Gute herauszuholen und sich damit eingehender zu beschäftigen, als sich durch Heranziehung aller Möglichkeiten die Übersicht

Akute und chronische Entzündungen der Atemwege

Muzilaginosa
- ***Eibisch, Althaea officinalis***
- ***Stockrose, Althaea rosea***
- ***Wilde Malve, Malva silvestris***
- ***Huflattich, Tussilago farfara***
- ***Königskerze (Wollblume), Verbascum densiflorum***
- ***Spitzwegerich, Plantago lanceolata***
- ***Isländisch Moos, Lichen islandicus***

Expektoranzien
- ***Ipecacuanha (Brechwurzel), Cephaelis ipecacuanha***
- ***Primel (Schlüsselblume), Primula veris, Primula elatior***
- ***Wohlriechendes Veilchen, Viola odorata***
- ***Pimpinelle (Bibernelle), Pimpinella saxifraga***
- ***Anis, Pimpinella anisum***
- ***Seifenkraut, Saponaria officinalis***

Krampflösende Hustenmittel
- ***Echter Thymian, Thymus vulgaris***
- ***Sonnentau, Drosera rotundifolia***
- ***Efeu, Hedera helix***

Asthma bronchiale
- ***Khella, Ammi visnaga***
- ***Ephedra, Ephedra sinica (Ephedra shennungiana)***
- ***Zwiebel, Allium cepa***

Lungentuberkulose

Grippale Infekte und Erkältungskrankheiten
- ***Holunder, Sambucus nigra***
- ***Winter- und Sommerlinde, Tilia cordata und Tilia platyphyllos***
- ***Wermut, Artemisia absinthium***
- ***Sonnenhut, Echinacea purpurea, Echinacea pallida, Echinacea angustifolia***
- ***Rote Rübe (Rote Bete), Beta vulgaris var. conditiva***

Vitaminreiche Heilpflanzen
- ***Hundsrose, Rosa canina***
- ***Sanddorn, Hippophae rhamnoides***
- ***Schwarze Johannisbeere, Ribes nigrum***

und den Blick zu verwirren. Schwer ist es, bei den zahlreichen Pflanzen, die auch bei Anlegung eines strengen Maßstabes zu besprechen sind, eine Einteilung zu finden, die stichhaltig bleibt und vor allem einen Überblick über die therapeutischen Möglichkeiten gewährt. Schwer ist es deshalb, weil sich die Wirkungsweisen und damit die Anwendungsgebiete weitgehend überschneiden. Und doch sollen die Indikationsstellungen schärfer eingegrenzt werden. Unsere Aufgabe ist es ja keineswegs, alle Anwendungsmöglichkeiten für eine Heilpflanze auszuschöpfen, sondern in bewußter Beschränkung die eigentlichen und besten Anwendungen für jede Pflanze und die zweckmäßigste pflanzliche Therapie für jede Krankheit herauszustellen. Daß wiederum durch moderne Forschung auch neue und bisher nicht bekannte Wirkungen zutage gefördert werden, ist nicht ausgeschlossen.

Wir finden uns unter den vielen in Frage kommenden Pflanzen am ehesten zurecht, wenn wir eine Verknüpfung von Inhaltsstoffen und Wirkungsweisen suchen. Husten ist ja lediglich ein Symptom und kann sehr verschiedenartig sein. Die akute Laryngotracheitis oder Bronchitis brauchen ganz andere Mittel als die chronischen Bronchitiden; und wieder andere kommen beim Krampfhusten in Frage. Wir beginnen mit den Mitteln, die bei den akuten Formen des Hustens angebracht sind, und schreiten fort über die Gebiete der chronischen Bronchitis bis zum Asthma und Emphysem. So erhalten wir einen zuverlässigen Eindruck von den vielfachen Anwendungsformen der Arzneipflanzen und erkennen die Schwerpunktverlagerungen der einzelnen Pflanzen bei den speziellen Indikationen.

Kein wesentliches Anwendungsgebiet für die Phytotherapie ist heute die Pneumonie in allen ihren Formen. Hier spielen Chemotherapeutika und Antibiotika die beherrschende Rolle. Freilich können pflanzliche Mittel auch hierbei unterstützend eingesetzt werden.

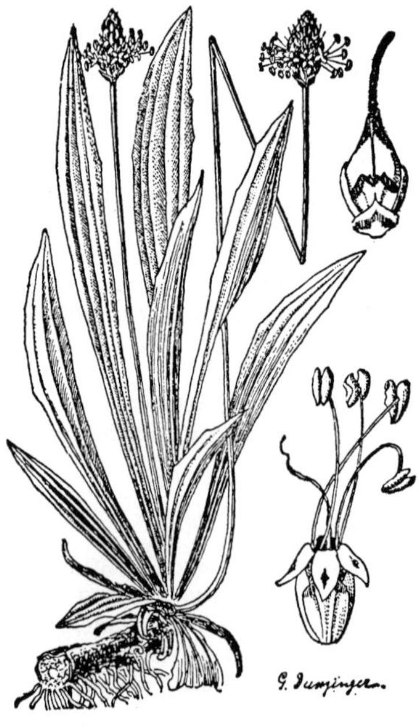

Spitzwegerich, Plantago lanceolata

1. Akute und chronische Entzündungen der Atemwege

Für keine der akuten bakteriellen oder viralen Entzündungserkrankungen der Atemwege gibt es kausale Heilmittel aus der Phytotherapie. Entsprechend der Kategorien für den Einsatz von Phytotherapeutika (*s. S. 14*) treffen wir hier auf Heilpflanzen, die entweder alternativ zu Synthetika oder **adjuvant** zu der Haupttherapie Anwendung finden können. **Bakterielle** Infekte werden praktisch immer **antibiotisch** behandelt werden. Andererseits sind viele der Atemwegserkrankungen viraler Genese. Bei diesen wäre der Einsatz von Antibiotika wenig sinnvoll. Hier kommt man im allgemeinen mit einer symptomatischen Therapie am besten zurecht, wobei die Förderung der Expektoration und die Linderung – nicht Unterdrückung – des Hustens die wesentlichen Ansatzpunkte sind. Deshalb werden im folgenden die hier in Frage kommenden zahlreichen Phytotherapeutika – unterteilt in Mu-

Muzilaginosa

Althaea officinalis
- ❋ **Althaeae radix et folium**
- ® **Eibisch Sirup Steigerwald**
- **div. Kombinationspräparate**

Althaea rosea
- ❋ **Malvae arboreae flos**

Malva silvestris
- ❋ **Malvae flos et folium**

Tussilago farfara
- ❋ **Farfarae folium**

Verbascum densiflorum
- ❋ **Verbasci flos**

Plantago lanceolata
- ❋ **Plantaginis lanceolatae herba**
- ® **Broncho-Sern ® Sirup**
- ® **Kneipp® Hustensaft Spitzwegerich**
- **div. Kombinationspräparate**

Lichen islandicus
- ❋ **Lichen islandicus**
- ® **Isla-Moos® Pastillen**
- ® **Isla-Mint® Pastillen**

Expektoranzien

Cephaelis ipecacuanha
- ❋ **Ipecacuanhae radix**

Primula veris, Primula elatior
- ❋ **Primulae radix**
- **div. Kombinationspräparate**

Viola odorata
- ❋ **Violae odoratae radix**

Pimpinella saxifraga
- ❋ **Pimpinellae radix**

Pimpinella anisum
- ❋ **Anisi fructus**

Saponaria officinalis
- ❋ **Saponariae rubrae radix**

Krampflösende Hustenmittel

Thymus vulgaris
- ❋ **Thymi herba**
- ® **Melrosum Hustensirup Forte**
- ® **Pertussin® N Hustensaft**
- ® **Soledum® Hustensaft und Hustentropfen**
- ® **Thymian Curarina® Tropfen**
- ® **Thymipin® N Hustensaft/Zäpfchen**
- ® **Thymiverlan® Lösung**
- **div. Kombinationspräparate**

Drosera rotundifolia
- ❋ **Droserae herba**
- ® **Makatussin® Saft/Tropfen Drosera zuckerfrei**
- **div. Kombinationspräparate**

Hedera helix
- ❋ **Hederae helicis folium**
- ® **Bronchoforton® -Saft/Tropfen**
- ® **Cefapulmon® mono Tropfen**
- ® **Prospan® Tropfen/Zäpfchen/Tabletten/Kindersaft**

zilaginosa, Expektorantia und reizlindernde Antitussiva – in jeweils eigenen Abschnitten besprochen. Eine gesonderte Darstellung erfolgt dann für die äußere Anwendung vor allem ätherisch-ölhaltiger Phytotherapeutika.

Pflanzen zur Behandlung

Muzilaginosa

Diese eignen sich besonders für die Behandlung akut entzündlicher Atemwegserkrankungen. Sie beruhigen die gereizte Schleimhaut und mildern die Krankheitssymptomatik. Es ist falsch, bei einem akuten Katarrh gleich ein Hustenmittel aus der Gruppe der Saponindrogen zu verordnen. Diese kommen erst im subakuten Stadium in Betracht und haben ihr Hauptanwendungsgebiet bei der chronischen Bronchitis, wenn sich der Husten »lösen« soll. Freilich gibt es auch im Verlaufe chronischer Bronchialkatarrhe Stadien erhöhter Reizbarkeit, die wieder ein Zurückgreifen auf die Muzilaginosa erfordern können. Eine derart differenzierte Therapie wird viel dazu beitragen, dem Kranken schnelle Linderung zu verschaffen und die Krankheitsdauer abzukürzen.

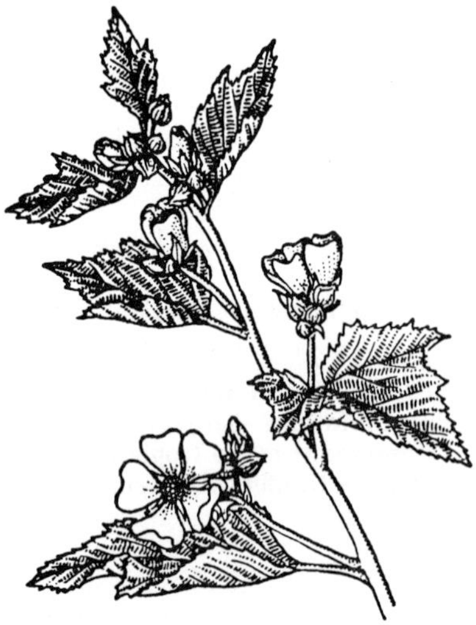

Eibisch, Althaea officinalis

Althaea officinalis, Eibisch

Der Eibisch ist der Typus der schleimstoffhaltigen Hustenmittel. Er ist ein Malvengewächs mit großen, rötlich-weißen Blüten. Er wird über einen Meter hoch und besitzt drei- bis fünflappige, beiderseits dicht samtartig filzige Blätter. Der Eibisch wächst in Deutschland wild, vorzugsweise auf Wiesen mit salzhaltigem Boden, wie sie in der norddeutschen Tiefebene vorkommen. Aber das wilde Vorkommen wäre nicht zahlreich genug, um den Bedarf zu decken. Seit alten Zeiten schon wird der Eibisch angepflanzt. Die arzneilich gebrauchte Droge stammt ausschließlich aus der Kultur. Verwendet wird die Wurzel, **Althaeae radix**. In zweiter Linie werden auch die Blätter gebraucht, **Althaeae folium**; sie sind aber weniger wirksam als die Wurzeldroge. Die Droge enthält mindestens 35% Schleimstoffe, 38% Stärke und je 10% Pektin und Rohrzucker.

Zubereitungsformen

Althaeae radix et folium
Auszüge aus dem Eibisch müssen auf kaltem Wege bereitet werden, da sie nur die Schleimstoffe, nicht aber die Stärke enthalten sollen, die sich erst in heißem Wasser löst. Daher schreibt das Deutsche Arzneibuch vor, daß der Eibischdekokt trotz des Namens nicht eine Abkochung, sondern eine Kaltwasserzubereitung sein muß. Anders ist es, wenn der Eibischtee nicht innerlich genommen, sondern als Gurgelmittel Verwendung finden soll. Hierbei ist sogar eher förderlich, wenn auch die Stärke mit in die Lösung geht. Man läßt daher den ▶ Eibischgurgeltee in gewöhnlicher Art durch kurzes Kochen der Wurzelstücke bereiten, aber nicht einen ▶ Eibischhustentee zu innerlichem Gebrauch. Dieser muß mit kaltem Wasser angesetzt werden und einige Stunden mazerieren.

Eine sehr zweckmäßige Arzneiform ist der Eibischsirup (Sirupus Althaeae). Er ist das geeignetste Mittel für Zusätze zu Hustenmixturen. Im ▶ Liquor pectoralis DRF haben wir eine solche Vorschrift, bei der ein Zusatz von Liquor Ammonii anisatus die Wirkung noch verstärkt:

Rp. Sirupus Althaeae 30,0
Liqu. Ammon. anisat. 5,0
Aqu. dest. ad 200,0

D.S. Zweistündl. 1 Eßlöffel; vor Gebrauch schütteln.

Auch die Maceratio Althaeae DRF, die ebenso dosiert wird, ist recht brauchbar. Für Kinder verschreibt man den ▶ Sirup zusammen mit Fenchelhonig und Spitzwegerichsirup:

Rp. Sir. Althaeae
Sir. Plantaginis lanc.
Mel. Foeniculi aa ad 100,0

D.S. Alle 2 Stunden 1 Teelöffel voll.

Empfehlenswerte Fertigarzneimittel

Eibisch Sirup (Steigerwald)

Kombinationen

mit Thymian und Drosera

Biotuss® N Hustensaft (Spitzner)

Althaea rosea, Stockrose

Ähnlich dem Eibisch in der Wirkung ist die Stockrose, Althaea rosea, die wir als häufige Zierpflanze in den Gärten finden. Von ihr werden die Blüten medizinisch gebraucht. Die Droge führt den Namen **Malvae arboreae flos**, Stockrosenblüten oder schwarze Malven. Eine ältere Benennung ist Flores Alceae. Die wesentlichen Inhaltsstoffe sind ebenfalls Schleimstoffe, Gerbstoff und der Farbstoff Althaein. Die schönen großen, lebhaft dunkelrot gefärbten Blüten sind auch in der Droge recht ansehnlich. Sie werden aus diesem Grunde gern den Hustentees beigemischt, weniger der Wirkung wegen, sondern als **Schmuckdroge**, um dem Tee ein schöneres Aussehen zu geben.

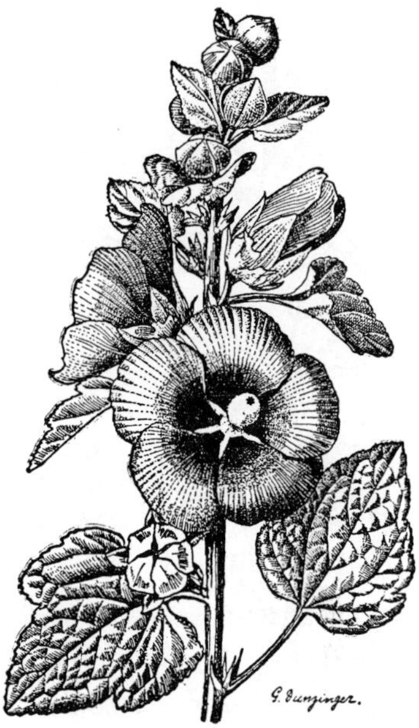

Stockrose, Althaea rosea

Malva silvestris, Wilde Malve

Dieses Muzilaginosum wird bei den gleichen Indikationen wie der Eibisch verwendet. Außer reichlich Schleimstoffen besitzt die wilde Malve noch das Anthozyan Malvin. An Wegrändern, Dorfstraßen und Zäunen ist Malva silvestris in ganz Deutschland zu finden. Man gebraucht von ihr nicht die Wurzelstöcke wie beim Eibisch, sondern die Blüten, **Malvae flos**, und die Blätter, **Malvae folium**. Der innerliche Gebrauch der Malve ist allerdings weit seltener üblich als derjenige des Eibisch. Sie wird hauptsächlich als **Gurgelmittel** und ferner für reizmildernde **Umschläge** bei akut entzündlichen Ekzemen angewendet

Tussilago farfara, Huflattich

Im Frühjahr, wenn kaum der Schnee geschmolzen ist, kommen die gelben Blütenköpfe des Huflattichs aus dem Boden. Überall in Deutschland ist er verbreitet. Er liebt lehmigen Boden. Wenn der blühende Stengel zu

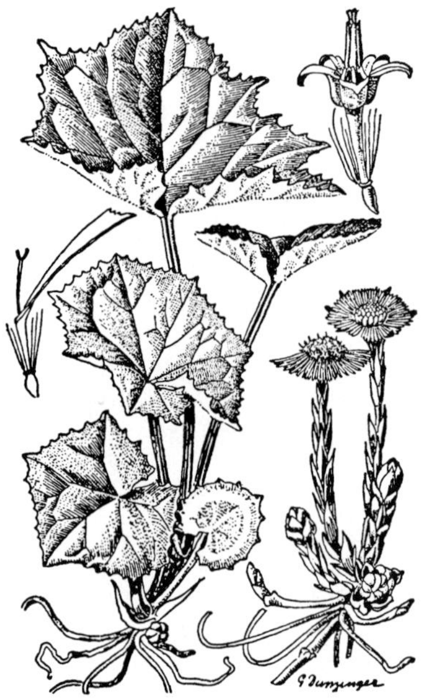

Huflattich, Tussilago farfara

welken beginnt, erscheinen die großen Huflattichblätter. Sie sind eckig, herzförmig, und auf der Unterseite weißfilzig behaart. Sie ähneln den Blättern der Pestwurz, sind aber doch viel kleiner als diese. Verwendet werden die Blätter, **Farfarae folium**. Außer Schleimstoffen sind im Huflattich noch ein Bitterstoff und Gerbstoff enthalten. Huflattich ist häufiger Bestandteil vieler Hustentees und ist ein altbewährtes Hustenmittel. Man läßt von den Blättern einen ▶ Aufguß mehrmals täglich heiß trinken, 1–2 Teelöffel der Droge auf 1 Tasse Wasser.

Durch den Bitterstoffgehalt bekommt der Huflattich eine tonisierende Wirkung, die sich gut mit der expektorierenden ergänzt und ihn zu einem idealen Mittel für die **chronischen Bronchitiden** macht. *Weiss (1991)* hält ihn für besonders geeignet bei chronischer Emphysembronchitis und Silikosen. Solche Kranken klagen hauptsächlich über das morgendlich erschwerte Abhusten. Wir erleichtern es, wenn wir ihnen gleich morgens, noch vor dem Frühstück, am besten sogar noch im Bett, eine Tasse heißen Huflattichtee geben. Damit er gleich morgens bereitsteht, ist es praktisch, den Huflattichtee schon am Abend zuzubereiten und ihn in eine Thermosflasche zu füllen, die man sich auf den Nachttisch stellt. Ferner hat es sich bewährt, den Huflattichtee mit Honig zu süßen. Man nimmt nicht zu wenig, mindestens 1 Teelöffel Honig auf 1 Tasse Tee. Das bringt den Kranken morgens eine große Erleichterung und hilft über die ersten Schwierigkeiten des Tages hinweg. Dann gibt man noch eine gleiche Tasse warmen Huflattichtee mit Honig am Abend vor dem Schlafengehen, eventuell zusammen mit einem Antispasmodikum, z. B. der Khella.

Huflattich gehört zu den Drogen, die Pyrrolizidin-Alkaloide enthalten. Zu der grundsätzlichen Frage der toxikologischen Bewertung wurde im einleitenden Teil bereits Stellung genommen (*s. S. 17*). Für Huflattich gilt, daß er durch den Gehalt an Pyrrolizidin-Alkaloiden auf keinen Fall seinen Wert als Hustenmittel verliert. Doch sollte darauf geachtet werden, daß Huflattich nur eine begrenzte Zeitdauer verordnet wird, beispielsweise 2–3 Wochen; und es darf darauf verwiesen werden, daß entsprechend der Monographie der Kommission E die maximale Tagesdosis für die Droge nicht mehr als 10 µg toxischer Pyrrolizidin-Alkaloide mit 1,2 ungesättigten Necingerüst, für Extrakte und Frischpflanzenpreßsäfte nicht mehr als 1 µg pro Tag, enthalten darf. Das wird bereits für die Droge festgelegt, so daß die Verantwortlichkeit hierfür beim Apotheker liegt. Der Arzt darf sich darauf verlassen, daß keine Droge mit höherem Pyrrolizidin-Alkaloid-Gehalt in den Handel kommt. Für die Langzeitanwendung beispielsweise bei Patienten mit fortgeschrittenerem Lungenemphysem oder Silikose wird man auf ärztliche Verordnung und Verantwortung hin den Huflattichtee auch länger anwenden können, besonders in der hier charakterisierten Form der morgendlichen Gabe.

Verbascum densiflorum, Königskerze, Wollblume

Sowohl Verbascum densiflorum als auch die ganz ähnliche Verbascum phlomoides genießen als Hustenmittel einen besonderen und wohlbegründeten Ruf. Diese beiden und ei-

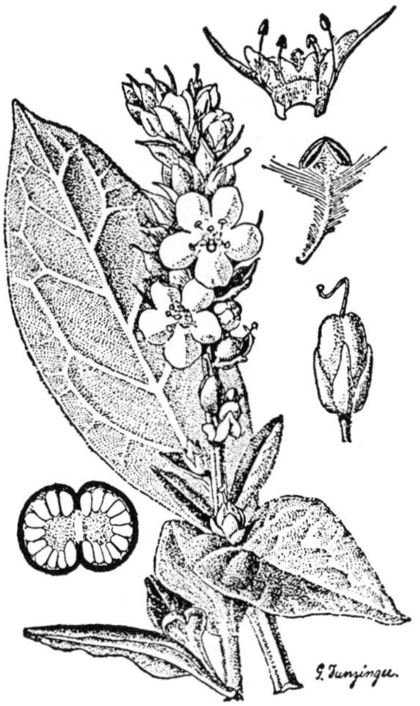

Königskerze (Wollblume), Verbascum thapsiforme

nige weitere Arten der Königskerze sind Zierden der steinigen Orte und trockenen Hänge vom Gebirge bis zur Ebene. Stolz und beherrschend erhebt sich die bis einen Meter und höher wachsende Pflanze und leuchtet schon von ferne mit ihren prächtigen gelben Blüten. Stengel und Blätter sind dicht wollig behaart. Die Königskerze ist zweijährig wie der Fingerhut. Im ersten Jahr erscheint eine Rosette großer grundständiger Blätter, und erst im zweiten Jahre erhebt sich daraus der steife, aufrechte Blütenstengel.

Als Droge werden die Blüten verwendet, *Verbasci flos*. Sie enthalten reichlich Schleimstoffe, dazu aber noch saures Saponin und wenig ätherisches Öl. Das heißt, die Königskerze ist kein Vertreter der reinen Muzilaginosa, sondern stellt bereits einen Übergang zu den saponinhaltigen Expektoranzien dar. Aber gerade diese Kombination der beiden wichtigsten Wirkstoffe macht ihre Besonderheit aus und gibt ihr die gute Wirkung. Wir müssen Verbasci flos als **Muzilaginosum** und **mildes Expektorans** zugleich bezeichnen und verordnen sie weniger bei den akuten Katarrhen, sondern für die **subakuten Zustände** und bei **chronischen Bronchitiden** mit noch erheblicher Reizbarkeit. Auch sie sind in den offizinellen Species pectorales enthalten.

Plantago lanceolata, Spitzwegerich

Der Spitzwegerich ist eine der häufigsten Pflanzen unserer Flora. Überall auf trockenen Wiesen, an Wegrändern, auf Äckern kommt er in großen Mengen vor. Aus einer Rosette schmaler, spitzer Blätter erhebt sich der Blütenstiel, der eine keulenförmige Ähre kleiner, unscheinbarer Blüten trägt, aus denen die langen Staubgefäße sehr zierlich herausschauen. Man darf ihn nicht mit dem noch weiter verbreiteten *breitblättrigen Wegerich, Plantago major*, verwechseln, der auf Wegen und an wüsten Stellen wächst. Auch Plantago major wird gesammelt und in gleicher Weise wie Plantago lanceolata angewandt, aber er steht doch – wenigstens als Hustenmittel – bei weitem hinter dem Spitzwegerich zurück. Man benutzt ihn mehr zur äußeren Anwendung. Die breiten Blätter werden auf Wunden und entzündete Stellen gelegt. Noch heute kann man ihn in dieser Weise zur ersten Hilfe bei Insektenstichen und Kontusionen gebrauchen.

Als Droge wird das Spitzwegerichkraut verwendet, **Plantaginis lanceolatae herba**. Es enthält neben Schleimstoffen Iridoidglykoside wie Aucubin und Catalpol, außerdem Gerbstoffe und nicht unbeträchtliche Mengen Kieselsäure. Er ist daher auch kein reines Muzilaginosum, sondern nimmt eine Zwischenstellung zwischen diesen und den Kieselsäuredrogen ein, wobei aber unzweifelhaft das Schwergewicht auf dem Schleimstoffgehalt liegt.

Hinweis Schon immer war aufgefallen, daß der Spitzwegerichsirup beim längeren Aufbewahren nicht schimmelt, obwohl er Zucker enthält. Es hat sich herausgestellt, daß im Spitzwegerich wie in vielen höheren Pflanzen den Antibiotika ähnliche Stoffe enthalten sind. Zwar ist der Gehalt nicht groß genug, um etwa mit modernen Antibiotika konkurrieren zu können. Aber er genügt, um das Schimmeln des Sirups zu verhüten und trägt wahrscheinlich zu einem Teil auch zur Wirkung bei der Bronchitis bei.

Auf dem 6. Phytotherapiekongreß im Oktober 1995 in Berlin wurden die Ergebnisse einer umfangreichen Anwendungsbeobachtung mit einem Spitzwegerichkraut-Fluidextrakt (▷ Broncho-Sern® Sirup, Sertürner) vorgestellt. Eingeschlossen wurden Patienten mit unspezifischen respiratorischen Erkrankungen, bei denen akute respiratorische Infekte, akute Bronchitiden sowie Reizhusten nach akuten respiratorischen Infekten dominierten. Als mittlere Dosis wurden 3mal 1 Eßlöffel täglich verordnet. Die Symptomatik bildete sich diagnoseunabhängig nach 3–14tägiger Therapie deutlich zurück, durchschnittlich um 61% gemessen an der Symptomausprägung bei Eintritt in die Studie. Hustenstärke und Hustenfrequenz veringerten sich um 64,5 bzw. 62,5%. Zwei Drittel der Patienten erlebten eine spürbare Wirkung innerhalb von 3 Tagen. Auffällig war die besonders gute Wirkung bei der Symptomatik eines **Reizhustens**.

Spitzwegerichkraut wirkt wahrscheinlich weniger hustenhemmend als vielmehr durch seine **topische antiinflammatorische Wirkung**. Nach den vorliegenden Erfahrungen führt Spitzwegerichkraut nicht zu einer Depression des Hustenzentrums und behindert somit nicht die notwendige bronchiale Sekretelimination.

Zubereitungsformen

Plantaginis lanceolatae herba
Einen ▶ Spitzwegerichsaft stellt man sich durch schnelles Trocknen, Zerkleinern und Auspressen aus dem frischen Kraut her; der so erhaltene rohe Saft wird mit gleichen Teilen Honig etwa 20 Minuten lang gekocht und läßt sich dann gut verschlossen längere Zeit aufbewahren.

Am beliebtesten ist der ▶ Spitzwegerichsirup (Sirupus Plantaginis), hauptsächlich als Hustenmittel für Kinder.

Empfehlenswerte Fertigarzneimittel

Reine Spitzwegerichpräparate

Broncho-Sern® Sirup	(Sertürner)
Kneipp® Spitzwegerich-Pflanzensaft Hustentrost®	(Kneipp)

Kombinationen

mit Thymian und Primelwurzel

Bronchicum Elixier Plus Lösung	(Nattermann)

Lichen islandicus, Isländisch Moos

Es handelt sich um eine Flechte (Cetraria islandica), die wir bereits bei den Mitteln zur Bekämpfung chronischer Magenkrankheiten kennengelernt haben. Wegen des Schleimstoffgehaltes ist sie hier nochmals zu nennen. Das Isländisch Moos ist über die ganze Welt verbreitet. In den Gebirgen wächst es auf kahlen, felsigen Hängen, in der Ebene auf Heiden und in trockenen Wäldern.

Schleim- und Bitterstoffe bilden die wirksamen Bestandteile. Als Hustenmittel ist Lichen islandicus altbekannt. Die Bitterstoffe wirken tonisch. Daher gilt Lichen islandicus als ein Mittel bei **chronischen Bronchialkatarrhen** mit immer wieder **aufflackernden akuten Reizerscheinungen**, vor allem bei älteren Leuten sowie bei asthenischen oder durch den langen Husten sehr geschwächten Menschen, bei denen die gleichzeitige Tonisierung durch den Bitterstoff erwünscht ist. Durch ihn wird die Magensaftsekretion angeregt, darüber hinaus werden aber auch das vegetative Nervensystem und das Vasomotorengebiet stimuliert.

Zubereitungsformen

Lichen islandicus
Man gebraucht Lichen islandicus als ▶ Teeabkochung. 1–2 Teelöffel feingeschnittener Droge werden mit einer Tasse kochendem Wasser übergossen, 10 Minuten ziehen lassen und dann durch ein Teesieb geben. Monatelang können 2–3 Tassen täglich getrunken werden.

Beliebter und sicher auch sehr praktisch sind Lutschtabletten aus Isländisch Moos, die bei Heiserkeit und Reizhusten gern gebraucht werden.

Empfehlenswerte Fertigarzneimittel

Reine Lichen-islandicus-Präparate
Isla-Moos® und Isla-Mint® (Engelhard) Pastillen

Weitere Flechten

Dem Isländisch Moos sehr ähnlich ist die *Lungenflechte, Sticta pulmonaria*, die als Epiphyt auf Bäumen vorkommt, aber viel seltener als Cetraria islandica. Sie besitzt keine Vorzüge und ist daher für uns entbehrlich.

Nicht zu verwechseln mit dem Isländisch Moos ist das *Irländische Moos*, der getrocknete Thallus der Rotalgen *Chondrus crispus* und *Gigartina mamillosa*, die im Atlantischen Ozean wachsen. Die Droge führt den Namen **Carragen** oder **Fucus irlandicus**. Sie enthält erhebliche Mengen an Schleimstoffen, außerdem Eiweißstoffe, Jodide und Bromide. Aus diesem Grunde wird sie als reizlinderndes Mittel beim Husten gleichfalls empfohlen, hat aber keine große Bedeutung erlangen können und steht in dieser Beziehung hinter dem Isländischen Moos zurück. In einigen asiatischen Ländern dient sie als Nährmittel.

Auch die *Bartflechte* unserer Gebirgswälder (*Usnea barbata*) kann hier Erwähnung finden. Sie enthält bittere Flechtensäuren, beispielsweise die Usninsäure. Ihr wird eine bakteriostatische Wirkung zugeschrieben. Das Fertigarzneimittel ▷Dr. Grandel Granobil Rondoletten Lutschpastillen (Dr. Grandel-Synpharma) wird als Bakteriostatikum für Mund und Rachen empfohlen.

Expektoranzien

Als Expektoranzien bezeichnet man diejenigen Hustenmittel, die das dickflüssige Sputum verflüssigen, zur Steigerung der Sekretion führen und somit das Abhusten erleichtern.

Die Schleimlösung und Sekretolyse werden vor allem durch den Saponingehalt gefördert, die Sekretolyse zusätzlich durch bestimmte ätherische Öle. Senkung der Schleimviskosität und Erhöhung des Wassergehaltes des Bronchialsekrets sind wichtige Voraussetzungen für eine ausreichende Expektoration. Die sekretomotorische Wirkung beruht auf dem Flimmerepithel der Bronchialschleimhaut, den sogenannten Zilien. Die Geschwindigkeit der ziliären Clearance für den Abtransport von Schleim liegt bei 4–20 mm/min. Auch hier spielen Saponin- und Ätherischöldrogen bei den phytotherapeutischen Expektoranzien die wesentliche Rolle.

Cephaelis ipecacuanha, Ipecacuanha (Brechwurzel)

Die Ipecacuanha gilt geradezu als Typus eines Expektorans. Sie stammt von einer wenig auffallenden Pflanze, Cephaelis ipecacuanha, die in schattigen Wäldern Südamerikas, vor allem in Brasilien, reichlich wild vorkommt und gesammelt wird. Als Droge findet die Wurzel Verwendung **(Ipecacuanhae radix)**. Die wesentlichen Wirkstoffe der Ipecacuanha sind keine Saponine, sondern die Alkaloide Emetin und Cephadin. Der Wirkungsmechanismus ist daher auch ein anderer als derjenige der Saponine.

Pharmakologie

Die Alkaloide wirken bei höherer Dosierung der Ipecacuanhawurzel (0,5–2 g) emetisch. In deutlich niedriger Dosierung (0,4 mg Emetin, = 20 mg Wurzelpulver) wirken die Alkaloide reizend auf die Magenschleimhaut und stimulieren über Erregung des Parasympathikus reflektorisch die Bronchialsekretion. Die Alkaloide sind leicht oxidabel und verlieren dadurch an Wirkung.

Anwendungsgebiete

Auch *Weiss (1991)* war schon der Meinung, daß die Ipecacuanha wegen ihrer unzuverlässigen Wirkung in Infusen und Tinkturen entbehrlich ist. So findet sie heute ihre hauptsächliche Verordnung in der Homöopathie. Dort nennt *Wiesenauer (1995)* die sekretreiche, asthmoide Bronchitis mit zähem Sputum in Kombination mit starker Übelkeit

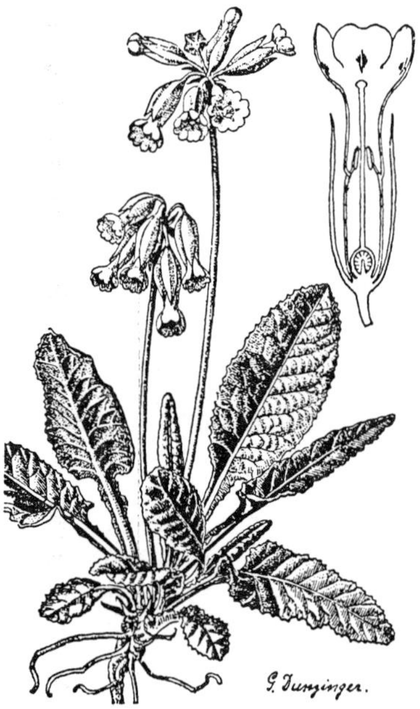

Schlüsselblume, Primula officinalis

und rezidivierendem Erbrechen als typische Indikation. Aus phytotherapeutischer Sicht ist sie durch die folgenden Saponindrogen ersetzbar, die auch nicht eine vergleichbare Unsicherheit der Dosierung und Verträglichkeit erkennen lassen.

Primula veris, Primula elatior, Primel, Schlüsselblume

Die einheimischen Primeln sind hochwertige Saponindrogen und können die Senega, den Repräsentanten der ausländischen Saponindrogen, durchaus ersetzen. Primula elatior, die hohe Primel, wächst vermehrt im Westen Deutschlands. Sie ist die schöne gelbe Frühlingsprimel der Bergwälder. Bei ihr ist der Kelch der Blüten schmal, trichterförmig, und die Blumenkrone flach ausgebreitet. Primula veris hat ihr Hauptverbreitungsgebiet im Osten Deutschlands und kommt in Nordwestdeutschland nur vereinzelt vor. Sie ist vorzugsweise auf feuchten Wiesen anzutreffen, stets gleichfalls sehr gesellig. Ihr Kelch ist bauchig aufgetrieben, mit kurzen breiten Zähnen besetzt, und die Blumenkronenblätter neigen sich glockig zusammen. In den letzten Jahrzehnten ist die Schlüsselblume im Norden Deutschlands selten geworden, man findet sie häufiger im Süden in den Alpenvorregionen, auch in Österreich und der Schweiz.

Als Droge verwendet wird die Wurzel, **Primulae radix**. Sie enthält 5–10% Triterpensaponine, außerdem die Salicylsäureglykoside Primulaverin und Primverin.

Für die expektorierende Wirkung der Saponine werden in erster Linie eine Schleimhautreizung und die dadurch ausgelösten parasympathischen Reflexe verantwortlich gemacht. Bei überwiegend innerer Einnahme kann von einer topischen Wirkung im Bronchialbereich nicht ausgegangen werden, was schon allein wegen der schlechten Resorbierbarkeit von Saponinen im Bereich der Darmschleimhaut wenig wahrscheinlich ist. Der Anteil an Salicylsäurederivaten läßt eine zusätzlich antiphlogistische Wirkung wahrscheinlich sein.

Senegae radix stammt von der nordamerikanischen **Polygala senega**. Sie ist in ihrer Zusammensetzung von Saponinen und Salicylsäureverbindungen der einheimischen Primel ähnlich, ohne daß wirkliche Vorteile erkennbar wären. Eine spezielle Empfehlung ergibt sich daher nicht.

Anwendungsgebiete

Als Expektorans mit vorwiegender Saponinwirkung kommt die Primel für alle Formen der **chronischen Bronchitis** in Betracht, vor allem mit dem Symptom eines einfachen, sich länger hinziehenden Hustens mit ungenügendem Auswurf. Sie ist daher in vielen Fertigarzneimitteln enthalten, häufig in Kombination mit anderen Expektoranzien wie Thymian und Ätherischöldrogen.

Zubereitungsformen

Primulae radix
Als ▶ Tee wird 1/4 Teelöffel feingeschnittener Droge mit 1 Tasse kaltem Wasser angesetzt,

zum Sieden erhitzt und 5 Minuten stehen gelassen, anschließend abseihen. Es kann alle 2–3 Stunden 1 Tasse getrunken werden, gerne mit etwas Honig gesüßt.

Bewährt haben sich auch ▶ Teerezepte, in denen die Primelwurzel mit anderen Expektoranzien kombiniert wird, z. B.:

Rp.	Rad. Primulae 20,0 Fruct. Anisi Fruct. Foeniculi Fol. Farfarae aa ad 50,0
M. F. spec. S.	2 Teelöffel auf 1 Tasse Wasser.

Decoctum Primulae DRF:

Rp.	Decoct. Rad. Primulae 6,0/180,0 Elixir. e Succo Liquiritiae ad 200,0
D. S.	Zweistündl. 1 Eßlöffel.

Oder in der folgenden Form:

Rp.	Decoct. Rad. Primulae 5,0/150,0 Liqu. Ammon. anisat. 10,0 Sir. Althaeae ad 180,0
D. S.	3mal tägl. 1 Eßlöffel.

Bei **Bronchitis sicca** und **Emphysem** gern zusammen mit Jod zur schnelleren Verflüssigung des Schleimes:

Rp.	Kal. jodat. 1,0–2,0–5,0 Decoct. Rad. Primulae 10,0/175,0 Sir. Althaeae ad 200,0
D. S.	Morgens und abends je 1/2–1 Eßlöffel in heißem Huflattichtee.

▶ Tinctura Primulae, 4mal täglich 20 Tropfen.

▶ Extractum Primulae fluidum, noch stärker und sehr zu empfehlen, ebenfalls mehrfach täglich 20 Tropfen. Der Fluidextrakt eignet sich auch gut zur ▶ Kombination mit anderen Hustenmitteln, z. B.:

Rp.	Ol. Anisi 2,0 Extract. Primulae fluid. Tinct. Pimpinellae aa 20,0
D. S.	3mal tägl. 10 Tropfen.

Rp.	Extr. Primul. fluid. Extr. Thymi fluid. aa 20,0
D. S.	3mal tägl. 20 Tropfen.

Empfehlenswerte Fertigarzneimittel

Kombinationen

mit Thymian

Bronchicum Thymian Tropfen Forte	(Nattermann)
Bronchipret® Filmtabletten	(Bionorica)
Phytobronchin® Filmtabletten/Saft/Tinktur	(Steigerwald)

mit Thymian und Sonnentau

Drosithym®-N Bürger Tropfen/Saft	(Ysatfabrik)

Viola odorata, Wohlriechendes Veilchen

Auch das Veilchen hat eine gewisse Bedeutung erlangt. Viola odorata ist jedem als schöne Frühlingsblume bekannt. Sie wächst in schattigen Laubwäldern und unter Gebüsch gern in großen Beständen beieinander. Als Droge wird vor allem die Wurzel, **Violae odoratae radix**, verwendet. Zwar werden auch die Blüten, **Violae odoratae flores**, gesammelt; sie dienen zur Herstellung des Sirupus Violae, der wegen seiner violetten Farbe gern als Korrigens für Mixturen gebraucht wird, aber nicht als Mittel zur Behandlung von Atemwegserkrankungen dient.

Es ist notwendig, bei der Verordnung des wohlriechenden Veilchens stets »odoratae« hinzuzufügen, um Verwechslungen mit Viola tricolor, dem Stiefmütterchen, zu vermeiden.

Violae odoratae radix enthält Saponine, ein Glykosid (Iridin), ein Anthocyan (Violamin) und in kleinen Mengen ein emetinartiges Alkaloid. Wegen dieses Alkaloids wurde die Viola odorata auch als »deutsche Ipecacuanha« bezeichnet, wobei sie an deren Wirkung keineswegs heranreicht. Das Wesentliche ist der Gehalt an **Saponinen**. Die Indikationen sind daher für Viola odorata im großen und ganzen vergleichbar denjenigen der Primel, ihre Wirkung aber deutlich schwächer. Wir können sie als brauchbares Expektorans bezeichnen und verordnen sie bei **chronischer Bronchitis**, am besten in ▶ Teegemischen. Die Verordnung ist einfach:

Rp. Decoct. Rad. Violae od. 3,0/150,0
Sir. Althaeae ad 180,0

D. S. 4mal tägl. 1 Eßlöffel.

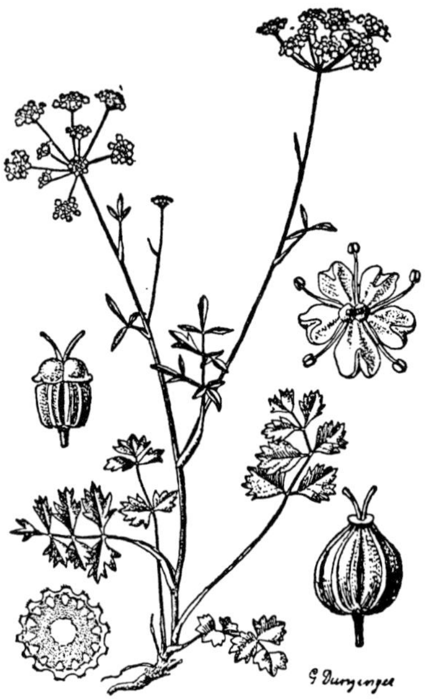

Bibernelle, Pimpinella saxifraga

Pimpinella saxifraga, Pimpinelle oder Bibernelle

Die wildwachsende Pimpinelle ist durch ganz Deutschland verbreitet und wächst in trockenen grasigen Wäldern, auf trockenen Wiesen und Hügeln. Sie gehört zu den Doldenblütlern und zeigt fiederteilige schmale Blätter und unscheinbare weißliche Blüten. Man gebraucht von ihr die Wurzel, **Pimpinellae radix**. Mehr als die Hauptart wird die kräftige Abart nigra gesammelt, da sie größere Wurzeln besitzt. Auch *Pimpinella magna*, die ähnlich aussieht, aber viel höher und stärker ist, kann als gleichwertig gelten. Der Name Pimpinelle führt leicht zu Verwechslungen mit der *Gartenpimpinelle (Sanguisorba minor)*, die zwar entfernt ähnlich gefiederte Blätter besitzt, aber ganz andere, in Köpfchen zusammenstehende rötliche Blüten hat und zur Familie der Rosengewächse zählt. Man pflanzt sie gern in Gärten an und verwendet die Blätter als Küchengewürz und als Zusatz zu Salaten.

Pimpinellae radix enthält **Saponine** und mindestens 0,4% ätherisches Öl. Als Expektorans ist sie noch wenig bekannt. Sehr stark ist ihre Wirkung nicht, aber doch so gut belegt, daß ihre Verordnung bei Erkältungskrankheiten empfohlen werden kann. Vor allem die ▶ Tinktur (Tinctura Pimpinellae) eignet sich für Kombinationen verschiedener Hustenmittel.

Als ▶ Tee werden 2 Eßlöffel feingeschnittener Droge mit 1 Tasse kaltem Wasser angesetzt. Man kocht kurz auf und seiht dann ab. Mehrmals täglich 1 Tasse mit etwas Honig gesüßt trinken lassen.

Pimpinella anisum, Anis

Durch den Gehalt an ätherischem Öl bildet Pimpinella saxifraga einen Übergang zu der nahen Verwandten Pimpinella anisum, dem Anis. Wir lernten Pimpinella anisum bei den Karminativa kennen und haben gesehen, daß er an dem zu den Expektoranzien hinneigenden Ende der Reihe Kümmel-Fenchel-Anis steht (*s. S. 80ff.*). Anis ist ein mildes, beruhi-

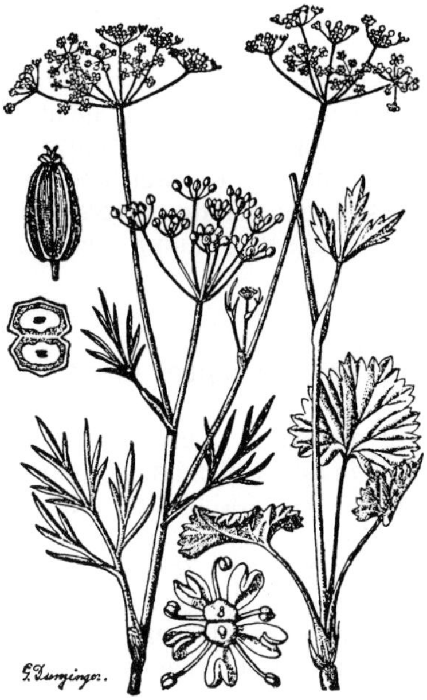

Anis, Pimpinella anisum

gend wirkendes Hustenmittel, das durch seinen Geschmack einen guten Ausgleich für viele Husten- und Bronchialmittel gibt und in Form des Liquor Ammon. anisat. schon mehrfach in den Rezeptbeispielen genannt wurde.

Zubereitungsformen

Anisi fructus
Als alleinige Medikation kommt ▶ Liquor Ammonii anisati kaum in Betracht, höchstens bei Kindern wegen seines recht angenehmen Geschmackes, etwa 5 Tropfen auf 1 Glas heißes Honigwasser.

Anis kann als Einzelmittel entweder als Tee oder auch als isoliertes ätherisches Öl verordnet werden. Für die ▶ Teezubereitung wird 1 gehäufter Teelöffel zerstoßener oder grobgepulverter Droge mit 1 Tasse kochendem Wasser übergossen und 10 bis 15 Minuten bedeckt ziehen gelassen. Anschließend abseihen und mehrmals täglich 1 Tasse trinken lassen.

Vom isolierten ▶ ätherischen Öl gibt man mehrmals täglich 3 Tropfen auf 1 Stück Würfelzucker.

Für Anis-Hustentropfen bei **trockener Bronchitis** und **Tracheobronchitis** gilt folgende Rezeptur:

Rp. Liqu. Ammonii anis. 20,0
D. S. 3- bis 4mal tägl. 15 Tropfen in Tee oder Zuckerwasser.

Rp. Ol. Anisi 0,2(-0,4)
Tinct. Pimpinellae 30,0
D. S. 4mal tägl. 10–30 Tropfen.

Rp. Kalii jodati 0,5
Tinct. Pimpinellae
Elix. e Succo Liquir. aa ad 20,0
D. S. 2stündl. 20 Tropfen. Vor Gebrauch schütteln.

Saponaria officinalis, Seifenkraut

Das Seifenkraut stellt den typischen Vertreter der expektorierend wirkenden Saponinpflanzen dar. Lange Zeit war das Seifenkraut das meistgebrauchte Mittel überhaupt. Jetzt ist es durch Primel und Veilchen weit zurückgedrängt. Das Seifenkraut kommt an Flußufern und in Hecken wild vor, wird aber auch kultiviert. Die Blätter sind gegenständig, die Blüten hell fleischfarben, rötlich.

Verwendet wird die Wurzel, **Saponariae »rubrae« radix**, zur Unterscheidung von Saponariae »albae radix«, die von dem nahe verwandten *Schleierkraut, Gypsophila panniculata*, stammt, aber medizinisch keine Bedeutung hat. Die Droge enthält Saponine, Gerbstoffe und Stärke.

Die Anwendungsgebiete sind die gleichen wie die der Primel. Man verschreibt eine Abkochung der zerkleinerten Wurzel als ▶ Tee. 1/2 Teelöffel mittelfeingeschnittener Droge wird mit 1 Tasse Wasser aufgekocht und ab-

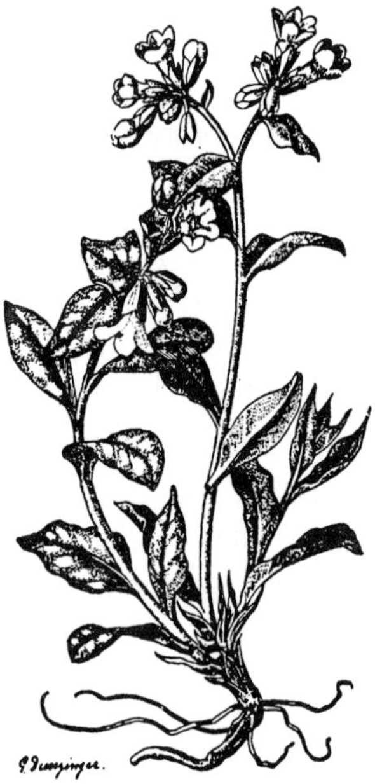

Lungenkraut, Pulmonaria officinalis

geseiht. Mehrmals täglich 1 Tasse warm mit etwas Honig gesüßt trinken lassen.

Pulmonaria officinalis (Pulmonaria maculosa), Lungenkraut

Schon der Name deutet an, daß es sich beim Lungenkraut um ein altes **Volksheilmittel** bei Erkrankungen der Atmungsorgane handelt. Es gehört zur Frühlingsflora des deutschen Laubwaldes. Die Blüten sind beim Aufblühen zuerst rot, werden dann aber zunehmend blauviolett. Die grundständigen Blätter sind breit, am Grund herzförmig. Sehr auffallend ist die große weiße Fleckung dieser Grundblätter, an der man die Pflanze noch leicht erkennt, wenn sie längst abgeblüht ist. Das ganze Kraut ist borstig behaart. Arzneiliche Verwendung findet nur das Kraut, **Pulmonariae herba**. Der Saponingehalt ist nicht groß und ungleichmäßig. Beträchtlich ist dagegen der Gehalt von 3% Kieselsäure und 6–10% Gerbstoff. Das Lungenkraut ist daher kaum noch als saponinführendes Expektorans zu werten, sondern stellt einen Übergang zu den **Kieselsäuredrogen** dar. Dem entspricht, daß die Wirkung keine beträchtliche ist. Trotz seiner früheren Wertschätzung können wir ihm keine praktische Bedeutung mehr zuerkennen, wenigstens nicht als Expektorans. Die Komission E erstellte deshalb auch wegen der nicht ausreichend belegten Wirksamkeit eine **Nullmonographie**. Risiken sind mit der Verordnung aber nicht verbunden.

Inula helenium, Echter Alant

Die steif aufrechte, über 1 1/2 Meter hohe Pflanze ist in Deutschland nicht ursprünglich beheimatet. Der Korbblütler mit schönen großen gelben Blüten stammt aus Asien, wird aber schon seit langer Zeit in Gärten angepflanzt und ist aus diesen verwildert, wobei er an Wegrändern, Hecken und Flußufern den Eindruck einer heimischen Pflanze macht.

Die arzneilich verwendete Droge kommt aus der Kultur. Gebraucht wird die große Hauptwurzel, **Helenii radix**, auch Enulae radix oder Inulae radix genannt. Sie enthält 1–3% eines ätherischen Öles, Bitterstoffe und erhebliche

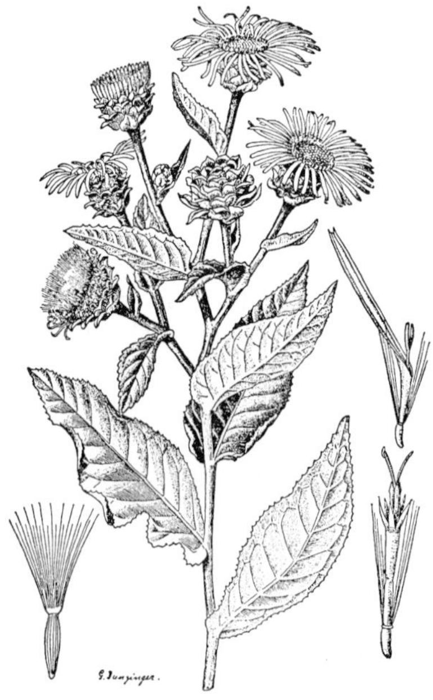

Alant, Inula helenium

Mengen Inulin. Der Alant wirkt expektorierend und ist ein beliebter Bestandteil vieler fertiger Hustensäfte, -pastillen und -pillen. Alant stellt ein Mittel für **chronische Hustenzustände** mit Beeinträchtigung des Allgemeinbefindens, auch des Appetits, dar. **Langwierige Bronchialkatarrhe**, **Emphysembronchitis**, auch der **chronische Husten** älterer Menschen kommen für den Alant in Betracht. Er ist darin dem Huflattich ähnlich. Dies macht auch die Empfehlung des Alants beim **Asthma bronchiale** verständlich. Einen unmittelbaren Einfluß auf das Asthma hat der Alant sicher nicht. Aber die Asthmabronchitis läßt sich durch längerdauernde Anwendung des Alants bessern.

In der Alantwurzel ist ein stärkeähnliches Kohlenhydrat enthalten, die Alantstärke oder Inulin. Es schmeckt süßlich und wird daher als ein Ersatz-Süßungsmittel bei Diabetikern verwandt. In manchen Diabetikernährmitteln ist es enthalten.

Auch für den Alant hat die Komission E eine **Negativmonographie** erstellt, da die Wirksamkeit für die beanspruchten Anwendungsgebiete nicht ausreichend belegt ist, und zugleich das Risiko möglicher allergischer Reaktionen aufgrund des Gehalts an Sesquiterpenlaktonen nicht akzeptabel erschien.

Zubereitungformen

Helenii radix
Helenii radix wird als Bestandteil von ▶ Hustentees verschrieben, z. B.:

Rp. Rad. Helenii
Rad. Primulae
Fol.Farfarae aa ad 100,0

D. S. 2 Teelöffel auf 1 Tasse Wasser, mit heißem Wasser übergießen, 5 Min. kochen und 15 Min. ziehen lassen. 3mal tägl. 1 Tasse.

Weitere Expektoranzien

Nur kurz erwähnt seien noch einige Expektoranzien, die zwar entbehrlich sind, aber bekannter wurden, teils weil sie in einigen Spezialpräparaten auftauchen, teils weil sie in der **Volksmedizin** eine Rolle spielen. Hierher gehört zuerst die *Edelkastanie (Castanea vesca)*. Sie enthält Saponine und kann daher als Hustenmittel Verwendung finden, obwohl sie keine erkennbaren Vorteile hat. Auch die *Roßkastanie (Aesculus hippocastanum)* enthält etwas Saponin, das man gleichfalls auszunutzen versuchte. Noch weniger wissen wir vom *Gundermann (Glechoma hederacea)*, dem kriechenden Kraut unserer Gebüsche und Waldränder mit den schönen blauvioletten Lippenblüten; seine Beliebtheit als Hustenmittel ist kaum begründet. Auch das Rhizom des *Engelsüß-Farnes*, der überall in den Wäldern an schattigen Stellen wächst, Polypodii rhizoma (von Polypodium vulgare), ist medizinisch entbehrlich. Hyssopi herba, das Kraut des *Ysops*, einer in Gärten gezogenen Pflanze mit ätherischen Ölen, ist mehr ein Karminativum als ein Expektorans. Völlig überflüssig als Hustenmittel ist schließlich der *Ehrenpreis (Veronica officinalis)*. Er wirkt, wenn überhaupt, viel zu schwach.

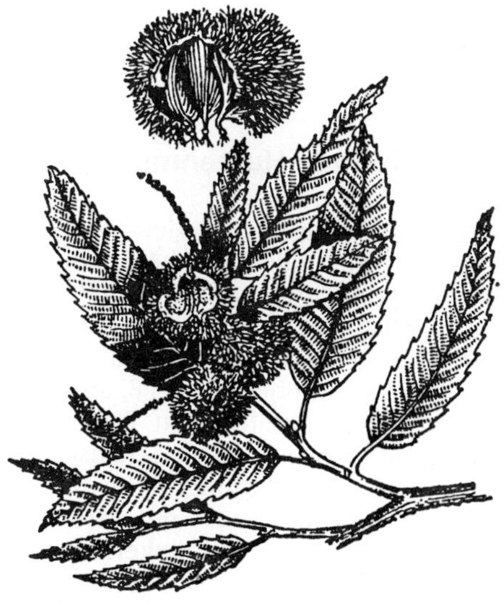

Echte Kastanie, Castanea vesca (b. sativa)

Guajakol, chemisch Brenzkatechinmonomethyläther, ist ein Destillat aus dem Holz des tropischen *Guajakbaumes (Guiacum officinale)*, das als mildes Expektorans und auch als Grippemittel früher vielfach Verwendung gefunden hat. Heute ist es noch in einigen Fertigpräparaten enthalten, hat aber keine große Bedeutung mehr. Wir können es weitgehend als obsolet betrachten.

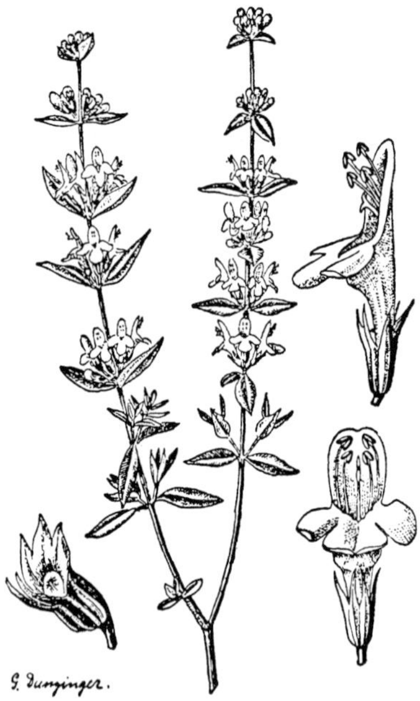

Echter Thymian, Thymus vulgaris

Krampflösende Hustenmittel

Krampfhafter Husten erfordert ein eigenes Vorgehen. Wir finden ihn häufig beim Erwachsenen im Zusammenhang viraler Infektionen, bei denen die Schleimhäute ausgetrocknet wirken. Überhaupt spielt diese Austrocknung eine große Rolle, z. B. auch durch zu trockene Raumluft, beim Raucher und möglicherweise auch durch Schadstoffbelastungen unserer Luft. Immer sollte darauf geachtet werden, daß außer der verordneten Arznei auch reichlich **Flüssigkeit** zugeführt wird.

Ein besonderes Problem stellt der Keuchhusten dar. Gerade beim Keuchhusten sind seit altersher einige Heilpflanzen als wirksam bekannt, allen voran der Thymian.

Thymus vulgaris, Echter Thymian

Auf den Strauchheiden (Macchien) der Berge in Südfrankreich, in Spanien und in Italien wächst der Echte Thymian in großen Mengen.

Hinweis Schon in den Kapitularien Karls des Großen wird der Thymian aufgeführt. In diesen Verwaltungsvorschriften für das große fränkische Kaiserreich sind auch sehr ins einzelne gehende Anweisungen enthalten, welche Heilpflanzen in den Klostergärten angepflanzt werden mußten, weil sie für die Bevölkerung wertvoll seien. Wir finden darin außer dem Thymian eine ganze Reihe anderer unserer alten Heilpflanzen.

Aber dieser Gartenthymian ist mehr ein Gewürz. Für Heilzwecke verwendet man besser den Echten wildwachsenden Thymian aus den Mittelmeerländern. Er wird weit höher und größer als der Gartenthymian, duftet weit intensiver und hat einen erheblich größeren Gehalt an dem wirksamen ätherischen Öl. Was auf unseren Heiden das Heidekraut ist, stellt auf den Macchien der Echte Thymian dar.

Der Thymian gehört zu den Lippenblütlern. Der Stengel ist ästig, aufrecht, unten strauchig. Die Blüten sind klein, rot bis rötlich. Das ganze Gewächs hat einen intensiven, angenehm ätherischen Geruch. Verwendet wird das Kraut, **Thymi herba**. Die Inhaltsstoffe sind mannigfach. Am wichtigsten ist sicher das ätherische Öl mit einem Mindestgehalt von 1,2%, davon mind. 0,5% Thymol. Dazu kommen Gerbstoffe, Saponine und Bitterstoffe. Entsprechend der Vielfalt der Bestandteile ist auch die Wirkung des Thymians komplex. Im Vordergrund steht das **ätherische Thymianöl**. Es hat eine **sekretolytische, sekretomotorische** und dazu eine broncholytische und leicht desinfizierende (antibakterielle) Wirkung. Das Thymianöl wird bei oraler Einnahme zum größten Teil in die Lungenalveolen und somit über die Lungen ausgeschieden, kommt also am Ort der Erkrankung konzentriert zur Wirkung. Dabei ist seine **spasmolytische** Wirkung auf die Bronchiolen besonders hervorzuheben. Wir können ihn als ein **Expektorans mit krampfstillender Wirkung** charakterisieren und bekommen so gleichzeitig die Richtlinie für seine Anwendung.

Neben dem Echten Thymian hat noch ein naher Verwandter desselben von sich reden gemacht: der *Quendel, Thymus serpyllum*. Er ist eine Pflanze, die in Deutschland beheimatet ist. Überall auf trockenen Hängen, in sandigen Kiefernwäldern und an sonnigen felsigen Stellen finden wir ihn. Im Hochsommer ist sein aromatisch riechendes Kraut mit den in Büscheln beieinanderstehenden lilaroten Blüten sehr auffallend und nicht zu übersehen. Gern wächst er mit dem Heidekraut gemeinsam. Seine Inhaltsstoffe sind denjenigen des Thymians ähnlich. Aber der Gehalt an ätherischem Öl ist geringer und das Öl selbst nicht so hochwertig wie das echte Thymianöl. Als Husten- und Keuchhustenmittel hat der Quendel nur eine untergeordnete Bedeutung. Er reicht an den Thymian bei weitem nicht heran. Sein Wert liegt auf anderen Gebieten. Er eignet sich vorzüglich für ▶ Kräuterbäder und ▶ Kräuterkissen.

Das gleiche gilt von einer weiteren ähnlichen Pflanze, dem *Dost (Origanum vulgare)*, ebenfalls ein Kraut der Hügel und trockenen Wälder mit einem aromatischen Geruch.

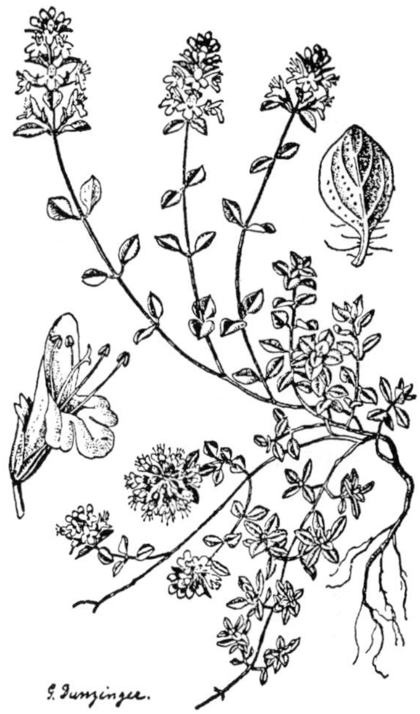

Quendel (Feldthymian), Thymus serpyllum

Anwendungsgebiete

Überall, wo der Husten mit krampfhaften Erscheinungen einhergeht, kann der Thymian helfen. Wir brauchen uns dabei vor hoher Dosierung nicht zu scheuen. Oft führt erst sie wirklich zum Ziel. Ob der Husten akuter oder chronischer Natur ist, spielt dabei keine Rolle. Der krampfstillende Effekt macht den Thymian zu dem bevorzugten Mittel für den **Keuchhusten**. Allerdings liegt hier keine spezifische Wirkung vor, sondern gleichsam nur die höchste Steigerung der für den Thymian herausgearbeiteten Indikation.

Da der Keuchhusten eine Kinderkrankheit ist, kam der Thymian vielfach in den Ruf eines Kindermittels. Erwachsene mit einer Bronchitis, die einen krampfhaften Hustencharakter annimmt, ziehen aus der Thymiananwendung den gleichen Nutzen. **Emphysematiker**, sogar **Asthmatiker** werden die spasmolytische Eigenschaft des Thymians zu würdigen wissen, und sei es auch nur als Adjuvans zur sonstigen Therapie. Der Anwendungsbereich ist also ein sehr weitgehender. Was die Pfefferminze für Magen und Darm darstellt, erfüllt der Thymian für Luftröhre und Bronchien.

Zubereitungsformen

Thymi herba

▶ Tee

Hierzu werden 2 Teelöffel feingeschnittener Droge mit 1 Tasse Wasser heiß aufgegossen, man läßt 5 Minuten abgedeckt ziehen und seiht dann ab. Mehrmals täglich 1 Tasse trinken.

▶ Tinktur (Tinctura Thymi 1:10)

Davon werden mehrmals täglich 5–10 Tropfen in etwas Wasser oder auf 1 Stück Zucker gegeben.

▶ Fluidextrakt

Hiervon gibt man mehrmals täglich 1/2 Teelöffel mit etwas Wasser verdünnt.

Empfehlenswerte Fertigarzneimittel

Reine Thymianpräparate

Melrosum Hustensirup Forte	(Nattermann)
Pertussin® N Hustensaft	(Fink)
Soledum® Hustensaft und Hustentropfen	(Casella-med)
Thymian Curarina® Tropfen	(Harras-Curarina)
Thymipin® N Hustensaft/Zäpfchen	(Zyma)
Thymiverlan® Lösung	(Verla)

Kombinationen

mit diversen anderen Phytotherapeutika

Bronchicum® Elixier Plus	(Nattermann), mit Spitzwegerich und Primel,
Bronchipret® Tropfen	(Bionorica) mit Efeu
Bronchipret® Filmtabletten	(Bionorica) mit Primel
Eupatal® Saft/Tropfen	(Madaus) mit Sternanis
Makatussin® Tropfen	(Roland) mit Sternanis
Phytobronchin® Filmtabletten/Saft/Tinktur	(Steigerwald) mit Primel
Tussiflorin® forte Tropfen	(Pascoe) mit Efeu und Primel

Drosera rotundifolia, Sonnentau

Der uns als fleischfressende Pflanze (genauer gesagt als insektenverdauende) bekannte Sonnentau kommt auf Mooren vor, in erster Linie auf Hochmooren zwischen den Rasen des Torfmooses. Eine Rosette kleiner runder Blätter liegt dem Boden an; im Spätsommer erhebt sich aus ihrer Mitte ein 5–15 cm hoher Stengel mit kleinen weißen Blüten. Die Blätter tragen einen Kranz eigenartiger Drüsenhaare. Der klebrige Drüsensaft glänzt im Sonnenlicht wie Edelsteine. Setzt sich ein Insekt auf das Blatt, so wird es durch die Klebkraft der Drüsenhaare festgehalten. Bald neigen sich auch die entfernteren Haare um das Insekt. Es wird nunmehr ein enzymatischer Stoff abgesondert, der die Eiweißsubstanzen des Insektes zerlegt und resorbierbar macht, entsprechend den Verdauungssäften im Magen. Die Pflanze nutzt die Leibessubstanz des Insekts für ihre eigene Ernährung aus. Da der Sonnentau auf dem sehr kargen, vor allem eiweißarmen Torfboden, meist sogar nicht einmal auf dem Boden selbst, sondern in den Torfmoosen (Sphagnum) wächst, braucht er diese zusätzliche Eiweißnahrung für sein Bestehen.

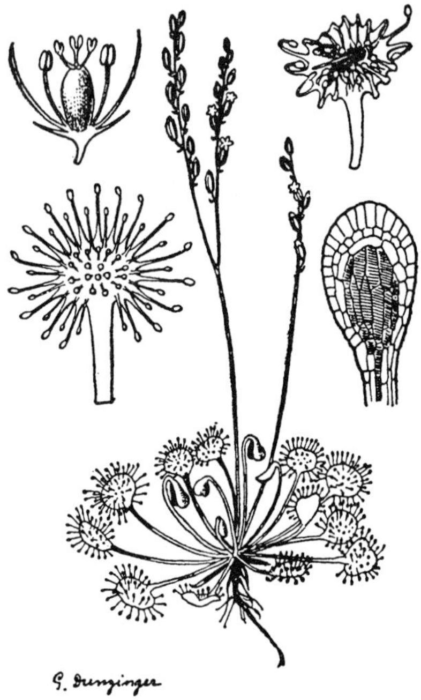

Sonnentau, Drosera rotundifolia

Als Droge wird das Kraut, **Droserae herba**, verwendet. Es enthält 0,14–0,22% Naphtochinonderivate, berechnet als Juglon und bezogen auf die wasserfreie Droge. Es besitzt gute **spasmolytische, antiphlogistische** und **antibiotische** Eigenschaften und vermag den

Husten zu hemmen. Dadurch werden alte aus der Praxis stammende Erfahrungen erklärt. Dem Sonnentau werden auch sonst spasmolytische Eigenschaften zugeschrieben, z. B. auf die peripheren Gefäße. Sie sind zwar nicht sehr stark, aber bei längerer Anwendung doch deutlich. Übrigens färbt sich nach dem Genuß von Sonnentau der Harn dunkel. Die spasmolytische Wirkung des Sonnentaus ist dosisabhängig, er muß in kleinen Mengen verabreicht werden. Die mittlere Tagesdosis beträgt 3 g.

Am besten wirkt der Sonnentau jedenfalls beim **Keuchhusten**. Die Kombination von Thymian mit einem kleinen Zusatz von Sonnentau hat sich praktisch bewährt.

Zubereitungsformen

Droserae herba
Ein Teepräparat von Sonnentau ist nicht zu empfehlen. Man nimmt entweder den ▶ Fluidextrakt, beispielsweise in folgender Verordnung:

Rp. Extr. Droserae fluid. 5,0
Tinct. Pimpinellae 15,0

D. S. 3mal täglich 5 bis 10 bis 20 Tropfen.

Oder wir verordnen eine ▶ Tinktur (Tinctura Droserae 1:10) und lassen für Erwachsene mehrmals täglich 10 Tropfen in etwas Wasser verdünnt einnehmen, bei Kindern entsprechend niedriger dosiert, z. B. 2mal täglich 5 Tropfen.

Empfehlenswerte Fertigarzneimittel

Reine Sonnentaupräparate
Makatussin® Saft Drosera zuckerfrei/-Tropfen Drosera (Roland)

Kombinationen

mit Primel und Thymian

Drosithym®-N Bürger Tropfen/Saft (Ysatfabrik)

Hedera helix, Efeu

Der Efeu wächst in Deutschland überall wild in feuchten Wäldern und ist ein Schlinggewächs aus der besonderen Gruppe der Wurzelkletterer. Das heißt, daß der Efeu die Pflanzen, um die er herumrankt, nur als Unterlage benutzt. Er ist kein Schmarotzer, wie früher angenommen wurde. Wohl aber kann er als reiner Baumwürger den Stützbaum zum Absterben bringen. Der Efeu ist eine sehr alte Kult- und Heilpflanze. Bereits römische Autoren führen ihn an. Aber er hat sich trotzdem als Heilmittel bei uns nicht konsequent durchsetzen können. Nun wird er in einigen Spezialpräparaten als **Keuchhustenmittel** und zur Behandlung **spastisch-entzündlicher Atemwegserkrankungen** einschließlich eines Reizhustens wieder aufgegriffen.

Als Droge werden die Blätter, **Hederae helicis folium**, verwendet, die wichtigsten Inhaltsstoffe sind Triterpensaponine, Flavonglykoside und Phenolcarbonsäuren. Die Wirkung ist vorzugsweise **spasmolytisch**, hinzu kommen ein **sekretolytischer** und **leicht sedativer** Effekt. Auf diese Weise kann der Efeu beim Keuchhusten lindernd wirken. Die Zahl der Hustenanfälle geht zurück, und vor allem mindert sich der Hustenkrampf.

Mahran u. Mitarb. wiesen in vier verschiedenen Varietäten von Hedera helix, die in Ägypten wachsen, ein Emetin-Alkaloid nach, welches als wirksames Prinzip in der Ipecacuanhawurzel beschrieben wurde. Es wirkt bei innerlicher Einnahme emetisch. Durch die Nausea kommt es über einen Vagusreflex zu einer vermehrten Sekretion des Schleimes in den Alveolen. Ein solcher Effekt kann bei der Behandlung des Keuchhustens von zusätzlichem Vorteil sein.

Das frische Kraut des Efeus besitzt eine bemerkenswerte **hautreizende Wirkung**. Darauf beruhte die äußerliche Anwendung in Form von Packungen oder Umschlägen, wie sie der französische Phytotherapeut *Leclerc* empfohlen hat.

Zubereitungsformen

Hederae helicis folium
Bei leichteren Symptomen kann primär eine ▶ Teezubereitung verordnet werden. 1/2 Teelöffel feingeschnittener Droge wird mit 1 Tasse heißem Wasser aufgegossen, 10–15 Minuten ziehen lassen und abseihen. Bis zu 3mal täglich 1 Tasse mit Honig gesüßt trinken.

Typischerweise wird man bei einer Indikation wie dem Keuchhusten allerdings standardisierte Extraktpräparate als Fertigarzneimittel verordnen.

Empfehlenswerte Fertigarzneimittel

Reine Efeupräparate

Bronchoforton®-Saft/ Tropfen	(Sanofi)
Cefapulmon® mono Tropfen	(Cefak)
Prospan® Tropfen/ Zäpfchen/Tabletten/ Kindersaft	(Engelhard)

Vom Prospan®, das die genuinen Gesamtglykoside des Efeus enthält, gibt man Säuglingen 3- bis 5mal täglich 10 Tropfen, Kindern bis zu 5 Jahren 3- bis 5mal täglich 15 und größeren Kindern sowie Erwachsenen 3- bis 5mal täglich 20 Tropfen.

Prospan® läßt sich auch für Inhalationen verwenden, insbesondere bei Kindern. Darüber berichtet *Rudkowski (1980)*. Inhaliert wurde jeweils mit 20 Tropfen Prospan®, verdünnt mit Wasser im Verhältnis 1 : 5, und zwar 3mal täglich für die Dauer von drei Wochen mit einem Ultraschall-Vernebelungsgerät.

Petasites hybridus (Petasites officinalis), Pestwurz

Die Pestwurz, nach der neuen botanischen Nomenklatur Petasitis hybridus, ist eine heimische Pflanze aus der Familie der Korbblütler. Sie wurde schon in früheren Zeiten als Heilpflanze verwendet, worauf auch die Bezeichnung »officinalis« hinweist. Vorzugsweise gilt sie als ein Hustenmittel, wurde bei uns jedoch vom Huflattich verdrängt. Während beim Huflattich die Wirkung hauptsächlich auf Schleimstoffen beruht, die sich wie eine Schutzschicht über die Schleimhäute des Rachens legen und dadurch den Hustenreiz verhindern, ist die Wirkung der Pestwurz eine ganz andere. Die beiden wichtigsten Inhaltsstoffe Petasin und das ähnlich wirkende Isopetasin wirken **spasmolytisch** auf die glatte Muskulatur der Bronchien, woraus auch verständlich wird, weshalb die Pestwurz seit dem Altertum und im Mittelalter schon als gutes Mittel beim Keuchhusten und beim Asthma bronchiale galt.

Die Pestwurz ist eine häufige Pflanze in ganz Europa. In Deutschland findet man sie in gro-

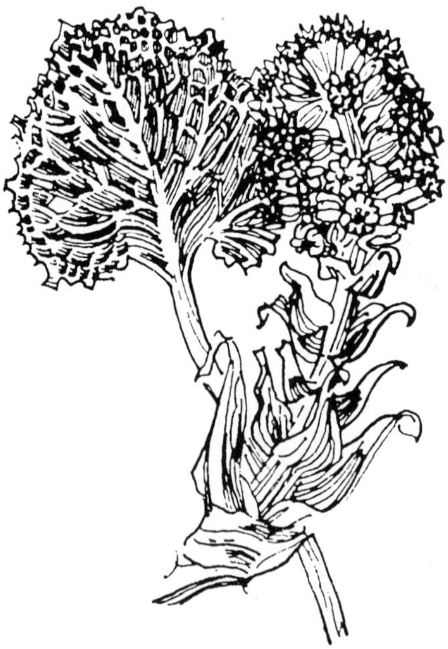

Pestwurz, Petasites officinalis

ßen Mengen an den Ufern der Flüsse und an feuchten, quelligen Stellen in Wäldern, gewöhnlich in großen Beständen beieinander. Im Frühjahr erscheinen die rötlichen Blüten, die in einem langen Blütenstand beieinander stehen. Es sind Blütenköpfchen mit schmalen, rötlichen Hüllblättern und blaß-purpurnen Blütenblättern. Im Sommer treibt der Wurzelstock die sehr großen, rundlichen Blätter, die zu den größten Blättern überhaupt zählen, die wir bei heimischen Pflanzen finden. Von ihnen leitet sich auch der Name Petasites ab, denn Petasos bedeutet »ein Hut mit einem großen Rand«, und das wird auf die Blätter bezogen. Als Droge wird heute vor allem der Wurzelstock, **Petasitides rhizoma**, gebraucht.

Außer Petasites hybridus finden sich bei uns noch einige andere Petasitesarten. Am ähnlichsten ist der offizinellen die *weiße Pestwurz (Petasites albus)*, bei der die Blätter ebenfalls rundlich, herzförmig und auf der Unterseite locker grau-filzig hart sind. Aber bei Petasites albus sind die Blätter stachelspitzig gezähnt und die Blüten gelblich weiß. In den Alpen wächst an Bachrändern und anderen feuchten Orten *Petasites niveus (paradoxus)*, deren Blätter dreieckig-herzförmig und auf der Unterseite dicht weißfilzig hart sind. Ob diese anderen Petasitesarten gleiche Wirkungen besitzen, ist noch nicht näher erforscht, aber doch recht wahrscheinlich. Abzugrenzen ist die Pestwurz hauptsächlich von dem *Huflattich (Tussilago farfara)*. Zwar sind die Blüten des Huflattich goldgelb und sehen ganz anders aus. Aber die Blätter des Huflattichs erreichen oft ebenfalls einen beträchtlichen Umfang, werden jedoch nicht so groß wie diejenigen der Pestwurz. Die Huflattichblätter haben auf der Unterseite weiße Wollhaare, die ein bläulich-weißes Aussehen ergeben. Bei der Pestwurz sind die Blätter auf der Unterseite eher wollig-grau.

Der Inhaltsstoff **Petasin**, ein Sesquiterpen, hat offensichtlich eine bemerkenswerte spasmolytische und wohl auch schmerzstillende Wirkung. Petasites enthält aber auch Pyrrolizidin-Alkaloide mit 1,2 ungesättigtem Necingerüst, die – wie schon ausgeführt – aus toxikologischer Sicht ein **kanzerogenes Risiko** darstellen. Der Gehalt an diesen Inhaltsstoffen ist wohl deutlich höher als beim Huflattich, wenngleich auch große biologische Schwankungsbreiten existieren. Die Kommission E hat für **Pestwurzblätter** eine **Negativmonographie** erstellt, da sie als Hustenmittel durch andere Heilpflanzen mit eher überlegener Wirkung bei gleicher Indikation, z. B. Thymian und Sonnentau, ersetzbar sei. Für **Pestwurzwurzelstock** gibt es eine **Positivmonographie** der Kommission E, als Anwendungsgebiet wird aber nur die unterstützende Behandlung akuter krampfhafter Schmerzen im Bereich der **ableitenden Harnwege**, besonders bei Steinleiden, angegeben. Auch darf die Tagesdosis hier nicht mehr als 1 µg Pyrrolizidin-Alkaloide mit 1,2 ungesättigtem Necingerüst einschließlich ihrer N-Oxide enthalten.

Sicher ist hier eine sehr strenge Beurteilung zustande gekommen, doch können wir damit leben, bedenkt man die weiteren Möglichkeiten, durch die Pestwurz ersetzbar ist. Der Vollständigkeit halber sei noch erwähnt, daß sich früher noch die besondere Eignung der Pestwurz für die Therapie neurovegetativer Zustände am Magen und an den Gallenwegen herausstellte. Diese hochinteressante Indikation wird nicht dadurch fallengelassen, daß sie in der ärztlichen Anwendung nicht hielt, was wir uns davon versprachen, sondern in der Risikoabwehr durch den Gehalt an Pyrrolizidin-Alkaloiden.

Codein: Kein Phytotherapeutikum

Als Hauptvertreter sedativer Hustenmittel könnte auch das **Opium** und das aus diesem isolierte Codein bezeichnet werden. Schließlich ist Opium bekanntlich der eingetrocknete Milchsaft der unreifen Kapseln des *Schlafmohns (Papaver somniferum)*, der auf dem Balkan, im vorderen Orient und Indien feldmäßig angebaut wird. Codein ist eines der therapeutisch wichtigen Alkaloide des Schlafmohns, chemisch der Methyläther des Morphins. Verwendet wird es hauptsächlich als wasserlösliches Codeinphosphat. Es ist so eindeutig zu den **synthetischen** Arzneimitteln zu rechnen, daß es entgegen früherer Darstellungen in diesem Buch heute nicht mehr zu den Phytotherapeutika gezählt werden kann. Sein Wert als global wirkendes Hustenmittel wird dadurch natürlich überhaupt nicht begrenzt. Aus unserer Sicht ist seine Verordnung nur dann angebracht, wenn ein **quälender Reizhusten** vorherrscht und subjektiv stark stört, zumal in der Nacht oder bei starker beruflicher Belastung. Man muß sich aber immer wieder klarmachen, daß durch reine Hustenblocker die befreiende, vor allem expektorierende Wirkung des Hustens unterbunden wird. So wird immer erst ein Versuch, mit einem unserer bewährten pflanzlichen Hustenmittel auszukommen, sinnvoll sein.

Gebräuchliche und bewährte Verordnungen von Hustentees

Hustentees sind so einfach zu rezeptieren daß man von dieser Möglichkeit immer Gebrauch machen sollte. Man kann sich so diejenigen Pflanzen zusammenstellen, die für den jeweiligen Krankheitszustand bestens geeignet sind. Eine derartige Differenzierung der Hustenmittel macht die Beschäftigung mit dem »gewöhnlichen« Husten zu einer reizvollen Sache und lohnt sich durch die guten Erfolge und die Dankbarkeit der Kranken, die sehr rasch herausfinden, daß man ihnen durch Eingehen auf die Sonderart ihrer Beschwerden weit besser helfen kann als durch schematisches Aufschreiben eines Fertigarzneimittels, auch wenn dessen einfache Einnahme und standardisierte Zusammensetzung Vorteile bieten.

Ein altbekanntes und vielgebrauchtes Hustenmittel ist die ▶ Mixtura solvens DRF. Sie besteht aus gleichen Teilen Salmiak (Ammonium chloratum) und Süßholzsaft (Lakritzensaft). Dem Ammoniumchlorid kommt eine expektorierende Wirkung zu, und die Süßholzwurzel sowie der daraus hergestellte Saft (Succus Liquiritiae) ist ein beliebtes Geschmackskorrigens für Hustenmittel aller Art. Durch das saponinähnlich wirkende Glycyrrhizin wirkt es gleichzeitig bis zu einem gewissen Grad fördernd auf die Expektoration. Die Stammpflanze Glycyrrhiza glabra haben wir bereits bei den pflanzlichen Mitteln zur Behandlung von Magenleiden, insbesondere der Magengeschwüre, kennengelernt.

Vorwiegend schleimstoffhaltiger Hustentee

Zur Behandlung des **akuten Hustenreizes** (akute Tracheobronchitis):

> **Rp.** Flor. Verbasci
> Fol. Farfarae
> Rad. Althaeae
> Fruct. Anisi aa ad 100,0
>
> D. S. 2 Teelöffel auf 1 Tasse Wasser, heiß überbrühen und 20 Min. ziehen lassen; mehrmals tägl. 1 Tasse heiß trinken, eventuell mit Honig süßen.

Hustentee zur Anregung der Expektoration bei **subakuter** oder **chronischer Bronchitis**:

> **Rp.** Rad. Primulae
> Herb. Thymi
> Herb. Plantagin. lanc. aa ad 100,0
>
> D. S. 1 gehäufter Teelöffel auf 1 Tasse, heiß überbrühen, 20 Min. ziehen lassen, 3 Tassen tägl.

Hustentee bei **chronisch-rezidivierender Bronchitis** mit schlechtem Allgemeinzustand:

> **Rp.** Rad. Helenii
> Lichen island.
> Fol. Farfarae
> Herb. Pulmonariae aa ad 100,0
>
> D. S. 1 Teelöffel auf 1 Tasse, heiß übergießen und 15 Min. kochen lassen, 3 Tassen tägl.

Hustentee bei **Krampf- und Keuchhusten**, auch bei **Asthma- und Emphysem-Bronchitis**:

> **Rp.** Herb. Thymi
> Herb. Droserae
> Herb. Eryngii plan.
> Fruct. Anisi aa ad 100,0
>
> D. S. 1 Teelöffel auf 1 Tasse Wasser, kurz heiß überbrühen und 20 Min. ziehen lassen, mehrmals tägl. 1 Tasse.

Die Zahl der handelsüblichen pflanzlichen Arzneimittel zur Behandlung von Atemwegserkrankungen ist sehr groß und fast schon unübersehbar, wie ein Blick in die Rote oder Grüne Liste zeigt. Bei den einzelnen Heilpflanzen wurden typische Fertigarzneimittel als Mono- oder Kombinationsarzneimittel bereits genannt. Bei der Auswahl weiterer solcher Arzneimittel zur Behandlung von Atemwegserkrankungen achte man stets darauf, ob das Mittel ausreichend dosiert oder bei Kombination auch sinnvoll ergänzend zusammengestellt worden ist. Gerade bei einer so großen Auswahl empfiehlt es sich, wenige Mittel für die eigene Praxis auszuwählen und mit diesen differentialtherapeutische Erfahrungen zu sammeln. Die darin liegende Beschränkung wird zum Vorteil für den Patienten werden, weil die Wirksamkeit des einzelnen Arzneimittels dem verordnenden Arzt gut vertraut ist.

Äußere Anwendung (Inhalationen, Brustsalben)

Die dargestellten Arzneimittel zur Behandlung von Atemwegserkrankungen und ihrem häufigsten Symptom, dem Husten, werden ganz überwiegend innerlich gegeben. Gern wird auch noch die Einatmung von Dämpfen, das **Inhalieren** praktiziert. Hierfür eignet sich in erster Linie der Kamillentee.

Man gibt eine Handvoll Kamillen auf den Boden eines Topfes und gießt kochendes Wasser darüber. Die entstehenden Dämpfe atmet der Kranke ein, indem er sich ein Tuch über den Kopf hängt oder sich aus starkem Papier eine Art Trichter macht.

Zweckmäßig ist es, dem Kamillentee noch einige andere Heilpflanzen zuzusetzen, um die Wirkung zu verstärken. *Thymian (Thymi herba), Quendel (Serpylli herba)* und *Dostenkraut (Origani herba)* eignen sich hierfür am besten. Alle drei enthalten ätherische Öle, die durch das heiße Wasser verflüchtigt werden und so in die Luftwege gelangen. Ein solches ▶ Teegemisch lautet:

Rp.	Flor. Chamomill. Herb. Thymi Herb. Origan. aa 50,0
M. f. spec. S.	1 Eßlöffel mit 1/2 l kochendem Wasser übergießen und die Dämpfe einatmen.

Sehr beliebt sind auch Inhalationen mit ▶ reinen ätherischen Ölen, z. B. *Latschenkieferöl (Oleum Pini pumilionis)* oder dem *Eukalyptusöl* (Oleum Eucalypti). Man benutzt die typischen Inhalationsgeräte und gibt zu 10–20 ml destilliertem Wasser 5 Tropfen des ätherischen Öls. Dann wird langsam und gleichmäßig inhaliert.

Eukalyptusöl ist das ätherische Öl des *Eukalyptusbaumes (Eucalyptus globulus)*, das aus den frischen Blättern gewonnen wird. Sein Hauptbestandteil (etwa 70%) ist 1,8-Cineol. Es gilt als ein **Sekretolytikum** und **Expektorans**, das hauptsächlich für die äußerliche Anwendung in Betracht kommt, ähnlich wie Campheröl und Menthol. Der Eukalyptusbaum stammt aus Australien. Heute begegnen wir ihm häufig in Italien, wo er zur Austrocknung der Sümpfe in großen Mengen angepflanzt wurde und jetzt ein beliebter Straßenbaum ist. Er ist leicht an den schmalen, sichelförmigen und senkrecht herabhängenden Blättern zu erkennen, die mit einer Wachsschicht überzogen sind.

Auch hat sich für einfache häusliche Inhalationen, vor allem als rasche Selbsthilfe, aber auch für hartnäckige chronische Hustenzustände das **Japanische Minzöl** bewährt. Es ist das ätherische Öl aus der *Japanischen Minze (Oleum Menthae japonicum)*, das von der in Ostasien kultivierten *Mentha arvensis var. piperascens* stammt, einer nahen Verwandten unserer *Echten Pfefferminze (Mentha piperita)*. Es ist besonders reich an freiem **Menthol** und übt in mehrfacher Hinsicht eine günstige Wirkung auf die gereizten und entzündeten Schleimhäute der oberen Luftwege aus. Menthol wirkt keimwidrig, anregend auf die Sekretion und in milder Weise anästhesierend auf die Schleimhaut. Es hat sich bewährt, schon bei beginnendem Katarrh in der Nase, im Rachen und im Kehlkopf

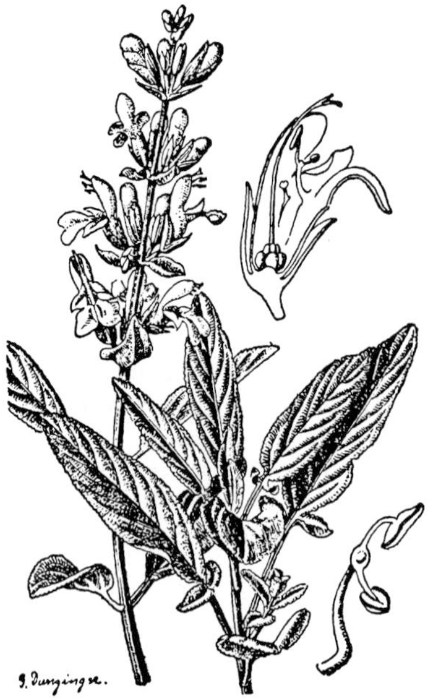

Salbei, Salvia officinalis

bis zu den Bronchien hinab die mentholhaltigen ▶ Dämpfe des Japanischen Minzöls einzuatmen.

Man gibt 3–5 Tropfen auf den Boden einer kleinen Schüssel, gießt kochendes Wasser darüber und atmet nun die aufsteigenden heilkräftigen Dämpfe ein, indem man sich ein Tuch über den Kopf legt, das auch noch das Gefäß bedeckt. Der Mund bleibt dabei leicht geöffnet. Das wird 5–10 Minuten lang durchgeführt, bis die Dämpfe nachlassen und kühler werden.

Man kann auf diese einfache Weise oftmals schon einen Schnupfen oder einen grippalen Katarrh kupieren. Vor allem aber sollte man beim manifesten Katarrh der oberen Luftwege diese Inhalationen mehrmals am Tage durchführen, zumindest als zusätzliche Maßnahme bei gleichzeitiger Einnahme eines Hustentees. Oftmals aber genügen die Inhalationen schon allein. Der Husten löst sich, der Kopf wird freier, weil der Abfluß aus den Nasennebenhöhlen erleichtert wird, die Sekretion und der Hustenreiz lassen nach.

Man kann das Japanische Minzöl, das Eukalyptusöl oder andere ätherische Öle der dargestellten Pflanzen zur Behandlung von Atemwegserkrankungen auch **perkutan** wirken lassen. Die äußeren ▶ Einreibungen durch Brustbalsame oder entsprechende Formen wirken rasch und zuverlässig. Die nicht seltene hautreizende Wirkung muß dabei beachtet werden. Besonders bei Säuglingen und Kleinkindern ist große Vorsicht erforderlich, auf keinen Fall sollte die Einreibung im Gesicht oder speziell im Nasenbereich erfolgen. Typischer Ort der Einreibung ist der Hautbereich über dem Brustbein oder auch am Rücken zwischen den Schulterblättern. Solche Salben sollten immer nur ganz dünn aufgetragen werden. Die perkutan applizierten ätherischen Öle wirken sowohl reflektorisch wie auch durch Resorption, auch wenn die aufgenommene Menge als eher gering bezeichnet wird. Die hierfür geeigneten ätherischen Öle wirken vorwiegend **sekretolytisch, antiphlogistisch** und einzelne wie Thymianöl, Eukalyptusöl oder Salbeiöl auch **antibakteriell**. Hinzu kommt bei manchen dieser Drogen auch ein **spasmolytischer** Effekt.

Zubereitungsformen

Typisch sind ölige und halbfeste Formen wie Balsame und Cremes. Man kann eine derartige Ölzubereitung selbst rezeptieren oder entsprechende Fertigarzneimittel verwenden. Ein Beispiel einer ▶ Rezeptur ist:

Rp. Ol. Thymi
Ol. Rosmarin.
Ol. Eucalypt. aa 2,0
Ol. Camphorat. ad 50,0

D. S. Zur Einreibung von Brust und Hals.

Empfehlenswerte Fertigarzneimittel

Die Zahl der gebrauchsfertigen Brustbalsame, Brustlinimente und Brustsalben ist groß. Sie enthalten alle ätherische Öle in wechselnder Zusammensetzung, vorzugsweise Thymol, Menthol, Oleum Eucalypti, Kampfer, Koniferenöle usw.

Einige empfehlenswerte und gut bekannte Fertigarzneimittel sind:

Bronchicum® Balsam	(Nattermann), enthält Eukalyptusöl, Campher, Kiefernnadelöl
Broncho-forton® Salbe	(Sanofi), enthält Eukalyptusöl, Kiefernnadelöl, Menthol
Pinimenthol® N Salbe	(Spitzner), enthält Eukalyptusöl, Kiefernnadelöl, Menthol
Thymipin® N Erkältungs-balsam	(Zyma), enthält Thymian, Campher, Eukalyptusöl
Plantago-Bronchial-balsam	(Wala), enthält Bienenwachs, Lärchenterpentin, Campher, Eukalyptusöl, Thymianöl sowie Spitzwegerich, Sonnentau und Pestwurz in homöopathischer Dosierung D1–D3

Speziell für Kinder und Kleinkinder

Bronchoforton® Kinderbalsam	(Sanofi), enthält Eukalyptusöl, Kiefernnadelöl
Transpulmin® Kinderbalsam S	(Astra Medica), enthält Eukalyptusöl, Kiefernnadelöl
Tumarol® Kinderbalsam	(Robugen), enthält Eukalyptusöl, Kiefernnadelöl

Alle diese Brustbalsame und Brustsalben können in der gleichen Weise als trockene ▶ Balsam-Brustwickel verwandt werden. Nach der Einreibung eines solchen Gemisches ätherischer Öle legt man um Brust und Rücken ein Leinentuch und über dieses ein dickes Wolltuch oder -schal. Diese Prozedur wird 1- bis 2mal täglich durchgeführt.

2. Asthma bronchiale

Das Asthma bronchiale ist keine einheitliche Krankheit. Schon die grundsätzliche Unterscheidung von Extrinsic- (Allergene) und Intrinsic-Asthma (Psyche) zeigt dies, doch erlebt der Arzt an jedem Asthmapatienten die individuelle Ausgestaltung dieser primär chronischen Erkrankung. Für das Asthma bronchiale gibt es heute eine etablierte Therapie mit Synthetika, zu denen vor allem topische Glukokortikoide, Betasympathikomimetika und schließlich Theophyllinderivate gehören. Kann bei diesem Krankheitsbild und seiner etablierten Therapie, die allerdings überwiegend symptomatischen Charakter hat, überhaupt davon ausgegangen werden, daß Phytotherapeutika sinnvoll eingesetzt werden könnten?

Für das akute Asthma, den Asthmaanfall oder gar den Status asthmaticus kann diese Frage eindeutig mit nein beantwortet werden. Anders sieht das für die Intervalltherapie aus, in der bestimmte **Phytotherapeutika** als **adjuvante** Therapie empfohlen werden können. Man benötigt allerdings eine größere Erfahrung mit Phytotherapeutika, ehe man sich an solch differenzierte Krankheitsbilder wie das Asthma bronchiale heranwagen kann. Sonst kann es geschehen, daß die Wirksamkeit der Phytotherapeutika überschätzt wird und entsprechend eine nicht ausreichende Therapie zu dann schweren, ja lebensbedrohlichen Komplikationen führen kann.

Wenige Pflanzen sind heute noch für die Asthmatherapie zu nennen. An erster Stelle die Khella, dann von den Nachtschattengewächsen vor allem der Stechapfel und schließlich mit schon erheblichen Einschränkungen die Ephedra. Im übrigen können natürlich auch solche Pflanzendrogen, die in dem Kapitel zum krampfartigen oder Reizhusten genannt wurden, adjuvant bei der Behandlung hinzugezogen werden. Das gleiche gilt für die stark sekretolytisch wirkenden Pflanzendrogen, ist doch der zähe und kaum zu expektorierende Schleim in den Bronchiolen einer der wesentlichen pathogenetischen Faktoren dieser Krankheit.

Ammi visnaga
✻ Ammeos visnagae fructus
div. Kombinationspräparate

Ephedra sinica (Ephedra shennungiana)
✻ Tinctura Ephedrae benzoica

Allium cepa
✻ Allii cepae bulbus

Pflanzen zur Behandlung

Ammi visnaga, Khella

Diese Pflanze kommt in den östlichen Mittelmeerländern wild vor, vorzugsweise in Ägypten. Sie gehört zur Familie der Doldenblütler (Umbelliferen) und sieht unserer Mohrrübe ähnlich. Wie diese ist sie ein aufrechtes Kraut, das bis etwa 1 m hoch wird, mit fein zerteilten Blättern. Die Blüten sind weiß, die Frucht ist breit elliptisch, wenig länger als breit, und hat eine eiförmig-längliche Fugenfläche. Die ganze Pflanze riecht aromatisch und hat einen würzigen Geschmack.

Die Khella ist eine uralte Heilpflanze der Ägypter. Bereits im Papyrus Ebers wird sie genannt. Sie fand in der ägyptischen **Volksmedizin** wegen ihrer spasmolytischen Eigenschaften vor allem Verwendung bei Nierensteinen.

Durch einen Zufall wurde im Jahre 1946 der in Ägypten wirkende Pharmakologe *Anrep* auf Khella aufmerksam und fand bei der experimentellen Untersuchung eine **starke spasmolytische Wirkung** auf die Bronchiolen und auf die Koronararterien. Diese ist noch stärker als der spasmolytische Effekt auf den Harnleiter. Am deutlichsten ist die krampfstillende Wirkung an den Bronchiolen. Dadurch eignet sich die Khella in ganz besonderer Weise zur Bekämpfung des Asthma bronchiale.

Als Droge verwendet werden die Früchte, **Ammeos visnagae fructus**. Wesentliche Inhaltsstoffe sind Furanochromone wie Khellin und Visnagin sowie Pyranocumarine wie Visnadin, Samidin und Dihydrosamidin, ferner Flavonoide und geringe Mengen ätherisches Öl.

Pharmakologie

Die Inhaltsstoffe, insbesondere Khellin und Visnadin, wirken ähnlich wie Papaverin spasmolytisch an der glatten Muskulatur von Gefäßen und Bronchien. Die gefäßerweiternden Wirkungen in den Koronargefäßen können eine Steigerung der Koronar- und Myokarddurchblutung bewirken. Darüber hinaus sind leichte positiv inotrope Wirkungen beschrieben worden. Nebenwirkungen bzw. Wechselwirkungen mit anderen Arzneimitteln sind bisher nicht bekannt.

Anwendungsgebiete

Zwei Anwendungsbereiche sind für die Khella Schwerpunkte der Behandlung: **leichte stenokardische Beschwerden** und **spastisch-asthmoide Bronchialerkrankungen**. Dabei kommt beim Asthma bronchiale die Anfallsbehandlung praktisch nicht in Betracht, Khella ist ausschließlich für die Intervalltherapie geeignet.

Im Gegensatz zu vielen anderen gebräuchlichen Asthmamitteln hält der spasmolytische Effekt sehr lange an, im Durchschnitt etwa 6 Stunden. Das macht die Khella besonders geeignet zur Verhütung der Anfälle und zur Behebung der länger anhaltenden kleineren asthmatischen Beschwerden. Sie ist das bevorzugte Mittel für die **Intervallbehandlung**, ganz besonders auch zur Verhütung nächtlicher Anfälle. Hierfür ist der lang anhaltende Effekt ausschlaggebend. Hinzu kommt, daß sich die Wirkung ähnlich wie bei der Digitalis kumuliert. Man kann daher von einem Khellinisierungseffekt sprechen. Drei über den Tag verteilte Khellagaben reichen im allgemeinen aus, und eine zusätzliche Gabe vor dem Schlafengehen garantiert vielen Asthmatikern eine ruhige Nacht. Es hat sich experimentell und klinisch-praktisch erwiesen, daß die Wirkung des reinen Khellins noch gesteigert werden kann, wenn man andere spasmolytisch wirkende Mittel mit etwas abweichenden Angriffspunkten sowie ein Antihistaminikum hinzugibt.

Aus der Khella wurde das synthetische Khellinderivat **Cromoglicinsäure** entwickelt, ein neuer Wirkstoff aus der Reihe der Furanochromone. Als Dinatriumsalz der Cromoglicinsäure ist es als ▷ Intal®, in der Schweiz als ▷ Lomudal® im Handel. Es ist kein Asthmamittel im üblichen Sinne, sondern besitzt besondere antiallergische Eigenschaften, die es für die Behandlung der allergischen Form des Asthma bronchiale als besonders geeignet erscheinen lassen. Es verhindert durch Stabilisierung der Mastzellmembran die Freisetzung von Entzündungsmediatoren und gilt heute als das prophylaktisch anwendbare Mittel zur Verhinderung erneuter Asthma-Exazerbation.

Zubereitungsformen und Handelspräparate

Wie schon gesagt, dominieren die synthetischen Antiasthmatika so sehr die Therapie, daß es sich offensichtlich nicht mehr lohnt, Khellapräparate als Fertigarzneimittel am Markt zu halten. Es existiert lediglich ein ▶ Kombinationsarzneimittel mit Ammi visnaga Urtinktur und zahlreichen weiteren Anteilen in homöopathischer Deklaration, ▷ Asthma Khell® N Tropfen (Steigerwald).

Will man die Khella also in der Asthmatherapie oder bei spastischer Bronchitis einsetzen, so wird man am besten die ▶ homöopathische Urtinktur verwenden. Andere Zubereitungsformen, beispielsweise ein Tee, können nicht empfohlen werden.

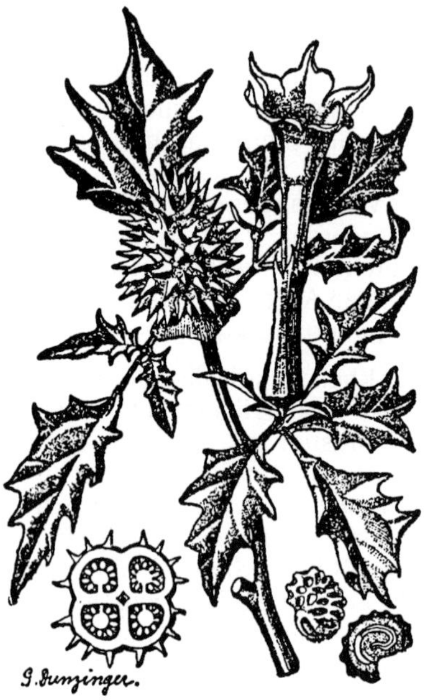

Stechapfel, Datura stramonium

Datura stramonium, Stechapfel

Er ist ein Nachtschattengewächs. Der bis zu 1 m hohe Stengel ist gabelästig. In den Gabelspalten stehen einzeln die großen, weißen, trichterförmigen Blüten. Aus ihnen entwikkelt sich die Frucht, welche der Pflanze den Namen gegeben hat; eine ziemlich große kugelige Kapsel mit weichen Stacheln. Darin liegen die schwarzen Samen. Der Stechapfel stammt wahrscheinlich aus Asien.

Aus früheren Kulturen ist er jetzt an Gartenzäunen und auf wüsten Plätzen nicht selten anzutreffen und als Bestandteil der deutschen Flora anzusehen. Er ist eine typische Ruderalpflanze, d. h. er bevorzugt die Nähe menschlicher Wohnungen, wo der Boden durch Abfallstoffe, besonders solche eiweißhaltiger Natur, angereichert wird. Die Droge wird nur zu einem geringen Teil von der wildwachsenden Pflanze gesammelt; zum größten Teil stammt sie aus Kulturen.

Hinweis Der Stechapfel war einer der Hauptbestandteile der früheren ▶ Räucherpulver, die sich bei den Asthmatikern großer Beliebtheit erfreuten. Sie sind durch die heutigen Synthetika völlig verdrängt worden.

Als Droge verwendet wurden die Blätter, **Stramonii folium**, auch die Samen, **Stramonii semen**. Der Stechapfel enthält 0,03–0,5% Alkaloide, vor allem Hyoszyamin. Sie lösen den Spasmus der Bronchien. Verstärkt wurde die Wirkung durch Hinzufügen von Salpeter. So entstanden die ▶ Folia Stramonii nitrata als Räucherpulver.

Auch innerlich wurde Stechapfel in Form der ▶ Tinctura Stramonii beim Asthma verordnet, fast nur in Kombination mit anderen Hustenmitteln, gern zusammen mit Ephedra sowie mit Belladonna und Lobelia.

Insgesamt gehört aber die Anwendung des Stechapfels, speziell in Form der Räucherpulver, der **Vergangenheit** an. Zu unsicher ist seine Wirkung gegenüber den sicheren modernen Betasympathikomimetika, auf die eingangs schon hingewiesen wurde. Die Kommission E hat daher konsequenterweise auch eine **Negativmonographie** erstellt.

Ephedra sinica (Ephedra shennungiana), Ephedra

Diese kurz und ohne weitere Artbezeichnung Ephedra genannte Pflanze aus der Familie der Gnetazeen sieht einem Schachtelhalm ähnlich und ist mit der noch eigenartigeren Welwitschia mirabilis Südafrikas nahe verwandt. Beide sind Vertreter einer Pflanzenfamilie, die im botanischen System eine isolierte Stellung einnimmt und wie ein Relikt aus längst vergangenen Erdperioden anmutet. Ephedraarten sind über die ganze Welt verbreitet. Möglicherweise sind sie alle nur Unterarten der Ephedra sinica. Ephedra helvetica wächst als Seltenheit an Felsen im Wallis. Häufiger ist sie in Italien, Spanien und Südfrankreich. Ephedra distachia kommt in Persien und Indien vor. Sie ist eine uralte Heilpflanze und wird schon in den Veden erwähnt.

Hinweis Ihren Ausgang nahm die Ephedraforschung aber von Ephedra sinica, dem chinesischen Ma-Huang. Ihre Verwendung in der chinesischen Heilkunde ist uralt. Seit über 5000 Jahren soll sie schon von den Chi-

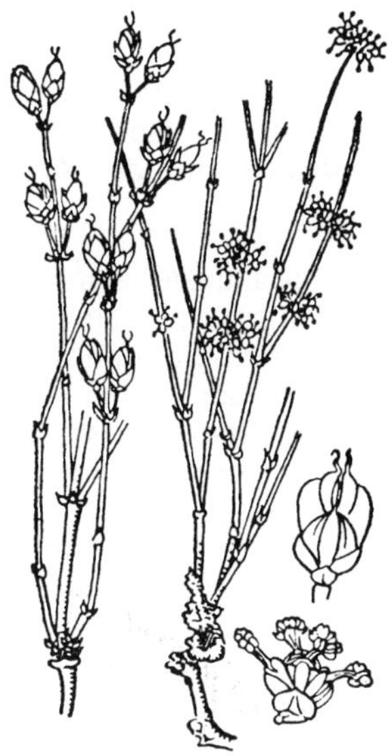

Ephedra (Meerträubchen), Ephedra vulgaris

nesen bei asthmatischen Zuständen gebraucht worden sein.

1924 wurde das Alkaloid **Ephedrin** von dem chinesischen Forscher *Chen* genauer pharmakologisch untersucht und in seinem Wert erkannt. Zwei Jahre später war es der deutschen chemischen Fabrik Merck gelungen, ein synthetisches Ephedrin herzustellen. Es unterscheidet sich von dem natürlichen Alkaloid, das linksdrehend ist, dadurch, daß es razemisch, d. h. optisch inaktiv ist, weil es aus gleichen Teilen eines rechts- und eines linksdrehenden Körpers besteht.

Die praktischen Erfahrungen zeigen, daß dem natürlichen Alkaloid in seinem Stoffgefüge der Ephedra offensichtlich Vorzüge zukommen. Sie bestehen vor allem in der besseren Verträglichkeit. Es verursacht weniger Herzbeschwerden, z. B. Herzklopfen. Das natürliche Ephedrin hat also durch die Synthese keineswegs an Bedeutung eingebüßt.

Pharmakologie

Ephedrin leitet sich von der Aminosäure Phenylalanin ab. Es führt als indirekt wirkendes Sympathikomimetikum zur Freisetzung von Noradrenalin und wirkt dadurch **bronchodilatatorisch**. Die heute üblichen betasympathikomimetischen Synthetika leiten sich chemisch vom Ephedrin bzw. Adrenalin ab. Als Nebenwirkungen sind Schlaflosigkeit, motorische Unruhe, Reizbarkeit, Kopfschmerzen, Übelkeit, Erbrechen, Miktionsstörungen und Tachykardien zu beobachten, in höheren Dosen kann es zu drastischem Blutdruckanstieg und Herzrhythmusstörungen kommen. Auch ist die Entwicklung einer Ephedrinabhängigkeit bekannt. Entsprechend müssen als Gegenanzeigen Angst- und Unruhezustände, Bluthochdruck, Engwinkelglaukom, Hirndurchblutungsstörungen, Prostataadenom mit Restharnbildung, das Phäochromozytom sowie eine Thyreotoxikose bezeichnet werden. Auch sind Wechselwirkungen mit anderen Arzneimitteln bekannt, z. B. Herzrhythmusstörungen bei Kombination mit Herzglykosiden oder Halothan, Verstärkung der sympathikomimetischen Wirkungen in Kombinationen mit Guanethidin, Potenzierung der sympathikomimetischen Wirkungen bei MAO-Hemmstoffen und die Entwicklung des Bluthochdrucks in der Kombination mit Sekalealkaloiden oder Oxytocin.

Unbedingt zu beachten ist auch, daß ephedrinhaltige Arzneimittel Bestandteile der Doping-Liste des IOC und des Deutschen Sportbundes sind.

Anwendungsgebiete

Ephedraextrakte können in der Intervalltherapie eingesetzt werden, wobei die Frage bleibt, ob in Konkurrenz zu den synthetischen Betasympathikomimetika hierzu eine Notwendigkeit besteht. Bei dem beträchtlichen Nebenwirkungsprofil und der potentiellen Abhängigkeit von Ephedrin erscheint die Anwendung von Ephedra heute eher obsolet. *Weiss (1991)* empfiehlt die ▶ Kombination der Tinctura Ephedrae benzoica mit Expektoranzien, beispielsweise:

Rp. Tinct. Ephedrae benzoic.
Tinct. Primulae
Tinct. Pimpinellae aa 10,0

oder

Rp. Tinct. Ephedrae benzoic.
Tinct. Pimpinellae
Liqu. Amon. anisat. aa 10,0

D. S. 3mal tägl. 20 Tropfen.

Allium cepa, Zwiebel

Neuere Untersuchungen von *Dorsch, Wagner u. Mitarb. (1987)* zeigen, daß in frisch zubereiteten lyophilisierten Zwiebelextrakten ein antiasthmatisches Wirkprinzip gesehen werden kann. In der **Volksmedizin** war frischer Zwiebelsaft erfolgreich gegen Husten, Bronchitis und auch Asthma verwendet worden. Erst die genannten neueren Untersuchungen haben den möglichen Wirkmechanismus aufgeklärt.

In der Aufbereitungsmonographie der Kommission E ist dieses Anwendungsgebiet nicht aufgeführt, sie beschränkt sich auf die Indikationen »Appetitlosigkeit und zur Vorbeugung altersbedingter Gefäßkrankheiten«. Das hängt sicher auch damit zusammen, daß klinisch anwendbare Zwiebelpräparate, bei denen die antiasthmatische Komponente ausreichend zur Wirkung kommt, bisher nicht am Markt sind, und daß nach *Wagner (1989)* auch bei selbsthergestellten Zwiebelpreßsäften keine gleichbleibende chemische Zusammensetzung mit ausreichendem Wirkstoffgehalt garantiert ist. Dieses muß aber eine Voraussetzung sein, will man ein Phytotherapeutikum bei einer so definierten Indikation wie dem Asthma bronchiale überhaupt einsetzen.

Pharmakologie

Als die antiasthmatisch wirkenden Komponenten der Zwiebel haben die genannten Autoren **Thiosulfinate** identifiziert. Diese hemmen

- die anti-IgE-induzierte Freisetzung von Histamin aus peripheren Granulozyten,
- die Leukotrien-Biosynthese in vorstimulierten Granulozyten durch Hemmung der 5-Lipoxygenase und
- die Thromboxan-B_2-Biosynthese in menschlichem plättchenreichen Plasma und in Lungenfibroblasten (*Wagner, 1989*).

Es handelt sich somit um potente Hemmstoffe der Prostaglandin-Kaskade. Am sensibilisierten Meerschweinchen konnte mit dem Ganzkörper-Plethysmographen gezeigt werden, daß lyophilisierte Zwiebelextrakte eine experimentell ausgelöste Bronchialobstruktion nach peroraler Gabe inhibieren (*Dorsch, 1989*). In einem Versuch am Menschen konnte durch orale Gabe von 2mal 100 ml ethanolischem Zwiebelextrakt (= 400 g Zwiebel!) die asthmatische Sofort- und verzögerte Reaktion einer Patientin auf die Inhalation von Hausstaubmilbenextrakt unterdrückt werden (*Dorsch, 1989*).

Diese neuen überwiegend experimentellen Ergebnisse, gestützt durch Erfahrungen der **Volksmedizin**, können das **Asthma bronchiale** als **mögliches Indikationsgebiet** für die Zwiebel erschließen. Voraussetzung sind umfangreichere klinische **Anwendungsstudien**, vor allem aber ein auf den Gehalt von Thiosulfinaten **standardisierten Zwiebelextrakt**.

3. Lungentuberkulose

Vor der Zeit der synthetischen Tuberkulostatika, als es keine kausale (antibakterielle) Therapie der Tuberkulose gab, spielten neben der Lichttherapie **Phytotherapeutika** eine gewisse Rolle. Heute haben diese nur noch **historischen Charakter**. Das gilt hauptsächlich für die **Kieselsäurepräparate**, die früher die Tuberkulosetherapie beherrschten. Man versprach sich von ihnen eine resistenzsteigernde Wirkung, die sich vor allem in der Lunge bemerkbar machen sollte. Drei kieselsäurehaltige Heilpflanzen waren es, die vor allem dafür verwendet wurden: der *Schachtelhalm* oder das *Zinnkraut (Equisetum arvense)*, der *Vogelknöterich (Polygonum aviculare)* und der *Gelblichweiße Hohlzahn (Galeopsis ochroleuca)*.

Alle drei waren enthalten in dem damals sehr bekannten Kobertschen Lungentee. Der *Schachtelhalm* ist die stärkste Kieselsäuredroge. Der Gesamtgehalt an Kieselsäure beträgt 6%, davon 0,6% als dekoktlösliche Kieselsäure. Festgestellt ist, daß die Verabfolgung von Kieselsäure die Leukozytose steigert. Das bestätigt die praktische Erfahrung eines allgemeinen unspezifischen leistungssteigernden Effektes.

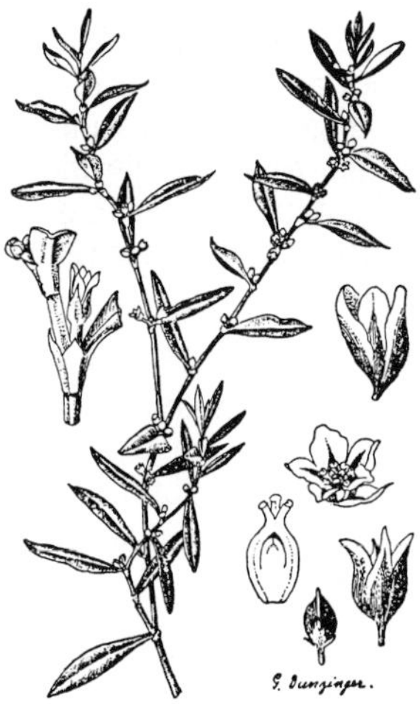

Vogelknöterich, Polygonum aviculare

Der *Gelblichweiße Hohlzahn* ist ein Lippenblütler, der in lichten Wäldern in großen Mengen vorkommt, zuweilen ganze Berghänge bedeckt. Er wird bis zu 1/2 m hoch. Die Blätter sind gegenständig. Die Blüten stehen zu mehreren in den Blattachseln und sind, wie der Name sagt, gelblichweiß. Gebraucht wurde das ganze Kraut (**Galeopsidis herba**). Der Gehalt an Kieselsäure beträgt 0,8%, davon 0,03% dekoktlöslich. Außer Kieselsäure sind im Hohlzahn noch Saponine und Gerbstoffe enthalten.

Der *Vogelknöterich* ist eine der häufigsten Pflanzen in Deutschland. Allerdings ist er unscheinbar und wird leicht übersehen. Er ist ein niedriges Kraut, das sich am Boden hinschlängelt und sich nur an freieren Stellen aufrichtet. Die kleinen Blätter sind gegenständig und tragen am Grunde eine häutige Scheide. Man gebraucht das ganze Kraut, **Polygoni avicularis herba**. Es enthält 1% Gesamt- und 0,08% dekoktlösliche Kieselsäure. Eine diuretische Wirkung wurde behauptet, ist aber nicht erwiesen. Heute werden nur noch Katarrhe der Atemwege als Anwendungsgebiet bei innerer Gabe anerkannt.

Hinweis Diese Pflanzen haben **für die Indikation der Tuberkulose heute keine Bedeutung** mehr. Es mag offenbleiben, in welchem Maße ihnen ein präventiver Charakter zukommt, oder ob ein Arzt sich entscheidet, den alten Kobertschen Lungentee in der Nachbehandlung einer Tuberkulose einzusetzen. Deshalb sei zum Abschluß die historische ▶ Rezeptur aufgeführt:

Rp. Herba Equiseti 75,0
Herba Polygoni avicular. 150,0
Herba Galeopsidis ochr. 50,0

D. S. 4 1/2 Teelöffel auf 6 Tassen Wasser, einkochen auf 3 Tassen, monatelang täglich 3 Tassen.

4. Grippale Infekte und Erkältungskrankheiten

Grippale Infekte und Erkältungskrankheitenwie der banale Schnupfen oder die Laryngitis sind überwiegend viral induziert. Hier Antibiotika oder andere Chemotherapeutika einzusetzen, ist unsinnig. Auch die häufig praktizierte Behandlung mit antipyretischen Stoffen ist falsch und führt höchstens zu vermeidbaren Komplikationen. Schon lange ist in der Virologie bekannt, daß die meisten menschenpathogenen Viren bei stark erhöhter Körpertemperatur (Fieber) nicht mehr vermehrungsfähig sind. Starkes Fieber ist also kausale Therapie viraler Infektionen. Im allgemeinen werden heute grippale Infekte oder Erkältungskrankheiten nur symptomatisch behandelt, die eigentliche Überwindung der Krankheit wird den körpereigenen Abwehrkräften überlassen. Hier spielt die natürliche (unspezifische) Abwehr die hervorragende Rolle. Insofern kann bei Infektanfälligkeit, d. h. bei mehr als 6 Infekten im Jahr (bei Kindern sogar mehr als 12 Infekte im Jahr) eine Therapie, die die **natürliche Abwehr stärkt** (stimuliert) als sowohl präventive wie auch in Frühstadien kurative Maßnahme gesehen werden. Die hervorragend hierfür geeignet Pflanze ist der *Sonnenhut (Echinacea)*.

Aus der **Volksmedizin** ist lange bekannt, daß entsprechende grippale Infekte oder Erkältungskrankheiten auch dadurch erfolgreich bekämpft werden können, daß der Organismus zum Schwitzen gebracht wird. Auch hier gibt es einige Pflanzen, die als **Diaphoretika** sehr geeignet sind. Am bekanntesten sind die Holunder- und Lindenblüten.

Sambucus nigra
- ❊ **Sambuci flos**

Tilia cordata und Tilia platyphyllos
- ❊ **Tiliae flos**

Artemisia absinthium
- ❊ **Absinthii herba**

Echinacea purpurea, Echinacea pallida, Echinacea angustifolia
- ❊ **Echinaceae herba et radix**
- ® **Echinacin® Madaus Liquidum/ Capsetten/Instant-Tee**
- ® **Esberitox® mono Tabletten/Tropfen**
- ® **Immunopret® Echinaceae Tabletten/ Tropfen**
- ® **Resplant Liquidum**

Beta vulgaris var. conditiva (cruenta)

Vitaminreiche Heilpflanzen

Rosa canina
- ❊ **Cynosbati semen**

Hippophae rhamnoides

Ribes nigrum

Pflanzen zur Behandlung

Das einzige »echte« Diaphoretikum sind die **Folia Jaborandi** bzw. das daraus isolierte Alkaloid **Pilocarpin**, denn dieses regt die Tätigkeit der Schweißdrüsen unmittelbar und in stärkster Weise an. Man kann durch Verabfolgung dieses Mittels ohne die Zuhilfenahme von Hitze beträchtliche Schweißabsonderungen erzielen; zusammen mit Wärmeanwendungen ergibt es überaus kräftige Schwitzkuren. Aber für die hier charakterisierten Indikationen wirkt Pilocarpin viel zu stark und birgt vor allem die Gefahr toxischer Nebenwirkungen.

Dem reinen Pilocarpin vorzuziehen sind als Droge die **getrockneten Jaborandiblätter**, aus denen ein ▶ Teeaufguß hergestellt wird. Auf 1 Teelöffel Droge gibt man 1 Tasse heißes Wasser, läßt 5–10 Minuten ziehen, seiht ab und trinkt 1–2 Tassen. Die Wirkung kann durch ein gleichzeitig durchgeführtes heißes ▶ Bad verstärkt werden, doch muß sehr darauf geachtet werden, daß ein gesunder und trainierter Kreislauf Voraussetzung ist, diese »Roßkur« gut zu vertragen.

Besser verträglich und auch besser steuerbar sind sicher die beiden Pflanzen unserer Region, die als die eigentlichen schweißtreibenden Mittel gelten: die Holunderblüten und die Lindenblüten.

Sambucus nigra, Holunder

Der in unseren Wäldern und an Flußufern häufige Strauch wird auch in Gärten und Anlagen nicht selten angepflanzt. Die kleinen weißen Blüten stehen zahlreich in schirmförmigen Blütenständen zusammen. Die Beeren sind schwarz und eßbar. Verwendet werden sowohl die Blüten, **Sambuci flos**, als auch die Beeren, Sambuci fructus. Aber nur die Blüten sind ein Diaphoretikum und vor allem das Mittel zur unspezifischen Resistenzsteigerung. Die Früchte lassen sich für diesen Zweck nicht gebrauchen; sie wirken mild abführend, erzeugen aber in größeren Mengen Übelkeit und Erbrechen. So gilt die Monographie der Kommission E auch nur für die Blüten.

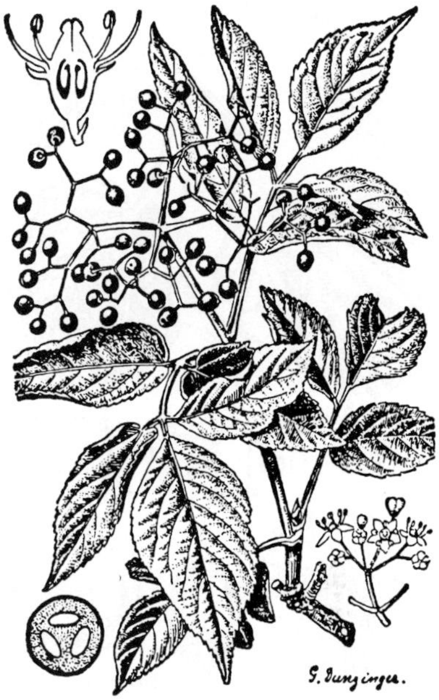

Holunder, Sambucus nigra

Wesentliche Inhaltsstoffe der Holunderblüten sind Flavonoide, Hydroxyphenylcarbonsäuren und Esther, Steroide und Triterpene.

Zubereitungformen

Sambuci flos
Für den ▶ Tee nimmt man 2 Teelöffel der Droge, übergießt mit einer Tasse kochendem Wasser, läßt 15 Minuten ziehen und seiht ab. Es können zur Resistenzsteigerung mehrmals täglich 1 Tasse getrunken werden, zur ▶ Schwitzkur ca. 1/2 Liter, wobei die Wirkung durch ein gleichzeitig genommenes heißes ▶ Vollbad wiederum unterstützt wird. Dabei sollte man nicht länger im Bad liegen, als bis es zum starken Schwitzen kommt, dann wechselt man in das Bett, in dem man mit mehreren Decken gut zugedeckt wird und mindestens 1/2 Stunde nachschwitzt. Es darf als selbstverständlich gelten, daß auch danach, wenn der Körper gut abgetrocknet wurde, sich eine weitere Ruhephase anschließen muß. Am besten werden diese Schwitzkuren deshalb abends gemacht.

Eine altes Rezept der **Volksmedizin** ist auch der sogenannte ▶ Holundermost, der als ein erfrischendes und belebendes Getränk sehr beliebt ist. Man gebraucht ihn gern als ▶ »Frühjahrskur«, und in der Tat kommt dabei auch die resistenzsteigernde Wirkung mit zur Geltung. Es gibt für einen solchen Holundermost sehr viele ▶ Rezepte. Am einfachsten ist das folgende:

Man nimmt 7 große Dolden der Holunderblüten auf 7 l Wasser. Dazu gibt man drei ungespritzte, in dicke Scheiben geschnittene und entkernte Zitronen. Das ganze wird 24 Stunden stehengelassen und dann durch ein Tuch geseiht. Nunmehr wird ein Kilogramm Zucker und nach Geschmack nochmals Zitronensaft hinzugegeben. Man rührt mehrfach gut um und läßt dies wiederum 24 Stunden stehen. Dann ist der frische Holundersaft trinkfertig.

Noch besser ist es, ihn in Flaschen abzufüllen und diese stehend im Keller aufzubewahren. Dann entwickelt sich Kohlensäure, und nach 3–4 Wochen entsteht ein herrlicher Holundermost, der gut gekühlt zu trinken ist.

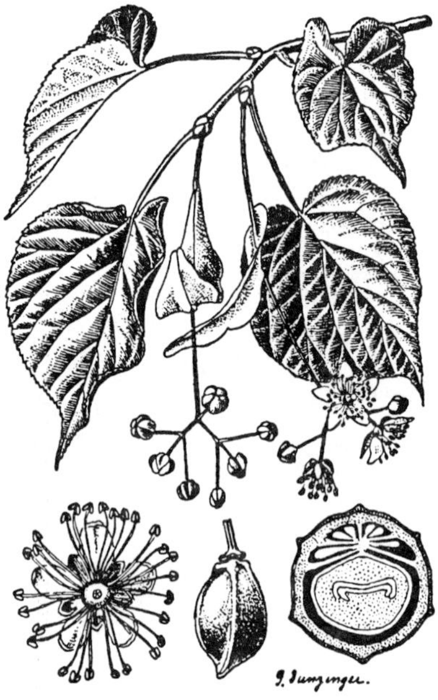

Linde, Tilia cordata

Tilia cordata und Tilia platyphyllos, Winter- und Sommerlinde

Dies sind zwei der bekanntesten Bäume in Deutschland. Die Sommerlinde kommt nur noch selten wild vor; sie ist an den größeren, unterseits kurzhaarigen Blättern kenntlich. Sie schlägt früher aus als die Winterlinde und blüht auch 8–14 Tage früher als diese. Die Winterlinde hat kahle, unterseits meergrüne Blätter; sie ist in den Laubwäldern ziemlich häufig, jedoch meist nur in vereinzelten Exemplaren. Lindenhaine gibt es kaum noch.

Medizinisch gebraucht werden die Blüten, **Tiliae flos**. Sie enthalten Flavonoide, Gerb- und Schleimstoffe. Ein Tee aus frischen Lindenblüten hat einen herrlich aromatischen Geruch und Geschmack. Deshalb wird er wohl auch von Kindern bevorzugt. Er läßt sich gut mit Honig süßen.

Er ist ebenso wie der Holunderblütentee ein gutes **Diaphoretikum**. Beide sind ungefähr gleich stark. Aber die Wirkung geht über den schweißtreibenden Effekt hinaus und macht sich in einer allgemeinen **Abwehrsteigerung** bemerkbar, auch dann, wenn es nicht zu einem eigentlichen Schweißausbruch kommt.

Zubereitungsformen

Tiliae flos
Praktisch genügt es, wenn man bei Grippe und Erkältung, sowohl bei Erwachsenen als auch bei Kindern, einen einfachen ▶ Tee aus Holunder- oder Lindenblüten nehmen läßt, mehrmals täglich 1 Tasse voll, aus je 1 Teelöffel der Droge, nicht kochen, sondern nur heiß überbrühen, 10 Minuten ziehen lassen und langsam, schluckweise und möglichst heiß trinken.

Man kann sich aber auch sehr einfach gute diaphoretische ▶ Teegemische zusammenstellen, z. B.:

Rp.	Flor. Sambuci Flor. Tiliae Flor. Chamomillae aa ad 100,0
M. f. spec. D. S.	2–3 Teelöffel mit 1/4, Liter kochendem Wasser überbrühen, 10 Min. ziehen lassen, heiß auf einmal trinken.

Stärker schweißtreibend wirkt ein ▶ Teegemisch mit Fol. Jaborandi:

Rp.	Fol. Jaborandi 10,0 Flor. Tiliae Flor. Sambuci aa 20,0
M. f. spec. D. S.	1 Teelöffel voll mit 1 Tasse kochendem Wasser übergießen.

Artemisia absinthium, Wermut

Ein allgemein **leistungssteigernder** Effekt bei grippalen Infekten und Erkältungskrankheiten kommt dem Wermut (Artemisia absinthium) zu. Man braucht hierfür eine reichliche Menge, zweckmäßig als ▶ Wermuttee, mehrmals täglich 1 Tasse aus je 1–2 Teelöffel des Wermutkrautes, heiß getrunken. Dazu kann man sehr gut das frische Kraut aus dem

Garten verwenden. Oder man nimmt mehrfach am Tage 20–30 Tropfen der ▶ Wermuttinktur in heißem Wasser. Der Wermut ist ein starkes tonisierendes Amarum mit einem gleichzeitig zentral anregenden Anteil.

Echinacea purpurea, Echinacea pallida, Echinacea angustifolia, Sonnenhut

Eine der sicher interessantesten Heilpflanzen ist die Echinacea, der Sonnenhut. Sie kann als wichtigster Vertreter der **immunmodulatorischen** Phytotherapeutika gelten. Bei der großen Komplexizität und auch Individualität des menschlichen Immunsystems muß es nicht überraschen, daß zwar viele sehr interessante experimentelle Daten existieren, welche Wirkungen auf das Immunsystem durch Echinaceapräparate erzielt werden, daß andererseits aber nicht exakt zu fomulieren ist, in welcher Art nun eigentlich diese Pflanze auf das menschliche Immunsystem wirkt. Im Vordergrund stehen nach wie vor die klinisch-praktischen Erfahrungen, die heute auch durch eine große Zahl klinischer Untersuchungen und Studien gestützt werden. Immunologie ist immer noch ein sehr zukünftiges Forschungsgebiet, in welchem mehr Fragen als Antworten existieren. Das gilt auch für den Sonnenhut.

Die Pflanze stammt aus Nordamerika und war dort bestimmten Indianerstämmen in Nebraska und Missouri als Heilpflanze seit langem bekannt. Ende des 19. Jahrhunderts wurde sie nach Europa gebracht und hier kultiviert. Wir finden sie inzwischen auch als typische Gartenpflanze. Sie gehört zu der Familie der Asteraceen, den Korbblütlern. Ihr Gattungsname leitet sich vom griechischen Wort »Echinos« (= der Igel) ab. Sie ist eine Staudenpflanze, die 60–100 cm groß wird und schon kurz nach der Keimung aus der unterirdischen Sproßanlage die Stengel-, Blatt- und Blütenanlage entwickelt. Die Blätter sind breit und eiförmig und am Rande mehr oder weniger stark gezähnt. Sie sind beiderseitig borstig behaart, oberseits kräftig grün. Bei der *Echinacea angustifolia* sind die Blätter schmaler, linear lanzettlich und am Grunde verschmälert, dreinervig ungeteilt. Die Blütenblätter können purpurfarben bis weiß sein, am stärksten ist die Purpurfarbe bei *Echinacea purpurea*, was ja auch zur Namensgebung führte.

Am besten untersucht ist sicher der Preßsaft aus den oberirdischen Pflanzenteilen des blühenden purpurfarbenen Sonnenhutes, der als ▷ Echinacin® (Madaus) schon lange im Handel ist. Es ist noch nicht endgültig entschieden, ob zwischen den drei genannten Pflanzen und den unterschiedlichen Zubereitungen entscheidende Wirkungsunterschiede existieren. In seiner neuesten zusammenfassenden Darstellung hat *Wagner (1991)* keine wesentlichen Unterschiede aufgezeigt, so daß im Moment davon ausgegangen werden kann, daß alle drei Pflanzenarten vergleichbar wirksam sind.

Als Droge verwendet werden sowohl die frischen zur Blütezeit geernteten oberirdischen Teile, **Echinaceae herba**, als auch die Wurzeln, **Echinaceae radix**. Wesentliche bisher identifizierte Inhaltsstoffe sind Polyen- und Polyinverbindungen, ätherisches Öl, Harzstoffe und Heteropolysaccharide.

Pharmakologie

Zur Pharmakologie gibt es eine umfangreiche Übersichtsarbeit von *Bauer und Wagner (1989)*. Dort werden nichtimmunologische und immunologische Wirkungen unterschieden. Als örtliche Gewebewirkungen beschreiben die Autoren **antiinfektiöse** und **antiphlogistische Effekte**. Für erstere wird eine direkte oder indirekte Hemmung des bakteriellen und Gewebe-Hyaluronsäure-Hyaluronidase-Systems verantwortlich gemacht. Hierdurch kann die aus der Praxis bekannte Wirksamkeit bei chronisch eiternden Wunden oder sekundär infizierten Hautkrankheiten eine Erklärung finden. Für die antiphlogistische Wirkung kommen die Polysaccharide und Alkylamide in Betracht.

Als **immunogene** Wirkungen nennen *Bauer und Wagner* die Erhöhung des Properdinspiegels beim Meerschweinchen, Erhöhung der Leukozytenzahl beim Menschen, Erhöhung der Granulozytenzahl und deren Phagozytoseleistung bei Mäusen und strahlenexponierten Patienten, die Erhöhung der Phagozytose (Carbon-Clearence-Methode). Dagegen wurde die Proliferation von Lymphozyten garnicht oder nur wenig beeinflußt. Alle genannten Daten lassen sich in eine **Steigerung** der natürlichen **(unspezifischen) Abwehr** zusammenfassen.

Anwendungsgebiete

Die wesentliche Anwendungsgebiete sind **virale** (grippale) **Infekte**, **Erkältungskrankheiten** und **chronische Eiterungen**. Die Kommission E formulierte zur inneren Anwendung die »unterstützende Behandlung chronisch rezidivierender Atemwegsinfekte, chronisch rezidivierender Harnwegsinfekte« und zur äußeren Anwendung »oberflächliche Wunden mit schlechter Heilungstendenz«. Die heute existierenden zahlreichen Erfahrungsberichte sowie einige Probanden- und kontrollierte Studien bekräftigen die genannten Anwendungsgebiete. *Melchart u. Mitarb. (1994)* haben 26 kontrollierte Studien, bei denen auch solche mit Kombinationsarzneimitteln, in denen Echinacea enthalten war, mitaufgenommen wurden, analysiert und bewertet.

Die persönliche Erfahrung zeigt, daß Echinacea besonders auch präventiv eingesetzt werden kann, beispielsweise bei auffälliger **Infektanfälligkeit**. Hier hat sich die morgendliche Einmalgabe von 50 Tropfen ▷ Echinacin® sehr bewährt. Systematisierte oder kontrollierte Untersuchungen liegen bei dieser Indikation und Dosierung nicht vor. Wesentlich erscheint, daß grundsätzlich eine **Intervalltherapie** durchgeführt wird, da die immunogene Wirkung bei Langzeit- oder Dauertherapie sicher nachläßt. Auch hier liegen allerdings zu wenige kontrollierte Untersuchungsergebnisse vor, so daß sich diese Aussage ganz auf die praktische Erfahrung stützt.

Zubereitungsformen

Echinaceae herba et radix
Eine Teezubereitung ist nicht empfehlenswert. Wenn man nicht auf eines der vielen bewährten Fertigarzneimittel zurückgreifen will, bietet sich am ehesten die ▶ Tinktur (1:10) an, mehrmals täglich 10 Tropfen in etwas Wasser verdünnt für Erwachsene, Kinder nehmen 3mal täglich 5 Tropfen in etwas Wasser.

Empfehlenswerte Fertigarzneimittel

Reine Echinaceapräparate
Die Zahl der Fertigarzneimittel ist groß, einige der besonders bewährten seien genannt, wobei noch einmal betont werden muß, daß die längsten Erfahrungen mit Echinacin® vorliegen.

Echinacin® Madaus Liquidum/Capsetten®/ Instant-Tee	(Madaus)
Esberitox® mono Tabletten/ Tropfen	(Schaper & Brümmer)
Immunopret® Echinacea Tabletten/Tropfen	(Bionorica)
Resplant Lösung	(Spitzner)

Beta vulgaris var. conditiva (cruenta), Rote Rübe, Rote Bete

Der allgemein stimulierende, resistenzsteigernde Effekt der Roten Bete beruht auf dem roten Farbstoff Betanin, einem Anthocyan aus der Gruppe der Flavonoide. Man benötigt jedoch große Mengen des frischen Saftes und muß dabei darauf achten, daß sich Harn und Stuhl rot färben, was nicht mit Blut verwechselt werden darf.

Eine praktische Bedeutung, vor allem in Konkurrenz zum Sonnenhut, hat Rote Bete aber nicht bekommen, doch wird sie immer wieder in der **Volksmedizin** empfohlen, z. B. auch zur Abwehrsteigerung bei der Krebskrankheit. Gesicherte Erkenntnisse liegen hierzu nicht vor.

Vitamine in Heilpflanzen

Vitamine steigern die allgemeine Abwehrkraft des Organismus, ganz besonders **Vitamin C**. Daher gilt es heute als Regel, bei jeder akuten Infektionskrankheit reichlich Vitamin C zuzuführen; denn im Fieber ist der Verbrauch erhöht. Man soll den Körper gleichsam mit Vitamin C sättigen. Ein Überschuß wird wieder ausgeschieden, eine toxische Wirkung ist nicht zu befürchten.

Reichlich Vitamin C erhält man am besten durch die Zufuhr von Früchten und Fruchtsäften, die viel Vitamin C enthalten. Am bekanntesten ist hierfür der **Zitronensaft**. Er enthält nicht nur Vitamin C, sondern auch Vitamine der P-Gruppe, wie Zitrin und Hesperidin. So erklärt sich die alte Erfahrung, daß die Wirkung des Zitronensaftes beim Skorbut derjenigen der reinen Vitamin-C-Präparate überlegen ist. Inzwischen ist bekannt, daß eine ganze Anzahl anderer Früchte, vor allem heimische, einen nicht minder hohen Gehalt an Vitamin C haben. So ist uns heute die Zitrone längst nicht mehr der alleinige und nicht einmal immer der beste Lieferant von Vitamin C in natürlicher Form. Aus unserer heimischen Flora bzw. dem Anbau haben wir heute vor allem drei Heilpflanzen als Vitamin-C-reich schätzen gelernt.

Rosa canina, Hundsrose, und andere Rosenarten

In den roten Schalen der Früchte ist reichlich Vitamin C enthalten. Man verarbeitet sie daher zu Mus, Marmeladen und Säften. Die leuchtend roten Früchte der Rosen heißen Hagebutten. Medizinisch führen sie den Namen **Cynosbati fructus** (von kyon = Hund, und batos = Dornbusch). Der rote Anteil der Hagebutten ist der fleischig gewordene Fruchtboden. Schneidet man die Hagebutte auf, so findet man darin die Kerne, **Cynosbati semen**, die als Haustee mit mild diuretischem Effekt Anwendung finden.

Ein ▶ Hagebuttentee gegen Grippe und Erkältungskrankheiten wird zubereitet aus 2–5 g Droge auf eine Tasse Wasser, heiß überbrühen und 15–30 Minuten ziehen lassen, mehrmals täglich eine Tasse voll.

Ein solcher Hagebuttentee wirkt auch mild diuretisch. Zur Durchspülung der Harnwege wird man ihn in größeren Mengen mehrmals tagsüber trinken. Kalter Hagebuttentee wirkt bei Fieber gut durststillend.

Hippophae rhamnoides, Sanddorn

Dieser vielästige Strauch kommt hauptsächlich an den Flüssen im Alpenvorland zahlreich wild vor. Am Meeresstrand pflanzte

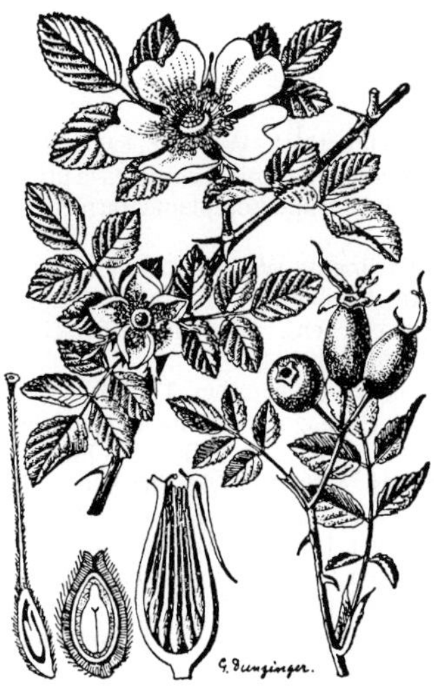

Hundsrose (Hagebutte), Rosa canina

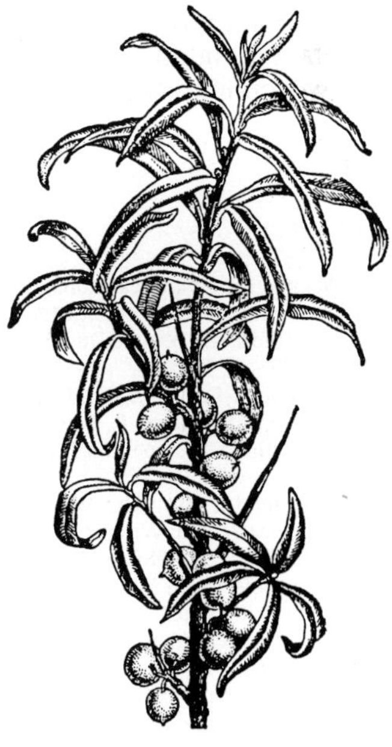

Sanddorn, Hippophae rhamnoides

man ihn an, um die Dünen zu festigen. Er hat schmale, silbrige Blätter und leuchtend rote Früchte. Diese Früchte sind ebenfalls reich an Vitamin C und werden, ähnlich den Hagebutten, zu ▶ Mus und ▶ Säften verarbeitet. Wegen ihres Wohlgeschmackes haben sie sich rasch eingeführt und heute einen festen Platz unter den Mitteln zur reichlichen Vitaminversorgung gefunden. Als Tee eignen sie sich kaum.

Ribes nigrum, Schwarze Johannisbeere

Die Schwarze Johannisbeere wächst in Deutschland in feuchten Wäldern und Erlenbrüchen wild, wird aber noch häufiger in Gärten angepflanzt. Die Beeren sind schwarz, daher der Name. Die Blätter haben unterseits eine große Zahl gelber drüsiger Punkte. Daran ist die Schwarze Johannisbeere leicht zu erkennen und von den anderen Johannisbeeren zu unterscheiden. Wir haben sie schon als zweckmäßiges Antidiarrhoikum kennengelernt. Der Gehalt an Vitamin C ist beträchtlich, etwa 2000 mg auf 1 kg. Dazu kommen noch Kalium und Rutin sowie der schwarze Farbstoff. Die Rote Johannisbeere enthält weit weniger Vitamin C und ist daher kein Heilmittel, sondern nur ein wohlschmeckendes Genußmittel.

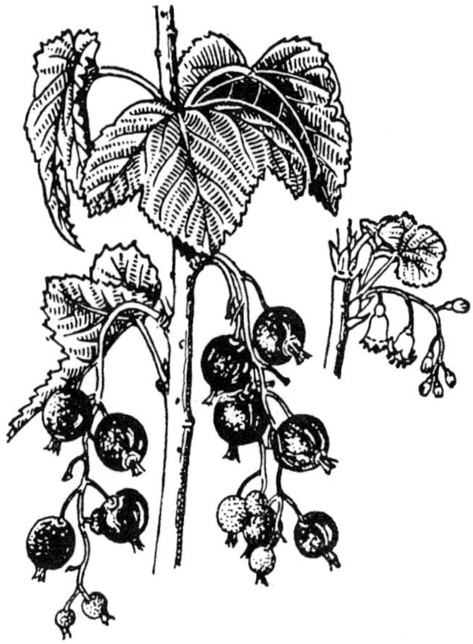

Schwarze Johannisbeere, Ribes nigrum

Der Schwarze Johannisbeersaft eignet sich vorzüglich als ein Heißgetränk bei beginnender Grippe und Erkältung. Man soll ihn zur Schonung der Vitamine nicht erhitzen, sondern mit heißem Wasser verdünnen. Auch in der Rekonvaleszenz geben wir gern mittags und abends zum Essen 1 Glas voll.

1. Bauer, R., Wagner, H.: Echinacea-Monographie. Wissenschaftliche Verlagsgesellschaft, Stuttgart 1989
2. Czygan, F.-Ch.: Ätherische Öle und Duft. Universitas 11 (1987) 1186–1199
3. Dorsch, W., Addmann-Grill, B., Bayer, T., Ettl, M., Hein, G., Jaggy, H., Ring, I., Scheftner, P., Wagner, H.: Zwiebelextrakte als Asthma-Therapeutika? Allergologie 10 (1987) 316–324
4. Dorsch, W., Wagner, H., Bayer, Th.: Asthmaschutzwirkung von Zwiebelextrakten: Wirkprofil von Thiosulfinaten. Allergologie 12 (9) (1989) 388–396
5. Gaisbauer, M., Zimmermann, W., Schleich, T.: Die Veränderung immunologischer Parameter beim Menschen durch Echinacea pupurea Moench. Naturamed. 1 (1986) 6–10
6. Geyer, M., Mayer, H., Pfandl, A., Engelhard, G. M.: Isländisches Moos – eine alte Heilpflanze aus heutiger Sicht. Pharm. Ztg 131 (1986) 2289–2301
7. Mahran, G.H., Hilal, S.H., Lel-Alfy, S.T.: Arzneimittel-Forsch. Drug Res. 27 (1975) 127–132
8. Melchart, D., Linde, K., Worku, F., Bauer, R., Wagner, H.: Immunmodulation mit Echinacea-haltigen Arzneimitteln. Forschende Komplementärmedizin 1 (1994) 27–36
9. Reiter, M., Brandt, W.: Erschlaffende Wirkungen auf die glatte Muskulatur von Trachea und Ileum des Meerschweinchens. Arzneimittel-Forsch. Drug Res. 35 (1a) (1985) 408–414
10. Rudkowski, Z.: Z. Phytother. 3 (1980)
11. Schier, W.: Plantago lanceolata, P. major und P. media. Dtsch. Apoth.-Ztg 130 (1990) 1457–1458
12. Schilcher, H.: Ätherische Öle – Wirkungen und Nebenwirkungen. Dtsch. Apoth.-Ztg 124 (1984) 1433–1442
13. Schöneberger, D.: Einfluß der immunstimulierenden Wirkung von Preßsaft aus Herba Echinaceae pupureae auf Verlauf und Schweregrad von Erkältungskrankheiten (Ergebnisse einer Doppelblindstudie). Forum Immunologie
14. Siegers, C.-P.: Mukolytika-Sekretolytika-Sekretomotorika. Therapeutischer Nutzen: Anspruch und Realität. Therapiewoche 44 (7) (1994) 414–418

15. Wagner, H., Wierer, M., Bauer, R.: In-vitro-Hemmung der Prostaglandinbiosynthese durch ätherische Öle und phenolische Verbindungen. Planta med. 3 (1986) 184–187
16. Wagner, H., Bayer, Th., Dorsch, W.: Das antiasthmatische Wirkprinzip der Zwiebel (Allium cepa L.). Therapeutikon 3 (5) (1989) 266–275
17. Wagner, H.: Pflanzliche Immunstimulanzien. Dtsch. Apoth.-Ztg 131 (1991) 117–125
18. Wagner, H., Wiesenauer, M.: Phytotherapie. Fischer, Stuttgart 1995
19. Wegener, T.: Anwendung von Spitzwegerichfluidextrakt (Broncho-Sern®) als Antitussivum mit antiinflammatorischen Eigenschaften bei akuten Erkrankungen des oberen Respirationstraktes. Z. Phytother., Abstracts 6. Phytotherapiekongreß (1995) S. 22

Krankheiten der Nieren, ableitenden Harnwege und der Prostata

Die Phytotherapie der Nierenkrankheiten ist ein schwieriges Kapitel, weil die Einteilung nicht so einfach gelingen will wie beispielsweise bei den Krankheiten der Verdauungsorgane. Für die eigentlichen Parenchymkrankheiten der Nieren, die Nephritiden, gibt es keine spezifischen Phytotherapeutika. Am ehesten wäre hier noch an Orthosiphon zu denken. Anders ist dies schon bei den Erkrankungen der ableitenden Harnwege, wobei hier spasmolytische, antiphlogistische, harnwegsdesinfizierende Wirkungen und die Durchspülungstherapie mit pflanzlichen Diuretika bzw. Aquaretika eine Vielfalt therapeutischer Möglichkeiten bieten. Dabei gibt es keine pflanzlichen Drogen oder Arzneimittel, die eine den modernen synthetischen Diuretika auch nur annähernd vergleichbare Wirkung erzielen. Von ihnen geht lediglich eine Wasserdiurese durch Steigerung der glomerulären Filtrationsrate und gesteigerter Bildung des Primärharns aus. Das macht sie aber vielfältig verwendbar, sowohl bei funktionellen Beschwerden als auch bei der Rezidivprophylaxe der Urolithiasis. Vor allem aber haben sie neben der aquaretischen auch eine antidyskratische Wirkung, d. h. sie können präventiv und kurativ bei Stoffwechsel- und Ablagerungskrankheiten verordnet werden. Das war früher wahrscheinlich sogar ihr wichtigstes Anwendungsgebiet und führte zu der Vorstellung einer »blutreinigenden« Wirkung. Wenngleich solche Vorstellung heute unakzeptabel erscheint, wird sich eine ganzheitlich orientierte Medizin damit gerade bei den so häufigen Ablagerungskrankheiten neu auseinandersetzen und anders begründete Anwendungen herausarbeiten müssen.

Bleibt schließlich noch die benigne Prostatahyperplasie (BPH). Für deren Behandlung ih-

Harnwegsinfekte
- ***Bärentraube, Arctostaphylos uvae ursi***
- ***Meerrettich, Armoracia rusticana***
- ***Kapuzinerkresse, Tropaeolum majus***
- ***Orthosiphon (Koemis Koetjing), Orthosiphon spicatus (O. stamineus, O. aristatus)***
- ***Echte Goldrute, Solidago virgaurea***
- ***Bruchkraut, Herniaria glabra***
- ***Lespedeza capitata***

Durchspülungstherapie
- ***Wacholder, Juniperus communis***
- ***Liebstöckel, Levisticum officinale***
- ***Petersilie, Petroselinum crispum***
- ***Hauhechel, Ononis spinosa***
- ***Quecke, Agropyron repens (Triticum repens)***
- ***Ackerschachtelhalm, Equisetum arvense***

Nieren- und Harnleitersteine

Funktionelle Beschwerden (Bettnässen, Reizblase, sog. Prostatitis)

Benigne Prostatahyperplasie (BPH)
- ***Kürbis, Cucurbita pepo***
- ***Sägepalme, Serenoa repens (Sabal serrulata)***
- ***Brennessel, Urtica urens, Urtica dioica***
- ***Pappel, Populusarten***
- ***Hypoxiwurzel, Hypoxis rooperi***
- ***Weidenröschen, Epilobium***

rer Frühstadien sind Phytotherapeutika in der Urologie Mittel der ersten Wahl und damit also der Kategorie 1 unserer Einteilung zuzuordnen *(s. S. 14)*. Sie haben zwar keinerlei hemmende Wirkung auf die gutartige Wucherung des Prostatagewebes, beeinflussen aber ausgezeichnet die verschiedenen dadurch verursachten subjektiven Befindens-(Miktions-)beschwerden.

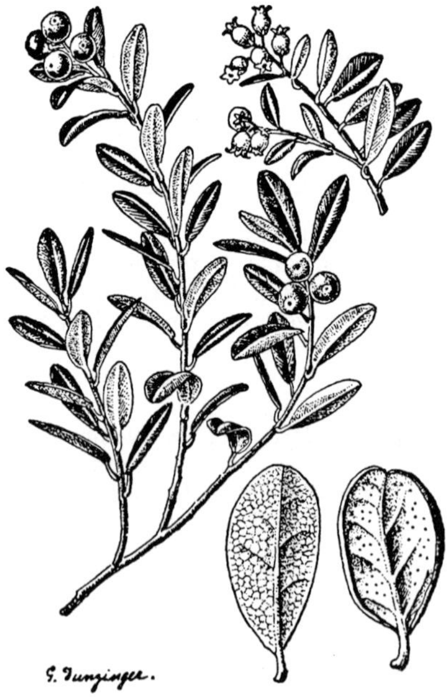

Bärentraube, Arctostaphylos uva-ursi

1. Harnwegsinfekte

Vor allem die chronischen, häufig symptomlosen oder -armen Harnwegsinfekte haben heute eine weite Verbreitung. Wurde in der Frühzeit der Sulfonamide und der Antibiotika eine generelle chemotherapeutische oder antibiotische Behandlung empfohlen, hat man sich von dieser Vorgehensweise heute weitgehend getrennt. Einerseits ist die Rezidivquote außerordentlich hoch, andererseits wird die zunehmende Erregerresistenz gefürchtet. Hier entwickelt sich ein breites Anwendungsgebiet für Phytotherapeutika, und einige Pflanzen gewinnen sicher spezifische Bedeutung. Dazu rechnen die Bärentraube und der Meerrettich, Orthosiphon und die Goldrute.

Arctostaphylos uvae ursi
- ❊ **Uvae ursi folium**
- ® **Arctuvan® N Dragees**
- ® **Cystinol akut Dragees**
- ® **Uvalysat® Bürger Lösung**
- **div. Kombinationspräparate**

Armoracia rusticana
- ❊ **Armoraciae rusticanae radix**
- **div. Kombinationspräparate**

Tropaeolum majus
- **div. Kombinationspräparate**

Orthosiphon spicatus (O. stamineus, O. aristatus)
- ❊ **Orthosiphonis folium**
- ® **Carito® mono Kapseln**
- ® **Nephronorm Med Dragees**
- ® **Orthosiphonblätter Indischer Nierentee Fides**
- **div. Kombinationspräparate**

Solidago virgaurea
- ❊ **Solidaginis virgaureae herba**
- ® **Nephrisol® mono Lösung**
- ® **Urodyn® Filmtabletten/Tropfen**
- ® **Nieral® 100 Tabletten/Tropfen**
- ® **Solidago Steiner® Tabletten**
- **div. Kombinationspräparate**

Herniaria glabra
- ❊ **Herniariae herba**
- **div. Kombinationspräparate**

Lespedeza capitata

Pflanzen zur Behandlung

Arctostaphylos uva ursi, Bärentraube

Die Bärentraube ist ein niedriger, rasenbildender Strauch, der in Nadelwäldern, Mooren und Heiden vorkommt, vorzugsweise in Norddeutschland, seltener in Bayern. Die Blätter sind ganzrandig, lederartig, immergrün, mit deutlich vortretender Netzaderung. Die Blüten sind klein, rot; auch die Steinfrüchte sind rot.

Als Droge verwendet werden die Blätter, **Uvae ursi folium**. Sie enthalten mindestens 6% Hydrochinonderivate, berechnet als wasserfreies Arbutin. Daneben finden wir Flavonoide, Gerbstoffe, organische Säuren und Monotropein.

Pharmakologie

Als wesentliches Wirkprinzip für die Harndesinfektion wird Arbutin angesehen. Dieses genuin in der Droge vorkommende Hydrochinon-Glykosid ist nicht direkt wirksam, sondern erst nach metabolischer Konjugation mit Glukuronsäure und Schwefelsäure. Dieser Stoffwechselvorgang setzt einen alkalischen Harn (pH 8,0) voraus. Erst hier wird das durch erneute Spaltung entstehende Hydrochinon antibakteriell wirksam. Das Maximum dieser Wirkung ist etwa 3–4 Stunden nach Einnahme zu erwarten.

Nicht unbeträchtlich ist auch der Anteil an Gerbstoffen, die vor allem dafür verantwortlich gemacht werden müssen, daß ein Bärentraubenblätter-Tee häufig zu starken Magenschleimhautreizungen führt und daher auf Dauer schlecht vertragen wird. Bärentraubenblätter eigenen sich also vor allem zur kurzzeitigen Anwendung.

Anwendungsgebiete

Ihr Anwendungsgebiet sind alle **entzündlichen Erkrankungen** der ableitenden Harnwege, vor allem die unspezifischen und symptomarmen Harnwegsinfekte. Auch sollte die Therapie immer begleitet werden von einer reichlichen Trinkmenge und wegen des geschilderten Wirkprinzips muß auf eine Alkalisierung des Harns geachtet werden.

Zubereitungsformen

Uvae ursi folium
Bärentraubenblätter-Tee kann auf zwei Arten zubereitet werden.

▶ Teemazerat

Bei diesem werden 2 Teelöffel Droge mit 1 Tasse Wasser kalt angesetzt und mehrere Stunden ziehen gelassen, dann kurz erhitzt und abgeseiht.

▶ Teeaufguß

2 Teelöffel Droge werden mit 1 Tasse Wasser heiß aufgebrüht, dann 5 Minuten ziehen lassen und abseihen.
Von beiden Zubereitungsformen sollen mehrmals täglich 1 Tasse zwischen den Mahlzeiten getrunken werden.

Empfehlenswerte Fertigarzneimittel

Reine Bärentraubenpräparate

Arctuvan® N Dragees	(Klinge)
Cystinol akut Dragees	(Schaper & Brümmer)
Uvalysat® Bürger Lösung	(Ysatfabrik)

Kombinationen

mit Bruchkraut

Herniol® Flüssigkeit zum Einnehmen	(Steierl)

Armoracia rusticana, Meerrettich

Der Meerrettich gehört zu der Familie der Kreuzblütler (Cruciferen). Er ist geprägt durch seine starke Wurzelbildung, die am liebsten in sandig feuchten Böden ihre weitgreifenden waagerechten Ausläufer und Wurzelsprosse aussendet. Hat sie einmal Fuß gefaßt, ist sie kaum noch auszurotten. Mehrköpfig durchbricht sie den Boden und treibt dichte Schöpfe bis meterlange, derbgrüne, saftige Blätter. Diese sind langgestielt, ziemlich breit, wellig gekerbt und in sich spiralig etwas gedreht. Die Blütenbildung erfolgt an einer großen Rispe, aus vielen lockeren Blütentrauben zusammengesetzt, mit vielen kleinen weißen Blüten.

Als Droge verwendet wird die Wurzel, **Armoraciae rusticanae radix**. Sie enthält vor allem **Senföl** und **Senfölglykoside**. Sie sind durch ihren stechenden Geruch und beißenden Geschmack charakterisiert. Die für die Wirkung verantwortlichen Senföle werden durch Fermentation aus den Senfölglykosiden gebildet, im Dünndarm rasch resorbiert und nach Bindung an Glutathion über die Nieren als Merkapturonsäure ausgeschieden. Die antibakterielle Wirkung bezieht sich auf grampositive wie gramnegative Bakterien und auch Sproßpilze.

Senföle sind sehr flüchtig, ihre Stabilisierung ist technisch offensichtlich schwierig.

Senfölhaltige Drogen haben fast antibiotische Wirkung. Ihre antibakterielle Wirkung machen sie besonders geeignet zur Behandlung der bakteriellen Harnwegsinfekte, die heute so weit verbreitet sind. Durch die Senföle kann es zu Magenschleimhautreizungen kommen, die Verträglichkeit kann durch reichliche Trinkmengen verbessert werden.

Zubereitungsformen

Armoricae rusticanae radix
Als Zubereitung aus dem Meerrettich eignet sich für die innere Anwendung nur der ▶ Preßsaft. Ein Eßlöffel frisch zerkleinerter Droge wird ausgepreßt und der dabei gewonnene Preßsaft 2- bis 3mal täglich eingenommen.

Empfehlenswerte Fertigarzneimittel

Kombinationen

mit Kapuzinerkresse

Angocin® Anti-Infekt N Filmtabletten (Repha)

Tropaeolum majus, Kapuzinerkresse

Eine weitere Pflanze mit hohem Anteil an **Senfölen** ist die Kapuzinerkresse (Tropaeolum majus), eine einjährige in Deutschland weitverbreitete Pflanze, die man viel in den Gärten findet. Der Stengel ist fleischig, die wechselständigen Blätter sind kreisrund und in der Mitte des Blattrückens befestigt. Sie sind glatt und von graugrüner Farbe. Die schönen Blüten bestehen aus einem fünfblättrigen Kelch, der eine Unterlippe aus zwei und eine Oberlippe aus drei Blättern bildet. Ein etwa 2,8 cm langer Sporn ist nur schwach gekrümmt und allmählich zugespitzt.

Hinweis Das aus ihnen hergestellte Arzneimittel Tromalyt bzw. Tromacaps (Madaus) gehörte zu den am zuverlässigsten wirkenden Mitteln zur Behandlung von Harnwegsinfekten. Leider werden beide nicht mehr hergestellt, da die charakterisierte Instabilität der Senföle eine gleichbleibende Konzentration der wirksamen Bestandteile erschwerte.

Empfehlenswerte Fertigarzneimittel

Kombinationen

mit Meerettich

Angocin® Anti-Infekt N Filmtabletten (Repha)

Orthosiphon spicatus (O. stamineus, O. aristatus), Orthosiphon (Koemis Koetjing)

Dieser Lippenblütler kommt wild auf den Sundainseln und in Australien vor und spielte bei der malaiischen Bevölkerung schon immer eine große Rolle als Heilpflanze. Es ist ein ungefähr 1 m hohes Kraut mit einem vierkantigen Stengel, das nicht nur im Aussehen, sondern auch verwandtschaftlich der Pfefferminze nahesteht. Die Blätter sind wie bei dieser kreuzweise gegenständig und lanzettlich spitz. Die Blüten stehen ährenartig beisammen und sind von hellvioletter Farbe. Auffallend sind die langen Staubfäden, die weit aus der Blüte herausreichen; sie haben der Pflanze den Namen gegeben, denn Koemis Koetjing heißt Katzenbart. Erst in neuerer Zeit wurde man auch hier auf die heilsamen Eigenschaften der Pflanze aufmerksam. Sie kam als »Indischer Nierentee« in den Handel. Obwohl sie auf den Sundainseln reichlich wild wachsend vorkommt, deckten diese Mengen den steigenden Bedarf nicht. Man baut sie jetzt auch feldmäßig an.

Verwendet werden, ähnlich wie bei der Pfefferminze, die Blätter, **Orthosiphonis folium**. Sie enthalten lipophile Flavone, Sinensetin, Scutellareintetramethylether und Eupatorin, ätherisches Öl und Kaliumsalze.

Die Droge ist offizinell in der französischen, indonesischen, niederländischen und der Schweizer Pharmakopoe (*Schneider, 1972*). In der Tat scheinen der Pflanze besondere Wirkungen bei Nierenleiden zuzukommen. Man beobachtete, daß nicht nur die Ausscheidung von Flüssigkeit gefördert wird, sondern auch gleichzeitig diejenige von stickstoffhaltigen Substanzen und von Kochsalz. Die Erhöhung des Reststickstoffs im Blut, das sicherste Zeichen für eine Niereninsuffizienz, geht zurück, wenigstens bis zu einem gewissen Grad. Dabei ist die Droge frei von schädigenden Wirkungen auf die Niere, selbst in großen Dosen. Das könnte begründen, die chronische Nephritis mit den ersten Zeichen der Dekompensation als ein Anwendungsgebiet zu nennen. Doch gibt es hierzu keine gesicherten praktischen Erkenntnisse oder gar Studienergebnisse. Aber für die Behandlung **chronischer, symptomarmer Harnwegsinfekte** kann die Orthosiphon empfohlen werden.

Der aquaretische Effekt ist gering. Daher hat sie bei Blasenleiden und zur Durchspülung der Harnwege kaum Bedeutung. Die Orthosiphonblätter sind Bestandteil vieler Nieren- und Blasentees (*s. S. 258*).

Zubereitungsformen

Orthosiphonis folium
Verwendet werden Orthosiphonblätter als ▶ Teeaufguß oder als ▶ Infus:

Rp. Infus. Fol. Orthosiphon. 10,0–20,0/300,0

D. S. Mehrmals tägl. 1 Eßlöffel in 1 Glas Wasser.

Rp. Fol. Orthosiph. 200,0

D. S. 2 Eßlöffel mit 1 Liter Wasser aufbrühen, 30 Min. ziehen lassen, 1–3 Glas tägl.

Empfehlenswerte Fertigarzneimittel

Reine Orthosiphonpräparate

Carito® mono Kapseln	(Hoyer)
Nephronorm Med Dragees	(APS)
Orthosiphonblätter	(Fides)
Indischer Nierentee Fides	

Solidago virgaurea, Echte Goldrute

Die Echte Goldrute kommt sehr gesellig auf trockenen Hügeln, in Kiefernwäldern und auf Heiden vor. Die schönen, goldgelben Blüten, die reichlich an den Enden des steif aufrechten Stengels zusammenstehen, leuchten vom Spätsommer bis zum Herbst. Im Spätsommer und Herbst fallen bei uns zwei weitere Solidagoarten auf, die ursprünglich als Zierpflanze aus Nordamerika eingeführt wurden, sich aber heute selbständig gemacht haben und in großen Mengen an Bahndämmen, an Flußufern und auf Schuttplätzen wachsen: *Solidago canadensis* und *S. serotina (S. gigantea)*. Bei ihnen sind die Blüten wesentlich kleiner und stehen in großer Zahl an den Stengelenden rispig beieinander. Dadurch wirken die großen Bestände schon von weither auffallend gelb. Es kann heute davon ausgegangen werden, daß sie die gleiche Wirkung aufweisen, wie die Echte Goldrute und es daher keine Verfälschungen sind, wenn sie an ihrer Stelle als Droge abgegeben werden.

Als Droge wird das Kraut, **Solidaginis virgaureae herba**, verwendet. Echtes Goldrutenkraut besteht also aus den während der Blüte gesammelten und schonend getrockneten oberirdischen Teilen von Solidago virgaurea, als Goldrutenkraut werden die während der Blüte gesammelten und schonend getrockneten oberirdischen Teile von Solidago serotina bzw. canadensis und deren Hybriden bezeichnet. Die Drogen enthalten Flavonoide, Saponine und Phenylglykoside.

Als Heilpflanze ist die Echte Goldrute altbekannt. Man hat ihr die mannigfachsten Wirkungen nachgesagt. Ihre wesentliche Wirkung kann als **ausschwemmend** in Kombination mit reichlicher Flüssigkeitszufuhr bezeichnet werden, darüber hinaus sind **anti-**

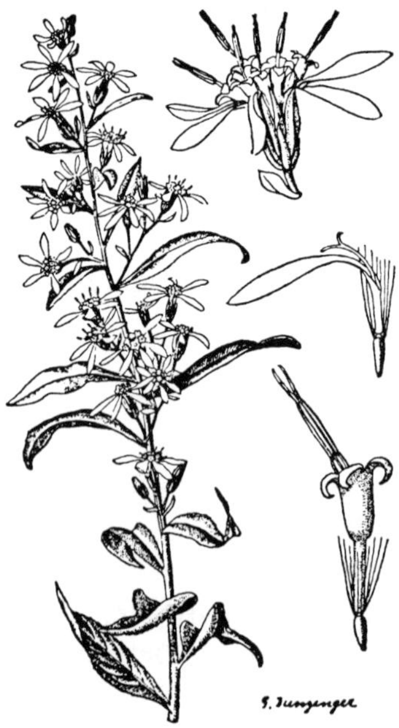

Goldrute, Solidago virgaurea

phlogistische und **spasmolytische** Wirkungen an der glatten Muskulatur zu erwarten. Ihre Wirkung bei entzündlichen Erkrankungen der ableitenden Harnwege ist also vor allem schmerzlindernd und mild antiphlogistisch. Möglicherweise spielt durch die starke Förderung der Harnausscheidung auch eine Milieuänderung eine Rolle, die dann über körpereigene Regulationen zur Überwindung des Harnwegsinfektes führen kann.

Ob ältere Beobachtungen, daß mittels der Droge eine Albuminurie rückgebildet werden kann, stimmen, bedürfte neuerer systematisierter Untersuchungen. Zur Zeit wird man jedenfalls eine Indikation »akute oder subakute Nephritis«, wie sie *Weiss (1989)* noch aufführte, nicht akzeptieren können.

Zubereitungsformen

Solidaginis virgaureae herba
Für einen ▶ Goldrutenkraut-Tee werden 2 Teelöffel feingeschnittener Droge mit 1 Tasse heißem Wasser übergossen, 10 Minuten ziehen lassen und dann abseihen. Man kann auch die gleiche Menge Droge mit 1 Tasse kaltem Wasser aufsetzen und kurz aufkochen lassen. Mehrmals täglich 1 Tasse trinken.

Sinnvoll ist auch die Verordnung eines ▶ Infuses, z. B.

Rp. Infus. Herb. Solidagin. virgaur. 30,0/300,0

D. S. 3- bis 4mal tägl. 1 Eßlöffel voll.

Man kann die Wirksamkeit des Infuses noch verstärken, wenn man ▶ Aqu. Petroselini hinzunimmt.

Empfehlenswerte Fertigarzneimittel

Reine Goldrutenpräparate

Cystinol long Kapseln	(Schaper & Brümmer)
Nephrisol® mono Lösung	(Redel)
Urodyn® Filmtabletten/Tropfen	(Bionorica)
Nieral® 100 Tabletten/Tropfen	(Schuck)
Solidago Steiner® Tabletten	(Steiner)

Die beiden letztgenannten Präparate enthalten Echtes Goldrutenkraut (Solidago virgaurea)

Kombinationen

mit Birkenblättern und Orthosiphonblättern

Canephron® novo Filmtabletten/Tropfen	(Bionorica)
Nephropur® tri Flüssigkeit	(Repha)

mit Löwenzahnkraut/-wurzeln

Uro-Pasc® Tropfen	(Pascoe)

mit Birkenblättern, Bärentraubenblättern und Schachtelhalmkraut

Cystinol Lösung	(Schaper & Brümmer)

Herniaria glabra, Bruchkraut

Das Bruchkraut ist eine kleine, sehr unscheinbare Pflanze, die zu den häufigsten der deutschen Flora zählt und die doch kaum einer kennt. Sie kommt auf Wegen, sandigen Äckern und Triften vor. Der niedergestreckte Stengel des Bruchkrauts wird 5–15 cm lang; die kleinen Blätter stehen paarweise, und in den Blattachseln sitzen die kleinen grünlichen Blütchen zu Knäueln beieinander. Und doch ist das Bruchkraut eine Arzneipflanze, die noch viel zu wenig beachtet wird. Auch die Kommission E ließ sich von ihr nicht überzeugen und erstellte eine **Nullmonographie**, »da die Wirksamkeit nicht ausreichend belegt ist«.

Das Kraut, **Herniariae herba**, enthält ca. 2% Flavonololglykoside des Quercetins und Isorhamnetins, zusätzlich Triterpensaponine und Cumarine.

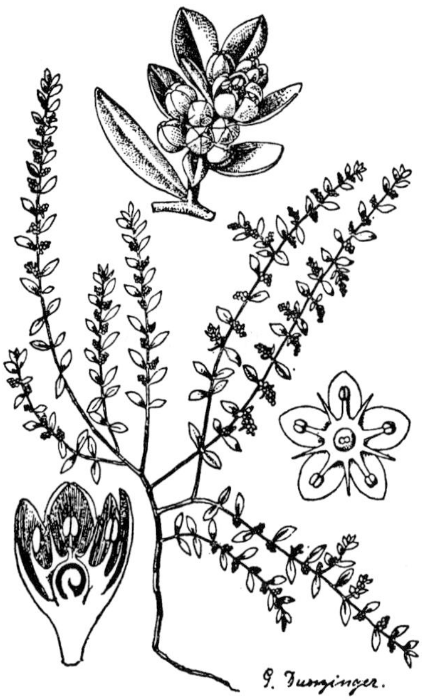

Bruchkraut, Herniaria glabra

Herniaria glabra ist in erster Linie ein **Antispasmodikum** für die Harnwege. Man kann es überall da verwenden, wo Krampfzustände in der Blase und den Harnleitern das Bild komplizieren.

Allerdings hat die Droge einen Nachteil, der wahrscheinlich auch der Grund für die bisherige geringe Wertschätzung ist: Sie verliert beim Trocknen an Wirkung. Sie muß also frisch verarbeitet werden und auch als Tee nicht gekocht, sondern nur überbrüht werden, weil sonst wesentliche Inhaltsstoffe verlorengehen. Wir sollten diese Droge nicht verlieren und uns für die weitere Verwendung einsetzen (*Weiss, 1989*).

Zubereitungsformen

Herninariae herba
Bruchkraut wird vor allem als ▶ Tee verordnet. Man gibt 1 Teelöffel Herb. Herniariae auf 1 Tasse Wasser, überbrüht und seiht ab. Mehrmals täglich 1 Tasse trinken.

Empfehlenswerte Fertigarzneimittel

Kombinationen

mit Bärentraubenblättern

Herniol® Flüssigkeit zum Einnehmen	(Steierl)

Lespedeza capitata

Der Schmetterlingsblütler hat seine Heimat in Nordamerika. Durch das Fertigarzneimittel ▷ Lespenephryl® Tropfen (UCB) wurde der hierbei verwendete Krautextrakt eine Zeitlang sehr ernsthaft für die Behandlung subakuter und chronischer Niereninsuffizienzen auf dem Boden von Nephrosen diskutiert, ohne daß sich eine solche Indikation durch überzeugende klinische Erfahrungen durchgesetzt hätte. Inzwischen wurde Lespenephryl offensichtlich vom Markt genommen.

Wagner u. Mitarb. (1991) isolierten 1991 aus Lespedezakraut Procyanidine, die im In-vitro-Angiotensin-Converting-Enzyme-(ACE)-Modell eine beachtliche Hemmwirkung zeigten. Entsprechende In-vivo-Untersuchungen stehen aus.

2. Durchspülungstherapie

Lange Zeit wurden zahlreiche pflanzliche Drogen und ihre Zubereitungen als diuretisch wirksam bezeichnet. Es ist das besondere Verdienst von *Schilcher (1984)*, daß er die Abgrenzung zu den heute hochwirksamen und genau definierten synthetischen Diuretika vorgenommen hat. *Schilcher* spricht von »Aquaretika«, um die Abgrenzung gegenüber synthetischen Diuretika auch in der Nomenklatur auszudrücken. Häufig wird auch der Ausdruck Wasser-Diuretika benutzt, da es sich bei dem Wirkmechanismus im wesentlichen um eine Wasserdiurese handelt. Die Wirkung pflanzlicher Aquaretika wird in der Steigerung der glomerulären Filtrationsrate und der gesteigerten Bildung von Primärharn durch erhöhte renale Durchblutung und/oder osmotische Vorgänge gesehen. Für ihre Anwendung kommen an erster Stelle **unspezifische dysurische Beschwerden** in Frage, funktionelle Beschwerden wie die **Reizblase**, sowie die **Rezidivprophylaxe** bei **Urolithiasis** und **Harnwegsinfekten**.

Juniperus communis
- ❋ **Juniperi fructus**
- ® **Kneipp® Wacholderbeer-Pflanzensaft**
- ® **Roleca®-Wacholder Kapseln**
- ® **Wacholderbeer-Öl-Kapseln**

Levisticum officinale
- ❋ **Levistici radix**
- **div. Kombinationspräparate**

Petroselinum crispum
- ❋ **Petroselini herba et radix**
- ® **Kneipp Petersilie Tabletten N**
- **div. Kombinationspräparate**

Ononis spinosa
- ❋ **Ononidis radix**
- **div. Kombinationspräparate**

Agropyron repens
- ❋ **Graminis rhizoma**

Equisetum arvense
- ❋ **Equiseti herba**

Hinweis Ein wirkliches Verständnis für diese Drogen und ihre vielfältigen Empfehlungen der traditionellen Phytotherapie wird man erst finden, wenn man sie im umfänglichen Sinne als Antidyskratika begreift. Für ihre traditionellen Indikationen waren nicht die Nieren und ableitenden Harnwege und ihre Krankheiten primäre Zielorgane, ihnen lag die Vorstellung einer »Blutreinigung« zugrunde, weshalb sie schwerpunktmäßig bei Stoffwechsel- und Ablagerungskrankheiten (»Rheuma«) verordnet wurden. Die noch der ursprünglich hippokratischen Säftelehre entstammende Vorstellung einer Dyskrasie entspricht nun überhaupt nicht mehr der Medizin des 20. Jahrhunderts.

Dennoch sollte nicht übersehen werden, daß eine der wesentlichen Funktionen der Nierenorganisation die Ausscheidung von solchen Stoffen ist, die der Organismus ausscheiden möchte, um sich von ihnen zu entlasten, da andererseits die Gefahr bestünde, daß solche Stoffe entweder abgelagert oder endogen toxisch wirksam werden. Unter diesem Aspekt sollten die nun charakterisierten pflanzlichen Drogen zur Durchspülungstherapie auch künftig umfassender indiziert werden, nicht nur reduziert auf den Begriff einer Wasser-Diurese.

Pflanzen zur Behandlung

Juniperus communis, Wacholder

Diese immergrüne Konifere wächst wild in den Mooren und Heiden von der Ebene bis ins Hochgebirge.

Als Droge verwendet werden die schwarzblauen Beeren, **Juniperi fructus**, die eigentlich gar keine Beeren sind, sondern nur fleischig gewordene Fruchtblätter, ähnlich wie bei der Eibe. Man bezeichnet sie daher richti-

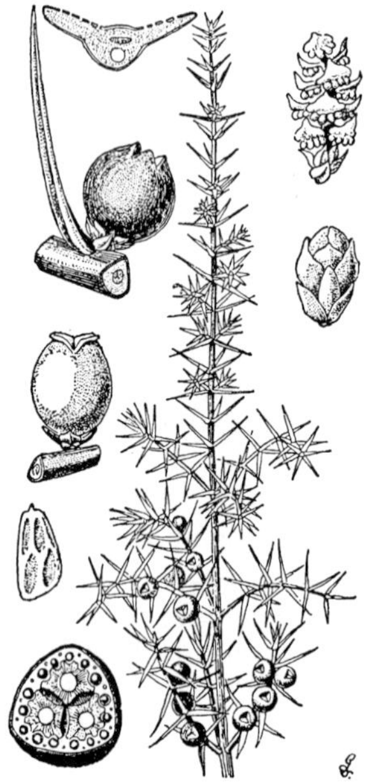

Wacholder, Juniperus communis

ger als Scheinbeeren. Dies kommt auch in der Benennung der Droge zum Ausdruck, die nicht Juniperi baccae heißt, sondern Juniperi fructus. Doch hat sich der Ausdruck Wacholderbeeren allgemein eingeführt.

Wacholderbeeren enthalten mindestens 1% ätherisches Öl, bezogen auf die getrocknete Droge. Das ätherische Öl enthält hauptsächlich Terpenkohlenwasserstoffe, wie alpha- und beta-Pinen, Mycren, Sabinen, Thujen, Limonen, darüber hinaus Sesquiterpenkohlenwasserstoffe wie Caryophyllen, Cadinen, Elemen, Terpenalkohole, wie Terpinen-4-ol. Außerdem finden sich in Wacholderbeeren Flavonglykoside, Gerbstoffe, Zucker, harz- und wachsartige Bestandteile.

Pharmakologie

Die aquaretische Wirkung wird vor allem dem **Terpinen-4-ol** zugeschrieben. Dieses führt zur Mehrdurchblutung der Niere, einer dadurch erhöhten Glomerulafiltration und schließlich zur vermehrten Bildung von Primärharn.

Hinweis Toxikologisch wurde und wird dem Wacholderbeeröl, einem durch Wasserdampfdestillation aus den Beeren gewonnenen ätherischen Öl eine »nierenreizende oder -schädigende« Wirkung zugeschrieben. Angeblich kommt die aquaretische Wirkung nur durch Schädigung der Glomerula zustande. *Schilcher und Heil (1994)* haben die diesen zugrunde liegenden Literaturstellen bis in das vorige Jahrhundert hinein verfolgt und zeigen können, daß eine solche nierenschädigende Wirkung bis heute nicht belegt ist oder lediglich auf maximale Überdosierung in bestimmten Tierexperimenten zurückgeführt wird. Am wahrscheinlichsten ist es nach Meinung dieser Autoren, daß die vom Terpentinöl bekannten Nierenschädigungen auf das chemisch nahe verwandte Wacholderbeeröl transferiert wurden, daß möglicherweise auch in den frühen Experimenten mit Terpentinöl verunreinigte Ölgemische benutzt wurden.

Die klinische Primärliteratur und auch neueste Untersuchungen zeigen jedenfalls bisher keinerlei Nachweis einer nierentoxischen Wirkung des Wacholderbeeröls, insbesondere nicht in therapeutisch richtiger Dosierung.

Bei chronischer Niereninsuffizienz sollte Wacholderbeeröl nicht eingesetzt werden, eine weitere Kontraindikation betrifft die Schwangerschaft wegen möglicher abortiver Wirkung.

Anwendungsgebiete

Zubereitungen aus Wacholderbeeren oder das Wacholderbeeröl können als Prototyp pflanzlicher Aquaretika bezeichnet werden. Es nimmt deshalb nicht wunder, daß *Weiss (1989)* als Hauptindikationen chronische Arthrosen, chronische Gicht sowie die große Gruppe neuralgisch-muskelrheumatischer Erkrankungen einschließlich von Tendopathien und Myogelosen nennt. Bei entsprechenden Indikationen wird der Wacholder auch äußerlich angewandt. Die Kommission E nennt als Anwendungsgebiet »Durchspülungstherapie bei entzündlichen Erkrankungen der ableitenden Harnwege«.

Zubereitungsformen

Juniperi fructus
Für den ▶ Tee werden 1 Teelöffel angequetschter Droge mit 1 Tasse Wasser heiß aufgegossen, 5 Minuten abgedeckt ziehen gelassen und dann abgeseiht. 3mal täglich 1 Tasse Tee trinken.

Empfehlenswerte Fertigarzneimittel

Reine Wacholderpräparate

Kneipp® Wacholderbeer-Pflanzensaft	(Kneipp)
Roleca® -Wacholder 50 mg /-extra stark 100 mg Kapseln	(Sertürner)
Wacholderbeer-Öl-Kapseln	(Twardy)

Levisticum officinale, Liebstöckel

Dieses Doldengewächs soll aus Südeuropa stammen, seine Wildform kennt man jedoch nicht mehr. Es wird schon seit Jahrhunderten in den Kräutergärten kultiviert, in manchen Gegenden im großen angebaut. Der Liebstökkel wird bis zu 2 m hoch, steif aufrecht, mit kahlen, glänzenden, einfach bis doppelt fiederteiligen Blättern und kleinen blaßgelben Blüten, die in Dolden zusammenstehen. Die ganze Pflanze riecht stark aromatisch.

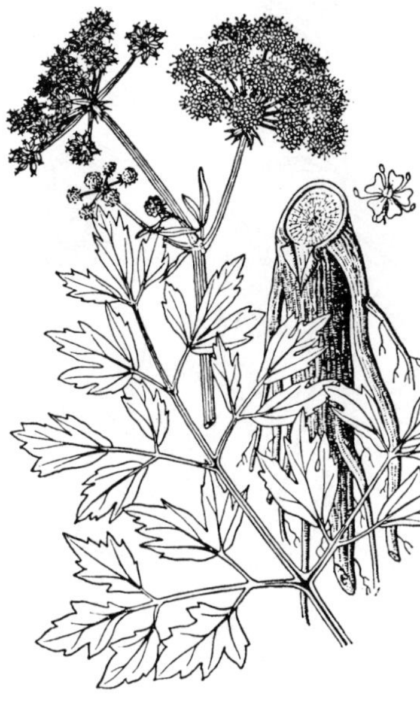

Liebstöckl, Levisticum officinale

Als Droge verwendet wird die Wurzel, **Levistici radix**. Sie enthält ätherisches Öl mit ca. 70% Phtahliden und Cumarinderivate. Für das ätherische Öl sind spasmolytische Wirkungen an der glatten Muskulatur nachgewiesen.

Levistici radix gilt als gutes Aquaretikum. Sie wird selten allein verwendet, meist als wesentlicher Bestandteil von aquaretischen Teegemischen, so der »Species diureticae«.

Zubereitungsformen

Levistici radix
Als ▶ Tee werden 1–2 Teelöffel der feingeschnittenen Droge mit 1 Tasse kochendem Wasser übergossen und bedeckt 10–15 Minuten stehen gelassen, anschließend abseihen. Vor den Mahlzeiten täglich mehrmals 1 Tasse warm trinken.

Empfehlenswerte Fertigarzneimittel

Kombinationen

mit diversen anderen Phytotherapeutika

Canephron® N Dragees/ Tropfen	(Bionorica)
Nephroselect® M Liquidum	(Dreluso)

Petroselinum crispum, Petersilie

Die Petersilie ist nicht nur ein vielgebrauchtes Küchengewürz, sondern auch eine bedeutende Heilpflanze. Auch die Petersilie ist ein Doldenblütler, der schon seit alten Zeiten angebaut wird. Der ästige Stengel wird bis zu einem Meter hoch; die Blätter sind mehrfach fiederteilig, die Blüten ganz unscheinbar, grünlichgelb. Die Früchte sehen denen des Kümmels ähnlich. Der Name Petersilie ist eine Verdeutschung des lateinischen Petroselinum (petros = Fels, selinum = Selge, eine im

Mittelmeergebiet auf Bergen vorkommende Umbellifere).

Zur Anwendung kommen die Blätter und Wurzeln, **Petroselini herba et radix**. Petersilie enthält ein ätherisches Öl mit Apiol, Myristicin, ferner Terpene, Flavonoide, in der Wurzel auch Polyine. Der eigentliche Wirkstoff ist das ätherische Öl. Sein Hauptbestandteil ist das giftige Apiol. Dieses hat abortive Wirkungen. Bei entsprechendem Mißbrauch wurden Nervenschädigungen mit ausgedehnten Lähmungen beobachtet. Nach einer Latenzzeit von 20 Tagen setzte eine schwere Polyneuritis mit symmetrischen Paresen der Hände, Füße und Unterschenkel ein. Die Lähmungen gingen im Laufe von 1–2 Jahren spontan zurück.

Die Petersilie ist ein vorzügliches Aquaretikum. Man wird sie überall da verwenden, wo eine kräftige Anregung der Harnausscheidung erstrebt wird.

Hinweis Wie stark die aquaretische Kraft sein kann, zeigt ein Krankheitsfall, der in der Literatur beschrieben ist: Bei völliger Anurie als Folge einer Quecksilbervergiftung wurde ein Aufguß aus Petersilie in der Menge einer ganzen Tasse voll verabreicht, mit dem Erfolg, daß die Harnsperre in kürzester Frist überwunden wurde.

Zubereitungsformen

Petroselini herba et radix
▶ Tee

Dafür werden 1–2 Teelöffel feingeschnittener Droge mit 1 Tasse kochendem Wasser übergossen und bedeckt stehen gelassen. Nach 10–15 Minuten durch ein Teesieb abseihen und mehrer Tassen über den Tag verteilt trinken.

Außer Petroselini herba et radix verdient auch das ▶ Petersilienwasser (Aqua Petroselini) Beachtung und Anwendung. Es ist für aquaretische Mixturen geeignet und beispielsweise in der ▶ »Mixtura diuretica DRF« enthalten:

Rp. Liquoris Kalii acetici 30,0
Aqua. Petroselini ad 200,0

D. S. 3mal tägl. 1 Eßlöffel voll.

Empfehlenswerte Fertigarzneimittel

Reine Petersilienpräparate
Kneipp Petersilie Tabletten N (Kneipp)

Kombinationen

mit Spargelwurzelstock

Asparagus-P Tabletten (Plantina)

Ononis spinosa, Hauhechel

Der dornige Halbstrauch aus der Familie der Schmetterlingsblütler ist überall an trockenen Hängen, an den Rändern der Landstraßen und Feldwege und auf Äckern zu finden.

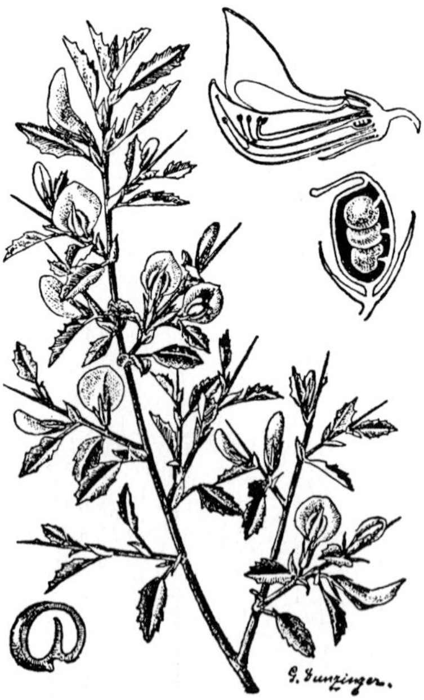

Hauhechel, Ononis spinosa

Er ist unscheinbar, wird wenig höher als 0,5 m, und auch die blaßroten Blüten machen ihn nur wenig auffälliger. Leicht zu erkennen ist die Hauhechel daran, daß der Stengel ein oder zwei Haarleisten trägt.

Verwendet wird von der Hauhechel die Wurzel mit den Wurzelstöcken, **Ononidis radix**. Sie enthält Isoflavonoide wie Ononin, Flavonoide und geringe Mengen ätherischen Öls. Die aquaretische Wirkung ist nachgewiesen, wenngleich sie nicht sehr stark ist und hinter Wacholderbeeren und Petersilie zurückbleibt. Deshalb finden wir sie auch überwiegend nur in Teegemischen oder Kombinationsarzneimitteln.

Zubereitungsformen

Ononidis radix
Als ▶ Tee wird 1 Teelöffel der zerkleinerten Droge mit 1 Tasse kochendem Wasser übergossen, 30 Minuten ziehen gelassen und abgeseiht. Mehrmals täglich 1 Tasse trinken.

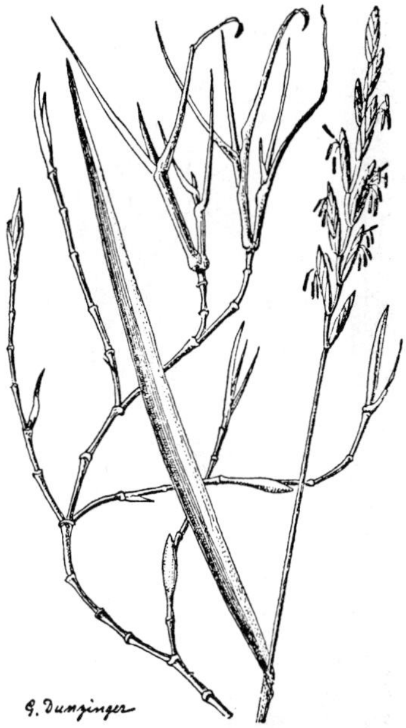

Quecke, Agropyron repens

Empfehlenswerte Fertigarzneimittel

Kombinationen

mit diversen anderen Phytotherapeutika

Aqualibra® Filmtabletten	(Medice)
nephro-loges Flüssigkeit zum Einnehmen	(Loges)

Agropyron repens (Triticum repens), Quecke

Die Quecke zählt zu den häufigsten und unangenehmsten Ackerunkräutern. Sie ist ein saponinhaltiges Aquaretikum und findet sich in vielen Kombinationsarzneimitteln. Man gebraucht den Wurzelstock, der als **Graminis rhizoma** bezeichnet wird, weil die Quecke ein Hauptrepräsentant der heilsamen Gräser (Gramineen) ist. Er enthält ätherisches Öl, Saponine, Schleimstoffe und Polysaccharide. Die aquaretische Wirkung ist nicht stark. Als Indikationen gelten entzündliche Erkrankungen der ableitenden Harnwege und Nierengrieß im Rahmen einer Durchspülungstherapie.

Zubereitungformen

Graminis rhizoma
Für eine ▶ Teezubereitung werden 2 Teelöffel der feingeschnittenen Droge mit 1 Tasse kochendem Wasser übergossen und nach 10–15 Minuten abgeseiht. Man kann mehrmals täglich 1 Tasse trinken.

Equisetum arvense, Ackerschachtelhalm

Bei diesem Typus der Kieselsäuredrogen liegt Kieselsäure in einer größtenteils wasserlöslichen kolloidalen Form vor. Der Schachtelhalm ist in erster Linie ein Bindegewebsmittel. Außerdem gilt der Schachtelhalm als Aquaretikum. Das ist jedoch nur sehr bedingt richtig. Jedenfalls kann für einen gewissen, sicher nicht erheblichen aquaretischen Effekt

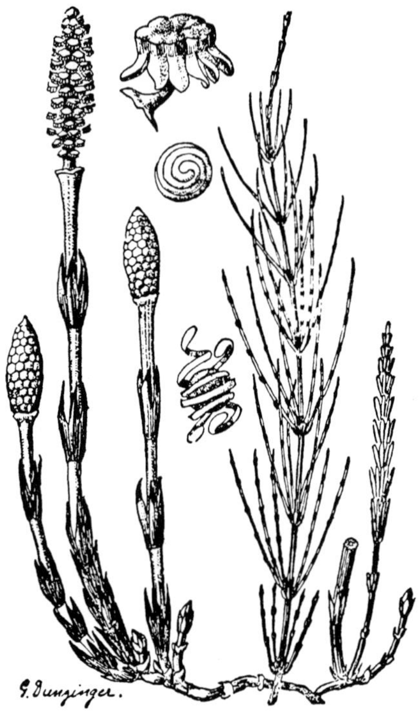

Schachtelhalm (Zinnkraut), Equisetum arvense

nicht die Kieselsäure verantwortlich gemacht werden.

Auch die Saponine, die für eine solche Wirkung angesprochen werden, scheiden aus, da sie in der Droge gar nicht nachweisbar sind (*Veit, 1994*). Eine kritische Bewertung des Schachtelhalmkrauts als Aquaretikum ist angezeigt.

Wesentlicher als der in den Vordergrund gerückte aquaretische Effekt vom Schachtelhalm ist jedoch seine allgemeine **stoffwechselanregende** Wirkung. Vor allem wird die Resistenz des Bindegewebes gesteigert. Da das Bindegewebe bei den rheumatischen Erkrankungen ebenfalls eine Rolle spielt, erklärt sich die Wirkungsweise des Schachtelhalmes auf diesem Gebiet.

Der Schwerpunkt der Anwendung ist nicht auf den umstrittenen aquaretischen Effekt zu legen, wie bisher meistens angenommen wurde, sondern auf diese **antidyskratischen** und **humoralen** Wirkungen.

Zubereitungformen

Equiseti herba
Für einen Tee werden 2 Teelöffel zerkleinerter Droge mit 1 Tasse kochendem Wasser aufgegossen, 15 Minuten ziehen gelassen und abgeseiht. Mehrmals täglich 1 Tasse trinken.

Beispiele für die Rezeptur

Wir stellen uns einen aquaretischen Tee am besten so zusammen, daß ein oder zwei Aquaretika mit ätherischen Ölen, dazu ein oder zwei mit Saponinen genommen und dann noch ein bis zwei Drogen als geschmacksverbessernde und die Magenbekömmlichkeit steigernde Mittel hinzugefügt werden, beispielsweise:

Rp.	Fruct. Juniperi Rad. Ononidis Rad. Liquiritiae aa ad 100,0
M.f.spec. D.S.	2 Teelöffel auf 1 Tasse Wasser als Aufguß.

Oder etwas komplizierter, aber stärker wirkend:

Rp.	Fruct. Juniperi Fruct. Petroselini Herb. Equiseti Rad. Ononidis Fruct. Foeniculi Fol. Menth. pip. aa ad 200,0
M.f.spec. D.S.	1–2 Teelöffel mit 1 Glas voll heißem Wasser übergießen, 20 Min. ziehen lassen; 3 Tassen voll tägl.

Als Geschmackskorrigens kann man auch den Thymian hinzunehmen:

Rp.	Fruct. Petroselini Herb. Equiseti Herb. Thymi aa ad 100,0
M.f.spec. D.S.	2 Teelöffel auf 1 Glas Wasser, heiß überbrühen, 20 Min. ziehen lassen.

Bei vorwiegend kardial bedingten **Ödemen** wird man besonders an die **Scilla** denken müssen. Ein Zusatz von Scilla ist aber auch sonst bei Ödemen angebracht, z. B. bei der Adipositas und bei manchen Stoffwechselleiden. Eine gute Zusammensetzung in diesem Sinne ist der Kreuser-Tee, der von *Lichtwitz* empfohlen wurde:

Rp. Flores Sambuci 2,0
Bulbus Scillae 2,5
Fructus Juniperi 5,0
Fructus Carvi 5,0
Fructus Petroselini 3,0

D.S. Die ganze Menge mit 1/2 Liter Wasser kochend überbrühen, 1/2 Stunde ziehen lassen, und im Verlaufe eines Tages in kleinen Portionen trinken.

Empfehlenswerte Fertigarzneimittel

Nieren- und Blasentees
Nieren- und Blasentees gibt es zahlreich und unter den verschiedensten Namen als Fertigpräparate. Es sind immer Mischungen verschiedener aquaretischer Drogen, und daher in der Wirkung weitgehend gleich. Einige davon wurden bereits erwähnt.

Hier sollen noch einige weitere angeführt werden, die sich bewährt haben, z. B.

Harntee-Steiner®	(Steiner)
Nephro-Pasc® Pulver	(Pascoe)
Nierentee 2000 Pulver	(Heumann)
Nieron® -Tee N	(Hoyer)

3. Nieren- und Harnleitersteine

Bei Steinbildungen im Bereich der ableitenden Harnwege spielen Phytotherapeutika bei der direkten Auflösung keine Rolle. Hier dominiert die Chemolyse durch bekannte Arzneimittel wie Uralyt-U®oder Oxalyt® -C. Beim **Abtreiben** eines kleinen Nierenbecken- oder Harnleiterkonkrements dagegen können alle zur Durchspülungstherapie geeigneten pflanzlichen Drogen Anwendung finden.

Zusätzlich kann im speziellen noch der *Löwenzahn* empfohlen werden. Zwei Eßlöffel der ▶ Droge (Löwenzahnwurzel mit -kraut, Taraxaci radix cum herba) werden zunächst mit 1/2 Liter kochendem Wasser übergossen, dann 10 bis 15 Minuten ziehen gelassen, mit warmen Wasser auf 1,5 Liter aufgefüllt und gut warm innerhalb von 15–20 Minuten getrunken.

Die mit dem Steinabgang häufig verbundenen **Koliken** sind gut mit einem anderen Phytotherapeutikum, der *Pestwurz* zu behandeln. Das haben kontrollierte Untersuchungen mit dem Fertigarzneimittel ▷ Petadolex®-Kapseln (Weber & Weber) nachweisen können.

Je nach Intensität der Schmerzen und der individuellen Ansprechbarkeit werden bis 3mal 1–3 Kapseln mit Flüssigkeit eingenommen. Da die Pestwurz zu den Pflanzen gehört, die Pyrrolizidinalkaloide mit 1,2 ungesättigtem Necingerüst bilden, ist die Dauer der Anwendung auf wenige Tage zu begrenzen.

Als weitere Indikation kann schließlich die **Prävention** bzw. Rezidivprophylaxe einer Urolithiasis gelten. Hier sind vor allem die schon ausführlich beschriebenen Pflanzen *(Echtes) Goldrutenkraut, Hauhechelwurzel* und *Ortosiphonblätter* zu nennen. Sie können einzeln oder auch als Kombination verordnet werden. Empfehlenswerte Rezepturen und Fertigarzneimittel sind bei der ausführlichen Darstellung der Drogen genannt worden.

Von einer Pflanze kann als gesichert gelten, daß durch Zubereitungen aus ihr Kalziumoxalat- und Kalziumphosphatsteine aufgelöst werden können: *Rubia tinctorum, Krapp* oder auch *Färberröte* genannt, ein niederliegendes Kraut, das bis 1 m lang wird. Die Blätter stehen in Quirlen zu 4–6. Die Blüten sind klein und gelblich. Durch rückwärts gerichtete steife Haare kann der Krapp an anderen Pflanzen in die Höhe klettern, ähnlich wie einige Labkräuter (Galium aparine u. a.), mit denen er nahe verwandt ist.

Die Krappwurzel, **Rubiae tinct. orae radix**, enthält einen roten Farbstoff. Daher kommt der Name Färberröte. Es handelt sich dabei um ein Alizaringlykosid, welches früher zum Färben von Kleidungsstoffen benutzt wurde.

Es scheint auch als Ruberythrinsäure das Wirkprinzip zu sein, was im schwachsauren Milieu durch Chelatbildung zur Auflösung von Kalziumphosphat- und Oxalatkonkrementen beitragen soll. Problematisch ist die Krappwurzel durch ihren Gehalt an Luzidin, einem 1,3-Dihydroxy-2-hydroxymethylanthrachinon, für das stark **mutagene** Wirkungen an Hamsterfibroblasten nachgewiesen wurden. Auch wurden bei Tierversuchen mit hochdosierten, oralverabreichten Krappwurzelextrakten histologische Veränderungen an der Leber beobachtet. Die Kommission E hat deshalb eine **Negativmonographie** für die Krappwurzel erstellt und die Bundesbehörde die Zulassung krappwurzelhaltiger Humanarzneimittel widerrufen.

Abschließend sei noch eine ▶ Teerezeptur von *Weiss (1989)* aufgeführt, die sich ihm in der **Rezidivprophylaxe** urologischer Steinleiden bewährte:

Rp. Rad. Taraxaci c. Herba
Fruct. Juniperi
Fruct. Petroselini
Herb. Herniariae
Fruct. Anisi aa ad 200,0

D.S. 2 Eßlöffel auf 1 Liter Wasser, heiß überbrühen und 20 Min. ziehen lassen, täglich morgens die ganze Menge langsam schluckweise trinken.

4. Funktionelle Beschwerden (Bettnässen, Reizblase, sog. Prostatitis)

Die **Enuresis nocturna** ist in der großen Mehrzahl der Fälle keine eigentliche Erkrankung der Harnorgane, sondern eine funktionell-neurotische Störung. Man wird deshalb häufig auch gute therapeutische Resultate erzielen, wenn mit der Verordnung eine starke Suggestion verbunden ist. Bei Kindern erzielte man beispielsweise gute Ergebnisse mit starken Bitterstoffdrogen, z. B. mittags und abends je 10–20 (30) Tropfen der ▶ Enziantinktur.

Das gleiche gilt von dem *Gewürzsumach (Rhois aromatica)*, einem nordamerikanischen Strauch, dessen Rinde fast als Spezifikum gegen Enuresis galt. Der ▶ Fluidextrakt, Extr. Rhois aromat. fluid., oder die Tinctura Rhois aromatica, 2mal täglich 5–10 Tropfen, erfreuen sich auch weiterhin großer Beliebtheit.

Zu denken ist auch an die ▶ Kombination eines Antispasmodikums wie der Tinctura Belladonnae mit einem leichten Tonikum, z. B. Tinct. Strychni, beide zu gleichen Teilen, abends 5 Tropfen in etwas Wasser.

Über das Nervensystem wirkt beim Bettnässen auch das *Johanniskraut (Hypericum perforatum)*, welches wir als Antidepressivum ausführlich dargestellt haben (*s. S. 304f.*).
Als einfache Rezeptur zur Behandlung der Enuresis empfiehlt sich also:

Rp. Tinct. Rhois aromaticae 20,0

D.S. 3mal tägl. 20 Tropfen.

Zusätzlich kann eines der vielen heute erhältlichen Fertigarzneimittel mit Johanniskrautextrakt in entsprechender Dosierung verordnet werden (*s. S. 307*).

Es gibt sehr viele rein oder vorwiegend funktionelle Blasenstörungen, die uns weniger in der Klinik, sehr viel dagegen in der Praxis beschäftigen. Zwei derartige Erkrankungen sind dabei am wichtigsten: die **Reizblase**, vorwiegend bei Frauen, und die **Prostatopathie** oder abakterielle Prostatitis, ein häufiges Leiden der Männer, das man auch als Prostataneuroses bezeichnen kann.
Die **Reizblase** der Frau ist pathogenetisch ein komplexes Problem und erfahrungsgemäß schwierig zu beeinflussen. Es handelt sich dabei um eine Dysregulation im Zusammenspiel von Detrusor und Sphinkter und um eine Tonusminderung der Blasenmuskulatur, meistens in Verbindung mit einer allgemeinen vegetativen Labilität.

Die Reizblase ist ein funktioneller Zustand. Die Beschwerden ähneln zwar denjenigen einer Zystitis, aber der Harn ist meistens klar und das Harnsediment ohne krankhaften Befund. Im Vordergrund stehen Miktionsstörungen, vor allem ein vermehrter und sehr quälender Harndrang. Dabei sind die einzelnen Harnportionen nur gering. Das Leiden stört die Frauen sehr, sie leiden auch psychisch darunter und fürchten häufig ein Karzinom.

Ebenso wie die Frauen unter der Reizblase leiden viele Männer unter ihren **Prostatabeschwerden**. Bei Männern im mittleren und jüngeren Lebensalter handelt es sich meistens um eine Prostatopathie im Sinne einer Prostataneurose. Eine echte Prostatitis, also ein entzündlich-infiltrierender Zustand, wird zwar vielfach angenommen, ist aber recht selten. Um so hartnäckiger und auch psychisch belastender sind die funktionellen Miktionsstörungen, die sich bis zu Zwangsvorstellungen steigern können.

Beide Zustände, die Reizblase der Frau und die Prostatopathie des Mannes, haben pathogenetisch und in ihrem Beschwerdekomplex viel Gemeinsames. Daher ist auch die Therapie vielfach die gleiche.

Zwei Phytotherapeutika sind hier vor allem zu nennen, die beide in dem folgenden Kapitel der benignen Prostatahyperplasie noch ausführlich dargestellt werden: Die *Sägepalme (Sabal serrulata, Serenoa repens)* sowie der *Kürbis (Curcubita pepo)*. Zur Behandlung der Reizblase und der Prostatopathie eignen sich diverse Fertigpräparate.

Empfehlenswerte Fertigarzneimittel

Reine Kürbiskerne/-ölpräparate

Cysto-Urgenin® Kapseln	(Madaus)
Granufink Kürbiskern Kapseln N	(SmithKline Beecham)

Reine Sägepalmenfrüchtepräparate

Prostagutt® mono/uno Kapseln	(Schwabe)
Prosta-Urgenin Uno® Kapseln	(Madaus)
Remiprostan® uno Kapseln	(Schaper & Brümmer)

Kombinationen

Ein bewährtes Kombinationsarzneimittel, das auch den neurovegetativen Anteil der Beschwerden berücksichtigt, sind die

Cysto Fink® Kapseln	(SmithKline Beecham), mit Kürbiskernöl, Kava-Kava, Hopfen, Gewürzsumach und Bärentraube

5. Benigne Prostatahyperplasie (BPH)

In keiner anderen Disziplin sind Phytotherapeutika annähernd gleichartig akzeptiert, wie im Bereich der Urologie. Das liegt besonders auch an dem Indikationsgebiet der benignen Prostatahyperplasie (BPH). Keineswegs soll auch nur für den Augenblick das Mißverständnis herrschen, als gäbe es pflanzliche Arzneimittel, die die gutartige Adenomatose der Prostata kausal beeinflussen könnten. Alle hier erfolgreichen Phytotherapeutika wirken **symptomatisch** auf die vielfältigen Beschwerden, die eine Prostatahypertrophie begleiten.

Nach Entwicklung und Etablierung der transurethralen Resektion herrschte eine Zeitlang die Meinung vor, man solle eine Prostatahyperplasie möglichst früh resezieren. Diese Einschätzung ist längst überholt, die transurethrale Prostataresektion steht heute eher am Ende der Behandlungskette als an deren Anfang.

Alken (1982) teilte die Symptomatik der Prostatahyperplasie in drei Stadien ein.

- Das erste Stadium, auch Reizstadium genannt, ist charakterisiert durch Zunahme der Miktionsfrequenz, Pollakisurie, Nykturie und Verzögerung des Miktionsbeginns.
- Im zweiten Stadium (Restharnstadium) finden wir als Anzeichen der beginnenden Dekompensation eine mehr oder minder große Restharnmenge, auch nimmt die Miktionsfrequenz und die Pollakisurie zu.
- Im dritten Stadium (Rückstauungsstadium) kommt es dann zur vollständigen Dekompensation der Blase mit ständigem Harnträufeln als Ausdruck der Überlaufblase und Rückstauungsschäden in der Niere.

Im ersten Stadium wird heute das Hauptindikationsgebiet der Phytotherapeutika gesehen, die aber auch noch in leichteren Fällen des zweiten Stadiums eingesetzt werden können. Nach *Sökeland u. Mitarb.* stellen Phytotherapeutika eine relativ kostengünstige Behandlungsoption für Patienten mit milden bis moderaten prostatahyperplasiebedingten Miktionsstörungen dar, wobei ihr Vorteil in der guten Verträglichkeit auch unter einer Dauertherapie liegt. Als pharmakologische Wirkung wird eine Vielzahl unterschiedlicher Thesen aufgeführt, beispielsweise die Hemmung der Prostaglandinsynthese, Cholesterinsenkung, Reduktion des sexualbindenden Globulins, antiphlogistische, antiödematöse sowie antiandrogene Wirkung wie schließlich auch eine Hemmung des 5-alpha-Reduktase- oder Aromatase-Enzymkomplexes. Dabei stützen sich alle diese Aussagen in der Regel auf In-vitro-Untersuchungen (*s. Sökeland u. Mitarb., 1992*).

Jede Wirksamkeitsbeurteilung von »Phyto-Urologika« in der Behandlung der benignen Prostatahyperplasie muß daran gemessen werden, daß in den frühen Stadien diese immer wieder zu spontanen Besserungen der Symptomatik tendiert. Dies ist sicher ein Indikationsbereich, in dem Wirksamkeitsstudien grundsätzlich kontrolliert, im allgemeinen auch plazebokontrolliert durchgeführt werden sollten. Andererseits steht außer Frage, gestützt auf die lange ärztliche Erfahrung und auch auf die kaum abzuschätzenden Behandlungszahlen, daß Phytotherapeutika, im speziellen Präparate aus Kürbiskernen, Sägepalmextrakten, Brennesseln, auch in Kombination mit dem purpurroten Sonnenhut, ihre Effizienz längst bewiesen haben.

Wichtig ist auch der Hinweis, daß unter einer Langzeittherapie mit Phytotherapeutika die fachärztliche Verlaufskontrolle regelmäßig erfolgen soll, damit der richtige Zeitpunkt einer notwendig werdenden operativen Behandlung nicht verpaßt wird. Unerwünschte Wirkungen sind bei Phytotherapeutika in der Behandlung der benignen Prostatahyperplasie im Vergleich zu Hormonpräparaten und

Cucurbita peponis
- ❊ **Cucurbitae peponis semen**
- ® **Granufink Kürbiskern Granulat/ Kapseln N**
- ® **Prosta Fink forte Kapseln**

Serenoa repens
- ❊ **Sabalis serrulati fructus**
- ® **Prostagutt® mono/uno Kapseln**
- ® **Prosta-Urgenin Uno® Kapseln**
- ® **Remiprostan® uno Kapseln**
- ® **Steiprostat Kapseln**

Urtica urens, Urtica dioica
- ❊ **Urticae radix**
- ® **Bazoton® N Kapseln/uno Filmtabletten**
- ® **Prostaforton® Kapseln**
- ® **Prostaherb® N Urticae Dragees**
- ® **Prostaneurin Filmtabletten**
- ® **Urtica APS® Filmtabletten**
- ® **Urtipret® Kapseln**

Populusarten
div. Kombinationspräparate

Hypoxis rooperi

Epilobium

synthetischen Alphablockern nicht nachgewiesen worden.

Es darf nicht verwundern, daß die charakterisierten Besserungen überwiegend funktioneller Störungen der Miktion und damit verbundene Beschwerden durch die gleichen pflanzlichen Mittel behandelbar sind, die schon bei den bereits beschriebenen Zuständen der Reizblase der Frau und der Prostatopathie der Männer dargestellt wurden. Insofern können diese Mittel auch in den Oberbegriff der »Phyto-Urologika« eingeordnet werden. Es gibt für das Indikationsgebiet der symptomatischen Behandlung der benignen Prostatahyperplasie eine große Anzahl vernünftig zusammengestellter, wirksamer Fertigarzneimittel, von denen die uns am wichtigsten erscheinenden auf den folgenden Seiten genannt werden.

Pflanzen zur Behandlung

Cucurbitae peponis semen, Kürbissamen

Der Gartenkürbis liegt in vielen Kulturformen vor. Für den medizinischen Gebrauch eignet sich jedoch nur eine Spezialzucht, die aus Vorderasien stammt. Ausgangspunkt war die Beobachtung, daß in einigen Balkanländern die Kürbiskerne von den Menschen gern und viel gekaut werden, ähnlich den Sonnenblumenkernen in Südrußland, und daß bei den Männern in diesen Gegenden eine Prostatahyperplasie seltener vorkommt.

Es lag nahe, sich dies für die Behandlung nutzbar zu machen. *Schilcher (1986)* hat in seinen Untersuchungen festgestellt, daß bei einer botanisch exakt bestimmten Ausgangsdroge, nämlich Cucurbita pepo L. convar. citrullinina I. Greb. var. styriaca. I. Greb., die Samen von ausreichender Wirksamkeit sind. Das ließ sich in zahlreichen Doppelblindversuchen zeigen.

Als Droge Verwendung finden die **Samen**. Sie enthalten vor allem Phytosterine in freier und gebundener Form, deren Prototyp als beta-Sitosterin bekannt ist. Weiterhin enthalten sind Cucurbitin, beta-und gamma-Tocopherol sowie Mineralstoffe, darunter Selen, ferner fettes Öl und Eiweiß.

Pharmakologie

Die wesentlichen Vorstellungen zur Pharmakologie der Phyto-Urologika wurden schon in der Einleitung charakterisiert. Der Wirkmechanismus der Phytosterine wird vor allem in einer Beeinflussung des Prostaglandin- und Prolaktinstoffwechsels gesehen. Von Inhaltsstoffen wie den Tocopherolen und Selen können zusätzlich antiphlogistische und antioxidative Wirkungen angenommen werden. Insgesamt ist die pharmakologische Wirkung weit weniger geklärt, als die klinische Wirksamkeit belegt ist!

Anwendungsgebiete

Indikation für Kürbissamen ist vor allem **Stadium I** und leichtere Formen von **Stadium II** der benignen Prostatahyperplasie. Es wurde aber schon dargestellt, daß auch funktionelle dysurische Beschwerden wie die **Reizblase** oder die **Prostatopathie** (sog. Prostatitis) sehr gut auf Kürbiskern- und Kürbiskernölpräparate ansprechen. Die Verträglichkeit ist ausgesprochen gut, was wiederum zu einer entsprechend guten Compliance führt.

Empfehlenswerte Fertigarzneimittel

Reine Kürbissamenpräparate
Bei den genannten Indikationen ist die Verordnung von ausreichend dosierten und standardisierten Fertigarzneimitteln angezeigt. Empfehlenswert sind beispielsweise:

Granufink Kürbiskern Granulat/Kapseln N	(Fink)
Prosta Fink forte Kapseln	(Fink/Kade)

Serenoa repens (Sabal serrulata), Sägepalme

Die Zwerg- oder Sägepalme wächst in den Mittelmeerländern wild, schon in Südspanien und auf Mallorca und vor allem in Nordafrika. Wie der Name sagt, ist es eine echte Palme mit fächerförmigen Blättern und olivgroßen, dunkelroten, beerenartigen Früchten. Als Droge verwendet werden die Früchte, **Sabalis serrulati fructus**. Sie enthalten fettes Öl mit Phytosterinen, Polysaccharide, Gerbstoffe und Sitosterol in glykosidisch gebundener Form.

Pharmakologisch gelten die gleichen Gesichtspunkte wie für Kürbis. Aufgrund ihres Gehalts an beta-Sitosterol werden die gleichen Wirkmechanismen als Einfluß auf die Beschwerden bei der **benignen Prostatahyperplasie** angenommen. Wegen der guten Verträglichkeit ist auch die Langzeitanwendung risikolos, doch sollte der Verlauf der Grunderkrankung fachurologisch überwacht werden.

Zubereitungsformen

Sabalis serrulati fructus
Neben den hauptsächlich zu empfehlenden Fertigarzneimitteln kann auch eine ▶ Tinktur (1:10) verordnet werden, 3mal täglich 10 Tropfen in etwas warmen Wasser.

Auch ein ▶ Perkolat (1:3) ist möglich, die Verordnung lautet dann 3mal täglich 20–30 Tropfen.

Empfehlenswerte Fertigarzneimittel

Reine Sägepalmenpräparate

Prostagutt® mono/uno Kapseln	(Schwabe)
Prosta-Urgenin Uno® Kapseln	(Madaus)
Remiprostan® uno Kapseln	(Schaper & Brümmer)
Steiprostat Kapseln	(Steigerwald)

Urtica urens, Urtica dioica, Brennessel

Eine ausführliche Beschreibung der Urtica urens/dioica findet sich im folgenden Kapitel über rheumatische Erkrankungen und Gicht (*s. S. 274f.*). Hier soll die besondere Wirkung bei Miktionsbeschwerden der benignen Prostatahyperplasie betrachtet werden. Verwendet wird die Wurzel, **Urticae radix**; sie enthält 3-beta-Sitosterin in freier und glykosidischer Form sowie Scopoletin. Aufgrund klinisch-experimenteller Untersuchungen sind günstige Wirkungen in den Stadien I und II mit schon stärkerer Restharnmenge zu erwarten, wobei diese therapeutische Wirkung auf den Gehalt an Phytosterolen zurückgeführt wird. Brennesselwurzel hat wahrscheinlich auch eine besonders starke antikongestive Wirkung. Einmal mehr kann diese Droge als besonders geeignet zur Langzeitanwendung bezeichnet werden, sind doch als Nebenwirkungen bestenfalls selten beobachtete Magen- und Darmbeschwerden bekannt.

Oft werden auch Brennesselkraut oder Brennesselblätter empfohlen, die nach unserer Ansicht und auch der der Kommission E besser geeignet sind zur Durchspülungstherapie bei entzündlichen Erkrankungen der ableitenden Harnwege und vorbeugend bei Nierengrieß. Die symptomatische Therapie der Prostatahyperplasie wird besser mit der Wurzeldroge vorgenommen.

Zubereitungsformen

Urticae radix
Für einen ▶ Tee wird 1 Teelöffel grobgepulverter Droge mit 1 Tasse kaltem Wasser angesetzt, zum Sieden erhitzt und 1 Minute ziehen gelassen, anschließend 10 Minuten bedeckt stehen lassen und abseihen. Mehrmals täglich 1 Tasse trinken.

Empfehlenswerte Fertigarzneimittel

Reine Brennesselwurzelpräparate

Bazoton® N Kapseln/uno Filmtabletten	(Kanoldt)
Prostaforton® Kapseln	(Sanofi)
Prostaherb® N Urticae Dragees	(Redel)
Prostaneurin Filmtabletten	(Heumann)
Urtica APS® Filmtabletten	(APS)
Urtipret® Kapseln	(Bionorica)

Populusarten, Pappel

Verwendet werden die **Rinde** oder **Blätter** von salicinreichen Populusarten, deren wesentliche Inhaltsstoffe Salicylderivate und Flavonoide sind. Diese werden für die antiphlogistischen, analgetischen, spasmolytischen und antibakteriellen Eigenschaften verantwortlich gemacht. Für die günstigen Wirkungen bei Miktionsbeschwerden infolge der Prostatahyperplasie könnte auch der Gehalt an Zink-Lignanen von Bedeutung sein. Die den Salicinaten zugeschriebenen Nebenwirkungen werden bei der Anwendung von Pappelrinde oder -blättern nicht beobachtet, der Gehalt an Salicylsäure ist offensichtlich zu niedrig. Wir finden diese Droge in Kombinationsarzneimitteln.

Empfehlenswerte Fertigarzneimittel

Kombinationen

mit Kürbis und Goldrute

Prostamed® Tabletten	(Klein)

Hypoxis rooperi, Hypoxiwurzel

Die Wurzelknollen der in Südafrika heimischen Pflanze enthalten reichlich Sitosterin. Daher rechnet die bei uns bisher wenig verwendete Droge ebenfalls zu der Phytosteringruppe und kann bei benigner Prostatahyperplasie eingesetzt werden.

Epilobium, Weidenröschen

In der **Volksheilkunde** wurde das Weidenröschen zu einer ganz aktuellen Heilpflanze gemacht (*Treben*). Am wirksamsten soll das »Kleinblättrige Weidenröschen« sein. Nun gibt es zwar in ganz Mitteleuropa eine sehr häufige *kleinblättrige Weidenröschenart (Epilobium parviflorum)*, ein 50–60 cm hohes Kraut mit kleinen, hellvioletten Blüten, das an Ufern auf nassen, nährstoffreichen Böden von der Ebene bis zu mittleren Höhenlagen der Alpen recht häufig vorkommt. Aber noch häufiger sind eine Reihe anderer kleinblütiger Epilobiumarten, wie *Epilobium montanum (das Berg-Weidenröschen), Epilobium roseum (das Rosenrote Weidenröschen)* und andere, die nun alle gesammelt werden. Man kann also nicht sicher sein, welche Epilobiumart sich in dem angebotenen Tee befindet. Auch eine in unseren Wäldern sehr häufige rotblütige und viel höhere Weidenröschenart, *Chamaenerium (Epilobium) angustifolium*, das *Schmalblättrige Weidenröschen*, fand sich in entsprechenden Tees.

Möglicherweise sind die antiphlogistisch wirkenden Inhaltsstoffe wie Kämpferol- und Quercetinglykoside sowie die Gallotannine in allen Epilobiumarten enthalten, obwohl detaillierte Untersuchungen hierzu fehlen. *Juan u. Mitarb. (1988)* fanden in vitro prostaglandinhemmende Wirkungen durch einen Extrakt aus *E. angustifolium*.

1. Alken, C. E.: Die große Prostata. Z. Allg.-Med. 58 (1982) 1435–1439
2. Fintelmann, V.: Unkomplizierte Infekte – Phytopharmaka Mittel der ersten Wahl. Ärztl. Prax. 44 (1992) 12–13
3. Juan, H., Sametz, W., Hiermann, A.: Antiinflammatory effects of a substance extracted from Epilobium angustifolium. Ag. Act. 23 (1988) 106–109
4. Melchior, H., Schulze, H., Seabert, J., Sökeland, J.: Neue Perspektiven in der Behandlung der Prostatahyperplasie. Dtsch. Ärzteblatt 91 (1994) 792–797
5. Kartnig, Th., Wegschaider, O.: Zur Kenntnis der Saponine aus Herniaria Glabra. Planta med. 21 (1972) 144–149
6. Nöske, H.-D.: Infektionsprophylaxe in der Prostata-Chirurgie. ngm 6 (1989) 184–187
7. Rugendorff, E. W., Schneider, H. J., Röhrborn, C. G.: Ergebnisse einer randomisierten Doppelblindstudie über die Behandlung der benignen Prostatahyperplasie mit Prostagutt® vs. Beta-Sitosterin. Extr. urol. 9 (2) (1986) 115–118
8. Schilcher, H.: Pflanzliche Urologika. Dtsch. Apoth.-Ztg 124 (1984) 2429–2436
9. Schilcher, H.: Cucurbita-Spezies – Kürbis-Arten. Z. Phytother. 7 (1986) 9–13
10. Schilcher, H.: Möglichkeiten und Grenzen der Phytotherapie am Beispiel pflanzlicher Urologika. Teil 1: Urologe B 27 (1987) 368–370. Teil 2: Urologe B 28 (1988) 90–95
11. Schilcher, H., Heil, B. M.: Nierentoxizität von Wacholderbeerzubereitungen. Z. Phytother. 15 (1994) 205–213
12. Sökeland, J., Sulke, J.: Harnwegsinfektionen. Dtsch. Ärztebl. 89 (1992) 2319–2321
13. Veit, M: Probleme bei der Bewertung pflanzlicher Diuretika. Z. Phytother. 16 (1994) 331–341
14. Wagner, H., Eibl, G., Lotter, H., Guinea, M.: Evalution of natural products as inhibitors of angiotensin I – converting enzyme (ACE). Pharm. Pharmacol. Lett.1 (1991) 15–18
15. Wegener, T., Schmidt, G.-P.: Wacholderbeeröl – Aquaretikum. Biol. Med. 24 (1995) 111–113
16. Weiß, R. F.: Phytotherapie bei chronischen Blasen- und Nierenerkrankungen. Ärztez. Naturheilverf. 30 (1989) 956–960
14. Winter, A. G., Willeke, L.: Hemmstoffkonzentrationen im Urin nach Aufnahme von Salat bzw. Wirkstoffanreicherungen (Tromalyt) der Kapuzinerkresse. Naturwiss. 41 (1954) 379–380

Rheumatische Erkrankungen und Gicht

Kaum ein Gebiet ist hinsichtlich der Erfolge aller therapeutischer Maßnahmen so schwierig zu beurteilen wie dasjenige der chronischen rheumatischen Erkrankungen einschließlich der Gicht. Es liegt im Wesen der hierher gehörenden Krankheitszustände, daß Änderungen, sowohl zum Guten wie zum Schlechten, nur allmählich, in Zeiträumen von Monaten und Jahren, eintreten. Auch die Beschwerden sind sehr unbestimmt und vor allem einem großen Wechsel in Stärke und Art unterworfen. Es gibt Zeiten, in denen sich die Kranken ganz oder relativ wohl fühlen; und dann setzen wieder Verschlimmerungen ein, deren Ursachen nicht immer zu erfassen sind. Diese Tatsache muß man sich stets vor Augen halten, wenn man die Wirkungsmöglichkeiten und Erfolgsaussichten der pflanzlichen Therapie auf diesem großen und uneinheitlichen Gebiet erfassen will. Abzuschätzen, wie weit es sich um spontane Besserungen oder um solche durch die Therapie handelt, ist außerordentlich schwer und vielfach vom subjektiven Ermessen abhängig. Wirklich sichere und durchschlagende Behandlungsmethoden gibt es überhaupt kaum. Wir sehen neben einzelnen frappierenden Erfolgen ebenso viele Versager.

Wir nennen die Pflanzen, die für chronische Stoffwechselstörungen in Frage kommen, **Antidyskratika**. Dieser Ausdruck ist durchaus zweckmäßig und bezeichnet recht gut, worauf es uns hierbei ankommt. Was wir nämlich erstreben, ist eine möglichst tiefreichende Wirkung im gesamten Ablauf des Stoffwechselgeschehens, in den Ausscheidungsvorgängen, der osmotischen Vorgänge in den Geweben und des Ionenmilieus der Zellen.

Die Antidyskratika beeinflussen also den humoralen Faktor, der bei jedem chronischen rheumatischen Geschehen eine wesentliche Rolle spielt. Die Veränderungen an den Gelenken selbst sind bei den rheumatischen Erkrankungen nur die Teilerscheinung eines viel umfassenderen Krankheitsgeschehens, das sich vor allem am gesamten Mesenchym abspielt.

Rheumatische Erkrankungen
- ***Löwenzahn, Taraxacum officinale***
- ***Kleine und Große Brennessel, Urtica urens und Urtica dioica***
- ***Birke, Betula pendula (Betula pubescens, Betula verrucosa)***
- ***Große Klette, Arctium lappa (Lappa major)***
- ***Gewöhnliche Bohne, Phaseolus vulgaris***
- ***Sandsegge, Carex arenaria***
- ***Bittersüßer Nachtschatten, Solanum dulcamara***
- ***Teufelskralle, Harpagophytum procumbens***

Gicht
- ***Herbstzeitlose, Colchicum autumnale***

Äußerliche Heilpflanzenanwendungen
- ***Heublumen, Graminis flores***
- ***Kalmus, Acorus calamus***
- ***Quendel, Thymus serpyllum***

Heute wird hierfür besonders der Arachidonsäurestoffwechsel beforscht, da die Arachidonsäure als Ausgangsstoff der Bildung sog. Leukotriene und auch der Prostaglandine eine Schlüsselfunktion in der Entstehung und Symptomatik rheumatischer Erkrankungen spielen soll. Schlüsselenzyme sind die Lipocygenase und Cyclooxygenase, deren Hemmung das entzündliche Geschehen an den Gelenken und auch die dadurch hervorgerufenen Schmerzen lindernd beeinflußt, so daß heute Hemmstoffe dieser Enzyme als potentielle Antirheumatika untersucht werden.

Neben den mehr unspezifischen Antidyskratika wie Löwenzahn oder Brennessel ist nun die Teufelskralle, Harpagophytum procumbens, von spezifischem Interesse, da in ihren Iridoidglycosiden Hemmstoffe für die genannten Enzyme gesehen werden. So wird die Teufelskralle, für die bereits eine Reihe sehr interessanter Untersuchungsergebnisse vorliegen, zukünftig vielleicht das spezifische pflanzliche Antirheumatikum sein, das mit entsprechenden synthetischen Medikamenten wie den nichtsteroidalen Antirheumatika konkurrieren wird.

Ein weiteres Spezifikum kann man nun für die Arthritis urica (Gicht) in der Herbstzeitlosen, Colchicum autumnale, sehen. Trotz moderner synthetischer Gichtmittel wird sie ihren Wert als Akutmittel beim Gichtanfall oder in der Anfallsprophylaxe nicht verlieren.

Schließlich gibt es eine Reihe wichtiger Pflanzen, insbesondere mit ätherischen Ölen, die als Externa zur symptomatischen Behandlung rheumatischer Erkrankungen erfolgreich eingesetzt werden.
So wie für Ätiologie und Pathogenese rheumatischer Erkrankungen noch immer mehr Fragen als Antworten existieren, bleibt auch die Antwort offen, welche Pflanzen für die Behandlung rheumatischer Erkrankungen zukünftig als unverzichtbar gelten können.

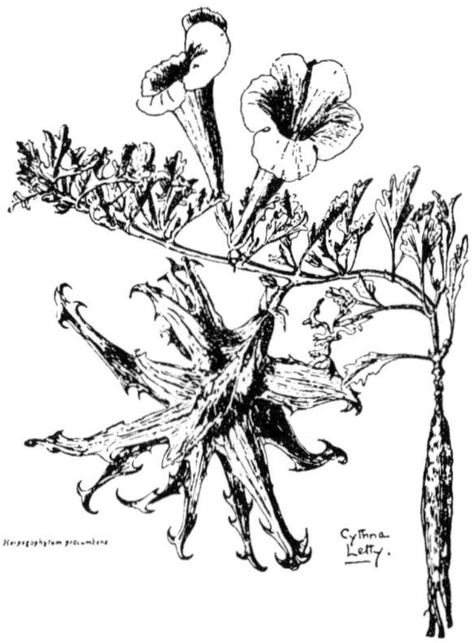

Teufelskralle, Harpagophytum procumbens

1. Rheumatische Erkrankungen

Die moderne Rheumatologie hat weitreichende Einteilungen und Untergliederungen geschaffen, wobei schon auffallen kann, daß die pathogenetisch unterschiedlichen Krankheitsbilder einer überwiegend gleichförmigen Therapie zugeführt werden. Das hängt sicher mit der Auffassung zusammen, daß Autoimmunprozesse den rheumatischen Erkrankungen wesentlich zugrunde liegen, beschreibt andererseits aber auch den großen Mangel einer wirklichen Differentialtherapie. Hier wird nun für alle rheumatischen Erkrankungen als gemeinsame Ursache angenommen, daß die Selbstregulation der Stoffwechselvorgänge insbesondere mit Blick auf die Ausscheidungen gestört ist und damit grundsätzlich Ablagerungskrankheiten entstehen. Insofern rechnet auch die Arthritis urica dazu, wenn sie auch in dem speziellen Anteil des gestörten Harnsäurestoffwechsels eine eigene Therapie erfordert. Arthritis und Arthrose sind zwei Pole einer gleichen, zugrunde liegenden Störung. Diese trägt den Charakter von Ablagerung, Verhärtung, Funktionsverlust. Alle entzündlichen Vorgänge müssen zunächst daraufhin geprüft werden, inwiefern hier autoregulative Selbstheilungsprozesse auftreten. Diese grundsätzlich zu unterdrücken (beispielsweise durch Immunsuppressiva oder Antiphlogistika) kann zwar die damit verbundene Schmerzsymptomatik lindern, verfestigt aber das eigentliche Krankheitsgeschehen. Die meisten heute gültigen Therapiekonzepte bei rheumatisch-entzündlichen Krankheiten sind deshalb auch primär zur Behandlung der akuten Symptomatik geeignet, zeigen aber wenig zufriedenstellende Langzeitergebnisse.

Unter diesen Aspekten muß zukünftig geprüft werden, welche Rolle naturheilkundliche Therapiemöglichkeiten, hier nun im speziellen die Phytotherapie, im Gesamtkonzept der Therapie rheumatischer Erkrankungen spielen können. Wenn die zugrunde liegende Anschauung richtig ist, müßten Phytotherapeutika in der Basistherapie solcher Krankheiten eine entscheidende Aufgabe haben. So erscheinen uns heute die Antidyskratika in neuer Beleuchtung und mit besserer Begründung, da wir die humoralen Veränderungen gerade auf dem Gebiet der rheumatischen Erkrankungen besser zu fassen und zu beurteilen vermögen. Die Wirkung dieser antidyskratischen Mittel wurde schon immer in der Anregung aller Ausscheidungen gesehen; nicht nur derjenigen der Nieren und des Darms, sondern auch der übrigen großen Ausscheidungsdrüsen, einschließlich der Leber. Nur wissen wir heute, daß diese aquaretischen und choleretischen Wirkungen lediglich ein Teil des Gesamteffektes sind.

Zwei Dinge sind dabei zu beachten: Zunächst die Tatsache, daß chronische Erkrankungen auch eine chronische Behandlung erfordern. Wir müssen die antidyskratischen Pflanzenmittel längere Zeit hindurch konsequent verabfolgen, wenn wir wirklich Erfolge sehen wollen. Zweckmäßig ist oft das Einschieben von Pausen, auch ein Wechsel in den Mitteln, um ein immer erneutes Ansprechen des Organismus zu erreichen. Wer glaubt, nach vierwöchiger Darreichung eines Stoffwechselteees bereits Heilungen erwarten zu können, sollte lieber gar nicht erst anfangen. Er wird nur Enttäuschungen erleben und sie dann dem Mittel und nicht der unrichtigen Methodik zur Last zu legen suchen. Von der Reizkörpertherapie haben wir gelernt, daß man tastend, einschleichend vorgehen muß, um immer gerade die Reizschwelle des Organismus um ein weniges zu überschreiten; stärkere Reaktionen sind im allgemeinen zu vermeiden. Am Anfang einer Behandlung kann es notwendig sein, durch akut wirkende Mittel den Organismus und seine Stoffwechselvorgänge erst einmal heftig anzustoßen, um ihn überhaupt zur Mitarbeit zu engagieren. Das kann man mit pflanzlichen Mitteln in ausgezeichneter Weise erreichen. Stoßweise Gaben von entsprechenden Pflanzen-

Taraxacum officinale
- ✻ **Taraxaci herba cum radix**
- ® **Kneipp® Löwenzahn-Pflanzensaft**
- ® **Taraleon® Tropfen**
  div. Kombinationspräparate

Urtica urens und Urtica dioica
- ✻ **Urticae herba et folium**
- ® **Kneipp Pflanzendragees Brennessel**
- ® **Kneipp® Brennessel-Pflanzensaft**
- ® **Rheuma-Hek Kapseln**

Betula pendula (Betula pubescens, Betula verrucosa)
- ✻ **Betulae folium**
- ® **Kneipp® Birkenblätter-Pflanzensaft**
  div. Kombinationspräparate

Arctium lappa (Lappa major)
- ✻ **Bardanae radix**

Phaseolus vulgaris
- ✻ **Phaseoli fructus sine semine**

Carex arenaria
- ✻ **Caricis rhizoma**

Solanum dulcamara
- ✻ **Dulcamarae stipites**
- ® **div. Kombinationspräparate**

Harpagophytum procumbens
- ✻ **Harpagophyti tubera**
- ® **Arthrosetten® H Kapseln**
- ® **Defencid Teufelskralle Extrakt-Tabletten**
- ® **Dolo-Arthrodynat Kapseln**
- ® **Dolo-Arthrosetten® H Kapseln**
- ® **Harpagoforte ASmedic® Kapseln**
- ® **Rheuma-Sern® Kapseln**

mischungen wirken derart eingreifend, wie man es auch mit einer Fieberkur nicht besser machen kann. Dabei müssen wir dann aber die zweite Tatsache bedenken, nämlich die Erfahrung, daß eine genügend starke Stoffwechselwirkung sich kaum mit einer Heilpflanze allein erreichen läßt, sondern daß wir entsprechende Kombinationen brauchen. Wir müssen die reine Stoffwechselwirkung mit einer kräftigen Anregung der Ausscheidungsvorgänge verbinden. Um die Verträglichkeit zu bessern, muß man außerdem noch karminative Drogen hinzufügen, ähnlich wie wir es bei der Zusammensetzung eines reinen Abführtees kennengelernt haben.

Ein Stoffwechsel-Rheumatee besteht also aus drei Teilen:

- aus einem oder mehreren Antidyskratika,
- einem Abführmittel und
- einem Karminativum.

Hält man sich diese klare Einteilung vor Augen, so wird man sich in der verwirrenden Vielfalt der antidyskratischen Teegemische stets leicht zurechtfinden und vor allem selbst die geeignete Kombination rezeptieren können.

Zu den Antidyskratika gehören zunächst diejenigen Pflanzen, die wir als **Aquaretika** im weiteren Sinne schon kennenlernten (*s. S. 253*). Man könnte sie auch als antidyskratische Aquaretika bezeichnen. Daran schließen sich dann einige reine **Saponindrogen** an sowie solche Pflanzen, über deren Inhaltstoffe wir noch wenig wissen.

Saponine nennt man eine Gruppe von stickstoffreichen Glykosiden, die sich durch besondere Merkmale auszeichnen. Sie ergeben beim Schütteln in wäßriger Lösung einen seifenartigen Schaum, wirken auf Öle emulgierend und können rote Blutkörperchen noch in großer Verdünnung auflösen. Dieser hämolytische Effekt wird zum Nachweis der Saponine benutzt. Fische werden durch Lösungen kleinster Saponinmengen getötet. Durch die intakte Darmwand werden Saponine nicht oder kaum resorbiert. Wohl aber fördern sie die Darmresorption vieler anderer Stoffe. Ein pflanzliches Glykosid mit diesen Eigenschaften bezeichnet man als Saponin. Glykoside sind Pflanzenstoffe, die durch verdünnte Säuren in Zucker und einen oder mehrere andere organische Stoffe (Aglykone) gespalten werden. Sie bestehen meist nur aus Kohlenstoff, Wasserstoff und Sauerstoff, manchmal noch aus Stickstoff und Schwefel.

Die Saponine sind unter sich sehr verschieden, sowohl hinsichtlich ihrer chemischen Konstitution als auch in ihrer Wirkung. Der Name kommt von sapo = Seife, weil Abkochungen der Saponine seifenartig schäumen. Eine Reihe von Saponinen haben wir bei den Hustenmitteln bereits kennengelernt. Sie sind völlig anders zu werten als die Saponine der Antidyskratika, und auch diese sind keineswegs einheitlich. Jede Saponindroge ist als eine Individualität zu betrachten, deren eigentliches Wirkungsgebiet wir erst kennenlernen müssen. So ist es verständlich, daß manche der hier in Betracht kommenden Saponine mehr nach der aquaretischen, andere mehr nach der antidyskratischen und wieder andere vorzugsweise nach der dermatotropen Seite hin den Schwerpunkt ihrer Wirkung zeigen. Auf jeden Fall sind die Saponine und damit auch die Saponindrogen ein sehr interessantes, praktisch ungemein wichtiges und noch keineswegs endgültig bearbeitetes Kapitel einer Phyto-Pharmakologie.

Die Entdeckung, daß mit dem Antimalariamittel Resochin® auch gute Effekte bei der chronischen Polyarthritis zu erzielen sind, wird auf seine Wirkung auf das Mesenchym zurückgeführt.

Diese Vorstellungen stützen unsere Meinung, daß phytotherapeutische Präparate bei rheumatischen Erkrankungen hilfreich sein können. Dies eben nennen wir den antidyskratischen Effekt. Gerade vom Löwenzahn, auch von der Brennessel und vom Wacholder müssen wir annehmen, daß diese Einwirkung auf die interstitielle Substanz den eigentlichen Effekt ausmacht. Was wir den humoralen Faktor nennen, deckt sich damit nicht ganz, sondern geht noch darüber hinaus, schließt aber diese unmittelbare Wirkung auf das Zwischengewebe ein.

Pflanzen zur Behandlung

Taraxacum officinale, Löwenzahn

Die bekannte Pflanze unserer Wiesen gehört zu den Korbblütlern. Aus einer Rosette bodenständiger, grob gesägter Blätter kommt der einköpfige Blütenstengel hervor. Die gelben Blüten geben den Wiesen und Triften im ersten Frühling ein farbenprächtiges Aussehen. In der Sonne leuchten sie hell. Bei trübem Wetter schließen sich die Blütenköpfchen und werden ganz unscheinbar. Die Fruchtköpfe bilden die bekannten »Pusteblumen«, aus denen sich die einzelnen Früchte mit ihrem fallschirmartigen Haarkranz bei jedem Windstoß lösen.

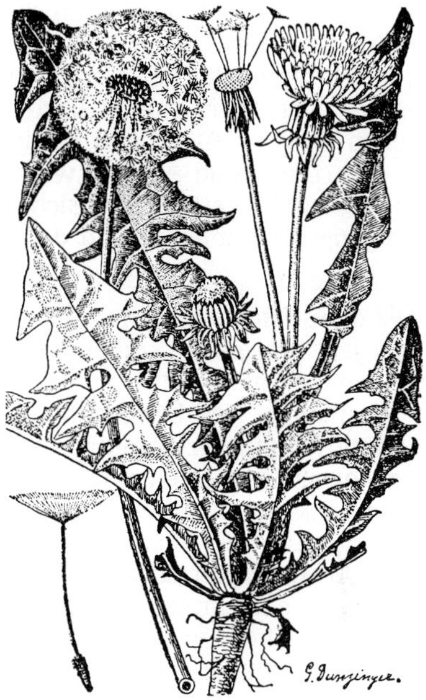

Löwenzahn, Taraxacum officinale

Der Löwenzahn ist eines unserer ältesten Heilkräuter. Daher nimmt es nicht wunder, daß die Zahl der Krankheiten, gegen die er als heilsam angeführt wird, überaus groß ist. Schält man aus dem vielen das wirklich Beständige heraus, so kommt man doch immer wieder zu chronischen Krankheitszuständen des Stoffwechsels und der inneren Organe, vor allem Gicht und Leberleiden.

Als Droge verwendet werden die Wurzel und das Kraut, **Taraxaci radix cum herba**. Beide enthalten Bitterstoffe wie Lactucopikrin (Taraxacin), Triterpenoide und Phytosterine. Der Bitterwert beträgt 600.

Anwendungsgebiete

Experimentell sind cholagoge und aquaretische Wirkungen beschrieben worden, als Bitterstoffdroge fördert der Löwenzahn die Magensaftsekretion.

Es wurde schon darauf hingewiesen, daß der Löwenzahn eines der besten Mittel ist, um bei chronisch-rheumatischen Leiden helfend einzugreifen. Der Angriffspunkt liegt im interstitiellen Gewebe. Aber auch die großen Drüsen, wie Leber und Nieren, werden in ihrer Funktion gesteigert. Es zeigt sich dies in der Anregung der Cholerese und der Aquarese.

Aber alle diese Effekte sind nur Teilerscheinungen des wesentlich übergeordneten allgemeinen Angriffspunktes an der Zelltätigkeit überhaupt. Der Löwenzahn ist ein wahres Antidyskratikum. Darauf beruht auch die Möglichkeit, Steinleiden, wie die Gallenstein- und Nierensteinbildung, durch den Löwenzahn günstig beeinflussen zu können. Noch weit wesentlicher scheint jedoch die Anwendung bei den chronischen degenerativen Gelenkerkrankungen zu sein. Gerade die arthrotischen Prozesse sind eine primäre Indikation für Taraxacum, wobei vor allem die präventive Behandlung gute Erfolge bringt.

Zubereitungsformen

Taraxaci herba cum radix
Löwenzahn ist wirksam genug, um ihn allein zu verwenden.

▶ Tee
1–2 Teelöffel der Droge wird mit einem Glas Wasser kalt angesetzt, kurz aufgekocht, etwa 10 Minuten ziehen gelassen und abgeseiht. Davon morgens und abends je 1–2 Tassen, einige Wochen hindurch trinken.

Oder wir verordnen:

Rp. Extr. Taraxaci 30,0
Aqu. Melissae ad 300,0
D.S. 3mal tägl. 1 Eßlöffel nach dem Essen.

Wir können bei entsprechender Disposition oder bereits vorhandener Symptomatik mit dem Löwenzahn in jedem Frühjahr eine ▶ Stoffwechselkur durchführen lassen. Für mindestens 6 Wochen im April bis Mai trinkt der Kranke jeden Morgen und jeden Abend einen Löwenzahntee oder nimmt 2 Eßlöffel eines Löwenzahnsaftes, wie er gebrauchsfertig zur Verfügung steht. Es können auch die frischen Löwenzahnblätter, die man sich im Frühling selbst sammelt, als Salat gegessen werden. In kleine Stücke geschnitten, ähnlich wie es bei der Gartenkresse üblich ist, eignen sie sich ausgezeichnet als Brotbelag, als Zusatz zu Suppen (nicht mitkochen, sondern vor dem Essen überstreuen!) und zum Quark. Sie unterstützen auf diese Weise noch die Wirkung des Tees bzw. des Frischsaftes.

Im Herbst kann dann eine ähnliche ▶ Kur von 4–6 Wochen Dauer mit dem Wacholdersaft bzw. -sirup folgen, ebenfalls morgens und abends 1 Eßlöffel voll. Man muß erlebt haben, wie unter diesen Maßnahmen die Beweglichkeit der Gelenke zu nimmt, die Steifigkeit nachläßt, sich die Neigung zu neuen Schüben vermindert.

Nachdrücklich müssen die Kranken darauf aufmerksam gemacht werden, daß nur eine längerdauernde Behandlung einen Erfolg verspricht.

Empfehlenswerte Fertigarzneimittel

Reine Löwenzahnpräparate

Kneipp® Löwenzahn-Pflanzensaft	(Kneipp)
Taraleon® Tropfen	(Zilly)

Kombinationen

mit diversen anderen Phytotherapeutika

Cholosom-Tee	(Hevert)
Kneipp Galle- und Leber-Tee N	(Kneipp)

Urtica urens und Urtica dioica, Kleine und Große Brennessel

Diese typischen Ruderalpflanzen wachsen in der Nähe der menschlichen Wohnstätten, an Gartenzäunen und auf Schuttplätzen. Hatten wir für die Behandlung der benignen Prostatahyperplasie die Wurzeldroge kennengelernt, werden nun als Antidyskratikum

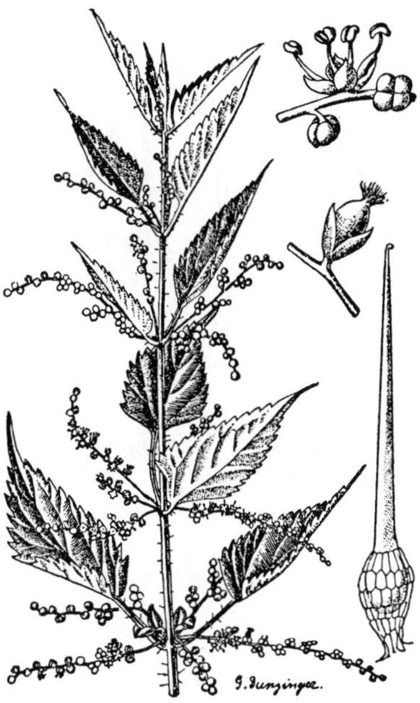

Große Brennessel, Urtica dioica

Brennesselkraut und -blätter, **Urticae herba et folium**, verwendet. Sie enthalten Mineralsalze, vor allem Kalzium- und Kaliumsalze sowie Kieselsäure. In den Haaren der Blätter sind biogene Amine wie Histamin und Serotonin enthalten. Experimentell belegt ist eine gewisse harntreibende (aquaretische) Wirkung, die auf den hohen Kaliumgehalt der Droge zurückgeführt wird. Diese Wirkung setzt daher auch eine ausreichend große Flüssigkeitszufuhr voraus. Von der Kommission E wurden als Anwendungsgebiete zur inneren Anwendung »die Durchspülungstherapie bei entzündlichen Erkrankungen der ableitenden Harnwege und vorbeugend bei Nierengrieß« genannt, was sicher auch eine Seite ihrer Wirksamkeit beschreibt. Die umfassendere Wirkung ist aber die hier gemeinte antidyskratische.

Zubereitungsformen

Urticae herba et folium
Ideale Zubereitungsformen für das hier gemeinte Anwendungsgebiet sind der Tee und der Frisch-/Preßsaft.

▶ Tee

Hierzu werden 2 Teelöffel geschnittener Brennesselblätter oder/und -kraut mit 1 Tasse Wasser heiß übergossen, 10 Minuten ziehen gelassen und dann abgeseiht. Mehrmals täglich 1 Tasse bis zu 1 Liter täglich trinken.

▶ Frisch- oder Preßsaft

Davon nimmt man 3mal täglich 1 Eßlöffel.

Im Frühjahr werden in vielen Gegenden die ersten, frischen noch nicht brennenden Brennesselblätter feingehackt als Salat benützt, oder auch gedämpft als Gemüse, ähnlich dem Spinat. Neben dem Löwenzahn, der Kresse und anderen Frühjahrskräutern dient die Brennessel derart als eine der früher sehr beliebten »Frühjahrskuren«.

Zu diesen innerlichen Anwendungen der Brennessel kommt noch die recht beliebte ▶ äußerliche Applikation, wobei man sich die lokale hyperämisierende und zugleich die über das kutane Nervensystem gehende Reizwirkung der Brennessel zunutze macht. Verwendet wird hierfür ein ▶ Brennessel-Spiritus. Man gebraucht ihn für Einreibungen bei neuralgischen und rheumatischen Schmerzen, vor allem bei den degenerativen und arthrotischen Leiden, z. B. bei der Lumbago und den Ischialgien, bei Tendinosen, nach Distorsionen und vielen ähnlichen Zuständen.

Eine viel zu wenig bekannte und geübte Behandlung des Rheumatismus ist das ▶ Schlagen mit frischen Brennesseln. Es erscheint auf den ersten Blick heroisch, wird aber gut vertragen und immer wieder gelobt. Das in den Brennhaaren enthaltene Nesselgift tritt in die Haut ein und ruft ein wohliges, stundenlang anhaltendes Wärmegefühl hervor. Es hilft besonders gut bei Lumbago und Ischias. Dieses Schlagen mit dem Brennesselkraut erfolgt einmal täglich, an 2–3 aufeinanderfolgenden Tagen. Dann muß man 2–3

Tage aussetzen, weil der Körper leicht sensibilisiert wird. Von der Blütezeit ab und später, etwa ab Mitte Mai, brennt die Brennessel am stärksten. Nach dem Schlagen darf für den Rest des Tages kein kaltes Wasser an die Haut gebracht werden; das lange anhaltende Wärmegefühl geht sonst wieder in ein Brennen über.

Empfehlenswerte Fertigarzneimittel

Reine Brennesselpräparate

Zur inneren Applikation

Kneipp Pflanzendragees Brennessel	(Kneipp)
Kneipp® Brennessel-Pflanzensaft	(Kneipp)
Rheuma-Hek Kapseln	(Strathmann)

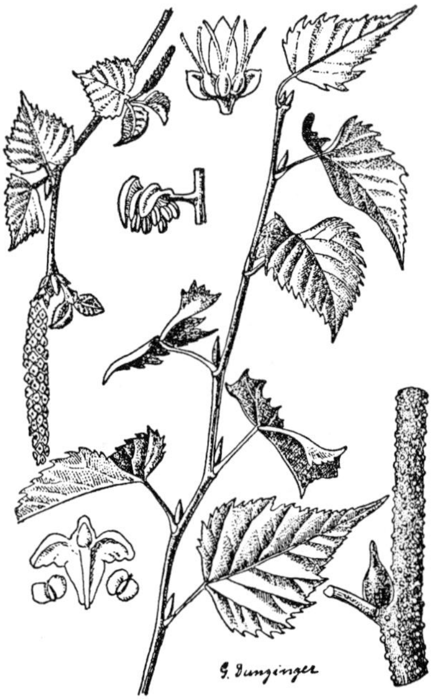

Birke, Betula pendula

Betula pendula (Betula pubescens, Betula verrucosa), Birke

Die Birke ist ein allen gut bekannter Baum. Als Droge werden die Blätter verwendet, **Betulae folium**. Sie enthalten mindestens 1,5% Flavonoide, berechnet als Hyperosid, bezogen auf die getrocknete Droge. Außerdem finden wir Saponine, Gerbstoffe und ein ätherisches Öl sowie Salicylate. Der wäßrige Extrakt von Birkenblättern zeigte gegenüber alkoholischen Auszügen die bessere Wirkung. Es kann eine vermehrte Harnausscheidung, verbunden mit vermehrter Elektrolytausscheidung beobachtet werden (*Schilcher, 1988*). Die komplexe Zusammensetzung läßt erahnen, warum Birkenblätter mehr ein Antidyskratikum als ein bloßes Aquaretikum sind. Wenn auch zur allgemeinen Durchspülungstherapie (*s. S. 253*) geeignet, ist die wichtigere Indikation bei den rheumatischen Erkrankungen zu finden.

Zubereitungsformen

Betulae folium
Als ▶ Tee werden 2 Eßlöffel mittelfein geschnittener Droge mit 1 Tasse heißem Wasser übergossen, 10 Minuten ziehen gelassen und dann abgeseiht. Mehrmals täglich 1 Tasse warm trinken, bis zur Gesamtmenge von 1 Liter.

Empfehlenswerte Fertigarzneimittel

Reine Birkenblätterpräparate

Kneipp® Birkenblätter-Pflanzensaft	(Kneipp)

Kombinationen

mit diversen anderen Phytotherapeutika

Kneipp Blasen- und Nieren-Tee	(Kneipp)

Arctium lappa (Lappa major), Große Klette

Der große Korbblütler kommt an Wegen, Zäunen und in Wäldern häufig vor und ist durch die hakig gebogenen Hüllblätter seiner Blüten- und Fruchtköpfe sehr auffallend und bekannt. Auch die *Kleine Klette (Arctium minus)* und die *Filzige Klette (Arctium tomentosum)* werden in gleicher Weise gebraucht. Bei allen drei Klettenarten ist der Wurzelstock der arzneilich wichtige Teil. Er führt noch immer die nicht exakte Bezeichnung Bardanae radix. Über die Inhaltsstoffe ist wenig bekannt. Die Klettenwurzel gilt als Aquaretikum und Diaphoretikum. Stark ist die Wirkung sicher nicht. Daher kommt sie auch höchstens als Bestandteil antidyskratischer Teemischungen in Betracht, nicht für sich allein.

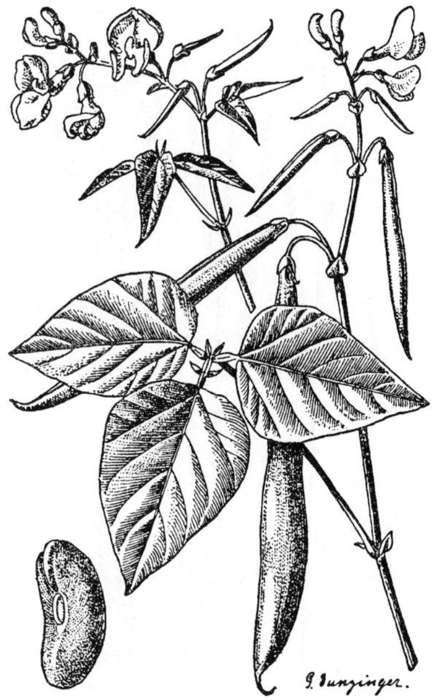

Bohne, Phaseolus vulgaris

Phaseolus vulgaris, Gewöhnliche Bohne

Sie liefert uns nicht nur in den unreifen Früchten das bekannte Gemüse, die »grünen Bohnen«, sondern auch in den Hülsen der reifen Früchte ein wertvolles Arzneimittel. Die weißen Bohnen sind die reif gewordenen Samen der grünen Bohnen. Die Hülse sieht dann trocken, gelblich weiß aus.

Wir bezeichnen die von den Samen, also den weißen Bohnen, befreite Hülse, die als Droge Verwendung findet, als samenfreie Gartenbohnenhülsen, **Phaseoli fructus sine semine**. Sie enthalten Phaseolin und strukturverwandte Phytoalexine sowie Flavonoide. Eine schwache harntreibende Wirkung ist experimentell und klinisch belegt. Als Aquaretikum im weiteren Sinne mit der Betonung der antidyskratischen Fähigkeit sind uns die Bohnenhülsen ein nützliches Medikament, das zwar nicht übermäßig stark, aber doch deutlich genug wirkt, um den Gebrauch zu rechtfertigen.

Zubereitungsformen

Phaseoli fructus sine semine
Für einen ▶ Teeaufguß wird 1 Eßlöffel Droge mit 1 Tasse kochendem Wasser übergossen und etwa 10 Minuten bedeckt stehen gelassen, anschließend abseihen. Zwischen den Mahlzeiten mehrmals täglich 1 Tasse frisch zubereiteten Tee trinken.

Fertigarzneimittel sind nicht bekannt.

Carex arenaria, Sandsegge

Die Sandsegge ist ein häufiges und charakteristisches Gewächs der Sandfelder und trokkenen Heiden. Dort, wo der Boden so trocken ist, daß kaum noch andere Pflanzen gedeihen, zieht sich die Sandsegge meterlang durch den Sand. Man kann den Verlauf der Wurzelstöcke genau an dem strichförmigen Verlauf der daraus hervortretenden Blätterbüschel erkennen. In den Dünen am Meeresstrand ist sie ebenso typisch wie auf den Binnendünen der norddeutschen Tiefebene. Die Wurzelstöcke riechen aromatisch, an Terpentin erinnernd. Sie sind der medizinisch gebrauchte Teil der Pflanze: **Caricis rhizoma**. Sie enthalten Kieselsäure und Saponine. Allerdings ist der Wert als Saponindroge noch keineswegs geklärt. In ihrer Bedeutung als Antidyskratikum tritt diese Droge hinter Löwenzahn, Brennessel oder Birke zurück.

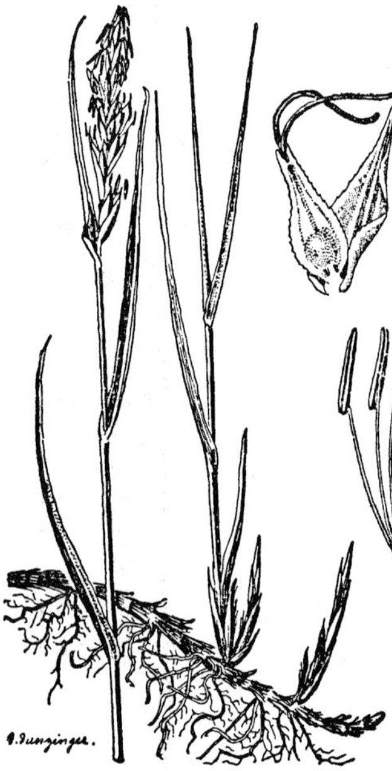

Sandsegge, Carex arenaria

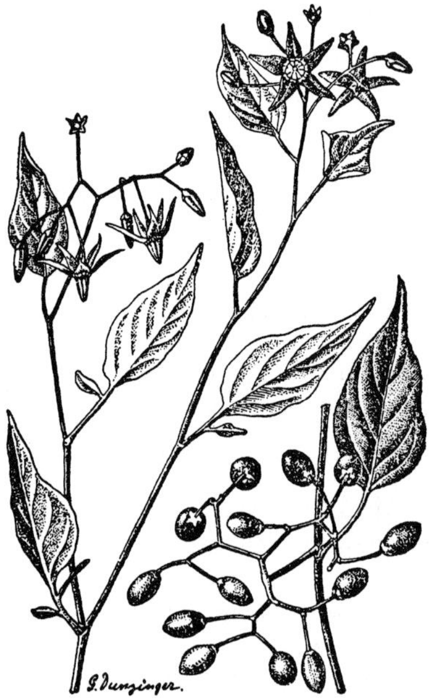

Bittersußer Nachtschatten, Solanum dulcamara

Solanum dulcamara, Bittersüßer Nachtschatten

Dieses Nachtschattengewächs kommt in feuchten Gebüschen, an Bachufern und in Erlenbrüchen wild vor; es gehört zu den heimischen Lianen, die bis zu 3 Meter hoch auf Büsche und Bäume klettern. Die Blüten sind klein, violett, mit zwei grünen Flecken am Grunde jedes Zipfels. Die Blätter sind herz- bis eiförmig und ganzrandig; die Früchte haben eine auffallend rote Farbe.

Verwendet werden vom Bittersüß die Stengelspitzen, **Dulcamarae stipites**. Sie enthalten Gerbstoffe, Steroidalkaloide und Saponine. Die Droge gilt als typisches Antidyskratikum. Der harntreibende Effekt ist nicht erheblich. Mehr tritt die **stoffwechselumstimmende** Wirkung hervor. Auch ein leicht narkotischer Einfluß ist unverkennbar. Dulcamarae stipites sind ein viel gebrauchtes Mittel bei Rheuma und Gicht. Auch eine besondere dermatotrope Wirkung ist vorhanden, und zwar bei solchen Hautleiden, bei denen ein Zusammenhang mit Anomalien des Stoffwechsels besteht.

Zubereitungsformen

Dulcamarae stipites
Für den ▶ Tee läßt man 1–2 Teelöffel der Droge mit 1 Tasse Wasser kurz kochen. Längere Zeit hindurch morgens und abends 1 Tasse.

Auch ▶ Extractum Dulcamarae ist gebräuchlich. Es stellt ähnlich wie Extr. Taraxaci eine gute Grundmasse für Pillen dar, kann aber auch als Hauptmittel gegeben werden, z. B.:

Rp. Extr. Dulcamarae 5,0
Sirup. Juniperi ad 150,0

D.S. 3mal tägl. 1 Teelöffel voll.

Ohne Zweifel sind Dulcamarae stipites eines der **stärksten** antidyskratischen Mittel. Wegen der Möglichkeit toxischer Schädigungen (Nachtschattengewächs!) ist allerdings in der Dosierung einige Zurückhaltung erforderlich.

Empfehlenswerte Fertigarzneimittel

Kombinationen

mit diversen anderen Phytotherapeutika

Kneipp® Rheuma Tee N (Kneipp)

Weitere Antidyskratika

Starke Antidyskratika mit gleichzeitiger dermatotroper Wirkung sind ferner die Drogen, die man unter dem Namen der Holztees (Species Lignorum) zusammenfaßt: **Radix Sarsaparillae, Radix Sassafras** und **Lignum Guajaci**. Sie kommen gleichfalls für Stoffwechselleiden in Betracht, wenn sie auch vorzugsweise bei den Hautkrankheiten üblich sind. Ob allerdings die Wirkung über diejenigen unserer heimischen Antidyskratika hinausgeht, ist fraglich.

Beispiele für die Rezeptur

Species antirheumaticae und Species antidyscraticae

Rp.	Herb. Urticae Stipit. Dulcamar. Rhiz. Caricis Fol. Sennae Fruct. Foenicul. aa 20,0
	oder
Rp.	Rad. Taraxaci c. Herb Fruct. Juniperi Fol. Sennae Cort. Frangul. Fruct. Carvi aa 20,0
M.f.spec. D. S.	1–2 Eßlöffel auf 1/2 l Wasser, kochend überbrühen, 10–15 Minuten ziehen lassen und abseihen. 2mal 1 Tasse täglich morgens und abends.

Stark abführend wirkender Tee für die **antidyskratische Stoßtherapie**:

Rp.	Fol. Sennae Rad. Taraxaci c. Herb. aa 40,0 Fol. Menth. pip. Fruct. Foenicul. aa 20,0
M. f. spec. D. S.	1–2 Eßlöffel auf 1/2 Liter Wasser, kochend überbrühen und 15 Min. ziehen lassen, in zwei Hälften morgens und abends trinken.

Man kann auch eine ▶ Mixtur rezeptieren:

Rp.	Extr. Gramin. Extr. Taraxaci Extr. Frangulae fluid. aa 10,0 Aqu. Foeniculi Aqu. Petroselini aa ad 150,0
D. S.	2- bis 3mal tägl. 1 Eßlöffel, einige Wochen hindurch.

Harpagophytum procumbens, Teufelskralle

Die krautartige Pflanze findet man im südlichen Afrika häufig, vor allem in den Steppengebieten von Transvaal auf rotem Sandboden. Aus den großen knolligen Wurzeln kommen nach den ersten Regenfällen die jungen Triebe hervor, die flach auf dem Boden liegen und eine Länge von 1–1,5 m erreichen. In den Blattachseln stehen die leuchtendroten Blüten.

Die Frucht wird holzig und bildet lange verzweigte Arme, die mit Widerhaken versehen sind. Sie haben der Pflanze den Namen Teufelskralle gegeben. Dieser Name war zwar in Deutschland schon für die zu den Glockenblumengewächsen zählenden Phyteumaarten gebräuchlich, die aber nicht arzneilich verwendet werden. So ist die Bezeichnung Teufelskralle für Harpagophytum allgemein üblich geworden.

Der Gattungsname Harpagophytum wurde von dem griechischen Wort harpagos = Enterhaken abgeleitet. Die Ureinwohner Südafrikas kannten die Teufelskralle schon lange und benutzten Abkochungen aus den getrockneten Wurzeln als Tee bei den verschiedensten Erkrankungen, vor allem Magen-Darm-Leiden und bei rheumatischen Zuständen. Der deutsche Farmer *Mehnert* in Südwestafrika wurde darauf aufmerksam und führte sie als Heilpflanze ein. Arzneilich gebraucht werden die sekundären Speicherwurzeln oder Knollen, **Harpagophyti tubera**. Dieser Begriff ist richtiger als die üblicherweise verwendete Bezeichnung Harpagophyti radix. Es sind bis zu 6 cm dicke und bis zu 20 cm lange Speicherorgane, die zu mehreren an einer Seitenwurzel sitzen, oft in einer Tiefe bis zu 1 m. Man erntet sie daher meistens in tiefen Gräben. Sie müssen sofort getrocknet werden, da sie sonst in kurzer Zeit verfaulen oder verschimmeln. Als hauptsächlichste Inhaltsstoffe fanden sich in diesen drei Glykoside aus der Gruppe der Iridoide: Harpagosid, Harpagid und Procumbid, außerdem ein Phytosteringemisch, vorwiegend aus Beta-Sitosterin und Stigmasterin, ungesättigte Fettsäuren, Triterpene, Flavonoide und freie Säuren (Zimtsäure, Chlorogensäure). Es handelt sich also um ein umfassendes Wirkstoffgemisch.

Pharmakologie

Obwohl die Droge breite Anwendung findet und offensichtlich sehr beliebt ist, sind die Wirkmechanismen pharmakologisch keineswegs entsprechend belegt. Die Inhaltsstoffe können **antiphlogistisch** und **analgetisch** wirken, doch war letzterer Effekt im Tierexperiment (Tier-Brennstrahltest) schwächer wirksam als Aspirin (*Erdös u. Mitarb., 1978*). Antiphlogistische Effekte konnten auch tierexperimentell belegt werden, doch zeigen Untersuchungen von *Lanhers u. Mitarb. (1992)*, daß diese Effekte sicher nicht nur auf den Glykosidanteil zurückzuführen sind. *Loew, Simmet* und andere (1996) wiesen den Einfluß der Teufelskralle auf den Eicosanoidstoffwechsel nach. Dabei ist ihre hemmende Wirkung auf die 5-Lipoxygenase besonders erwähnenswert, wenngleich sicher nicht alleine für die therapeutische Wirksamkeit verantwortlich. Die Art des Extraktes und der Gehalt an den wirksamkeitsbestimmenden Iridoidglykosiden ist von ausschlaggebender Bedeutung. Die Pharmakologie der Teufelskralle kann als keineswegs abgeschlossen bezeichnet werden.

Anwendungsgebiete

Durch die Hauptkomponenten der Inhaltsstoffe, die Iridoide mit einem Bitterstoffwert von 6000, sowie den genannten antiphlogistischen und analgetischen Wirkungen lassen sich zwei große, unabhängige Anwendungsgebiete nennen:

- Anregung des Appetits
- die Behandlung rheumatischer Erkrankungen.

Hier soll der zweite Aspekt betrachtet werden. Indikationen sind zunächst rheumatische Beschwerden im weitesten Sinne, hauptsächlich Arthrosen und durch Spondylosen bedingte Kreuzschmerzen, ferner die chronisch-entzündliche Polyarthritis, Neuralgien, Kopfschmerzen u. a. Welchen klinischen Stellenwert die Teufelskralle zukünftig bekommen wird, hängt allerdings von weiteren umfangreichen Untersuchungen und Studien ab.

Zubereitungsformen

Harpagophyti tubera
Eine ▶ Teezubereitung kann für beide Indikationen sinnvoll sein, man muß dann die unterschiedliche Dosierung beachten. Bei Appetitlosigkeit soll die Tagesdosis 1,5 g Droge, bei rheumatischen Erkrankungen 4,5 g Droge betragen. 1 Teelöffel bzw. Eßlöffel feingeschnittener oder grobgepulverter Droge werden mit 2 Tassen kochendem Wasser übergossen und 8 Stunden bei Raumtemperatur stehen gelassen, dann abgeseiht. Die trinkfertige Teemenge kann in 3 Portionen kurz vor den Mahlzeiten warm eingenommen werden.

Empfehlenswerte Fertigarzneimittel

Reine Harpagothytumpräparate
Für das Anwendungsgebiet rheumatischer

Erkrankungen ist die Verordnung von Fertigarzneimitteln sinnvoll. Neben der inneren Gabe werden auch lokale Injektionen in Form intrakutaner Quaddelungen in der Nähe es erkrankten Gelenks empfohlen. Es kommt dabei nicht wie bei entsprechenden Mistelextrakten (z. B. Plenosol®, Madaus) zu starken reaktiven Entzündungen, die Harpagophytumquaddelung wirkt eher antiphlogistisch. Empfohlen werden auch Salbenzubereitungen.

Empfohlen werden:

Arthrosetten® H Kapseln	(Brenner-Efeka)
Defencid Teufelskralle Extrakt-Tabletten	(Duopharm)
Dolo-Arthrodynat Kapseln	(Ziethen)
Dolo-Arthrosetten® H Kapseln	(Brenner-Efeka)
Harpagoforte ASmedic® Kapseln	(Dyckerhoff)
Rheuma-Sern® Kapseln	(Sertürner)

Zur **Injektion** gibt es ausschließlich die nach homöopathischen Regeln hergestellten Ampullen der DHU (Deutsche Homöopathische Union), übliche Potenzen sind D3, D4, D6. Die DHU stellt auch eine Harpagophytum-Salbe her.

Ein analgetisch wirksames, pflanzliches Kombinationsarzneimittel

Eine Besonderheit für dieses Kapitel stellt das Fertigarzneimittel ▷ Phytodolor® Tinktur (Steigerwald) dar. Es ist ein Kombinationsarzneimittel aus alkoholischen Frischpflanzenauszügen der *Zitterpappelrinde* und *-blätter, Echtem Goldrutenkraut* und der *Eschenrinde*. Keine der Pflanzen kann für sich in Anspruch nehmen, analgetisch zu wirken. Auch ist keine als typisch antirheumatisch oder antidyskratisch zu bezeichnen, mit gewisser Ausnahme der Goldrute. Und dennoch haben ausgezeichnete, kontrollierte und auch doppelblinde Studien gezeigt, daß bei schmerzhaften Erkrankungen des Bewegungsapparates Phytodolor® in allen befragten Symptomen gleich gut wirkte wie z. B. das bekannte nichtsteroidale Antirheumatikum Diclofenac.

43 Patienten erhielten Phytodolor®, 37 Diclofenac. In beiden Behandlungsgruppen wurde eine ausgezeichnete Wirkung beobachtet. zwischen 70 und 80% der rheumatischen Zielsymptome waren deutlich gebessert oder ganz zum Abklingen gebracht. Zu diesen Zielsymptomen gehörte der Ruhe-, Druck- und Bewegungsschmerz, die Funktionseinschränkung sowie der aktive und passive Bewegungsumfang.

In inzwischen 25 klinischen Studien, an denen insgesamt 1 124 Patienten teilnahmen, wurden Verträglichkeit und Wirksamkeit von Phytodolor untersucht. Die Wirksamkeit wurde ebenso belegt wie die ausgezeichnete Verträglichkeit (*Jorken* und *Okpanyi*, 1996).

Da es grundsätzlich gilt, daß es keine pflanzlichen Analgetika gibt, die mit den Synthetika konkurrieren können, sind die Ergebnisse dieses Fertigarzneimittels besonders herauszuheben. Es hat sich auch uns in vielfacher klinischer Anwendung hervorragend bewährt.

2. Gicht

Im Sinne des Einleitungskapitels stellt die Gicht eine Sonderform rheumatischer Erkankungen dar, insofern sie eine sehr typische Ablagerungs- und zugleich Stoffwechselkrankheit ist. Ursache der Arthritis urica, deren klinisches Leitsymptom die heftige, anfallsartige Arthritis, der Gichtanfall ist und deren Hauptbefund die Hyperurikämie ist, wird in drei Viertel der Fälle in einer Ausscheidungsschwäche der Harnsäure durch die Nieren und in einem Viertel der Fälle in einer überschießenden endogenen Purinkörperproduktion gesehen. Trotz moderner synthetischer Gichtmittel (Allopurinol, Benzbromaron) kann eine Pflanze immer noch als eines der besten Gichtmittel gelten, insbesondere zur Behandlung des akuten Schmerzanfalls: die Herbstzeitlose.

Pflanzen zur Behandlung

Colchicum autumnale, Herbstzeitlose

Diese schöne Pflanze unserer Gebirgswiesen verdankt ihren Namen der späten Blütezeit bis in den Oktober hinein. Die rosafarbenen Blüten scheinen unmittelbar aus der Erde zu kommen. Die Früchte reifen erst im darauffolgenden Frühjahr.

Pharmakologie

Colchicum bzw. das reine Alkaloid Colchicin wirken nicht urikosurisch, sondern hemmen die leukozytäre Phagozytose und wirken darüber hinaus chemotaktisch. Auch wird die Freisetzung von Prostaglandin aus den Makrophagen und die Induktion lysosomaler Enzyme gehemmt. Damit wird an zwei entscheidenden Stellen der Circulus vitiosus des Entzündungsgeschehens unterbrochen. Colchicum bzw. Colchicin wirken so spezifisch analgetisch im Gichtanfall, daß der Einsatz bei nicht sicher geklärter Arthritis auch diagnostisch ex juvantibus erfolgen kann.

Colchicum autumnale
❊ **Colchicum autumnale**
® **Colchicum-Dispert® Dragees**
® **Colchysat® Bürger Tropfen**

Anwendungsgebiete

Zweifellos stellt die akute Gicht das wesentliche Anwendungsgebiet für die Herbstzeitlose dar. Verwendet werden die im Sommer geernteten und getrockneten **Samen** oder die etwas später gesammelten, geschnittenen und getrockneten **Knollen** sowie deren Zubereitungen. Hauptwirkstoff ist das schon genannte Alkaloid **Colchicin**. Für den akuten Gichtanfall ist es notwendig, innerhalb kurzer Zeit die Dosierung bis zum Abklingen der Schmerzen bzw. bis zum Auftreten heftiger Durchfälle zu steigern. Man gibt entsprechend 1 mg Colchicin oral, und läßt weitere entsprechende Einnahmen alle 1–2 Stunden bis zum Abklingen der Schmerzen folgen. Die maximale Tagesdosis beträgt bezogen auf Colchicin 8 mg, die Dauer der Anwendung ist auf 3 Tage beschränkt. Verwendet man die Tinktur, entspricht die Einzelgabe 10–15 Tropfen.

Zwei weitere Anwendungsgebiete seien noch kurz erwähnt, obwohl sie nicht in das Kapitel der rheumatischen Erkrankungen gehören. *Haim (1977)* berichtete über günstige Erfahrungen mit Colchicin beim **Morbus Behçet**, einer entzündlichen Dermatose, die durch eine Granulozyten-Hyperreaktivität ausgelöst wird. Ein weiteres Anwendungsgebiet, auf das auch die Monographie der Kommission E hinweist, ist das **familiäre Mittelmeer-Fieber**. Hier wirkt Colchicin in Tagesdosen von 0,5–1,5 mg kurativ. Schließlich sei darauf hingewiesen, daß Colchicin auch ein starkes Mitosegift ist, worauf in dem Kapitel zur Phyto-Onkologie noch einmal eingegangen wird (*s. S. 413*).

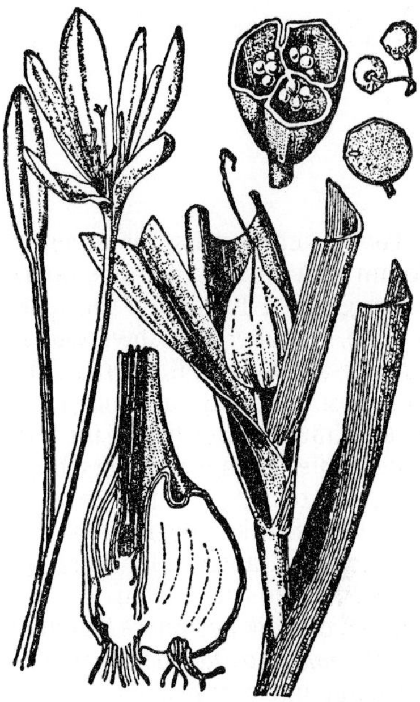

Herbstzeitlose, Colchicum autumnale

Empfehlenswerte Fertigarzneimittel

Die Herbstzeitlose soll nur in Form auf Colchicin standardisierter Fertigarzneimittel oder als Reinform des Colchicins eingesetzt werden.

▷ Colchicum-Dispert® Dragees (Solvay) enthalten Gesamtalkaloide aus Semen colchici, berechnet als 0,5 mg Colchicin.

▷ Colchysat® Bürger Tropfen (Ysatfabrik) enthalten einen wäßrig-alkoholischen Auszug aus frischen Herbstzeitlosenblüten, standardisiert auf einen Gehalt von 50 mg Gesamtalkaloiden berechnet als Colchicin auf 100 ml.

3. Äußerliche Heilpflanzenanwendungen

Bäder, Packungen und Einreibungen spielen bei akuten und chronischen rheumatischen und neuralgischen Zuständen seit jeher eine große Rolle. Für alle drei Anwendungsarten können wir auf Arzneipflanzen zurückgreifen, ganz besonders für Packungen und Einreibungen. Kräuterbäder haben ihr Hauptanwendungsgebiet bei nervösen Erschöpfungs- und Erregungszuständen. Aber sie lassen sich auch für Rheumatiker ausnutzen. Man gebraucht für ▶ Kräuterbäder vorzugsweise Drogen mit ätherischen Ölen, die hautreizend wirken und die periphere Durchblutung fördern. *Kalmus* und *Quendel* kommen dafür in erster Linie in Betracht.

Der Aufguß eines Gemisches (Calami rhizoma, Serpylli herba zu gleichen Teilen) wird dem Bad hinzugefügt. Man braucht für ein Vollbad $^1/_2$ kg der Droge, die mit 2–3 Liter Wasser zubereitet wird, für ein Halb- oder Teilbad entsprechend weniger.

Derartige Bäder werden von den Kranken als sehr angenehm empfunden; sie haben auch eine beruhigende Wirkung. Aber sie sind nicht billig, da man erhebliche Mengen der Kräuter für jedes Bad benötigt, wenn es ausreichend wirksam sein soll.

Pflanzen zur Behandlung

Graminis flos, Heublumen

Graminis flores
❊ **Graminis flores**
® **Kneipp® Heupack Herbatherm N Kompressen**
® **Florapress® Heublumen-Kompresse**

Acorus calamus
❊ **Calami rhizoma**

Thymus serpyllum
❊ **Serpylli herba**

Es sind die **Blüten** der verschiedenen **Gräser (Gramineae)**, die auf den Wiesen wachsen und nach dem Schnitt das Heu bilden. Bei dem Trocknen des Grases spielt sich ein Fermentationsprozeß ab, der erst den schönen Geruch hervorbringt. Beim Lagern des Heues in der Scheune fallen die Blüten und die unreifen Früchte aus und lassen sich am Winterende, nachdem das Heu verfüttert wurde, am Boden der Tenne zusammenkehren. So lernte sie Pfarrer Kneipp im Allgäu kennen, und sie spielen seitdem in der Kneipp-Therapie eine große Rolle. Kneipp selbst gebrauchte sie nur als Zusatz zu Bädern. Der Heublumensack kam erst nach ihm auf.

Der charakteristische Geruch der Heublumen stammt von dem *Ruchgras (Anthoxanthum odoratum)*, einem der häufigsten Wiesengräser. Es enthält ein Cumaringlykosid, das beim Verwelken Cumarin abspaltet, ebenso wie der Waldmeister (Asperula odorata). Es ist eine kreislaufaktive, campherähnlich wirkende Substanz, die bei innerlicher Aufnahme größerer Mengen giftig wirken kann. Bei der äußerlichen Applikation verstärkt sie die Hyperämie und den Hautreiz.

Anwendungsgebiete

Bei allen rheumatischen Erkrankungen sind die Heublumenpackungen ein vorzügliches Mittel für die energische örtliche Wärmebehandlung. Ebenso wirksam sind sie bei schmerzhaften Veränderungen der Gelenke, Muskeln oder Sehnen nach Unfällen, Knochenbrüchen oder Operationen. Überragend ist die Wirkung beim Hexenschuß und ähnlichen akuten muskelrheumatischen Zuständen. Dagegen vertragen erfahrungsgemäß akute Neuralgien die Wärme schlecht. Sie kommt bei ihnen erst im chronischen Stadium in Betracht. Spezielle Untersuchungen über

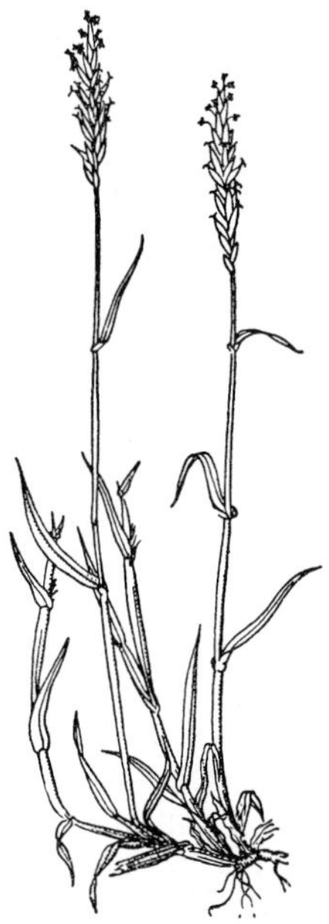

Ruchgras, Anthoxanthum odoratum

den Heusack (Heupack) legten *Fröhlich und Müller-Limmroth (1975)* vor. Sie bestätigten die alten Erfahrungen mit modernen physikalischen Methoden. Die lokale Erwärmung durch den direkt auf die Haut aufgelegten Heusack führt zu einer Analgesie und Sedierung, über Axonreflexe zu einer Durchblutungssteigerung mit erhöhtem Gewebsstoffwechsel sowie zu einer Tonusminderung der Muskulatur, verbunden mit einer Elastizitätszunahme des Bindegewebes. Der Heusack kann mit einer Temperatur von 42° C aufgebracht werden und 40 Minuten liegen bleiben. Bei der direkten Auflage des Heusacks auf die Haut werden auch Wirkstoffe resorbiert, die lokal und sogar generalisiert therapeutisch nutzbare Effekte hervorrufen können.

Zubereitungsformen

Graminis flos
Man füllt einen flachen ▶ Leinenbeutel etwa 2 bis 3 Finger hoch mit Heublumen und übergießt ihn in einem Topf mit kochendem Wasser. Dann läßt man 10 Minuten unter Bedeckung des Topfes ziehen. Nun ist der Heublumensack fertig. Er wird vorsichtig ausgedrückt und dann so heiß wie möglich auf die kranke Stelle aufgelegt, wo er etwa 40 Minuten liegen bleibt (s. o.). Er muß der Oberfläche des Körpers dicht anliegen. Man deckt ihn mit einem Woll- oder Flanelltuch ab, damit er die Wärme gut hält.

Man kann einen Heublumensack einige Male verwenden, ehe man ihn neu füllt. Es gibt die Heublumensäcke auch fertig zu kaufen. Doch sind die Heublumen als Droge (Graminis flores) sehr viel preiswerter.

Empfehlenswerte Fertigarzneimittel

Kneipp® Heupack	(Kneipp)
Herbatherm N Kompressen	
Florapress®	(Heberer)
Heublumen-Kompresse	

Weitere Pflanzen gegen Rheuma

Nicht minder wichtig sind bei rheumatischen Beschwerden ▶ Einreibungen. Wir verbinden sie gern mit den Wärmeanwendungen oder den Massagen in der Form, daß sie den Abschluß dieser Maßnahmen bilden. Es ist immer gut, die Einreibung am warmen Gelenk oder Muskel vorzunehmen, mindestens aus der Bettwärme heraus frühmorgens. Zu antirheumatischen Einreibungen eignen sich vor allem ätherische Öle in spirituöser Lösung. ▶ Kalmusöl, ▶ Wacholderöl, ▶ Rosmarinöl usw. werden mit alkoholischen Zubereitungen ähnlicher Pflanzen kombiniert, etwa in folgender Weise:

Rp. Ol. Juniperi 2,0
Spirit. Calami ad 100,0

D.S. Einreibung

Rp. Ol. Calami 2,0
Spirit. Angelicae Compos. ad 100,0

D.S. Einreibung

Von besonderem Wert ist eine ▶ Kombination von Bilsenkrautöl (Ol. Hyoscyami) mit Chloroform in spirituöser Lösung:

Rp. Ol. Hyoscyami 20,0
Chloroformii 30,0
Spirit. Angelicae compos. 50,0

D.S. Einreibung. Vor Gebrauch schütteln.

Das Bilsenkrautöl wirkt bei dieser lokalen Anwendung beruhigend und entspannend. Es dringt nur bis in die oberflächlichen Haut- und Unterhautschichten ein. Eine Resorption, die gefährlich werden könnte, ist nicht zu befürchten.

Sehr günstig wirkt bei allen rheumatischen und neuralgischen Schmerzzuständen auch die *Arnika*. Ihr äußerlicher Gebrauch übertrifft bei weitem den innerlichen. Zwar sind ihre Hauptindikationen andere (Kontusionen, Distorsionen, Hämatome), doch ist sie als äußere Anwendung auch bei rheumatischen Erkrankungen von Nutzen, besonders bei stärker entzündlichen Prozessen. *Weiss* empfiehlt sie sogar in einer ▶ Kombination mit dem Bilsenkrautöl in folgender Rezeptur:

Rp. Ol. Hyoscyami
Tinct. Arnicae aa 10,0
Chloroformii 30,0
Spir. Calami ad 100,0

D.S. Einreibung. Vor Gebrauch schütteln.

Für feuchte Umschläge bei akuten Gelenkentzündungen, zumal bei akuten Phasen im Verlaufe von chronischen arthrotischen Prozessen, bewährt sich die ▶ Arnikatinktur nicht minder. Man nimmt 1 Eßlöffel Tinctura Arnicae auf 1/2 Liter Wasser und erneuert die kühlen Umschläge damit recht häufig, mindestens alle 2 Stunden.

1. Chrubasik, S., Ziegler, R.: Wirkstoffgehalt in Arzneimitteln aus Harpagophytum procumbens und klinische Wirksamkeit von Harpagophytum-Trockenextrakt. Phytopharmaka II, Steinkopf (1996) 101–114
2. Erdös, A., Fontaine, R., Friche, H., Durand, R., Pöppinghaus, Th.: Beitrag zur Pharmakologie und Toxikologie verschiedener Extrakte sowie des Harpagosids aus Harpagophytum procumbens DC. Planta med. 34 (1978) 97–108
3. Fröhlich, H.-H., Müller-Limmroth, W.: Physikalische Untersuchungen zur thermotherapeutischen Wirkung des Kneippschen Heusacks. Münch. med. Wschr. 117 (1975) 443–448
4. Frohne, D.: Solanum dulcamara L. – Der Bittersüße Nachtschatten. Z. Phytother. 14 (1993) 337–342
5. Haim, S.: Harefuah 43 (1977) 399
6. Hazem, P.G., Michel, B.: Management of necrotizing vasculitis with colchicine. Arch. Dermatol. 115 (1979) 1303–1306
7. Jorken, S., Okpanyi, S.N.: Pharmakologische Grundlagen pflanzlicher Antirheumatika. Phytopharmaka II, Steinkopf (1996) 115–126
8. Kienholz, E.: Behandlung von Arthrosen mit intracutanen Mistelinjektionen. naturamed 5 (1990) 201–202
9. Lanhers, M.C., Fleurentin, I., Mortier, F., Vinche, A., Younos, C.: Antiinflammatory and analgesic effects of an aqueous extract of Harpagophytum procumbens. Planta med. 58 (1992) 117–123
10. Loew, D., Schuster, O., Möllerfeld, J.: Stabilität und biopharmazeutische Qualität. Voraussetzung für Bioverfügbarkeit und Wirksamkeit von Harpagophytum procumbens. Phytopharmaka II, Steinkopf (1996) 83–93
11. Peters, S., Peters, M.D., Thomas, J.A., Lehmann, M.D., Schwabe, A.D.: Colchicine use for familial mediterranean fever. West. J. Med. 138 (1983) 43–46
12. Reuter, H.D.: Phytotherapie bei Beschwerden am Bewegungsapparat. naturamed 10 (1995) 13–20
13. Tippler, B., Syrovets, T. Simmet, Th.: Wirkung von Extrakten auf die Eicosanoidbiosynthese in Ionophor A 23187 – stimuliertem menschlichen Vollblut. Phytopharmaka II, Steinkopf (1996) 95–100
14. Wagner, H.: Search for new potential plant constituents with antiphlogistic and antiallergic activity. Planta med. 55 (1989) 235–241
15. Wagner, H., Fessler, B., Knaus, U., Wierer, M.: Zum Wirknachweis antiphlogistisch wirksamer Arzneidrogen. Z. Phytother. 8 (1987) 135–140
16. Wenzel, P., Wegener, T.: Teufelskralle. Ein pflanzliches Antirheumatikum. Dtsch. Apoth. Ztg 135 (1995) 1131–1144

Krankheiten des Nervensystems und der Psyche

Ein als sensationell empfundener Durchbruch in der modernen Pharmakotherapie war die Entwicklung völlig neuartiger Psychopharmaka, besonders der Tranquilizer, aber auch der Neuroleptika und der trizyklischen Antidepressiva. Die gesamte Therapie psychiatrischer Krankheitsbilder wurde durch diese Arzneimittel revolutioniert. So verwundert es nicht, daß traditionelle Phytotherapeutika vom Typ des Baldrians oder des Hopfens oder auch die stark wirksamen Arzneimittel aus dem Opium immer mehr in den Hintergrund gedrängt und bestenfalls als plazeboartige Medikamente eingeordnet und belächelt wurden. Inzwischen ist die Euphorie über die Wirkungen moderner Psychopharmaka einer sehr viel nüchterneren und sachlicheren Denkweise gewichen, wozu auch kritische Bewertungen in der Fach- und Laienpresse beigetragen haben. Heute wendet man sich vorsichtig wieder den alten Phytotherapeutika zu, die z. T. in wesentlich besserer Galenik als Fertigarzneimittel ihre Wirksamkeit auch unter den Bedingungen kontrollierter Studien erwiesen haben. Der große Nachteil moderner, synthetischer Psychopharmaka besteht vor allem in der Gewöhnung und Abhängigkeit, die auch zur **Sucht** führen können. Langzeittherapien beispielsweise mit Tranquilizern führen bei plötzlichem Absetzen zu schweren Entzugserscheinungen bis zu psychotischen Zuständen. Auch ist man im Zu-

Nervöse Unruhezustände und Schlafstörungen
- *Baldrian, Valeriana officinalis*
- *Hopfen, Humulus lupulus*
- *Melisse, Melissa officinalis*
- *Passionsblume, Passiflora incarnata*
- *Lavendel, Lavandula angustifolia*
- *Pomeranze, Citrus aurantium subspec. amara*
- *Eschscholtzie, Eschscholtzia californica*
- *Weitere sedativ wirkende Pflanzen*

Depressive Verstimmungen
- *Johanniskraut, Hypericum perforatum*
- *Schlangenwurz, Rauwolfia serpentina*
- *Kava-Kava, Piper methysticum*
- *Weitere Pflanzen mit psychotroper Wirkung*

Psychophysische Erschöpfung
- *Ginseng, Panax Ginseng*
- *Eleutherokokkus, Eleutherococcus senticosus*
- *Mate, Ilex paraguariensis*
- *Kola, Cola nitida*

Vegetative Dysregulation – Vegetative Dystonie
- *Keine spezifisch wirksamen Heilpflanzen, empfehlenswert Kava-Kava, Baldrian, Melisse, Lavendel*

Degenerative Erkrankungen des zentralen Nervensystems – Hirnleistungsstörungen
- *Tollkirsche, Atropa belladonna*
- *Ginkgobaum, Ginkgo biloba*
- *Bilsenkraut, Hyoscyamus niger*

Vasomotorische Kopfschmerzen, Neuralgien
- *Gelber Jasmin, Gelsemium sempervirens*
- *Eisenhut, Aconitum napellus*

sammenhang mit der Langzeiteinnahme auf auffällige Persönlichkeitsveränderungen aufmerksam geworden. Z. T. werden solche Medikamente sogar als Ersatzdrogen auf dem Drogenmarkt gehandelt, was man bei entsprechenden Phytotherapeutika so gut wie nie erleben wird. Gerade bei den nervösen und psychogenen Erkrankungen oder Befindensstörungen beobachtet man immer wieder, daß mit pflanzlichen Mitteln viel mehr Regulation als Verdrängung oder Betäubung stattfindet. Körpereigene Funktionen werden geordnet, Selbstheilungskräfte angeregt. Man wird fast immer – mit Ausnahme ganz besonderer Persönlichkeitsstrukturen – eine auch über längere Zeit mit bis in die Psyche hinein wirksamen Phytotherapeutika durchgeführte Behandlung absetzen können, wenn die Symptomatik des Behandelten eine weitere Einnahme nicht mehr notwendig macht, ohne daß es zu entsprechenden Entzugserscheinungen käme. Hierin liegt ihr eindeutiger Vorteil gegenüber den synthetischen Psychopharmaka. Ein Nachteil diesen gegenüber besteht darin, daß die pflanzlichen Arzneimittel fast nie als Akutmittel einsetzbar sind, und daß es auch keine echten Hypnotika oder Narkotika gibt, sieht man einmal vom Opium ab. Der abwägende Arzt, der weder in der einen noch in der anderen Möglichkeit der Pharmakotherapie dogmatisch festgelegt ist, wird für seinen Patienten aus der individuellen Situation heraus immer alternativ entscheiden können und in beiden Bereichen der Synthetika und Phytotherapeutika Mittel finden, die der Situation seines Patienten am besten gerecht werden. Dabei kann grob davon ausgegangen werden, daß für akute Befindensstörungen die Synthetika besser geeignet sind, daß für die Langzeitanwendung dagegen Phytotherapeutika große Vorteile bieten. Die Prämedikation für operative oder diagnostische Eingriffe wäre heute ohne die Möglichkeit synthetischer Psychopharmaka überhaupt nicht denkbar. Das gleiche gilt auch für die Behandlung echter Psychosen. Wir werden aber sehen, daß bei den vielfältigen Angst- und Unruhezuständen, den immer häufigeren reaktiven depressiven Verstimmungszuständen oder den vielfältigen vegetativen Dysregulationen die Phytotherapeutika Mittel der ersten Wahl sind.

Für die primär somatischen Krankheiten des zentralen Nervensystems können Phytotherapeutika die auch für Synthetika vorhandenen großen therapeutischen Lücken nicht schließen. Zwar gibt es einige bedeutsame Pflanzendrogen, vor allem Ginkgo biloba, die ihren therapeutischen Nutzen bewiesen haben, doch bleiben viele der vor allem degenerativen Erkrankungen des zentralen Nervensystems wie beispielsweise die multiple Sklerose, die amyotrophe Lateralsklerose, die Alzheimersche Erkrankung auch weiterhin ohne überzeugende symptomatische oder gar kausale Therapie.

Die folgenden Unterkapitel stellen die Pflanzendrogen zur Behandlung von Krankheiten und Befindlichkeitsstörungen des Nervensystems und der Psyche vor, wobei sie nach ihrem Wirksamkeitsprofil schwerpunktmäßig gegliedert sind.

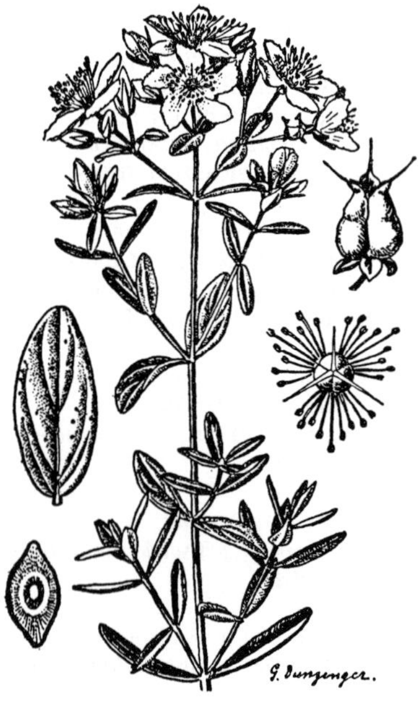

Johanniskraut, Hypericum perforatum

1. Nervöse Unruhezustände und Schlafstörungen

Nervosität ist zwar keine wissenschaftlich anerkannte nosologische Einheit als Krankheit, aber dennoch eine besonders in der zivilisierten Welt weit verbreitete Tatsache. Dabei überwiegen Unruhe- und Erregungszustände, die sich heute immer häufiger in Aggressionen entladen. Viele solcher nervösen Unruhezustände sind zugleich angstbesetzt, wobei dieses Symptom meistens schon den Übergang in den Bereich depressiver Verstimmungen signalisiert. Als Ursache müssen wohl in erster Linie die moderne Hektik und die Arrhythmie unserer Zeit genannt werden. Die Menschen sind nicht mehr in der Lage, wirklich zur Ruhe zu kommen oder – mit einem modernen, der mechanistischen Weltauffassung entlehnten Begriff ausgedrückt – »abzuschalten«. Man sucht seine Entspannung vor dem Fernsehapparat und bemerkt nicht, wie durch die dort vorzugsweise vermittelten Inhalte die Anspannung nur noch potenziert wird.

Die typische Schlafstörung ist hier die Einschlafstörung. Man ist zwar erschöpft, todmüde, und doch so aufgeregt oder gespannt, so voller innerlich flutender Gedanken, daß man trotz der großen körperlichen Müdigkeit immer wacher wird und damit auch immer unruhiger. Früher ist dieses Krankheitsbild auch Neurasthenie genannt worden. Es bedeutet im Grunde genommen ein Überreiztsein im zentralen Nervensystem, das ja physiologisch der wachen Bewußtseinsbildung dient: Man ist zwar körperlich müde, aber nervlich zu wach.

Valeriana officinalis
- ❊ **Valerianae radix**
- ® **Valdispert® Dragees**
- ® **Baldrian-Phyton® Dragees und Tropfen**
- ® **Kneipp® Baldrian-Pflanzensaft Nerventrost®**
- ® **Kneipp® Baldrian Tabletten**
- ® **Baldrian-Dispert®-stark Dragees**
- ® **Nervipan® Kapseln**
- ® **Valmane® Dragees**
- **div. Kombinationspräparate**

Humulus lupulus
- ❊ **Lupuli strobulus**
- ❊ **Lupuli glandula**
- ® **Lactidorm® Beruhigungs-Dragees**
- **div. Kombinationspräparate**

Melissa officinalis
- ❊ **Melissae folium**
- ® **Kneipp® Melissen-Pflanzensaft**
- **div. Kombinationspräparate**

Passiflora incarnata
- ❊ **Passiflorae herba**
- ® **Passiflora Curarina® Tropfen**
- **div. Kombinationspräparate**

Lavandula angustifolia (officinalis)
- ❊ **Lavandulae flos**

Citrus aurantium subspec. amara
- ❊ **Aurantii pericarpium**

Eschscholtzia californica
- ❊ **Eschscholtziae herba**
- **div. Kombinationspräparate**

Ein einfühlsamer Arzt wird hier gerne und berechtigt mit der Verordnung eines Arzneimittels oder der Kombination mehrerer solcher helfen wollen. Er wird als guter Therapeut aber nie darauf verzichten können, den Betroffenen im Gespräch auf die eigentlichen Ursachen seiner Nervosität, inneren Unruhe und seiner Schlafstörungen aufmerksam zu machen und nach Wegen zu suchen, wie aus eigener Kraft die Ursache beseitigt oder zumindest in ihren schädigenden Einflüssen gemildert werden kann. Die moderne Medizin wird immer mehr herausfinden, wie oft die lange Zeit in einer mehr funktionellen Schicht verlaufenden Störungen oder Erkrankungen schließlich doch in somatische Krankheiten übergehen, bei denen dann die Behandlung um vieles schwieriger wird. Gerade deshalb ist ein Miteinander eigener, die Störursachen beseitigender Initiativen und in der Übergangszeit hilfreicher Arzneimittel richtig. Die Natur bietet eine ganze Reihe von Pflanzen, mit deren Hilfe Unruhezustände und Schlafstörungen wirksam behandelt werden können.

Pflanzen zur Behandlung

Valeriana officinalis, Baldrian

Der Baldrian wächst überall in Deutschland in Wäldern, an Flußufern und auf feuchten Wiesen wild. Für den medizinischen Gebrauch wird er jedoch kultiviert, besonders in England, Belgien, Osteuropa und zum kleineren Teil auch in Deutschland. Der Baldrian ist eine große, aufrechte, bis 1 1/2 Meter hohe Pflanze mit gegenständigen, fiederschnittigen Blättern. Die Blüten sind klein, rötlichweiß; sie bilden einen vielblütigen, doldenähnlichen Blütenstand.

Verwendet wird die Wurzel, **Valerianae radix** DAB 10. Sie enthält zu 0,5–1 % ein ätherisches Öl mit Mono- und Sesquiterpenen (Valerensäuren). Die Verordnung des Baldrians als Beruhigungsmittel nervöser Unruhezustände ist seit langem bekannt. Seine Wertschätzung schwankte aber im Laufe der Zeit erheblich. Oft wurde seine Wirkung lediglich als autosuggestiv oder Plazeboeffekt charakterisiert. Doch die ärztliche Praxis und die Selbstmedikation haben nie auf Baldrian und Zubereitungen aus demselben verzichtet. Letzten Endes haben sie damit gegenüber den Skeptikern recht behalten. Der Baldrian ist ohne jeden Zweifel ein gutes und echtes Sedativum. Sein Wert wurde lange Zeit deshalb nicht ausreichend erkannt, weil er vielfach zu niedrig dosiert wurde. Selten wird man mit 10 oder 20 Tropfen Baldriantinktur gute Erfolge erzielen. Man muß im allgemeinen wesentlich größere Mengen nehmen lassen, z. B. 1–2 Teelöffel der Tinktur. Überdosierungen sind kaum zu fürchten, auch dann nicht, wenn erheblich größere Mengen eingenommen werden. Die Einzeldosis von einem Teelöffel kann dann – wenn kein ausreichender Erfolg eintritt – in kurzen Abständen noch 2–3mal wiederholt werden. Die heute gut belegte therapeutische Wirksamkeit von Fertigarzneimitteln aus Baldrian beruht im wesentlichen auch darauf, daß der Tatsache einer ausreichenden Dosierung Rechnung getragen wurde.

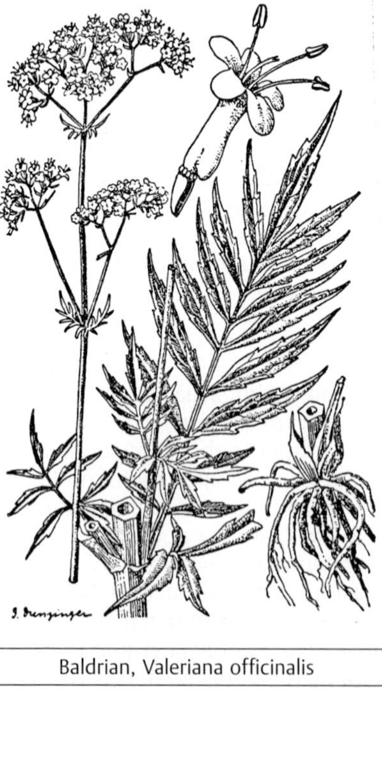

Baldrian, Valeriana officinalis

Pharmakologie

Gerade die Baldrianforschung der letzten Jahrzehnte zeigt die Schwierigkeiten, die eine moderne Pharmakologie mit Phytotherapeutika hat, vor allem wenn auf wirksamkeitsbestimmende Inhaltsstoffe abgehoben wird. So führte die Entdeckung der **Valepotriate** durch *Thies (1966)* zu deren sehr einseitiger Bewertung als für die Wirksamkeit verantwortliche Inhaltsstoffe. Es zeigte sich aber in der Folge, daß diese bizyklischen Monoterpene unmöglich alleine für die aus der Erfahrungsmedizin bekannte Wirksamkeit verantwortlich sein konnten. Zum einen kommen sie in der offizinellen, europäischen Droge nur in sehr geringer Menge vor, sie finden sich vor allem in den außereuropäischen Baldrianarten (indischer und mexikanischer Baldrian), und zum anderen erwiesen sie sich als chemisch sehr instabil, so daß nur bei sehr schonender Zubereitung überhaupt Valepotriate nachweisbar blieben bzw. in den für eine Erfahrungsheilkunde typischerweise verwendeten Zubereitungen nicht mehr nachweisbar waren. Heute wiederum werden auch den Abbauprodukten der Valepotriate, den sogenannten Baldrinalen, therapeutische Wirkungen zugeschrieben. Es besteht aber kein Zweifel, daß ein weiterer wesentlich die Wirksamkeit bestimmender Inhaltsstoff das ätherische Baldrianöl ist, in welchem verschiedene Sesquiterpenverbindungen wie Valeranon, Valerenal, und Valerensäuren enthalten sind. Diese Terpene des ätherischen Öls zeigten tierexperimentell zentral dämpfende, spasmolytische und muskelrelaxierende Wirkungen sowie eine Reduzierung der motorischen Aktivität (z. B. *Hendriks u. Mitarb., 1981*). Auch konnte eine In-vitro-Hemmung des zentralen Neurotransmitters gamma-Aminobuttersäure (Gaba) durch *Riedel u. Mitarb. (1982)* nachgewiesen werden.

Die **Valepotriate** werden heute nicht als primär sedativ angesehen, sondern eher psychisch ausgleichend (Tranquilizer), z. T. auch antriebssteigernd, in der Dienreihe eher thymoleptisch. Aufgrund ihrer Epoxidstruktur besitzen Valepotriate alkylierende Eigenschaften, wobei bei peroraler Verordung ein kanzerogenes Risiko wegen der schlechten Resorptionsrate und geringen Bioverfügbarkeit in der Leber oder anderen Organen nach *Wagner und Jurcic (1980)* kaum befürchtet werden muß. *Wagner* kommt auch *1995* zu der Aussage, daß die bisher durchgeführten Untersuchungen den Schluß zulassen, daß an der Baldriangesamtwirkung die Terpenverbindungen des ätherischen Öls **und** die Valepotriate beteiligt sind.

Anwendungsgebiete

Aus der Zusammenschau von ärztlicher Erfahrung, klinischen und pharmakologisch-experimentellen Untersuchungen lassen sich für Baldrianwurzel und ihre Zubereitungen drei Hauptindikationsgebiete benennen:

1. nervöse Erregungszustände,
2. nervös bedingte Schlafstörungen,
3. nervöse Herzbeschwerden.

Je nach ärztlich-therapeutischer Einstellung gibt es eine große Zahl empfehlenswerter Fertigarzneimittel, wobei deren Schwerpunkt in der Kombination mit anderen sedativ wirkenden Phytotherapeutika liegt. Für die drei Hauptindikationsgebiete zeigt unsere ärztliche Erfahrung je typische Verstärkungsmöglichkeiten der Baldrianwirkung durch Kombination mit einer weiteren Heilpflanze, und zwar mit

- Melisse (Melissa officinalis) bei nervösen Erregungszuständen,
- Hopfen (Humulus lupulus) bei nervös bedingten Schlafstörungen,
- Maiglöckchen (Convallaria majalis) bei nervösen Herzbeschwerden.

Will man allerdings die freie **Rezeptur** pflegen, kann man auf unterschiedliche Zubereitungsformen gewohnter und weniger gewohnter Art zurückgreifen, deren praktisch bewährte in der Folge dargestellt werden.

Zubereitungsformen

Valerianae Radix
Am bekanntesten als ▶ Teeaufguß, 2 Teelöffel auf 1 Tasse. Oder auch als ▶ Infus 10,0 bis 20,0/150,0 eßlöffelweise.

Rp. Infus. Rad. Valerian. 15,0/150,0
Aqu. Menth. pip. ad 200,0

D.S. 3mal tägl. 1 Eßlöffel.

Besonders gern auch als ▶ Kaltmazerat: 2 Teelöffel Baldrianwurzel werden mit 1 Glas kaltem Wasser übergossen und 8–10 Stunden stehen gelassen. So bereitet man sich morgens die Portion, die man abends vor dem Schlafengehen trinken will; und am Abend gleich wieder die Menge, die am nächsten Morgen nüchtern genommen werden soll.

Weitaus am besten dürfte die ▶ Kombination von Aufguß und Mazerat sein: 2 Teelöffel Valerianae Radix werden mit 1 Tasse kochendem Wasser übergossen und 12 Stunden ziehen gelassen. Dann wird der Tee kalt getrunken. Man muß also auch hierbei die Portion, die abends vor dem Schlafengehen getrunken werden soll, schon morgens zubereiten.

▶ Tinctura Valerianae

Die häufigste und noch immer sehr brauchbare Form, wenn ausreichend dosiert wird. Als Einzeldosis gelten 1–2 Teelöffel. Baldriantee läßt sich durch Zugabe von 1 Teelöffel Baldriantinktur auf 1 Tasse in sehr vorteilhafter Weise verstärken.

▶ Tinctura Valerianae aetherea

Die ätherischen Baldriantropfen wirken weniger beruhigend als die gewöhnliche Baldriantinktur, durch den Ätherzusatz sogar eher erregend. Sie sind daher mehr für Schwächezustände, Ohnmachten und Kollaps geeignet. Diese ätherischen Baldriantropfen muß man wirklich tropfenweise geben, da der Äther in größeren Mengen nicht gut vertragen wird. Allerdings tritt durch diesen die analeptische Wirkung sehr rasch ein. Angebracht sind die ätherischen Baldriantropfen für den einmaligen Gebrauch bei akuten Zuständen.

▶ Extractum Valerianae fluidum

Seltener gebraucht, ist aber für manche Zwecke recht empfehlenswert, vor allem für sedative Mixturen.

Eine beliebte Kombination ist die ▶ Mixtura Valerianae bromata von folgender Zusammensetzung:

Rp. Extract. Valerian. fluid. 5,0
Natr. bromati 18,0
Aquae Melissae 150,0
Aqu. dest. ad 300,0

D.S. 3mal tägl. 1 Eßlöffel.

Die frische Baldrianwurzel ist praktisch geruchlos. Der charakteristische Baldriangeruch bildet sich erst beim Trocknen durch das Freiwerden der Isovaleriansäure. Ein Hauptbestandteil derselben ist die Baldriansäure, Acidum valerianicum. Sie ist eine klare, farblose, ölige Flüssigkeit von stark baldrianartigem Geruch, im Geschmack brennend und scharf. Diese reine Baldriansäure ist in zahlreichen Verbindungen und pharmazeutischen Spezialitäten enthalten.

Empfehlenswerte Fertigarzneimittel

Reine Baldrianpräparate:

Valdispert® Dragees	(Solvay)
Baldrian-Phyton® Dragees und Tropfen	(Merckle)
Kneipp® Baldrian-Pflanzensaft Nerventrost®	(Kneipp)
Kneipp® Baldrian Tabletten	(Kneipp)
Baldrian-Dispert®/-stark Dragees	(Solvay)

Auf Valepotriate standardisierte Präparate

Nervipan® Kapseln	(Medopharm)
Valmane® Dragees	(Solvay)

Kombinationen

mit Hopfen

Hovaletten® N Filmtabletten	(Novartis)
Seda Kneipp® N Dragees	(Kneipp)
Selon® Dragees	(Sertürner)
Valdispert® comp. Dragees	(Solvay)

mit Melisse

Euvegal®-Dragees forte	(Spitzner)
Plantival® novo Dragees	(Schwabe)

mit Johanniskraut

Sedariston® Konzentrat Kapseln	(Steiner)
Psychotonin®-sed. Kapseln	(Steigerwald)

mit Passionsblumenkraut

Biral® forte Dragees	(Madaus)
Dormo-Sern® Sirup	(Sertürner)

Humulus lupulus, Hopfen

Diese Liane kommt in Erlenbrüchen, an Flußufern und in feuchten Gebüschen wild vor. Die Droge stammt ausschließlich aus der Kultur. In fast allen Ländern der Welt wird Hopfen angebaut. Dieser Anbau dient allerdings in erster Linie der Gewinnung von Hopfenbitter für die Bierbrauerei. Dabei kann Deutschland allerdings auch vom Anbau her als das Hopfenland gelten – und auch als das Land der Biertrinker! Die Anbaugebiete liegen vorwiegend in Süddeutschland, das größte und bekannteste ist die Hallertau in Franken.

Aber der Hopfen ist auch eine wertvolle Arzneipflanze. Er wird als arzneilich genutzte Pflanze schon im Mittelalter beschrieben, doch die spezielle Verwendung der Zapfen und der an den Zapfenschuppen haftenden Drüsen sowie die sedierende und einschlaffördernde Wirkung ist erst in jüngerer Vergangenheit entdeckt worden. Die Bezeichnungen für diese arzneilich verwendeten Teile des Hopfens werden leicht verwechselt und sollen deshalb hier genau benannt und beschrieben werden:

Strobuli Lupuli (Lupuli strobulus) = Hopfenzapfen. Das sind die ganzen Fruchtstände mit vielen Einzelfrüchten, die jeweils hinter einer großen, trockenhäutigen Fruchtschuppe stehen. Diese Fruchtschuppen decken sich dachziegelartig und ergeben so das bekannte Bild des Hopfenzapfens. Alle Fruchtschuppen, auch die kleinen Deckblättchen der Blüten und die Achse der Zapfen, sind reichlich mit kleinen gelben Drüsen besetzt. Diese sind der eigentlich wirksame Bestandteil der Pflanze und liefern die Arzneistoffe.

Glandulae Lupuli (Lupuli glandula) = Lupulin. Darunter werden die kleinen gelben Drüsen verstanden, die sich durch Sieben von den frisch getrockneten Hopfenzapfen ablösen lassen. Vor allem ist zu beachten, daß Lupulin nicht der reine Inhaltsstoff ist, sondern nichts anderes als die von den Fruchtschuppen usw. isolierte Droge; sie ist also identisch mit den Hopfendrüsen (Glandulae Lupuli). Die ganzen Zapfen sind eine große, raschelnde, einen erheblichen Raum ausfüllende lockere Gesamtdroge. Das Lupulin ist dagegen ein feines gelbes Pulver.

Hinweis In den frühen mittelalterlichen Erwähnungen wird der Hopfen vor allem als harntreibend, blutreinigend und menstruationsfördernd bezeichnet, der arabische Arzt *Mesue* lobt bereits im achten Jahrhundert den Sirup des Hopfens als gutes Mittel bei

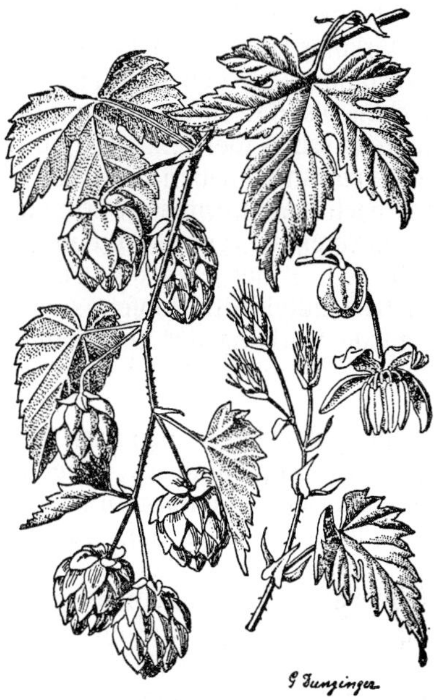

Hopfen, Humulus lupulus

Gallenfieber und zur Reinigung des Blutes. Auch *Paracelsus* verordnete den Hopfen bei Verdauungsstörungen. Hufeland schätzte ihn als Amarum und Nervenmittel. Erst bei *Hekker* findet sich der therapeutische Gebrauch der Fruchtschuppen, denen er die tonische Wirkung der Bittermittel zuschreibt. Er beschreibt auch, daß sie beruhigend auf das Nervensystem wirken, während er ihnen eigentliche narkotische Kräfte nicht zuspricht.

Pharmakologie

Zur Pharmakologie gibt es unterschiedliche und sich widersprechende Ergebnisse. In älteren Untersuchungen werden sie eher positiv, in neueren Untersuchungen (*Hänsel*) eher negativ bewertet. So schreiben *Gessner und Orzechowski (1974)*: »Die Hopfenbittersäuren sind schwache Hypnotika und haben außerdem eine – mäßige – sedative Wirkung. Am Frosch erzeugen sie zunächst Lähmung der hinteren, später auch der vorderen Extremitäten unter Herabsetzung der Erregbarkeit der quergestreiften Muskeln und der motorischen Nervenenden. Eine wesentliche narkotische Wirkung kommt bei höheren Tieren nicht zustande. Von den Bestandteilen des ätherischen Öls, das an der Gesamtwirkung des Hopfens schon mengenmäßig nur einen bescheidenen Anteil haben kann, hat Humulen eine nach einem primären Erregungszustand eintretende zentral-lähmende Wirkung, die sich in tiefer Narkose äußert. Die übrigen Bestandteile des Hopfens sind für die beruhigende Wirkung der Droge ohne Bedeutung.«

Steidle (1993) fand bei Tauben nach Verabreichung eines Hopfeninfuses eine leichte Schläfrigkeit; bei Hunden traten nach Gaben von Lupulin Durchfälle auf, auch starke Atemnot mit Erhöhung der Atemfrequenz wurde beobachtet. Er stellte bereits fest, daß sich die einzelnen Hopfensorten in der Wirkung stark unterscheiden. Auch nimmt nach seinen Angaben die Wirksamkeit bei der Lagerung schnell ab. Während er dem ätherischen Öl bei der Wirkung eine untergeordnete Rolle zuschreibt, sind nach seiner Auffassung in erster Linie die Hopfenbittersäuren von therapeutischer Bedeutung. Der Hopfen könne nur mit Vorbehalt zu den narkotisch wirkenden Substanzen oder narkotischen Genußmitteln gezählt werden. Vielmehr gehöre er zu den Stoffen, die vorwiegend vegetative Funktionen beeinflussen. Schließlich fand *Steidle*, daß Hopfen eine antagonistische Wirkung gegenüber Nikotin habe. Im Gegensatz zu diesen Ergebnissen ergaben verschiedene tierexperimentelle Untersuchungen von *Hänsel und Wagner (1976)* bei der Maus bei Prüfungen zur motorischen Aktivität in der Lauftrommel, Prüfung auf lokomotorische Aktivität im Laufkasten, Prüfung auf barbituratpotenzierende Wirkung und Prüfung am rotierenden Stab keinerlei signifikante Wirkungen. Auch orientierende Untersuchungen mit Hopfenpräparationen verliefen negativ. 15 Probanden erhielten fünf Tage lang 250 mg eines lipophilen Hopfenkonzentrates, das 50 mg alpha-Säuren, 40 mg beta-Säuren, 35 mg Resupone, 35 mg Hartharze und 8 mg Hopfenmehl enthielt. Bei keiner einzigen Versuchsperson wurde eine »schlafmachende« Wirkung beobachtet. *Hänsel und Schulz (1986)* verweisen später vor allem darauf, daß die wirksamkeitsbestimmenden Bitterstoffe zwar in der frisch geernteten Droge, nicht aber oder in erheblich geringerer Konzentration in den Extrakten und Fertigarzneimitteln enthalten seien. Schon beim bloßen Lagern der Droge nehme der Gehalt an Bitterstoffen innerhalb von 6 Monaten um 50 bis 70 % ab. Bei der Herstellung von Extrakten gingen weiter oxidative Umsetzungen vor sich mit dem Ergebnis, daß Art und Menge der im Extrakt vorliegenden Substanzen weitgehend unbekannt seien.

In früheren Untersuchungen zeigten *Hänsel u. Mitarb. (1982)*, daß die Bittersäuren Humulon und Lupulon während der Drogenlagerung autoxidativ einen C5-Alkohol, 2-Methyl-3-buten-2-ol, abspalten, der sich abhängig von Lagerungsbedingungen in unterschiedlicher Konzentration anreichert und als Komponente des ätherischen Öls analytisch faßbar ist. Methylbutenol gleicht in seinem Wirkprofil weitgehend dem chemisch nahe verwandten Methylpentynol, einer synthetischen Substanz, die seit langem als Sedativum/Hypnotikum verwendet wird. Der Methylbutenol-Gehalt des Hopfens steigt nach dem Trocknen kontinuierlich an und erreicht, von der jeweiligen Sorte weitgehend unabhängig, nach zweijähriger Lagerung bei Raumtemperatur sein Maximum. In Tee- und Badezubereitungen können somit pharmakologisch nach *Hänsel u. Mitarb. (1982)* relevante Konzentrationen an Methylbutenol erreicht werden. Vergleichsweise wenig davon enthielten die auf alpha-Säuren standardisierten Hopfenextrakte des Handels. In standardisierten Beruhigungsdragees fanden sich nur noch Spuren, während andererseits in einer Sedativ-Badezubereitung ein relativ hoher Gehalt festgestellt wurde.

Anwendungsgebiete

Der Hopfen ist ein mildes Sedativum. Er reicht an den Baldrian nicht ganz heran, hat aber einige Besonderheiten. Er gilt als besonders schlaffördernd. Ferner soll er eine spezifisch dämpfende Wirkung auf sexuelle Erregungszustände besitzen. Schließlich kommt eine anregende Wirkung auf den Magen im Sinne eines milden Stomachikums hinzu;

hierfür ist der Bitterstoff, das Hopfenbitter, ausschlaggebend. Wir können daher drei bevorzugte Anwendungsgebiete nennen:

1. Schlaflosigkeit, besonders Einschlafstörungen,
2. nervöse Gastropathien,
3. sexuelle Neurosen, Pollutionen, Ejaculatio praecox, überhaupt als Anaphrodisiakum für Männer.

Zubereitungsformen

Lupuli strobulus
Je nach Anwendungsgebiet wird der Hopfen unterschiedlich verordnet. Bei allgemeinen **nervösen Störungen** und bei **Schlaflosigkeit** geben wir den Hopfen gerne zusammen mit Baldrian, etwa in der folgenden Form:

Rp. Extract. Lupuli
Tinct. Valerian. aa 20,0
D.S. Abends vor dem Schlafengehen 30 Tropfen.

Als **Anaphrodisiakum** hat sich die ▶ Kombination von Hopfen mit Campher bewährt, z. B. als Pulver:

Rp. Camphorae monobromatae
Glandul. Lupuli aa 0,5
M. f. pulv. D. tal. Dos. Nr. XII ad chart. cerat.
D. S. 3mal tägl. 1 Pulver.

Die Beobachtung, daß der Hopfen eine besondere Einwirkung auf die Genitalsphäre besitzt, ging von den Beobachtungen an Hopfenpflückerinnen aus. Im Herbst, wenn der Hopfen reif ist, kommen die Hopfenpflückerinnen aus der ganzen Umgebung für einige Wochen zusammen. Dabei war es schon immer aufgefallen, daß bei den jungen Mädchen verfrühte Menstruationen auftraten. Man glaubt heute den Grund zu kennen. Der Hopfen enthält, insbesondere im ganz frischen Zustand, eine recht erhebliche Menge an **pflanzlichen Hormonen**, die den Östrogenen ähneln. Damit wird die eigenartige dämpfende Wirkung des Hopfens auf sexuelle Erregungszustände beim Mann verstehbar. Auch hierbei wird es sich um einen hormonellen Effekt handeln. Ob er allerdings allein auf einer östrogenähnlichen Wirkung des Hopfens beruht oder ob noch andere Hormoneffekte dabei eine Rolle spielen, steht noch zur Diskussion.

Bei **nervösen Magenleiden** wird man den Hopfen zusammen mit einem Karminativum geben:

Rp. Extr. Lupuli
Tinct. carminativ. aa 10,0
D.S. Vor den Mahlzeiten 30 Tropfen auf Zucker.

Die einfachste Verordnung ist eine ▶ Teemischung aus gleichen Teilen Lupuli Strobuli und Valerianae radix, wobei allerdings der Hopfen durch die lockeren Zapfen deutlich überwiegt und dementsprechend die Einzeldosis weit größer sein muß.
Ein altes **Volksmittel** ist ein ▶ Schlaftrunk aus frischen Hopfenzapfen. Man stopfte diese auch in ein kleines ▶ Kopfkissen und legte es über Nacht unter den Kopf, um den Schlaf zu fördern.

Empfehlenswerte Fertigarzneimittel

Reine Hopfenpräparate

Lactidorm® Beruhigungs-Kapseln	(Galactopharm)

Kombinationen

mit Baldrian und Melisse/Passionsblume

Kytta-Sedativum® f Dragees und Tropfen	(Kytta-Siegfried)
Pascosedon® Tropfen/-S Filmtabletten	(Pascoe)
Sedacur® forte Beruhigungsdragees	(Schaper & Brümmer)

Melissa officinalis, Melisse

Die Melisse ist ein Lippenblütler, der aus Südeuropa stammt, aber seit Jahrhunderten in den Gärten kultiviert wird. Sie ist ein ästiges Kraut, das gut einen Meter hoch wird; die weißen Blüten stehen zu 3–5 in den Blattwinkeln zusammen und sind deutlich einseitswendig. Verwendet werden die Blätter, **Melissae folium**. Sie enthalten mindestens 0,05 % ätherisches Öl bezogen auf die getrocknete Droge, deren Hauptbestandteile als Citronellal, Citral a und b bezeichnet werden. Weiterhin lassen sich Gerb- und Bitterstoffe, Triterpensäuren und Flavonoide nachweisen.

Die wirksame Substanz ist das **ätherische Öl** (Oleum Melissae). Verreibt man ein frisches Melissenblatt zwischen den Fingern, so erhält man den schönen, etwas zitronenartigen Duft. Man nennt die Pflanze daher auch Zitronenmelisse.

Anwendungsgebiete

Die Melisse wirkt beruhigend, krampfstillend und karminativ. Wir können sie als ein Nervinum mit karminativem Einschlag bezeichnen. Drei bevorzugte Anwendungsgebiete kennen wir von der Melisse:

1. das nervöse Herz,
2. den nervösen Magen,
3. Einschlafstörungen.

Daher wird man die Melisse vor allem dann anwenden, wenn das Einschlafen durch unangenehme und angstvolle Herzsensationen gestört ist. Neuerdings wurden für Melissenextrakte auch **antivirale** Eigenschaften beschrieben. Ein aus dieser Erkenntnis entwickeltes Fertigarzneimittel ist die ▷ Lomaherpan® Creme zur topischen Anwendung bei Herpes simplex.

Zubereitungsformen

Melissae folium
Auch für die Melisse gilt die Regel, daß die Dosis nicht zu klein sein darf, 2 Teelöffel der Droge pro Tasse. Ebenso wie beim Baldrian ist es zweckmäßig, je eine solche Tasse Melissentee nach dem Abendessen und vor dem Schlafengehen zu trinken, gut warm, mit etwas Honig gesüßt. Wird gleichzeitig über **Magenbeschwerden** geklagt, so tut eine ▶ Mischung von gleichen Teilen Pfefferminz- und Melissenblättern besonders gut. Da es sich bei der Melisse um ein ätherisches Öl handelt, gilt bei der Zubereitung des Tees die Regel, daß das Wasser zwar heiß, aber nicht kochend sein darf. Melissentee ist ein wohlriechendes und gut schmeckendes Getränk und wird schon aus diesem Grund gern genommen.

▶ Melissae Folia
2–3 Teelöffel auf 1 Tasse Wasser geben, mit heißem (nicht kochendem!) Wasser übergießen und 15 Minuten ziehen lassen, morgens und vor allem abends vor dem Schlafengehen 1 Tasse, evtl. gesüßt mit etwas Honig trinken.

▶ Aqua Melissae, Melissenwasser
Innerlich 3- bis 4mal täglich 1 Eßlöffel, äußerlich zu Augenumschlägen. Hierbei handelt es sich um eine preisgünstige Zubereitung des Apothekers.

▶ Spiritus Melissae
3- bis 4mal täglich 1 Teelöffel in 1 Glas Zukkerwasser; gern als mildes Schlafförderungsmittel, abends nach dem Abendessen und vor dem Schlafengehen je 1 Teelöffel voll.

Hinweis Der Karmelitergeist (Spiritus Melissae compositus) enthält nach der Vorschrift des DAB trotz seines Namens keine Melisse, sondern Oleum Citronellae, das auch die synonyme Bezeichnung Oleum Melissae indicum führt. Es stammt von einer in Ostindien vorkommenden und besonders auf Java, in Ceylon und Guatemala kultivierten Grasart Cymbopogon nardus (C. Winterianus, Andropogon nardus) und hat einen zitronenartigen und melisseähnlichen Geruch. Der Hauptbestandteil ist das aus dem Kraut gewonnene ätherische Öl. Die ursprünglichen Vorschriften für den Karmelitergeist, der schon im Mittelalter als beruhigende Medizin eine oft erwähnte Rolle spielte, geben freilich ein Destillat aus der echten Melisse mit anderen Kräutern an, wie es in dem bekannten »Klosterfrau Melissengeist« vorliegt. Er genügt allen Indikationen.

Die antidyspeptische und karminative Wirkung der Melisse wurde bereits bei den akuten Magenkrankheiten besprochen.

Empfehlenswerte Fertigarzneimittel

Reine Melissenpräparate

Kneipp® Melissen-Pflanzensaft	(Kneipp)

Kombinationen

mit Baldrian

Euvegal®-Dragees forte	(Spitzner)

mit Baldrian und Passionsblume

Euvegal-Tropfen N	(Spitzner)

mit Baldrian und Hopfenzapfen

Pascosedon® Tropfen/-S Filmtabletten	(Pascoe)

Passiflora incarnata, Passionsblume

Die Passiflora ist ein windendes Gewächs aus Südamerika und Ostindien. Sie wird in Italien und in Deutschland gern an Veranden und warmen Hauswänden wegen ihrer eigenartigen und schönen Blüten als Zierpflanze gezogen. Diesen verdankt sie ihren Namen. Innerhalb der Blumenkronenblätter steht ein dichter Fadenkranz purpurroter, innen fast schwarzer Nebenkronenblätter.

Dieser Fadenkranz in der Blüte wird mit einer Dornenkrone verglichen. Gebraucht wird das ganze Kraut, **Passiflorae herba**. Als wirksame Inhaltsstoffe werden Flavonoide und Maltol, eine Pyron-Methylcarbonsäure, beschrieben. Die sog. Harman-Alkaloide spielen dagegen wohl keine wesentliche Rolle, sie werden in der offizinellen Droge nicht nachgewiesen.

Die Wirkung ist eine mild sedative und schlaffördernde. Allein reicht die Passiflora wohl kaum aus, als unterstützendes Mittel ist sie durchaus brauchbar. Daher findet man sie

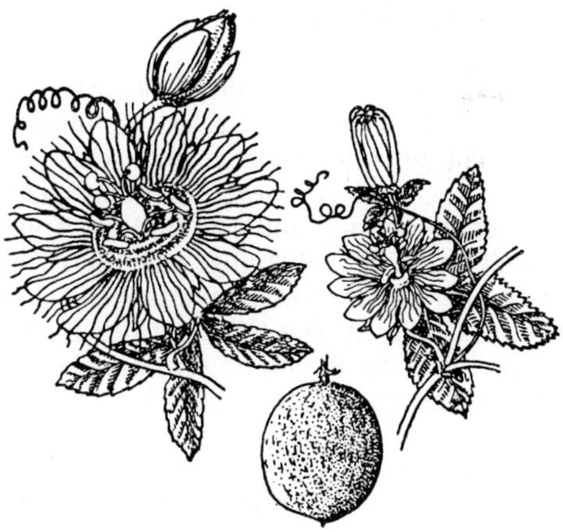

Passionsblume, Passiflora coerulea (links) und P. edulis (rechts)

als Bestandteil zahlreicher Teegemische und pflanzlicher Kombinationsarzneimittel.

Empfehlenswerte Fertigarzneimittel

Reine Passionsblumenpräparate

Passiflora Curarina® Tropfen	(Harras-Curarina)

Kombinationen

mit Baldrian

Biral® forte Dragees	(Madaus)
Dormo-Sern® Sirup	(Sertürner)

mit Baldrian und Melisse

Euvegal-Tropfen N	(Spitzner)

mit Baldrian und Hopfen

Kytta-Sedativum® f Dragees, Tropfen	(Kytta-Siegfried)

mit Weißdorn

Passiorin® N Saft/-Dragees	(Simons)

Avena sativa, Hafer

Der Hafer ist nicht nur das bekannte Getreide, sondern wird auch als Heilpflanze verwandt, die mild sedativ und schlaffördernd wirken soll. An dieser Wirkung sollen das Phenolglukosid Vanillosid und das Tryptaminderivat Gramin beteiligt sein. Diese Annahme beruht allerdings weitgehend auf Analogieschlüssen. Die Wirkung des Hafers ist derjenigen der Passiflora sehr ähnlich, allerdings gleichfalls recht schwach, und dennoch immer wieder behauptet und beschrieben. Als Droge werden vor allem die Früchte gebraucht, **Avenae fructus decorticatus**. Man bereitet aus ihnen einen alkoholischen Auszug.

Dagegen scheint in dem Haferstroh, Avenae stramentum, die wirksame Substanz nicht oder nur in minimalen Mengen enthalten zu sein. Im Haferstroh finden sich hauptsächlich Pektine und Kieselsäure. Nur für dieses existiert eine Monographie der Kommission E mit dermatologischer Indikation. Man stand zuletzt der sedativen Wirkung des Hafers recht skeptisch gegenüber.

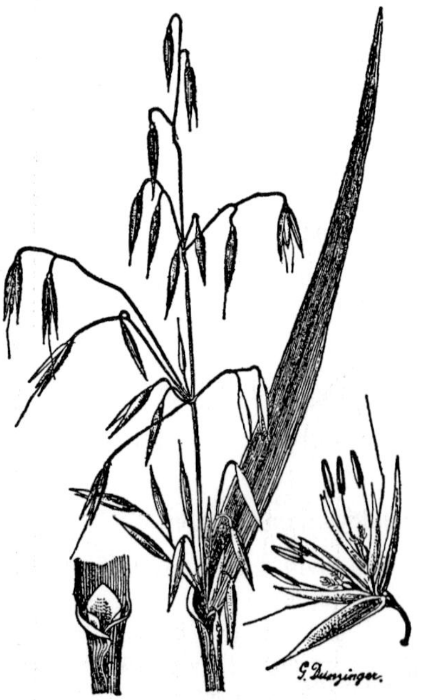

Hafer, Avena sativa

Hinweis Es existiert aber ein älterer Bericht, der eine beachtenswerte Wirksamkeit von Hafer dokumentiert.

Anand (1971) berichtet in der Zeitschrift »Nature« von einem Besuch in Indien, der ihn mit der alten Ayurveda-Medizin bekannt machte. Dort erfuhr er, daß Abkochungen der gewöhnlichen Haferfrüchte (Oats genannt) für Opium-Entziehungskuren gebraucht wurden. Dabei kam er auf den Gedanken, dies auch zur Nikotin-Entwöhnung zu versuchen. Er bereitete einen alkoholischen Extrakt aus der frischen Pflanze und verabfolgte ihn einer Gruppe von 26 starken Zigarettenrauchern. Eine gleich große Gruppe erhielt ein Plazebo. Die Überlegenheit des Haferextraktes war deutlich und ließ sich statistisch einwandfrei sichern. Bei der Avenagruppe ging die Zahl der gerauchten Zigaretten erheblich zurück, und dieser Entwöhnungseffekt hielt noch 2 Monate nach dem Absetzen der Medikation deutlich an. Dem Hafer ist also ein günstiger Effekt nicht abzusprechen.

Wir können heute den Hafer *nicht* zu den Phytotherapeutika mit gesicherter therapeutischer Wirksamkeit rechnen. Es gibt auch genügend besser belegte Drogen. So wird Hafer im wesentlichen noch als homöopathisches Arzneimittel verordnet.

Lavandula angustifolia (officinalis), Lavendel

Lavendel ist ein Lippenblütler mit kleinen, blauen Blüten und schmalen, am Rande zurückgerollten Blättern. Der Lavendel wächst wild in den Mittelmeerländern auf den sonnigen, kalkhaltigen Gebirgshängen und erreicht dort eine Größe von 1 Meter und mehr. Schon seit Jahrhunderten wird der Lavendel kultiviert, vor allem wegen seines schönen Geruches, der ihn für die Kosmetik geeignet macht. Medizinisch verwendet man die Lavendelblüten, **Lavandulae flos**. Sie enthalten das hoch geschätzte Lavendelöl (Oleum Lavandulae, mind. 1,5 %) und ca. 12 % Laminaceengerbstoffe. Der Lavendel gilt als **leichtes Sedativum**. Er hat außerdem eine geringe cholagoge Wirkung. Der Lavendelspiritus (Spiritus Lavandulae) wird als ein Einreibungsmittel bei Neuralgien verwendet.

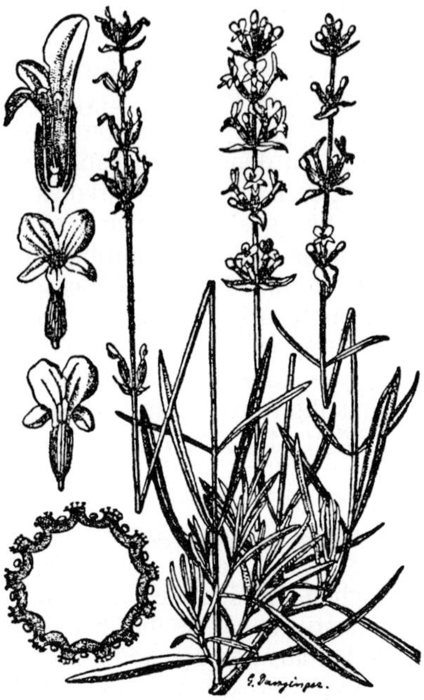

Lavendel, Lavandula officinalis

Weitere sedativ wirkende Pflanzen

Einige Pflanzen und -zubereitungen seien noch erwähnt, die zu den sedativ wirkenden Drogen gerechnet werden, die aber für die moderne Phytotherapie kaum noch Bedeutung haben.

Hinweis Ihre Erwähnung geschieht für den Arzt, der Freude an der freien und individuellen Rezeptur hat und der für den einen oder anderen seiner Patienten hierdurch vielleicht eine therapeutische Anregung gewinnt.

Man kann sich auch aus dem Kraut des *Schlafmohns (Papaver somniferum)*, der sich im Garten leicht anpflanzen läßt, einen wäßrigen Auszug bzw. einen Tee bereiten. Er enthält kleine Mengen Opium und kann daher ebenfalls schlaffördernd wirken.

Hufeland schätzte die *Nelkenwurz, Geum urbanum*, auch Benediktenkraut genannt; es ist ein wenig auffallendes, sehr häufiges Gewächs in feuchten Wäldern, mit kleinen gelben Blüten und leierförmig gefiederten Blättern, das zur Familie der Rosaceen gehört. Die Wurzel, mit dem alten Namen Radix Caryophyllatae, wird in ähnlicher Weise verwendet wie Valerianae radix. Sie wirkt wesentlich schwächer und hat keine Besonderheiten, so daß wir keinen Grund haben, darauf zurückzukommen.

Asa foetida, von einer in Vorderasien, besonders in Persien wild wachsenden Staude Ferula Asa foetidae hat auch fast nur noch historische Bedeutung. Wegen des starken, unangenehmen Geruches gab man die Tinctura Asae foetidae manchmal zusammen mit Tinct. Valerianae, hauptsächlich wohl dann, wenn man dadurch einen suggestiven Einfluß erzielen wollte, so bei der Enuresis nocturna der Kinder. Auch als Hysteriemittel wurde sie früher aus dem gleichen Grunde genannt.

Der *Safran (Stigmata croci)*, die getrockneten Narbenschenkel von Crocus sativus, stand ebenfalls ehemals im Rufe, bei der Hysterie helfen zu können. Insbesondere die Tinctura Croci wurde hierfür verwendet. Als letzten Rest der früheren, jetzt als unbegründet erkannten Wertschätzung haben wir noch die Tinctura Opii crocata, bei der die Wirkung des Opiums durch den Zusatz von Crocus verstärkt werden soll.

Einige Bedeutung als Sedativa kommt jedoch zwei weiteren Pflanzen zu, die wir hauptsächlich deshalb nennen müssen, weil sie in vielen Spezialpräparaten enthalten sind. Ihr sedativer Effekt ist dennoch ein recht milder und steht im allgemeinen wesentlich hinter demjenigen der bereits genannten Pflanzen zurück.

Citrus aurantium subspec. amara, Pomeranze

Diese Unterart der Orange ist in den Mittelmeerländern sehr verbreitet. Zubereitungen aus den Blüten, Blättern und unreifen Früchten der Pomeranze spielten früher eine erhebliche Rolle, die heute wesentlich geringer ist. Die Pomeranze ist ein Bittermittel mit angenehm aromatischem Geschmack, dem noch eine **milde sedative** Wirkung zukommt. Auch als Einschlafmittel für nervöse

Unruhezustände ist sie brauchbar. Wir können sie in sehr einfacher Weise rezeptieren.

Zubereitungsformen

Aurantii pericarpium
▶ Tinctura Aurantii

Von der Pomeranzentinktur nimmt man 3mal täglich 20 Tropfen.

▶ Aqua Aurantii Floris

Das Orangenblütenwasser wird eßlöffelweise verabfolgt. Heute wird es jedoch häufiger als ein Geschmacks- und Geruchskorrigens für Mixturen verwandt.

▶ Sirupus Aurantii und ▶ Sirupus Aurantii Florum

Man verwendet sie ebenfalls hauptsächlich als Geschmackskorrigens für sedative Mixturen.

▶ Cortex Aurantii Fructus

Die Pomeranzenschalen, richtiger Pericarpium Aurantii genannt, werden hauptsächlich als Tee gebraucht. Man nimmt sie abends als Schlaftrunk, 1–2 Teelöffel auf 1 Tasse Wasser, kochend überbrühen und 10 Minuten ziehen lassen, dann langsam vor dem Schlafengehen trinken. Man kann sie auch mit einem ▶ Baldriantee kombinieren. Dann aber ist es besser, die beiden Tees getrennt zuzubereiten, also den Baldriantee schon morgens kalt aufstellen und bis zum Abend ziehen lassen, dann 1 Tasse dieses kalten Baldriantees mit einem frisch bereiteten warmen Pomeranzentee vermischen und vor dem Schlafengehen trinken. Noch einfacher ist es, einem frisch bereiteten warmen Pomeranzentee 1 Teelöffel Baldriantinktur hinzuzufügen.

Eschscholtzia californica, Eschscholtzie (Kalifornischer Mohn)

Sie ist uns vorwiegend als schöne, orangefarbene Gartenpflanze bekannt. Wie schon der deutsche Name andeutet, gehört die Eschscholtzie zur Familie der Mohngewächse, zu denen auch der echte Schlafmohn (Papaver somniferum) zählt. Wie in diesem, sind auch in der Eschscholtzie mehrere Alkaloide enthalten, die sedativ und **schlaffördernd** wirken, hauptsächlich Protopin, Cryptopin und Chelidonin. Es sind Alkaloide vom Typus der Isochinoline, zu denen auch Papaverin und Narcotin gehören und deren narkotischer Effekt schwächer ist als derjenige der Phenanthren-Alkaloide vom Typ Morphin und Codein. Dazu kommen bei der Eschscholtzie noch Flavonglykoside (Rutosid). Insgesamt ist daher die Wirkung der Eschscholtzie mild, mehr allgemein ausgleichend und nicht narkotisch. In Kalifornien kommt die Eschscholtzie in großen Mengen wild vor. Verwandt wird das ganze Kraut, **Eschscholtziae herba**. Man kann es als Tee bereiten, 1 Teelöffel auf 1 Tasse, oder als Infus. Selbst Kinder vertragen die Eschscholtzie gut. Man gibt sie bei der kindlichen Neuropathie, und auch bei der Enuresis nocturna hat sie ihre Berechtigung. Fluidextrakte aus herba et radix Eschscholtziae und Extr. Herb. Avenae sind die Hauptbestandteile der ▷ Requiesan® Tropfen (Klein), von denen bei Schlafstörungen und nervösen Reizzuständen 30–40 Tropfen in warmem Tee, z. B. Melissentee, oder in heißer Flüssigkeit genommen werden, insbesondere abends vor dem Schlafengehen.

Beispiele für die Rezeptur

Species nervinae

Nervenberuhigende Tees lassen sich aus den genannten Drogen sehr leicht kombinieren; wobei man zur Beruhigung des Magens gern noch Pfefferminztee, bei atonischen Zuständen zur leichten Anregung Bittermittel hinzunimmt:

Rp. Rad. Valerian.
Fol. Melissae
Strobil Lupul. aa ad 100,0

oder

Rp. Rad. Valerian.
Fol. Melissae
Fol. Menth. pip. aa ad 100,0

oder

Rp.	Fol. Trifolii fibrinae (Bitterklee) Fol. Menthae pip. Flor. Aurantii (Pomeranzenblüten) Fol. Aurantii (Pomeranzenblätter) aa 10,0 Fol. Melissae 20,0 Rad. Valerianae 40,0
M. f. spec. D. S.	Abends 1 Tasse vor dem Schlafengehen trinken (1–2 Teelöffel auf 1 Glas Wasser, heiß überbrühen und mindestens 15 Min. ziehen lassen).

Für Patienten, die den Baldriangeruch und -geschmack nicht mögen, verschreiben wir (*nach Zimmermann*):

Rp.	Rad. Angelicae 20,0 Fol. Rosmarini 10,0 Fol. Melissae 30,0 Flor. Lavandulae 10,0 Strobuli Lupuli 20,0 Herb. Millefolii 10,0
M. f. spec. D. S.	1–2 Teelöffel auf 1 Tasse Wasser, heiß überbrühen und ziehen lassen, abends 1–2 Tassen vor dem Schlafengehen.

Oft genügt schon der einige Zeit fortgesetzte Gebrauch eines der genannten Schlaftees, um den gestörten Schlafrhythmus wieder herzustellen.

Tinctura nervina

Alle Kombinationen laufen mehr oder weniger auf eine Modifikation der Baldriantinktur hinaus, z. B. bei nervösen Herzbeschwerden, auch im Klimakterium:

Rp.	Tinct. Gelsemii Tinct. Valerianae aa 10,0
D. S.	3- bis 4mal täglich 30 Tropfen in etwas Wasser.

oder

Rp.	Tinct. Valerianae Tinct. Convallariae aa 10,0
D. S.	3- bis 4mal täglich 20 Tropfen.

Sehr beliebt sind die ▶ Kombinationen des Baldrians mit Pfefferminze bzw. Menthol. Sie kommen weniger für den Dauergebrauch in Betracht. Aber sie haben ihren unbedingten Wert als zugleich beruhigendes und leicht anregendes Mittel bei den vielen Zuständen von »reizbarer Schwäche«, früher auch als Neurasthenie bezeichnet.

Rp.	Menthol. valerianic. 5,0 Tinct. Valerian. aeth. 10,0
D. S.	Im Bedarfsfall 20 Tropfen auf 1 Stück Zucker.
	oder
Rp.	Mentholi 1,0 Ol. Menth. pip. 0,2 Tinct. Valerian. aeth. ad 20,0
D. S.	Als Anregungsmittel 5–10 Tropfen.
	oder
Rp.	Ol. Melissae 1,0 Tinct. carminativ. 10,0 Tinct. Valerian. aeth. ad 30,0
D. S.	Bei anfallsweisen Unruhe- und Angstzuständen 20 Tropfen, nötigenfalls mehrmals täglich.

Die früheren Formulae Magistrales Berolinenses (FMB) enthielten eine Vorschrift für ▶ Tinctura Valerianae composita, welche in die Deutschen Rezeptformeln (DRF) übernommen wurde, weil sie zweckmäßig genug ist, um festgehalten zu werden:

Rp.	Spirit. aetherei Spirit. Menth. pip. Tinct. Valerian. aa 10,0
D. S.	3mal tägl. 20 Tropfen.

Die Möglichkeiten der Phytotherapie zur Behandlung nervöser Unruhezustände und der Schlafstörungen sind also mannigfaltig und überwiegend auch pharmakologisch experimentell wie klinisch gut belegt. Vor allem die heute ausreichend dosierten und qualitativ-galenisch monographiekonformen Fertigarzneimittel sind für jeden Arzt eine Bereicherung seiner therapeutischen Möglichkeiten und bilden eine wichtige Alternative zu synthetischen Psychopharmaka und Hypnotika. Gerade weil sie nicht einen solch zwanghaften, aber auch mit unerwünschten Wirkungen behafteten Wirkungsmechanismus haben, sondern über die Selbstregulation der organismuseigenen Funktionen wirken, sind sie in der Praxis und in der Klinik Mittel der ersten Wahl bei jeder beabsichtigten Langzeitmedikation. Wir sollten aber auch neben den Fertigarzneimitteln die einfachen Verordnungen wie Tee oder Tinktur und andere empfohlene Zubereitungen nicht vergessen. In der damit verbundenen eigenen Zubereitung beispielsweise eines Schlaftees liegt eine die Wirksamkeit unterstützende Tätigkeit. Keine dieser Therapien sollte erfolgen, ohne daß der Patient begreift, daß es an ihm selber liegt, die Ursache seiner Unruhezustände oder seiner Schlafstörungen von der Wurzel her zu bekämpfen. Arzneimittel können hier immer nur Helfer im Übergang zur kausalen Therapie sein.

Als Besonderheit alter **Volksheilmittel** sei noch auf die sogenannten ▶ Kräuterkissen verwiesen, die schon beim Hopfen Erwähnung fanden. Für diese Kräuterkissen verwendet man ▶ Drogenmischungen mit ätherischen Ölen wie Herba Origani, Herba Thymi oder Herba Serpylli. Auch Lavendelblüten, Baldrianwurzeln und Hopfenzapfen kann man hinzufügen, alle etwa zu gleichen Teilen in einer Gesamtmenge von 200–300 g oder auch mehr. Man tue die Wirkung solcher Kräuterkissen nicht mit dem Hinweis auf bloße Suggestivmittel ab, ihre Wirkung ist durchaus auch pharmakologisch als Duftstofftherapie zu charakterisieren. Daß auch sehr kleine Entitäten therapeutische Wirkungen hervorrufen, sollte in unserer Zeit keine Frage mehr sein. Man denke beispielsweise an die Wirkung endogener Hormone, die überweigend im Nanogramm-Bereich wirksam sind. Auch für homöopathisch potenzierte Heilmittel gibt es heute genügend Nachweise.

1. Anand, C. L.: Effect of Avena sativa on cigarette smoking. Nature 223 (1971) 496 ff.
2. Bounthanh, C., Bergmann, C., Beck, J. P., Haag-Berrurier, M., Anton, R.: Valepotriates, a new class of cytotoxic and antitumor agents. Planta med. 41 (1983) 21–28
3. Fintelmann, V.: Klinisch-ärztliche Bedeutung des Hopfens. Z. Phytother. 13 (1992) 165–168
4. Gessner, O., Orzechowski, G.: Gift- und Arzneipflanzen von Mitteleuropa. Winter, Heidelberg 1974
5. Hänsel, R.: Pflanzliche Sedativa. Informierte Vermutung zum Verständnis ihrer Wirkweise. Erfahrungsheilkunde 38 (1989) 327–332
6. Hänsel, R., Schulz, J.: GABA und andere Aminosäuren in der Baldrianwurzel. Arch. Pharm. 314 (1981) 380–381
7. Hänsel, R., Schulz, J.: Valerensäuren und Valerenal als Leitstoffe des offizinellen Baldrians. Dtsch. Apoth.-Ztg. 122 (1982) 215–219
8. Hänsel, R., Schulz, J.: Hopfen und Hopfenpräparate. Fragen zur pharmazeutischen Qualität. Dtsch. Apoth.-Ztg. 126 (1986) 2033–2037
9. Hänsel, R., Wagner, H. H.: Versuche, sedativ-hypnotische Wirkstoffe im Hopfen nachzuweisen. Arzneimittel-Forsch. (Drug Res.) 17 (1976) 79–81
10. Hänsel, R., Wohlfahrt, R., Coper, A.: Versuche, sedativ-hypnotische Wirkstoffe im Hopfen nachzuweisen. Z. Naturforsch. 35c (1980) 1096–1097(1980)
11. Hänsel, R., Wohlfahrt, R., Schmidt, H.: Der Gehalt von Hopfen und Hopfenzubereitungen an 2-Methyl-3-buten-2-ol. Planta med. 45 (1982) 224–228
12. Hendriks, H., Bos, R., Allerma, D. P., Malingre, Th. M., Koster, A. S.: Pharmacological screening of valerenal and some other components of essential oil of Valeriana officinalis. Planta med. 42 (1981) 62–68
13. Hölzl, J.: Inhaltsstoffe des Hopfens (Humulus lupulus L.) Z. Phytother. 13 (1992) 155–161
14. Kammerer, E., Wegener, T.: Schlafstörungen und deren Behandlung. Stellenwert hochdosierter pflanzlicher Kombinationen. naturamed. 10 (1995) 2–8
15. Mair, B.: Passiflorae herba – pharmazeutische Qualität. Z. Phytother. 16 (1995) 90–99
16. Mair, B.: Passiflora incarnata L. – Passionsblume. Portrait einer Arzneipflanze. Z. Phytother. 16 (1995) 115–126
17. Riedel, E., Hänsel, R., Ehrke, G.: Hemmung des gamma-Aminobuttersäureabbaus durch Valerensäurederivate. Planta med. 46 /1982) 219–220
18. Sprecher, E.: Alte Drogen neu entdeckt. Dtsch. Apoth.-Ztg. 123 (1983) 1337
19. Steidle, H.: Naunyn-Schmiedebergs Archiv 161 (1993) 154

20. Thies, P. W., Funke, S.: Über die Wirkstoffe des Baldrians. Tetrahedron Lett. 11 (1966) 1155–1170
21. Wagner, H., Jurcic, K.: In vitro- und In-vivo-Metabolismus des (TEC)-Didorvaltrats. Planta med. 38 (1980) 366–376
22. Wagner, H., Sprinkmeyer, L.: Über die pharmakologische Wirkung von Melissengeist. Dtsch. Apoth.-Ztg. 113 (1973) 1159
23. Wagner, H., Wiesenauer, M.: Phytotherapie. Fischer, Stuttgart 1995
24. Weiß, R. F.: Die Schafgarbe in der Phytotherapie. Z. Phytother. 2 (1982) 295–296

2. Depressive Verstimmungen

Die Depression ist kein einheitliches Krankheitsbild. Es gibt viele Unterteilungen, die alle mehr oder weniger berechtigt oder nützlich sind. Eine neuere Einteilung unterscheidet drei Formen:

- die somatogene Depression,
- die »endogene« Depression,
- die psychogene Depression.

In den USA wird die endogene Depression heute auch als die »unbekannter Ursache« bezeichnet. Somatogene Depressionen treten im Zusammenhang mit schweren oder chronischen Organerkrankungen auf, die psychogene Depression wird auch als reaktive bezeichnet. Grundkonzept jeder Behandlung ist die Verordnung von Antidepressiva in Kombination mit einer Psycho- und Soziotherapie. Bei der somatogenen Depression steht selbstverständlich die Behandlung der organischen Grunderkrankung im Vordergrund. Dennoch muß auch hier symptomatisch antidepressiv behandelt werden. Erstaunlich ist, daß alle plazebokontrollierten klinischen Studien eine hohe Ansprechquote auf Plazebo gezeigt haben, die bis zu 50% beträgt. Wissenswert ist auch, daß etwa jeder fünfte depressive Patient gegen die typischen synthetischen Antidepressiva resistent ist. Darüber hinaus haben gerade die trizyklischen Antidepressiva bei oft sehr guter Effektivität nicht zu unterschätzende unerwünschte Wirkungen, z. B. die zwar seltene, dann aber schwerwiegende Kardiotoxizität. Auch lehnt ein nicht geringer Anteil depressiver Patienten die Einnahme synthetischer Antidepressiva ab bzw. nimmt die verordneten Medikamente nur sehr unregelmäßig und unterdosiert ein. Unter diesen Voraussetzungen ist es ohne Einschränkung des Nutzens und der Berechtigung moderner synthetischer Antidepressiva gut, daß es mit dem Johanniskraut (Hypericum perforatum) eine Heilpflanze gibt, die schon seit altersher bei depressiven Verstimmungen verordnet wurde, für die aber gerade in jüngster Zeit zahlreiche Untersuchungsergebnisse vorgelegt wurden, die ihre gute, zuverlässig antidepressive Wirkung und damit die ärztliche Erfahrung belegen. Auch hier gilt, daß die Verträglichkeit günstiger als bei Synthetika ist, und daß es auch wesentlich leichter fällt, nach vollständigem Abklingen der depressiven Symptomatik und einer ausreichenden, über diesen Zeitpunkt hinausgehenden Therapiedauer das phytotherapeutische Arzneimittel rasch abzusetzen. Epidemiologische Längsschnittuntersuchungen über die Rezidivfrequenz im Vergleich zu synthetischen Antidepressiva liegen allerdings noch nicht vor.

Hypericum perforatum
❋ **Hyperici herba**
® **Hyperforat® Dragees, Tropfen und Ampullen**
® **Esbericum® Kapseln/forte Dragees**
® **Jarsin® 300 Dragees**
® **Kneipp® Johanniskraut-Pflanzensaft N/ Pflanzendragees**
® **Johanniskraut 300**
div. Kombinationspräparate
® **Psychotonin® 300 Kapseln**

Rauwolfia serpentina
❋ **Rauwolfiae radix**
div. Kombinationspräparate

Piper methysticum
❋ **Piperis methystici rhizoma**
® **Laitan® 100**
® **Kavatino® Kapseln**
div. Kombinationspräparate

Pflanzen zur Behandlung

Hypericum perforatum, Johanniskraut

Das Johanniskraut ist eine schöne Pflanze der sonnigen Hänge und der trockenen Wiesen, auch der Ränder der Kieferwälder. Seinen Namen hat es davon, daß seine Blütezeit »zu Johanni« beginnt, also zur Zeit des Johannistages, der Sommersonnenwende Ende Juni. Seine leuchtend goldgelben Blüten machen es zu einer der schönsten Pflanzen unserer Flora. Zwei eigenartige Merkmale lassen das Johanniskraut leicht erkennen: Hält man die Blätter gegen das Licht, so sieht man eine ganze Anzahl heller durchscheinender Punkte. Die Blätter sehen wie perforiert aus. Daher stammt die Bezeichnung perforatum. Außerdem ist der Stengel zweikantig. Das ist etwas ganz Besonderes in der Pflanzenwelt. Wir finden viel häufiger runde oder vierkantige Stengel, aber nur ganz ausnahmsweise eine Pflanze mit einem zweikantigen, der wie etwas plattgedrückt anmutet. Dieser zweikantige Stengel zeichnet allerdings nur die Art H. perforatum aus. Alle anderen Johanniskrautarten, die wild wachsen, besitzen vierkantige Stengel. Bei zwei Unterarten ist der Stengel außerdem an den vier Kanten flügelartig verstärkt (H. quadrangulum, vierkantiges Johanniskraut, und H. tetrapterum, vierflügeliges Johanniskraut). Beide sind aber Bewohner feuchter Wiesen, sehen auch im ganzen kleiner aus und werden medizinisch nicht gebraucht. Bei den hellen Stellen in den Blättern des Johanniskrautes handelt es sich um Sekretbehälter, die einen farblosen Inhalt haben, der aus ätherischem Öl und Harz besteht (*Roth, 1953*). Betrachtet man die Kelchblätter und die Blätter der Blumenkrone des Johanniskrautes genauer, so sieht man zahlreiche kleine schwarze Punkte. Zerreibt man dieselben, so erhält man eine Rotfärbung. Es handelt sich dabei um einen roten Farbstoff, der auch im ganzen übrigen Kraut enthalten ist und etwas ganz Eigenartiges darstellt. Er ist eine **photosensibilisierende** Substanz. Man wurde darauf aufmerksam, als bei Kühen nach reichlichem Genuß von Johanniskraut Hautentzündungen auftraten, wenn die Kühe dann längere Zeit zur Verdauung in der Sonne lagen. Es entsteht ein richtiger Sonnenbrand, manchmal sogar mit Blasen. Auch bei Menschen kann es nach dem innerlichen Gebrauch von Johanniskraut zu derartigen Hautreizungen kommen, wenn sie sich zu stark der Sonne aussetzen. Diese photodynamische Substanz gilt als der eigentliche Wirkstoff bei der innerlichen Verabfolgung des Johanniskrautes. Sie führt den Namen **Hypericin**. Die Wirkung ist eine ähnliche wie diejenige des Hämatoporphyrins, einem künstlichen Abbauprodukt des Hämoglobins mit antidepressiven Eigenschaften. Außerdem enthält das Johanniskraut noch das Flavon Hyperosid, dessen Aglykon Quercetin, Gerbstoffe, Pektin und Cholin. Wichtig scheint vor allem auch die Gruppe der Xanthone zu sein (*Hölzl, 1989*). Sie kommen vor allem in Enziangewächsen vor und haben eine ausgesprochen starke MAO-hemmende Wirkung. In-vitro-Testungen ergaben, daß diese auch den Xanthonen in Hypericum zukommt.

Verwendet wird vom Johanniskraut das ganze Kraut, **Hyperici herba**, als Tee, Frischsaft oder in Form der auf 0,2–1 mg Gesamthypericin standardisierten Extraktpräparate. Eine zweite recht gebräuchliche Anwendung ist das Johanniskrautöl, **Oleum Hyperici**. Es wird nach einer besonderen Vorschrift hergestellt. Sie bezweckt, das wirksame Hypericin in einer möglichst konzentrierten Form zu gewinnen. Das Öl kann innerlich genommen werden, wird aber noch häufiger äußerlich gebraucht, vor allem zur Behandlung von Traumen und Myalgien. Die zerriebenen frischen Blüten des Johanniskrautes werden mit einem fetten Öl, meist Oliven- oder Sonnenblumenöl, gemischt. Mit diesem läßt man sie, gut verschlossen und in mäßiger Wärme, etwa 6 Wochen lang mazerieren. Zuletzt wird das Ganze dem Sonnenlicht ausgesetzt. Dabei entsteht dann das schöne rubinrote Johanniskrautöl (Ol. Hyperici). Im auffallenden Licht fluoresziert es dunkelrot bis gelbrot.

Pharmakologie

Erstaunlicherweise ist trotz vielfacher Untersuchungen auch heute noch die Pharmakologie von Johanniskraut ungeklärt. Aufgrund tierexperimenteller Untersuchungen werden ihm Eigenschaften eines Monoaminoxydase-Hemmers (MAO-Hemmer) zugeschrieben. Experimentell zeigen allerdings erst Hypericinkonzentrationen, wie sie therapeutisch beim Menschen nicht erreichbar sind, eine für die antidepressive Wirkung ausreichende MAO-Hemmung. Dagegen bewirkten Gesamtfraktionen eine deutlich stärkere Hemmung als das isolierte Hypericin. Verschiedene weitere experimentelle Untersuchungen lassen auf jeden Fall einen **zentralen Angriff** als gesichert annehmen. Aber auch eine ganz andere Komponente wird heute für die antidepressive Wirkung diskutiert. Es gilt als gesichert, daß Lichtmangel und ein dadurch verminderter Melatoningehalt im Organismus mitverantwortlich für depressive Verstimmungen ist. Das hat in der Psychiatrie bereits zur sogenannten Lichttherapie geführt. Da Hypericum gegen Licht sensibilisiert, ist es denkbar, daß es die **Lichtutilisation** im Organismus verbessern kann (*Daniel, 1949*).

Anwendungsgebiete

Aus den klinischen Untersuchungen lassen sich mild sedierende, antidepressive und anxiolytische Wirkungen für Zubereitungen aus Johanniskraut ableiten. Ölige Hypericumzubereitungen zur äußeren Anwendung wirken aufgrund des hohen Flavonoidgehaltes antiphlogistisch.

Die Monographie der Kommission E nennt folgende Anwendungsgebiete:

Innere Anwendung:
- psychovegetative Störungen,
- leichte depressive Verstimmungszustände,
- Angst und nervöse Unruhe.

Äußere Anwendung:
- Behandlung und Nachbehandlung von Traumen und Myalgien.

Die antidepressive Wirkung von Hypericum ist heute gut belegt. Es existiert inzwischen eine Fülle moderner klinischer Untersuchungen, die die antidepressive Wirkung von Hypericum eindrucksvoll demonstrieren. *Wagner (1995)* nennt 26 kontrollierte klinische Studien, die bis Mitte des Jahres 1993 abgeschlossen und publiziert wurden. Es wurde sowohl gegen Plazebo als auch gegen synthetische Antidepressiva geprüft. Dabei waren bei Hypericum die unerwünschten Wirkungen deutlich seltener als bei den Synthetika, während die therapeutische Effizienz gleich gut war. In vielen Fällen wurde eine Steigerung der kognitiven Leistungsfähigkeit durch Hypericum registriert. Aus der jüngsten Zeit nennt *Wagner* die Studien von *Harrer u. Mitarb. (1993), Hänsgen u. Mitarb. (1993)* sowie *Vorbach u. Mitarb. (1993)* repräsentativ für die Gesamtbeurteilung der therapeutischen Wirksamkeit. Diese ist sicher anders als die der synthetischen Antidepressiva und deshalb ist Hypericum nicht zur Behandlung endogener Depressionen geeignet. Dagegen stellen die beiden Formen der **somatogenen** oder **psychogenen** Depression wichtige Indikationsgebiete für den Einsatz von Johanniskraut dar, aus unserer Erfahrung sind sie hier Mittel der ersten Wahl. Wichtig ist nun die immer wieder zu machende Erfahrung, daß hoch genug dosiert werden muß, und daß der Wirkungseintritt erst allmählich erfolgt, erfahrungsgemäß nicht vor 8 Tagen, wobei mit voller Entfaltung der Wirksamkeit oft erst innerhalb von 4–6 Wochen gerechnet werden kann. Will man also sehr schnell Effekte erzielen und ist bereit, dafür auch unerwünschte Wirkungen inkauf zunehmen, sollte man sich nicht zu Johanniskraut entschließen. Liegt einem dagegen mehr an einer zufriedenstellenden Langzeitwirkung ohne wesentliche Nebenwirkungen, gilt die gemachte Aussage für Johanniskrautpräparate als Mittel erster Wahl.

Bei einer so klaren Indikation wie somatogene oder psychogene Depression ist es falsch, die Behandlung mit einer Teezubereitung durchzuführen. Hier sollten moderne, qualitativ und quantitativ gut definierte **Fertigarzneimittel** eingesetzt werden. Die für Phytotherapeutika typischen Zubereitungsformen eignen sich am ehesten für die Indikation psychovegetativer Störungen, mit der vor allem Befindlichkeitsstörungen charakterisiert werden.

Zubereitungsformen

Hyperici herba
Als Anwendungsformen des Johanniskrautes kommen in Betracht:

▶ Herba Hyperici

1–2 Teelöffel auf 1 Tasse Wasser als Aufguß, regelmäßig morgens und abends 1–2 Tassen;

- Extract. Hyperici fluidum

3mal täglich 5 Tropfen, gesteigert bis auf 5–10 Tropfen, 3 Wochen lang;

- Oleum Hyperici

2- bis 3mal täglich 1 Teelöffel.

Innerlich gibt man das Johanniskrautöl teelöffelweise beim funktionellen Reizmagen und zur Förderung der Heilung von Magengeschwüren. In der Tat kann eine solche kurmäßige Zufuhr des Johanniskrautöles, jeden Morgen früh nüchtern und jeden Abend einen Teelöffel voll, oftmals nützen. Bei Entzündungen im Dickdarm werden kleine Bleibeklistiere mit angewärmtem Johanniskrautöl verabfolgt und sollen über Nacht gehalten werden. Sie sind auch bei Entzündungen innerer Hämorrhoiden geeignet.

Empfehlenswerte Fertigarzneimittel

Reine Johanniskrautpräparate

Hyperforat® Dragees, Tropfen und Ampullen	(Klein)
Esbericum® Kapseln/forte Dragees	(Schaper & Brümmer)
Jarsin® 300 Dragees	(Lichtwer)
Kneipp® Johanniskraut-Pflanzensaft N/Pflanzendragees Johanniskraut 300	(Kneipp)
Psychotonin® 300 Kapseln	(Steigerwald)

Einige Kombinationen mit Baldrian wurden schon genannt (*s. S. 292*).

Rauwolfia serpentina, Schlangenwurz

Ein sehr interessantes Phyto-Psychopharmakon ist die Rauwolfia. Sie gilt uns heute in erster Linie als ein Mittel zur Blutdrucksenkung und wurde daher dort bereits ausführlicher besprochen (*s. S. 189f.*). Sie kann aber mehr. Schon für die Erklärung des blutdrucksenkenden Effektes wurde darauf hingewiesen, daß dieser zum größten Teil zentral bedingt ist.

Der Angriffspunkt ist das limbische System im Zwischenhirn. Hier greifen diejenigen Mittel an, die wir als **Tranquilizer** bezeichnen, und das gilt auch von der Rauwolfia. Der Wirkmechanismus beruht auf der Verminderung der neuralen Speicher an Katecholaminen und einer Blockade des Transports von Noradrenalin und Dopamin in die speichernden Granula. Das führt bei niedrigeren Rauwolfiadosen zu einer Entspannung im peripheren Gefäßsystem und damit zu einer Blutdrucksenkung.

Große und sehr große Dosen der Rauwolfia haben dagegen einen anderen Effekt: Sie wirkt dann als ein **Neuroleptikum**, das psychotische Erregungszustände mit wahnhafthalluzinatorischen Störungen zu beeinflussen vermag. Das machte man sich früher zur Behandlung der Schizophrenie zunutze. Heute ist die Rauwolfia für diesen Zweck durch die chemisch-synthetischen Neuroleptika vom Typus der Phenothiazine und anderer verdrängt worden. Immerhin hatte sie sich auch für dieses Gebiet als durchaus geeignet erwiesen, allerdings – worauf bereits hingewiesen wurde – in Dosen, die um das 10fache und mehr höher liegen als diejenigen, die wir für die Hypertoniebehandlung gebrauchen. Dann freilich kann die Rauwolfia auch zu **erheblichen Nebenwirkungen** führen. Die bedeutsamste ist dabei, wie bei allen Neuroleptika, die Auslösung eines Parkinsonismus. Bei den weit niedrigeren Dosen, die wir für die Behandlung der Blutdruckkrankheit brauchen, sind die Nebenwirkungen der Rauwolfia jedoch geringer. Am häufigsten kommt es zu einer Verstopfung der Nase durch Kongestion der Nasenschleimhäute. Ausnahmsweise wird auch die Auslösung oder Verstärkung eines depressiven Zustandes beobachtet, jedoch nur bei solchen Patienten, die eine Disposition zu Depressionen besitzen.

Kleine Dosen, vielfach noch kleinere, als sie zur Hypertoniebehandlung verwendet werden, genügen bereits, um Wirkungen auszulösen, die wir als tranquillisierend bezeichnen. Es kommt zur Lösung von Angst und Spannung und der Herbeiführung eines seelischen Gleichgewichtes, gleichzeitig auch zu einem vegetativ-regulierenden Effekt. Wahrscheinlich ist die blutdrucksenkende Wirkung der Rauwolfia überhaupt nur eine Teilerscheinung dieser weit umfassenderen tranquillisierenden Wirkung, die hauptsächlich bei den labilen konstitutionellen oder essentiellen Hochdruckformen zur Geltung kommt, von denen bekannt ist, daß psychische Einflüsse die Höhe und die Schwankungen des Blutdrucks ganz maßgeblich beeinflussen können. Mit Recht kann daher die Rauwolfia als ein Phyto-Tranquilizer bezeichnet werden. Es lag nahe, einen Rauwolfia-Vollextrakt in derartig geringer Dosierung mit dem Johanniskraut wegen eines gesteigerten antidepressiven Effektes zu kombinieren.

Das entsprechende Fertigarzneimittel heißt Hyperforat®-forte Tropfen (Klein) und enthält in 100 g neben Johanniskraut (89,7 g Fluidextrakt) lediglich 200 mg eines Trockenextrakts (5:1) der Rauwolfiawurzel. Seine Indikationsgebiete sind »agitierte Depressionen, Erregungszustände, auch im Alter, gesteigerte Reizbarkeit«. Es werden täglich 3mal 20 Tropfen in etwas Wasser empfohlen.

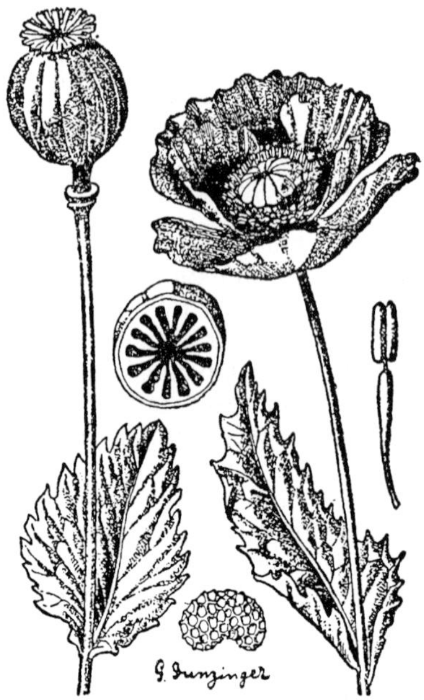

Schlafmohn, Papaver somniferum

Papaver somniferum, Schlafmohn

Im Orient wird der Schlafmohn feldmäßig angebaut, ebenso in China. Auch in unserem Klima kann der Schlafmohn durchaus gedeihen und Opium liefern. Eine Kultivierung hat sich aber nicht durchsetzen können, weil eine Rentabilität billige Arbeitskräfte voraussetzt. Diese sind notwendig, um die Mohnkapsel zu ritzen und den austretenden Milchsaft, das Rohopium, einzusammeln. Dazu muß jede einzelne Pflanze in die Hand genommen werden, am nächsten Tage nochmals. Im Orient besorgen das vorzugsweise Kinder.

Opium ist der eingetrocknete Milchsaft aus den unreifen Kapseln des Schlafmohns. **Morphin** ist das Hauptalkaloid des Opiums. Als schmerzstillendes Mittel ist es unerreicht und unentbehrlich. Opium ist der Typus eines Forte-Phytotherapeutikums auf dem Gebiet der Nervenkrankheiten. Es unterliegt den Bestimmungen des Betäubungsmittelgesetzes. Daher ist die Verordnung eingeschränkt und für den Arzt umständlicher geworden.

Hinweis Aus der traditionellen Phytotherapie existieren Erfahrungen, die nachstehend kurz zusammengefaßt sind. Ob sie noch einmal praktische Bedeutung erlangen werden, kann bezweifelt werden. Heute werden sie eher als **obsolet** bzw. **überholt** angesehen.

Für die innerliche Verabreichung bei Depressionszuständen kommen Tinctura Opii und Extractum Opii in Betracht. Eine ▶ Opiumkur war früher eines der besten Mittel bei seelischen Depressionen, besonders für die schweren und langwierigen Fälle mit hypochondrischen und Versündigungsideen, also für die echte Melancholie. Gerade bei diesen Kranken aber war bekannt, daß sie wenig zur Sucht neigen. Damit entfiel bei ihnen das größte Bedenken, das zunächst auftauchen kann. Weiterhin ist es eigenartig, daß der bekannte stopfende Effekt des Opiums sich nur im Beginn stärker bemerkbar macht. Im weiteren Verlauf tritt er mehr und mehr zurück und läßt sich nötigenfalls durch Beigabe kleiner Mengen von Rhabarber oder dergl. ausgleichen.

Am einfachsten ist für die Opiumkur die Verwendung der ▶ Tinctura Opii. Man beginnt dabei mit 3mal täglich 5 Tropfen. Am nächsten Tag gibt man 2mal 5 und 1mal 10 Tropfen; am 3. Tage 3mal 10 Tropfen. In dieser vorsichtigen Weise wird weiter bis zu 3mal täglich 20 Tropfen gesteigert. Dabei kann man eine Weile bleiben und geht dann ebenso wieder zurück.

Man kann das Opium auch in ▶ Pillenform, evtl. in Kombination mit Rhabarber verordnen:

> **Rp.** Extr. Opii 2,0
>
> Extr. et. Pulv. Rad. Rhei
> aa qu. s. ut f. pil. Nr. C

Von 3mal täglich 1 Pille wird bis zu 3mal täglich 5 Pillen gesteigert und ebenso wieder zurückgegangen. *Scharfetter (1967)* sagte dazu: »Bei rein psychotischer Angst sind die Opiumpillen, wie sie heute nur mehr selten zur Opiumkur verwendet werden, bisher noch durch kein anderes Pharmakon in ihrer Wirksamkeit übertroffen. Eine solche Opiumkur kommt in erster Linie bei endogen Depressiven in Betracht, die erfahrungsgemäß nicht zur Sucht neigen.« *Burchhard* (1967) wies ebenfalls darauf hin, daß Opium eines der ersten und schon in frühen Zeiten angewendetes Psychopharmakon sei. Die Erfolge bei Depressionszuständen, vor allem bei der endogenen Depression, waren mit 66% ausgezeichnet und nicht wesentlich verschieden von den Erfolgsquoten, die gewöhnlich mit den modernen synthetischen Psychopharmaka erreicht werden. »Damit konnten wir die Erfolge der klassischen Therapie mit Opium bestätigen.« Der Angriffspunkt ist wahrscheinlich das Stammhirn. Aber es kommt nach Opium nicht wie bei den Neuroleptika zum Parkinsonismus. Setzt man mit dem Opium aus, so verschlechtert sich die psychosomatische Symptomatik in gleicher Weise wie beim Absetzen der Psychopharmaka. Man muß daher mit Opium gleichfalls langdauernd behandeln. Als Nebenwirkungen treten am häufigsten Übelkeit, Appetitlosigkeit und Verstopfung auf.

Will man aus ganz individuellen Gründen eine antidepressive Behandlung mit kleinen Opiumdosen durchführen, greife man die freie Rezeptur auf und kombiniere mit anderen Phytotherapeutika entsprechend der vorherrschenden organischen Symptome

Bei **Herzphobien** hat sich beispielsweise folgende Rezeptur bewährt (wobei anstelle von Tinct. Opii die Nomenklatur der alten Ärzte **»Tinct. Thebaica«** empfohlen werden kann, damit der Kranke nicht irritiert wird):

> **Rp.** Tinct. Thebaic. 1,0/2,0
> Tinct. Strophanth. 5,0
> Tinct. Convallar. 10,0
> Tinct. Valerian. 20,0
>
> D.S. 3- bis 4mal tägl. 10 Tropfen.

Herrschen **Magenschmerzen** vor, auch mit Übelkeit und Brechreiz, wird man mit Pfefferminze und einem Bittermittel kombinieren. Auch bei einem inoperablen **Magenkarzinom** kann man damit symptomatisch helfen und die Schmerzen lindern.

> **Rp.** Tinct. Thebaic. 1,0
> Tinct. Menth. pip. 2,0
> Tinct. Gentianae 3,0
> Tinct. Valerian. 4,0
>
> D.S. 3mal tägl. 10 Tropfen vor dem Essen.

Piper methysticum, Kava-Kava

Seit einiger Zeit hat ein weiteres Phyto-Psychopharmakon von sich reden gemacht, der Rauschpfeffer (Piper methysticum), auch Kava-Kava nach dem Volksnamen genannt, den die Südseebewohner, vor allem die Polynesier und Melanesier ihm gaben. Bei ihnen gilt der Kavatrank als eine Art Rauschmittel besonderer Art, das bei rituellen Zusammenkünften genommen wird. Verwendet wird der Wurzelstock des Rauschpfeffers (Kava-Kava-Wurzelstock, **Piperis methystici rhizoma**). Die Eingeborenen zerkleinern ihn durch Zerkauen oder Zerstoßen, wobei dann ein milchig-trüber Brei entsteht. Bemerkenswert scheint dabei zu sein, daß durch das Zerkauen eine enzymatische Spaltung durch den Mundspeichel erfolgt, die erst die volle

Wirkung erzeugt. Nach dem Kavatrunk fühlen sich die Eingeborenen entspannt und beruhigt, jedoch eher mit erhöhter geistiger Aktivität. Ein narkotischer Effekt kommt der Droge anscheinend nicht zu.

Pharmakologie

Eingehende pharmakologische Untersuchungen von *Meyer (1964)* brachten nähere Aufklärung über die Wirkungsweise von Piper methysticum. Die Wirkstoffe aus dem Rhizom sind eine Reihe von Lactonen, die sogenannten Kavapyrone. Als wichtigste Verbindungen gelten Kavain, Dihydrokavain, Methysticin, Dihydromethysticin und Jangonin. Die Synthese sämtlicher Kavapyrone ist gelungen. Bei steigender Dosierung kommt es zu zunehmenden zentral-nervösen Dämpfungserscheinungen und einer Relaxation der Skelettmuskulatur. Dabei bleibt die Aufmerksamkeit bis zur letalen Dosis hin erhalten.

Schon länger wurde Piper methysticum in verschiedenen Kombinationsarzneimitteln erfolgreich angewendet. Durch einen Spezialextrakt, der als ▶ Laitan® 100 Kapseln (Schwabe) im Handel ist, wurde die pharmakologische und klinische Forschung für den Rauschpfeffer aktualisiert. Es ist gesichert, das Kavalaktone **tranquillisieren, antikonvulsiv, lokalanästhetisch** und **antiarrhythmisch** sowie **muskelrelaxierend** durch Beeinflussung der Formatio reticularis und **spasmolytisch** auf die glatte Muskulatur des Darmes wirken. Neurophysiologisch bewirken Kavalaktone eine Erhöhung der Schlafspindelaktivität und der EEG-Weckschwelle.

Anwendungsgebiete

Die Anwendung als **Phytotranquilizer** ist in vielen Studien und Untersuchungen belegt.

Johnson u. Mitarb. (1991) konnten in einer Einfachblindstudie mit gesunden Probanden zeigen, daß im quantitativen EEG sich eine für das Pharmako-EEG-Profil von Anxiolytika typische Erhöhung des ß/α-Index zeigt, wobei die Steigerung der ß-Aktivität insbesondere den $ß_2$-Bereich betrifft. Der Spezialextrakt besaß selbst nach Gabe der höchsten Dosis von 600 mg keine sedativ-hypnotische Wirkung.

Emser und Bartylla (1991) untersuchten den Einfluß auf die Schlafqualität gesunder Personen (Extrakt gegen Plazebo) und zeigten, daß die Schlafspindeldichte und der Tiefschlafanteil unter dem Kavaextrakt zunahm, der REM-Schlaf unverändert blieb, Schlafstadium I und Einschlaflatenz tendenziell reduziert wurden. Die subjektive Schlafdauer nahm dabei zu.

Kinzler u. Mitarb. (1991) prüften an 58 Patienten mit Angst-, Spannungs- und Erregungszuständen nichtpsychotischer Genese in einer vierwöchigen doppelblinden Studie die Wirksamkeit des Kava-Spezialextrakts gegen Plazebo. Der Behandlungseffekt wurde mit der Hamilton-Angst-Skala sowie der Eigenschaftswörter-Liste und der Clinical-global-Impression-Skala bewertet. Bereits nach einer Woche zeigte sich bei den mit Kava-Kava behandelten Patienten eine im Therapiegruppenvergleich signifikante Verringerung des Hama-Gesamtscores. Diese Differenz verstärkte sich nach vier Wochen weiter.

Warnecke (1991) zeigte die gute Wirkung bei Frauen mit psychovegetativen und psychosomatischen Beschwerden im Klimakterium. In einer randomisierten plazebokontrollierten Doppelblindstudie erhielten je 20 Patientinnen täglich über 8 Wochen 3mal 100 mg Kavaextrakt (Laitan®) bzw. ein Plazebopräparat. Bereits nach einer Woche zeigte sich bei der Kavagruppe eine deutliche Abnahme im Hama-Gesamtscore gegenüber der Plazebogruppe, die Unterschiede waren signifikant. Auch andere Kontrollparameter wie depressive Stimmung, subjektive Befindlichkeit, Schweregrad der Erkrankung sowie klimakterische Symptomatik sprachen gut auf den Kavaextrakt an.

Schließlich überprüften *Siegers u. Mitarb. (1992)* im Rahmen einer Anwendungsbeobachtung bei insgesamt 4086 Patienten die als gut bis sehr gut bezeichnete Wirksamkeit von Laitan® bei nervösen Angst-, Spannungs- und Unruhezuständen. In allen Untersuchungen wird die gute Verträglichkeit des Kavaextrakts betont. Als Nebenwirkungen werden in seltenen Fällen allergische Hautreaktionen, Akkommodationsstörungen, Pupillenerweiterung sowie Störungen des okulomotorischen Gleichgewichts beschrieben. Auch kann es bei längerdauernder Einnahme zu einer Gelbfärbung der Haut und der Hautanhangsgebilde kommen. Auf Wechselwirkungen mit zentralwirksamen Substanzen wie Alkohol, Barbituraten und anderen Psychopharmaka muß geachtet werden. Gegenanzeigen sind Schwangerschaft, Stillzeit sowie endogene Depressionen mit Suizidgefahr.

Empfehlenswerte Fertigarzneimittel

Reine Piper-methysticum-Präparate
Laitan® 100 Kapseln (Schwabe/Spitzner)
Uns hat sich dieses Fertigarzneimittel besonders zur Behandlung der **vegetativen Störungen** im Zusammenhang mit **Hyperthyreosen** bewährt.

Weitere Fertigarzneimittel sind:

Antares® 120 Tabletten	(Krewel)
Kavasedon® Kapseln	(Harras-Curarina)
Kavosporal® forte Kapseln	(Müller-Göppingen)
Kavatino® Kapseln	(Bionorica)

Kombinationen

mit Johanniskraut

Hewepsychon duo® Tropfen	(Hewert)

mit diversen anderen Phytotherapeutika

Der lokalanästhetische Effekt wird in dem Kombinationsarzneimittel ▷ Cysto Fink® Kapseln (SmithKline Beecham) bei **Reizblase**, funktioneller und organischer Ursache und **Enuresis** genutzt.

Weitere Pflanzen mit psychotroper Wirkung

Ganz ähnlich wie Piper methysticum wirkt *Piper sanctum*, gleichfalls eine alte Heilpflanze der Volksmedizin in Mexiko. Die Ureinwohner verwendeten das Mittel als Stimulans und Lokalanästhetikum bei Zahnschmerzen, Magenerkrankungen, Verdauungsstörungen und als Gewürz. Die Wirkstoffe sind ebenfalls Kavalactone.

Rauschartige Vergiftungszustände werden von der **Muskatnuß**, Semen Myristicae (Semen Nucistae, Nux moschata) beschrieben. Sie beruhen auf dem ätherischen Öl Myristizin. Ein Trank aus mehreren geriebenen Muskatnüssen, auch in Bier, soll einen Rauschzustand erzeugen, der dem Haschischrausch ähnlich ist. Aber wegen der starken Magenreizung wird der Trank kaum ein zweites Mal genommen (*Friebel, 1953*).

Gewisse, jedoch recht unbestimmte stimmungsanregende Wirkungen werden dem bekannten Gartengewürz **Borretsch (Borago officinalis)** nachgesagt, etwa bei klimakterischen Depressionen. Bestätigt sind sie nicht. Wesentliche Inhaltsstoffe wurden nicht gefunden, nur Schleim- und Gerbstoffe. Als psychotrope Heilpflanze können wir den Borretsch nicht bezeichnen (*Hanning*).

Erwähnt sei schließlich noch, daß die nährstoffreichen Samen der **Indischen Lotosblume (Nelumbo nucifera)** als ein Tranquilizer gelten. Genutzt werden auch die Wurzeln, die ein antiemetisches Prinzip besitzen sollen. Ähnliches wird von der **Ägyptischen Seerose** oder **Lotosblume (Nymphaea lotos)** und sogar von unserer heimischen **Seerose (Nymphaea alba)** berichtet. Eine praktische Verwendung haben diese eher exotischen Planzen in der Phytotherapie nicht gefunden.

1. Bieniek, D., Korte, F.: Neuere Ergebnisse zur Chemie und Pharmakologie des Haschisch. Dtsch. Apoth.-Ztg. 118 (1978) 1933–1935
2. Burchhard, J. M.: Opiumtherapie und moderne Psychopharmaka. Arzneimittel-Forsch. (Drug Res.) 17 (1967) 557–561
3. Daniel, K.: Weitere Mitteilungen über die Wirkung des photodynamischen Körpers Hypericin. Hippokrates. 20 (1949) 526–530
4. Dittmann, J., Herrmann, H.-D., Palleske, H.: Normalisierung des Glukosestoffwechsels von Hirntumor-Schnitten durch Hyperosid. Arzneimittel-Forsch. (Drug Res.) 21 (1971) 1999–2003
5. Emser, E., Bartylla, K.: Verbesserung der Schlafqualität. Neurol. Psychiat. 5 (1991) 636–642

6. Favoldi, F., Tartara, A., Arrigo, A.: Med. Welt 18 (1976) 1263
7. Friebel, H.: Zur Toxikologie der Muskatnuß. Med. Klinik. 42 (1953) 1570
8. Green, K., Avasthe, P.: Prax.-Kurier 35 (1978) 25
9. Hanning, E.: Arzneimittel-Forsch. 5 35
10. Hänsgen, K. D., Vesper, J., Ploch, M.: Multizentrische Doppelblindstudie zur antidepressiven Wirksamkeit des Hypericum-Extraktes LI 160. Nervenheilkunde 12 (1993) 285–289
11. Harrer, G., Sommer, H.: Therapie leichter/mittelschwerer Depressionen mit Hypericum. Münch. med. Wschr. 22 (1993) 305–309
12. Harrer, G., Hübner, W. D., Podzuweit, H.: Wirksamkeit und Verträglichkeit des Hypericum-Präparates LI 160. Nervenheilkunde 12 (1993) 297–301
13. Hölzl, J.: Johanniskraut, eine alte Arzneipflanze mit neuer Bedeutung. Therapeutikon 10 (1989) 540–547
14. Johnson, D., Frauendorf, A., Stecker, K., Stein, U.: Neurophysiologisches Wirkprofil und Verträglichkeit von Kava-Extrakt WS 1490. Neurol./Psychiat. 5 (1991) 349–354
15. Kinzler, E., Krömer, J., Lehmann, E.: Wirksamkeit eines Kava-Spezial-Extraktes bei Patienten mit Angst-, Spannungs- und Erregungszuständen nicht psychiatrischer Genese. Arzneimittel-Forsch. (Drug Res.) 41 (1991) 584–588
16. Meyer, H. J.: Untersuchungen über den antikonvulsiven Wirkungstyp der Kawa-Pyrone Dihydromethysticin und Dihydrokawain mit Hilfe chemisch induzierter Krämpfe. Arch. int. Pharmacodyn. Thér. 150 (1964) 118
17. Roth, L.: Untersuchung verschiedener Johanniskrautarten auf ihren Gehalt an Hypericin. Dtsch. Apoth.-Ztg. 93 (1953) 653–656
18. Scharfetter, Ch.: Anwendung der Psychopharmaka bei bestimmten Indikationsgruppen. Med. Klinik 62 (1967) 861–863
19. Siegers, C.-P., Honold, E., Krall, B., Meng, G., Habs, M.: Ergebnisse der Anwendungsbeobachtung L 1090 mit Laitan® Kapseln. Ärztl. Forsch. 39 (1992) 7–11
20. Vorbach, E. U., Hübner, W. D., Arnoldt, K. H.: Wirksamkeit und Verträglichkeit des Hypericum-Extraktes LI 160 im Vergleich mit Imipramin. Nervenheikunde 12 (1993) 290–296
21. Wagner, H., Wiesenauer, M.: Phytotherapie. Fischer, Stuttgart 1995
22. Warnecke, G.: Psychosomatische Dysfunktionen im weiblichen Klimakterium. Fortschr. Med. 109 (1991) 119–122

3. Psychophysische Erschöpfung

Viele Menschen leiden heute unter Erschöpfungszuständen. Dabei ist fast immer schwer zu trennen, ob diese mehr körperlich-organischen oder geistig-seelischen Ursprungs sind. Natürlich muß immer primär eine schwere, verborgene und chronische Organerkrankung ausgeschlossen werden, wie beispielsweise eine Unterfunktion der Nebenniere oder Schilddrüse, eine chronische Lebererkrankung, die oft zu einem geradezu charakteristischen Leistungsknick führt, oder gar eine noch okkulte Krebskrankheit. Andererseits muß uns immer deutlicher werden, daß der Antrieb oder die Initiative und letzten Endes auch die physische Kraft nur im Zusammenwirken von Seele und Körper entstehen können und dabei primär dem seelischen Leben entstammen. Insofern ist die psychosomatische Zusammenfügung zum Begriff eines psychophysischen Erschöpfungszustandes eine exakte und fast immer kausale Beschreibung der Situation. Die Ursachen sind hier ungeheuer vielfältig. Einmal dominieren mehr körperliche, ein anderes Mal mehr seelische Ursachen: Gerade diese Erschöpfungszustände werden sehr individuell von der jeweiligen Lebenssituation und den mit ihr verbundenen Erwartungen, Befriedigungen oder Enttäuschungen ausgestaltet und erlebt. Oft führt der moderne Mensch hier auch den abstrakten Begriff eines gestörten »Kreislaufs« an, und viele Menschen mit konstitutioneller Hypotonie tragen diese wie ein Etikett durch ihr Leben, welches sie von vorneherein für ihre mangelnde Leistungsfähigkeit entschuldigt. Auf der anderen Seite fordert die moderne Leistungsgesellschaft »power«, womit eine nicht erlahmende, unendlich präsente Kraft gemeint ist. Diese treibt zu großen Leistungsanforderungen im Sport, sucht die Herausforderung und das Abenteuer. Auf das berufliche Leben dagegen wird »power« immer seltener übertragen. Heute diktiert unser Leben die Freizeit. Daß aber gerade aus einem Wechsel von Spannung und Entspannung, Kraft und Ruhe, Wachsein und Schlaf Gesundheit entsteht, daß Erschöpfung immer Ausdruck eines Mißverhältnisses dieser notwendigen Gleichgewichte oder Rhythmen ist, wird meistens übersehen.

Panax Ginseng
- ❊ **Ginseng radix**
- ® **Ginsana® Kapseln**
- ® **Ginseng Curarina® Kapseln**
- ® **Ardey aktiv Pastillen**

Eleutherococcus senticosus

Ilex paraguariensis
- ❊ **Mate folium**

Cola nitida
- ❊ **Colae semen**

Gut abgegrenzt hiervon muß jede Erschöpfung werden, die beispielsweise nach schwerer Krankheit, langer sozialer Überforderung oder langdauernder Isolation auftritt. Hier gelten andere Gesetzmäßigkeiten, hier kann in Form der Rekonvaleszenz das pflanzliche Arzneimittel hilfreich sein, wieder zur rechten Kraft zurückzufinden. Alle Arzneimittel, die bei Erschöpfungszuständen eingesetzt werden, sollten nie aufputschenden Charakter haben, wie beispielsweise das früher viel verordnete Pervitin. Wirklich nützliche Arzneimittel müssen dem Organismus helfen, in der Korrelation körperlicher und seelischer Aktivitäten regulierend und unterstützend oder anregend wirksam zu werden. Hier müssen wir auch bei pflanzlichen Arzneimitteln solche mit mehr kurzfristig-akuter Wirkung von solchen, die zur Langzeitanwendung geeignet sind, unterscheiden.

Pflanzen zur Behandlung

Panax Ginseng, Ginseng

Der Lieferant der berühmten Ginsengwurzel, **Ginseng Radix**, ist eine Araliacee aus Ostasien. Zur gleichen Familie gehört unser Efeu (Hedera helix). Die Gattung Panax hat ihren Namen von Panacea, der griechischen »allheilenden« Göttin. Der chinesische Name Gin-seng bedeutet »Menschenwurzeln«, weil die Wurzeln analog der Alraune menschenähnlich aussehen.

Panax Ginseng ist eine mehrjährige Staude mit einer dicken, spindelförmigen, bräunlich-gelben Wurzel. Diese schmeckt süßlich und schwach aromatisch. Die Blüten sind klein, unauffällig, die Früchte hellrote Beeren. Die echte Ginseng wächst in den Urwäldern von Nordkorea und der Mandschurei. Die Droge kommt aus Panaxkulturen in Korea, China, Japan, auch in der Ukraine und der Umgebung von Moskau. Die Wirkung der jungen kultivierten Ginsengwurzeln soll etwa $1^1/_2$- bis 2mal geringer sein als diejenige der wild wachsenden alten Wurzeln.

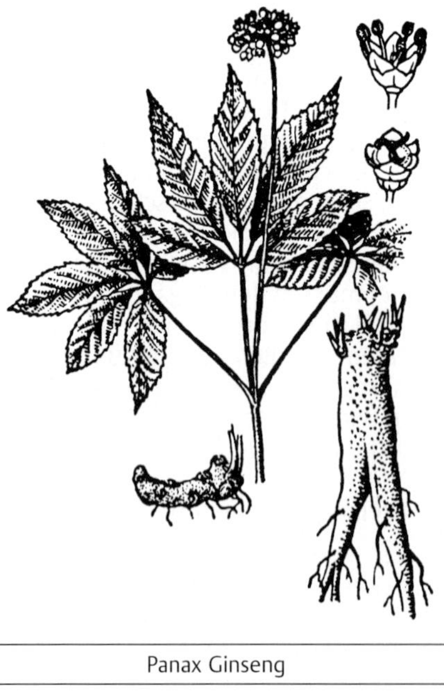

Panax Ginseng

Außer der Panax Ginseng wird noch die nordamerikanische Panax quinquefolius verwandt. Ihre Wirkung soll schwächer sein als diejenige der asiatischen. Insgesamt sind acht Panaxarten bekannt; die übrigen sechs haben keine medizinische Bedeutung. Die Kultivierung der Ginseng ist schwierig, aber die hohen Preise machen den Aufwand an Zeit und Pflege lohnend. In der Kultur dauert es mindestens 7 Jahre, bis die Wurzeln ein Gewicht von 60–100 g erreicht haben und geerntet werden können. Eine wild wachsende Ginseng erreicht ein solches Gewicht aber erst in einem Alter von 150–200 Jahren! Man kultiviert die Ginseng entweder in schattigen Wäldern als Unterwuchs oder in offenen Lagen mit Bedeckung durch Matten.

Der Anbau der Ginsengwurzel ist in Korea zu einem wichtigen Faktor des Außenhandels geworden. In Südkorea arbeiten Zehntausende auf den Ginsengplantagen. Man unterscheidet dort zwischen einer roten und einer weißen Ginsengwurzel. Die leichtverderblichen Wurzeln werden mit heißem Wasserdampf sterilisiert und konserviert. Dadurch wird die anfänglich weiße Wurzel rötlich gefärbt. In der chemischen Zusammensetzung ändert sich jedoch nichts.

Hinweis Panax Ginseng ist eines der ältesten Heilmittel in Ostasien, vor allem in China und Korea. Wahre Wunderdinge werden von ihr berichtet. Gegen die verschiedensten Krankheiten soll sie helfen, vor allem aber bis in das hohe Alter hinein frisch erhalten und das Leben verlängern. Jedenfalls ist nicht zu bestreiten, daß die Ginsengwurzel bei den ostasiatischen Völkern in hohem Ansehen steht, auch heute noch, und vielfache Anwendung findet. Im besonderen gilt sie dort als Aphrodisiakum.

Pharmakologie

Als die wesentlichen, wirksamkeitsbestimmenden Inhaltsstoffe werden die sich von den Damarantriterpenen ableitenden Saponine, die sogenannten Ginsenoside, bezeichnet. Weitere Inhaltsstoffe sind ca. 0,5% ätherisches Öl, Acetylenalkohole, Peptide, Proteine und Polysaccharide. Die zahlreichen Untersuchungen haben eine Fülle von Wirkungen der Ginsengextrakte oder isolierter Ginsenoside ergeben, die sich vor allem auf das ZNS, das endokrine und das Immunsystem beziehen. So werden nach *Wagner (1995)* kortikomimetische, ZNS-stimulierende und -suppressive Effekte, tranquillisierende und stimulierende Effekte, cholinergische, serotoninähnliche, histaminähnliche Wirkungen und anderes mehr beschrieben. Dabei zeigen verschiedene Ginsengextrakte oder einzelne Ginsenoside auch unterschiedliche und z. T. gegensinnige Wirkungen. Insofern liegen zwar sehr zahlreiche Untersuchungsergebnisse vor, doch kann derzeit noch nicht angegeben werden, welche Ginsenoside oder andere Inhaltsstoffe an der Gesamtwirkung maßgeblich beteiligt sind, und worauf diese eigentlich beruht.

Anwendungsgebiete

Aus der ärztlichen Erfahrung, gestützt auf klinische Studienergebnisse, wird man der Ginseng vor allem eine allgemein tonisierende und zentralstimulierende Wirkung zuschreiben. Man kann sie deshalb auch ein Psychotonikum nennen. Die Leistungsfähigkeit wird gesteigert, der Allgemeinzustand gebessert, altersbedingte Depressionszustände und Konzentrationsschwäche werden günstig beeinflußt.

Daher findet die Ginseng hauptsächlich Verwendung als **Tonikum** bei Müdigkeit, Überanstrengung, Neurasthenie, Hypotonie, allgemeinen und nervösen Schwächezuständen, zumal im Alter, und bei leichteren Depressionszuständen.

Schimert stellte einen günstigen Einfluß der Ginseng auf die Kohlenhydrattoleranz bei Diabetikern fest. Vor allem aber ist Ginseng ein allgemeines **Phyto-Geriatrikum**. Neuere Studien am Menschen zeigten ebenfalls eine Steigerung der psychophysischen Leistungsfähigkeit und Leistungserhaltung, Verbesserung der Merkfähigkeit, des Auffassungs- und Abstraktionsvermögens, der verbalen Begriffsbildung und der Koordinationsfähigkeit. In der Monographie der Kommission E werden als Anwendungsgebiete »Erschöpfungszustände und Rekonvaleszenz« genannt und der Einsatz zur Stärkung und Kräftigung bei Müdigkeits- und Schwächegefühlen und Nachlassen der Leistungs- und Konzentrationsfähigkeit empfohlen.

Zubereitungsformen

Ginseng radix
Die beste Anwendungsform der Ginseng ist der naturreine Extrakt aus der Wurzel. Es ist eine dickflüssige, sirupöse Masse. In dieser Form wird man allerdings Ginseng in Europa nicht verordnen oder anwenden können. Hier dominieren Fertigarzneimittel, die in ihrer pharmazeutischen Qualität gute Voraussetzungen schaffen, eine gleichmäßige Wirkung erzielen zu können.

Empfehlenswerte Fertigarzneimittel

Reine Ginsengpräparate

Ginsana® Kapseln	(Pharmaton)
Ginseng Curarina® Kapseln	(Harras-Curarina)
Ardey aktiv Pastillen	(Ardeypharm)

Eleutherococcus senticosus, Eleutherokokkus

Als Paralleldroge oder »Ersatz« der Ginsengwurzel wird eine weitere Pflanze angeboten, die gleichfalls aus Ostasien stammt, vor allem aber im östlichen Teil von Sibirien reichlich wild wachsend vorkommt. Es ist Eleutherococcus senticosus, wie Ginseng eine Araliaceae. Wegen des Vorkommens in Sibirien spricht man auch von der »Taigawurzel«, auch vom »Teufelsstrauch«. Von Eleutherococcus wird ebenfalls ein Extrakt aus dem Wurzelstock hergestellt. Obwohl zu der gleichen Familie gehörig wie die Ginseng, finden sich andere Inhaltsstoffe, vor allem kaum Ginsenoside, dagegen Oleanolsäure- und Sitosterolglukosid. *Wagner (1995)* nennt als Hauptverbindungen einfache Phenylpropane, Lignane, Cumarine und Polysacharide. Die hauptsächlich aus dem russischen Schrifttum stammenden experimentellen Untersuchungsergebnisse sind ähnlich denen für Ginseng, ohne daß hier bereits klare

Vorstellungen vermittelbar wären. Die Monographie der Kommission E nennt die gleichen Anwendungsgebiete wie für Ginseng, nämlich Erschöpfungszustände und die Rekonvaleszenz. Ob und welche Vorteile Eleutherococus gegenüber Ginseng hat, ob differentialtherapeutische Möglichkeiten bestehen, entzieht sich noch unserer Beurteilung.

Ilex paraguariensis, Mate

Der Matestrauch gehört zu den Aquifoliaceen, ein immergrüner Baum, zum Teil auch strauchartig gehalten, der in Brasilien zwischen 30° und 20° südlicher Breite wächst und auch dort kultiviert wird. Seine wichtigsten Inhaltsstoffe sind Koffein, Gerbstoffe und Chlorogensäure, in geringen Mengen auch ätherisches Öl, Triterpene und vielleicht Harze. Das in der Droge enthaltene Koffein besitzt analeptische, diuretische, positiv-inotrope und chronotrope sowie glykogenolytische und lipolytische Wirkungen. Von der in der Droge enthaltenen Koffeinmenge dürften am ehesten analeptische Wirkungen zu erwarten sein. Arzneilich verwendet werden die **Blätter**.

Als Zubereitung eignet sich am besten der ▶ Tee. Man nimmt einen Teelöffel zerkleinerter Droge, gießt mit einer Tasse heißen Wassers auf, läßt 5 Minuten ziehen und seiht ab. Die tägliche Trinkmenge sollte 2 Tassen betragen.

Cola nitida (aquinata), Kola

Der mittelgroße Kolabaum erinnert in seinem Habitus an eine Kastanie und wird bis zu 20 m hoch. Der Stamm ist glatt, die wechselständigen, einfachen, ungeteilten, bisweilen dreilappigen Blätter sind am Rande etwas umgebogen, lanzettlich oder oval und haben eine langausgezogene Spitze. Die Blüten bilden rispige Trugdolden. Die kastanienbraunen Balkkapseln enthalten 2–6 stumpfkegelförmige, abgeflachte Samen mit pergamentartiger Schale von bräunlich-roter Farbe. Diese **Samen** werden arzneilich verwendet. Die Heimat des Kolabaums sind Küstenländer Westafrikas.

Kolasamen enthalten mindestens 1,5 % Methylxanthine wie Koffein und Theobromin. Sie wirken atemanaleptisch, magensäure-stimulierend, lipolytisch, motilitätssteigernd, schwach positiv chronotrop sowie schwach diuretisch. Diese psychoanaleptischen Wirkungen begründen die therapeutische Anwendung von Kolasamen.

Zubereitungsformen

Colae semen

▶ **Trockenextrakt**
Für Tabletten oder Kapseln, mehrmals 0,25 bis 0,75 g.

▶ **Fluidextrakt**
3mal täglich ein Flüssigpräparat mit einer Einzeldosis von 2,5 g Fluidextrakt einnehmen.

▶ **Tinktur**
Mehrmals täglich 3 g als Einzeldosis (Tageshöchstdosis 30 g!)

▶ **Kolawein**
3mal täglich 2 Likörgläser nach dem Essen (Tageshöchstdosis 180 g Kolawein).

Strychnos nux vomica, Brechnuß

Unter den Anregungsmitteln für das Nervensystem steht die Brechnuß (Strychnos nux vomica) an oberster Stelle. Sie stammt von einem hohen Baum, der auf Java und den Malaiischen Inseln bis nach Nordaustralien hin wild wächst und stellenweise auch angebaut wird. Die Samen, **Strychni semen**, enthalten eine ganze Reihe von Alkaloiden, von denen das Strychnin am bekanntesten ist. Von pharmakologischer Seite wurde darauf hingewiesen, daß es besser sei, für die Strychninpillen nicht das reine Alkaloid Strychnin nitric., sondern die Gesamtdroge, Sem. Strychni, zu verordnen. Damit bestätigt sich die uns von vielen anderen Heilpflanzen her bekannte Tatsache, daß es in vielen – wenn auch nicht allen – Fällen vorteilhafter ist, die Gesamtdroge den Reinsubstanzen vorzuziehen. Bei der Brechnuß wirkt die Droge zwar langsamer, aber gleichmäßiger als das Strychnin.

Immer wieder macht man die Beobachtung, daß die Kranken gegen die Verordnung von Strychnin ein Vorurteil haben, da der Name als Bezeichnung für ein starkes Gift bekannt ist. Man kann das umgehen, wenn man nicht von Strychnin bzw. von Tinct. Strychni spricht und entsprechend verschreibt, sondern von **Nux vomica**.

Das Mittel kann zur Tonisierung des Nervensystems als nützlich bezeichnet werden. Es ist ein Tonicum amarum, ähnlich den heimischen Bittermitteln, aber stärker in der Wirkung, dafür allerdings auch toxischer. Überall, wo wir eine starke und besonders nachhaltige Anregung des Nervensystems erstreben, ist Nux vomica am Platz. Vor allem ist es das **Tonikum** für alte Menschen. Bei nervösen Magenleiden kommt als weiterer Vorteil eine leichte Minderung der Schmerzempfindlichkeit hinzu.

Die Kommission E erstellte eine Negativmonographie, da bei nur unzureichend belegter Wirksamkeit das Risiko zu groß eingeschätzt wurde, daß durch unkalkulierbare Zufuhr der Brechnußalkaloide zentralnervöse Krämpfe ausgelöst werden könnten. Daher wird der Arzt zur freien Rezeptur greifen müssen, wenn er die Brechnuß verordnen will.

Zubereitungsformen

Strychni semen
Hauptsächlich für Pillen gebraucht.

▶ Tinct. Strychni (Tinct. Nucis vomicae)

3mal täglich 10–20 Tropfen.

▶ Tinct. Strychni aetherea

Wird ähnlich gebraucht wie Tinct. Strychni.

Beispiele für die Rezeptur

Rp. Tinct. Nuc. vomic. 5,0
Tinct. Valerian. 15,0

D.S. 3mal tägl. 20 Tropfen.

Rp. Tinct. Nuc. vomic. 10,0
Tinct. Gentianae 20,0

D.S. Vor dem Essen 20 Tropfen in Wasser.

Tonikum für **blasse** und **appetitlose** Kinder (nach *Stolte*):

Rp. Tinct. Strychni 5,0
Tinct. Chinae 10,0
Tinct. Ferri pomat. 15,0

D.S. 3mal tägl. 3 Tropfen, steigend bis zu 3mal tägl. 20 Tropfen, dann wieder zurück.

An Stelle von Strychninpillen (nach *Taubmann*):

Rp. Sem. Nuc. vomic. 3,0 (!)
Mass. pil. qu. sat. ut f. pill. Nr. XXX

D.S. 1mal tägl. 1, bis 2mal tägl. 2 Pillen und zurück.

Gute Tonika und Roborantia sind auch die heimischen Bitterstoffdrogen; für viele Fälle genügen sie vollauf. In schweren wird man sie mit Nux vomica kombinieren. ▶ Tinctura Calami und ▶ Tinct. Gentianae sind hier an erster Stelle zu nennen. Eine zweckmäßige und bewährte Zusammenfügung ist folgende:

Rp. Tinct. Calami
Tinct. Gentianae
Tinct. Nuc. vomic. aa 10,0

D.S. 3mal tägl. 20 Tropfen.

Weitere zentral anregende Pflanzen

Als Erregungsmittel für das Nervensystem mit vorwiegend zentralem Angriffspunkt ist auch noch der im Norden Afrikas beliebte **Kat (Catha edulis)** zu nennen. Anregende Wirkungen auf das Nervensystem besitzt der **Betel**, ein Genußmittel aus dem indomalayischen Raum, das aus den Blättern des Betelpfeffers, Arecanüssen und gebranntem Kalk aus Muschelschalen besteht. Das Betelkauen ist dort sehr verbreitet, wird aber heute immer mehr von der Zigarette verdrängt. Medizinisch ausnutzbare Wirkungen kommen dem Betel (oder Sirih) nicht zu (*Nieschulz, 1968*).

1. Nieschulz, O.: Med. Wschr. 22 (1968) 386
2. Wagner, H., Wiesenauer, M.: Phytotherapie. Fischer, Stuttgart 1995

4. Vegetative Dysregulation – Vegetative Dystonie

Die vegetativen Dysregulationen, lange auch als vegetative Dystonie bezeichnet und mit diesem Begriff fast diskriminiert, gehen im Gegensatz zu den zuerst charakterisierten nervösen Unruhezuständen einschließlich der Schlafstörungen ursächlich vom vegetativen Nervensystem, also vom Sympathikus und Parasympathikus, aus. Besonders typisch sind sie bei Schilddrüsenüberfunktionen und beim chronischen Alkoholismus erlebbar. Zu der Symptomatik rechnen vor allem Schweißausbrüche, Tremor, Diarrhöen, Tachykardien, aber auch die allgemeine Gereiztheit, die sich plötzlich aggressiv entlädt. Werden die zentralnervösen Störungen mehr durch die vielfältigen, kaum zu verdauenden Eindrücke der Sinneswahrnehmungen als optische und akustische Überreizungen hervorgerufen, sind es bei den vegetativen Störungen eher die unbewußt bleibenden äußeren Einwirkungen. Gerade hier ist der moderne Mensch sehr vielfältigen Einflüssen ausgesetzt, denen er sich kaum entziehen kann. So gewöhnen sich Großstadtbewohner scheinbar an den Tag und Nacht anhaltenden Verkehrslärm, während es für einen ländlichen Besucher unvorstellbar ist, in diesem Lärm zu existieren und beispielsweise schlafen zu können. Gerade eine solche scheinbare Gewöhnung an Außenreize hat hohen schädigenden Charakter, weil der Organismus sie nicht mehr bewußt wahrnimmt und damit »verdauen« kann.

Solche vegetativ ausgelösten Störungen gelten heute als Hauptindikation für Tranquilizer. Doch müssen wir davon ausgehen, daß synthetische Tranquilizer solche Symptomatik lediglich verdrängen und nicht wirklich vor ihr schützen oder aus ihr befreien können. Was der hier charakterisierte, vegetativ überreizte zivilisierte Mensch braucht, wurde früher »Nervennahrung« genannt. Neueste Untersuchungen lassen es möglich erscheinen, daß beispielsweise **Piper methysticum (Kava-Kava-Wurzelstock)** in dieser Richtung wirksam ist. Aber auch andere, schon ausführlich dargestellte Heilpflanzen wie der **Baldrian, Melisse** oder **Lavendel** finden hier weitere Anwendungsgebiete. Ebenso kann die Kombination aus dem **Wolfstrapp (Lycopus europaeus)** und **Herzgespann (Leonurus cardiaca)** als ausgezeichnetes Mittel bei vegetativen Unruhezuständen bezeichnet werden.

Neben der Verordnung zur inneren Einnahme sollte für diese Indikation besonders die **Bädertherapie** bedacht werden. Voll- oder Teilbäder mit **Rosmarin** sind ausgesprochen anregend und vorzüglich morgens anzuwenden. **Lavendel** wirkt vorwiegend beruhigend und ist eher am Abend geeignet. **Melisse** nimmt eine Mittelstellung ein.

Man bereitet jeweils einen Teeaufguß und gibt etwa 1 Liter davon auf ein Vollbad, das nicht zu warm sein darf, damit die Droge gut zur Wirkung kommt. Je nach persönlicher Empfindsamkeit ist eine Wassertemperatur von 37–39 °C zu wählen.

Eine alte, bewährte Rezeptur sei noch angeführt, die die verschiedenen Komponenten **vegetativer Störungen** berücksichtigt und zum Ausgleich führt (*Weiss 1985*):

Rp. Secal. conc. Stada 0,08
Tinct. Belladonnae 12,0
Tinct. Valerian. ad 30,0

D.S. 3mal tägl. 20 Tropfen.

5. Degenerative Erkrankungen des zentralen Nervensystems – Hirnleistungsstörungen

Ginkgo biloba
® **Kaveri® forte Filmtabletten/Tropfen**
® **Rökan® novo Filmtabletten**
® **Tebonin® forte Filmtabletten/Tropfen**

Atropa belladonna
✻ **Belladonnae radix**
® **Tremoforat® Tabletten**
div. Kombinationspräparate

Hyoscyamus niger
✻ **Hyoscyami folium**

Zu den verbreitetsten Erkrankungen unserer Zeit, besonders in der zivilisierten Welt, gehören die degenerativen Erkrankungen des zentralen Nervensystems, insbesondere des Gehirns. Früher sprach man von Hirnsklerose, heute mehr von zerebralvaskulärer Insuffizienz oder vereinfacht von Hirnatrophie sowie den verschiedenen Formen der Demenz. Symptomatisch drücken sich diese degenerativen Veränderungen des Gehirns in den sogenannten Hirnleistungsstörungen aus. Hierzu rechnen Konzentrations- und Gedächtnisstörungen, verschiedene Formen des Schwindels, Kopfschmerzen, Ohrgeräusche und schließlich das hirnorganische Psychosyndrom (HOPS) mit seinen Persönlichkeitsveränderungen (Demenz). Die Alzheimersche Krankheit, die früher auch als präsenile Demenz bezeichnet wurde, ist eine Sonderform der hier beschriebenen Krankheitsgruppe. Synthetika (Nootropika), die das ZNS beeinflussen sollen, existieren in großer Zahl, ohne daß auch nur ein einziges solcher synthetischer Produkte eine sichere und zuverlässige Wirkung zeigt. Der Pharmakologe *Kuschinsky* sprach deshalb einmal bei der gesamten Bewertung solcher Arzneimittel von »unreinen Plazebos«. Ohne Frage haben diese Arzneimittel Effekte, doch scheinen sie das grundsätzliche Problem der mangelnden Regenerationsfähigkeit im ZNS nicht beeinflussen zu können. Sie sind wohl lediglich in der Lage, bestimmte symptomatische Störungen zu lindern.

Hier klafft eine therapeutische Lücke, die idealerweise von pflanzlichen Arzneimitteln geschlossen werden könnte. In dem Kapitel der Herz- und Kreislaufkrankheiten wurde auf zwei große Vertreter dieser Phytotherapeutika bereits hingewiesen, **Ginkgo biloba** und **Allium sativum**. Dort finden sich die ausführlichen Darstellungen ihrer gut belegten pharmakologischen und klinischen Wirkungen (*s. S. 178f.*). Sie sind immer auch bei der hier genannten Indikation von Hirnleistungsstörungen auf dem Boden degenerativer Erkrankungen des ZNS zu berücksichtigen. Man wird, vor allem bei geduldiger Langzeitanwendung, ihre segensreichen Wirkungen immer neu erleben können.

Auch darf noch einmal daran erinnert werden, daß vielen solchen Hirnleistungsstörungen eine latente Herzinsuffizienz oder Dysregulationen des Kreislaufs zugrunde liegen, so daß im weiteren für die Behandlung auch hier wirksame Phytotherapeutika wie vor allem der **Weißdorn** und die Digitaloide und nicht zuletzt **Strophanthus** in Frage kommen.

Eine Besonderheit stellt im Rahmen degenerativer Hirnerkrankungungen der sogenannte Parkinsonismus dar, bei dem in unterschiedlicher Ausprägung die Symptomatik des echten Morbus Parkinson auftritt. Hier sind drei Nachtschattengewächse als Phytotherapeutika zu nennen: die **Tollkirsche (Atropa belladonna)**, das **Bilsenkraut (Hyoscyamus niger)** und der **Stechapfel (Datura stramonium)**.

Pflanzen zur Behandlung

Atropa belladonna, Tollkirsche

Die Tollkirsche ist das unübertroffene Antispasmodikum für den Magen-Darm-Kanal und allen synthetischen Präparaten überlegen (*s. S. 74f.*). Darüber hinaus hat die Belladonna noch vielfache Anwendungsgebiete, die sich alle aus ihrer lähmenden Wirkung auf den Parasympathikus ergeben. Außerdem kommt ihr eine starke Wirkung auf das zentrale Nervensystem zu. Sie hat früher besonders durch die Beeinflußbarkeit der chronischen Enzephalitis von sich reden gemacht. Auffallend war dabei, daß man sehr große Mengen, die weit über der eigentlichen Maximaldosis lagen, geben mußte und daß diese großen Dosen dennoch erstaunlich gut toleriert wurden. Wesentlich war dabei die Entdeckung, daß die spezielle therapeutische Wirkung auf das ZNS von der Belladonnawurzel ausgeht, während sonst üblichermaßen die Blätter Verwendung finden. Extrakte aus **Belladonnae radix** sind also besonders geeignet zur Therapie des **Parkinsonismus**. Als Fertigarzneimittel gibt es ▷ Tremoforat® Tabletten (Klein).

Eine Tablette enthält 4 mg Extr. Radix Belladonnae mit 0,06 mg Gesamtalkaloiden.

Man beginnt mit 3mal täglich 1/2 Tabl. und steigert bis zu 6- bis 8mal 1 Tablette.

Tritt Trockenheit im Hals auf, muß die Dosis zeitweilig reduziert werden. Das Mittel kommt für alle Formen des Parkinson-Syndroms einschließlich des idiopathischen Morbus Parkinson und des Alterstremors sowie bei anderen Hyperkinesen in Betracht.

Freilich ist heute die Therapie des Parkinson-Syndroms durch die spezifisch-wirkenden Synthetika wesentlich bereichert worden. Es sind vor allem das L-Dopa und das Amantadin und dazu eine große Zahl synthetischer Anticholinergika, die in erster Linie Rigor und Tremor beeinflussen. Dadurch scheint die alte Belladonnakur heute weitgehend überholt zu sein. Dazu kommt, daß die postenzephalitische Form des Morbus Parkinson heute selten geworden ist. Sie war überwiegend Folge der schweren Grippeepidemien. Heute tritt der Parkinsonismus eher als Folge degenerativer (sklerotischer) Veränderungen im ZNS auf. Doch auch da lohnt sich die geschilderte Behandlung, vor allem wenn die genannten Synthetika nicht vertragen oder abgelehnt werden oder auch einmal nicht den gewünschten Erfolg bringen.

Hyoscyamus niger, Bilsenkraut

Das Bilsenkraut kommt an unbebauten Orten, auf Schutt und an Wegrändern wild vor, ist jedoch in Deutschland ursprünglich nicht heimisch. Die Droge stammt aus der Kultur. Das Bilsenkraut wird nur bis zu 1/2 m hoch, hat klebrige, zottig behaarte Blätter und schmutzig blaßgelbe, am Grunde violett punktierte Blüten. Die Blätter, **Hyoscyami folium**, enthalten Hyoscyamin und andere Alkaloide. Für den praktischen Gebrauch kommt hauptsächlich die Tinctura Hyoscyami in Betracht. Oleum Hyoscyami (Bilsenkrautöl) dient zu schmerzstillenden Einreibungen bei Rheuma und Nervenschmerzen.

▶ Tinctura Hyoscyami
Ein wirksames Tremormittel, das vor allem bei Paralysis agitans und beim Alterstremor angebracht ist. Man muß verhältnismäßig große Dosen geben, bis zu 3- bis 4mal täglich 30 Tropfen. Die Verträglichkeit ist überraschend gut.

Man macht dabei die schon von der Belladonna her bekannte Erfahrung, daß die Tole-

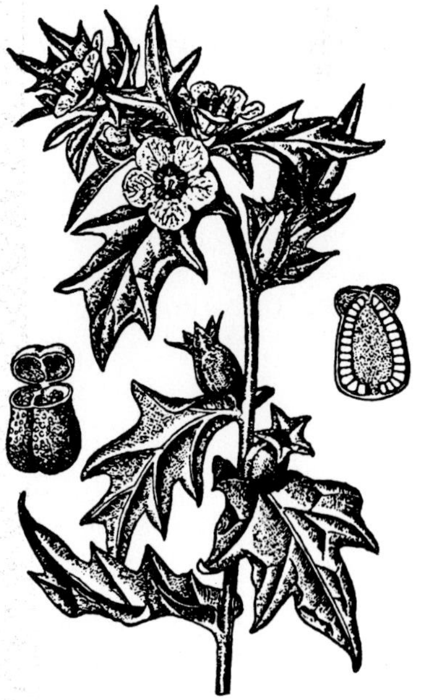

Bilsenkraut, Hyoscyamus niger

ranz bei Kranken mit organischen Hirnveränderungen wesentlich größer ist als bei Gesunden, was wir auch von den synthetischen Neuroleptika kennen.

Datura stramonium, Stechapfel

Der Stechapfel verdankt seinen Namen den stacheligen Früchten, die in den Achseln der gabelständigen Stengel sitzen. Die Blüten sind lang, röhrenförmig, weiß. An unbebauten Stellen in der Nähe menschlicher Wohnungen kommt der Stechapfel wild vor; wahrscheinlich ist er aber ebenso wie das Bilsenkraut nur aus früheren Kulturen eingebürgert. Die Droge stammt ausschließlich vom feldmäßigen Anbau. Verwendet werden die Blätter, **Stramonii folium**, und die Samen, **Stramonii semen**. Die praktischste Anwendungsform ist die Tinktur (Tinctura Stramonii), die aus den Samen hergestellt wird. Sie ist ebenso wie die Tinctura Hyoscyami ein Tremormittel. Bei Paralysis agitans und anderen Tremorarten sieht man gute, freilich nur symptomatische Erfolge.

Tinct. Stramonii und Tinct. Hyoscyami scheinen keinen großen Unterschied in der Wirkung zu haben. Auch die Dosierung ist dieselbe.

Tinctura Stramonii
Beim Alterstremor beginnt man mit 15 Tropfen pro Tag und steigert bis 40, sogar 60 Tropfen pro Tag, die man am besten auf einmal einnehmen läßt. Genügt dies nicht, so behält man trotzdem Tinct. Stramonii als Basismittel bei und gibt eines der synthetischen Antiparkinsonmittel hinzu.

Die Kommission E erstellte für Datura stramonium aufgrund der Diskrepanz einer unzureichend belegten Wirksamkeit und dem unkalkulierbaren Risiko von Vergiftungserscheinungen durch die Alkaloide L-Hyoscyamin und L-Scopolamin eine Negativmonographie. Auch besteht wegen derer Rauschtauglichkeit die Gefahr von Abhängigkeit und des Mißbrauchs.

1. Stille, G.: Arzneimittel-Forschg. 21/4 (1971) 528–535 (dort ausführliche weitere Literatur)

6. Vasomotorische Kopfschmerzen, Neuralgien

Migräne und migräneartige, vasomotorische Kopfschmerzen sowie Neuralgien sind heute häufige Erkrankungen. Besonders die Trigeminusneuralgie ist ein die Befindlichkeit erheblich einschränkendes Krankheitsbild, was ebenso für die klassische Migräne gesagt werden kann.

Aconitum napellus
❊ **Aconiti tubera**

Gelsemium sempervirens
❊ **Gelsemii rhizoma**

Auffälligerweise gibt es aus dem Pflanzenreich keine typischen Analgetika, die in ihrer sicheren Akutwirkung den Synthetika vergleichbar wären. Allerdings stammt eines der ersten und sehr effektiven Analgetika, die Acetylsalicylsäure (Aspirin®) aus der Weidenrinde und ist damit pflanzlichen Ursprungs. Auch ist die stärkste analgetische Wirkung immer noch den Alkaloiden des Schlafmohns, den Opiaten, zuzusprechen. Doch dominieren hier heute synthetische Zubereitungsformen und Derivate als isolierte Wirkstoffe. Dennoch existieren einige Phytotherapeutika, die zur symptomatischen Behandlung vor allem leichterer Schmerzzustände als Mittel erster Wahl gut eingesetzt werden können. Nicht selten läßt sich durch eine solche Verordnung die Einnahme synthetischer Analgetika vermeiden. Dazu zählen neben Extraktpräparaten der Weidenrinde solche aus Rauwolfia, die speziell für Kopfschmerzen im Zusammenhang mit einem latenten Hypertonus infrage kommen. Secalepräparate sind heute Standardtherapie bei der echten Migräne, zur Behandlung von echten Neuralgien haben sich vor allem der Eisenhut (Aconitum napellus) und der Gelbe Jasmin (Gelsemium sempervirens) bewährt.

Pflanzen zur Behandlung

Aconitum napellus, Eisenhut

Von neurologischer Seite wird immer erneut darauf hingewiesen, daß man bei einer Trigeminusneuralgie zunächst einen Versuch mit Aconit machen sollte. Es ist das Alkaloid aus dem Blauen Eisenhut oder Sturmhut, der schönen großen Pflanze mit den eigenartigen blauen Blüten, die bei uns auf feuchten Wiesen, in Mooren und Gebirgswäldern wild wächst. Arzneilich verwendet werden die Wurzelknollen, **Aconiti tubera**. Sie enthalten verschiedene Alkaloide, hauptsächlich Aconitin. Aus der Droge wird die Tinktur bereitet (Tinctura Aconiti), die in erster Linie zur Verwendung kommt.

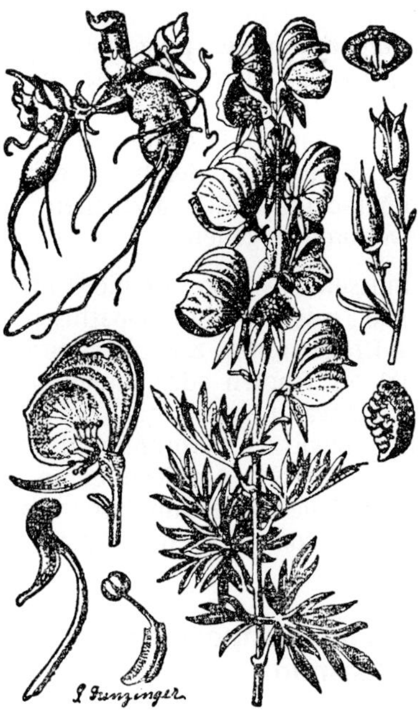

Eisenhut (Sturmhut), Aconitum napellus

Die Dosis beträgt mehrmals täglich 5–10 Tropfen und mehr, zweckmäßig in auf- und absteigender Dosierung.

In der Regel wird man Aconittinktur allein geben; zuweilen ist eine Kombination mit ▶ Nux vomica und Baldrian zweckmäßig:

Rp. Tinct. Aconiti
Tinct. Nuc. vomic.
Tinct. Valerian. aa 10,0

D.S. 3mal tägl. 20 Tropfen.

Wirken wie so oft **arthritische** bzw. **gichtische** und **neuralgische** Schmerzzustände zusammen, so kann eine längerdauernde Verabfolgung von Aconit- und Colchicumtinktur nutzbringend sein:

Rp. Tinct. Aconiti 20,0
Tinct. Colchici 10,0

D.S. 3mal tägl. 10 Tropfen.

Hinweis Leider gibt es heute das bewährte Fertigarzneimittel Aconitysat® Bürger nicht mehr, da die Kommission E für den Eisenhut eine **Negativmonographie** erstellte, wie so oft aus der Diskrepanz angeblich nicht ausreichend belegter Wirksamkeit und der Risiken durch den Alkaloidanteil der Droge. So drohen immer mehr der bewährten Forte-Phytotherapeutika der ärztlichen Verordnung verloren zu gehen.

Wir müssen uns also auf die Tinktur beschränken oder zur homöopathisch deklarierten Droge greifen, z. B. ▷ Aconitum e radice D1 als Tropfen oder Tabletten (DHU). Sehr gut bewährt hat sich auch bei der Trigeminusneuralgie die Verordnung des Kombinationspräparats ▷ Aconitum comp. Globuli (Wala) oder die lokale Einreibung von Aconitöl , z. B. ▷ Aconit-Nervenöl (Wala).

Gelsemium sempervirens, Gelber Jasmin

Dieser an der Atlantikküste der südlichen Staaten Amerikas vorkommende Schlingstrauch trägt lanzettliche Blätter und zeichnet sich durch große, blattachselständige, trichterförmige, leuchtend gelbe und wohlriechende Blüten aus. Die längliche Frucht zerfällt in zwei an der Spitze zweiklappige Teilfrüchte mit vielen geflügelten Samen. Arzneilich verwendet wird der **Wurzelstock**. Wesentlich für die Wirkung sind Alkaloide. Gelsemium wirkt sicher schwächer als der Eisenhut, hat aber aus der traditionellen Medizin als besonderers Indikationsgebiet die **funktionellen Herzbeschwerden** (»Nervöses Herz«). Auch hier verwenden wir die Tinktur (Tinctura Gelsemii).

Weitere Pflanzen gegen Kopfschmerzen und Neuralgien

Bei der echten **Migräne** sind die **Secale**präparate das Mittel der Wahl, heute meistens in Form des reinen Alkaloids Ergotamin. Im akuten Migräneanfall hat sich die Kombination von 1 mg Ergotamin mit 100 mg Coffein bewährt, die als ▷ Cafergot® N Kapseln bzw. Zäpfchen (mit 2 mg Ergotamin; Sandoz) vorliegt.

Man gibt davon bei den ersten, Symptomen 2 Kapseln bzw. 1 Zäpfchen, jede weitere Stunde eine weitere Kapsel bzw. 1/2 Zäpfchen bis zur Maximaldosis von 6 Kapseln bzw. 3 Zäpfchen pro Anfall und Tag.

Für die Behandlung im Intervall werden ▷ Dihydergot® Tropfen bzw. Tabletten (Novartis) empfohlen:

Man verabreicht 3mal täglich 20 Tropfen oder 2 Tabletten bzw. 1- bis 2mal täglich 1 Retard-Dragee für die Dauer von 8 Wochen.

Beliebt sind bei Neuralgien aller Art spirituöse Einreibungen mit den verschiedensten Heilpflanzen. Sie wirken hauptsächlich leicht hyperämisierend. Bekannt sind für diesen Zweck der Wacholderspiritus (Spiritus Juniperi), der Brennesselspiritus (Spiritus Urticae), der Rosmarinspiritus (Spiritus Rosmarini), und der Kalmusspiritus (Spiritus Calami).

Mehr beruhigend wirken der Melissenspiritus (Spiritus Melissae compositus) und der Lavendelspiritus (Spiritus Lavandulae). Auch spirituöse kühle ▶ Abreibungen und ▶ Waschungen werden von Nervösen und Erschöpften als sehr anregend empfunden. Man benutzt hierfür am besten den ▶ Kalmusspiritus, ein Eßlöffel auf eine Schüssel Wasser. Der bekannte Franzbranntwein (Spiritus Vini gallici), ist auch nichts anderes als ein Gemisch verschiedener Kräuter ebenso wie der Karmelitergeist in Form des bewährten ▷ Carmol, das man lokal einreibt, aber auch tropfenweise innerlich nehmen kann.

Bei migräneartigen Kopfschmerzen sind lokale Applikationen in der Schläfen- (Vorsicht Augen!) und Nackengegend mit dem hochkonzentrierten ▷ japanischen Minzöl beliebt, weil das Menthol lokalanästhesierend wirkt.

Hautkrankheiten

Die Haut ist ein zentrales Organ des menschlichen Organismus. Mit einer Oberfläche von etwa 2 m^2 und einem Gewicht von annähernd 4 kg ist sie eines der größten Organsysteme und zugleich eines der vielfältigsten, hat sie doch sowohl Sinnes- wie Stoffwechselfunktion und ist zugleich ein Ort, durch den der Mensch mit der Welt kommuniziert bzw. sich von ihr abgrenzt. Auch psychosomatisch ist die Haut ein interessantes Organ, was auch für eine Vielzahl ihrer Erkrankungen gilt. Schon durch die entstellende Wirkung vieler ekzematöser Hauterkrankungen kommt es neben der organischen Betroffenheit zur seelischen Belastung, und beide befinden sich im chronischen Verlauf einer Hautkrankheit in ständiger Wechselbeziehung. Eine gesunde, reine, schöne Haut ist für Wohlbefinden und Selbsterleben eines Menschen von außerordentlicher Bedeutung.

Die moderne Dermatologie verfügt über eine sehr ausgefeilte, auch morphologische Diagnostik, wobei immer wieder eindrucksvoll ist, wie sehr der klinische Blick des erfahrenen Dermatologen eine Diagnose stellt, ohne daß irgendwelche technischen Hilfsmittel herangezogen werden müssen. Trotz der umfassenden Kenntnisse ist aber die stürmische Entwicklung der Therapie mit Synthetika wie beispielsweise in der Kardiologie oder Gastroenterologie an der Dermatologie scheinbar vorbeigegangen. Eigentlich gibt es nur symptomatische Behandlungssysteme mit den Grundstoffen der Glukokortikoide, der Antibiotika und der Antimykotika. Da sollte es eigentlich willkommen sein, daß durch die Phytotherapie eine ganze Reihe zusätzlicher therapeutischer Möglichkeiten angeboten werden. In den letzten Jahren hat das Interesse der Dermatologen an Phytotherapeutika auch wieder zugenommen. Doch fehlt es oft an ausreichender therapeutischer Geduld, mit einer phytotherapeutischen Therapie als Langzeitanwendung eine Hautkrankheit von Grund auf zu behandeln und möglicherweise zu heilen. Immer wieder wird zur raschen symptomatischen Besserung auf kortisonhaltige Salben zurückgegriffen. Hier scheint ein generelles Umdenken notwendig. Über die Möglichkeiten pflanzlicher Dermatika hat *Willuhn (1992)* eine lesenswerte und kritische Übersicht verfaßt.

Ulcus cruris
- ***Beinwell, Symphytum officinale***
- ***Hundszunge, Cynoglossum officinale***
- ***Eichenrinde, Quercus cortex***
- ***Arnika, Arnica montana***
- ***Ringelblume, Calendula officinalis***

Furunkulose
- ***Leinsamen, Lini semen***
- ***Heublumen, Graminis flos***
- ***Eichenrinde, Quercus cortex***

Frostbeulen
- ***Tormentillwurz, Potentilla tormentilla***
- ***Eichenrinde, Quercus cortex***
- ***Schachtelhalm, Equisetum arvense***

Warzen
- ***Schöllkraut, Chelidonium majus***
- ***Zypressen-Wolfsmilch, Euphorbia cyparissias***
- ***Knoblauch, Allium sativum***
- ***Mariendistel, Silybum marianum***
- ***Lebensbaum, Thuja occidentalis***

Haarausfall
- ***Große und Kleine Brennessel, Urtica urens, Urtica dioica***
- ***Birke, Betula pendula, Betula verrucosa***
- ***Quecke, Arctium lappa***

Vitiligo
- ***Ammi majus***
- ***Bergamottöl, Oleum Bergamottae***

Lymphödem
- ***Roßkastanie, Aesculus hippocastanum***

Wunden, Kontusionen und Distorsionen
- ***Arnika, Arnica montana***
- ***Fingerhut, Digitalis lanata seu purpurea***
- ***Beinwell, Symphytum officinale***
- ***Johanniskraut, Hypericum perforatum***
- ***Purpurfarbener Sonnenhut, Echinacea purpurea***
- ***Ringelblume, Calendula officinalis***
- ***Virginische Zaubernuß, Hamamelis virginiana***
- ***Hopfen, Humulus lupulus***
- ***Bilsenkraut, Hyoscyamus niger***

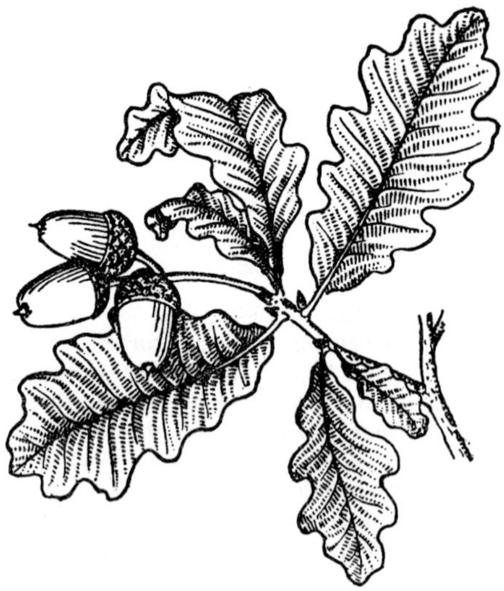

Eiche, Quercus robur

1. Dermatitis und Ekzem

Für die Behandlung des akuten nässenden Ekzems gilt der Grundsatz: feucht auf feucht! Es ist völlig verkehrt und versagt immer, bei einem nässenden Ekzem Puder oder Pasten oder gar Salben anwenden zu wollen. Es müssen feuchte Um- oder besser **Aufschläge** gemacht werden, bis das Nässen und die akute Entzündung vorüber sind. Dann kann zunächst zu Pasten und erst zuletzt zu Salben übergegangen werden. Die Art des Ekzems oder der Dermatitis spielt zunächst keine entscheidende Rolle. Überall, wo Nässen und akute Entzündung vorliegen, werden zunächst feuchte Aufschläge verordnet. Überraschend schnell erfolgt ein Rückgang der akuten Erscheinungen. Aber man muß die Aufschläge richtig machen. Keinesfalls darf es ein feuchter Verband nach der Art eines Priessnitzumschlags sein. Unbedingt notwendig sind vielmehr **lockere**, gut **abdunstende** feuchte ▶ Aufschläge. Man nimmt dazu am besten ein Leinentuch, auch Mullkompressen. Ein gut aufsaugender Waschlappen ist ebenfalls sehr geeignet. Diese Aufschläge müssen erneuert werden, sobald sie anfangen trocken und warm zu werden, also oftmals schon alle 10 bis maximal 20 Minuten. Man legt sie 3mal am Tage, morgens, mittags und abends je 1 bis 2 Stunden auf. In den Zwischenzeiten wird dann eine feuchte Kompresse aufgelegt und locker angewickelt. Niemals dürfen solche feuchten Aufschläge mit einem undurchlässigen Stoff bedeckt werden. Man wird diese Stoffe allenfalls unter das erkrankte Glied, etwa unter das Bein bei einem nässenden Unterschenkelekzem legen, damit Kissen oder Bettzeug nicht mit der Flüssigkeit in Berührung kommen. Auf diese Dinge macht man den Patienten eindrücklich aufmerksam und erkläre ihm die Art der Anwendung. Von der richtigen Durchführung hängt der Erfolg in entscheidender Weise ab. Für diese feuchten Aufschläge haben wir hauptsächlich zwei Heilpflanzen zur Verfügung: Eichenrinde und Wilde Malve.

Quercus robur, Quercus petraea
❊ **Quercus cortex**
® **Eichenrinden-Extrakt FS**

Malva silvestris
❊ **Malvae folium et flos**

Pinus silvestris
❊ **Pix liquida**

Fagus silvativa
❊ **Pix Fagi**

Betula pendula
❊ **Pix Betulinae**

Juniperus communis
❊ **Pix Juniperi**

Solanum dulcamara
❊ **Dulcamarae stipites**

Phaseolus vulgaris
❊ **Legumina Phaseoli**

Carex arenaria
❊ **Caricis rhizoma**

Viola tricolor
❊ **Violae tricoloris herba**

Juglans regia
❊ **Juglandis folium**

Pflanzen zur Behandlung

Quercus cortex, Eichenrinde

Es ist die Rinde unserer gewöhnlichen Eiche, von der es zwei nahe verwandte Arten gibt, die in gleicher Weise gebraucht werden: die Stiel-Eiche (Quercus robur) und die Trauben-Eiche (Quercus petraea, Quercus sessilis).

Die Eichenrinde enthält große Mengen **Gerbstoff**. Auf diesem beruht die Wirkung. Sie wirkt also als Adstringens. Das Bemerkenswerte dabei ist, daß außer dem Gerbstoff kaum noch andere Stoffe enthalten sind und daß dieser Gerbstoff ausgezeichnet von der

Haut vertragen wird. Es sind keine Reizungen zu befürchten. Daher hat sich die Eichenrinde als unser bevorzugtes und bestes Mittel für diese Indikationen herausgestellt. Nicht nur bei den nässenden Ekzemen, auch bei entzündlichen Augenerkrankungen, bei entzündlichen Hämorrhoiden und dergleichen können sie angewendet werden.

Zubereitungsformen

Quercus cortex

Die Anwendung ist höchst einfach. Für die ▶ Abkochung nimmt man 1–2 Eßlöffel der zerkleinerten Eichenrinde (Quercus cortex) und kocht sie mit 1/2 Liter Wasser 15 Minuten lang; dann abgießen oder durchsieben, abkühlen lassen und die Flüssigkeit unverdünnt zu den Aufschlägen verwenden. Macht man die Abkochung stärker, so kann man anschließend verdünnen. Man bereitet sich auf diese Weise die Aufschlagflüssigkeit für einen ganzen Tag am Morgen. Die Aufschlagtücher werden immer wieder ausgedrückt.

Am nächsten Tag jedoch sollte man eine neue Abkochung herstellen. Meistens genügt es, diese Aufschläge nur wenige Tage hindurch zu machen. Bei akuten Exazerbationen mit erneutem Nässen muß man sogleich die Eichenrindenaufschläge wieder einsetzen. Ein besonders gutes Anwendungsgebiet sind die nässenden Ekzeme der Unterschenkel, die ein Unterschenkelgeschwür umgeben. Auch das Geschwür selbst reinigt sich unter diesen Aufschlägen und ist dann einer Salbenbehandlung besser zugänglich. Eine weitere beliebte Indikation sind Kontaktekzeme der Unterarme im frischen, nässenden Stadium. Sind die Ekzeme sehr ausgedehnt, können statt der Aufschläge auch Teil- oder Vollbäder durchgeführt werden *(s. S. 358)*.

Empfehlenswerte Fertigarzneimittel

Reine Eichenrindepräparate

Eichenrinden-Extrakt FS (Schupp)
flüss. Badezusatz

Malva silvestris, Wilde Malve oder Roßpappel

Wir haben sie schon bei den schleimstoffhaltigen Drogen zur Behandlung akuter Bronchialkatarrhe kennengelernt. Verwandt werden die Blätter, **Malvae folium**, und die Blüten, **Malvae flos**. Malvenblätter enthalten zu etwa 8%, die Malvenblüten zu etwa 10% Schleimstoffe. Man bereitet die Abkochung in ähnlicher Weise wie die Eichenrinde. Nur wird man hier den Gebrauch auf kürzere Zeit beschränken, da man schon sehr bald auf andere, eingreifendere Anwendungen übergehen kann.

Weitere Pflanzen zur Dermatitistherapie

Gute Behandlungsergebnisse wurden neuerdings auch von einer Salbe berichtet, die *Cardiospermum halicacabum L.* enthält. In einer kontrollierten Studie wiesen *Merklinger u. Mitarb. (1995)* nach, daß diese Salbe sehr gute Abheilungen bei verschiedenen Formen chronischer Dermatitiden (Ekzem) bewirkte. Verwendet werden die oberirdischen blühenden Teile der Pflanze, die nach Vorschrift des Homöopathischen Arzneibuchs zur Urtinktur verarbeitet werden. Das geprüfte Fertigarzneimittel heißt ▷ Halicar® /fettarm Salbe (DHU).

Ähnlich wie die große schöne Malva silvestris wirkt *Malva neglecta*, das *Käslikraut*. Es wächst überall an Wegen und Triften, wird aber leicht übersehen, wie schon die lateinische Bezeichnung neglecta (= vernachlässigt) andeutet. Die Blüten sind in der Tat sehr viel kleiner, die Kronenblätter kaum so groß wie die Kelchblätter und recht unscheinbar, aber gleichfalls rötlich und mit intensiveren rotblauen Streifen. Es wurde über gute Erfolge mit Abkochungen von Käslikraut berichtet. Ekzematoide Dermatitiden kamen unter derartigen feuchten Verbänden schnell zur Beruhigung, so daß bald zu stärker wirkenden Salben fortgeschritten werden konnte.

Auch der *Kamillentee* wird zu derartigen feuchten Umschlägen gern verwendet. Seine entzündungshemmenden Eigenschaften machen ihn hierfür sehr geeignet. Aber er kann auch verschlimmernd wirken, ähnlich wie bei entzündeten Augen. Obwohl der Kamillentee wesentlich häufiger gebraucht wird, steht er doch in der Wirksamkeit der Eichenrinde nach. Man sollte die Eichenrinde stets in erster Linie heranziehen. Ist die Entzündung sehr ausgeprägt, so kann man mit Kamillentee abwechseln. Sonst aber ist der Kamillentee mehr für torpide Geschwüre, also etwa Ulcera cruris, geeignet, weniger für die akuten flächenhaften, nässenden Hautentzündungen. Die Kamillen bewirken eine Anregung der Granulation, was sie für die Wundbehandlung geeignet macht. Das erklärt aber auch eine gewisse Reizwirkung im akuten, nässenden Stadium.

Beim subakuten Ekzem, sobald das Nässen unter den feuchten Umschlägen aufgehört hat, wird man zunächst zu *Schüttelpinselungen* übergehen. Hier ist die ▶ Lotio alba sehr praktisch. Will man etwas stärker wirken, so ist ein Zusatz von ▶Extr. Chamomill. fluid., 2 g auf 100 g Lotio alba, zweckmäßig. Werden die Schüttelpinselungen von der Haut vertragen, gehe man zu Pasten und erst zuletzt zu Salben über. Mit am besten wirkt die ▶ Zinkpaste, der man ebenfalls einen Zusatz von 1% Kamillenextrakt geben kann. Auch ein Zusatz von ▶ Johanniskrautöl, 2–5%, ist zu empfehlen, insbesondere in sehr hartnäckigen, torpiden Fällen.

Teerarten

Sobald das Ekzem in die trockene chronische Form übergegangen ist, kommt die äußerliche Anwendung der verschiedenen Teerarten in Betracht. Hierfür haben wir eine ganze Reihe guter pflanzlicher Teere, sogenannter Holzteere. Es sind dies hauptsächlich Fichtenholzteer, Buchenteer, Birkenholzteer und Wacholderteer.

Pix liquida, Nadelholzteer oder Fichtenholzteer

Es wird durch trockene Destillation des Holzes von verschiedenen Pinusarten gewonnen. Meistens ist es unsere gewöhnliche *Kiefer, Pinus silvestris*. Der Fichtenteer ist eine schwarzbraune Flüssigkeit von intensivem Geruch. Er ist in Wasser weitgehend unlöslich, dagegen löslich in Alkohol. Die hauptsächlichen Wirkstoffe sind Phenole. Sie wirken keratoplastisch und antiseptisch. Die hautreizende Wirkung ist beim Nadelholzteer am stärksten. Die anderen pflanzlichen Teere werden meistens weit besser vertragen und daher auch vorgezogen.

Pix Fagi, Buchenteer

Buchenteer wird aus der *Rotbuche, Fagus silvativa*, hergestellt, auch Oleum Fagi empyrheumaticum genannt. Er ist ebenfalls eine dunkelbraune sirupöse Masse, aber nicht so schwarz wie der Fichtenholzteer. Aus dem Buchenholzteer wird durch Destillation das Kreosot gewonnen.

Pix Betulinae, Birkenholzteer, auch Oleum rusci

Er ist heller, von grünbrauner Farbe und mit einem eigenartigen Geruch. Er enthält ein Gemisch von Guajakol, Kreosot, Kresol, dazu kleine Mengen Karbolsäure. Der Birkenholzteer gilt als ein milderer pflanzlicher Teer, der für viele chronische Ekzeme besonders geeignet ist.

Pix Juniperi, Wacholderteer

Eine braune, sirupöse Masse von ähnlicher Zusammensetzung. Die Menge an Phenol ist gleichfalls gering, daher ist die desinfizierende Wirkung schwächer. Aber die Verträglichkeit auf der Haut ist sehr gut, weshalb er von manchen Dermatologen vorgezogen wird.

Alle diese Teerarten kommen in vorsichtig steigender Konzentration zur Anwendung, zunächst etwa 1/4, bis 1/2 bis 1% in Trockenpinselungen oder in Zinkpaste. Bei guter Verträglichkeit kann man steigern bis auf eine 5–10%ige und noch stärkere Konzentration, und schließlich wird mit dem reinen Teer gepinselt. Die Anwendung erfordert Fingerspitzengefühl, um die jeweils richtige Konzentration zu treffen. Dann aber ist die Teerbehandlung für die chronischen Ekzemformen eine unserer besten Methoden. Zu achten ist bei der längerdauernden Anwendung der Holzteere auf die Nieren, da es zu Nierenreizungen kommen kann. Im Harn zeigt sich die Karbolurie in einem Schwarzwerden des Harnes, wenn er längere Zeit an der Luft steht. Man darf bei einer längerdauernden Holzteerbehandlung oder bei der Anwendung auf größeren Hautflächen daher niemals vergessen, häufiger den Harn auf Eiweiß und Sediment zu untersuchen.

Dermatotrope Antidyskratika

Die engen Beziehungen zwischen chronischen Ekzemen und Stoffwechselstörungen im weitesten Sinne sind bekannt. Im einzelnen lassen sie sich freilich schwer fassen. Bestehen Magen-Darm-Störungen, vor allem eine chronische Obstipation, so haben wir gute Anhaltspunkte. In anderen Fällen können wir kaum etwas wirklich Greifbares finden, und es bleibt eben nichts anderes übrig als ein Versuch. Es gibt, wie die Erfahrung zeigt, manche chronisch-ekzematösen Zustände, die sich durch eine Umstimmung des Stoffwechsels überraschend gut und schnell beseitigen lassen. Andere wieder sind refraktär, und zwischen diesen beiden Extremen sehen wir alle Übergänge. In Betracht kommen für diesen Zweck die dermatotropen Antidyskratika, wie sie *Ripperger* sehr treffend genannt hat. Es sind dies die Pflanzen, die wir bei der Besprechung der Stoffwechselstörungen als die **Aquaretika** im weiteren Sinne kennenlernten: *Bittersüß (Solanum dulcamara), Bohnenschalen (Legumina Phaseoli)* und *Sandsegge (Carex arenaria)* gehören hierzu (*s. S. 277f.*). Vor allem aber braucht man starke **Abführmittel**. Schon allein ein stark abführender »Stoffwechseltee«, den man zweckmäßigerweise durch eines dieser Antidyskratika verstärkt, kann eine ausgezeichnete Wirkung bei chronischen Ekzemen entfalten. Vorschriften für entsprechende Mischungen lauten:

Rp.	Fol. Sennae 40,0 Fruct. Carvi Flor. Chamomill. Stipit. Dulcamarae aa 20,0
M. f. spec. S.	2 Teelöffel auf 1 Glas Wasser, kochend überbrühen, 20 Min. ziehen lassen, morgens und abends 1 Glas.

Rp.	Stipit. Dulcamarae Rhiz. Caricis Herba Urticae Rad. Taraxaci c. Herba Folia Sennae Fruct. Foeniculi aa ad 100,0
M. f. spec. D. S.	1 bis 2 Teelöffel für 1 Tasse Wasser, kochend überbrühen, 10 Minuten ziehen lassen, morgens und abends je 1 Tasse, 4 Wochen lang.

Schließlich gibt es noch zwei weitere Pflanzen, deren hauptsächlichstes Anwendungsgebiet akute und chronische Hautkrankheiten sind: das Wilde Stiefmütterchen und die Walnuß.

Viola tricolor, Wildes Stiefmütterchen

Es kommt in Deutschland in zwei Abarten überall vor: *Viola tricolor arvensis* hat kleine, vorwiegend gelblichweiße Blüten und ist hauptsächlich auf Äckern zu Hause. *Viola tricolor vulgaris* ist größer und blüht violett; es kommt mehr auf Wiesen und Triften vor. Beide Unterarten werden in gleicher Weise medizinisch gebraucht, und zwar das ganze Kraut, **Violae tricoloris herba**. Es ist notwendig, die drei Wörter Violae tricoloris herba auszuschreiben, da es sonst leicht zu Verwechslungen mit dem wohlriechenden Veilchen (Viola odorata) kommt, dessen Wurzel (Violae odoratae radix) wir als Expektorans kennenlernten. Aber auch die Blüten des wohlriechenden Veilchens werden ge-

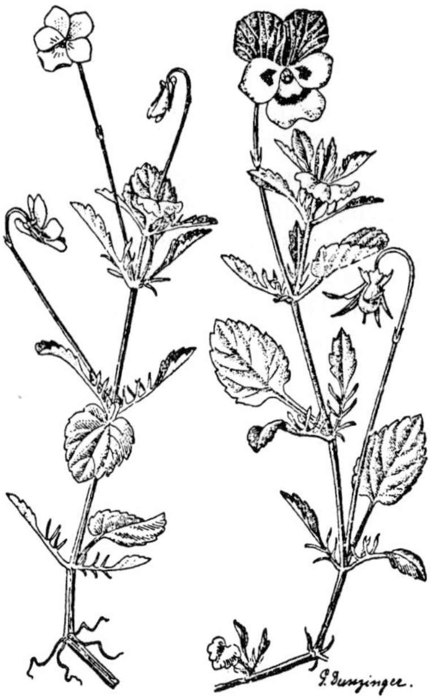

Stiefmütterchen, Viola tricolor

braucht, wenn auch ohne strenge medizinische Indikation, so daß dadurch die Irrtumsmöglichkeiten noch größer werden.

Stiefmütterchenkraut ist eine Saponindroge. Es enthält außerdem Flavonoide und Methylsalicylglykosid. Es hat sich bei leichten seborrhoischen Hautkrankheiten und beim Milchschorf der Kinder gut bewährt. Dabei wird der Stiefmütterchentee innerlich gegeben und gleichzeitig äußerlich Aufschläge mit dem Teeaufguß. Aber auch chronische Ekzeme bei Erwachsenen reagieren zuweilen günstig auf die innerliche Darreichung von Stiefmütterchentee; nur muß diese langdauernd fortgesetzt werden.

Zubereitungsformen

Violae tricoloris herba

Als ▶ Tee und für Aufschläge wird 1 Teelöffel der feingeschnittenen Droge mit 1 Tasse heißem Wasser übergossen, 5 Minuten ziehen gelassen und abgeseiht. Mehrmals täglich 1 Tasse trinken oder entsprechend feuchtwarme Aufschläge durchführen.

Bei Säuglingen ist es am besten, einen Stiefmütterchentee an Stelle von Wasser zur Zubereitung der Nahrung zu verwenden. Der Geschmack der Speisen wird dadurch nicht verändert. Man kann ihn auch mit Milch mischen.

Für die ▶ äußerliche Anwendung tränkt man Mullkompressen mit einem Stiefmütterchentee von gleicher oder etwas geringerer Stärke. Bei Säuglingen ist es besser, an Stelle von gewöhnlichem Wasser Aqua dest. zur Bereitung des Teeaufgusses zu nehmen.

Juglans regia, Walnuß

Dieser hohe Baum mit gefiederten Blättern stammt aus Vorderasien und wird in Deutschland an geschützten Stellen gern angepflanzt. Medizinische Verwendung finden die Blätter, **Juglandis folium**. Sie gelten ebenso wie das Stiefmütterchenkraut als ein

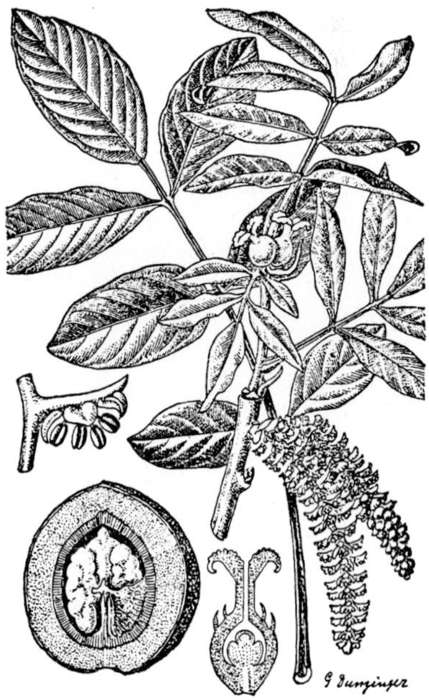

Walnuß, Juglans regia

Hausmittel, das für chronische Ekzeme, bei Skrofulose und bei Lidrandentzündungen Verwendung findet. Die Sicherheit der Wirkung ist jedoch weit geringer als diejenige des Stiefmütterchens. In gleicher Weise wie das Stiefmütterchenkraut werden auch die Walnußblätter innerlich und gleichzeitig äußerlich verwendet. In erster Linie dürften sie für **kindliche Dermatosen** in Betracht kommen, am besten zusammen mit Violae tricoloris herba zu gleichen Teilen als ▶ Aufguß, 2 Teelöffel auf 1 Tasse Wasser.

Reiztherapie

Eine alte Methode, die von einer früheren Dermatologen-Generation gern verwandt wurde, besteht darin, ein chronisches Ekzem durch reizende Stoffe akut zu machen und es dann wie ein akutes Ekzem durch feuchte Umschläge und dergleichen zu behandeln. Es liegt dem die Erfahrung zugrunde, daß akute ekzematöse Zustände leichter einer Behandlung zugängig sind als chronische und sehr torpide. Man kann zu diesem Zweck verschiedene Reizstoffe verwenden. *Unna* gebrauchte Kalilauge, mit der er die Ekzeme abrieb. *Weiss* verwendete dazu lieber Pflanzensäfte, vor allem einen Frischsaft oder eine starke Abkochung aus dem Petersilienkraut, noch besser gleichzeitig aus der Petersilienwurzel. Auch Pinselungen mit frischem Wolfsmilchsaft, wie bei Warzen, kommen hierfür in Betracht.

2. Atopische Ekzeme

Die Behandlung der Neurodermitis, auch atopische Dermatitis genannt, ist eine echte Crux, insbesondere bei Kleinkindern. Immer wieder erleben wir, daß viel zu rasch kortisonhaltige Salben verordnet werden, die dann zwar zu einem vorübergehenden raschen Erfolg führen, langfristig aber eher eine Chronifizierung dieser Ekzemkrankheit intendieren. Gerade bei dieser Indikation sollten immer auch alle Möglichkeiten der Phytotherapie ausgeschöpft werden.

Pflanzen zur Behandlung

Oenothera biennis, Nachtkerze

Erst in jüngerer Zeit wurden therapeutische Möglichkeiten zur Behandlung der atopischen Dermatitis mit dem Nachtkerzensamenöl durch englische Autoren entdeckt.

Die *Nachtkerze (Oenothera biennis)* ist eine 1–2 m hohe Pflanze mit schönen leuchtend gelben Blüten. Sie wurde schon vor etwa 200 Jahren aus Nordamerika eingeschleppt und ist heute in Deutschland überall auf sandigen Plätzen, vor allem an Bahndämmen weit verbreitet. Ihr Name leitet sich davon ab, daß sich die Blüten erst am Abend öffnen, dann aber auch noch am nächsten Tage weit geöffnet bleiben. Die fleischigen Wurzeln, die man im Herbst erntet, fanden als Gemüse Verwendung, indem man sie mit Essig und Öl in einer Art Brühe kochte. Die Samen wurden in der Kriegszeit als Kaffee-Ersatz empfohlen. Nun haben neuere Untersuchungen ergeben, daß in den Samen, die einen an Mohnöl erinnernden aromatischen Geschmack besitzen, reichlich fettes Öl enthalten ist, das neben 70% Linolsäure ca. 10% gamma-Linolensäure enthält. Diese essentiellen Omega-6-Fettsäuren werden heute zunehmend oral und auch topisch zur Behandlung der Neurodermitis eingesetzt. Die Wirkung soll darauf beruhen, daß der Erkrankung Störungen im Stoffwechsel der langkettigen essentiellen Fettsäuren zugrunde liegen, die wiederum Vorstufen der hochaktiven Prostaglandine E1 und E2 sind. Nach *Willuhn* gibt es zahlreiche Hinweise darauf, daß bei Neurodermitikern die Aktivität der Delta-6-Desaturase vermindert ist und deshalb nur unzureichende Mengen der gamma-Linolensäure gebildet werden, die wiederum durch Nachtkerzensamenöl substituiert werden kann. Die bis heute vorliegenden Erfahrungen lassen eine solche substitutive Therapie als sinnvoll erachten, wenngleich nicht davon ausgegangen werden kann, daß diese Therapie allein zur Behandlung einer Neurodermitis ausreicht. Wichtig für den Erfolg ist eine genügend hohe Substitution der gamma-Linolensäure von mindestens 240–320 mg täglich, wobei sich Effekte an der Haut erst nach 4- bis 12wöchiger Therapie zeigten. Etwa 60–70% der solcherart behandelten Patienten sollen auf diese Behandlung ansprechen.

Oenothera biennis
® Epogam® /Epogam® 1000 Kapseln
® Neobonsen Kapseln

Empfehlenswerte Fertigarzneimittel

Reine Nachtkerzensamenöl-Präparate

gamma-Linolensäure sollte in Fertigarzneimitteln verordnet werden. Zu empfehlen sind:

Epogam® /Epogam® 1000 Kapseln	(Beiersdorf)
Neobonsen Kapseln	(Duopharm)

Empfohlene Dosierung:
täglich 2mal 4–6 Kapseln und bei Kindern bis zum 12. Lebensjahr 2mal 2–4 Kapseln, von Epogam® 1000 die Hälfte.

Willuhn, G.: Pflanzliche Dermatika. Dtsch. Apothek.-Ztg. 132 (1992) 1873–1883

3. Schuppenflechte (Psoriasis)

Gegen diese hartnäckige, chronisch in Schüben verlaufende Hautkrankheit gibt es keine spezifischen Phytotherapeutika. Doch existieren zuverlässige Beobachtungen über günstige Wirkungen von Saponindrogen auf eine hartnäckige Psoriasis.

Sarsaparilla
❊ **Sarsaparillae radix**
® **Sarsapsor® Bürger Tabletten**
Herniaria glabra
❊ **Herniariae herba**

Pflanzen zur Behandlung

Sarsaparilla, Sarsaparille

Die stärkste der Saponindrogen, die *Sarsaparille (Sarsaparilla)* gilt auch heute noch in der **Volksmedizin** als Mittel für die Psoriasis. Pharmakologische und klinische Begründungen fehlen bis heute. Verwendet wird die **Wurzel, Sarsaparillae radix**, als deren Hauptwirkstoffe die Steroidsaponine Sarsaparillosid, Smilacin und Parillin gelten. Kortikomimetische und/oder immunsuppressive Wirkmechanismen sind denkbar.

Folgende ▶ Verordnung hat sich bewährt:

1 Eßlöffel der Droge wird mit einem Liter Wasser abends kalt aufgestellt und am nächsten Morgen 20 Minuten lang gekocht; davon läßt man die eine Hälfte sofort, die andere Hälfte am Abend kalt trinken. Diese Darreichung wird einige Wochen hindurch regelmäßig fortgesetzt.

Empfehlenswerte Fertigarzneimittel

Reine Sarsaparille-Präparate

Sarsapsor® Bürger Tabletten (Ysatfabrik)
Empfohlen werden 2mal täglich 5–15 Tabletten.

Weitere Pflanzen zur Behandlung der Schuppenflechte

Von den einheimischen Saponindrogen empfiehlt sich in erster Linie das *Bruchkraut (Herniariae herba)*. Seine ausführliche Darstellung findet sich in dem Kapitel der Nierenkrankheiten (*s. S. 251*). Auch hier empfiehlt es sich, einen Kaltaufguß entsprechend der Empfehlung für Sarsaparilla herzustellen.

4. Ulcus cruris

Für das Ulcus cruris, im Volksmund auch »offenes Bein« genannt, gibt es zahlreiche Therapieempfehlungen, was alleine schon darauf hinweist, daß die Therapie solcher chronischen Geschwüre, die fast immer im Zusammenhang mit arteriellen oder venösen Gefäßerkrankungen entstehen, sich als schwierig erweist. Auch aus der Phytotherapie können Empfehlungen gegeben werden, ohne daß damit der Anspruch gestellt wird, eine allein gültige Therapie anbieten zu können.

Symphytum officinale
- ❋ **Symphyti radix et herba et folium**
- ® **Kytta-Plasma® f Umschlagpaste/Salbe**
- ® **Traumaplant® Salbe**

Arnica montana
- ❋ **Arnicae flos**

Quercus robur
- ❋ **Quercus cortex**

Calendula officinalis
- ❋ **Calendulae flos**
- ® **Calendula-Essenz**
- ® **Calendula-Salbe**
- **div. Kombinationspräparate**

Pflanzen zur Behandlung

Symphytum officinale, Beinwell

Zur Behandlung von hartnäckigen varikösen Unterschenkelgeschwüren, auch von chronischen Ulzerationen überhaupt, hat eine alte Heilpflanze wieder vermehrt Verwendung gefunden: Symphytum officinale, Beinwell oder Wallwurz, zuweilen auch Schwarzwurz genannt. Es ist ein hohes Gewächs mit rauhhaarigem Stengel und Blättern, das an feuchten Stellen, auf nassen Wiesen, an Grabenrändern häufig wild vorkommt. Die Blüten sind glockenförmig, hängend, rotviolett, seltener weiß. Die schmalen Blätter laufen lang am Stengel herab. Die Pflanze gehört zur Familie der Borretschgewächse. Wie der alte Name Beinwell andeutet, wurde sie schon in früheren Zeiten bei Erkrankungen der Beine benutzt.

Hinweis Der deutsche Name »Beinwell« kommt aus dem Althochdeutschen (beinwalla), ebenso die Bezeichnung »Wallwurz« (wallen = zusammenheilen von Knochen). Beides weist darauf hin, daß schon in frühen Zeiten die kallusfördernde und wundheilende Kraft dieser Pflanze bekannt war. Der Name »Consolida« (consolidare = festmachen) stammt von der Heilkundigen Hildegard von Bingen und geht in die gleiche Richtung. Im engli-

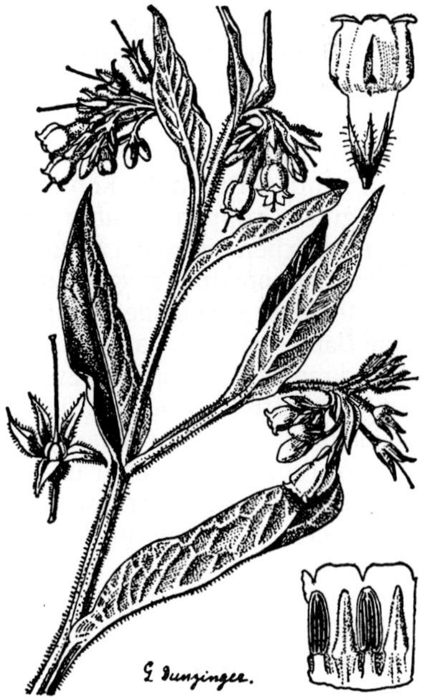

Beinwell, Symphytum officinale

schen Sprachbereich wird sowohl *Symphytum officinale* als auch die aus Sibirien stammende *S. peregrinum*(= aus fremdem Land stammend) als »Komfrey« bezeichnet. Besonders *S. peregrinum*wird in großen Mengen in den USA, in Australien und Neuseeland angebaut und als Futtermittel verwendet. In Ostpreußen diente es auch als Gemüse für den Menschen (»Komfrey-Esser«). Ein ▶ Tee aus der ganzen Pflanze, vor allem den Blättern, findet als »Komfrey-Tee« ausgedehnte Verwendung als »blutreinigendes Mittel«, ebenso auch ein Tee aus der Wurzel.

Als Droge verwendet werden sowohl die Wurzel, das Kraut als auch die Blätter, **Symphyti radix/ -herba/ -folium**. Die Droge enthält Allantoin und Schleim-Polysaccharide. Die therapeutische Wirkung wird vor allem auf das Allantoin bezogen. Es besitzt granulationsfördernde und die Kallusbildung fördernde Wirkungen, auch sind antimitotische Wirkungen beschrieben worden. Das machte Symphytum neben dem Anwendungsgebiet Ulcus cruris auch zu einem Mittel, welches zur Förderung der Heilung von Knochenbrüchen eingesetzt wurde. Die **innere** Verwendung wird aber heute von Toxikologen als zu **risikoreich** bewertet.

Symphytum enthält wie auch der Huflattich, die Pestwurz und die Senecioarten toxische Pyrrolizidinalkaloide (PA) mit 1,2 ungesättigtem Necingerüst, für die experimentell mutagene und kanzerogene Wirkungen beschrieben wurden. Durch die Komfrey-Esser existieren große Gruppen, die über lange Zeit dem vermeintlichen Risiko der karzinogenen Potenz von Symphytum ausgesetzt waren. Interessanterweise sind epidemiologisch bisher keine Daten bekannt, daß das Risiko, an Krebs zu erkranken, bei Komfrey-Essern oder mit Komfrey gefütterten Tieren größer sei als bei sogenannten Normalpersonen. Auch ist das primäre Leberzellkarzinom unabhängig vom Vorliegen einer Leberzirrhose ein außerordentlich seltenes Vorkommnis bei der mitteleuropäischen Bevölkerung. Trotzdem hat die Kommission E nach langer und immer wieder kontroverser Diskussion entschieden, Symphytum nur für die äußere Anwendung zuzulassen. Voraussetzung dafür ist die Begrenzung der toxischen PA auf maximal 100 µg pro Tag bezogen auf Inhaltsstoffe von 5–7% Droge bzw. 1 ppm/g bei Fertigarzneimitteln und die Beschränkung der Anwendungsdauer auf 4 Wochen.

Empfehlenswerte Fertigarzneimittel

Reine Beinwellpräparate

Wegen der besonderen Forderungen, die heute an Symphytum bei der Verordnung beim Menschen wegen des Anteils an toxischen PA gestellt werden, sollten auch für die äußere Anwendung ausschließlich Handelspräparate bevorzugt werden, die auf den Gehalt an PA kontrolliert werden. Besonders bewährt haben sich:

Kytta-Plasma® f Umschlagpaste/ -Salbe	(Merck)
Traumaplant® Salbe	(Harras-Curarina)

Weitere Pflanzen zur Ulcus-cruris-Behandlung

Für Krampfaderbeschwerden, die zu Ulcus cruris disponieren, wird häufiges Einreiben der Beine mit *Johanniskrautöl (Oleum Hyperici)* empfohlen.

Außerdem kommt hierbei die innerliche und äußerliche (Salben-)Behandlung mit *Aesculuspräparaten* in Betracht, auf die wir bereits bei den venösen Erkrankungen eingegangen sind (*s. S. 199f.*).

Hinsichtlich der äußeren Anwendung der *Arnika* wurde mehrfach von Phlebologen darauf aufmerksam gemacht, daß es bei der Behandlung von Unterschenkelgeschwüren auf variköser Grundlage zu allergischen Reizerscheinungen kommen kann. Das scheint vor allem dann zuzutreffen, wenn sich um ein altes, torpides Ulcus cruris herum die oft so hartnäckige akute Dermatitis gebildet hat. Diese ist dann besonders empfindlich und kann sehr wohl zu allergischen Reaktionen neigen. Aber auch schon die lokale Reizwirkung der Arnika kann bei einer solchen Verschlimmerung mitspielen. In solchen Fällen sollte man die bereits beschriebenen feuchten Aufschläge mit einer *Eichenrinden-Abko-*

chung verwenden, um zunächst einmal die nässende Dermatitis zum Eintrocknen zu bringen. Die Eichenrinde wirkt, worauf bereits hingewiesen wurde, nur adstringierend und niemals reizend oder allergisierend.

Bei **Sekundärinfektionen** der Ulcera cruris ist für die Anfangsphase der Behandlung Mittel der Wahl die *Ringelblume (Calendula officinalis)*. Verwendet werden die Blüten, **Calendula flos**. Sie enthalten Triterpenglykoside, Carotinoide, ätherisches Öl und Bitterstoffe und wirken antiphlogistisch und granulationsfördernd.

Empfehlenswerte Fertigarzneimittel

Reine Ringelblumen-Präparate

Calendula-Essenz	(Wala)
Calendula-Salbe	(Helixor)

Kombinationen

mit Sonnenhut

Calendula Echinacea Salbe	(Helixor)

5. Furunkulose

Eine hartnäckige Furunkulose wird man nicht nur äußerlich, sondern vor allem innerlich zu beeinflussen suchen. Der Angriffspunkt ist dabei in erster Linie der Magen-Darm-Trakt. Man gibt einen mild abführenden Tee regelmäßig über längere Zeit. Das Hinzufügen der einen oder anderen antidyskratischen Droge, ähnlich wie beim chronischen Ekzem, ist manchmal, aber nicht immer in überzeugender Weise nützlich. Keinesfalls ist es angebracht, so stark abführen zu lassen wie bei den chronischen Hautleiden. Die Menge an Folia Sennae wird nur etwa halb so groß zu wählen sein wie bei einem Stoffwechseltee für chronische Dermatosen. Auch ein solcher Tee muß längere Zeit regelmäßig genommen werden. Man wird ihn durch Hagebutten oder eine andere Vitamin-C-haltige Pflanze verstärken, so daß wir zu Teegemischen folgender Art gelangen:

Rp.	Herb. Urticae Rad. Taraxaci c. Herb. Fruct. Cynosbati Cort. Frangulae Fol. Sennae Fruct. Anisi aa ad 100,0
M. f. spec. D. S.	2 Teelöffel auf 1 Tasse Wasser, heiß überbrühen, 20 Min. ziehen lassen, morgens und abends 1 Tasse.

Für örtliche Wärmeanwendungen, um einen Furunkel zum Reifen zu bringen, ist das weitaus überlegene Mittel nach wie vor die

Linum usitatissimum
✻ **Lini semen (als Packung)**

Graminis flos
✻ **Heublumensäcke**

Quercus robur, Quercus petraea
✻ **Quercus cortex**

▶ heiße Leinsamenpackung. Die Leinsamen, **Lini semen**, die wir bereits bei der Besprechung der Abführmittel kennenlernten, enthalten Schleimstoffe und fettes Öl. Man füllt einen kleinen Leinenbeutel zu etwa einem Drittel mit den Leinsamen, näht ihn zu und kocht ihn in nicht zu wenig Wasser kurze Zeit. Dabei quillt der Leinsamen erheblich auf und füllt den ganzen Beutel aus. Dieser wird dann herausgenommen, kurz und vorsichtig ausgedrückt, schnell in ein sauberes Tuch eingeschlagen und heiß auf die kranke Stelle aufgelegt, so heiß, wie es eben vertragen wird. Diese Packungen werden möglichst oft erneuert.

Empfehlenswert und bewährt sind auch die ▶ Heublumensäcke. Die Art der Anwendung ist die gleiche. Auch häufig gewechselte heiße, feuchte Umschläge, sog. ▶ Dampfkompressen mit Abkochungen aus Eichenrinde (Quercus cortex), sind zur Reifung von Furunkeln und Abszessen gut wirksam. Bei stärkerer Entzündung sind ▶ kühle Arnikaumschläge indiziert.

6. Frostbeulen

Zur äußerlichen Behandlung von Frostbeulen kommen in erster Linie Adstringenzien in Betracht. Wir besitzen hierfür in dem Tormentillwurzelstock, **Tormentillae rhizoma**, und in der Eichenrinde, **Quercus cortex**, zwei vorzügliche Mittel, die allen Anforderungen entsprechen.

Bekannt und in jedem Falle sehr zu empfehlen sind ▶ Fuß- und Handbäder mit Eichenrinde: 200 g Droge werden mit 2 Liter Wasser 15 Minuten lang gekocht und unverdünnt zu den Teilbädern benutzt. Ebenso gut geeignet sind ▶ Teilbäder mit Zinnkrautextrakt, also mit dem *Schachtelhalm (Equisetum arvense)*. Ihnen kommt eine lokale Aktivierung des Bindegewebsstoffwechsels zu. Für ▶ Pinselungen eignet sich eine Mischung von Tormentillextrakt mit Glyzerin:

Rp. Extract. Tormentill. sicc. 5,0
Glycerin. 25,0

D. S. Äußerlich zu Pinselungen.

Zu ▶ Einreibungen, die am besten im unmittelbaren Anschluß an die Bäder erfolgen, wird Tormentilltinktur mit hautreizenden Zusätzen verordnet:

Potentilla tormentilla
❊ **Tormentillae rhizoma**

Quercus robur, Quercus petraea
❊ **Quercus cortex**

Equisetum arvense
❊ **Equiseti herba**

Rp. Tinct. Tormentillae
Spirit. Calami aa 25,0

D. S. Frostspiritus

Innerlich läßt man bei der Frostbeulenkrankheit längere Zeit hindurch, möglichst einige Wochen vor Einsetzen der Frostperiode, ein pflanzliches ▶ Tonikum aus der Gruppe der Tonica amara nehmen, von denen wir wissen, daß sie die periphere Durchblutung in recht beträchtlicher Weise verbessern. Unterstützend kommen kleine Mengen eines milden Kardiakums hinzu:

Rp. Tinct. Strychni 10,0
Tinct. Gentianae 20,0
Tinct. Strophanthi 5,0

D. S. 2mal tägl. 30 Tropfen in etwas Wasser kurz vor den Mahlzeiten.

7. Warzen

Verrucae vulgares lassen sich mit dem frischen Milchsaft des *Schöllkrautes (Chelidonium majus)* entfernen. Voraussetzung ist, daß man den Saft der frischen Pflanze verwendet. Er wird auf die Warze aufgetragen, muß eintrocknen und möglichst lange solcherart verbleiben. Das wird über längere Zeit täglich wiederholt.

Da das Schöllkraut überall an Zäunen, als Gartenunkraut und an Waldrändern wild wächst, kann man es leicht finden. Der Milchsaft ist gelb, ebenso wie die Blüten. Er enthält Alkaloide, die als Chelidonin berechnet werden. In gleicher Weise wird auch der Milchsaft unserer *Zypressen-Wolfsmilch (Euphorbia cyparissias)* gebraucht. Er ist weiß und reich an hautreizenden Substanzen wie dem Lacton, Euphorbon und Harzen. Die Wirkung gilt als weniger sicher, wahrscheinlich weil ein virushemmender Effekt fehlt. Ganz unwirksam für die Warzen ist der weiße Milchsaft des Löwenzahns.

Empfohlen wird auch das ▶ Auflegen von frischen Knoblauchscheiben, insbesondere bei Warzen an den Händen. Sie wirken zuverlässig, selbst dann noch, wenn andere Mittel versagt haben. Jedenfalls ist diese Behandlung einfach, schadlos und preiswert.

Chelidonium majus
❋ **Chelidonii succus**

Euphorbia cyparissias
❋ **Euphorbiae succus**

Allium sativum
❋ **Allii sativi bulbus**

Silybum marianum
❋ **Tinctura Cardui Mariae**

Thuja occidentalis
❋ **Tinctura Thujae**

Innerlich wird der Gebrauch der als Lebermittel bekannten Mariendistel empfohlen: ▶ Tinctura Cardui Mariae, 3mal täglich 5 Tropfen.

Eine besondere Bedeutung hat schließlich bei den Warzen die **äußerliche** Anwendung einer ▶ Tinktur aus dem Lebensbaum (Tinctura Thujae) erlangt. Man bepinselt damit die Warzen morgens und abends, einige Wochen hindurch täglich. In der Tat sieht man kleinere Warzen daraufhin verschwinden. Bei sehr großen, derben Warzen genügt diese Tinktur jedoch meistens nicht.

8. Haarausfall

Die Bekämpfung der Alopezie erfordert die Anwendung von Mitteln, die einen Reiz auf Kopfhaut und den Haarboden ausüben und so das Haarwachstum anregen. Dadurch wird die spontane Regeneration des Haarwachstums kräftig unterstützt, z. B. nach schwerer Grippe, anderen Infektionskrankheiten und Operationen. Die besten Erfolge sind bei der symptomatischen Alopezie nach erschöpfenden Krankheiten zu erzielen. Am hartnäckigsten ist die Alopecia areata; sie braucht wesentlich stärkere Mittel, meist in Form von Pinselungen. Anregend wirkende Haarwässer lassen sich leicht zusammenstellen: *Brennesselkraut, Birkenblätter, Klettenwurzel* und ähnliche Pflanzen kommen hierfür in Betracht. Man bereitet spirituöse Auszüge aus ihnen und reibt damit den Kopf kräftig ein. Auch die entsprechenden Öle und Tinkturen kann man als Ausgangsmaterial nehmen. Ein derartiger ▶ Haarspiritus ist dann wie folgt zusammengesetzt:

Urtica dioica* und *Urtica urens
❊ **Urticae herba et folium**

Betula pendula* und *Betula verrucosa
❊ **Betulae folium**

Arctium lappa
❊ **Bardanae radix**
Oleum Bardanae

Rp. Ol. Lavandulae
Ol. Calami aa 1,0
Tinct. Gentianae 10,0
Spirit. Rosmarini ad 100,0

D. S. Haarwasser. Vor Gebrauch schütteln.

Bei der **trockenen Seborrhö** der Kopfhaut bewährt sich das Einreiben mit ▶ Klettenwurzelöl, das noch den altertümlichen Namen Oleum Bardanae führt.

9. Vitiligo

Ammi majus
⁂ **Ammi maji fructus**
® **Meladinine® Tabletten**
Citrus aurantium ssp. bergamia
⁂ **Oleum Bergamottae**

Bei der Vitiligo, die ja sehr schwer zu beeinflussen ist, wird ein Extrakt aus Ammi majus empfohlen. Es handelt sich bei *Ammi majus* um einen nahen Verwandten von Ammi visnaga, der Khella, die wir als ein gutes Spasmolytikum beim Asthma bronchiale kennenlernten. Die sogenannte ägyptische Methode der Vitiligobehandlung besteht darin, daß die **pulverisierten Früchte** von Ammi majus in einer Tagesdosis von 4–6 g innerlich genommen werden. Gleichzeitig wird lokal mit einer ▶ Tinktur oder einem ▶ Extrakt aus Ammi majus gepinselt. Anschließend bestrahlt man die Vitiligostellen mit ultraviolettem Licht oder setzt sie der Sonnenbestrahlung aus, jedoch höchstens eine halbe Stunde lang. Es soll danach zu bemerkenswerten Repigmentierungen kommen. Die wirksamen Bestandteile sind drei Psoralenderivate. Verwendet und synthetisch herstellbar ist das 8-Methoxypsoralen (Ammoidin), das abgekürzt auch als 8-MOP bezeichnet wird. Als Fertigarzneimittel gibt es die ▷ Meladinine® Tabletten (Galderma). Die Verordnung sollte nur durch einen damit erfahrenen Arzt oder Dermatologen erfolgen. 8-MOP besitzt nämlich eine nicht unerhebliche Toxizität, und es ist vor allem Vorsicht bei Leber- und Nierenschäden geboten. Als Nebenwirkungen kommen Nausea, Diarrhö und Kopfschmerzen vor. Man wird es daher nur in besonderen, ausgesuchten Fällen und unter ständiger Beobachtung verwenden.

Heute spielt ▷ Meladinine® auch eine wesentliche Rolle bei der modernen Chemo-Phototherapie der Psoriasis (PUVA).

Wesentlich harmloser, jedoch gleichfalls unsicher, ist die Bepinselung der Vitiligostellen mit Bergamottöl, **Oleum Bergamottae**, mit nachfolgender Ultraviolettbestrahlung.

10. Lymphödem

Lymphödeme und Lymphstauungen entstehen meist sekundär nach Traumen und bei entzündlichen Prozessen. Bekannt ist vor allem das schwer beeinflußbare Lymphödem des Armes nach Mammaamputation bei Brustkrebs. Oft sind Lymphstauungen mit dem postthrombotischen Syndrom verbunden und können dann bis zu der unförmigen Verdickung der Beine fortschreiten, die man als Elephantiasis bezeichnet. Therapeutisch stehen systematische Übungen und Kompressionsverbände sowie die ▶ Lymphdrainage nach *Vodder* im Vordergrund.

Unterstützend werden lokal Lymphsalben angewandt, vielfach solche mit Aesculuspräparaten wie bei der Varikosis. Eine bemerkenswerte Sonderstellung nimmt ▶ Unguentum lymphaticum (PGM) ein, eine wirksame lymphagoge Salbe auf antidyskratischer Grundlage. Sie besteht aus den Extrakten von *Conium maculatum (Gefleckter Schierling), Digitalis, Colchicum, Hyoscyamus niger (Bilsenkraut), Calendula* und *Podophyllum*. Man muß sie konsequent für lange Zeit morgens und abends kräftig einmassieren, zweckmäßig nach den gymnastischen Übungen bzw. vor und nach Anlegung des Kompressionsverbandes. Die lokale und allgemeine (systemische) Verträglichkeit ist überraschend gut.

Aesculus hippocastanum
❊ **Hippocastani semen**
® ***Unguentum lymphaticum Salbe (PGM)***

11. Wunden, Kontusionen und Distorsionen

Die Behandlung von Wunden und Hauteiterungen mit pflanzlichen Mitteln ist uralt. Heute tritt sie hinter der modernen Chemotherapie mit Sulfonamiden und Antibiotika zurück. Aber sie hat nach wie vor ihre Bedeutung und wird sie aller Voraussicht nach immer behalten. Salben mit Pflanzenzusätzen wirken in ausgezeichneter Weise anregend auf die Granulation und Epithelisierung. Auch zeigt es sich immer wieder, daß manches Stadium der Wundheilung weit besser auf eine feuchte Behandlung mit Aufschlägen anspricht als auf die Salbenbehandlung. Die Salbe mag wohl einfacher und bequemer in der Anwendung sein, in der Wirkung ist sie es sicher nicht.

Als Grundregel kann gelten: zuerst, speziell zur Wundreinigung, der feuchte Aufschlag, in der Ausheilungsphase dann die Salbe, die immer sehr dünn und hauptsächlich auf die Wundränder aufgetragen wird.

Für die ▶ feuchten Aufschläge läßt sich eine große Zahl von Pflanzen verwenden. Mit allen sind gute Resultate zu erzielen. An der Spitze steht noch immer die *Arnika*.

Arnica montana
❋ **Tinctura Arnicae**

Digitalis lanata seu purpurea
❋ **Tinctura Digitalis**

Symphytum officinale
❋ **Symphyti radix et herba et folium**
® **Kytta-Plasma®f Umschlagpaste**

Hypericum perforatum
❋ **Hyperici aetheroleum**

Echinacea purpurea
❋ **Echinaceae pupureae herba**

Calendula officinalis
❋ **Calendulae flos**

Hamamelis virginiana
❋ **Hamamelidis folium et cortex**
® **Hametum® Extrakt/Salbe/Zäpfchen**

Humulus lupulus
❋ **Lupuli glandula**

Hyoscyamus niger
❋ **Oleum Hyoscyami**

Pflanzen zur Behandlung

Arnica montana, Arnika

Sie ist ein ganz vorzügliches Wundheilmittel, insbesondere dann, wenn es sich um torpide, schmierig belegte Wunden mit schlechter Granulationsbildung handelt.

Die Anwendung ist überaus einfach. Man nimmt ▶ Arnikatinktur (Tinctura Arnicae), 1 Eßlöffel auf l Liter Wasser, und tränkt damit Gazekompressen, die auf die Wunde gelegt werden. Bei beginnender Lymphangitis und Phlegmone sind derartige Arnikaumschläge in Verbindung mit der konsequenten Ruhigstellung und Hochlagerung der Gliedmaße von überragendem Wert und besser als die üblichen Alkoholverbände, dabei noch wesentlich billiger.

Digitalis lanata seu purpurea, Fingerhut

Ausgedehnte eigene Beobachtungen (*Weiss*) haben gezeigt, daß die Digitalis in Form von feuchten Umschlägen die Wundheilung in vorzüglicher Weise voranbringen kann. Es sind in erster Linie torpide, schmierig belegte, schon lange bestehende Wunden aller Art, auch chronische Ulzerationen, die auf Digitalis ansprechen. Angriffspunkte sind ähnlich wie bei der Arnika die peripheren Gefäße. Die Durchblutung im Wundgebiet wird gefördert. Dazu kommt eine örtliche Reizwirkung durch Saponine, die Digitonine genannt

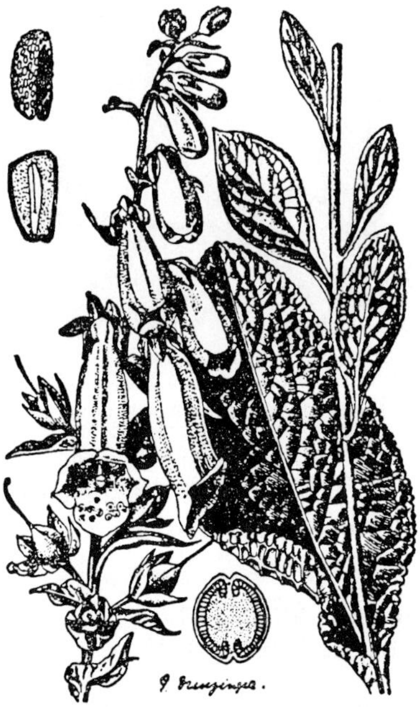

Roter Fingerhut, Digitalis purpurea

werden, und durch die Glykoside. Welches Digitalispräparat man für die feuchten Kompressen verwendet, ist gleichgültig.

Am einfachsten ist es, die ▶ Tinctura Digitalis zu verwenden, 1 Teelöffel auf 1/2 Liter Wasser. Die Digitalismengen brauchen also nur klein zu sein. Am besten ist es, zu den Arnikaverdünnungen noch einige Kubikzentimeter ▶ Tinctura Digitalis hinzuzufügen.

Bei kleineren torpiden Wunden empfiehlt es sich, die Digitalistinktur unverdünnt aufzubringen und auf der Wunde eintrocknen zu lassen. Dann erst wird trocken verbunden. Das wird täglich wiederholt. Bei sehr trockener Haut ist eine ▶ Salbe mit Digitalistinktur empfehlenswert. In keinem einzigen Falle kam es zu einer lokalen Sensibilisierung.

Rp. Tinct. Digitalis 10,0
Eucerin. anhydric. 50,0

M. f. ungt. Wundsalbe

Weitere Pflanzen zur Wundbehandlung

Für feuchte Wundverbände eignet sich ferner das beim Ulcus cruris bereits ausführlicher besprochene *Beinwell (Symphytum officinale)*. Kleine, umschriebene, torpide Wunden heilen oft schnell bei der Behandlung mit Wundölen. Hierfür kommt in erster Linie das *Johanniskrautöl (Oleum Hyperici)* in Betracht. Man tränkt Mullkompressen mit dem Öl und legt sie wie einen Salbenverband auf, muß sie aber häufiger wechseln.

Auch wird eine sehr gute Beeinflussung, selbst bei infizierten Knochenwunden, durch ▶ Tampons, die mit einem Wundheilöl getränkt wurden, das aus Arnika, Johanniskrautöl, Ringelblume und Krokus besteht, beschrieben. Die ölgetränkten Verbände können 5 Tage und länger liegenbleiben und lassen sich schmerzlos entfernen.

Droht die Infektion einer Wunde sich weiter zu verbreiten, so muß man stärkere Reize anwenden. Hierbei sind ▶ Harzsalben ein gutes altes Mittel. Sie vermögen die Infektion durch kräftige Anregung der lokalen Abwehrkräfte zu lokalisieren, ähnlich den Ichthyolsalben. Bewährt hat sich das ▶ Harz der in den Alpen heimischen Lärche (Larix decidua):

Rp. Terebinthinae lariciae
Vaselini albi aa 50,0

M. f. ungt. (die Mischung schmelzen und gut durchrühren)

Drei weiteren Heilpflanzen kommt noch eine wichtige Bedeutung bei der Wundbehandlung zu, so daß sie hier erwähnt werden sollen. Ihre ausführliche Darstellung ist schon an anderer Stelle erfolgt.

Echinacea purpurea, Purpurfarbener Sonnenhut

Der Pupurfarbene Sonnenhut (Echinacea purpurea) ist nicht nur als immunwirksame Droge interessant, sondern auch ein bevorzugtes Wundheilmittel. Es kann sowohl zu feuchten ▶ Umschlägen als auch in Salbenform Verwendung finden.

Calendula officinalis, Ringelblume

Beim Ulcus cruris wurde schon die Ringelblume (Calendula officinalis) erwähnt. Sie ist wie Echinacea ein Korbblütler und findet sich in vielen Gärten als Zierpflanze. Ihre schönen großen, gelb-organge farbigen Blüten haben sie allgemein beliebt gemacht. Diese Blüten, **Calendulae flos**, finden als Wundheilmittel Verwendung, entweder die ganzen Blütenköpfe mit dem grünen Hüllkelch oder allein die ausgezupften Einzelblüten, also die Zungenblüten ohne den Hüllkelch. Auch hier hat sich, insbesondere wiederum zur Reinigung der Wunde, die feuchte Anwendung in Form von ▶ Aufschlägen, 1 Eßlöffel der Droge auf 1/2 Liter Wasser als kurze Abkochung, bewährt. In der Ausheilungsphase können auch ▶ Calendulasalben angewendet werden. Dabei muß die stark granulationsfördernde Wirkung insofern beachtet werden, als es nicht zur überschießenden Granulation und

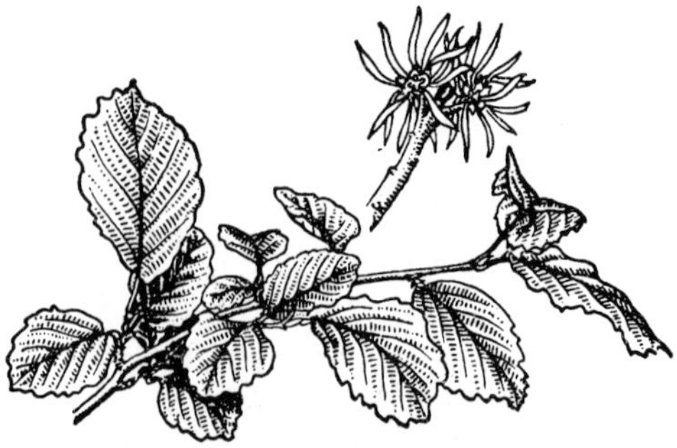

Zaubernuß, Hamamelis virginiana

damit möglicherweise zur späteren Keloidbildung kommt.

Hamamelis virginiana, Virginische Zaubernuß

Schließlich sei auf die Virginische Zaubernuß (Hamamelis virginiana) hingewiesen. Verwendet werden die Blätter und die Rinde, **Hamamelidis folium/-cortex**. Sie enthalten Gerbstoffe, hauptsächlich Gallotanine, weiterhin Flavonoide und ätherisches Öl. Als Indikationen nennt die Monographie der Kommission E:

- leichte Hautverletzungen,
- lokale Entzündungen der Haut und Schleimhäute,
- Hämorrhoiden,
- Krampfaderbeschwerden.

Für den ▶ Aufschlag wird ein Aufguß aus einem Eßlöffel kleinzerschnittener Droge mit 1 Tasse Wasser aufgekocht, 15 Minuten ziehen gelassen und abgeseiht. In der Ausheilungsphase kommt dann wieder die Hamamelissalbe zur Anwendung.

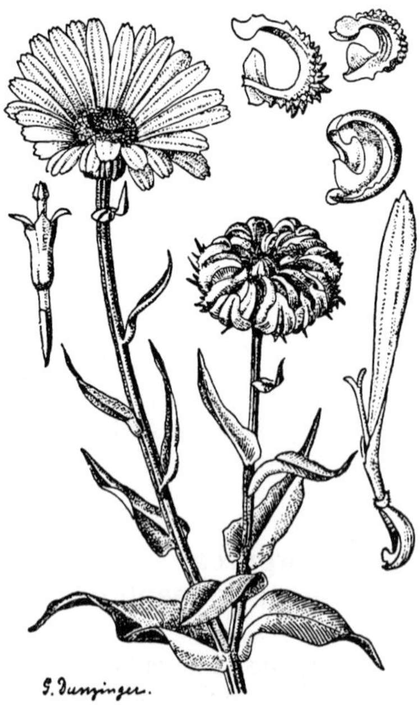

Ringelblume, Calendula officinalis

Empfehlenswerte Fertigarzenimittel

Reine Hamamelispräparate

Hametum®, das als Extrakt und Salbe im Handel ist (Spitzner/Schwabe).
Für die Hämorrhoidalbehandlung gibt es auch Zäpfchen und eine Kombipackung.

Weitere phytotherapeutische Maßnahmen

Quetschungen, Zerrungen und Zerreißen von Muskelteilen und Sehnen erfordern als erste Maßnahme Ruhigstellung und ▶ feuchte Verbände. Letztere werden am besten ebenso wie bei den Wunden mit Arnika gemacht: 1 Eßlöffel Tinctura Arnicae auf 1/2 Liter kaltes Wasser; damit Kompressen tränken und häufig erneuern. Arnika ist für alle diese Zustände das überlegene Mittel. Besonders bei Blutergüssen hat Arnika eine vorzügliche schmerzlindernde und resorptionsfördernde Wirkung. Ist der akute Zustand abgeklungen, so kann man zu Anwendungen mit größerer Tiefenwirkung übergehen. Hierfür eignen sich ▶ Kataplasmen mit einem Brei aus der zerkleinerten Wurzel von Symphytum officinale, zweckmäßig in Form der fertigen ▷ Kytta-Plasma® f Umschlagpaste (Kytta).

Auch Zwiebelbreiumschläge können angewendet werden. Sie bestehen aus fein gehackten Zwiebeln, die mit Wasser und wenig Salz zu einem Brei verrührt und so aufgelegt werden. Beide Maßnahmen haben einen ausgesprochen **schmerzstillenden** Einfluß. Von *Chiari* wurde die beruhigende Wirkung des Hopfens lokal ausgenutzt; die von ihm angegebene ▶ Hopfensalbe verdient Erwähnung:

Rp.	Gland. Lupuli 10,0 Ungt. cerei 20,0
M. f. ungt. D. S.	zu Salbenverbänden

Nach Abklingen des akuten Zustandes verursachen **Kontusionen** und **Distorsionen** bekanntlich noch für recht lange Zeit Beschwerden. Sie werden meist mit Heißluft und Massage behandelt. Das ist durchaus nicht immer zweckmäßig. Zu frühzeitige Massage kann auch schaden. Besser sind langdauernde heiße Fuß- oder Handbäder, am Rumpf und Kopf Solluxlampenbestrahlungen, Heißluft in Form des Föns u. dgl. mit ausgiebigen Bewegungsübungen; also aktives Üben statt der passiven Einwirkung. Im Anschluß daran, solange die Haut noch rot und hyperämisch ist, wird tüchtig mit einem Pflanzenspiritus eingerieben. Eine ganze Reihe von Heilpflanzen eignet sich für derartige ▶ Einreibungen, vorzugsweise solche mit ätherischen Ölen. Es sind im wesentlichen die gleichen, die wir auch bei rheumatischen und neuralgischen Zuständen äußerlich gebrauchen, so Wacholderspiritus, Angelikaspiritus, Kalmusspiritus.

Besondere Beachtung verdient gerade für diese Zustände das *Bilsenkrautöl (Oleum Hyoscyami)*, weil es sehr deutlich beruhigend und entspannend wirkt. Ein Zusatz von Chloroform macht das Öl leichter löslich und wirkt außerdem verstärkend auf den schmerzstillenden Effekt. Die Vorschrift für eine derartige Einreibung wurde bereits bei der Besprechung der äußerlichen Behandlung rheumatischer Zustände angegeben. Sie hat sich ausgezeichnet bewährt und macht Spezialpräparate, die es gerade hierfür in unübersehbarer Anzahl gibt, weitgehend entbehrlich (*s. S. 286*).

Auch bei chronischen **Zuständen** sowie nach **Knochenbrüchen**, **Luxationen** oder **Operationen** an den Gliedmaßen sind Einreibungen mit diesen Mitteln von großem Wert und erfreuen sich bei den Kranken mit Recht großer Beliebtheit. Man läßt sie im Anschluß an eine Wärmeeinwirkung gebrauchen, z. B. nach einem Lichtbügel oder auch als Abschluß einer Massage. Die Beweglichkeit kehrt dabei schneller zurück, und die Schmerzen, die mit den Bewegungsübungen und der Gymnastik zwangsläufig verbunden sind, werden wesentlich gelindert. Auch **Muskelkater** nach Überanstrengung und **Überlastungsbeschwerden** bei Senkfuß sind zweckmäßige Anzeigen für diese Einreibungen.

1. Mennet-von Eiff, M., Meier, B.: Phytotherapie in der Dermatologie. Z. Phytother. 16 (1995) 201–210
2. Merklinger, S., Messemer, C., Niederle, S.: Ekzembehandlung mit Cardiospermum halicacabum. Z. Phytother. 16 (1995) 263–266
3. Willuhn, G.: Pflanzliche Dermatika. Dtsch. Apoth.-Ztg. 132 (1992) 1873–1883
4. Willuhn, G.: Phytopharmaka in der Dermatologie. Z. Phytother. 16 (1995) 325–342

Augenkrankheiten

Im allgemeinen wird man bei Augenerkrankungen durch pflanzliche Behandlung nicht viel erreichen können. Und doch werden vier Pflanzen als Augenmittel immer wieder genannt und fordern daher zu einer eingehenderen Besprechung heraus.
Von diesen hat heute nur noch der Augentrost (Euphrasia officinalis) eine wirkliche Bedeutung. Er ergänzt die Möglichkeiten zur Behandlung von Augenkrankheiten durch chemisch-synthetische und homöopathische oder anthroposophische Ophthalmika. Dagegen sind die Küchenschelle (Pulsatilla vulgaris), die Aschenpflanze (Cineraria maritima) und die Berberitze (Berberis vulgaris) mit ihren traditionellen Verwendungen beispielsweise beim grauen oder grünen Star, bei der Iritis oder Netzhauterkrankungen heute vor allem wegen der sehr unsicheren Wirkung nicht mehr zu empfehlen.

Augenkrankheiten
- ***Augentrost, Euphrasia officinalis***
- ***Aschenpflanze, Cineraria maritima (Senecio cineraria)***
- ***Berberitze (Sauerdorn), Berberis vulgaris***

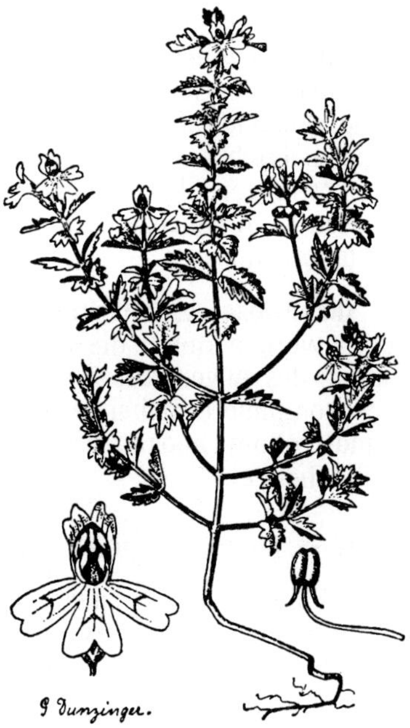

Augentrost, Euphrasia officinalis

Pflanzen zur Behandlung

Euphrasia officinalis, Augentrost

Schon der Name deutet die traditionelle Verwendung bei Erkrankungen der Augen an. Der Augentrost blüht im Spätsommer und Herbst sehr gesellig auf trockenen Wiesen, Berghängen und in Wäldern von der Ebene bis ins Hochgebirge. Seine kleinen hübschen blaßvioletten Blüten zeigen eine dunkelviolette Äderung und auf der Unterlippe einen gelben Fleck. Die Pflanze wird höchstens 25 bis 30 cm hoch. Auf mageren Böden findet man nicht selten zierliche Kümmerformen mit nur einer einzigen Blüte. Gebraucht wird vom Augentrost das ganze Kraut, **Euphrasiae herba**. Es enthält Iridoidglykoside, Lignane und Phenylpropanoidglykoside. Auf welche Wirkstoffe die therapeutische Wirksamkeit zurückzuführen ist, ist noch immer nicht bekannt.

Bei akuten und subakuten Entzündungen der Augen, also vor allem bei **Konjunktivitis** und **Blepharitis**, auch bei frischen **Verletzungen** der Augen mit der Gefahr eines Ulcus serpens corneae, gehen Rötung, Schwellung und Sehstörungen durch ▶ Aufschläge mit Augentrostabkochungen überraschend schnell zurück. Man kann gleichzeitig den ▶ Euphrasiatee innerlich geben.

Auch **skrofulöse Augenerkrankungen** bei Kindern wurden durch die äußerliche Anwendung des Augentrostes sehr gemildert. Man ▶ kombinierte dabei gern mit Walnuß (Juglandis folium), aber auch mit Kamillentee oder Fencheltee.

Rp. Herb. Euphrasiae 200,0

S. 1 Eßlöffel auf 1/2 Liter Wasser, 10 Minuten kochen; unverdünnt zu Augenaufschlägen.

Innerlich den gleichen Tee, mehrmals täglich 1 Tasse voll. Oder von der ▶ homöopathischen Urtinktur 3mal täglich 5 Tropfen. Eine Tinctura Euphrasiae steht nicht allgemein zur Verfügung.

Empfehlenswerte Fertigarzneimittel

Euphrasia ist in ▷ Ocutrulan Augensalbe (Truw) enthalten, zusammen mit Ruta und Echinacea. Als Augentropfen gibt es Augentrost nur in ▷ homöopathischer Deklaration (DHU, Weleda).

Pulsatilla vulgaris (Anemone pulsatilla), Kuhschelle (Küchenschelle)

Sie ist eine der schönsten Frühlingspflanzen sonniger Hügel; das gilt auch für die mehr in östlichen Regionen verbreitete **Pulsatilla pratensis**. Erstere hat größere aufrechte, blauviolette, letztere kleinere, herabhängende Blüten von schwarzvioletter Farbe. Medizinisch werden beide in gleicher Weise gebraucht. Man verwendet das Kraut, **Pulsatillae herba**, und den daraus hergestellten Extrakt (Extractum Pulsatillae) innerlich bei Erkrankungen des inneren Auges, so bei **Iritis, Skleritis, Netzhauterkrankungen** und vor allem beim **grauen** und **grünen Star**.

Von dem berühmten Augenarzt von *Graefe* stammt die Empfehlung der ▶ Pilulae antamauroticae beim Star in folgender Zusammensetzung:

Rp. Herb. Pulsatillae pulv.
Extract. Pulsatillae aa 5,0

M. f. pil. Nr. 75.
D. S. 3mal tägl. 1–3 Pillen.

Auch als ▶ Teeaufguß oder als ▶ Infus kann man die Pulsatilla geben:

Rp. Infus. Herb. Pulsatillae 6,0/150,0
Sir. Aurant. 30,0

D. S. 3mal tägl. 1 Eßlöffel voll.

Hinweis Heute müssen wir solche Empfehlungen und Rezepte wohl als Vergangenheit betrachten. Zum einen sind vor allem die operativen Behandlungsverfahren von grauem und grünen Star die Therapie der Wahl, zum anderen beurteilte die Kommission E Pulsatilla **negativ**: Bei unzureichend belegter Wirksamkeit ist das Risiko nicht akzeptabel, da der Inhaltsstoff Protoanemonin zu heftigen Reizerscheinungen an Haut und Schleimhäuten führen kann.

Cineraria maritima (Senecio cineraria), Aschenpflanze

Der Halbstrauch wächst in den Mittelmeerländern wild. In Deutschland wird er als Topfpflanze nicht selten kultiviert. Er gehört zu der Familie der Korbblütler und ist gekennzeichnet durch seine dicht-filzigen silbergrauen Blätter.

Verwandt wird der Saft aus der ganzen Pflanze. Er besitzt eine mild-reizende Wirkung. Wird er in die Augen eingeträufelt, so entsteht ein leichtes, bald wieder verschwindendes Brennen. Man verwendet ihn daher zur Erzeugung einer leichten Hyperämie, welche bei den verschiedensten Augenkrankheiten die Heilung günstig beeinflußt, zum Beispiel bei der **chronischen Konjunktivitis**. Aber auch im Anfangsstadium des **grauen Stars**, ganz besonders bei allgemeiner Sehschwäche auf konstitutioneller Grundlage oder nach akuten konsumierenden Erkrankungen, kommt diese Anwendung in Betracht. Ein Fertigarzneimittel gibt es nicht. Man kann auf die ▷ homöopathische Urtinktur (DHU) zurückgreifen.

Berberis vulgaris, Berberitze (Sauerdorn)

Gut und aussichtsreich ist die Anwendung von Berberin als Augentonikum. Berberin ist ein Alkaloid aus der Berberitze. Diese ist ein dorniger Strauch mit gelben Blüten, die büschelig in einer Traube zusammenstehen, und roten Beeren. Die Berberitze kommt an Waldrändern und Gebüschen vor, von der Ebene bis in die Alpen, und wird auch gern als Gartenstrauch angepflanzt. Medizinische Verwendung finden hauptsächlich die **Wurzelrinde** und die **Sauerdornbeeren**.

Es sind die harmlosen, aber recht langwierigen und subjektiv sehr störenden **Beschwerden im äußeren Auge**, die sich durch die Berberitze gut beeinflussen lassen.

Hinweis Ein Fertigarzneimittel gibt es nicht mehr, die Kommission E erstellte eine **Negativmonographie** bei fehlendem Wirksamkeitsnachweis und gleichzeitigem, mengenmäßig nicht sicher kalkulierbaren Alkaloidgehalt.

Augenwässer (Aquae ophthalmicae)

Der Gebrauch von Augenwässern ist nach wie vor beliebt, mehr bei den Kranken als bei den Ärzten. Man sagt ihnen nach, daß sie »augenstärkend« wirken und die Sehkraft bessern. An diesem Erfahrungsgut sollte man nicht achtlos vorübergehen. Überanstrengten Augen tun solche Augenkompressen mit aromatischen Wässern sehr wohl. Auch **Lidrandentzündungen** und manche **Konjunktivitiden** sprechen darauf gut an. Beim **Gerstenkorn** sind ▶ heiße Augenaufschläge mit Kamillentee oder einer Mischung aus Euphrasiae herba und Chamomillae flos zu gleichen Teilen ein vorzügliches Mittel. Wir können uns ein derartiges Augenwasser sehr einfach rezeptieren; man verwendet dazu die in den Apotheken vorrätigen aromatischen Wässer. Da nur ein Mischen von Flüssigkeiten notwendig ist und die Wässer selbst sehr billig sind, genügt eine solche Verordnung auch allen ökonomischen Anforderungen.

Als ein Beispiel sei genannt:

Rp. Aqu. Chamomillae
Aqu. Foeniculi aa 150,0

D. S. Augenwasser zu Augenwaschungen und Augenaufschlägen.

Bei akuten entzündlichen Erkrankungen der Augen, besonders bei der **akuten Blepharitis** und **Konjunktivitis**, darf man nicht die feuchten Umschläge mit ▶ Eichenrinde vergessen, die in ähnlicher Weise wie bei den akuten Ekzemen angewandt werden. Sie haben sich auch hier als überlegen erwiesen. Vor allem sind sie besser als die zumeist gebrauchten Kamillenumschläge, die, ebenso wie auf der Haut, zuweilen am Auge Reizwirkungen auslösen können. Die Eichenrinde hat ebenso wie auf der Haut auch am Auge den Vorteil, daß bei der üblichen Dosierung niemals eine Reizwirkung auftreten wird. Sie ist ein reines Adstringens.

Noch milder wirken Umschläge mit ▶ Fenchelwasser oder mit Fencheltee. Sie sind mehr beruhigend. Die Wirkung beruht hier auf dem ätherischen Öl. Man macht daher von derartigen Fenchelumschlägen besonders gern Gebrauch bei einer **allgemeinen Sehschwäche**, zur sogenannten Stärkung der Augen, jedoch weniger bei entzündlichen Zuständen.

Phyto-Balneologie

Die Verwendung von Heilpflanzen als Badezusätze ist uralt. Man spricht meistens von Kräuterbädern. Dabei ist allerdings zwischen Badezusätzen zu rein kosmetischen Zwecken und den eigentlichen Heilbädern zu unterscheiden. Für die Kosmetik kommt es in erster Linie auf einen angenehmen Geruch und auch auf eine schöne Farbe des Badewassers an. Von einem Heilbad dagegen verlangen wir wesentlich mehr. Durch *Kneipp* hat die Verwendung der Heilpflanzen als Badezusätze einen erheblichen Auftrieb erhalten. *Priessnitz* verwandte bekanntlich nur das reine Wasser. Kneipp nahm dagegen den uralten Gebrauch von pflanzlichen Zusätzen zur Badeflüssigkeit wieder auf.

Die Anwendung von solchen Heilbädern mit Pflanzenzusätzen ist auch als Selbstmedikation durchzuführen, bedarf aber schon einiger Kenntnis in der Zubereitung und Durchführung.

Über die Wirkungsweise der Kräuterbäder wurde viel diskutiert. Häufig wurde behauptet, daß es sich um die reinen physikalischen Wirkungen des Wassers handele und durch die Kräuter keine spezifische zusätzliche Wirkung erzielt würde. Das kann heute als eindeutig widerlegt gelten. Es wurde vielfach nachgewiesen, daß die Haut ein gutes und zuverlässiges Resorptionsorgan ist. In den sogenannten transdermalen Applikationsformen von Arzneimitteln, beispielsweise den Nitrat- oder Östrogenpflastern, hat dieses Wissen auch eine praktische Anwendungsform gefunden. Je nach der Galenik können Kräuter als Badezusatz ebensogut resorbiert werden, wie beispielsweise Untersuchungen von *Römmelt u. Mitarb. (1978)* zeigen konnten. Besonders für ätherische Öle konnten entsprechende Blutspiegel bzw. Konzentrationen in der ausgeatmeten Luft gemessen werden. Sehr interessant ist dabei die Feststellung, daß solche Plasmakonzentrationen verzögert auftreten und ihr Maximum erst nach Beendigung des Bades erreichen. Die entsprechenden Werte in der Ausatmungsluft erreichen ihr Maximum noch später. Die Intensität der jeweiligen Aufnahme von ätherischen Ölen hängt offensichtlich auch von der Wassertemperatur ab und steigt mit deren Höhe. Insofern sind **Badeöle** als Badezusatz heute an erster Stelle zu nennen, wobei es ganz besonders darauf ankommt, das jeweilige Öl auch ausreichend im Vollbad oder Teilbad zu verteilen, so daß es nicht lediglich an der Oberfläche des Wassers bleibt. Uns hat sich hierfür die Technik des sogenannten **Öldispersionsbades** nach *Junge* bewährt. Man benötigt einen Spezialanschluß für den Wasserhahn, der zu der feinsttropfigen Verteilung im Bade führt (*s. auch Seite 409*). Auch in Form von **Emulsionen** sind Kräuter mit ätherischen Ölen als Badezusätze geeignet. Beides hat den Vorteil der einfacheren, »eleganten« Anwendungsform, erleichtert auch die

Pflanzenzusätze für Heilbäder

- ***Fichtennadeln***
- ***Eichenrinde, Quercus cortex***
- ***Weizenkleie***
- ***Kamille, Matricaria recutita***
- ***Schafgarbe, Achillea millefolium***
- ***Baldrian, Valeriana officinalis***
- ***Melisse, Melissa officinalis***
- ***Lavendel, Lavandula angustifolia***
- ***Kalmus, Acorus calamus***
- ***Rosmarin, Rosmarinus officinalis***
- ***Thymian, Thymus vulgaris***
- ***Schachtelhalm, Equisetum arvense***
- ***Haferstroh, Avenae stramentum***
- ***Heublumen, Graminis flos***

Reinigung der Badewanne und erfreut sich damit immer größerer Verbreitung. Wirksam sind zweifellos auch **Vollextrakte**, auch wenn sie wegen ihrer dicken, sirupösen Konsistenz und ihres trüben Aussehens weniger beliebt sind. Sie werden dort ihren Platz behalten, wo noch andere als die resorptiven Effekte der ätherischen Öle wesentlich sind, z. B. beim Zinnkraut (Equisetum arvense). Schließlich kann man als Badezusatz auch die **zerkleinerte Droge** selbst nehmen. Dies ist das ursprüngliche und auch heute keineswegs überholte Verfahren. Man muß sich entweder eine dicke Abkochung, etwa von Eichenrinde oder Zinnkraut, herstellen, die dann dem Badewasser zugesetzt wird, so wie *Kneipp* es machte. Oder man bindet eine entsprechende Menge der Drogen in einem kleinen Leinensäckchen zusammen und schwenkt dieses durch das Badewasser. Für Vollbäder wird man heute ein solches Verfahren kaum noch wählen, doch für Teilbäder und vor allem feuchte Aufschläge ist es durchaus brauchbar. Eine befriedigende Einteilung der pflanzlichen Badezusätze nach den Wirkstoffen und entsprechenden Indikationsgebieten ist kaum zu schaffen, da sich beides vielfach überschneidet. So werden in der Folge die wichtigsten Pflanzen für Heilbäder und ihre Indikationen aufgeführt.

Häufig wird auch der Aspekt der Aromatherapie angeführt, wobei über Stimulation des Riechorgans zentralnervöse Erregungen vermittelt werden sollen, die dann zu entsprechenden Befindensänderungen führen. Es steht außer Zweifel, daß Gerüche eine anregende oder abweisende Wirkung beim Menschen entfalten, ob dieses aber therapeutische Relevanzen hat, ist bis heute nicht ausreichend untersucht.

Wichtig ist auch die bei der Verordnung eines Kräuterbades gewählte Wassertemperatur. Grundsätzlich sollte die Temperatur nicht zu hoch sein, am besten – je nach persönlicher Empfindlichkeit – zwischen 36 °C und 38 °C. Vor allem Vollbäder sind anstrengend, führen häufig zu nicht unerheblichen Kreislaufbelastungen und sollten insofern nur dann angeordnet werden, wenn stabile Kreislaufverhältnisse vorausgesetzt werden können. Eine Herzinsuffizienz oder Herzrhythmusstörungen sind beispielsweise absolute Kontraindikationen für ein Vollbad. Dagegen können dann Teilbäder durchaus nützlich sein, allerdings immer zunächst in engerer ärztlicher oder pflegerischer Überwachung. Sieht man von diesen wenigen Einschränkungen ab, können aber Bäder mit Heilpflanzen-Zusätzen eine große Bereicherung der ärztlichen Verordnungspraxis sein.

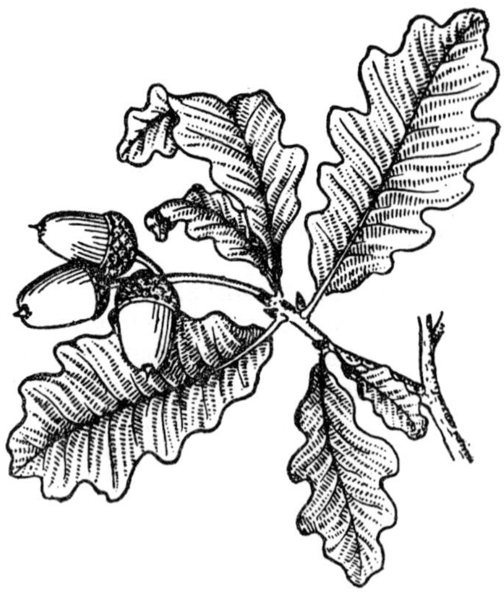

Eichel, Quercus robur

Pflanzen zur Behandlung

Fichtennadeln

Es ist das bekannteste und am weitesten verbreitete Kräuterbad, und auch das am besten untersuchte. Es hat sich gezeigt, daß es eine **unspezifische Reizwirkung** entfaltet, die man recht gut dosieren kann.

Bevorzugt werden die **Nadeln** und die **Rinde** von Nadelbäumen, vor allem der *Fichte (Picea excelsa seu abies)*, der *Tanne (Abies alba)* und der *Kiefer (Pinus silvestris)*. Bevorzugt werden die jüngeren Ästchen an älteren Bäumen von 60–80 Jahren, da diese die meisten und besten Wirkstoffe enthalten. Die Herstellung des Fichtennadelextraktes besteht aus 3 Arbeitsgängen: zunächst die Destillation zur Gewinnung des ätherischen Fichtennadelöles (Piceae aetheroleum), dann die Extraktion zur Gewinnung der wasserlöslichen Bestandteile, und zuletzt die Eindickung im Vakuum bis zur Sirupkonsistenz. Anschließend wird das im ersten Arbeitsgang gewonnene Fichtennadelöl dem Extrakt wieder zugesetzt. Ähnlich werden auch alle anderen Kräuterextrakte hergestellt. Man kann derartigen Extrakten mit Recht die Bezeichnung »naturrein« geben.

Wir unterscheiden drei Arten des Fichtennadelbades:

Fichtennadel-Vollextrakt:
Aus Nadeln und kleinen Zweigen hergestellt; enthält ätherisches Öl und 15–16% Gerbsäure.

Lohtannin-Bad:
Wird aus der Rinde der Bäume hergestellt und besitzt einen größeren Anteil an Gerbstoff, etwa 26–28%. Demgemäß ist auch die Reizwirkung eine stärkere. Die Anwendung erfolgt vorzugsweise bei hartnäckigen rheumatischen Erkrankungen.

Fichtennadelholz-Bad:
Wird aus dem Holz der Bäume gewonnen und enthält geringere Mengen von ätherischem Öl.

Völlig unbrauchbar für medizinische Zwecke sind Fichtennadelpräparate, die aus Sulfit-Ablaugen bei der Papierherstellung, gewissermaßen als Abfallprodukt, gewonnen werden. Dagegen ist es gar nicht schlecht und insbesondere für den häuslichen Gebrauch vielfach ratsam, das reine ätherische Öl (Piceae aetheroleum) zu nehmen, etwa einen Eierbecher voll auf ein Vollbad. Es fehlt zwar dann der Gerbstoff, aber der aromatische Anteil des Bades ist hochwertig und überdies der Geruch sehr angenehm.

Die Indikationen für Fichtennadelbäder sind vielfältig. Man braucht sie sowohl bei **Nervenkrankheiten** als auch bei **rheumatischen** und **neuralgischen Zuständen**. Niemals darf bei der häuslichen Ausführung die genaue Vorschrift über die Temperatur des Badewassers und die Dauer des Bades vergessen werden. Genauso wichtig wie das Bad selbst ist eine genügend lange **Ruhephase** von mindestens $^{1}/_{2}$, besser 1 Stunde nach dem Bad, wobei es von dem Krankheitszustand abhängt, ob man diese gleich zu einem Nachschwitzen ausweiten will oder ob man sich mit einer alleinigen abklingenden Ruhigstellung begnügt.

Eichenrinde

Die Eichenrinde fand schon vielfache Darstellung (*s. S. 329*). Sie unterscheidet sich von den Fichtennadeln recht wesentlich durch zwei Merkmale: Sie enthält kein ätherisches Öl, sondern **nur Gerbstoffe** (Tannin), und der Gehalt an Gerbstoffen ist erheblich größer. Demgemäß haben wir es bei der Eichenrinde mit einer rein örtlichen Gerbstoffwirkung zu tun, aber diese in besonderer Intensität. Daraus ergeben sich die speziellen Anwendungsgebiete. Wir nehmen die Eichenrinde vor allem bei **chronischen Hauterkrankungen, Schweißfüßen** und dergleichen. Beim **nässenden Ekzem** und bei entzündlichen **Augenerkrankungen** haben wir die gute Wirkung von Eichenrindenaufschlägen bereits kennengelernt. Man wird die Eichenrinde mehr für ▶ Teilbäder und für feuchte Aufschläge verwenden, nicht oder nur selten für Vollbäder.

Die Dosis beträgt eine kleine Handvoll Eichenrinde auf 1 Liter Wasser, die so lange gekocht wird, bis das Volumen auf 1/2 Liter eingekocht ist. Diese Menge wird einem Hand- oder Fußbad zugesetzt.

Für ▶ Aufschläge lassen wir nicht so lange einkochen, sondern nur etwa 10–15 Minuten, und verwenden dann die abgegossene oder durchgesiebte Flüssigkeit unverdünnt. Wesentlich ist, bei den Aufschlägen darauf zu achten, daß sie ganz locker aufgelegt werden und abdunsten können. Niemals dürfen sie nach Art eines Priessnitzumschlags mit einem wasserundurchlässigen Stoff bedeckt werden. Wohl aber ist es zweckmäßig, einen solchen unter das Bein oder den Arm zu legen, damit Kissen oder Bettuch nicht beschmutzt werden.

Es gibt im Handel gebrauchsfertige Eichenrindenextrakte, von denen man 1 Teelöffel bis 1 Eßlöffel dem Teilbad zusetzt, z. B.:

▷ Eichenrinden-Extrakt FS flüss. Badezusatz (Schupp).

Weizenkleie

Sie ist nützlich bei allen Arten von **Dermatosen**, vor allem durch ihre **antiphlogistischen** und **antipruriginösen** Wirkungen. Sie wirkt beruhigend, »einhüllend« auf die Haut.

Man nimmt etwa 150 g Kleie auf ein ▶ Vollbad oder verwendet ein Fertigpräparat, z. B.

▷ Weizenkleie-Extrakt FS (Schupp)

Kamille

Bei der äußerlichen Anwendung wirkt die Kamille in erster Linie heilungsfördernd bei schlecht heilenden Wunden und krampfstillend bei Hämorrhoiden, auch juckreizstillend bei chronischen Ekzemen und dergleichen.

Für ein ▶ Vollbad braucht man den Aufguß von 100 g Droge (Chamomillae flos) oder einen gebrauchsfertigen Extrakt, z. B.:

▷ APS® Balneum (APS)
▷ Kamillen-Bad-Robugen® (Robugen)
▷ Kamillosan® Wund- und Heilbad N (Asta Medica)
▷ Kamillenblüten-Extrakt flüss. Badezusatz (Schupp)

Häufiger wird man die Kamille zu ▶ Teilbädern und ▶ Umschlägen verwenden. Bekannt und beliebt sind die heißen ▶ Dampfbäder bei entzündeten Hämorrhoiden.

Sie werden so verabfolgt, daß man eine Handvoll Badekamille auf den Boden eines Eimers schüttet, dann darüber 2–3 Liter kochendes Wasser gießt. Nunmehr setzt sich der Kranke darauf, so daß er den Eimer abschließt, mit einer Decke gut bedeckt. Eleganter ist es, hierfür einen Zimmerstuhl zu benutzen.

Schafgarbe

Die Wirkung der Schafgarbe ist ähnlich derjenigen der Kamille, also hauptsächlich entzündungshemmend und krampflindernd. Hinzu kommen ein tonisch wirkender Bitterstoff und Gerbstoffe. Die Schafgarbe hat dadurch ein besonderes Anwendungsgebiet.

Gern wird sie bei Frauenleiden empfohlen. Sie hilft in erster Linie bei der Parametropathia spastica, die man auch sehr treffend als die vegetative Dystonie des kleinen Beckens bezeichnet hat. Die innerliche Verwendung der Schafgarbe bei diesem so häufigen Frauenleiden wird bei den Frauenkrankheiten dargestellt (*s. S. 378*). Weniger geeignet ist die Scharfgarbe bei Fluor oder Blutungen.

Äußerlich kommt sie hauptsächlich in Form von ▶ Sitzbädern in Betracht, aber auch als ▶ Vollbad.

Aromatische Kräuterbäder

Hierbei handelt es sich um Drogen mit ätherischen Ölen. Diese werden, worauf bereits mehrfach hingewiesen wurde, durch die Haut resorbiert und entfalten dadurch nicht nur lokale, sondern auch allgemeine Heilwirkungen. Aber beim Bad stehen doch die lokalen Wirkungen im Vordergrund, wobei das Eindringen in die tieferen Hautschichten den

Reizeffekt verstärkt. Auf die besondere Verordnung als Öldispersionsbäder (Junge) wurde schon hingewiesen (*s. S. 355, 409*). Außer der allgemeinen unspezifischen Reizwirkung kommen je nach der Art des ätherischen Öles noch sehr verschiedene spezielle Wirkungen hinzu. Daraus ergeben sich dann auch die besonderen Anwendungsgebiete. Die am häufigsten gebrauchten aromatischen Kräuterzusätze werden nachfolgend besprochen.

Baldrian

Wirkt beruhigend und schlaffördernd, und wird gern abends gegeben. Man muß eher darauf achten, daß der Kranke nicht schon im Bad einschläft.

> Auf ein ▶ Vollbad gibt man den Aufguß von 100 g Droge (Valerianae radix) oder 250 g Baldriantinktur.
> Zweckmäßig sind auch hier Baldrianvollextrakte, z. B.

- ▷ Schupp's Baldrian Ölbad Sedativbad mit Citronellöl, Hopfen (Schupp)

Melisse

Wirkt gleichfalls beruhigend und entspannend und ist daher besonders angebracht bei nervösen Herzbeschwerden, allgemeiner Unruhe und Einschlafstörungen.

> Hierfür wird man sich am besten einen ▶ Tee zubereiten, ca. 2 Liter auf ein Vollbad (= 10 g Droge mit heißem Wasser übergießen, 5 Minuten abgedeckt ziehen lassen, abseihen und auffüllen). Oder man setzt das reine ▶ Oleum Melissae in einer Menge von 1–2 Eßlöffeln dem Badewasser zu, was allerdings kostspieliger ist.

Lavendel

Wirkt hauptsächlich durch das ätherische Lavendelöl allgemein anregend, tonisierend auf das Nervensystem. Daher gelten Lavendelbäder als ein gutes Mittel für Zustände von vegetativen Dysregulationen und im Klimakterium der Frauen. Seine Verordnung kann gegen Abend nach einem anstrengenden Berufstag oder auch vor dem Schlafengehen erfolgen.

Kalmus

Der Kalmus wirkt allgemein tonisierend. Daher sind Kalmusbäder ein sehr gutes Mittel für allgemeine Erschöpfungszustände in der Rekonvaleszenz, bei niedrigem Blutdruck mit Kreislaufstörungen, zur Unterstützung bei Anämie, Stoffwechselleiden, Diabetes usw. Da das Kalmusbad anregend wirkt, wird man es nicht am Abend, sondern besser am Vormittag nehmen lassen. Bei vegetativen Dysregulationen bewährt es sich, jeweils am Wochenende oder an freien Tagen morgens das Kalmusbad zu nehmen und anschließend noch 1 Stunde im Bett nachzuruhen.

Rosmarin

Der Rosmarin enthält den Rosmarincampher, der analog dem echten Campher auf den Kreislauf und das Nervensystem wirkt. Die Anwendungsgebiete sind demgemäß in der Hauptsache die konstitutionelle Hypotonie, Durchblutungsstörungen, Krampfadern, auch rheumatische Schmerzen, Quetschungen und Verstauchungen.

> Auf ein Vollbad nimmt man den ▶ Aufguß von 50 g Droge (Rosmarini folium) auf 1 Liter Wasser.

Auch vom Rosmarin stehen uns sehr gute Vollextrakte zur Verfügung, z. B.:

- ▷ Perozon® Rosmarin-Ölbad mono (Spitzner)
- ▷ Rosmarin Bademilch (Weleda)
- ▷ Schupp's Rosmarin Ölbad (Schupp)

Man wird das Rosmarinbad wegen seines tonisierenden Effektes ebenso wie das Kalmusbad an den Vormittagen nehmen lassen und für eine ausreichende Nachruhe sorgen.

Für die hypotone Kreislaufschwäche, z. B. auch nach grippalen Infekten, hat sich das ▶ Rosmarinfußbad besonders bewährt.

Thymian

Das ätherische Thymianöl wird gut resorbiert und zum größten Teil über die Lungen wieder ausgeschieden. Beim Thymianbad kommt gleichzeitig noch die Inhalation des aufsteigenden ätherischhen Öles hinzu. Wir können auf diese Weise eine günstige Wirkung bei allen Erkrankungen erzielen, bei denen der Thymian auch sonst indiziert ist, das heißt als krampfstillendes, broncholytisches Mittel bei chronischem Husten, beim Emphysem, bei keuchhustenkranken Kindern usw.

Empfehlenswert ist das ▷ Keipp® Erkältungsbad (Kneipp) mit reinem Thymianöl.

Kieselsäurehaltige Pflanzen

Die Kieselsäure wirkt vorzugsweise lokal anregend, aber in anderer Weise als etwa der Kalmus. Sie hat eine besondere Wirkung auf den Stoffwechsel der Haut, des Unterhautzellgewebes sowie der Bänder und Sehnen, z. B. nach Knöchelbrüchen beim Skiunfall und auch bei allen Formen von Senk- und Plattfußbeschwerden. Man gebraucht hierfür den *Schachtelhalm (Equisetum arvense)* oder das *Haferstroh* (Avenae stramentum). Indikationen sind rheumatische und neuralgische- Zustände sowie chronische Ekzeme und Neurodermitis, ferner lokale Durchblutungsstörungen, Frostbeulen, postthrombotische Schwellungen, Senkfußbeschwerden und dergleichen.

Heublumen

Die Heublumen, haben wir bereits bei den rheumatischen Erkrankungen (*s. S. 284*) genauer kennengelernt. Die Heublumenbäder werden vorzugsweise bei Rheuma und Stoffwechselleiden gegeben.

> Man setzt dem Vollbad eine ▶ Abkochung von 500 g Heublumen in 4–5 Liter Wasser zu.

Bei Teilbädern, die ebenfalls sehr beliebt sind, nimmt man weniger. Auch hier sind die Vollextrakte sehr praktisch.

1. Brüggemann, W.: Moderne Phyto-Balneotherapie. Phys. Med. Rehab. 13 (1973) 262–267
2. Pratzel, A.: Haut und Wasser – biochemische und biophysikalische Phänomene. Z. angew. Bade-Klimahlbd. 24 (1977) 123–126
3. Pratzel, H. S., Schnizer, W.: Handbuch der Medizinischen Bäder. Haug, Heidelberg 1992
4. Römmelt, H., Zuber, A., Dirnayl, K., Drexel, H.: Zur Resorption von Terpenen aus Badezusätzen. Münch. med. Wschr. 116 (1974) 537–540
5. Römmelt, H., Drexel, H., Dirnagl, K.: Wirkstoffaufnahme aus pflanzlichen Badezusätzen. Heilkunst 91 (1978) 240–256
6. Uehleke, B.: Phytobalneologie. Z. Phytother. 17 (1996) 26–43
7. Wagner, H., Wiesenauer, M.: Phyto-Balneologie. In: Phytotherapie 379–386. Fischer, Stuttgart 1995
8. Wieck, W. P.: Balneotherapie gynäkologischer Erkrankungen. Therapeutikon 2 (1987) 124–127

Frauenkrankheiten

Gynäkologische Erkrankungen sind nicht unbedingt ein Schwerpunkt für Phytotherapeutika, im wesentlichen wird man die hierfür zu verordnenden Pflanzen in die Kategorien II und III entsprechend unserer Einteilung *(s. S. 14)* einordnen. Es sind vor allem funktionelle oder Befindensstörungen, bei denen verschiedenste Phytotherapeutika eine nützliche Verwendung finden. Grundsätzlich muß die Regel gelten, daß vor Anwendung pflanzlicher Arzneimittel bei gynäkologischer Symptomatik eine schwerere organische Erkrankung durch fachärztliche Untersuchung ausgeschlossen sein muß. Handelt es sich dann um die mehr funktionellen Erkrankungen oder beispielsweise harmlose Blutungen, dann sind die in diesem Kapitel dargestellten Möglichkeiten eine sinnvolle Ergänzung oder auch einmal Alternative zu der heute in diesem Gebiet überwiegend durchgeführten Behandlung mit synthetischen weiblichen Geschlechtshormonen.

Dysmenorrhö

- ***Kamille, Matricaria recutita***
- ***Schafgarbe, Achillea millefolium***
- ***Tollkirsche, Atropa belladonna***
- ***Raute, Ruta hortensis***
- ***Quecke, Agropyron repens***

Amenorrhö und Oligomenorrhö

- ***Gottesgnadenkraut, Gratiola officinalis***
- ***Gartenraute, Ruta graveolens***

Prämenstruelles Syndrom, Mastodynie

- ***Mönchspfeffer (Keuschlamm), Vitex agnus castus***
- ***Wolfstrapp, Lycopus europaeus***

Klimakterische Beschwerden

- ***Traubensilberkerze (Nordamerikanisches Wanzenkraut), Cimicifuga racemosa***
- ***Sibirischer (Türkischer) Rhabarber, Rheum rhaponticum***
- ***Steinsame (Steinhirse), Lithospermum officinale***

Uterine Blutungen

- ***Besenginster, Sarothamnus scoparius***
- ***Hirtentäschelkraut, Capsella bursa-pastoris***
- ***Reiherschnabel, Erodium cicutarium***
- ***Wasserpfeffer, Polygonum hydropiper***

Fluor albus

- ***Weiße Taubnessel, Lamium album***
- ***Frauenmantel (Sinau), Alchemilla vulgaris (Alchemilla xanthochlora)***

Parametropathia spastica

- ***Schafgarbe, Achillea millefolium***
- ***Schachtelhalm, Equisetum arvense***
- ***Traubensilberkerze (Nordamerikanisches Wanzenkraut), Cimicifuga racemosa***
- ***Aletris farinosa***

Zwei Pflanzen haben allerdings durch die Grundlagenforschung der letzten Jahre, die die schon lange bestehende positive ärztliche Erfahrung untermauerten, eine herausragende Bedeutung erlangt: der Mönchspfeffer (Vitex agnus castus) und die Traubensilberkerze (Cimicifuga razemosa). Letztere kann als echte Alternative zu den synthetischen Hormonpräparaten bei dem großen Komplex klimakterischer Beschwerden gesehen werden, wobei die zusätzliche auffällige Wirkung auf die begleitenden psychischen Symptome besonders herauszuheben ist. Für den Mönchspfeffer gelang es in den letzten Jahren, eine direkte prolaktinsekretionshemmende Wirkung nachzuweisen. Er ist Mittel der Wahl beim prämenstruellen Syndrom und der Mastodynie. Aufgrund der so guten Verträglichkeit ist er auch besonders zur Langzeitanwendung geeignet, was ebenso für die Traubensilberkerze gilt.

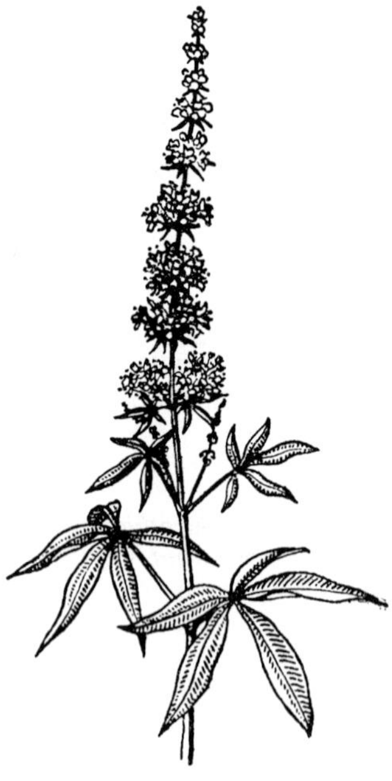

Mönchspfeffer (Keuschlamm), Vitex agnus castus

1. Hormonale Dysfunktionen

Zahlreiche Heilpflanzen wurden und werden traditionell bei hormonal bedingten Störungen und Beschwerden im Bereich der primären und sekundären Geschlechtsorgane der Frau eingesetzt. In der Gynäkologie führten solche Phytotherapeutika eher ein Randdasein, da man von der Überlegenheit der Substitution synthetischer Hormone überzeugt war. Inzwischen gibt es bei vielen Frauen eine deutlich spürbare Abneigung gegenüber solchen synthetischen Hormonen, auch weil deren Nebenwirkungsprofil in der Öffentlichkeit immer wieder und dabei sehr widersprüchlich erörtert wird.

Phytotherapeutika können erfolgreich verordnet werden bei Menstruationsstörungen wie Dysmenorrhö, Amenorrhö oder Oligomenorrhö, bei klimakterischen Beschwerden und bei der Mastodynie. Daß dabei bestimmte Heilpflanzen Inhaltsstoffe haben, die in ihrer chemischen Struktur menschlichen Sexualhormonen ähneln, scheint den großen praktischen Erfolg auch theoretisch zu begründen. Aber auch hier ist die ganze Pflanze mehr als die Summe ihrer Inhaltsstoffe.

1.1 Dysmenorrhö

Pflanzen zur Behandlung

Eine ganze Reihe uns schon bekannter Heilpflanzen wirkt krampf- und schmerzlindernd bei dysmenorrhoischen Beschwerden. Schon Kamillentee entfaltet gute Wirkungen. Der lateinische Gattungsname der *Kamille* »Matricaria« leitet sich ab von mater, ein alter Begriff für den Uterus. Der krampflösende Einfluß der Kamille macht sich sehr wohltuend und auch recht rasch geltend, zumal wenn der Kamillentee gut warm und langsam, schluckweise getrunken wird.

Ähnlich, aber doch schwächer, wirkt die *Schafgarbe*. Sie kommt mehr für chronische Zustände in Betracht und muß dann auch langdauernd genommen werden.

Stärker wirkt die *Belladonna*, zumal als Suppositorium. Man wird jedoch gut tun, in der Praxis immer erst mit der Kamille anzufangen und nur bei nicht ausreichender Wirkung auf stärkere Mittel überzugehen.

Als krampflösend und gleichzeitig blutungshemmend gilt ein ▶ Tee aus der *Raute (Rutae hortensis herba)*, 1 Teelöffel auf 1 Tasse Wasser, heiß überbrühen, 10 Minuten ziehen lassen und warm schluckweise trinken.

Spezies gynaecologicae

Eine besondere Bedeutung haben in der Frauenheilkunde die Frauentees (Species gynaecologicae) erlangt. Sie sind allerdings mehr für die Dauerbehandlung gedacht, vor allem bei **chronischen Adnexerkrankungen**. Daher hat auch die Zusammensetzung dieser Tees eine andere zu sein als diejenigen, die wir bei den akuten dysmenorrhoischen Beschwerden verwenden. Bei diesen sind hauptsächlich zwei Zustände zu bekämpfen: spastische Zustände im Unterleib, und eine meistens gleichzeitig bestehende Obstipation. Dazu kann man dann noch ein

Matricaria recutita
❊ **Matricariae flos**

Achillea millefolium
❊ **Millefolii herba et flos**

Atropa belladonna
❊ **Belladonnae folium et radix**

Ruta hortensis
❊ **Rutae hortensis herba**

Agropyron repens
❊ **Graminis rhizoma**

Mittel nehmen, welches die Entzündung beeinflußt. Die Formel für die Zusammensetzung eines solchen Frauentees hat also zu sein:

- Antispasmodikum und
- Abführmittel und
- Antidyskratikum

Eine sehr zweckmäßige Zusammensetzung dieser Art sind die ▶ Species gynaecologicae »Martin« DRF:

Rp. Cort. Frangulae
Herb. Millefolii
Fol. Sennae
Rhiz. Graminis aa 25,0

M. f. species

Das Antidyskratikum ist in diesem Falle die saponinhaltige *Queckenwurzel (Graminis rhizoma)*. Dagegen ist der von den Frauen selbst recht häufig gebrauchte St. Germaintee (Species laxantes) eine rein abführende Teemischung, die noch Kaliumtartrat und Weinsäure enthält. Hiervon muß dringend abgeraten werden.

Eine Kombination von Belladonna als Antispasmodikum mit einem leichten Abführmittel kann auch in ▶ Tropfenform rezeptiert werden:

Rp. Extr. Belladonnae 0,6
Extr. Frangulae fluid. ad 40,0

S. Abends vor dem Schlafengehen 20–25 Tropfen.

Weiterhin hat sich bewährt, ätherische Öle wegen ihrer schmerzlindernden und krampflösenden Wirkung lokal anwenden zu lassen. Man kann sie auf die Monatsbinde träufeln oder läßt sie in der Unterbauchgegend einreiben. Oft genügen schon einige Tropfen eines reinen Minzöles. Empfohlen werden kann folgende ▶ Mischung:

Rp. Ol. Chamomill. infus. 20,0
Ol. Carvi
Ol. Foeniculi aa ggts.X
Ol. Menth. pip. 1,2

D. S. Zum Einreiben des Unterleibs.

Eine schnell und intensiv wirkende ▶ Tinctura dysmenorrhoica hat folgende Zusammensetzung:

Rp. Tinct. Opii
Tinct. Belladonnae
Tinct. Hyoscyami
Tinct. Valerian. aa 5,0

D. S. Mehrmals am Tage 10 Tropfen.

Wegen der Forte-Phytotherapeutika sollte diese Tinkturmischung allerdings sehr schmerzhaften dysmenorrhoischen Beschwerden vorbehalten bleiben und auch nur jeweils für kurze Zeit eingenommen werden.

Hinweis Bereits bei der Besprechung krampflösender Mittel bei Magenkrankheiten wurde darauf hingewiesen, daß die früher behauptete antidysmenorrhoische Wirkung des *Gänsefingerkrautes (Potentilla anserina)* nicht bestätigt werden konnte. In Tierversuchen waren gewisse krampfstillende Wirkungen auf den Uterus nachweisbar. Für die Anwendung am Menschen aber genügen sie **nicht**. Trotzdem findet sich die Anserine auch heute noch vielfach als Bestandteil von Frauentees und ähnlichen Präparaten, als Zeichen dafür, wie hartnäckig sich solche Verordnungen erhalten, selbst wenn sie sich längst als überholt erwiesen haben. Auch derartige negative Ergebnisse fortgesetzter Untersuchungen und Behandlungen müssen wir in der Phytotherapie berücksichtigen und dürfen uns nicht scheuen, Altgewohntes zu revidieren. Darauf wurde schon mehrfach hingewiesen.

1.2 Amenorrhö und Oligomenorrhö

Die fehlende und die zu schwache Regelblutung sind keine Krankheiten für sich, sondern Teilerscheinungen einer weit umfassenderen Störung. Auch hier dominiert heute die Verordnung synthetischer Hormonpräparate, was vor allem für primäre Amenorrhöen gilt. Gerade aber bei der sekundären Amenorrhö kann eine Behandlung mit Phytotherapeutika sehr erfolgreich sein. Man faßt sie unter dem Namen der **Emmenagoga** zusammen.

Die Zahl der als emmenagog angegebenen Pflanzen ist groß. Dazu zählten früher auch Aloe und Sadebaum, die als starke Abortiva anzusehen sind und nicht mehr verordnet werden sollen. Aber man sei sich bewußt, daß letzten Endes alle Emmenagoga auch abortiv wirken können und daß daher in jedem Falle Vorsicht und eine genaue möglichst fachgynäkologische Indikationsstellung geboten sind.

Pflanzen zur Behandlung

Gratiola officinalis, Gottesgnadenkraut

Die wenig bekannte und auch nur zerstreut vorkommende Pflanze feuchter Wiesen und Moore gehört zu den Braunwurzgewächsen. Die Pflanze wird bis zu 30 cm hoch, hat schmale, gegenständige Blätter und weiße bis rötliche, mäßig große Blüten. Verwendet wird das Kraut, **Gratiolae herba**. Es gilt als eines der wirksamsten Emmenagoga. Man verordnet es zusammen mit einem Laxans, evtl. auch mit der Gartenraute (s. u.).

Ruta graveolens, Gartenraute

Sie stammt aus dem Mittelmeergebiet und wird bei uns angepflanzt, ist auch zuweilen verwildert als Überrest ehemaliger Kulturen. Die kleinen gelben Blüten stehen zahlreich zusammen. Die mehrfach gefiederten, steifen Blätter sind mit punktförmigen, durchscheinenden Öldrüsen durchsetzt. Die ganze Pflanze riecht stark aromatisch. Sie enthält neben ätherischem Öl noch Rutin, Bitter- und Gerbstoffe. Verwendet werden die Blätter, **Rutae folium**. Man schreibt ihnen auch einen beruhigenden, sedativen Einfluß zu, der aber kaum erheblich ist. Dagegen ist bei größeren Dosen die emmenagoge Wirkung deutlich.

Gratiola officinalis
✻ **Gratiolae herba**
Ruta graveolens
✻ **Rutae folium**

Hinweis Die Kommission E erstellte jedoch eine **Negativmonographie**. Zum einen erschien die therapeutische Wirksamkeit bei den beanspruchten Anwendungsgebieten als unzureichend belegt, zum anderen existiert durch den Gehalt an Furanocumarinen ein toxikologisch definiertes Risiko. Dennoch ist die Gartenraute ein gutes Emmenagogum und sollte zur kurzzeitigen Anwendung weiterhin verordnet werden können.

Für emmenagoge ▶ Tees und ▶ Tropfen bedient man sich eines dieser Mittel zusammen mit einem kräftigen Laxans. Letzteres ist sehr wichtig. Es kann schon allein oftmals genügend emmenagog wirken. Eine zweckmäßige Kombination lautet:

Rp.	Herb. Gratiolae Fol. Rutae Fol. Sennae Fruct. Foeniculi aa 25,0
M. f. spec. D. S.	1 Eßlöffel mit 1/2 Liter kochendem Wasser übergießen, 20 Min. ziehen lassen, morgens nüchtern im Verlaufe von 1 Stunde zu trinken.

1.3 Prämenstruelles Syndrom, Mastodynie

Das prämenstruelle Syndrom geht mit einer starken Befindlichkeitsstörung einher. Meist wenige Tage vor Eintritt der Menstruation zeigen sich Stimmungslabilität, Kopfschmerzen, Schlafstörungen, nervöse und oft aggressive Gereiztheit, Spannungsgefühl und Schmerzen in den Brüsten. Auch eine abdominelle Symptomatik mit Meteorismus und Spasmen sowie prämenstruelle Ödembildungen im Bereich der Unterschenkel kommen vor. Als Ursache wird eine Diskrepanz zwischen einem relativ erhöhten Östrogenspiegel bei gleichzeitig relativ niedrigen Progesteronwerten angenommen. Doch spielen psychosomatische Aspekte ganz sicher eine Rolle. Für diese Indikation hat sich eine Pflanze als ganz hervorragend für die Behandlung eingeführt, Keuschlamm oder Mönchspfeffer genannt.

Pflanzen zur Behandlung

Vitex agnus castus, Mönchspfeffer oder Keuschlamm

Diese Pflanze des Mittelmeergebietes breitet sich bis nach Zentralasien hin aus. Agnus castus gehört zur Familie der Eisenkrautgewächse oder Verbenaceen, die in Deutschland durch das gewöhnliche Eisenkraut (Verbena officinalis) vertreten ist, das an Wegrändern und auf trockenen Wiesen recht häufig vorkommt. Man brauchte es früher bei Rheuma und Erkältungskrankheiten. Heute hat es keine Bedeutung mehr. Agnus castus ist weit größer und stattlicher. Es ist ein Strauch mit fingerförmigen Blättern und violetten Blütenrispen. Wie schon die deutschen Namen Mönchspfeffer und Keuschlamm andeuten, wurde es bereits in frühen Zeiten verwandt und galt als ein Mittel zur Dämpfung der Libido.

Vitex agnus castus
- ❊ **Agni casti fructus**
- ® **Agnolyt® Kapseln und Tropfen**
- ® **Agnucaston® Filmtabletten und Tropfen**
- ® **Castufemin® N Tropfen**
- ® **Femicur® Kapseln**

Lycopus europaeus
- ❊ **Lycopi herba**
- ® **Cefavale® Tropfen**
- ® **Lycoaktin® M Tabletten und Tropfen**
- ® **Thyreogutt® mono Tabletten und Tropfen**
- ® **thyreo-loges N Tabletten**

Verwendet werden die Früchte, **Agni casti fructus**. Sie enthalten die Iridoide Aucubin und Agnosid, darüber hinaus Flavonoide, ätherisches Öl, den Bitterstoff Castin und fettes Öl.

Pharmakologie

Bisher wurden die Wirkungen von Agnus castus auf einen direkten hypophysären Einfluß zurückgeführt, und zwar durch Hemmung von FSH sowie Stimulation von LH und LTH. Neuere Untersuchungen von *Wuttke u. Mitarb. (1991)* sowie *Winterhoff u. Mitarb. (1991)* haben aber gezeigt, daß Extrakte aus Vitex agnus castus die Prolaktinsekretion aus der Hypophyse hemmt und somit eine dopaminagonistische Wirkung entfalten, die wiederum durch beispielsweise Haloperidol antagonisierbar ist. Welche Inhaltsstoffe hierfür direkt verantwortlich sind, ist noch ungeklärt.

Anwendungsgebiete

Die wesentlichen Anwendungsgebiete sind das prämenstruelle Syndrom, die Mastodynie sowie Regeltempoanomalien. In zahlreichen klinischen Untersuchungen ist die

Wirksamkeit inzwischen gut belegt, Agnus castus und seine Zubereitungsformen zeichnen sich durch eine sehr gute Verträglichkeit aus.

Empfehlenswerte Fertigarzneimittel

Bei den genannten Indikationen ist es dringend empfehlenswert, entsprechend standardisierte Fertigarzneimittel zu verordnen.

Reine Mönchspfeffer-Präparate

Agnolyt® Kapseln/Tropfen	(Madaus)
Agnucaston® Filmtabletten /Tropfen	(Bionorica)
Castufemin® N Tropfen	(Ardeypharm)
Cefanorm® forte Tropfen	(Cefak)
Gynocastus-Lösung	(Zilly)
Femicur® Kapseln	(Schaper & Brümmer)

Lycopus europaeus, Wolfstrapp

Wolfstrappkraut, Lycopi herba, wurde bei den Schilddrüsenkrankheiten ausführlich dargestellt (*s. S. 150f.*). Neben der antithyreotropen Wirkung existiert auch eine antigonadotrope, die vermutlich auf Oligomere der Kaffee- bzw. Rosmarinsäure vom Typ der Lithospermsäure zurückzuführen sind. Auch hier besteht offensichtlich eine prolaktinhemmende Wirkung.

Empfehlenswerte Fertigarzneimittel

Reine Wolfstrapp-Präparate

Cefavale® Tropfen	(Cefak)
Lycoactin® M Tabletten/ Tropfen	(Steigerwald)
Thyreogutt® mono Tabletten/Tropfen	(Schwabe)
thyreo-loges N Tabletten	(loges)

1.4 Klimakterische Beschwerden

Jede Frau kommt mit Eintritt in die Menopause in eine Auseinandersetzung mit den typischen klimakterischen Beschwerden, für die die Hitzewallungen und die Stimmungslabilität besonders charakterische Symptome sind. Der damit verbundene Leidensdruck ist individuell sehr verschieden, auch die zeitliche Dauer der Beschwerden kann außerordentlich unterschiedlich sein.

Die klimakterischen Beschwerden führen heute überwiegend zu der Verordnung synthetischer weiblicher Geschlechtshormone, was aber Risiken wie thromboembolische Komplikationen, erhöhte Karzinominzidenz oder Leberfunktionsstörungen hervorruft. Viele Frauen scheuen daher die Einnahme dieser Synthetika und fragen nach einer pflanzlichen Alternative. Diese existiert in hervorragender Weise in der Traubensilberkerze, die – wie eigene jahrzehntelange Erfahrungen bestätigen – ein Mittel 1. Wahl zur Behandlung klimakterischer Beschwerden ist.

Cimicifuga racemosa
❋ **Cimicifugae rhizoma**
® **Cefakliman® mono Kapseln und Tropfen**
® **Cimisan® Filmtabletten/-T Tropfen**
® **Femilla® N Tinktur**
® **Klimadynon® Filmtabletten und Tropfen**
® **Remifemin® Tabletten und Tropfen**
div. Kombinationspräparate

Rheum rhaponticum
® **Phytoestrol® N Dragees**

Lithospermum officinale
❋ **Lithospermi semen et folium**

Pflanzen zur Behandlung

Cimicifuga racemosa, Traubensilberkerze (Nordamerikanisches Wanzenkraut)

Die Traubensilberkerze gehört zur Familie der Hahnenfußgewächse (Ranunculaceen). Sie wurde gleichfalls schon immer gebraucht, ohne daß über ihre Wirkungsweise etwas näheres bekannt war.

Als Droge verwendet wird der getrocknete **Wurzelstock, Cimicifugae rhizoma**. Er enthält Triterpenglykoside wie Actein und Cimicifugosid, darüber hinaus Harze.

Pharmakologie

Die Wirkungen und der Bezug zu den einzelnen Inhaltsstoffen ist noch keineswegs so gut bekannt wie bei Agnus castus. Vermutet wird ein Angriffspunkt im Regelkreis von Hypothalamus, Hypophyse und Ovar. Möglicherweise wird das Hypophysenhormon LH selektiv gehemmt. FSH und Prolaktin werden

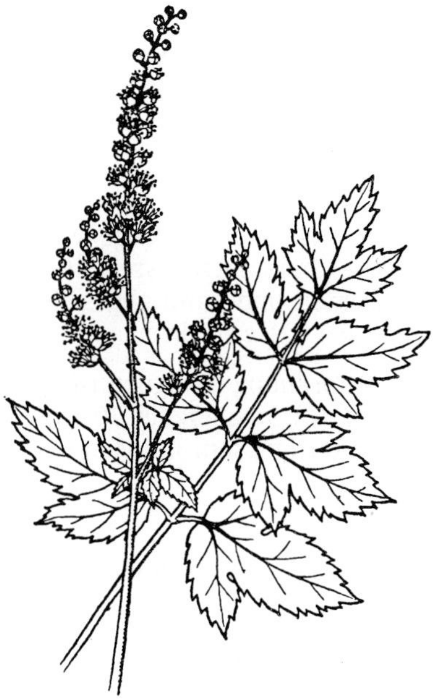

Traubensilberkerze (Warzenkraut), Cimicifuga racemosa

dagegen nicht beeinflußt. Insgesamt wird also eine östradiolähnliche Wirkung angenommen.

Anwendungsgebiete

Das wichtigste Anwendungsgebiet sind **klimakterische Beschwerden**. Hier ist im Gegensatz zur noch unsicheren Einschätzung der Pharmakologie die therapeutische Wirksamkeit durch Jahrzehnte praktisch und klinisch gut belegt, zuletzt auch durch kontrollierte Studien (*Stoll, 1987*). Bei der doch häufig anzutreffenden starken Abneigung der Frauen, ihr Beschwerdebild durch Substitution synthetischer Östrogene behandeln zu lassen, kommt Cimicifugapräparaten eine große Bedeutung zu.

Weitere Anwendungsgebiete sind vor allem **psychisch** ausgeprägte Symptome im **prämenstruellen Syndrom** und bei **juvenilen Regelstörungen**. Es fällt allgemein auf, wie stark gerade die Beeinflussung primär psychischer Symptome durch Cimicifuga ist.

Zubereitungsformen

Cimicifugae rhizoma

Bei leichteren Störungen kann zunächst ein ▶ Tee verordnet werden.

1 Teelöffel zerkleinerter Droge wird mit 1 Tasse Wasser heiß aufgegossen, 10 Minuten ziehen gelassen und dann abgeseiht. 2- bis 3mal täglich 1 Tasse trinken.

Gut zur Verordnung geeignet ist auch die ▶ Tinktur (1:10), 3mal täglich 10 Tropfen auf 1 Stück Zucker langsam im Mund zergehen lassen.

Empfehlenswerte Fertigarzneimittel

Reine Traubensilberherzen-Präparate

Überwiegend wird man aber auch hier zu den standardisierten Fertigarzneimitteln greifen.

Cefakliman® mono Kapseln /Tropfen	(Cefak)
Cimisan® Filmtabletten/- T Tropfen	(APS)
Femilla® N Tinktur	(Steigerwald)
Klimadynon® Filmtabletten /Tropfen	(Bionorica)
Remifemin® Tabletten/ Tropfen	(Schaper & Brümmer)

Kombinationen

mit Johanniskraut

Wegen der häufig begleitenden **depressiven Komponente** ist eine Kombination mit Johanniskraut durchaus sinnvoll, z. B. in dem Fertigarzneimittel Remifemin® plus Dragees (Schaper & Brümmer).

Rheum rhaponticum, Sibirischer oder Türkischer Rhabarber

Rheum raponticum ist mit dem offizinellen, als Abführmittel genutzten, dort auch beschriebenen Rhabarber (Rheum officinalis) verwandt. Auch er enthält Antrachinonglycoside, als zusätzlichen Inhaltsstoff aber noch Rhapontizin, ein Stilbenglykosid. Chemisch ähnelt es dem synthetischen Diäthylstilböstrol. Wegen der hier doch möglichen unerwünschten Wirkungen, z. B. auch einer Endometrium-Hyperplasie, sollte Cimicifuga primär angewandt werden. Für die Verordnung des Sibirischen Rhabarbers gibt es ein Fertigarzneimittel, nämlich ▷ Phytoestrol® N Dragees (Müller Göppingen).

Lithospermum officinale, Steinsame oder Steinhirse

Diese Pflanze wird nach den steinharten Samen benannt und ist ein bis 1 m hohes Gewächs der Auwälder und sonnigen Hänge. Die Blüten sind klein, grünlich. Die ganze Pflanze ist durch angedrückte steife Haare gekennzeichnet. Sie gehört zur Familie der Borretschgewächse (Boraginaceae), die alle eine derartige rauhe Behaarung haben.

Von Lithospermum officinale werden die

Samen verwandt (**Lithospermi semen**, als Handelsbezeichnung auch Semen Millii solis) und auch **Blätter** oder die **ganze Pflanze**. Das wirksame Prinzip ist hormoneller Art. *Kemper (1982)* konnte experimentell nachweisen, daß der Pflanze antigonadotrope Effekte zukommen. *Hörhammer, Wagner u. Mitarb. (1970)* untersuchten wäßrige Extrakte aus den Blättern, die unter schonenden Bedingungen hergestellt wurden. Darin konnten sie die Lithospermsäure isolieren, die sich als wirksam erwies. Blatt- und Wurzelauszüge waren in der Wirkung gleich.

2. Uterine Blutungen

Zu allen blutstillend wirkenden Heilpflanzen für gynäkologische Zwecke ist eine wichtige Anmerkung und Einschränkung zu machen: Man behandelt **niemals** mit einem blutstillenden Tee, ehe nicht durch eine fachgynäkologische Untersuchung sichergestellt ist, daß keine organische Ursache, gar ein Karzinom, vorliegt! Erst, wenn man sicher ist, daß eine harmlose Blutung vorliegt, vielfach auf hormoneller Grundlage, kann man eines der genannten pflanzlichen Styptika geben. Sie können bei manchen juvenilen und klimakterischen Blutungen nützlich sein. Die früher hauptsächlich empfohlenen Mutterkorn und Fuchsches Greiskraut werden heute von der Kommission E wegen verschiedener Risiken nicht mehr empfohlen.

Sarothamnus scoparius
✻ **Sarothamni scoparii herba**

Capsella bursa-pastoris
✻ **Bursae pastoris herba**

Erodium cicutarium
✻ **Erodii cicutariae herba**

Polygonum hydropiper
✻ **Polygoni hydropiperis herba**

Pflanzen zur Behandlung

Secale cornutum, Mutterkorn

Bei gynäkologischen und geburtshilflichen Blutungen spielte das Mutterkorn (Secale cornutum) die Hauptrolle; daneben hatten Hamamelis und Hydrastis einige Bedeutung, letztere aber kaum noch als Droge, seitdem man das Hydrastinin synthetisch herstellen kann. Das Mutterkorn ist die Überwinterungsform des Fadenpilzes Claviceps purpurea, die sich in den Ähren des Roggens bildet; es sind dünne, 2–4 cm lange, kantige Stäbchen, die aus dem Fruchtknoten des Roggens herauswachsen, meist etwas hornartig gekrümmt, von fast schwarzer Farbe.

Die für die Wirkung verantwortlichen Inhaltsstoffe sind unterschiedlich aufgebaute und unterschiedlich wirkende Alkaloide, die sich alle von der Lysergsäure ableiten ablassen. Hämostyptisch durch Uteruskontraktion wirken vor allem Ergometrin und Methylergometrin. Ihre Hauptwirkung entfalten sie allerdings nur während der **Nachgeburtsperiode**. Beim nichtgraviden Uterus sind sie wenig wirksam.

Hinweis Die Mutterkornalkaloide sind schon in isolierter Form keine wirklich zuverlässigen Hämostyptika. Im Zusammenhang mit Gesamtextrakten aus Mutterkorn erschien der Kommission E die Anwendung

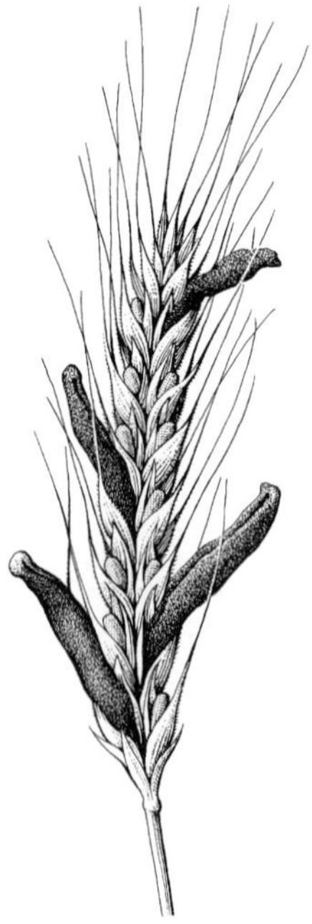

Mutterkorn, Secale cornutum

zu risikoreich und nicht mehr vertretbar. Insofern ist eine alte Indikation für Secale cornutum heute nicht mehr zu empfehlen.

Senecio fuchsii, Fuchssches Greiskraut

Senecio fuchsii ist eine hohe Pflanze der Gebirgswälder, mit leuchtend gelben, duftenden Blüten. Sie ist eine Charakterpflanze der Kahlschläge, ähnlich wie die Digitalis, und gehört zur Familie der Kompositen. Die Volksnamen sind Greiskraut oder Kreuzkraut. Diese Pflanze wächst in Bergwäldern höherer Gebirge, hauptsächlich im Schwarzwald und in den Alpen. Es ist eine sehr alte Heilpflanze. Es gibt in unserer heimischen Flora eine große Zahl von Senecioarten. Senecio fuchsii scheint die beste und brauchbarste zu sein. Die Inhaltsstoffe sind in erster Linie ein Alkaloid Senecionin, dazu erhebliche Mengen von Flavonol (Rutin).

Seneciogewächse gehören zu den Pflanzen, die in wechselnder Menge und Zusammensetzung toxische Pyrrolizidinalkaloide (PA) enthalten. Während für Huflattich oder Symphytum Grenzwerte für den Gehalt an PA festgelegt wurden, erstellte die Kommission E für Senecioarten eine **Negativmonographie**, da bei nicht ausreichend belegter Wirksamkeit das Risiko möglicher mutagener oder gar kanzerogener Effekte nicht akzeptabel sei.

Eine zukünftige Forschung wird zeigen, ob diese Einschätzung zu Recht besteht oder ob hier tierexperimentelle Untersuchungen, bei denen Dosen Verwendung fanden, wie sie bei therapeutischer Anwendung am Menschen gar nicht erreicht würden, ein toxikologisches Risiko beschreien, das beim Menschen in gleicher Weise nicht vorkommt. Die Übertragbarkeit solcher Ergebnisse von Tieren auf den Menschen bleibt problematisch, ist in der Toxikologie aber überwiegend akzeptiert (s. *S. 17*). Beim derzeitigen Stand der Wissenschaft kann Senecio als Phytotherapeutikum **nicht** empfohlen werden.

Sarothamnus scoparius, Besenginster

Auf ihn wurde bereits bei den Rhythmusstörungen des Herzens hingewiesen. Die Wirkung kommt derjenigen des Chinins und Chinidins nahe. Es ergab sich daher fast von selbst, den Besenginster auch bei gynäkologischen Blutungen zu verabfolgen. Hauptsächlich wird hierfür jedoch das Hauptalkaloid, das reine **Spartein**, verwandt. Es wurde bereits 1938 in die Therapie der Frauenkrankheiten eingeführt. Man verabfolgt 50 bis 100 mg, bis zu einer Höchstdosis von 200 mg. Wenn auch die Wirkung an Secalealkaloide nicht heranreicht, hat es aber den Vorteil, schadloser zu sein, und kann für leichtere bis mittelschwere Fälle genügen.

Capsella bursa pastoris, Hirtentäschelkraut

Es ist eines unserer gewöhnlichsten Unkräuter. Die Form der zierlichen Früchte hat ihm den Namen gegeben. Es gehört zu den Kreuz-

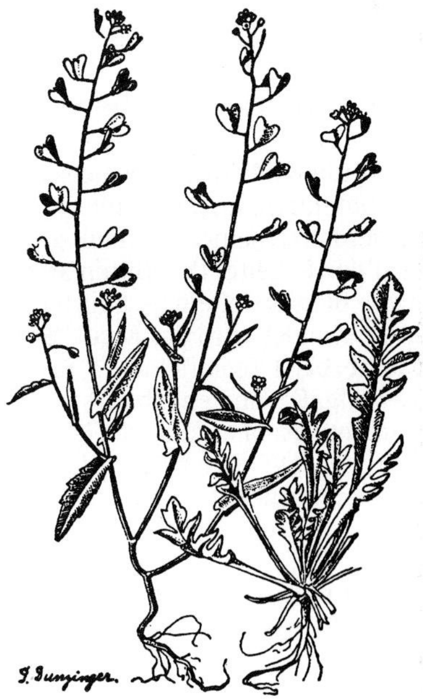

Hirtentäschelkraut, Capsella bursa pastoris

blütlern und hat kleine weiße Blüten. Seine hämostypische Wirkung ist oft bestritten worden, sie ist auch sicher nicht sehr stark.

Verwendet wird das Kraut, **Bursae pastoris herba**. Es enthält Flavonoide und größere Mengen Kaliumsalze. Die Kommission E akzeptierte als Anwendungsgebiete Menorrhagien und Metrorrhagien.

Zubereitungsformen

Bursae pastoris herba

Bewährt hat sich ein ▶ Tee, bei dem 1 Eßlöffel der Droge mit einer Tasse siedendem Wasser übergossen und nach etwa 15 Minuten durch ein Teesieb abgegossen wird. Bis zu 4mal täglich frisch bereiteter Teeaufguß warm zwischen den Mahlzeiten trinken.

Eine andere Zubereitungsform ist der ▶ Fluidextrakt, von dem 3mal täglich 25 Tropfen auf 1 Glas Wasser gegeben werden.

Schließlich kann auch die ▶ Tinctura Bursae pastoris Rademacher empfohlen werden, von der mehrmals täglich 20–30 Tropfen gegeben werden.

Erodium cicutarium, Reiherschnabel

Das kleine, überall häufige Gewächs auf trokkenen Sandfeldern, an Wegrändern und auf Äckern verdankt seinen Namen gleichfalls der Form der Früchte. Die Blüten sind klein, rötlich, die Blätter tief eingeschnitten fiederspaltig. Verwendet wird das Kraut, **Erodii cicutariae herba**, 1 Teelöffel auf 1 Tasse Wasser als ▶ Aufguß. Von den Inhaltsstoffen weiß man kaum etwas. Man führt die hämostyptische Wirkung auf den beträchtlichen Kaliumsalzgehalt zurück.

Geranium robertianum, Ruprechtskraut

Nicht zu verwechseln ist der Reiherschnabel mit einem nahen Verwandten, dem Storchenschnabel (Geranium robertianum), auch

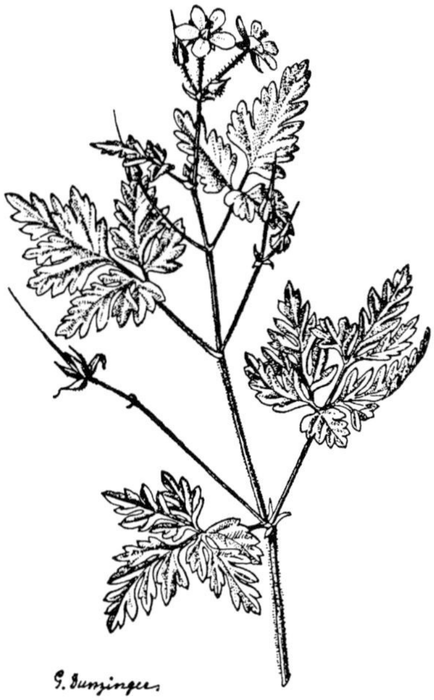

Ruprechtskraut, Geranium robertianum

Ruprechtskraut genannt. Es ist ein viel höheres Gewächs mit blutroten Stengeln und größeren roten Blüten, das an steinigen Orten, in Wäldern und an Mauern überall wild vorkommt. Seine hämostypische Wirkung ist nicht wirklich bewiesen und muß als unsicher bezeichnet werden.

Polygonum hydropiper, Wasserpfeffer

Dieses Knöterichgewächs kommt an Gräben und sonstigen feuchten Orten in großen Mengen vor. Es wird bis 1/2 Meter hoch; die Blätter sind schmal, die Blüten ganz unscheinbar, sehr klein, rötlich. Das Kraut hat einen pfefferartig beißenden Geschmack. Den Namen der Droge muß man unbedingt in drei Wörtern schreiben: **Polygoni hydropiperis herba**, damit nicht eine Verwechslung mit dem häufiger gebrauchten Vogelknöterichkraut, Polygoni avicularis herba, eintritt. Es liegen Berichte über eine hämostyptische Wirkung des Wasserpfeffers vor. Er wird bei atonischen Blutungen post partum, bei Abortblutungen und bei klimakterischen Blutungen empfohlen. Die Verträglichkeit ist ausgezeichnet. Es sind keinerlei unangenehme Nebenwirkungen bekannt geworden. Man gibt von dem Kraut 1 bis 2 Teelöffel als ▶ Aufguß, mehrmals täglich 1 Tasse.

Beispiele für blutstillende Tees

Rp.	Herb. Polygoni hydropip. Herb. Equiseti Herb. Millefolii aa ad 100,0
M. f. spec. D. S.	2 Teelöffel mit 1 Tasse Wasser kurz kochen, dann 20 Min. ziehen lassen, 3 Tassen tägl.

Rp.	Flor. Sarothamni scop. Herb. Bursae pastor. Herb. Millefolli aa ad 100,0
M. f. spec. D. S.	1 Teelöffel mit 1 Glas Wasser heiß übergießen, 20 Min. ziehen lassen.

Rp.	Herb. Polygoni hydropiperis 100,0
M. f. spec. D. S.	3mal tägl. 1 Tasse als Teeaufguß.

3. Fluor albus

Lamium album
❋ Lamii albi flos

Alchemilla vulgaris (Alchemilla xanthochlora)
❋ Alchemillae vulgaris herba

Auch für den Fluor albus, den so häufigen Weißfluß der Frauen gilt, was für die Blutungen gesagt wurde: Zunächst muß eine **organische** Ursache durch fachgynäkologische Untersuchung ausgeschlossen werden, ehe daran gedacht wird, hier durch ein Phytotherapeutikum zu behandeln. Nur wenn der Fluor albus als funktionell oder konstitutionell eingestuft wird, ist eine solche Behandlung berechtigt. Es können Antidyskratika (*s. S. 271 f.*) verwendet werden, auch die innere Gabe von Schafgarbe oder Schachtelhalm ist nützlich.

Darüber hinaus haben sich bei diesen Zuständen zwei Pflanzen eingeführt, die eine nähere Besprechung erfordern.

Pflanzen zur Behandlung

Lamium album, Weiße Taubnessel

Sie ist eine überall häufige Pflanze unserer Flora. Sie wächst an Wegrändern, an Gartenzäunen, in Gebüschen, an Waldrändern und ähnlichen Orten. Der Name Taubnessel kommt daher, daß die Blätter einige Ähnlichkeit mit der echten Brennessel haben. Aber Brennhaare fehlen völlig. Lamium album gehört zur Familie der Lippenblütler. Die Blüten sind rein weiß, nur mit einem orangefarbenen Fleck auf der Unterlippe; sie stehen in den Blattachseln, haben eine schön gebogene Oberlippe und eine sehr zierliche, mehrfach geteilte Unterlippe. Diese weißen Blüten sind die Droge, **Lamii albi flos**. Sie müssen einzeln aus dem Kelch herausgezupft werden. Sie enthalten Gerbstoffe, Schleimstoffe und Saponine. Man nimmt sie als Tee innerlich und macht gleichzeitig Waschungen und Spülungen mit einer Abkochung des Krautes.

Für den ▶ Tee werden 2 Teelöffel feingeschnittener Droge mit 1 Tasse kochend heißem Wasser überbrüht, 10 Minuten ziehen gelassen und dann abgeseiht. Mehrmals täglich 1 Tasse trinken.

Für Spülungen werden 50 g der feingeschnittenen Droge mit 500 ml heißem Wasser aufgegossen, 10 Minuten ziehen gelassen und abgeseiht. Die Spülungen werden in lauwarmen bis kaltem Zustand durchgeführt.

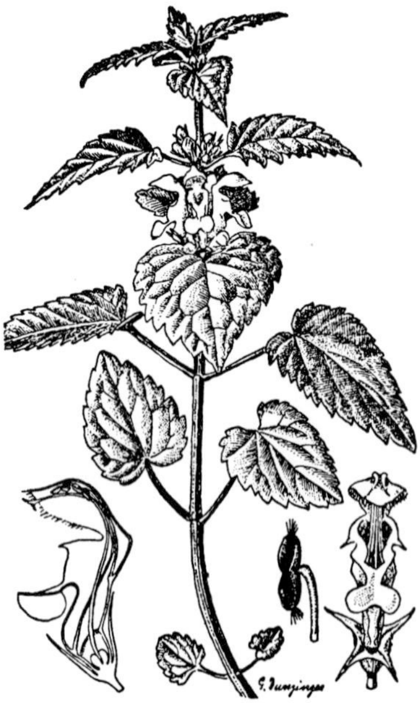

Weiße Taubnessel, Lamium album

Alchemilla vulgaris (Alchemilla xanthochlora), Frauenmantel oder Sinau

Dieses niedrige Kraut unserer Wiesen gehört zur Familie der Rosengewächse. Die Blüten sehen jedoch nicht rosenmäßig aus. Sie sind höchst unscheinbar, gelblichgrün. Dagegen sind die Blätter recht groß, fast halbkreisförmig, mit mehreren großen Lappen.

Hinweis In den Morgenstunden findet man in den trichterförmig zusammengefalteten Blättern helle Tautropfen, die der Pflanze auch den Namen Taubecher gegeben haben. Sie entstehen durch das Zusammenfließen von Wassertröpfchen, die an Zähnen aus dem Innern des Blattes herausgepreßt werden. Noch eine weitere bemerkenswerte botanische Tatsache weist der Frauenmantel auf: Bei den unscheinbaren Blüten bleibt eine Bestäubung sehr häufig aus. Trotzdem entwikkeln sich die Samen auf der Grundlage einer Parthenogenesis.
Ebenso wie die Taubnessel ist der Frauenmantel ein beliebtes Mittel in der **Volksheilkunde** bei Frauenkrankheiten. Verwandt wird das ganze Kraut, **Alchemillae vulgaris herba**. Es enthält Gerb- und Bitterstoffe sowie Flavonoide. Man gibt es als ▶Abkochung zu Waschungen und Spülungen.

Beispiele für die Rezeptur von Mitteln für Vaginalspülungen

Schleimhaltig:

Rp. Fol. Malvae 50,0
D.S. 2–3 Eßlöffel auf 1 Liter Wasser als kurze Abkochung.

Entzündungshemmend:

Rp. Flor. Chamomillae
Fol. Salviae aa 50,0
D. S. 2–3 Eßlöffel auf 1 Liter Wasser als Aufguß.

Adstringierend:

Rp. Cort. Quercus
Flor. Chamomillae aa 50,0
D. S. 2–3 Eßlöffel auf 1 Liter Wasser als Aufguß.

Aromatisch:

Rp. Flor. Lavandulae
Herb. Serpylli aa 50,0
D. S. 1 Eßlöffel auf 1 Liter Wasser, heiß übergießen, 15 Min. ziehen lassen.

4. Parametropathia spastica

Unter der Bezeichnung Parametropathia spastica oder Pelipathia vegetativa, früher auch Parametritis posterior, ist ein Krankheitsbild bekannt geworden, dem eine große praktische Bedeutung zukommt. Man hat es auch als die vegetative Dystonie des kleinen Beckens bezeichnet. Es handelt sich vorzugsweise um Krampfzustände und Muskelverspannungen auf dem Boden neurovegetativer Störungen. 10–20% aller Frauen, die den Gynäkologen aufsuchen, leiden nach Berichten an derartigen funktionellen Störungen. Die Hauptsymptome sind krampfartige Schmerzen im Unterleib, oft nur ungenau lokalisiert, Kreuzschmerzen, Fluor, Pruritus vulvae, Mastodynie und Dysmenorrhö, also eine Vielzahl von Beschwerden. Dabei steht der gynäkologische Befund in keinem Verhältnis zu der Stärke der Beschwerden und der Lebhaftigkeit, mit der sie vorgebracht werden. Dieses psychosomatische Krankheitsgeschehen kann neben einer gesprächsorientierten Therapie auch phytotherapeutisch unterstützend behandelt werden. Angestrebt wird dabei eine Beeinflussung des vegetativen Systems, eine Krampflösung und eine allgemeine Tonisierung.

Achillea millefolium
❋ **Millefolii herba et flos**

Equisetum arvense
❋ **Equiseti herba**

Cimicifuga racemosa
❋ **Cimicifugae rhizoma**

Aletris farinosa
® **Aletris Oligoplex®**

Pflanzen zur Behandlung

Daher hat die *Schafgarbe (Achillea millefolium)* hier ihr eigentliches Indikationsgebiet, denn sie enthält ähnlich der Kamille eine antispasmodische und eine entzündungshemmende Komponente und wirkt durch ihren Bitterstoff gleichzeitig tonisch. Es ist auch verständlich, daß man nur von einer langdauernden, kurmäßigen Anwendung der Schafgarbe in solchen Fällen einen Erfolg erwarten kann. Außer dem ▶ Schafgarbentee sind die ▶ Frischpflanzensäfte hierfür geeignet, 3mal täglich 1 Eßlöffel.

Ebenso hat der *Schachtelhalm (Equisetum arvense)* hier eine Bedeutung als Mittel zur Stärkung des Bindegewebes, gleichfalls immer kurmäßig innerlich gebraucht, häufiger noch und vielfach schon allein wirksam in Form von ▶ Sitzbädern mit einem Zinnkrautextrakt. Die Kieselsäure spielt dabei die maßgebliche Rolle.

Ferner kommen alle die pflanzlichen Mittel, die wir als Antidysmenorrhoika (*s. S. 364*) kennenlernten, in Frage, ja sie haben hier vielleicht noch mehr Berechtigung.

Eine besondere Indikation bei der Pelvipathia vegetativa der Frauen hat *Cimicifuga racemosa*, das *Wanzenkraut*, ein Hahnenfußgewächs, das in seinem Rhizom östrogenähnliche Substanzen enthält. Es wird hauptsächlich bei klimakterischen Beschwerden angewandt und findet auch dort seine ausführliche Beschreibung (*s. S. 369*). Die starke Beeinflussung primär psychisch verursachter Symptome wurde dort bereits genannt. Daraus ergibt sich eine zweite Indikation für die Cimicifuga: die Pelvipathia vegetativa. In der Tat sind die Erfolge deutlich und vielfach sogar überraschend gut, wenn man die Verabfolgung längere Zeit konsequent und kurmäßig fortführt, wie es dem chronisch-intermittierenden Wesen dieser so häufigen Krankheit der jüngeren Frauen entspricht.

Die hierfür geeigneten Fertigarzneimittel sind auf *S. 370* aufgeführt.

Ganz andere Wirkungen auf gynäkologischem Gebiet werden von der *Sternwurzel*,

Aletris farinosa, berichtet. Es ist ein Liliengewächs aus Nordamerika. Die frischen Wurzelknollen enthalten Bitterstoffe. Es liegt also ein tonisierender Effekt vor, wie er allen Bitterstoffen zukommt. Im Falle von Aletris farinosa scheint er sich in besonderem Maße auf die Unterleibsorgane zu erstrecken. Es werden günstige Wirkungen bei der Beckenbodenschwäche und beim Genitalprolaps berichtet, vor allem bei alten Frauen. Auch Rükkenschmerzen der Frauen, die mit Senkungsbeschwerden zusammenhängen, werden günstig beeinflußt.

Man verwendet den ▷ Aletris Oligoplex® (Madaus), 3mal täglich 15 Tropfen, über längere Zeit.

1. Amann, W.: Amenorrhoe: Günstige Wirkung von Agnus castus (Agnolyt) auf Amenorrhoe. Z. Allg. Med. 58 (1978) 228–231
2. Amann, W.: Extr. Fruct. Agni casti sicc., ein pflanzliches Mittel mit vielfältiger Anwendungsmöglichkeit. Therapeutikon 11 (1988) 627–632
3. Becela-Deller, Ch.: Ruta graveolens L.-Weinraute. Z. Phytother. 16 (1995) 275–281
4. Beuscher, N.: Cimicifuga racemosa L. – Die Traubensilberkerze. Z. Phytother. 16 (1995) 301–310
5. Düker, E. M., Kopanski, L., Jarry, H., Wuttke, W.: Effects of extracts from Cimicifuga racemosa on gonadotropin release in menopausal women and ovariectomized rats. Planta med. 57 (1991) 420–424
6. Jarry, H., Leonhardt, S., Wuttke., W., Behr, B., Garkow, Ch.: Agnus castus als dopaminerges Wirkprinzip in Mastodynon N. Z. Phytother. 12 (1991) 77–82
7. Sourgens, H., Winterhoff, H., Gumbinger, H. G., Kemper, F. H.: Antihormonal Effects of Plant Extracts. TSH- and Prolactin-Suppressing Properties of Lithospermum officinale and other Plants. Planta med. 48 (1982)
8. Kubisla, E., Müller, G., Spona, J.: Behandlung der Mastopathie mit zyklischer Mastodynie: Klinische Ergebnisse und Hormonprofile. Gynäkol. Rdsch. 26 (1986) 65–79
9. Stoll, W.: Phytotherapeutikum beeinflußt atrophisches Vaginalepithel. Therapeutikon 1 (1987) 23–31
10. Trunzler, G., de Rossi, M.: Phytotherapeutika in der Gynäkologie. Ärztez. Naturheilverf. 31 (1990) 460
11. Wagner, H., Hörhammer, L., Franke, U.: Lithospermsäure, das antihormonale Wirkprinzip von Lycopus europaeus L. (Wolfsfuß) und Symphytum officinale L. (Beinwell). Arzneim. Forsch. Drug Res. 20 (1970) 705–713
12. Weiß, R. F.: Phytotherapie bei Frauenkrankheiten. Ärztez. Naturheilverf. 27 (1986) 579–584
13. Winterhoff, H.: Endokrinologisch wirksame Phytopharmaka. Z. Phytother. 8 (1987) 169–171
14. Winterhoff, H., Gumbinger, H. G., Sourgens, H.: On the antigonadotropic activity of Lithospermum and Lycopus species and some of their phenolic constituents. Planta med. 54 (1988) 101–106
15. Winterhoff, H., Gorkow, Ch., Behr, B.: Die Hemmung der Laktation bei Ratten als indirekter Beweis für die Senkung von Prolaktin durch Agnus castus. Z. Phytother. 12(1991) 175–179

Alterskrankheiten (Geriatrie)

In den letzten Jahrzehnten entwickelt sich die Geriatrie immer mehr zu einer Spezialdisziplin der Medizin. Man ist sich bewußt geworden, daß der Organismus im Alter Besonderheiten bietet, auf die es Rücksicht zu nehmen gilt. Auch ist die Empfindsamkeit gegenüber Arzneimitteln im Alter offensichtlich größer als im mittleren Lebensalter, vergleichbar dem Kind. Überhaupt finden sich manche Gemeinsamkeiten von Alter und Kindheit, wenngleich die Krankheitstendenzen natürlich andere sind. Man könnte meinen, daß Naturheilverfahren und auch die Phytotherapie von Ärzten, die sich der Geria-

Sklerotische Herz- und Gefäßkrankheiten
- ***Weißdorn, Crataegus oxyacantha***
- ***Ginkgo, Ginkgo biloba***
- ***Knoblauch, Allium sativum***
- ***Artischocke, Cynara scolymus***
- ***Maiglöckchen, Convallaria majalis***
- ***Meerzwiebel, Scilla maritima***
- ***Arnika, Arnica montana***
- ***Khella, Ammi visnaga***

Verdauungsschwäche
- ***Gelber Enzian, Gentiana lutea***
- ***Tausendgüldenkraut, Centaurium minus***
- ***Bitterklee (Fieberklee), Menyanthes trifoliata***
- ***Kalmus, Acorus calamus***
- ***Engelwurz, Angelica archangelica***
- ***Benediktenkraut, Cnicus benedictus***
- ***Schafgarbe, Achillea millefolium***
- ***Ingwer, Cingiber officinalis***
- ***Galgant, Alpinia officinalis***
- ***Schöllkraut, Chelidonium majus***
- ***Erdrauch, Fumaria officinalis***
- ***Löwenzahn, Taraxacum officinale***
- ***Artischocke, Cynara scolymus***
- ***Melonenbaum, Carica papaya***
- ***Ananas, Ananas comosus***
- ***Harongabaum, Harungiana madagascariensis***

Atemwegserkrankungen

Urologika
- ***Wacholder, Juniperus communis***
- ***Liebstöckel, Levisticum officinale***
- ***Hauhechel, Ononis spinosa***
- ***Petersilie, Petroselinum crispum***
- ***Ackerschachtelhalm, Equisetum arvense***
- ***Orthosiphon, Orthosiphon stamineus, Orthosiphon aristatus***
- ***Goldrute, Solidago virgaurea***

Antidyskratika
- ***Löwenzahn, Taraxacum officinale***
- ***Kleine und Große Brennessel, Urtica urens, Urtica dioica***
- ***Birke, Betula pendula***

Sedativa und Antidepressiva
- ***Johanniskraut, Hypericum perforatum***
- ***Passionsblume, Passiflora incarnata***
- ***Kava-Kava, Piper methysticum***
- ***Hopfen, Humulus lupulus***

Phyto-Geriatrika
- ***Ginseng, Panax ginseng***

trie widmen, mit großer Offenheit und sogar Begeisterung aufgegriffen würden. Das ist erstaunlicherweise **nicht** der Fall. Natürlich spielen Krankengymnastik, Physiotherapie, Ergotherapie und Kunsttherapien eine wichtige Rolle, medikamentös wird aber doch im wesentlichen auf die Synthetika zurückgegriffen. *Nehen (1992)* leitete zum Hauptthema »Naturheilkunde im Alter« auf den 12. Fortbildungstagen »Praktische Geriatrie« in Lübeck das Thema mit folgenden Bemerkungen ein:

»In den letzten Jahren ist der Begriff der Multimorbidität des Alterspatienten zum Allgemeingut geworden. Viele Alterspatienten erleben auch selbst, daß sie unter sehr verschiedenartigen Beschwerden zu leiden haben. Gleichzeitig erleben sie aber auch, daß der behandelnde Arzt mit einer gewissen Hilflosigkeit diesem Problem gegenübersteht. Der Patient sieht sich einer medikamentösen Polypragmasie ausgesetzt. Nicht selten werden 4, 5 oder mehr Präparate verordnet. Andererseits erlebt der Patient, daß immer wieder in den Medien darauf hingewiesen wird, welche Gefahren und Nebenwirkungen Medikamente in sich bergen. So bleibt er verunsichert durch Erfahrung seiner eigenen Gebrechlichkeit, durch die Erfahrung der Hilflosigkeit der Helfer und die Ambivalenz gegenüber den eingesetzten therapeutischen Mitteln. Auf der Suche nach Heilung und Heil erscheint die Naturheilkunde als ein möglicher Ausweg.«

Auf der gleichen Veranstaltung trennte *Warning* harmonisches Altern mit der Konkordanz seniler Veränderungen von disharmonischem Altern, bei dem divergente Involutionsprozesse einzelner Organgruppen und seelischer Verhaltensweisen vorliegen. Dieser Gesichtspunkt ist sicher wichtig. Alter bedeutet leiblich immer Abbau oder Degeneration, Nachlassen von Lebenskräften (Funktion), Sinnesfähigkeiten (Weitsichtigkeit, Schwerhörigkeit) und damit verbundenen seelischen Reaktionen, die extrem bis zu den alterstypischen Verwirrtheitszuständen gehen können. Man muß zwischen diesen altersphysiologischen Veränderungen und echten Alterskrankheiten unterscheiden lernen. Gerade hier ist eine ganzheitliche Betrachtungsweise Voraussetzung, um den besonderen Forderungen gerecht zu werden. Das gilt sowohl für die Diagnose als auch für die Therapie.

Zum Verständnis des Alters ist es notwendig, dieses als einen integralen Anteil der Biographie Mensch zu verstehen. Es persönlich zu verdrängen oder gesellschaftlich zu asylieren, heißt ein wesentliches Stück Menschsein zu leugnen. Alter ist der Lebensabschnitt, in welchem sich der Mensch am meisten als individueller Geist (Spiritus) entfaltet, weshalb auch akzeptiert werden muß, daß der Lebensabschnitt »Alter« viel früher einsetzt, als wir das heute denken. Was wir Alter nennen und durch das Spezialgebiet der Geriatrie untersuchen, muß eigentlich als das Hohe Alter (Greisentum) bezeichnet werden (*Fintelmann*). Hier überwiegen letztlich degenerative Vorgänge. Zugleich kann die Individualität seelisch und geistig zunehmend Jugendlichkeit (Genie) hervorbringen.

Aus der Erfahrung der Phytotherapie kann sicher gefolgert werden, daß Phytotherapeutika besonders geeignet für die Therapie von Alterskrankheiten sind. Das gilt zum einen für die große therapeutische Breite der meisten Phytotherapeutika und der damit verbundenen guten Verträglichkeit, das gilt aber insbesondere für den Gedanken der Prävention. Denn an keiner Stelle kann man eine präventiv denkende Therapie so sinnvoll erleben wie gegenüber den Alterserkrankungen. Man denke an den ganzen Bereich der Sklerose- und Ablagerungskrankheiten, an die vielfältigen Möglichkeiten gutartiger Geschwulstbildung. Die degenerativen Herz- und Gefäßkrankheiten, die benigne Prostatahyperplasie seien hierfür typische Beispiele. In den speziellen Kapiteln sind solche Gesichtspunkte bereits abgehandelt worden. Es ist auffällig, wie hier Phytotherapeutika vom Typus Weißdorn, Ginkgo, Knoblauch und die Urologika geradezu therapeutische Lücken füllen bzw. echte Alternativen zu Synthetika bieten. Eigentlich kann alles, was hier im besonderen zur Behandlung der Alterskrankheiten in Frage kommt, als bereits dargestellt bezeichnet werden, wobei Besonderheiten in der Dosierung, der Langzeittherapie, die oft Dauertherapie wird, und in der besonderen

Empfindsamkeit des alten Organismus gegenüber medikamentöser Therapie gesehen werden. Auch gibt es einige Pflanzendrogen, die man als typische Geriatrika bezeichnen könnte.

Es werden hier also nicht alle in Frage kommenden Phytotherapeutika noch einmal ausführlich dargestellt, doch soll die folgende Übersicht dem mit der Behandlung geriatrischer Patienten betrauten Arzt helfen, sich über das Angebot der Phytotherapie zu orientieren. Die ausführlichere Darstellung der einzelnen Pflanzen wie beispielsweise Weißdorn oder Ginkgo kann dann in den Spezialkapiteln nachgelesen werden.

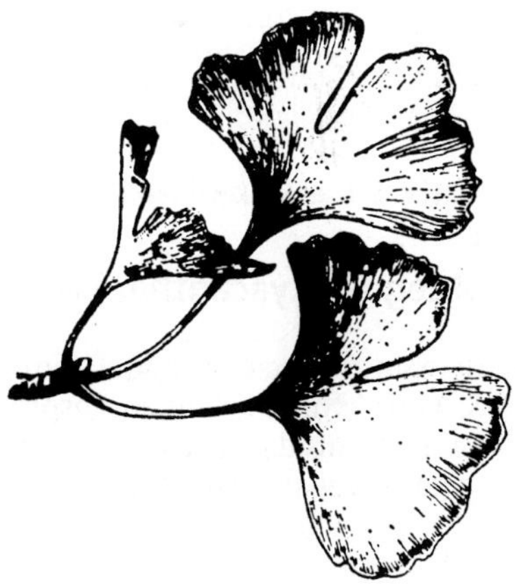

Ginkgo biloba

1. Sklerotische Herz- und Gefäßkrankheiten

In dem Kapitel über die Krankheiten des Herzens und der Kreislauforgane werden die degenerativen Veränderungen am Herzen und den Gefäßen, im besonderen den Arterien, und deren Behandlung mit Phytotherapeutika, ausführlich dargestellt (*s. S. 155f.*). Gerade bei diesen Erkrankungen gilt einmal mehr der Gesichtspunkt, daß präventives Handeln Domäne der Phytotherapie ist. Man darf nicht erst auf Endzustände warten, ehe man sich zur Therapie entschließt. Das gilt besonders für die Frühstadien der Arteriosklerose, das gilt auch für das sogenannte Altersherz. Vier große Pflanzendrogen sind hier vor allem zu nennen, die diese Forderung besonders erfüllen: Weißdorn (Crataegus oxyacantha), Ginkgo biloba, Knoblauch (Allium sativum) und Artischocke (Cynara scolymus). Aber auch die sogenannten Digitaloide, Arnika, Khella, das kleine Immergrün seien stellvertretend für die vielfältigen weiteren Möglichkeiten erwähnt.

Crataegus oxyacantha
- ❊ **Crataegi folium et flos et fructus**
- ® **Crataegutt® novo 450 Filmtabletten**
- ® **Faros® 300 Dragees**
- ® **Crataepas Filmtabletten/Tropfen**
- ® **Neo-Cratylen® Tropfen**
- ® **Kytta-Cor® forte Tropfen/Tabletten**
- ® **Esbericard® Tropfen/Dragees**

Ginkgo biloba
- ❊ **Ginkgo biloba folium**
- ® **Tebonin® forte Filmtabletten/Tropfen**
- ® **Rökan® novo Filmtabletten**
- ® **Kaveri® forte Filmtabletten/Tropfen**

Allium sativum
- ❊ **Allii sativi bulbus**
- ® **Sapec® Dragees**
- ® **Vitagutt® Knoblauch 300 Kapseln**
  div. Kombinationspräparate

Cynara scolymus
- ❊ **Cynarae folium**
- ® **Hepar-SL® forte Kapseln**

Convallaria majalis
- ❊ **Convallariae herba**
- ® **Convacard® Dragees**
- ® **Valdig®-N Bürger Lösung**

Scilla maritima
- ❊ **Scillae bulbus**
- ® **Scillase N Kapseln**

Arnica montana
- ❊ **Arnicae flos**
- ® **Arnika-Tinktur**

Ammi visnaga
- ❊ **Ammeos visnagae fructus**
- ® **Carduben® Ammi-visnaga-Kapseln**
- ® **Khellangan® N Dragees**
- ® **steno-loges® N Tropfen**

Pflanzen zur Behandlung

Crataegus oxyacantha, Weißdorn

In dem ausführlichen Kapitel zum Weißdorn (*s. S. 156f.*) wurde schon ausgesprochen, daß er geradezu als das ideale Mittel zur Behandlung des sogenannten Altersherzens bezeichnet werden kann. Das Altersherz ist geprägt von der Symptomatik nachlassender Muskelkraft, Tendenz zum Hypertonus, leichteren Arrhythmien, häufig auch Bradykardien und in Folge des mangelnden Koronardurchflusses leichten Formen einer Angina pectoris. Jedes Symptom für sich ist noch nicht so schwerwiegend, daß es sich in gravierenden Befunden manifestiert, und doch ist die Funktion des Organs und damit die Befindlichkeit des Menschen erheblich beeinträchtigt. Die Pharmakologie von Crataegus zeigt, daß Wirkungen in allen genannten Bereichen nachweisbar sind. Als wesentliche Indikation für den Weißdorn sieht die Kommission E heute eine Herzinsuffizienz NYHA II, doch wurden auch antianginöse (koronardurchflußsteigernde), leicht antihypertensive und antiarrhythmische Wirkungen für den Weißdorn nachgewiesen. Man kann ihn also schon verordnen, wenn ein oder mehrere der genannten Symptome auftreten, auch wenn noch keine manifesten Befunde nachweisbar sind. Man wird ihn dann auch noch keineswegs dauerhaft verordnen müssen, sondern mehr als **Intervalltherapie**, sicher aber nie kürzer als wenigstens 3 Monate. Seine überzeugende Wirksamkeit wird allerdings beim Patienten oft dazu führen, daß er auf die weitere Einnahme nicht mehr verzichten will.

Wegen der Komplexität der Inhaltsstoffe sollten heute nur noch **standardisierte Extraktpräparate** verordnet werden. Man wird praktisch immer mit oraler Verordnung auskommen, nur in besonderen Situationen beispielsweise der rechtsführenden Herzinsuffizienz (Cor pulmonale) oder degenerativer Kardiomyopathien lohnt es sich, zu Beginn parenteral, beispielsweise intravenös zu applizieren. Die klinische Wirksamkeit ist für zwei moderne Extraktpräparate besonders gut belegt: ▷ Crataegutt® (Schwabe) und ▷ Faros® (Lichtwer). Darüber kann in dem speziellen Kapitel ausführlicher nachgelesen werden (*s. S. 158*). Weitere empfehlenswerte Weißdornpräparate sind ▷ Crataepas 100 (Pascoe), ▷ Neo-Cratylen® (Madaus), ▷Kytta-Cor® (Kytta) und ▷ Esbericard® (Schaper & Brümmer), wobei letzteres auch in Ampullenform zur parenteralen Anwendung angeboten wird.

Besonders wichtig ist die Erfahrung, daß die erhöhte Empfindlichkeit oder Digitalisunverträglichkeit des Altersherzens durch gleichzeitige Verordnung von Weißdorn verbessert werden kann.

Ginkgo biloba

Für Extraktpräparate aus den **Blättern** von Ginkgo biloba ist die therapeutische Wirksamkeit bei Hirnleistungsstörungen auf dem Boden der **zerebral-vaskulären Insuffizienz** und für die Frühstadien der peripheren arteriellen Verschlußkrankheit (AVK) sehr gut belegt. Dabei ist einmal mehr die sehr gute Verträglichkeit von Ginkgopräparaten erwähnenswert. Es muß darauf geachtet werden, daß hoch genug dosiert wird. Und natürlich wird man wesentlich bessere Erfolge erzielen, wenn die Behandlung schon in den Frühstadien der jeweiligen Symptomatik beginnt. Wartet man ab, bis es zum kompletten Gefäßverschluß gekommen ist, ist die Wirksamkeit von Ginkgopräparaten auch begrenzt.

Eine weitere gut belegte Indikation sind **Tinnitus und Hörsturz**, hier vor allem in Form einer Infusionstherapie. Einzelheiten findet man in den speziellen Kapiteln (*s. S. 178f.*). Die typische Verordnung geschieht mit oral einzunehmenden Fertigarzneimitteln, z. B.

▷ Tebonin® (Schwabe), ▷ Rökan® (Intersan) und ▷ Kaveri® (Lichtwer).

Auch hier gilt, daß die Behandlung in Frühstadien primär zwar als Langzeit-, nicht aber gleich als Dauertherapie gedacht ist. Es zeigt sich in der Praxis immer wieder, daß eine **Intervalltherapie** effizienter als eine Dauertherapie sein kann. In Spätstadien der Demenz dagegen wird man sich eher zu einer Dauertherapie entschließen. Nebenwirkungen sind kaum zu erwarten, mit Ausnahme lokaler Phlebitiden bei parenteraler Gabe.

Allium sativum, Knoblauch

Der Knoblauch galt lange Zeit als das beste pflanzliche Präventivmittel für die Arteriosklerose. Seine pharmakologisch gut belegten Wirkungen lassen dies auch plausibel erscheinen, obwohl die Beweiskraft von Ergebnissen epidemiologischer Längsschnittuntersuchungen noch ausstehen. Inzwischen liegen neueste Ergebnisse für ein Artischockenblätterextrakt-Präparat (Hepar-SL® forte Kapseln, Sertürner, s. u.) vor, das für diese Indikation Knoblauch noch übertrifft.

Man darf den Knoblauch nicht als Lipidsenker oder Fibrinolytikum mißverstehen, sondern erfährt einmal mehr die typische Konstellation mehrerer wesentlicher Angriffspunkte in der Pathogenese der Arteriosklerose, wovon jeder einzelne deutlich schwächere Wirkung zeigt als entsprechende Synthetika, in der Komplexität aber unerreichbar ist. Ein Nachteil der Knoblauchtherapie ist sicher der unvermeidlich damit verbundene unangenehme Geruch. Die Versprechungen sogenannter geruchsfreier oder -armer Präparate können nur auf Kosten der Wirksamkeit gehalten werden. Sicher gibt es galenische Zubereitungsformen, die den direkten Mundgeruch vermindern, doch wird die allgemeine schwefelige Ausdünstung bei wirksamen Präparaten immer bemerkbar werden. Bindet sich doch gerade an diesen schwefelhaltigen Inhaltsstoffen die eigentliche therapeutische Wirksamkeit.

Knoblauch wird ausschließlich oral verordnet und eignet sich zur Langzeit- und Dauertherapie. Aus eigener Überzeugung ist auch hier die **Intervallbehandlung** besser als die Dauertherapie, beispielsweise jeweils 3 Monate Therapie und die gleiche Zeit dann Pause. Das hängt aber von der jeweiligen Indikationsstellung ab.

Empfehlenswerte Fertigarzneimittel

Reine Knoblauchpräparate

Kneipp® Knoblauch Dragees N	(Kneipp)
Sapec® Dragees	(Lichtwer)
Vitagutt® Knoblauch 300 Kapseln	(Schwarzhaupt)

Kombinationen

mit diversen anderen Phytotherapeutika

Klosterfrau Aktiv-Kapseln (Klosterfrau)

Andere Zubereitungsformen und eine ausführlichere Beschreibung pharmakologischer Wirkungen können in dem speziellen Kapitel nachgelesen werden (*s. S. 173f.*).

Cynara scolymus, Artischocke

Ausführlich wurde dargestellt (*s. S. 144f.*), daß die Artischocke das wahrscheinlich interessanteste und auch effektivste Präventivmittel gegen die Arteriosklerose ist. Untersuchungen des wäßrigen Spezialextrakts aus Artischockenblättern (▷ Hepar-SL® forte Kapseln, Sertürner) haben gezeigt, daß mit diesem Spezialextrakt die in der Arterioskleroseentstehung wesentliche Hypercholesterinämie wirkungsvoll behandelt werden kann. Eine effektive Cholesterinsenkung ergibt sich aus drei unterschiedlichen, sich aber ideal ergänzenden Angriffsorten: aus der erhöhten Elimination durch Cholerese, und durch Hemmung der Biosynthese von Cholesterin in der Leber. Das aber sicher wichtigste Ergebnis der Untersuchungen von *Gebhardt* muß darin gesehen werden, daß der Artischockenblätter-Extrakt durch seine hohe antioxidative Potenz in der Lage ist, die Oxidation von LDL-Cholesterin (oLDL) zu verhindern. Dieses gilt als der wesentliche Faktor bei der Entstehung der zur Arteriosklerose führenden Intimaveränderungen an den Arterien.

Man könnte geneigt sein, schon sehr früh den arteriosklerotischen Altersveränderungen der Gefäße durch regelmäßige Gabe eines entsprechend dosierten Artischockenblätter-Extrakts vorzubeugen. In einer rationalen medikamentösen Therapie gilt aber uneingeschränkt die Forderung, nur dort zu behandeln, wo dieses erforderlich ist. Insofern sollte der Arzt vor einer solchen Verordnung die individuelle Gefährdung seines Patienten durch entsprechende Diagnostik klären. Dazu gehören konstitutionell-familiäre Voraussetzungen (Familienanamnese), die palpatorische und auskultatorische Untersuchung des Gefäßstatus und eine Beurteilung der Gefäße am Augenhintergrund. Ergibt sich in dieser Trias von Untersuchungen ein eindeutiger Hinweis auf beginnende arteriosklerotische Gefäßveränderungen, ist die präventive Verordnung von ▷ Hepar-SL® forte indiziert. Auch hier sollte keineswegs eine Dauertherapie erfolgen. Orientiert am Serumcholesterin und insbesondere an dem LDL-Cholesterin sollte die Behandlung intervallmäßig erfolgen. Wegen der unterschiedlichen Wirkprinzipien ist es durchaus denkbar, in einer solchen Langzeit-Intervall-Therapie den Artischockenblätter-Extrakt im Wechsel mit einem entsprechend standardisierten Knoblauch-Extraktpräparat abzuwechseln.

Da die genannten, in dem Spezialkapitel ausführlich dargestellten Wirkungen (*s. S. 140f.*) für Artischockenblätter-Extrakte ganz auf Untersuchungen mit dem Spezialextrakt

▷ Hepar-SL® forte Kapseln beruhen, kann für die hier beschriebene Indikation zur Zeit nur dieses Fertigarzneimittel empfohlen werden.

Weitere Phytotherapeutika bei Herzkrankheiten

Die nachlassende Leistungsfähigkeit kann auch durch Digitaloide, speziell *Maiglöckchen (Convallaria majalis)* und bei Neigung zu Ödemen durch die *Meerzwiebel (Scilla maritima)* wirksam behandelt werden. Für die Behandlung pektanginöser Beschwerden empfehlen sich *Arnika* und die *Khella (Amni visnaga)*. Einzelheiten und Hinweise auf empfehlenswerte Fertigarzneimittel finden sich in dem Spezialkapitel (*s. S. 162f. und 164f.*).

2. Verdauungsschwäche

Noch mehr als altersphysiologischer Vorgang kann das Nachlassen der digestiven Tätigkeit der Verdauungsorgane im Alter bezeichnet werden. Das macht sich in einer leichteren Unverträglichkeit der Speisen bemerkbar, die entweder als Völlegefühl nach den Mahlzeiten, als vermehrter Meteorismus bis zum Roemheld-Syndrom und auch als leichtere Formen der Obstipation in Erscheinung tritt. Die echte Maldigestion kommt hier weniger in Betracht. Die physiologische Verdauung erfordert ein wiederum sehr komplexes Zusammenwirken verschiedener Organe, im speziellen von Magen, Galle und Pankreas. Entsprechend dürfen wir erwarten, daß appetitfördernde, choleretisch wirkende und Pankreasenzyme stimulierende Pflanzendrogen hier ein hilfreiches Indikationsspektrum haben. Die wichtigsten Pflanzen werden als Amara, Cholagoga und Karminativa zusammengefaßt, wobei letztere z. T. auch spasmolytische Wirkungen zeigen. Hinzu kommen Drogen, die die exokrine Pankreasfunktion substituieren.

Amara

Als Amara bezeichnen wir Drogen, die Bitterstoffe enthalten. Die Zahl der hier in Frage kommenden Pflanzen ist sehr groß. Bitterstoffe fördern die Sekretion der Verdauungssäfte, speziell im Magen, aber auch darüber hinaus. In der Symptomatik steht die **appetitanregende** Wirkung im Vordergrund, doch ist eigentlich die **digestive** Wirkung das Wesentliche.

Die sicher bekanntestete Pflanze mit Bitterstoffwirkung ist der *Gelbe Enzian (Gentiana lutea)*. Sein Bitterstoffwert wird zwar vom Wermut übertroffen, aber gerade für die Verordnung im Alter ist die etwas mildere Variante des Enzians oder anderer Pflanzendrogen, die wir als Amara tonica bezeichnen, vorzuziehen. Ausführlich kann über die Amara in dem speziellen Kapitel nachgelesen werden (*s. S. 57ff.*). Nach klinisch-praktischen Gesichtspunkten werden dort die Amara tonica von den Amara aromatica und den Amara acria unterschieden.

Die **Amara tonica** sind die typischen Stomachika oder Aperitiva. Zu ihnen zählt neben dem Enzian das *Tausendgüldenkraut (Centaurium minus)* und der *Bitter- oder Fieberklee (Menyanthes trifoliata)*. Von diesen hat Enzian den höchsten Bitterstoffwert (20 000), schwächer Tausendgüldenkraut (3500) und am schwächsten der Bitterklee (1500). Je nach Beschwerdebild und Alter des Patienten wird sich der Arzt entscheiden können, wie aktiv oder aggressiv er verordnen will. Gerade hier muß wieder gelernt werden, daß das Stärkste nicht immer das Beste ist. Mit der »zarten« Verordnung erreicht man auf längere Sicht oft mehr.

Zu den **Amara aromatica**, die neben den Bitterstoffen noch ätherische Öle enthalten und damit zusätzlich spasmolytisch, karminativ oder cholagog wirken können, zählen vor allem der *Kalmus (Acorus calamus)*, die *Engelwurz (Angelica archangelica)*und das *Benediktenkraut (Cnicus benedictus)*. Auch die *Schafgarbe (Achilla millefolia)* können wir hierzu zählen.

Die **Amara acria** zeichnen sich dadurch aus, daß sie neben den Bitterstoffen noch Scharfstoffe enthalten. Typisch sind hier die Ingwergewächse, der *Ingwer* selbst *(Zingiber officinale)* und der *Galgant (Alpinia officinarium)*. Beide wird man im Alter eher zurückhaltend verordnen, obwohl beispielsweise die spasmolytische Komponente von Galgantwurzelstock sehr ausgeprägt ist und nicht selten auch leichtere Gallenkoliken beheben kann. Galgant-Tabletten sind oft eine ausgezeichnete Hilfe beim zu vollen Magen nach einer üppigen Mahlzeit. Ein Spezialpräparat vom Ingwerwurzelstock mit antiemetischer Wirkung heißt ▷ Zintona® Kapseln

(Weimer). Starke antiemetische Eigenschaften wurden auch für Artischockenblätterextrakt nachgewiesen (*s. S. 124*).

Für alle hier in Frage kommenden Zubereitungsformen und Fertigarzneimittel suche man das spezielle Kapitel (*s. S. 57ff.*) auf. Man findet dort auch eine Fülle von Rezepturen.

Cholagoga

Die Anregung der Gallenfunktion, insbesondere der Gallensekretion ist für eine gut funktionierende Verdauung eine wesentliche Voraussetzung. In dem ausführlichen Kapitel über die Gallekrankheiten ist zu der Frage der Cholagoga und der Choleretika aus der Sicht der Phytotherapie bereits ausführlich Stellung genommen worden (*s. S. 128f.*). Die Wirkung solcher Phytotherapeutika wird von vielen Gastroenterologen immer wieder kritisch beurteilt, weil sie zu einseitig aus experimenteller Sicht bewertet werden. In der Praxis haben sich diese Mittel über lange Zeiten bewährt. Im Alter sind es vor allem das *Schöllkraut (Chelidonium majus)* und der *Erdrauch (Fumaria officinalis)*, die wir besonders empfehlen können. Curcuma (Gelbwurz) oder auch Wermut (Artemisia absinthium) sind tendenziell zu aggressiv, um in der Geriatrie zentrale Bedeutung zu haben, die ihnen grundsätzlich zukommt. Ergänzen kann die beiden genannten Cholagoga noch der zu dieser Gruppe zu rechnende, aber in seiner Wirksamkeit doch wesentlich umfassendere *Löwenzahn (Taraxacum officinale)* und in ihrer choleretisch-hepatischen Wirkung die *Artischocke (Cynara scolymus)*.

Pflanzen zur Behandlung

Chelidonium majus, Schöllkraut, Fumaria officinalis, Erdrauch

Beide haben eine milde aber sichere cholagoge Wirkung und können als ideal für die Behandlung von Verdauungsstörungen im Alter bezeichnet werden. In dem speziellen Kapitel, wo beide Pflanzen ausführlicher dargestellt werden, sind auch eine Reihe von Re-

Gentiana lutea
❊ **Gentianae radix**
® **Enziagil® Magenplus Kapseln**

Centaurium minus
❊ **Centaurii herba**

Menyanthes trifoliata
❊ **Menyanthis folium**
® **Tinctura Menyanthis**

Acorus calamus
❊ **Calami rhizoma**
® **Tinctura Calami**

Angelica archangelica
❊ **Angelicae radix**
® **Tinctura Angelicae**

Cnicus benedictus
❊ **Cnici benedicti herba**
® **Tinctura Cnici benedicti**

Achillea millefolium
❊ **Millefolii herba**

Zingiber officinalis
❊ **Zingiberis rhizoma**
® **Zintona® Kapseln**

Alpinia officinarium
❊ **Galangae rhizoma**
® **Galgant Tabletten Jura-Konstanz**

Chelidonium majus
❊ **Chelidonii herba**
® **Tinctura Chelidonii**

Fumaria officinalis
❊ **Fumariae herba**
® **Bilobene® Filmtabletten**
® **Oddibil® Dragees**

Taraxacum officinale
❊ **Taraxaci herba cum radix**
® **Kneipp® Löwenzahn Pflanzensaft**
® **Taraleon® Tropfen**

Cynara scolymus
❊ **Cynarae folium**
® **Hepar-SL® forte Kapseln**

Carica papaya
❊ **Caricae papayae folium**
® **Wobenzym® N Dragees**

Ananas sativus
❊ **Ananas succus**
® **Bromelain-POS® Tabletten**

Harungana madagascariensis
❊ **Harunganae cortex**
® **Harongan® Tabletten und Tropfen**

zepturen aufgeführt, die übernommen werden können (*s. S. 132f.*). Doch sollte man darauf achten, daß keine drastisch wirkenden Laxanzien in der Rezeptur vorkommen. Der therapeutische Dreiklang »Cholagogum, Spasmolytikum und Karminativum« gilt auch für die Geriatrie als gutes Konzept einer individuellen Rezeptur.

Taraxacum officinale, Löwenzahn

Der Löwenzahn ist deshalb besonders für geriatrische Patienten interessant, weil er neben der cholagogen Wirkung auch zu den pflanzlichen Diuretika (Aquaretika) zählt, da er die Ausscheidung über die Nieren anregt und im Verständnis einer traditionellen Medizin damit die Ausschwemmung von Stoffen fördert, die sonst zur Ablagerung tendieren. In dem speziellen Kapitel wird dargestellt, daß Löwenzahn insofern auch eine Indikation bei Neigung zur Gallensteinbildung hat (*s. S. 135*). Er darf hier sicher nicht mit den steinauflösenden Synthetika vom Typ der Chenodesoxycholsäure gleichgestellt werden. Eher kann man ihn zu den Antidyskratika rechnen.

Cynara scolymus, Artischocke

Die choleretische Wirkung der Artischocke ist für einen Spezialextrakt, ▷ Hepar-SL forte® (Sertürner), gerade in neuerer Zeit gut belegt worden (s. o.). Es konnte eine echte Mehrausscheidung aller Gallebestandteile nachgewiesen werden. Auch die Kombination antidyspeptischer und lipidsenkender Wirkungen kann für geriatrische Indikationsbereiche als ideal angesehen werden, ist doch eine mäßige Hypercholesterinämie im Alter fast obligat. Und nicht immer wird sich der Arzt gleich zur Verordnung eines der modernen synthetischen Lipidsenkers entschließen können.

Pankreatika

Zur Unterstützung der Verdauungsfunktion des Pankreas und seiner Enzyme wurden in dem speziellen Kapitel (*s. S. 87f.*) bereits drei Pflanzen genannt: Der *Melonenbaum (Carica papaya)*, die *Ananas (Ananas comosus)* und der *Harongabaum (Harungana madagascariensis)*. Für den Milchsaft der unreifen Früchte des Melonenbaums, das Papain, ist die enzymartige Wirksamkeit sicher am besten belegt, aber auch für Bromelain aus der Ananas gibt es gute Wirknachweise. Dagegen ist die Wirkung des Harongabaums eher umstritten. Auf jeden Fall können solche pflanzlichen Enzyme als gut verträglich zur Unterstützung in der Geriatrie Verwendung finden. Ob sie allerdings wesentliche Vorteile gegenüber definierten Pankreatinzubereitungen haben, muß offenbleiben.

3. Atemwegserkrankungen

Die besonderen Anwendungsbereiche von Phytotherapeutika bei akuten und chronischen Atemwegserkrankungen sind in dem speziellen Kapitel (*s. S. 205f.*) besprochen. Alle hier vorgenommenen Einteilungen und Beschreibungen gelten praktisch ausnahmslos und ohne wesentliche Änderungen auch für die Verordnung im Alter. Gerade hier können die pflanzlichen Muzilaginosa, Expektorantia und Antitussiva als besonders geeignet für die Verordnung im Alter bezeichnet werden. Sowohl die therapeutische Breite, als auch die damit verbundene gute Verträglichkeit, und die eher milde Wirkung machen diese Phytotherapeutika für den alten Menschen so wertvoll. Auch sind die vorhandenen synthetischen Alternativen keineswegs als so gesichert und überlegen zu bezeichnen, daß sie in jedem Falle vorgezogen werden müßten. Als Grundregel ist an dieser Stelle einmal mehr darauf hinzuweisen, daß gerade bei alten Menschen und Erkrankungen im Bereich der Atemwege auf eine wirklich ausreichende, eher reichliche Trinkmenge geachtet werden muß, die eine wichtige Voraussetzung für eine gute, wirksame Expektoration ist. Die scheinbar nicht befriedigende Wirkung expektorierender Phytotherapeutika liegt manchmal ausschließlich daran, daß sie nicht von einer ausreichenden Trinkmenge begleitet werden.

4. Urologika

Auch hier kann gelten, was für die Atemwegserkrankungen gesagt wurde. Die in dem speziellen Kapitel dargestellten Phytotherapeutika und ihre Anwendungsbereiche lassen sich mit einem Schwerpunkt in der Geriatrie wiederfinden, ohne daß hier besondere Einschränkungen von Drogen oder deren Dosierungen vorgenommen werden müßten (*s. S. 245f.*). Besonders die im Alter bei Männern obligate **benigne Prostatahyperplasie** findet ein reiches Angebot von Behandlungsmöglichkeiten. Daß hier im wesentlichen Befindlichkeitsstörungen im Rahmen dieser gutartigen Wucherung der Prostata beeinflußt werden, sollte man nicht abwertend beurteilen. Gerade darin liegt eine erhebliche Steigerung der Lebensbefindlichkeit, z. B. in der günstigen Beeinflussung einer so störenden häufigen Nykturie.

Auch die verschiedenen, die Nierenausscheidung anregenden und unterstützenden Phytotherapeutika seien als für den alten Menschen besonders geeignet erwähnt. *Schilcher (1984)* bezeichnet sie als **Aquaretika**, was wiederum zeigt, daß hier die Wirksamkeit mit einer ausreichenden Trinkmenge zusammenhängt. Und doch ist es nicht diese allein, die die Ausscheidung verbessert, sondern die spezifische Wirkung der nierenwirksamen Heilpflanzen wie *Wacholder (Juniperus communis), Liebstöckel (Levisticum officinale), Hauhechel (Ononis spinosa), Petersilie (Petroselinum crispum) und Ackerschachtelhalm (Equisetum arvense)*. Besonders zu erwähnen sind aber *Orthosiphon* und *Goldrute (Solidago virgaurea)*, da beide außer der ausscheidungsfördernden Wirkung auch solche auf die Nierenfunktion selbst haben. Denkt man wiederum an das physiologische Nachlassen dieser Organisation im Alter, kommt einer solchen unterstützenden Funktion von Phytotherapeutika eine wichtige Bedeutung bei.

Juniperus communis
- ✻ **Juniperi fructus**
- ® **Kneipp Wacholderbeer-Pflanzensaft**
- ® **Roleca®-Wacholder/- extra stark Kapseln**
- ® **Wacholderbeer-Öl-Kapseln**

Levisticum officinale
- ✻ **Levistici radix**

Ononis spinosa
- ✻ **Ononidis radix**

Petroselinum crispum
- ✻ **Petroselini herba et radix**
- ® **Kneipp Petersilie Tabletten N**

Equisetum arvense
- ✻ **Equiseti herba**

Orthosiphon aristatus, Orthosiphon stamineus
- ✻ **Orthosiphonis folium**
- ® **Carito® mono Kapseln**
- ® **Nephronorm Med Dragees**

Solidago virgaurea
- ✻ **Solidaginis herba**
- ® **Nieral® 100 Tabletten**
- ® **Solidago Steiner Tabletten**
- ® **Urodyn® Filmtabletten und Tropfen**

5. Antidyskratika

Antidyskratika bezeichnet als Sammelbegriff Phytotherapeutika, die für **chronische Stoffwechselstörungen** insbesondere mit **Tendenzen zur Ablagerung** Anwendung finden. Dieser Begriff und damit verbundene Pflanzen sind in dem Kapitel über die rheumatischen Erkrankungen ausführlich abgehandelt (*s. S. 269f.*). Auch hier findet sich eine natürliche Beziehung zum Alter, da dieses physiologisch zum trägen Stoffwechsel und zur Ablagerung tendiert und eine Unterstützung der Ausscheidungen gut gebrauchen kann. Als Heilpflanzen sind hier besonders der *Löwenzahn (Taraxacum officinale)*, die *Kleine* und *Große Brennessel (Urtica urens und Urtica dioica)*, die *Birke (Betula pendula)* und einige andere zu nennen (*s. S. 273f.*). Für diese Indikationen ist die Verordnung als ▶ Tee besonders zu empfehlen, der warm getrunken werden sollte und durchaus in größerer Menge von 1–2 Litern täglich. Die Kombination mit einem mehr harnfördernden Phytotherapeutikum **(Aquaretikum)** ist sinnvoll. Man verordnet kurmäßig, mit Schwerpunkten im Frühjahr und Herbst und selten länger als 1–2 Monate. Hier wird der mehr präventive Charakter einer solchen Behandlung deutlich. Ein solches früher auch als Entschlakkungskur bezeichnetes Vorgehen wird von den Patienten immer wieder als hilfreich, belebend oder erfrischend erlebt. Und auch hier sollte man sich die Beurteilung nicht zu einfach im Verweisen auf eine Plazebowirkung machen. Bei einem ganzheitlicheren Blick auf den Organismus lassen sich diese geschilderten Effekte gut verstehen.

6. Sedativa und Antidepressiva

Gerade im Alter muß die Verordnung von synthetischen Psychopharmaka außerordentlich subtil betrachtet werden. Man möchte als Grundregel aufstellen, daß immer erst der Versuch mit einem **Phytotherapeutikum** oder auch der Kombination mehrerer derselben vorangehen sollte, ehe man zu der Auffassung kommt, daß die Verordnung eines Synthetikums unvermeidbar ist. Daß dies nicht für akute, psychotische Verwirrtheitszustände gilt, muß nicht besonders betont werden.

Das beginnt bei der Verordnung von schlaffördernden Mitteln, geht weiter mit den gut wirksamen Tagessedativa bis hin zu der mild antidepressiven Wirksamkeit beispielsweise des *Johanniskrauts (Hypericum perforatum)*. Als **Tagessedativum** kann besonders die *Passionsblume*, evtl. auch in Kombination mit kleinen Dosen *Baldrian*, bezeichnet werden, bei stärkerer vegetativer Symptomatik vor allem *Kava-Kava*. Vom Tee bis zum Fertigarzneimittel finden sich hier vielfältige Möglichkeiten (*s. S. 289f.*).

Als **schlaffördernde** Phytotherapeutika können vor allem *Baldrian (Valeriana officinalis)* und *Hopfen (Humulus lupulus)* genannt werden. Gerade die ausreichend dosierte Kombination beider ist besonders effektiv. Empfehlenswerte Rezepturen und Fertigarzneimittel finden sich in dem speziellen Kapitel über die Nervenkrankheiten (*s. S. 290f.*).

Ganz besonders erwähnt werden muß aber das *Johanniskraut*, das nach unserer Erfahrung **Antidepressivum** der Wahl im Alter ist. Erleben wir doch gerade bei den synthetischen Antidepressiva häufig starke Nebenwirkungen, besonders auch überschießend sedierende Eigenschaften oder Kardiotoxizität der trizyklischen Antidepressiva. Wenn man sich bewußt bleibt, daß Extraktpräparate aus Johanniskraut wie beispielsweise

▷ Esbericum® Kapseln	(Schaper & Brümmer)
▷ Hyperforat® Dragees und Tropfen	(Klein)
▷ Jarsin® 300 Dragees	(Lichtwer)
▷ Kneipp® Pflanzendragees Johanniskraut 300 Dragees	(Kneipp) sowie
▷ Psychotonin® 300 Kapseln	(Steigerwald)

keine Soforteffekte zeigen, sondern mindestens eine 8–14tägige Anlaufszeit brauchen und ihre volle Wirksamkeit erst nach 4–8 Wochen entfaltet haben, wird man sich von der zuverlässigen Wirkung jedesmal überzeugen können. Daß dieses pflanzliche Antidepressivum auch frei von Abhängigkeit oder Gewöhnung und den so abschreckenden Persönlichkeitsveränderungen ist, macht es besonders wertvoll.

Hypericum perforatum
- ❊ **Hyperici herba**
- ® **Esbericum® Kapseln**
- ® **Hyperforat® Dragees und Tropfen**
- ® **Jarsin® 300 Dragees**
- ® **Kneipp® Pflanzendragees Johanniskraut 300 Dragees**
- ® **Psychotonin® 300 Kapseln**

Passiflora incarnata
- ❊ **Passiflorae herba**
- ® **Passiflora Curarina® Tropfen**

Piper methysticum
- ❊ **Piperis methystici rhizoma**
- ® **Laitan® 100 Kapseln**
- ® **Kavasedon® Kapseln**
- ® **Kavosporal® forte Kapseln**
- ® **Kavatino® Kapseln**

Valeriana officinalis
- ❊ **Valerianae radix**
- ® **s. S. 292**

Humulus lupulus
- ❊ **Lupuli strobulus**
- ® **Lactidorm® Beruhigungs-Dragees**

7. Phyto-Geriatrika

Es wurde schon wiederholt gesagt: Gegen das Altern ist kein Kraut gewachsen. Und doch gibt es – wie gezeigt wurde – eine ganze Fülle sinnvoller phytotherapeutischer Verordnungen präventiven Charakters gegenüber den Alterungsvorgängen und der damit verbundenen Symptomatik, die sich vor allem in Befindensstörungen Ausdruck verschafft. Als Phyto-Geriatrika sollen Pflanzen abgehandelt werden, die besonders kräfteanregend wirken, also **Tonika** sind. Eine solche Tonisierung haben ältere Menschen sicher sehr oft notwendig. Am bekanntesten ist die heute aus China stammende *Ginsengwurzel*, die schon ausführlich dargestellt worden ist (*s. S. 314*). Sie ist nach unserer heutigen Kenntnis das einzige Phyto-Geriatrikum mit nachweisbarer Wirkung.

Hinweis Traditionell wurden auch weitere Pflanzen mit dieser Indikation empfohlen, deren Wirksamkeit und deren Verordnung auch aus praktischen Gründen zweifelhaft ist. Dazu gehören die sicher weniger bekannte Soma-Pflanze, der Kat und die Christrose (Helleborus niger).

Pflanzen zur Behandlung

Soma-Pflanze

Sie wird bereits in einer der ältesten Sanskrit-Schriften, dem Rigveda, einer Gedichtsammlung der indogermanischen Völker, die schon in frühesten Zeiten in Indien einwanderten, beschrieben. Mehr als 20 Gedichte preisen Soma, den Trank der Verjüngung. Nur der Priester durfte ihn bei der religiösen Handlung zu sich nehmen. Er wurde in besonderer Weise zubereitet. Fleischige Stengelteile wurden einer Art Gärung unterzogen, das Gemisch dann durchgeseiht und mit Milch versetzt. Soma soll Kraft, Mut, langes Leben und vor allem Weisheit geben. So beginnt eines der Gedichte »An Soma« (in eigener freier Übersetzung) mit den Worten:

Panax ginseng
- ❊ **Ginseng radix**
- ® **Ginsana® Kapseln**
- ® **Ginseng Curarina® Kapseln**
- ® **Ardey aktiv Pastillen**

»Als Weiser habe ich Soma, den süßen Krafttrunk, zu mir genommen, der Göttern unsterbliche Kraft und Freiheit verschafft.«

Hinweis Nicht nur die Menschen, sogar auch die Götter sollten sich durch Soma zu Weisheit und Licht steigern können. Wir sehen dabei deutliche Anklänge an die Götterspeisen Nektar und Ambrosia der alten Griechen. Welche Pflanze Soma war, läßt sich aus den alten Schriften nicht erschließen. Eine der neuesten Meinungen geht dahin, daß es eine *Rheumaart* war, also eine Rhabarberpflanze, deren Urform in Innerasien zu suchen ist. Rhabarber ist nicht nur ein Abführmittel, sondern wirkt in geringer Dosierung durch seinen Bitterstoffgehalt tonisierend. Zu diesem Zweck bereitete man Rhabarberweine. Auch heute noch gibt es Tincturae Rhei aquosa und spirituosa, die beide in erster Linie Tonika sind. Eine andere Version nimmt eine *Ephedra-Art* als Soma an. Das klingt viel wahrscheinlicher. Von der Ephedra wissen wir, daß sie **Ephedrin** enthält, eine Substanz, die den Katecholaminen wie dem Adrenalin sehr nahe steht. Sie besitzt wie diese einen allgemein tonisierenden, zentral anregenden Effekt, der über das vegetative Nervensystem geht. Ephedrin ist ein Sympathikotonikum, das in die ergotrope Phase der vegetativen Regulation eingreift. Wir hätten hier, ähnlich wie bei der Ginseng, eine allgemein stimulierende, im besonderen auch zentral anregende Wirkung. Wahrscheinlich wurde der

Soma-Trank gar nicht aus einer einzigen Pflanze bereitet, sondern aus einer Vielzahl, bei denen aber derartige tonisierend wirkende Mittel wohl die Hauptrolle spielten.

Catha edulis, Kat

In Äthiopien und Somalia, von dort aus nach dem Yemen, dem südlichen Saudi-Arabien, eingeführt, ist ein anderes pflanzliches Altersmittel gebräuchlich; der Kat (Catha edulis). Es ist ein kleiner Strauch, dessen frische Blätter gekaut werden, ähnlich wie Tabakblätter in Amerika von den Indianern. Die wirksame Substanz ist **Nor-Iso-Ephedrin**, also ganz ähnlich dem Wirkstoff aus der Ephedra. Es steht den zentralen Stimulanzien wie den Amphetaminen, dem Pervitin usw. nahe. Gewöhnung und Sucht sind deshalb möglich und müssen vor einer Verordnung bedacht werden. Das Besondere beim Kat ist, daß nur die frischen Blätter voll wirksam sind. Beim Trocknen geht die Wirkung ganz oder weitgehend verloren. Daher kommt der Kat auch nicht als Droge in Betracht, sondern kann nur als **Frischpflanzensaft** sinnvoll angewandt werden.

Helleborus niger, Christrose

Paracelsus gab als ein »Elixier zum langen Leben«, also als ein Geriatrikum, eine Zubereitung aus den getrockneten Blättern der Christrose (Helleborus niger), auch Schwarze Nieswurz genannt, an. Bisher wußten wir nur, daß in dem Wurzelstock der Schwarzen Nieswurz herzwirksame Glykoside enthalten sind, die den Digitalisglykosiden nahestehen. Daher wurde **Hellebori rhizoma** früher auch als Herzmittel gebraucht. Wegen der **schlechten Verträglichkeit** ist diese Indikation heute jedoch obsolet. Der Name Nieswurz deutet darauf hin, daß das Pulver aus dem Wurzelstock eine beträchtliche lokale Reizwirkung ausübt, weshalb es früher auch als Niespulver gebraucht wurde. Sehr aufschlußreich sind demgegenüber phytochemische Untersuchungen von *Martinek* über die Blätter von Helleborus niger. Er fand in den getrockneten Blättern aus Frischpflanzen ein bisher unbekanntes, gut kristallisierbares Glykosid. Dadurch gewinnen die Angaben von Paracelsus einen neuen Aspekt. Es handelt sich bei seinem Lebenselixier, das zu seiner Zeit einen großen Ruf und weite Verbreitung hatte, also um die Verabfolgung eines Herzglykosids in kleinen Mengen. Dabei hatte Paracelsus offensichtlich sehr richtig herausgefunden, daß die getrockneten Helleborusblätter besser vertragen werden als Zubereitungen aus dem Wurzelstock.

1. Fintelmann, V.: Alterssprechstunde. Urachhaus, Stuttgart 1991
2. Schütz, R.-M.: Praktische Geriatrie 12, Selbstverlag, Lübeck 1992
3. Trunzler, G.: Phytopharmaka in der Geriatrie. Ärztez. Naturheilverf. 28 (1987) 85–99

Kinderheilkunde

Wer sich durch dieses Buch, insbesondere auch die Einleitungskapitel, in ein Verständnis der Möglichkeiten der Phytotherapie bereits eingearbeitet hat, wird sofort mit uns einer Meinung sein, daß Phytotherapeutika besonders gut geeignete Arzneimittel zur Behandlung von Krankheiten im Kindesalter sind. Die Grenzbereiche unseres Lebens, die frühe Kindheit und das hohe Alter, lassen uns den menschlichen Organismus als besonders empfindsam für Außenwirkungen erleben, zu denen auch die Arzneimittel gehören. Das ist sicher auch ein Thema der Immunologie, da die Kräfte, sich gegen Fremdwirkungen und -stoffe zur Wehr setzen zu können, in der Kindheit erst erlernt werden müssen, im Alter im allgemeinen nachlassen. Da ist es von großem Vorteil, wenn wir auf Arzneimittel zurückgreifen können, für die der Organismus offensichtlich ihm bekanntere Metabolisierungswege hat, als für viele der modernen, erst in diesem Jahrhundert erfundenen Syn-

Krankheiten der Verdauungsorgane
- ***Kamille, Matricaria recutita***
- ***Melisse, Melissa officinalis***
- ***Pfefferminze, Mentha piperita***
- ***Fenchel, Foeniculum vulgare***
- ***Kalmus, Acorus calamus***
- ***Pomeranze, Citrus aurantium subspec. amara***
- ***Engelwurz, Angelica archangelica***
- ***Tausendgüldenkraut, Centaurium minus***
- ***Kümmel, Carum carvi***
- ***Heidelbeere, Vaccinium myrtillus***
- ***Uzara, Xysmalobium undulatum***
- ***Lein, Linum usitatissimum***
- ***Faulbaum, Rhamnus frangula***
- ***Kreuzdorn, Rhamnus catharticus***

Atemwegserkrankungen
- ***Eibisch, Althaea officinalis***
- ***Spitzwegerich, Plantago lanceolata***
- ***Isländisch Moos, Lichen islandicus***
- ***Primel, Primula veris***

Krampfartiger Husten und Keuchhusten
- ***Thymian, Thymus vulgaris***
- ***Sonnentau, Drosera rotundifolia***
- ***Mannstreu, Eryngium planum***
- ***Efeu, Hedera helix***

Erkältungskrankheiten
- ***Linde, Tilia cordata, Tilia platyphyllos***
- ***Holunder, Sambucus nigra***
- ***Mädesüß, Filipendula ulmaria***
- ***Purpurfarbener Sonnenhut, Echinacea purpurea***

Pflanzliche Sedativa
- ***Passionsblume, Passiflora incarnata***
- ***Melisse, Melissa officinalis***
- ***Kalifornischer Mohn, Eschscholtzia californica***

Phytotherapeutika zur äußeren Anwendung
- ***Kamille, Matricaria recutita***
- ***Ringelblume, Calendula officinalis***
- ***Stiefmütterchen, Viola tricolor***
- ***Arnika, Arnica montana***
- ***Johanniskraut, Hypericum perforatum***
- ***Melisse, Melissa officinalis***
- ***Rosmarin, Rosmarinus officinalis***
- ***Lavendel, Lavandula angustifolia***

thetika. Die große therapeutische Breite vieler Phytotherapeutika und die damit verbundene gute Verträglichkeit schaffen für beide Lebensbereiche, Kindheit wie Alter exzellente Voraussetzungen. Und dennoch besteht zwischen beiden Lebensbereichen ein gravierender Unterschied: Im kindlichen Organismus ist ein **hohes Potential** von **Selbstheilungskräften** vorhanden, das im Alter eher mangelt. Man denke nur an die Fähigkeit des Kindes, eine Knochenfraktur zu heilen! Aber auch das regenerative Element der Organbildung ist in diesem Lebensabschnitt viel stärker als im Alter.

Bei vielen Krankheiten im Kindesalter wird der Arzt vor allem darauf achten müssen, die Selbstheilungstätigkeiten im Organismus zu fördern und zu stützen, sie sogar bei zu großer Intensität zu dämpfen, ihnen aber nie entgegenzuwirken. Das ist mit Phytotherapeutika sicher leichter zu bewerkstelligen als mit den meisten, auf isolierte Wirkungen spezialisierten Synthetika, für die ein hohes Potential unerwünschter Wirkungen existiert. Es gibt aber auch für Phytotherapeutika Kriterien, die ihren Einsatz bei Kindern weniger empfehlen lassen. Das gilt insbesondere für alkoholische Auszüge, aber auch für die äußere und innere Anwendung ätherischer Öle, z. B. des Menthols. Bei falscher Anwendung mentholhaltiger Arzneimittel kann es zu Atemdepressionen bis zur Atemlähmung kommen (sog. Kratschmer-Reflex). Auch wird man mit aggressiv wirkenden Drogen wie Wermut, Ingwer oder Galgant ebenso vorsichtig umgehen wie mit drastisch wirkenden Laxanzien vom Typ der Senna. Es sind gerade die Mite-Phytotherapeutika, die für die Anwendung im Kindesalter besonders geeignet sind.

Ein weiterer Vorteil kann für die Phytotherapeutika genannt werden. Das ist die eigene Zubereitung des Arzneimittels, beispielsweise als Tee oder die Be**hand**lung (= Hand anlegen) als Einreibung, Wickel oder Bäder. Immer stärkt das Phytotherapeutikum die Beziehung von Erwachsenen (Mutter) und Kind, weil in Zubereitung und Anwendung menschliche Kommunikation entsteht. Überhaupt ist für keine andere Altersgruppe die Teezubereitung so geeignet wie für das kleine Kind. Sie sollte bei der Verordnung deshalb immer bevorzugt werden.

Ebenso wie für Empfehlungen von Phytotherapeutika bei Alterskrankheiten gelten die in den speziellen Kapiteln dargestellten Wirkweisen und Besonderheiten der jeweils dort geschilderten Heilpflanzen. Hier sollen nur noch einmal die für das Kindesalter besonders geeigneten Pflanzen aufgeführt werden, gegebenenfalls auf Abweichungen in der Dosierung aufmerksam gemacht und auf eventuell vom Erwachsenenalter abweichende Indikationen hingewiesen werden. Phytotherapeutika zur äußeren Anwendung werden in einem eigenen Kapitel besprochen, da diese beim Kind einen besonderen Stellenwert einnehmen. Die kindliche Haut ist noch ein sehr für alle Umweltbedingungen offenes Organ und insofern auch arzneilich ganz anders zu nutzen als im späteren Alter des Menschen.

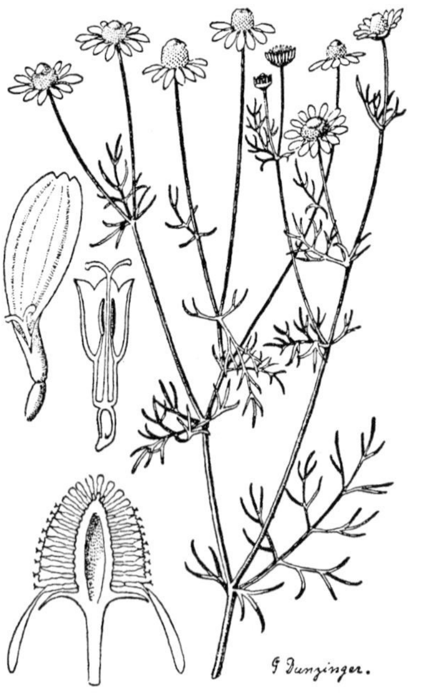

Echte Kamille, Matricaria chamomilla

1. Krankheiten der Verdauungsorgane

Wenn eine Pflanze geradezu wie für das Kind erschaffen erscheint, dann ist das die *Kamille*. Die schützende und pflegende Wirkung der Kamillenblüten auf die so wesentlichen Grenzflächen von Haut und Schleimhäuten ist einzigartig. In der inneren Anwendung gilt das besonders für den oberen Verdauungstrakt, also im speziellen Mundhöhle, Speiseröhre, Magen und Zwölffingerdarm. Alle hier auftretenden entzündlichen Schleimhautveränderungen sind bestens durch einen frischen ▶ Kamillentee zu behandeln. Die Kombination von **antiphlogistischer** und **spasmolytischer** Wirkung kann als ideal bezeichnet werden. Dabei muß sichergestellt werden, daß auch wirklich **frische** Droge von Kamillenblüten der Echten Kamille verwendet wird. Gerade in Fertigtees und Teebeuteln ist oft eine qualitativ mangelhafte Droge zu finden, gelegentlich sogar Kamillenkraut statt -blüten (*Schilcher, 1991*). Man läßt mehrmals täglich eine Tasse frisch zubereiteten Kamillentee schluckweise trinken, evtl. auch aus dem Fläschchen. Immer achtet man darauf, daß der Tee auf keinen Falle zu heiß sein darf.

Eine mehr **beruhigende** Wirkung bei überwiegend nervösen und krampfartigen Beschwerden der Gastrointestinalorgane haben *Melissenblätter*, die wegen ihrer zusätzlichen Förderung des Einschlafens besonders geeignet sind, wenn die Beschwerden beim Kind schwerpunktmäßig abends oder nachts auftreten. Hier reichen 1–2 Tassen frisch bereiteten ▶ Tees, der gerne mit etwas Honig gesüßt werden kann.

Unterschiedlich beurteilt für die Anwendung im Kindesalter werden *Pfefferminzblätter*, die eine **spasmolytische, choleretische** und **karminative** Wirkung haben, oft aber doch **schleimhautreizend** wirken, so daß es leicht zum Sodbrennen kommen kann. Von daher sind Pfefferminzblätter wohl eher für schon ältere Kinder und Jugendliche geeignet, wenn es sich um vorwiegend spastische Oberbauchschmerzen auf funktioneller

Dyspeptische Beschwerden

Matricaria recutita
- ❊ **Matricariae flos**
- ® **Eukamillat® Lösung**
- ® **Kamille® Spitzner Lösung**
- ® **Kamillosan® Konzentrat Lösung**
- ® **Perkamillon® Liquidum**

Melissa officinalis
- ❊ **Melissae folium**
- ® **Kneipp® Melissen-Pflanzensaft**

Mentha piperita
- ❊ **Menthae piperitae folium**
- ® **div. Kombinationspräparate**

Foeniculum vulgare
- ❊ **Foeniculi fructus**

Appetitlosigkeit

Acorus calamus
- ❊ **Calami rhizoma**
- ® **Tinctura Calami**

Citrus aurantium subspec. amara
- ❊ **Aurantii pericarpium**

Angelica archangelica
- ❊ **Angelicae radix**

Centaurium minus
- ❊ **Centaurii herba**

Blähungen

Carum carvi
- ❊ **Oleum Carvi**

Durchfälle

Vaccinium myrtillus
- ❊ **Myrtilli fructus**

Xysmalobium undulatum
- ® **Uzara® Lösung und Dragees**

Verstopfung

Linum usitatissimum
- ❊ **Lini semen**
- ® **Linusit® Creola Leinsamen**

Rhamnus frangula
- ❊ **Frangulae cortex**

Rhamnus catharticus
- ❊ **Rhamni cathartici fructus**
- ® **Laxysat® mono Bürger Dragees**

Grundlage handelt. Oder man kombiniert Pfefferminzblätter mit anderen, milder wirkenden Pflanzendrogen zu einem ▶ Magentee, beispielsweise in folgender Zusammensetzung:

Rp.	Foeniculi fruct. cont. Menthae piperitae fol. conc. Melissae fol. conc. Calami rhizoma conc. aa 20,0
M. f. spec. D. S.	1 Teelöffel auf 1 Tasse Wasser, kochend übergießen, 10 Minuten lang ziehen lassen, 2- bis 3mal täglich warm und schluckweise trinken.

Hier stoßen wir auf eine weitere wichtige Heilpflanze, besonders für das Säuglingsalter: den *Fenchel*. Fenchelfrüchte sind in erster Linie ein **Karminativum**, aber auch ein mildes Expektorans. Es werden ihnen krampfstillende, sogar leicht narkotische Eigenschaften zugeschrieben. Die karminative Wirkung ist nicht so kräftig wie diejenige des Kümmels, aber durch den besonderen Geschmack hat der Fenchel auch seine Vorzüge. Fencheltee wird gerne verwandt bei **Säuglingen** mit **Dyspepsie** und **Durchfall**. Sie erhalten in der initialen Fastenperiode nur ▶ Fencheltee. Er führt dabei nicht nur Flüssigkeit zu, sondern vermindert durch seinen karminativen Effekt gleichzeitig Meteorismus und Darmspasmen. Er kann durchaus mit wenig Honig gesüßt werden, wird aber von den Kindern meist auch gerne so getrunken, wie er ist.

In der empfohlenen Rezeptur eines Magentees treffen wir auf eine weitere, für die Kinderheilkunde wichtige Pflanze, den *Kalmus*, und mit ihm auf eine weitere interessante Indikation bei Kindern, die **Appetitlosigkeit**. Kalmus ist ein Amarum aromaticum und scheint besonders gut bei der Appetitlosigkeit asthenischer, neuropathischer junger Mädchen, auch bei der Anorexia nervosa zu wirken. Auch bei **Nabelkoliken** kleiner Kinder, verbunden mit Appetitlosigkeit, wirken einige Tropfen einer Kalmustinktur, regelmäßig vor dem Essen gegeben, nicht selten Wunder. Dabei muß darauf geachtet werden, daß nur die beta-Asaron-freie Kalmusdroge, die von der diploiden Acorus-calamus-Rasse aus Nordamerika stammt, verwendet wird. Dagegen enthält die tetraploide Rasse indischer oder chinesischer Herkunft bis zu 80% beta-Asaron im ätherischen Öl, durch welches tierexperimentell maligne Tumoren im oberen Dünndarmbereich verursacht werden. Kalmus wird man bevorzugt als ▶ Tinktur geben, wobei die dann geringen Mengen Alkohols in Kauf genommen werden müssen.

Deshalb wird man bei kleinen Kindern eher auf andere Amara zurückgreifen, z. B. die beliebten *Pomeranzenschalen (Aurantii perricarpium)*. Hier eignet sich gut ein ▶ Tee, der als Aufguß aus etwa 2 g Pomeranzenschalen pro Tasse hergestellt wird. Auch die *Engelwurz (Angelica archangelica)* kann hier genannt werden.

Von den Amara tonica empfiehlt sich für die Kinderheilkunde besonders *Tausendgüldenkraut (Centaurium minus)*, z. B. in Kombination mit Schafgarbe und Pfefferminze als folgendes einfaches ▶ Teegemisch:

Rp.	Herb. Centaurii Herb. Millefolii Fol. Menth.pip. aa 20.0
M. f. spec. D. S.	1 Teelöffel auf eine Tasse, vor dem Essen kalt oder lauwarm trinken.

Bei Neigung zum **Meteorismus** ist ein Tee aus gleichen Teilen von Anis, Fenchel und Kümmel sehr hilfreich, auch hat sich hier die vorsichtige ▶ Einreibung der Bauchhaut mit 10% Kümmelöl (Rp. Oleum Carvi 1,0/Oleum Olivarum ad 10,0) sehr bewährt. Die Rezeptur für den ▶ AFK-Tee lautet:

Rp.	Fruct. Carvi contus. Fruct. Foeniculi contus. Fruct. Anisi contus. aa 20,0
M. f. spec. D. S.	1 Teelöffel auf 1 Tasse Wasser, kochend überbrühen, 20 Minuten ziehen lassen, dann durchseihen und nach jeder Mahlzeit eine Tasse warm trinken.

Ganz wichtig sind auch die im speziellen Kapitel empfohlenen Heilpflanzen zur Behandlung unspezifischer akuter **Durchfälle**. Nur muß dabei immer bedacht werden, daß besonders kleine Kinder durch Durchfälle sehr rasch in kritische Situationen wegen der Dehydration und dem mit ihr verbundenen Salzverlust kommen. Immer muß deshalb auf ausreichenden Flüssigkeitsersatz geachtet werden. Man gibt auch immer etwas Salz hinzu, entweder in den Tee, falls dies vom Kind toleriert wird, oder in Form der meist beliebteren Salzstangen. Am wichtigsten für die Kinderheilkunde sind wohl die *Heidelbeerfrüchte (Myrtilli fructus)*. Eine ausführliche Darstellung findet sich in dem speziellen Kapitel zu Durchfallkrankheiten (*s. S. 78ff.*). Man gebraucht eine ziemlich konzentrierte wäßrige Abkochung der Droge, d. h. der getrockneten Beeren, die man eßlöffelweise nehmen läßt oder sie einem Grießbrei oder Quark beifügt. In der Apotheke kann man auch ein feingemahlenes und gesiebtes ▶ Drogenpulver bekommen, das dann in Wasser oder Tee aufgeschwemmt wird. Von Säuglingen wird lieber die gekochte als die rohe Zubereitung genommen, da letztere etwas sandiger ist. Wollen wir einfach einen ▶ Tee verordnen, so werden 3 Eßlöffel getrockneter Heidelbeeren auf 1/2 Liter Wasser gegeben, dann 10 Minuten kochen gelassen, abgeseiht und davon mehrmals am Tag 1 Glas warm getrunken.

Auch auf die *Uzarawurzel* können wir hinweisen, die sich als Antidiarrhoikum besonders in der Kinderheilkunde bewährt hat. Hier verwendet man am besten Fertigarzneimittel, z. B. ▷ Uzara® Lösung oder Dragees (Stada).

Bei der **habituellen Obstipation** von Kindern und Jugendlichen wird man immer erst diagnostisch klären, welche Ursachen ihr zugrundeliegen. Das reicht von falschen Eßgewohnheiten und ballaststoffarmer Nahrung bis zu psychosomatischen Faktoren. Wichtigste Droge ist der *Leinsamen*, der in einer guten arzneilichen Qualität mit einer Mindestquellzahl von 5 zur Anwendung kommen sollte. Besonders empfehlenswert sind die ▷ Linusit® Leinsamensorten, bei denen es sich um eine spezielle Leinsamenzüchtung mit hoher Quellzahl von 6–10 handelt. Als Fertigarzneimittel existiert ▷ Linusit® Creola Leinsamen (Fink). Stärker wirsame Quellmittel wie beispielsweise den *Flohsamen (Psyllii semen)* sollte man erst bei älteren Kindern und Jugendlichen verordnen. Braucht man bei einer mehr **akuten Obstipation** ein stärker und rasch wirkendes **Laxans**, so können neben salinischen Abführmitteln von den Anthranoid-Laxanzien am ehesten die *Faulbaumrinde (Frangulae cortex)* oder die *Kreuzdornbeeren (Rhamni cathartici fructus)* empfohlen werden. Man verordnet hier entweder einen ▶ Tee, beispielsweise 2 Teelöffel zerkleinerter Droge mit 1 Tasse kochendem Wasser übergießen und nach 10 Minuten durch ein Teesieb abseihen und dann abends, evtl. auch morgens 1–2 Tassen trinken, oder ein Fertigarzneimittel, beispielsweise ▷ Laxysat® mono Bürger Dragees (Ysat). Immer sollte man auch an die milde, gut verträgliche Wirkung des *Rhizinusöls* denken, das aber wegen seines Geschmacks von Kindern oft nicht gerne genommen wird.

2. Atemwegserkrankungen

Infekte der Atemwege kommen bei Kindern oft vor. Wie häufig wurde in der Vergangenheit viel zu schnell ein Antibiotikum verordnet, da Kinder bei entzündlichen Erkrankungen rasch mit Fieber reagieren, das doch nichts anderes zum Ausdruck bringt als die gesteigerte, immunologisch begründete Selbstheilungstätigkeit. Sicher müssen schwere bakterielle Infekte auch beim Kind antibiotisch behandelt werden, doch ist das Therapie letzter und nicht erster Wahl. Bei den meisten banalen und einfachen **Katarrhen** kommen wir ausgezeichnet mit Phytotherapeutika aus. Unter den Muzilaginosa ist der *Eibisch (Althaea officinalis)* besonders zu empfehlen. Sehr empfehlenswert für Kinder ist der ▶ Eibischsirup (Sirupus altheae). Aber auch der ▶ Tee aus der Eibischwurzel ist nützlich. Dabei wird 1 Teelöffel der Wurzeldroge mit einer Tasse kalten Wassers übergossen und 1–2 Stunden und nach häufigem Umrühren stehen gelassen. Dann abseihen und schwach anwärmen und mehrmals täglich 1 Tasse trinken.

Auch den *Spitzwegerich (Plantago lanceolata)* können wir empfehlen. Verwendet wird das ganze **Kraut, Plantaginis lanceolatae herba**, und auch hier ist ein ▶ Spitzwegerichsirup (Sirupus plantaginis) als Hustenmittel bei Kindern besonders beliebt. Empfehlen können wir auch den ▷ Kneipp®-Spitzwegerich-Pflanzensaft Hustentrost®, von dem mehrmals täglich 1 Tee- bis Eßlöffel verordnet wird, oder den ▷ Broncho-Sern® Sirup (Sertürner), 3mal täglich 1 Teelöffel. Den Huflattich werden wir wegen seines Gehalts an toxischen Pyrrolizidinalkaloiden beim kleineren Kind besser nicht verordnen. Sehr nützlich sind dagegen die praktischen und auch beliebten Lutschtabletten aus dem isländischen Moos, z. B. die Isla-Moos®-Pastillen (Engelhard).

Althaea officinalis
- ❊ **Althaeae radix**
- ® **Eibisch Sirup**

Plantago lanceolata
- ❊ **Plantaginis lanceolatae herba**
- ® **Kneipp®-Spitzwegerich-Pflanzensaft Hustentrost®**
- ® **Broncho-Sern® Sirup**

Lichen islandicus
- ® **Isla-Moos® Pastillen**

Primula veris
- ❊ **Primulae radix**

Soll die **Expektoration** besonders gefördert werden, steht die *Primelwurzel (Primulae radix)* an vorderster Stelle. Primelwurzeln enthalten Saponine neben Glykosiden und ätherischem Öl. Als ▶ Tee kombinieren wir mit Anis und Fenchel in folgender Weise:

Rp.	Rad. Primulae 20,0
	Fruct. Anisi
	Fruct. Foeniculi ad 50,0
M. f. spec. S.	2 Teelöffel auf 1 Tasse Wasser.

Bei älteren Kindern kann man auch die ▶ Primeltinktur, 4mal 10–20 Tropfen täglich, verordnen. Weitere Rezeptvorschläge finden sich in dem speziellen Kapitel (*s. S. 214–215*).

2.1 Krampfartiger Husten und Keuchhusten

Eine wichtige weitere Pflanzengruppe hat die Indikation **»krampfartiger Husten«**. Bei Keuchhusten wird dieses Symptom beim Kind zu einer eigenen nosologischen Einheit. An erster Stelle ist hier der *Thymian* zu nennen, von dem das Kraut verwendet wird **(Thymi herba)**. Eine ausführliche Darstellung mit Bezug auf Wirkung und Inhaltsstoffe findet sich in dem speziellen Kapitel (*s. S. 220*). Thymian kann als ▶ Tee verwendet werden oder wieder als ▶ Sirupus Thymi, der dann teelöffelweise gegeben wird. Thymian ist in einer fast unüberschaubaren Zahl von Fertigarzneimitteln enthalten, z. B. in den ▷ Thymian Curarina® Tropfen (Harras Curarina) oder im (Thymian) ▷Thymipin® N Hustensaft, auch in der für Kleinkinder sehr geeigneten Form als Zäpfchen.

Thymus vulgaris
- ❋ **Thymi herba**
- ® **Soledum® Hustensaft/Hustentropfen**
- ® **Thymian Curarina® Tropfen**
- ® **Melrosum Hustensirup Forte**
- ® **Thymipin® N Hustensaft, Zäpfchen**

Drosera rotundifolia
- ❋ **Droserae herba**
- ® **Makatussin® Saft und Tropfen**
- ® **Drosithym®-N Bürger Lösung**

Eryngium planum
- ❋ **Eryngii plani herba**

Hedera helix
- ❋ **Hederae helicis folium**
- ® **Prospan® Bronchial-Tropfen und Tabletten**
- ® **Bronchoforton® Saft und Tropfen**

Eine weitere Pflanze mit guter Wirkung bei krampfartigem Husten ist der *Sonnentau (Drosera rotundifolia)*. Verwendung findet das **Kraut, Droserae herba**. Ein empfehlenswertes Fertigarzneimittel ist Makatussin®, als -Saft Drosera zuckerfrei oder als -Tropfen Drosera (Roland) verordnet. Eine gute Kombination mit Thymiankraut und Primelwurzel als Fertigarzneimittel ist die ▷ Drosithym® N Bürger Lösung (Ysat), von der bei Kleinkindern und Säuglingen mehrfach täglich 1–2 Tropfen, bei älteren Kindern bis zu 10 Tropfen in der Einzeldosis empfohlen werden.

Auch eine andere fleischfressende Pflanze wird ähnlich dem Sonnentau als Keuchhustenmittel gebraucht, das zierliche *Fettkraut (Pinguicula vulgaris)*. Es wächst in tiefen Mooren und trägt auf einem dünnen Stengel eine einzige blaue Blüte mit kleinem Sporn. Die Blätter bilden eine Rosette; sie sind viel größer als beim Sonnentau, länglich-oval. Am Rande rollen sie sich um und sondern dort ein proteolytisches Ferment ab. *Christen* und *Gordoneff* fanden in Pinguicula vulgaris einen hocharomatischen Zimtsäureester (trans-Zimtsäure), der deutliche spasmolytische Eigenschaften aufweist. Sie sehen darin eine Erklärung für die Anwendung beim Keuchhusten: »Die Wirkung geht parallel mit dem aus Drosera isolierten Prinzip, welches sich ebenfalls durch spasmolytische Eigenschaften auszeichnete« (*1960*).

Der *Sumpfporst (Ledum palustre)*, der gleichfalls als Keuchhustenmittel hier und da angepriesen wird, ist gänzlich anders zu beurteilen. Er enthält eine kampferartige, durchdringend riechende Substanz. Von einer **wirklichen Wirkung** ist beim Keuchhusten **nichts bekannt**.

Die *Mannstreu (Eryngium planum)* ist eine nahe Verwandte der schönen Stranddistel. Sie ist allerdings wesentlich unscheinbarer als diese und wächst weit im Binnenland. Im Südosten Europas hat sie ihre Hauptverbreitung. Sie findet sich auch noch an den Ufern der Oder und der Weichsel, geht jedoch nicht weiter nach Westen. Sie ist trotz des auch ihr eigenen stacheligen Aussehens keine Distel, sondern gehört zu den Doldenblütlern. *Pater (1933)* machte zuerst auf Eryngium planum aufmerksam. Er hatte festgestellt, daß sie in Siebenbürgen als ein altes **Volksmittel** gegen

Keuchhusten gilt. Nachprüfungen, die er anstellte und die von anderen bestätigt wurden, zeigten, daß der Pflanze in der Tat eine beruhigende, husten- und krampfmindernde Wirkung bei keuchhustenkranken Kindern zukommt. Da sie sich leicht kultivieren läßt, ist man vom Sammeln unabhängig.

Gebraucht wird das ganze Kraut, **Eryngii plani herba**. Aus 1 Teelöffel auf 1 Tasse Wasser bereitet man einen ▶ Tee durch kurzes Überbrühen und Ziehenlassen für 15 Minuten. Davon werden 2–3 Tassen täglich getrunken.

Durch die zuverlässige und gute Wirksamkeit von Thymian und Sonnenkraut ist Eryngium heute wieder in den Hintergrund getreten und wird kaum noch verordnet.

Als letztes sei hier der *Efeu (Hedera helix)* erwähnt. Efeublätter enthalten Saponine und Glykoside. Es wird ihnen neben dem **spasmolytischen** auch ein **sekretolytischer** und leicht **sedativer** Effekt zugesprochen. Hier sind als Fertigarzneimittel die ▷ Prospan® Bronchial-Tropfen (Engelhard) sehr zu empfehlen, 3- bis 5mal täglich 5–20 Tropfen je nach Intensität des Hustens und Alter des Kindes. Die Verträglichkeit ist gut. ▷ Prospan® läßt sich auch für ▶ Inhalationen verwenden, wobei 20 Tropfen mit Wasser (am besten Aqua dest.) im Verhältnis 1:5 verdünnt und dann mehrfach täglich inhaliert werden.

3. Erkältungskrankheiten

Ganz besonders verwiesen sei hier noch auf das Kapitel »Grippe und Erkältungskrankheiten« und die dort dargestellten Pflanzen (s. S. 236f.). Besonders auf den *Lindenblüten-* oder den *Holunderblütentee* sei verwiesen, auch auf das *Mädesüß (Filipendula ulmaria)*, eine heimatliche weißblühende Pflanze feuchter Wiesen, der durch ihren Salicylgehalt leicht fiebersenkende Wirkungen zugeschrieben werden. Sie wird unter dem Drogennamen **Spireae ulmariae flos/-herba** gebraucht und ist in der Deutschen Arzneitaxe genannt. Man kann Mädesüß in ▶ Kombination mit Lindenblüten als Tee verordnen, wobei wegen der **diaphoretischen** Wirkung der Tee möglichst heiß und in diesem Fall auch reichlich getrunken werden muß. *Schilcher* empfiehlt folgende Zusammensetzung:

Rp. Tiliae flos.conc. 70,0
Spireae flos.conc. 10,0
Menthae pip.fol.conc. 15,0
Aurantii pericarp.conc. 5,0

Zur ▶ Teeaufbereitung wird 1 Eßlöffel mit 150 ml kochendem Wasser überbrüht und dann 10 Minuten lang ziehen gelassen und möglichst heiß getrunken.

Eine unterstützende Wirkung bei höherem Fieber sind auch die bekannten feucht-kalten ▶ Wadenwickel, deren Wirkung dadurch erhöht werden kann, daß man in das Wasser den Saft einer ausgepreßten **Zitrone** gibt.

Tilia cordata, Tilia platyphyllos
❋ **Tiliae flos**

Sambucus nigra
❋ **Sambuci flos**

Filipendula ulmaria
❋ **Spireae flos et herba**

Echinacea purpurea
❋ **Echinaceae purpureae herba**
® **Echinacin® Tropfen und Instant-Tee**
® **Esberitox® Monotabletten und -Tropfen**
® **Imunopret® Tabletten und Tropfen**

Zur unterstützenden Behandlung von Infektions- und Erkältungskrankheiten ist vor allem neben *Thuja* und *Eupatorium Echinacea purpurea*, der Purpurfarbene Sonnenhut, zu nennen. Im speziellen Kapitel (*s. S. 239*) finden sich die vielfältigen Kenntnisse, die wir über seine immunogene Wirkung haben. Bei besonders infektanfälligen Kindern kann Echinacea auch präventiv angewendet werden, indem man solche Kinder je nach Alter morgens täglich 20–50 Tropfen eines Fertigarzneimittels, z. B. Echinacin® Madaus Liquidum (Madaus), als Bolus in etwas Wasser über mehrere Wochen, ja Monate nehmen läßt.

4. Krankheiten der Nieren und der Harnwege

Hier sind keine für die Kinder besonderen Darstellungen nötig. In dem speziellen Kapitel sind die vielfältigen Möglichkeiten beschrieben (*s. S. 245 f.*). Besonders sei auf die Ausführungen zum Bettnässen und zur Behandlung der meist psychosomatisch verursachten Reizblase verwiesen (*s. S. 261*). Bei den »Nierentees«, die ja im Gegensatz zu vielen anderen therapeutischen Teeverordnungen oft in größerer Menge getrunken werden müssen, sollte man unbedingt auf das Süßen mit Zucker verzichten. Wenn der Tee von dem Kind geschmacklich nicht akzeptiert wird, kann man ihn durch die Zugabe von ein wenig Honig auch für das Kind annehmbar machen.

5. Pflanzliche Sedativa

Ganz besonders eindringlich soll auf die segensreichen Wirkungen pflanzlicher Sedativa für die Behandlung bei Kindern verwiesen werden. Hat man mit ihnen einige Erfahrungen gemacht, wird man in der Kinderheilkunde überwiegend auf synthetische Psychopharmaka mit ihren doch großen Nachteilen verzichten können.

An erster Stelle soll hier für Kinder im Gegensatz zum Erwachsenenalter nicht der Baldrian stehen, sondern die *Passionsblume* und die *Melisse*. Letztere wurde schon bei den Krankheiten der Verdauungsorgane genannt. Sie hat drei bevorzugte Anwendungsgebiete: das nervöse Herz, den nervösen Magen und Einschlafstörungen. Daher wird man die Melisse vor allem dann anwenden, wenn das Einschlafen durch unangenehme und ängstliche **Herzsensationen** oder **Bauchbeschwerden** gestört ist. Verwendet werden die **Blätter, Melissae folium**. Sie wirken **beruhigend, krampfstillend** und **karminativ**. Am besten verordnet man einen ▶ Melissentee, z. B. nach dem Abendessen und dann unmittelbar vor dem Schlafengehen, gut warm und mit etwas Honig gesüßt. Stehen die Magenbeschwerden im Vordergrund, kann man eine ▶ Kombination mit einer kleinen Dosis Pfefferminzblätter verwenden. Man gibt 1–2 Teelöffel auf eine Tasse Wasser, übergießt mit kochendem Wasser und läßt 15 Minuten ziehen, seiht schließlich ab. Auch ▶ Spiritus Melissae kann genannt werden, er gilt als mildes Schlafförderungsmittel.

Die *Passionsblume (Passiflora incarnata)* wird als Kraut, **Passiflorae herba**, gebraucht. Die wirksame Substanz ist ein Alkaloid. Die Passionsblume kann als gutes Tagessedativum für das unruhige, nervöse Kind verwendet werden, vereinfacht auch als ▷ Passiflora Curarina® Tropfen (Harras-Curarina). Bei älteren Kindern ist ein Kombinationspräparat aus Passionsblumenkrautextrakt und Baldrianwurzelextrakt sehr zu empfehlen: ▷ Biral® forte Dragees (Madaus) oder ▷ Dormo-Sern® Sirup (Sertürner). Man verordnet bis zu 3mal 3 Dragees täglich bzw. 2mal 1–2 Teelöffel Sirup. Sehr hilfreich für Schlafstörungen ist auch das abendliche ▶ Vollbad mit *Lavendelblüten*, z. B. als Fertigpräparat Lavendelmilch (Weleda). Schließlich sei auf den *Kalifornischen Mohn (Eschscholtzia californica)*, verwiesen, dessen **Kraut** Alkaloide vom Typ der Isochinoline enthält, zu denen auch Papaverin und Narcotin gehören. Hinzu kommen noch Flavonglykoside. Man gibt sie bei kindlicher Neuropathie und auch bei Enuresis nocturna, entweder als ▶ Tee oder in dem bewährten Kombinationspräparat ▷ Requiesan® Tropfen (Klein), mehrmals täglich 10–15 Tropfen.

Passiflora incarnata
❊ **Passiflorae herba**
® **Passiflora Curarina® Tropfen**
div. Kombinationspräparate

Melissa officinalis
❊ **Melissae folium**

Eschscholtzia californica
❊ **Eschscholtziae herba**
® **Requiesan® Tropfen**

Ob bei besonders ausgeprägter vegetativer Symptomatik der hier absolut zu bevorzugende *Rauschpfeffer (Piper methysticum)* oder Kava-Kava bei Kindern verordnet werden kann, bedarf wohl noch sorgfältiger praktischer Erfahrungen. Immerhin heißt die Droge nicht umsonst Rauschpfeffer und ist als Rauschmittel in seiner Heimat bei den Bewohnern der Südsee gut bekannt. Man wird wohl bei sehr kleinen Kindern eher zurückhaltend mit der Verordnung sein, dagegen dürfte er bei Jugendlichen ebenso hilfreich sein wie für die Erwachsenen beschrieben (*s. S. 309f.*).

6. Phytotherapeutika zur äußeren Anwendung

Auch hier sei die *Kamille* an erster Stelle genannt. Bei allen entzündlichen Formen von Dermatitiden ist sie das Mittel erster Wahl. Bei starker Ekzematisierung kann sie als feuchte ▶ Aufschläge nach Aufkochung verwendet werden, üblichermaßen wird man Fertigpräparate als Salben oder Linimente verwenden (*s. S. 329f.*). Bei schon purulenter Dermatitis, z. B. der Windeldermatitis, ist *Calendula* der Kamille noch überlegen. Man verwendet ▶ Calendula-Essenz (z. B. Weleda) oder ▶ Calendula-Öl und wird immer neu erstaunt feststellen, wie außerordentlich rasch die das Kind oft so quälende Symptomatik abklingt. In der Heilungsphase kann dann mit Kamille nachgearbeitet werden.

Hierher gehört auch das *Stiefmütterchenkraut (Violae tricoloris herba)*, dessen wäßrige Auszüge reizlindernd wirken und zu Waschungen, Umschlägen oder auch Sitzbädern verwendet werden können.

Bei Prellungen, Hämatomen, Stauchungen sind *Arnikablüten* Mittel der Wahl. Man verwendet ▶ Arnika-Tinktur oder ▶ Arnika-Essenz (z. B. Weleda) und macht feucht-kalte ▶ Auf- oder Umschläge. Dann wird man die außerordentlich rasche, vor allem primär schmerzlindernde Wirkung immer wieder erleben. Empfehlenswert sind weiterhin *Schafgarbe* und *Perubalsam*. Einzelheiten finden sich in den speziellen Kapiteln (*s. S. 346*).

Eine besondere Indikation hat das (der ölige Auszug aus Hyperici herba) bei. Es wird wegen seiner schönen Farbe auch als Rotöl bezeichnet. Vor seiner Anwendung wird als Sofortmaßnahme der verbrannte oder verbrühte Körperteil durch Eintauchen oder Übergießen mit kaltem Wasser vorbehandelt, ehe das Rotöl in sterilem Mull getränkt auf die Verbrennungsflächen aufgelegt wird. Dieser ▶ Ölverband soll nach rund 10 Stunden erneuert werden (*Schilcher*). Persönlich bestehen allerbeste Erfahrungen mit dem Fertigarzneimittel ▷ Combudoron® Flüssigkeit (Weleda), einer Kombination von *Arnika* und *Brennessel*. Hier können ▶ Teilbäder oder feuchte ▶ Auflagen sofort mit dem Wirkstoff erfolgen. Sie führen zur außerordentlich raschen Schmerzlinderung und zugleich sehr guten Abheilungen. Für die Nachbehandlung gibt es ▷ Combudoron® Gelee. Combudoron ist ebenso wie Johanniskrautöl sehr geeignet zur Behandlung.

Auf die gute Wirkung eines standardisierten *Melissenblätterextrakt*-Präparats, der ▷ Lomaherpan® Salbe (Lomapharm) beim Herpes simplex sei auch an dieser Stelle hingewiesen.

Matricaria recutita
❊ **Matricariae flos**

Calendula officinalis
❊ **Calendulae flos**
® **Calendula-Essenz Weleda**
® **Calendula-Öl Weleda**

Viola tricolor
❊ **Violae tricoloris herba**

Arnica montana
❊ **Arnicae flos**
® **Arnika-Tinktur**
® **Arnika-Essenz Weleda**

Hypericum perforatum
❊ **Oleum Hyperici**
® **div. Kombinationspräparate**

Melissa officinalis
❊ **Melissae folium**
Oleum Melissae
® **Lomaherpan®Salbe**

Rosmarinus officinalis
❊ **Rosmarini folium**
Oleum Rosmarini

Lavandula angustifolia
❊ **Lavandulae flos**
Oleum Lavandulae

Bleibt noch der Hinweis auf die vielfältigen Möglichkeiten *ätherischer Öle*, die als Balsame, Linimente und auch Inhalate Anwendung finden. In eine normale Teezubereitung gehen nur wenig ätherische Öle über, sie brauchen lipophile Extraktionsverfahren und werden dann meist in reiner Form angeboten. Besonders erwähnenswert ist die **anregende, kreislaufstabilisierende** Wirkung von *Rosmarin*, die **beruhigende** Wirkung von *Melisse* und *Lavendel*, die **antineuralgische-** Wirkung der *Pinus*arten.

Auf eine besondere Verordnungsart sei zum Schluß noch hingewiesen, das ▶ Öldispersionsbad nach Junge. Dazu benötigt man eine kleine apparative Vorrichtung, die an jeden Wasserzulauf, z. B. der Handbrause leicht zu montieren ist, und in die das ätherische Öl gegeben wird. Durch seine besondere Konstruktion wird das Öl nun in allerfeinster Verteilung in das Badewasser gemischt und bildet nicht nur einen Ölfilm auf der Oberfläche. Bei der Ganzkörperanwendung ätherischer Öle ist diese Verordnungsweise aus unserer langjährigen Erfahrung unübertroffen (*Bestelladresse: W. Junge, Michelbusch 39, D-73102 Birenbach, Tel.: 0 71 61/5 17 04*).

1. Schilcher, H.: Phytotherapie in der Kinderheilkunde. Wissenschaftl. Verlagsges., Stuttgart 1991

Phyto-Onkologie

Es muß gleich und unzweideutig vorangestellt werden: Es gibt **keine** Phytotherapeutika, mit denen die Krebskrankheit so behandelt werden könnte, daß es zu **gesicherter Tumorrückbildung** oder gar **Ausheilung** der Krankheit käme. Die Situation ist ähnlich der, die schon für die Analgetika beschrieben wurde. In der Onkologie besteht bis heute eine therapeutische Lücke der Phytotherapie. Und doch hat man immer wieder auch nach Krebsheilmitteln aus der Pflanze gesucht. Bekanntestes Beispiel ist die Mistel, die allerdings nicht in der Phytotherapie als Krebsheilmittel bekannt wurde, sondern in der Anthroposophischen Medizin. Es war *Rudolf Steiner*, der Begründer der Anthroposophie, der als erster auf die Möglichkeit hinwies, mit Spezialpräparaten aus der Mistel die Krebskrankheit zu behandeln. Aus der Sicht der naturwissenschaftlichen Medizin gilt diese Behandlungsmethode immer noch als umstritten.

Bestimmte Pflanzen bzw. aus diesen isolierte Wirkstoffe wurden in die zytostatische Therapie übernommen, zum Beispiel die Vinca-Alkaloide Vinblastin und Vincristin. Im Gegensatz zu Podophyllin oder Colchicin sind sie auch heute noch wesentliche Bestandteile der Polychemotherapie. Neuester Vertreter einer Pflanze, die Ausgangspunkt für ein Krebsheilmittel wurde, ist die pazifische Eibe (Taxus revifolia) und das aus ihr durch Extraktion gewonnene Taxol.

Unter diesen Voraussetzungen können Pflanzen und Pflanzenstoffe, die in der Onkologie Verwendung finden, in zwei Kategorien eingeteilt werden:

1. Pflanzeninhaltsstoffe mit **gesicherter zytostatischer** Wirkung: Vinca-Alkaloide und Taxol, in der Vergangenheit Podophyllum und Colchicum, schließlich Zytostatika aus niederen Pflanzen, zu denen einige Antibiotika gehören wie Daunorubicin, Mitomycin C, Bleomycin und Mithramycin.
2. Pflanzliche Krebsmittel, denen eine **adjuvante** Wirksamkeit bei der Tumortherapie zugestanden wird: Mistel, Rote Bete, Echinacea, Eupatorium cannabinum, »Lymphsalbe«.

Grundsätzlich darf es nicht verwundern, daß gegenüber einer Krankheit »kein Kraut gewachsen« ist, über deren Ursache wir immer noch so wenig wissen (wenn wir auch viele theoretische Vorstellungen zu ihrer Pathogenese haben). Ausdrücklich soll die aus der Anthroposophischen Medizin stammende Misteltherapie hier ausgenommen werden, da sie einer umfassenderen, ganzheitlichen Sicht auf die Krebskrankheit und ihrer Therapie entstammt. Es wird, gerade nach dem Erfolg mit Taxol, sicher die Suche nach Pflanzeninhaltsstoffen, die sich zur Krebstherapie als geeignet erweisen, intensiv weitergehen. Es werden sicher auch neue Entdeckungen in dieser Richtung gemacht werden. Und dennoch bleibt zu bezweifeln, daß auf diesem Wege grundsätzlich neue Therapiekonzepte entstehen können.

Onko-Phytotherapeutika

- ***Vinca rosea***
- ***Weißbeerige Mistel, Viscum album***
- ***Pazifische Eibe, Taxus brevifolia***
- ***Purpurfarbener Sonnenhut, Echinacea purpurea***

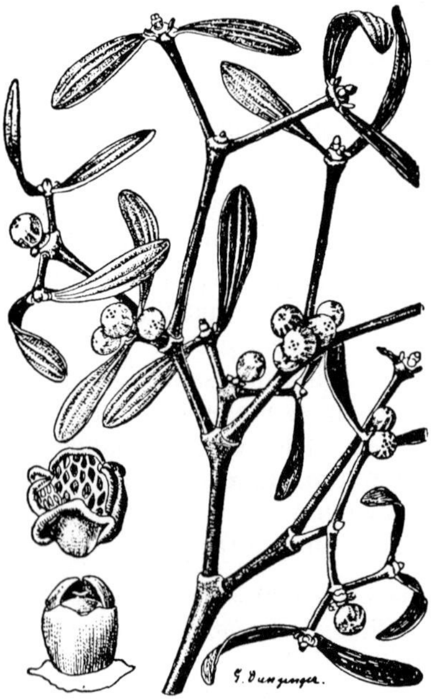

Mistel, Viscum album

Pflanzen zur Behandlung

Vinca rosea

Zu den Phytotherapeutika mit gesicherter antitumoröser Wirkung gehören die Alkaloide von Vinca rosea, hauptsächlich **Vincristin** und **Vinblastin**. Nach der neuen botanischen Nomenklatur wird die Pflanze als Catharanthus roseus bezeichnet. Sie gehört zur Familie der Apocynaceae, der Hundsgiftgewächse, die eine ganze Reihe von Arzneipflanzen liefert wie die Rauwolfia und den Amerikanischen Hanf (Apocynum cannabinum). In Mittelamerika, in Brasilien, Südafrika und Indonesien wächst Vinca rosea wild; inzwischen wird sie auch in verschiedenen Ländern, insbesondere in Nordamerika und auf dem Balkan, kultiviert. Sie enthält in Blättern und Wurzeln mehr als 60 Alkaloide. Schon immer wurde sie in der **Volksmedizin** der tropischen und subtropischen Länder als Heilmittel gebraucht, vor allem bei Stoffwechselleiden wie dem Diabetes. Die Alkaloide Vinblastin und Vincristin haben heute als Zytostatika ihren gesicherten Platz in der Karzinomtherapie. Sie blockieren im wesentlichen die Mitose in der Metaphase. Beide gehören aber per definitionem **nicht** zu den Phytotherapeutika.

Podophyllum peltatum, Fußblatt

Fußblatt gehört zu der Familie der Berberitzengewächse und stammt aus dem Süden der USA (Texas, Mississippi). Sie war vor allem als stark wirkendes Laxans bekannt, wobei die laxierende Wirkung auf dem Harz beruht, das aus dem Wurzelstock der Pflanze, **Podophylli rhizoma, -resina**, gewonnen wird.

Ebenso wie Podophyllum peltatum wirkt auch das aus Indien stammende Rhizom von *Podophyllum emodi* als drastisches Abführmittel. Diese Indikation ist heute aber obsolet. Beide Podophyllumarten erwiesen sich eine zeitlang als brauchbare Zytostatika, vor allem beim Ovarialkarzinom. Als häufige Nebenwirkungen werden Leukopenien, Haarausfall, Erytheme, gastrointestinale und orthostatische Dysfunktionen beschrieben.

Hinweis In der praktischen Anwendung spielt Podophyllum heute keine Rolle mehr. Auf eine besondere und interessante Anwendung von Podophyllin sei allerdings noch hingewiesen: Das Harz aus dem Wurzelstock kann zur äußeren Anwendung bei **Condylomata acuminata** dienen. Die behandelte Hautfläche sollte wegen der toxischen Wirkungen 25 cm^2 nicht überschreiten. Die in der Droge enthaltenen Podophyllotoxine wirken antimitotisch. Eine Anwendung während einer Schwangerschaft ist kontraindiziert.

Colchicin

Colchicin, das Alkaloid aus den Samen der Herbstzeitlose (Colchicum autumnale), ist uns als Gichtmittel wohlbekannt. Es gilt auch heute noch als eines der besten Medikamente zur schnellen Schmerzbefreiung beim akuten Gichtanfall, etwa in der Großzehe (Podagra). Trotz Kortikoiden und moderner chemischer Antiphlogistika hat es seinen Ruf behalten. Die Wirkung ist so sicher und deutlich, daß man ein gutes Ansprechen als eine Diagnose ex juvantibus bezeichnet *(s. S. 282)*.

Hinweis Als Zytostatikum wurde Colchicin beim Blastenschub einer chronischen Myelose verwandt. Wegen der toxischen Nebenwirkungen wird Colchicin in der Polychemotherapie **nicht mehr** verwendet.

Viscum album, Weißbeerige Mistel

Obwohl die Weißbeerige Mistel schon sehr lange als Heilmittel Verwendung fand, war die Indikation einer Tumortherapie nicht bekannt, bevor der Begründer der Anthroposophie, *Rudolf Steiner*, den Halbschmarotzer, der auf verschiedenen Laub- und Nadelbäumen wächst, für dieses Anwendungsgebiet als spezifisch wirksam bezeichnete. Seit 1917 gibt es aus der Anthroposophischen Medizin und Pharmazie stammende Mistelpräparate, die nach einem speziellen Herstellungsverfahren entwickelt wurden und bei Krebserkrankungen eingesetzt werden. Am bekanntesten wurde ▷ Iscador® (Weleda), über das heute eine umfangreiche Literatur existiert.

Die verschiedenen Iscadorpräparate unterscheiden sich durch den jeweiligen Wirtsbaum und eventuelle potenzierte Metallsalzzusätze. Ihre differenzierte Indikation für die verschiedenen Tumorarten entstammen der Anthroposophischen Methode in der Medizin. Mittlerweile wurden weitere nach dieser Methode hergestellte Mistelpräparate entwickelt, neben ▷ Iscador® (Weleda) noch ▷ Helixor® (Helixor), ▷ Abnobaviscum® (Abnoba), ▷ Iscucin® (Wala) und ▷ Vysorel® (Novipharm). Bei allen handelt es sich um Injektionspräparate, die entweder subkutan, intramuskulär oder auch in Form von Kurzinfusionen angewendet werden. Keines dieser Präparate kann im engeren Sinne als Phytotherapeutikum bezeichnet werden.

Die Mistel als Phytotherapeutikum vertreten zwei Extraktpräparate, ▷ Plenosol® (Madaus) und ▷ Eurixor® (medisculab). Letzteres stammt vom Plenosol, wurde aber auf den Gehalt von Mistellektin-1 standardisiert, da eine Zeitlang vermutet wurde, daß dieses Lektin der wirksamkeitsbestimmende Inhaltsstoff sei. Inzwischen steht fest, daß diese Annahme falsch ist.

Plenosol wurde bis in die 50er Jahre als Adjuvans bei fortgeschrittenen Tumorstadien eingesetzt, z. T. mit sehr guten Ergebnissen der Verbesserung der Lebensqualität. Heute wird Plenosol praktisch nur noch zur lokalen Injektionstherapie bei Arthrosen angewandt.

Nach den Ergebnissen der modernen immunologischen Forschung muß aus naturwissenschaftlicher Sicht die Mistel als ein Heilmittel bezeichnet werden, das die körpereigene Abwehr dahingehend stimuliert, die Tumorbildung einzugrenzen und gegebenenfalls zum Stillstand zu bringen. Daß dieses grundsätzlich möglich ist, ist in zahlreichen, auch modernen Ansprüchen genügenden klinischen Untersuchungen bewiesen worden (*Leroi, 1987*). Daß die Misteltherapie dabei umso erfolgreicher ist, je kleiner die Tumormasse ist, kann nicht verwundern. Insofern wird sie immer – so weit das möglich ist – in Kombination mit der operativen Entfernung des Tumors oder der Tumoren Anwendung finden. Auch dürfte die Misteltherapie gerade bei solchen Kranken außerordentlich hilfreich sein, bei denen der Primärtumor im Gesunden entfernt werden konnte und bei denen sich aus den histologischen Kriterien des Tumors keine eindeutige Indikation für eine Chemotherapie oder Radiotherapie ergibt. Letztendlich soll nicht unerwähnt bleiben, daß eine erfolgreiche Misteltherapie **beträchtliche ärztliche Erfahrung** voraussetzt, insbesondere betreffs der Wirtsbaumwahl, der jeweils gewählten Dosierung und der Häufigkeit und Rhythmik der Injektionen. Viele scheinbar enttäuschende Ergebnisse liegen in erster Linie daran, daß diese Voraussetzungen nicht erfüllt waren.

Taxus brevifolia, Pazifische Eibe

Als den größten Fortschritt der letzten 20 Jahre hat das Amerikanische Nationale Krebsinstitut die Entdeckung von **Taxol** für die Tumortherapie bezeichnet. 1964 entdeckte man, daß ein Extrakt aus der Rinde der Pazifischen Eibe, einer immergrünen Spezies, die vorwiegend im Nordwesten Kanadas und der Vereinigten Staaten zu finden ist, toxisch auf murine Leukämiezellen wirkt. Bereits ein Jahr später wurde das aktive Wirkprinzip, das Taxol identifiziert, dessen Isolierung in reiner Form 1969 gelang. Bei dem als Paclitaxel bezeichneten Wirkstoff handelt es sich um ein komplexes Diterpen, dessen Grundgerüst aus einem Taxanring besteht und das einen viergliedrigen Oxytanring und eine Esther-Seitenkette in Position C13 enthält. Ein Problem liegt darin, daß die Konzentration von Paclitaxel in der Rinde außerordentlich gering ist. Ein Kilogramm Rinde enthält nur etwa 100 mg Substanz. Es ist unmöglich, den Wirkstoff in ausreichender Menge direkt aus der Natur zu gewinnen. Zu gering ist – wie gesagt – sein Gehalt in der Rinde, zu langsam wächst die Pazifische Eibe, und ein Entfernen eines großen Anteils der Rinde führt zu ihrem Absterben. Insofern wird mit großem Nachdruck daran gearbeitet, alternative Produktionswege zu erschließen, gegebenenfalls einer synthetischen, gentechnischen Herstellung. Zur Zeit wird der Bedarf durch einen halbsynthetischen Herstellungsweg gedeckt. Hierzu wird 10-Deacetylbaccatin III benötigt, eine Verbindung, die aus den Nadeln und Zweigen verschiedener, auch europäischer Spezies der

Eiben isoliert werden kann und deren Konzentration 10mal höher ist als die von Taxol in der Rinde. Diese Eiben können auch kultiviert werden und so ist im Augenblick das Problem auf diesem Wege gelöst worden, da die Vollsynthese von Taxol sicher noch Jahre auf sich warten lassen wird.

Es kann als gesichert gelten, das Taxol bei verschiedenen Tumorarten erstaunlich gute Ergebnisse erzielt, beispielsweise beim **Ovarialkarzinom**, aber auch beim **Brustkrebs** und bei nicht-kleinzelligen **Lungenkarzinomen**. Auch Tumoren im Kopf- und Halsbereich scheinen auf Taxol anzusprechen. Die experimentelle und die klinische Forschung ist in vollem Gange und es wird wohl noch Jahre dauern, bis man die gesamten Möglichkeiten dieses neuen Arzneimittels richtig einschätzen kann. Aufgrund seines Wirkmechanismus wird Paclitaxel als Prototyp einer neuen Klasse von Zytostatika angesehen. Es blockiert ähnlich wie beispielsweise Colchicin, Vincristin oder Vinblastin die Zellteilung, indem es die Ausbildung des funktionsfähigen Spindelapparats verhindert. Doch unterscheidet es sich durch seinen Angriffsort wesentlich von den anderen genannten pflanzlichen Zytostatika. Paclitaxel bindet reversibel und mit hoher Affinität an Mikrotubuli-Dimere. Das hat zur Folge, daß die Polymerisation von Tubulin zu »stabilen« Mikrotubuli auch ohne die sonst essentiellen Kofaktoren verstärkt stattfindet. Auf diese Weise führt Paclitaxel zu einer Reorganisation der Mikrotubuli im Zytoskelett, die in Gewebekulturen wachsender Zellen als parallele Strukturen sehr stabiler Bündel von Mikrotubuli in Erscheinung treten. Doch muß erwähnt werden, daß Taxol eine echte zytostatische Wirkung entfaltet und insofern auch zu **erheblichen Nebenwirkungen** führt. Die Knochenmarksuppression ist dabei der wichtigste dosislimitierende Faktor. Weitere unerwünschte Wirkungen sind Bradykardien, periphere Neuropathien, transiente Myalgien und der obligate Haarausfall, der jedoch reversibel ist. Auch kommt es zu Übelkeit, Erbrechen, Diarrhö und Mukositis.

Beta vulgaris var. conditiva, Rote Bete

Der Saft der Roten Bete ist ein umstrittenes Krebsmittel. Es handelt sich um eine Kulturform der gewöhnlichen Rübe, die den roten Farbstoff Betanin enthält, nicht zu verwechseln mit dem süßen Betain (Trimethylaminoessigsäure) aus der nahe verwandten Zuckerrübe (Beta vulgaris var. altissima). Ein Saft aus der Roten Bete wurde von dem ungarischen Krebsforscher *Ferenczi* als Krebsmittel empfohlen. Im Tierversuch konnte eine längere Lebensdauer bei Ratten festgestellt werden, die Rote Bete erhielten. Die wirksame Substanz soll der Anthocyanfarbstoff sein, der in seinem chemischen Aufbau demjenigen des Rotweins ähnlich ist, von dem dann auch gleichartige Effekte von *Ferenczi* beschrieben wurden. Notwendig sei die ununterbrochene, regelmäßige tägliche Verabfolgung einer Menge des Anthocyanfarbstoffes, die in 1 Liter Rote-Bete-Saft enthalten ist, d. h., es soll täglich mindestens 1 Liter des Saftes getrunken werden. Dies soll wenigstens zwei bis drei Monate lang fortgesetzt werden.

Hinweis Als ein echtes Antitumormittel können die Rote-Bete-Säfte sicherlich nicht angesehen werden. Inwieweit sie allgemein roborierend wirken, dadurch den Allgemeinzustand zeitweilig bessern und die Lebensqualität steigern, sei dahingestellt. Es wurde auch berichtet, daß bei gleichzeitiger Verabfolgung von Roten Rüben Röntgenbestrahlungen und Zytostatika besser vertragen werden.

Echinacea purpurea, purpurfarbener Sonnenhut

Echinacea pupurea wurde schon ausführlich dargestellt (*s. S. 239*). Durch seine immunogene Wirkung, insbesondere die **Stimulation der natürlichen Abwehr** und der auch nachgewiesenen vermehrten Interferonproduktion kann als Arbeitshypothese aufgestellt werden, daß Echinacea zur **adjuvanten** Therapie bei Tumorkranken geeignet ist. Zumindest sollte untersucht werden, inwieweit durch dieses gut verträgliche Mittel die Stabilisierung der Abwehrkräfte, damit auch die Verbesserung des Allgemeinbefindens und die gesteigerte Infektabwehr ein Beitrag zur verbesserten allgemeinen Lebensqualität ist. Eine direkte Anti-Tumorwirkung darf man nicht erwarten.

1. Fintelmann, V.: Krebssprechstunde. Urachhaus, Stuttgart 1994
2. Franz, G.: Phytotherapie in der Tumorbehandlung. Dtsch. Apoth.-Ztg 130 (1990)1443–1450
3. Holleb, A. I. (Hrsg.): Das Krebsbuch. Rowohlt, Reinbek 1990
4. Kiene, H.: Klinische Studien zur Misteltherapie karzinomatöser Erkrankungen. Therapeutikon 3 (1989) 347–353
5. Leroi, R., Hrsg.: Misteltherapie. Freies Geistesleben, Stuttgart 1987
6. Luther, P., Becker, H.: Die Mistel: Botanik, Lektine, medizinische Anwendung. Springer, Berlin 1987
7. Nagel, G. A.: Schulmedizin – Alternative Verfahren. Klinikarzt 10 (1994) 435–438
8. Silchenmeyer, J., v. Hoff, D.: Taxol: a new and effective and anticancer drug. Anti-cancer Drugs 2 (1991) 519–530
9. Wagner, R. (Hrsg.): Immunologie und Krebskrankheit. Urachhaus, Stuttgart 1993
10. Wrba, H. (Hrsg.): Kombinierte Tumortherapie. Hippokrates, Stuttgart 1990

C

Dieses Lehrbuch der Phytotherapie will ein langfristiger Begleiter des Arztes und Therapeuten sein. Es möchte ihm immer mehr die Bekanntschaft mit Heilpflanzen, ihren Möglichkeiten und Grenzen vermitteln und sein Wissen über die Phytotherapie als unverzichtbaren Bestandteil einer umfassenden Pharmakotherapie ständig vermehren. Das setzt ein kontinuierliches Studium dieses Buches und seiner umfangreichen Kapitel voraus, im Einzelfall besonderer Fragen auch das Hinzuziehen weiterer Literatur, auf die im Buch hingewiesen wird. Kurz – mit diesem Buch muß der Leser leben, es immer wieder neu zur Hand nehmen und sich einer Pflanze begegnend nähern, auch einmal einfach nachschlagen, um sein Wissen aufzufrischen.
Doch ist die alltägliche Situation der Praxis eine andere: Ein Patient mit einem bestimmten Beschwerdebild oder Diagnose

Für den eiligen Leser

Indikationen
Heilpflanzen

sitzt einem gegenüber, man sucht sofort nach einer optimalen Verordnung, z. B. eines Phytopharmakons oder auch einer eigenständigen Rezeptur. Jetzt muß rasch die entsprechende Indikation aufgeschlagen werden können und dort der entsprechende Hinweis zu finden sein. So ist dieses Anhangskapitel gedacht:

Unter der Indikation, z. B. »Fettstoffwechselstörungen«, findet der Leser die hierfür typisch verwendeten Pflanzen, ihre empfehlenswerten Zubereitungsformen und beispielhafte Rezepturen. Vor allem aber werden auch Handelspräparate genannt, die nun keineswegs vollständig aufgeführt werden, sondern als persönliche Empfehlung des Autors aus seiner eigenen ärztlichen Erfahrung und seinem persönlichen Umgang mit ihnen weitergegeben werden. Um die Möglichkeit zu schaffen, alle in dem Buch für die aufgesuchte Indikation angeführten Handelspräparate zu überblicken, wird ein Verweis auf die entsprechende Seite gegeben.

Der Autor lebt natürlich mit dem Wunsch, daß das **ganze** Buch ständiger Begleiter seines Besitzers wird und ihm auch in seiner Ausführlichkeit Helfer ist, weiß aber aus eigener Praxis, daß ein kürzeres Kompendium als tägliche Hilfe eine unschätzbare Ergänzung bildet.

Abkürzungen für die Rezepturanweisungen

Abkürzung	bedeutet	Rezepturanweisung
Rp.	Recipe!	Einleitende Formel bei jeder ärztlichen Rezeptanfertigung
āā	ana partes aequales	Zu gleichen Teilen (bei mehreren Bestandteilen)
M. f.	misce fiat!	Mische und mache daraus... (die Arzneiform) z. B. spec. = species = Tee pulv. = pulvis = Pulver pil. = pillulae = Pillen ungt. = unguentum = Salbe supp. = suppositorii = Zäpfchen
D. S.	Da! Signa!	Gib (dem Patienten), Kennzeichne (die Arznei) Dosieranweisung
D. ad scat.	Da ad scatulam	Gib es (z. B. Pulver) in eine Schachtel
tal. Dosis Nr...		Teile in Einzeldosen

A

▷ Äußerliche Heilpflanzenanwendungen, Packungen, Einreibungen

Pflanzen zur Behandlung

Heublumen, Flores Graminis

Zubereitungsformen

Packung
Bad
Heusack: Man füllt einen flachen Leinenbeutel etwa 2 bis 3 Finger hoch mit Heublumen und übergießt ihn in einem Topf mit kochendem Wasser. Dann läßt man 10 Minuten unter Bedekkung des Topfes ziehen. Nun ist der Heublumensack fertig. Er wird vorsichtig ausgedrückt und dann so heiß wie möglich auf die kranke Stelle aufgelegt. Er muß der Oberfläche des Körpers dicht anliegen. Man deckt ihn mit einem Woll- oder Flanelltuch ab, damit er die Wärme gut hält. Man kann einen Heublumensack einige Male verwenden, ehe man ihn neu füllt.

Handelspräparate (s. auch S. 285) z. B.

Kneipp® Heupack Herbatherm N Kompressen
Florapress® Heublumen-Kompresse
S. Anwendung wie beim Heusack
Heublumenbad:
1/2 kg Heublumen mit kochendem Wasser übergießen, 10 Minuten ziehen lassen, abseihen und dem Vollbad zusetzen.

Beispielhafte Rezepturen für Einreibungen

Rp Ol. Juniperi 2,0
Spirit. Calami ad 100,0
D. S. Einreibung.

Rp Ol. Calami 2,0
Spirit. Angelicae compos. ad 100,0
D. S. Einreibung.

Rp Ol. Hyoscyami
Tinct. Arnicae āā 10,0
Chloroformii 30,0
Spir. Calami ad 100,0
D. S. Einreibung. Vor Gebrauch schütteln.

▷ Altersherz

Pflanzen zur Behandlung

Weißdorn, Crataegus oxyacantha

Zubereitungsform

Nur als Fertigarzneimittel verordnen

Handelspräparate (s. auch S. 163) z. B.

Crataegutt® forte Lösung
S. 3mal täglich 1–2 Kapseln bzw. 30 Tropfen
Crataegutt® novo 450 Filmtabletten
S. 2mal täglich 1 Tablette
Esbericard® novo Tropfen/-Dragees
S. 3mal täglich 20 Tropfen bzw. 1–2 Dragees
Faros® 300 Dragees
S. 3mal täglich 1 Dragee
Kneipp® Weißdorn Pflanzensaft Sebastianeum
S. 3mal täglich 1–2 Eßlöffel
Kytta-Cor® forte Tropfen/-Dragees
S. 3mal täglich 20 Tropfen bzw. 1–2 Dragees.

▷ Amenorrhö und Oligomenorrhö

Pflanzen zur Behandlung

Gottesgnadenkraut, Gratiola officinalis
Gartenraute, Ruta graveolens

Zubereitungsformen

Tee

Beispielhafte Rezepturen

Für emmenagoge Tees und Tropfen bedient man sich eines dieser Mittel zusammen mit einem kräftigen Laxans. Eine zweckmäßige Kombination lautet:

Rp Herb. Gratiolae
Fol. Rutae
Fol. Sennae
Fruct. Foeniculi āā 25,0
M. f. spec. D. S. 1 Eßlöffel mit 1/2 Liter kochendem Wasser übergießen, 20 Min. ziehen lassen, morgens nüchtern im Verlaufe von 1 Stunde zu trinken.

▷ Atemwegsentzündungen, akute und chronische

Pflanzen zur Behandlung

Muzilaginosa
Eibisch, Althaea officinalis
Huflattich, Tussilago farfara
Spitzwegerich, Plantago lanceolata
Isländisch Moos, Lichen islandicus

Expektoranzien
Primel, Primula veris
Bibernelle, Pimpinella saxifraga
Anis, Pimpinella anisum

Krampflösende Hustenmittel
Echter Thymian, Thymus vulgaris
Sonnentau, Drosera rotundifolia
Efeu, Hedera helix

Eibisch

Zubereitungsform

Sirup

Beispielhafte Rezepturen

Rp Sirupus Althaeae 30,0
Liqu. Ammon. anisat. 5,0
Aqu. dest. ad 200,0
D. S. zweistündl. 1 Eßlöffel; vor Gebrauch schütteln.

Rp Sir. Althaeae
Sir. Plantaginis lanc.
Mel. Foeniculi āā ad 100,0
D. S. alle 2 Stunden 1 Teelöffel voll.

Handelspräparate (s. auch S. 209) z. B.

Eibisch Sirup Steigerwald
S. 6mal täglich 1 Meßlöffel (=5 ml)
Biotuss® N Hustensaft (zusammen mit Thymian und Sonnentau)
S. 5mal täglich 1 Teelöffel.

Huflattich

Zubereitungsform

Tee

Beispielhafte Rezeptur

Tee: 1–2 Teelöffel der Droge auf 1 Tasse Wasser, kurz aufkochen, 10 Minuten ziehen lassen, abseihen. 3mal täglich 1 Tasse trinken.

Spitzwegerich

Zubereitungsform

Sirup

Handelspräparate (s. auch S. 212) z. B.

Broncho-Sern® Sirup
S. Erwachsene 3mal täglich 1 Eßlöffel, Kinder 3mal täglich 1 Teelöffel
Kneipp® Spitzwegerich-Pflanzensaft Hustentrost®
S. Erw. 2- bis 3mal täglich 1 Eßlöffel, Kinder 2- bis 3mal täglich 1 Teelöffel
Bronchicum Elixier Plus Lösung (zusammen mit Thymian und Primelwurzel)
S. Erw. alle 2–3 Std. 1 Teel. bis zu 6mal tägl., Kinder je nach Alter 3mal tägl. $^{1}/_{2}$–1 Teel.

Isländisch Moos

Zubereitungsformen

Tee
Lutschtabletten

Beispielhafte Rezeptur

Tee: 1–2 Teelöffel feingeschnittener Droge werden mit einer Tasse kochendem Wasser übergossen, 10 Minuten ziehen lassen und dann durch ein Teesieb geben. Monatelang können 2–3 Tassen täglich getrunken werden.

Handelspräparate (s. auch S. 205) z. B.

Isla-Moos® und Isla-Mint® Pastillen
S. Mehrmals täglich 1–2 Pastillen langsam im Mund zergehen lassen.

Schlüsselblume (Primel)

Zubereitungsformen

Tee
Tinktur
Fluidextrakt

Beispielhafte Rezepturen

Tee: 1/4 Teelöffel feingeschnittener Droge mit 1 Tasse kaltem Wasser ansetzen, zum Sieden bringen und 5 Minuten stehen lassen, anschließend abseihen. Alle 2–3 Stunden 1 Tasse trinken, gerne mit etwas Honig gesüßt.

Rp Rad. Primulae 20,0
Fruct. Anisi
Fruct. Foeniculi
Fol. Farfarae āā ad 50,0
M. f. spec. S. 2 Teelöffel auf 1 Tasse Wasser.

Tinctura Primulae: 4mal täglich 20 Tropfen.
Extractum Primulae fluidum (noch stärker und sehr zu empfehlen): Mehrfach täglich 20 Tropfen.
Der Fluidextrakt eignet sich auch gut zur Kombination mit anderen Hustenmitteln, z. B.

Rp Extr. Primul. fluid.
Extr. Thymi fluid. āā 20,0
D. S. 3mal tägl. 20 Tropfen.

Handelspräparate (s. auch S. 207) z. B.

In Kombination mit Thymian
Bronchicum Thymian Tropfen Forte
S. Erw. 3–5mal tägl. 30 Tropfen, Kinder je nach Alter bis zu 20 Tropfen in warmen Tee
Bronchipret® Filmtabletten
S. 3mal täglich 1 Tablette
Phytobronchin® Filmtabletten, -Saft, -Tinktur
S. 3mal tägl. 1 Tablette, 1 Teel. bzw. 20 Tropfen
Empfehlenswert sind auch
Drosithym®-N Bürger Tropfen, -Saft (zusammen mit Thymian- und Sonnentaukraut)
S. Erw. 5mal täglich 30 Tropfen bzw. 1 Teel., Kinder ab 5 Jahren 5mal täglich 15–20 Tropfen bzw. 1/2 Teel.

Pimpinelle oder Bibernelle

Zubereitungsformen

Tee
Tinktur

Beispielhafte Rezepturen

Tee: 2 Eßlöffel feingeschnittener Droge mit 1 Tasse kaltem Wasser ansetzen, kurz aufkochen und abseihen. Mehrmals täglich 1 Tasse mit etwas Honig gesüßt trinken lassen.

Die Tinktur (Tinctura Pimpinellae) eignet sich gut für Kombinationen verschiedener Hustenmittel.

Anis

Zubereitungsformen

Tee
Ätherisches Öl

Beispielhafte Rezepturen

Tee: 1 gehäufter Teelöffel zerstoßener oder grobgepulverter Droge mit 1 Tasse kochendem Wasser übergießen und 10 bis 15 Minuten bedeckt ziehen lassen. Anschließend abseihen und mehrmals täglich 1 Tasse trinken lassen.
Vom isolierten ätherischen Öl gibt man mehrmals täglich 3 Tropfen auf 1 Stück Würfelzucker.

Rp Liqu. Ammonii anisati. 20,0
D. S. 3- bis 4mal tägl. 15 Tropfen in Tee oder Zuckerwasser.

Rp Ol. Anisi 0,2(–0,4)
Tinct. Pimpinellae 30,0
D. S. 4mal tägl. 10–30 Tropfen.

Echter Thymian

Zubereitungsformen

Tee
Tinktur

Beispielhafte Rezepturen

Tee: 2 Teelöffel feingeschnittener Droge mit 1 Tasse Wasser heiß aufgießen, 5 Minuten abgedeckt ziehen lassen und abseihen. Mehrmals täglich 1 Tasse trinken.
Tinctura Thymi (1:10): Mehrmals täglich 5–10 Tropfen in etwas Wasser oder auf 1 Stück Zucker geben.

Handelspräparate (s. auch S. 222) z. B.

Melrosum Hustensirup Forte
S. Erw. 3mal täglich 2 Teelöffel; Kinder 3mal täglich 1 Teelöffel
Soledum® Hustensaft
S. Erw. 3- bis 4mal tägl. 2 Teelöffel; Kinder 3- bis 4mal täglich 1 Teelöffel

Thymian Curarina® Tropfen
S. Erw. 3- bis 5mal täglich 30 Tropfen
Thymipin® N Tropfen, -Zäpfchen
S. Erw. mehrmals tägl. 20–30 Tropfen; Kinder mehrmals tägl. 5–20 Tropfen je nach Alter. Säugl. u. Kleinkinder 1- bis 2mal tägl. 1–2 Zäpfchen.
Hinzu kommen zahlreiche Kombinationsarzneimittel, die Thymian enthalten, z. B. Bronchicum® Elixier Plus (zusammen mit Spitzwegerichkraut und Primelwurzel)
Bronchipret® Tropfen (mit Efeublättern)
Eupatal® Saft/Tropfen (mit Sternanisöl).

Sonnentau

Zubereitungsformen

Fluidextrakt
Tinktur

Beispielhafte Rezepturen

Rp Extr. Droserae fluid. 5,0
Tinct. Pimpinellae 15,0
D. S. 3mal täglich 5 bis 10 bis 20 Tropfen.

Tinctura Droserae (1:10): Erwachsene mehrmals täglich 10 Tropfen in etwas Wasser verdünnt, Kinder 2mal täglich 5 Tropfen.

Handelspräparate (s. auch S. 223) z. B.

Makatussin® Saft Drosera zuckerfrei/-Tropfen Drosera
S. Erw. 2- bis 3mal tägl. 1–2 Teel.; Kinder 1- bis 2mal tägl. 1 Teel.; Erw. 3mal tägl. 30 Tropfen.

Efeu

Zubereitungsformen

Tee
Bevorzugt Fertigarzneimittel

Beispielhafte Rezeptur

Tee: 1/2 Teelöffel feingeschnittener Droge wird mit 1 Tasse heißem Wasser aufgegossen, 10–15 Minuten ziehen lassen und abseihen. Bis zu 3mal täglich 1 Tasse mit Honig gesüßt trinken.

Handelspräparate (s. auch S. 224) z. B.

Bronchoforton®-Saft,-Tropfen
S. Erw. 2- bis 3mal tägl. 1 Eßl.; Kinder 2- bis 3mal tägl. 1 Teel.
Prospan® Tropfen, -Zäpfchen, -Tabletten, -Kindersaft
S. Säuglinge 3- bis 5mal täglich 10 Tropfen oder 2x1 Zäpfchen,
Kinder bis zu 5 Jahren 3- bis 5mal täglich 15 Tropfen oder 2 Teel. Kindersaft,
Schulkinder sowie Erwachsene 3- bis 5mal täglich 20 Tropfen oder 3x2 Tabletten.
Für Inhalationen:
20 Tropfen Prospan®, verdünnt mit Wasser im Verhältnis 1:5, 3mal täglich für die Dauer von drei Wochen mit einem Ultraschall-Vernebelungsgerät.

Rezeptbeispiele für Hustentees

Bei akutem Hustenreiz (akute Tracheobronchitis):

Rp Flor. Verbasci
Fol. Farfarae
Rad. Althaeae
Fruct. Anisi āā ad 100,0
D. S. 2 Teelöffel auf 1 Tasse Wasser, heiß überbrühen und 20 Min. ziehen lassen; mehrmals tägl. 1 Tasse heiß trinken, eventuell mit Honig süßen.

Anregung der Expektoration bei subakuter oder chronischer Bronchitis:

Rp Rad. Primulae
Herb. Thymi
Herb. Plantagin. lanc. āā ad 100,0
D. S. 1 gehäufter Teelöffel auf 1 Tasse, heiß überbrühen, 20 Min. ziehen lassen, 3 Tassen tägl.

Hustentee bei chronisch-rezidivierender Bronchitis mit schlechtem Allgemeinzustand

Rp Rad. Helenii
Lichen island.
Fol. Farfarae
Herb. Pulmonariae āā ad 100,0
D. S. 1 Teelöffel auf 1 Tasse, heiß übergießen und 15 Min. kochen lassen, 3 Tassen tägl.

Hustentee bei Krampf- und Keuchhusten, auch bei Asthma und Emphysem-Bronchitis:

Rp Herb. Thymi
Herb. Droserae
Herb. Eryngii plan.
Fruct. Anisi āā ad 100,0
D. S. 1 Teelöffel auf 1 Tasse Wasser, kurz heiß überbrühen und 20 Min. ziehen lassen, mehrmals tägl. 1 Tasse.

Balsame und Cremes zur äußeren Anwendung

(für Erwachsene und Schulkinder)

Beispielhafte Rezeptur

Rp Ol. Thymi
Ol. Rosmarin.
Ol. Eucalypt. āā 2,0
Ol. Camphorat. ad 50,0
D. S. Zur Einreibung von Brust und Hals.

Handelspräparate (s. auch S. 229) z. B.

Bronchicum® Balsam (Eukalyptusöl, Kampher, Kiefernnadelöl)
Bronchoforton® Salbe (Eukalyptusöl, Kiefernadelöl, Menthol)
Pinimenthol® N Salbe (Eukalyptusöl, Kiefernnadelöl, Menthol)
Thymipin® N Erkältungsbalsam (Thymian, Kampher, Eukalyptusöl)
Plantago-Bronchialbalsam (Bienenwachs, Lärchenterpentin, Kampfer, Eukalyptusöl, Thymianöl; außerdem Spitzwegerich, Sonnentau und Pestwurz in homöopathischer Dosierung D1 bis D3.

Für Kinder und Kleinkinder.
Bronchoforton® Kinderbalsam (Eukalyptusöl, Kiefernnadelöl)
Transpulmin® Kinderbalsam S (Eukalyptusöl, Kiefernnadelöl)
Tumarol® Kinderbalsam (Eukalyptusöl, Kiefernnadelöl).

▷ Augenkrankheiten

Pflanzen zur Behandlung

Augentrost, Euphrasia officinalis
Kuhschelle (Küchenschelle), Pulsatilla vulgaris (Anemone pulsatilla)
Aschenpflanze, Cineraria maritima (Senecio cineraria)
Berberitze (Sauerdorn), Berberis vulgaris

Augentrost

Zubereitungsformen

Tee
Urtinktur

Beispielhafte Rezepturen

Tee: 1 Teelöffel feingeschnittener Droge mit 1 Tasse kaltem Wasser ansetzen, kurz aufkochen, 5–10 Minuten ziehen lassen, abseihen. Mehrmals täglich 1 Tasse trinken.

Rp Herb. Euphrasiae 200,0
S. 1 Eßlöffel auf 1/2 Liter Wasser, 10 Minuten kochen; unverdünnt zu Augenaufschlägen.
Homöopathische Urtinktur: 3mal täglich 5 Tropfen.

Handelspräparate (s. auch S. 352) z. B.

Ocutrulan Augensalbe (zusammen mit Ruta und Echinacea)
Als Augentropfen gibt es Augentrost nur in homöopathischer Deklaration (DHU, Weleda).

B

▷ Blutungen, uterine

Pflanzen zur Behandlung

Hirtentäschelkraut, Capsella bursa pastoris
Wasserpfeffer, Polygonum hydropiper

Hirtentäschelkraut

Zubereitungsformen

Tee
Fluidextrakt
Tinktur

Beispielhafte Rezepturen

Tee: 1 Eßlöffel der Droge mit einer Tasse siedendem Wasser übergießen, 15 Minuten ziehen lassen, abseihen. Bis zu 4mal täglich den frisch bereiteten Teeaufguß warm zwischen den Mahlzeiten trinken.
Fluidextrakt: 3mal täglich 25 Tropfen auf 1 Glas Wasser geben.

Tinktur:

Rp Tinctura Bursae pastoris Rademacher.
Mehrmals täglich 20–30 Tropfen.

Wasserpfeffer

Zubereitungsform

Tee

Beispielhafte Rezepturen

Tee: 1 bis 2 Teelöffel der Droge auf 1 Tasse kochendem Wasser, 10 Minuten ziehen lassen, abseihen. Mehrmals täglich 1 Tasse trinken.

»Blutstillende Tees«:

Rp Herb. Polygoni hydropip.
Herb. Equiseti
Herb. Millefolii āā ad 100,0
M. f. spec. D. S. 2 Teelöffel mit 1 Tasse Wasser kurz kochen, dann 20 Min. ziehen lassen, 3 Tassen tägl.

Rp Flor. Sarothamni scop.
Herb. Bursae pastor.
Herb. Millefolli āā ad 100,0
M. f. spec. D. S. 1 Teelöffel mit 1 Glas heißem Wasser übergießen, 20 Minuten ziehen lassen, abseihen. 3 Tassen täglich.

D

▷ Darmträgheit, chronische

Pflanzen zur Behandlung

Senna, Cassia acutifolia/-angustifolia
Rhabarber, Rheum officinale/-palmatum
Aloe/Kap-Aloe, Aloe barbadensis/-capensis
Faulbaum, Rhamnus frangula
Amerikan. Faulbaum, Rhamnus purshiana
Leinsamen, Linum usitatissimum
Flohsamen, Plantago psyllium
Ind. Flohsamen, Plantago ovata

Zubereitungsform

Vorzugsweise als Fertigarzneimittel verordnen

Senna

Beispielhafte Rezepturen

Rp Fruct. Carvi
Fruct. Foeniculi
Fol. Menth. pip.
Fol. Sennae āā ad 100,0
M. f. spec. D. S. 2 Teelöffel bis 1 Eßlöffel mit 1/4 Liter Wasser heiß überbrühen und 15 Minuten ziehen lassen. Morgens und abends 1 Tasse.

Handelspräparate (s. auch S. 101) z. B.

Kneipp® Wörisetten S Dragees
S. 1mal täglich 1–3 Dragees, am besten abends mit etwas Flüssigkeit
Liquidepur® Abführ-Dosiertabletten
S. 1mal täglich 1–1 1/2 Tabletten.

Rhabarber

Beispielhafte Rezepturen

Tee: 1 Teelöffel grobgepulverter Droge mit 1 Tasse Wasser heiß übergießen, 10 Minuten ziehen lassen und abseihen. Abends 2 Tassen trinken.
Tinctura Rhei aquosa: Teelöffelweise als Magentonikum und Aperitivum, eßlöffelweise abführend.

Handelspräparate (s. auch S. 103) z. B.

Redaxa Lax Abführdragees
S. 1–2 Dragees abends mit etwas Flüssigkeit.

Aloe

Handelspräparate (s. auch S. 103) z. B.

Aristochol® Konzentrat Granulat
S. 1mal täglich 1 Beutel mit reichlich Flüssigkeit
Dr. Jansens Teebohnen®-N normal

Dr. Jansens Teebohnen®-S verstärkt
S. 1–3 Dragees abends mit etwas Flüssigkeit.

Amerikan. Faulbaum

Beispielhafte Rezeptur

Tee: 1 gut gefüllter Teelöffel der feingeschnittenen Droge mit 1 Tasse kochendem Wasser übergießen, 10 Minuten ziehen lassen und abseihen. Abends 1–2 Tassen vor dem Schlafengehen trinken.

Handelspräparat (s. auch S. 106) z. B.

Legapas® mono Tabletten
S. abends 1–3 Tabletten.

Quell- und Gleitmittel

Leinsamen

Beispielhafte Rezeptur

Rp Semen Lini 200,0
recept. contus.!
D. S. 1- bis 2mal täglich 2–4 Eßlöffel in Kompott und dgl. verrührt einnehmen.

Handelspräparat (s. auch S. 108) z. B.

Linusit® Creola Leinsamen
S. Erw. 2- bis 3mal 1 Eßlöffel, Kinder 2- bis 3mal täglich 1 Teelöffel mit ausreichend Flüssigkeit.

Plantago psyllium/-ovata

Zubereitungsform

Als Fertigarzneimittel verordnen

Handelspräparate (s. auch S. 109) z. B.

Agiocur® Granulat
Agiolax® Ballast Pur
S. Abends 2 Teelöffel, evtl. zusätzlich morgens 1–2 Teelöffel mit reichlich Flüssigkeit (mindestens 2 Glas Wasser)
Mucofalk® Apfel/-Orange Granulat
S. 3- bis 6mal täglich 1 Teelöffel bzw. Beutel mit reichlich Flüssigkeit.

▷ Depressive Verstimmungen

Pflanzen zur Behandlung

Johanniskraut, Hypericum perforatum
Piper methysticum, Kava-Kava

Johanniskraut

Zubereitungsform

Als Fertigarzneimittel verordnen

Handelspräparate (s. auch S. 307) z. B.

Hyperforat® Dragees/-Tropfen
S. 3mal täglich 2 Dragees bzw. 30 Tropfen
Esbericum® forte Dragees
S. 2mal täglich 1 Dragee
Jarsin® 300 Dragees
S. 2mal täglich 1 Dragee.

Kava-Kava

Zubereitungsformen

Nur als Fertigarzneimittel verordnen

Handelspräparate (s. auch S. 311) z. B.

Antares® 120 Tabletten
S. 1–2 Tabletten täglich
Kavosporal® forte Kapseln
S. 2mal täglich 1 Kapsel
Kavatino® Kapseln
S. 1- bis 2mal täglich 1 Kapsel
Laitan® 100 Kapseln
S. 3mal täglich 1 Kapsel
Mit Johanniskraut:
Hewepsychon duo® Tropfen
S. 3mal täglich 20 Tropfen.

▷ Dermatitis

Pflanzen zur Behandlung

Eiche, Quercus robur
Wildes Stiefmütterchen, Viola tricolor
Walnuß, Juglans regia

Eichenrinde

Zubereitungsformen

Abkochungen für Umschläge, Voll- und Teilbäder

Beispielhafte Rezeptur

1–2 Eßlöffel der zerkleinerten Eichenrinde werden mit 1/2 Liter Wasser 15 Minuten lang gekocht; dann abgießen oder durchsieben, abkühlen lassen und die Flüssigkeit unverdünnt zu den Aufschlägen verwenden oder dem Bade zufügen (für ein Vollbad doppelte Menge verwenden).

Handelspräparate (s. auch S. 329)

Eichenrinden-Extrakt FS (Schupp).

Wildes Stiefmütterchen

Zubereitungsform

Tee

Beispielhafte Rezeptur

Als Tee und für Aufschläge wird 1 Teelöffel der feingeschnittenen Droge mit 1 Tasse heißem Wasser übergossen, 5 Minuten ziehen gelassen und abgeseiht. Mehrmals täglich 1 Tasse trinken oder entsprechend feucht-warme Aufschläge durchführen.

Walnuß

Zubereitungsform

Tee

Beispielhafte Rezeptur

Tee: 1 Eßlöffel feingeschnittene Droge mit kaltem Wasser ansetzen, zum Sieden erhitzen und nach 3–5 Minuten abseihen. 2–3 Tassen täglich trinken. Für Umschläge etwa 5 Teelöffel als Abkochung.

▷ Durchfallerkrankungen

Pflanzen zur Behandlung

Tormentillwurz, Potentilla erecta
Heidelbeeren, Vaccinium myrtillus
Uzara, Xysmalobium undulatum
Schlafmohn, Papaver somniferum

Zubereitungsformen

Tee
Tinktur

Beispielhafte Rezepturen

Tormentilla

Tee: 1 Teelöffel zerkleinerter Droge mit 1 Tasse Wasser kalt ansetzen, kurz zum Sieden bringen und sofort abseihen. 3mal täglich 1 Tasse trinken.
Tinctura Tormentillae (1:10): Mehrmals täglich, bei akuten Zuständen evtl. stündlich 10–30 Tropfen in 1 Likörglas Wasser einnehmen.

Rp Tinct. Tormentillae
Tinct. carminativ. āā 25,0
D. S. 3- bis 5mal täglich 30–40 Tropfen in warmem Kamillentee.

Diarrhö mit Spasmen und Koliken:

Rp Tinct. Tormentillae 30,0
Tinct. Belladonnae 5,0
Tinct. Carminativae ad 50,0
D. S. 3mal täglich 30 Tropfen in etwas Wasser.

Heidelbeeren

Tee: 3 Eßlöffel der Droge auf 1/2 Liter Wasser, 10 Minuten kochen, abseihen und davon mehrmals am Tag 1 Glas voll warm trinken.
Heidelbeerfrüchte (Myrtilli fructus): Mehrmals täglich jeweils 1 Eßlöffel voll getrockneter Heidelbeeren kauen.

Uzara

Als Fertigarzneimittel verordnen

Handelspräparate (s. auch S. 95) z. B.

Uzara® Dragees, -Lösung
S. 5 Dragees bzw. 60–80 Tropfen täglich zu Beginn, dann weiter 3- bis 6mal täglich 1 Dragee bzw. 30 Tropfen bis zum Sistieren der Durchfälle.

Schlafmohn

Tinctura Opii (DAB 10)/ BTM!
5–10 Tropfen der Tinktur alle 1–2 Stunden bis zum Sistieren der Durchfälle (Tageshöchstmenge 5,0 g = 300 Tropfen!)

Rp Tinct. Opii 5,0
Tinct. Belladonnae 10,0
Tinct. Tormentillae 20,0
D. S. 2- bis 3mal täglich 10 Tropfen in Wasser.

▷ Durchspülungstherapie

Pflanzen zur Behandlung

Wacholder, Juniperus communis
Liebstöckel, Levisticum officinale
Petersilie, Petroselinum crispum
Hauhechel, Ononis spinosa
Schachtelhalm, Equisetum arvense

Wacholder

Zubereitungsform

Tee

Beispielhafte Rezeptur

Tee: 1 Teelöffel angequetschter Droge mit 1 Tasse Wasser heiß aufgießen, 5 Minuten abgedeckt ziehen lassen und dann abseihen. 3mal täglich 1 Tasse Tee trinken.

Handelspräparate (s. auch S. 253) z. B.

Kneipp Wacholderbeer-Pflanzensaft
S. 2- bis 3mal tägl. 1 Eßl. nach den Mahlzeiten
Roleca®-Wacholder 50 mg/-extra stark 100 mg Kapseln
S. 1- bis 3mal tägl. 1 Kapsel zu den Mahlzeiten
Wacholderbeer-Öl-Kapseln
S. 3mal tägl. 1 Kapsel.

Liebstöckel

Zubereitungsform

Tee

Beispielhafte Rezeptur

Tee: 1–2 Teelöffel der feingeschnittenen Droge mit 1 Tasse kochendem Wasser übergießen und bedeckt 10–15 Minuten stehen lassen, anschließend abseihen. Vor den Mahlzeiten täglich mehrmals 1 Tasse warm trinken.

Handelspräparate (s. auch S. 253) z. B.

Canephron® N Dragees/-Tropfen (zus. mit Tausendgüldenkraut und Rosmarinblättern)
S. 3mal tägl. 2 Dragees bzw. 50 Tropfen
Nephroselect® M Lösung (zus. mit sechs weiteren nierenwirksamen Pflanzendrogen)
S. 2- bis 3mal tägl. 1 Tee- bis Eßlöffel.

Petersilie

Zubereitungsform

Tee

Beispielhafte Rezeptur

Tee: 1–2 Teelöffel feingeschnittener Droge mit 1 Tasse kochendem Wasser übergießen und bedeckt stehen lassen. Nach 10–15 Minuten durch ein Teesieb abseihen und mehrere Tassen über den Tag verteilt trinken.

Handelspräparate (s. auch S. 256) z. B.

Kneipp Petersilie Tabletten N
S. 3mal tägl. 4 Tabletten nach den Mahlzeiten mit viel Flüssigkeit
Asparagus-P Tabletten (zusammen mit Spargelwurzelstock)
S. 3mal tägl. 4 Tabletten zu den Mahlzeiten mit reichl. Flüssigkeit.

Hauhechel

Zubereitungsform

Tee

Beispielhafte Rezeptur

Tee: 1 Teelöffel der zerkleinerten Droge mit 1 Tasse kochendem Wasser übergießen, 30 Minuten ziehen lassen und abseihen. Mehrmals täglich 1 Tasse trinken.

Ackerschachtelhalm

Zubereitungsform

Tee

Beispielhafte Rezeptur

Tee: 2 Teelöffel zerkleinerter Droge mit 1 Tasse kochendem Wasser aufgießen, 15 Minuten ziehen lassen und abseihen. Mehrmals täglich 1 Tasse trinken.

Beispielhafte Rezepturen verschiedener Drogen

Rp Fruct. Juniperi
Rad. Ononidis
Rad. Liquiritiae āā ad 100,0
M. f. spec. D. S. 2 Teelöffel auf 1 Tasse Wasser als Aufguß.

Rp Fruct. Juniperi
Fruct. Petroselini
Herb. Equiseti
Rad. Ononidis
Fruct. Foeniculi
Fol. Menth. pip. āā ad 200,0
M. f. spec. D. S. 1–2 Teelöffel mit 1 Glas voll heißem Wasser übergießen, 20 Min. ziehen lassen; 3 Tassen voll tägl.

Empfehlenswerte Blasen-Nieren-Fertigtees

Blasen- und Nierentee Solubitrat® N
Kneipp® Blasen- und Nierentee
Nierentee 2000
Nieron®-Tee N
S. Jeweils 3–4 Tassen täglich.

▷ Dysmenorrhö

Pflanzen zur Behandlung

Kamille, Matricaria recutita
Schafgarbe, Achillea millefolium
Raute, Ruta hortensis

Zubereitungsform

Tee
Kamillentee: Mehrmals täglich 1 Tasse gut warm und langsam schluckweise trinken.
Schafgarbentee: Schwächer wirkend, zur Langzeitanwendung geeignet, 2–3 Tassen täglich.
Rautentee: Ist krampflösend und blutungshemmend. 1 Teelöffel auf 1 Tasse Wasser heiß überbrühen, 10 Minuten ziehen lassen und warm und schluckweise trinken.

▷ Dyspepsie

Pflanzen zur Behandlung

Harongabaum, Harungana madagascariensis
Melonenbaum, Carica papaya
Ananas, Ananas comosus

Zubereitungsform

Als Fertigarzneimittel verordnen

Handelspräparate (s. auch S. 87) z. B.

Harongan Tabletten und Tropfen
S. 3mal täglich 2 Tabletten bzw. 20 Tropfen vor den Mahlzeiten
Wobenzym® N Dragees
S. 3mal täglich 2 Dragees zu den Mahlzeiten
Bromelain-POS® Tabletten
S. 3mal täglich 1 Tablette 30 Minuten vor den Mahlzeiten

E

▷ Ekzeme, atopische

Pflanzen zur Behandlung

Nachtkerze, Oenothera biennis

Zubereitungsform

Nur als Fertigarzneimittel verordnen

Handelspräparate (s. auch S. 335) z. B.

Epogam® 1000 Kapseln
S. Erwachsene 2mal tägl. 2–3 Kapseln, Kinder 2mal tägl. 1–2 Kapseln
Neobonsen Kapseln
S. Erwachsene 2mal täglich 4–6 Kapseln, Kinder 2mal tägl. 2–4 Kapseln

▷ Ekzem s. a. Dermatitis

▷ Enuresis nocturna

Pflanzen zur Behandlung

Gewürzsumach, Rhois aromatica

Zubereitungsform

Tinktur

Beispielhafte Rezeptur

Rp Tinct. Rhois aromaticae 20,0
D. S. 3mal tägl. 20 Tropfen.

▷ Erkältungskrankheiten s. Grippale Infekte

▷ Erschöpfung im Alter

Pflanzen zur Behandlung

Ginseng, Panax Ginseng

Zubereitungsform

Als Fertigarzneimittel verordnen

Handelspräparate (s. auch S. 315) z. B.

Ginsana® Kapseln
S. täglich 2 Kapseln
Ginseng Curarina® Kapseln
S. 2mal täglich 2 Kapseln.

▷ Erschöpfung, psychophysische

Pflanzen zur Behandlung

Ginseng, Panax Ginseng
Mate, Ilex paraguariensis

Ginseng

Zubereitungsform

Als Fertigarzneimittel verordnen

Handelspräparate (s. auch S. 315) z. B.

Ginsana® Kapseln
S. täglich 2 Kapseln
Ginseng Curarina® Kapseln
S. 2mal täglich 2 Kapseln.

Mate

Zubereitungsform

Tee

Beispielhafte Rezeptur

Tee: 1 Teelöffel zerkleinerte Droge mit einer Tasse heißen Wassers aufgießen, 5 Minuten ziehen lassen und abseihen. Die tägliche Trinkmenge sollte 2 Tassen betragen.

F

▷ Fettstoffwechselstörungen

Pflanzen zur Behandlung

Artischocke, Cynara scolymus
Knoblauch, Allium sativum

Artischocke

Zubereitungsform

Als Fertigarzneimittel verordnen

Handelspräparat (s. auch S. 145) z. B.

Hepar-SL® forte Kapseln
S. 3mal täglich 2 Kapseln als Anfangsdosis, 2mal täglich 2 Kapseln als Erhaltungsdosis.

Knoblauch

Zubereitungsform

Als Fertigarzneimittel verordnen

Handelspräparat (s. auch S. 146) z. B.

Sapec® Dragees
S. 3mal täglich 1 Dragee mit etwas Flüssigkeit zu den Mahlzeiten.

▷ Fluor albus

Pflanzen zur Behandlung

Weiße Taubnessel, Lamium album

Zubereitungsform

Tee

Beispielhafte Rezepturen

Tee: 2 Teelöffel feingeschnittener Droge mit 1 Tasse kochend heißem Wasser überbrühen, 10 Minuten ziehen lassen und dann abseihen. Mehrmals täglich 1 Tasse trinken.
Für Spülungen: 50 g der feingeschnittenen Droge mit 500 ml heißem Wasser aufgießen, 10 Minuten ziehen lassen und abseihen. Die Spülungen werden in lauwarmen bis kaltem Zustand durchgeführt.

Beispiele für die Rezeptur von Mitteln für Vaginalspülungen

Schleimhaltig:

Rp Fol. Malvae 50,0
D. S. 2–3 Eßlöffel auf 1 Liter Wasser als kurze Abkochung.

Entzündungshemmend:

Rp Flor. Chamomillae
Fol. Salviae āā 50,0
D. S. 2–3 Eßlöffel auf 1 Liter Wasser als Aufguß.

Adstringierend:

Rp Herb. Anserinae
Flor. Chamomillae āā 50,0
D. S. 2–3 Eßlöffel auf 1 Liter Wasser als Aufguß.

Aromatisch:

Rp Flor. Lavandulae
Herb. Serpylli āā 50,0
D. S. 1 Eßlöffel auf 1 Liter Wasser, heiß übergießen, 15 Min. ziehen lassen.

▷ Frostbeulen

Pflanzen zur Behandlung

Tormentillwurz, Potentilla erecta
Eiche, Quercus robur

Zubereitungsform

Abkochungen für Teilbäder

Beispielhafte Rezepturen

200 g Droge werden mit 2 Liter Wasser 15 Minuten lang gekocht und unverdünnt zu den Teilbädern benutzt.

Für Pinselungen eignet sich eine Mischung von Tormentillextrakt mit Glyzerin:

Rp Extract. Tormentill. sicc. 5,0
Glycerin. 25,0
D. S. Äußerlich zu Pinselungen.

Zu Einreibungen, die am besten im unmittelbaren Anschluß an die Bäder erfolgen, wird Tormentilltinktur mit hautreizenden Zusätzen verordnet:

Rp Tinct. Tormentillae
Spirit. Calami āā 25,0
D. S. Frostspiritus.

G

▷ Gallenkrankheiten

Pflanzen zur Behandlung

Schöllkraut, Chelidonium majus
Gelbwurz, Curcuma longa
Erdrauch, Fumaria officinalis
Löwenzahn, Taraxacum officinale

Zubereitungsformen

Tee
Tinktur

Schöllkraut

Tee: 2 Teelöffel der feingeschnittenen Droge auf 1 Tasse Wasser, heiß überbrühen, 5–10 Minuten ziehen lassen und warm zwischen den Mahlzeiten trinken. 3mal täglich, 3 Wochen hindurch kurmäßig.
Tinctura Chelidonii: 3mal täglich 20 Tropfen in etwas Wasser einnehmen.
Beschwerden mit spasmolytischer Komponente:

Rp Ol. Menthae piperitae 1,0
Tinct. Belladonna 4,0
Tinct. Chelidonii
Tinct. Cardui Mariae āā ad 30,0
D. S. 3mal täglich 40 Tropfen in etwas Wasser einnehmen.

Gelbwurz

Tee: 1–2 Teelöffel der feingeschnittenen Droge mit 1 Tasse Wasser heiß aufgießen, 5 Minuten ziehen lassen und dann abseihen. Vor den Mahlzeiten jeweils 1 Tasse trinken.
Tinctura Curcumae (1:10): 3mal täglich 10–15 Tropfen in etwas Wasser einnehmen.

Handelspräparate z. B.

Schöllkraut und Gelbwurz als Kombination:
Cholagogum F Nattermann Kapseln
S. 3mal täglich 1 Kapsel vor oder zu den Mahlzeiten
Choleodoron® Tropfen
S. 3mal täglich 10–15 Tropfen vor den Mahlzeiten.

Erdrauch

Beispielhafte Rezepturen

Tee: 2 Teelöffel zerkleinertes Erdrauchkraut mit 1 Tasse Wasser heiß übergießen, 10 Minuten ziehen lassen und abseihen. Mehrmals täglich 1 Tasse zu den Mahlzeiten.

Handelspräparate (s. auch S. 134) z. B.

Bilobene® Filmtabletten
S. 3mal täglich 1–3 Tabletten, max. Einzeldosis 6 Tabletten
Oddibil® Dragees
S. 3mal täglich 2 Dragees vor den Mahlzeiten.

Löwenzahn

Tee: 1–2 Teelöffel der feingeschnittenen Droge werden mit 1 Tasse Wasser kalt angesetzt, kurz aufkochen und 15 Minuten ziehen lassen, morgens und abends je 1 Tasse, 4–6 Wochen hintereinander trinken.

Handelspräparate (s. auch S. 136) z. B.

Taraleon® Tropfen
S. 3mal täglich ca. 1/2 Std. vor den Mahlzeiten 10–15 Tropfen
Kneipp® Löwenzahn Pflanzensaft
S. 2- bis 3mal täglich 1 Eßlöffel.

▷ Gefäßerkrankungen, periphere und zerebrale

Pflanzen zur Behandlung

Knoblauch, Allium sativum
Ginkgobaum, Ginkgo biloba

Knoblauch

Zubereitungsformen

Als Fertigarzneimittel verordnen

Handelspräparate (s. auch S. 177) z. B.

Kneipp® Knoblauch Pflanzensaft
S. 2- bis 3mal täglich 1 Eßlöffel nach den Mahlzeiten
als Trockenpulverextrakt:
Kwai® N Dragees
3mal täglich 3 Dragees nach den Mahlzeiten
Sapec® Dragees
3mal täglich 1 Dragee nach den Mahlzeiten.

Ginkgobaum

Zubereitungsformen

Als Fertigarzneimittel verordnen

Handelspräparate (s. auch S. 181) z. B.

Kaveri® forte Filmtabletten, -Tropfen
S. 3mal täglich 1 Tablette bzw. 20 Tropfen
Rökan® novo Filmtabletten
S. 3mal täglich 1–2 Tabletten bzw. 20–40 Tropfen
Rökan® Plus Filmtabletten
S. 2- bis 3mal täglich 1 Tablette
Tebonin® forte Filmtabletten/Lösung
S. 3mal täglich 1–2 Tabletten bzw. 20–40 Tropfen
Tebonin® spezial Filmtabletten
S. 2- bis 3mal täglich 1 Tablette.

▷ Gicht

Pflanzen zur Behandlung

Herbstzeitlose, Colchicum autumnale

Zubereitungsform

Nur als Fertigarzneimittel verordnen

Handelspräparate (s. auch S. 282) z. B.

Colchicum-Dispert® Dragees (enthalten Gesamtalkaloide aus Semen colchici, berechnet als 0,5 mg Colchicin)
S. Im Anfall 2 Dragees, dann 1 bis 3 Dragees alle 1–2 Stunden bis zum Abklingen der Schmerzen. Maximal 16 Dragees/Tag.
Colchysat® Bürger Tropfen (enthalten einen alkoholischen Auszug aus frischen Herbstzeitlosenblüten, standardisiert auf einen Gehalt von 50 mg Gesamtalkaloiden berechnet als Colchicin auf 100 ml).
S. Im Anfall 50 Tropfen, dann alle 1–2 Stunden 25–75 Tropfen bis zum Abklingen der Schmerzen. Maximal 16x25 Tropfen/Tag.
Anfallsprophylaxe: 1- bis 3mal täglich 25 Tropfen.

▷ Grippale Infekte und Erkältungskrankheiten

Pflanzen zur Behandlung

Holunder, Sambucus niger
Linde, Tilia cordata
Sonnenhut, Echinacea purpurea/-pallida

Holunder

Zubereitungsformen

Tee

Beispielhafte Rezepturen

Tee: Man nimmt 2 Teelöffel der Droge, übergießt mit einer Tasse kochendem Wasser, läßt 15 Minuten ziehen und seiht ab. Es können zur Resistenzsteigerung mehrmals täglich 1 Tasse getrunken werden, zur Schwitzkur ca. 1/2 Liter, wobei die Wirkung durch ein gleichzeitig genommenes heißes Vollbad unterstützt wird.

Linde

Zubereitungsform

Tee

Beispielhafte Rezepturen

Tee: 1–2 Teel. mit kochendem Wasser übergießen, 10 Minuten ziehen lassen, abseihen. Langsam schluckweise und möglichst heiß trinken.

Rp Flor. Sambuci
Flor. Tiliae
Flor. Chamomillae aa ad 100,0
M. f. spec. D. S. 2–3 Teelöffel mit 1/4 Liter kochendem Wasser überbrühen, 10 Min. ziehen lassen, heiß auf einmal trinken.

Stärker schweißtreibend wirkt ein Teegemisch mit Fol. Jaborandi:

Rp Fol. Jaborandi 10,0
Flor. Tiliae
Flor. Sambuci aa 20,0
M. f. spec. D. S. 1 Teelöffel voll mit 1 Tasse kochendem Wasser übergießen.

Sonnenhut

Zubereitungsform

Nur als Fertigarzneimittel verordnen

Handelspräparate (s. auch S. 240) z. B.

Echinacin® Tropfen/-Capsetten®/-Instant-Tee
S. einleitend 50 Tropfen, anschl. alle 1–2 Std. 20 Tropfen; 3- bis 4mal 1 Tasse Instant-Tee; 4mal tägl. 1 Lutschpastille, jeweils bis zum Abklingen der Symptome.
Esberitox® mono Tabletten/-Tropfen
S. 3mal tägl. 2–3 Tabletten bzw. 40 Tropfen
Immunopret® Echinacea Tabletten/-Tropfen
3- bis 4mal tägl. 1 Tablette bzw. 50 Tropfen.

H

▷ Haarausfall

Beispielhafte Rezeptur

Rp Ol. Lavandulae
Ol. Calami āā 1,0
Tinct. Gentianae 10,0
Spirit. Rosmarini ad 100,0
D. S. Haarwasser. Vor Gebrauch schütteln.

▷ Hämorrhoiden

Pflanzen zur Behandlung

Mäusedorn, Ruscus aculeatus
Virgin. Zaubernuß, Hamamelis virginiana

Zubereitungsform

Als Fertigarzneimittel verordnen

Handelspräparate (s. auch S. 112) z. B.

Hametum® Salbe/-Creme
Hametum®-N Haemorrhoidalzäpfchen (auch als Kombipackung)
Ruscorectal® Salbe, -Zäpfchen (auch als Kombipackung)
S. Nach dem Stuhlgang 1 Zäpfchen einführen, Salbe 1- bis 3mal täglich.

▷ Harnwegsinfekte

Pflanzen zur Behandlung

Bärentraube, Arctostaphylos uvae ursi
Meerrettich, Armoracia rusticana
Kapuzinerkresse, Tropaeolum majus
Orthosiphon, Orthosiphon spicatus
Echte Goldrute, Solidago virgaurea

Bärentraube

Zubereitungsform

Tee

Beispielhafte Rezepturen

Teemazerat: 2 Teelöffel Droge mit 1 Tasse Wasser kalt ansetzen und mehrere Stunden ziehen lassen, dann kurz erhitzen und abseihen;
Teeaufguß: 2 Teelöffel Droge mit 1 Tasse Wasser heiß aufbrühen, 5 Minuten ziehen lassen und abseihen.
Von beiden Zubereitungsformen mehrmals täglich 1 Tasse zwischen den Mahlzeiten trinken.

Handelspräparate (s. auch S. 248) z. B.

Arctuvan® Dragees
S. 3- bis 4mal tägl. 3–4 Dragees nach den Mahlzeiten

Cystinol akut Dragees
S. 3mal tägl. 2 Dragees nach den Mahlzeiten
Uvalysat® Bürger Tropfen
S. 3mal tägl. 30–40 Tropfen nach den Mahlzeiten
Als Kombinationsarzneimittel beispielsweise
Herniol® Tropfen (zusammen mit Bruchkraut)
S. 3- bis 5mal tägl. 30–50 Tropfen nach den Mahlzeiten je nach Schwere der Symptome.

Meerettich

Kapuzinerkresse

Zubereitungsform

Nur als Fertigarzneimittel verordnen

Handelspräparate (s. auch S. 249) z. B.

Angocin® Anti-Infekt N Filmtabletten
S. Erw. 3mal tägl. 4 Tabletten; Kinder ab 5 Jahren 3mal tägl. 1–2 Tabletten.

Orthosiphon

Zubereitungsformen

Tee
Infus

Beispielhafte Rezepturen

Rp Infus. Fol. Orthosiphon. 10,0–20,0/300,0
D. S. Mehrmals tägl. 1 Eßlöffel in 1 Glas Wasser.

Rp Fol. Orthosiph. 200,0
D. S. 2 Eßlöffel mit 1 Liter Wasser aufbrühen, 30 Min. ziehen lassen, 1–3 Glas tägl.

Handelspräparate (s. auch S. 250) z. B.

Carito® mono Kapseln
S. 3mal tägl. 2 Kapseln mit reichlich Flüssigkeit
Orthosiphonblätter – Indischer Nierentee
S. Mehrmals tägl. 1 Tasse zwischen den Mahlzeiten.

Echte Goldrute

Zubereitungsformen

Tee
Infus

Beispielhafte Rezepturen

Tee: 2 Teelöffel feingeschnittener Droge mit 1 Tasse heißem Wasser übergießen, 10 Minuten ziehen lassen und dann abseihen. Man kann auch die gleiche Menge Droge mit 1 Tasse kaltem Wasser aufsetzen und kurz aufkochen lassen. Mehrmals täglich 1 Tasse trinken.
Infus:

Rp Infus. Herb. Solidagin. virgaur. 30,0/300,0
D. S. 3- bis 4mal tägl. 1 Eßlöffel voll.

Handelspräparate (s. auch S. 251) z. B.

Cystinol long Kapseln
S. 3mal tägl. 1 Kapsel
Nieral® 100 Tabletten/-Tropfen
S. 3mal tägl. 2–3 Tabletten bzw. 5mal tägl. 50 Tropfen
Urodyn® Filmtabletten/-Tropfen
S. 3mal tägl. 2 Tabletten bzw. 4mal tägl. 50 Tropfen.

Empfehlenswerte Kombinationsarzneimittel:
Canephron® novo Filmtabletten/-Tropfen (zus. mit Birkenblättern und Ortosiphonblättern)
S. 3mal tägl. 1–2 Tabletten bzw. 4mal tägl. 50 Tropfen
Cystinol Lösung (zusammen mit Birkenblättern, Schachtelhalm und Bärentraubenblättern)
S. 3mal tägl. 1 Meßbecher
nephro-loges® Flüssigkeit (zus. mit Schachtelhalmkraut, Goldrutenkraut und Hauhechel)
S. 3mal tägl. 1 Teelöffel
Uro-Pasc® Tropfen (zusammen mit Löwenzahnkraut/-wurzeln)
S. 3- bis 4mal tägl. 30–40 Tropfen.

▷ Herpes labialis

Pflanzen zur Behandlung

Melisse, Melissa officinalis

Zubereitungsform

Als Fertigarzneimittel verordnen

Handelspräparat (s. auch S. 40)

Lomaherpan®-Creme
S. Mehrmals täglich dünn auftragen.

▷ Herzinsuffizienz

Pflanzen zur Behandlung

Weißdorn, Crataegus laevigata/-monogyna
Meerzwiebel, Scilla maritima
Maiglöckchen, Convallaria majalis

Weißdorn

Zubereitungsform

Nur als Fertigarzneimittel verordnen

Handelspräparate (s. auch S. 162) z. B.

s. unten rechts

Meerzwiebel

Zubereitungsform

Als Fertigarzneimittel verordnen

Handelspräparate (s. auch S. 168) z. B.

Scillase N Kapseln
S. 3mal täglich 1–2 Kapseln, individuelle Dosisfindung zur Langzeitbehandlung

Maiglöckchen

Zubereitungsform

Als Fertigarzneimittel verordnen

Handelspräparate (s. auch S. 168) z. B.

Convacard® Dragees
S. 3mal täglich 1–2 Dragees mit etwas Flüssigkeit vor den Mahlzeiten einnehmen.
Valdig®-N Bürger/-Lösung
S. 3mal täglich 30 Tropfen.
cor-loges® Dragees (zusammen mit Meerzwiebel)
S. 3mal täglich 1–2 Dragees
Miroton® N forte Dragees, -Lösung (zusammen mit Scilla und Adonis)
S. 2- bis 3mal täglich 1 Dragee bzw. 20–30 Tropfen mit etwas Wasser.

▷ Herzrhythmusstörungen s. Rhythmusstörungen des Herzens

▷ Herz- und Gefäßkrankheiten, degenerative

Pflanzen zur Behandlung

Weißdorn, Crataegus laevigata/-monogyna
Khella, Ammi visnaga
Arnika, Arnica montana

Weißdorn

Zubereitungsformen

Tee
Tinktur

Beispielhafte Rezepturen

Tee: Man gebraucht die Blüten und/oder die Blätter und gibt von der Droge 2 Teelöffel auf 1 Tasse Wasser, überbrüht heiß und läßt 20 Minuten ziehen, morgens und abends, anfangs auch noch mittags eine Tasse trinken. Da der Weißdorntee ziemlich ausdruckslos schmeckt, ist es ratsam, mit 1–2 Teelöffel Honig zu süßen.
Tinctura Crataegi: 3mal täglich 10–20 Tropfen.

Rp Flor. Crataegi
Fol. Crataegi
Fol. Melissae āā ad 100,0
M. f. spec. D. S. 1 Teelöffel auf 1 Tasse Wasser, heiß übergießen, 10 Min. ziehen lassen, morgens und abends je 1 Tasse.

Zur gleichzeitigen Blutdrucksenkung:

Rp Flor. Crataegi
Fol. Crataegi
Visci albi āā ad 100,0
M. f. spec. D. S. 1–2 Teelöffel auf 1 Tasse, heißt übergießen, 10 Minuten ziehen lassen, abgießen. Morgens und abends 1 Tasse.

Handelspräparate, (s. auch S. 162) z. B.

Crataegutt® forte Lösung
S. 3mal täglich 1–2 Kapseln bzw. 3mal täglich 20–40 Tropfen

Crataegutt® novo 450 Filmtabletten
S. 2mal täglich 1 Tablette
Faros® 300 Dragees
S. 3mal täglich 1 Dragee
Esbericard® novo Tropfen/-Dragees
S. 3mal täglich 1–2 Dragees bzw. 10–20 Tropfen
Kytta-Cor® forte Tropfen/-Dragees
S. 3mal täglich 1 Dragee bzw. 20 Tropfen
Kneipp® Weißdorn Pflanzensaft Sebastianeum
S. 3mal täglich 1–2, nach einigen Wochen dann als Erhaltungsdosis 2mal täglich 1–2 Eßlöffel.

Arnika

Zubereitungsformen

Tee
Tinktur

Beispielhafte Rezepturen

Tee: 2 Teelöffel der Arnikablüten werden mit 1 Tasse kochendem Wasser übergossen, etwa 10 Minuten ziehen lassen, abseihen. Den Tee 2mal täglich langsam schluckweise trinken.
Arnika-Tinktur: Bei akuten pektanginösen Beschwerden 50 Tropfen Arnika-Tinktur in 1 Glas lauwarmes Wasser geben und dieses langsam und schluckweise innerhalb 15 Minuten austrinken.
Arnika-Essenz (zur äußeren Anwendung): Bei Herzoppressionen kann eine feucht-warme Arnika-Kompresse auf die Herzgegend gelegt werden.

Handelspräparate (s. auch S. 163) z. B.

Arnica-Urtinktur DHU
Arnika-Essenz Weleda

Khella

Zubereitungsform

Als Fertigarzneimittel verordnen

Handelspräparate (s. auch S. 164) z. B.

Carduben® Ammi-Visnaga-Kapseln
S. 3mal täglich 1 Kapsel mit ausreichend Flüssigkeit
steno-loges N Tropfen
S. 3mal täglich 20 Tropfen
Stenocrat® Tropfen/-Dragees (zusammen mit Weißdornblättern mit Blüten und Früchten)
S. 3mal täglich 2 Dragees bzw. 20 Tropfen nach den Mahlzeiten.

▷ Hirnleistungsstörungen

Pflanzen zur Behandlung

Ginkgobaum, Ginkgo biloba

Zubereitungsform

Als Fertigarzneimittel verordnen

Handelspräparate (s. auch S. 181)

Kaveri® forte Filmtabletten/-Lösung
S. 3mal täglich 1–2 Tabletten bzw. 20–40 Tropfen
Rökan® novo Filmtabletten
S. 3mal täglich 1–2 Tabletten
Tebonin® forte Filmtabletten/-Tropfen
S. 3mal täglich 1–2 Tabletten bzw. 20–40 Tropfen
Tebonin® spezial Filmtabletten
S. 2- bis 3mal täglich 1 Tablette.

▷ Hypertonus, arterieller

Pflanzen zur Behandlung

Schlangenwurz, Rauwolfia serpentina
Weißbeerige Mistel, Viscum album

Schlangenwurz

Zubereitungsform

nur als Fertigarzneimittel verordnen

Handelspräparate (s. auch S. 191) z. B.

Arte Rautin® forte S Tropfen, -Dragees
S. 2- bis 3mal täglich 1 Dragee bzw. 30 Tropfen
Rauwoplant® Kapseln (zusammen mit Weißdornblättern mit Blüten und Früchten)
S. 3mal täglich 1–2 Kapseln zu den Mahlzeiten. Als Dauertherapie 2mal täglich 1 Kapsel.

Weißbeerige Mistel

Zubereitungsformen

Tee

Vorzugsweise Fertigarzneimittel verwenden

Will man die Mistel allein geben, so ist ein Kaltwasserauszug (Mazerat) gut geeignet.

Beispielhafte Rezepturen

Rp Viscum alb. conc. 100,0
D. S. 2–4 Teelöffel mit , 1 Liter kaltem Wasser übergießen, über Nacht stehenlassen und morgens früh nüchtern trinken; ebenso 1 Tasse für den Abend bereiten.

»Blutdrucktee« nach R. F. Weiss:

Rp Herb. Visci albi
Fol. et Flor. Crataegi
Fol. Melissae āā ad 100,0
M. f. spec. D. S. Morgens und abends 1 Tasse aus je 2 Teelöffeln der Teemischung, heiß überbrühen, 5–10 Minuten ziehen lassen und warm schluckweise trinken.

Handelspräparate (s. auch S. 193) z. B.

Mistel Curarina® Tropfen
S. 2- bis 3mal täglich 20–30 Tropfen
Kneipp® Mistel-Pflanzensaft
S. 2- bis 3mal täglich 1 Eßlöffel nach den Mahlzeiten
Asgoviscum® N Tropfen, -Kapseln (zusammen mit Weißdornfrüchten u. Knoblauchzwiebel)
S. 2- bis 3mal täglich 30 Tropfen bzw. 1 Kapsel.

▷ Hyper- und Dyslipoproteinämien s. Fettstoffwechselstörungen

▷ Hypotonie

Pflanzen zur Behandlung

Echter Rosmarin, Rosmarinus officinalis
Herzgespann, Leonurus cardiaca
Campher, Zinnamomum camphora

Rosmarin

Zubereitungsformen

Tee
Tinktur
Badezusatz

Beispielhafte Rezepturen

Tee: 1 Teelöffel feingeschnittener Droge mit 1 Tasse Wasser heiß aufbrühen, 5 Minuten abgedeckt ziehen lassen, dann abseihen. Morgens und mittags vor den Mahlzeiten 1 Tasse warm trinken.
Tinctura Rosmarini (1:5): 3mal täglich 5 Tropfen in etwas warmem Wasser 15 Minuten vor den Mahlzeiten trinken.
Als Badezusatz: 50 g Droge auf 1 Liter Wasser heiß aufgießen, bedeckt 30 Minuten ziehen lassen, abseihen und in ein Vollbad oder Sitzbad geben.

Handelspräparate (s. auch S. 197) z. B.

Kneipp® Rosmarin-Pflanzensaft
S. 3mal täglich 1 Eßlöffel
Perozon® Rosmarin-Ölbad N
Rosmarin Bademilch Weleda.

Herzgespann

Zubereitungsform

Tee

Beispielhafte Rezeptur

Mit Convallaria und der sedativ wirkenden Melisse:

Rp Herb. Leonur. card.
Herb. Convallar.
Fol. Melissae āā 100,0
M. f. spec. S. 2 Teelöffel auf 1 Tasse Wasser als Aufguß, regelmäßig für einige Wochen morgens und abends 1 Tasse.

Campher

Zubereitungsform

Als Fertigarzneimittel verordnen

Handelspräparate (s. auch S. 198) z. B.

Korodin Herz-Kreislauf-Tropfen® (zusammen mit Weißdorn)
S. 5–8 Tropfen auf ein Stückchen Würfelzucker geben, langsam im Mund zergehen lassen. Mehrmals täglich möglich.
Diacard® N Tropfen (zusammen mit Weißdorn u. Baldrian)

S. 3mal täglich 20 Tropfen auf einem Stück Zukker oder in Wasser
Kneipp® Herzsalbe (zusammen mit Rosmarinöl und Menthol), 2- bis 3mal täglich zur äußeren Einreibung.

K

▷ Kinderkrankheiten

Beispielhafte Rezepturen

Magentee

Rp Foeniculi fruct. cont.
Menthae piperitae fol. conc.
Melissae fol. conc.
Calami rhizoma conc. āā 20,0
M. f. spec. D. S. 1 Teelöffel auf 1 Tasse Wasser, kochend übergießen, 10 Minuten lang ziehen lassen, 2- bis 3mal täglich warm und schluckweise trinken.

Appetitlosigkeit

Rp Herb. Centaurii
Herb. Millefolii
Fol. Menth. pip. āā 20.0
M. f. spec. D. S. 1 Teelöffel auf eine Tasse, vor dem Essen kalt oder lauwarm trinken.

Durchfall

Rp Fruct. Myrtilli 50.0
M. f. spec. D. S. 3 Eßlöffel auf 1/2 Liter Wasser, 10 Minuten kochen lassen, abseihen. Mehrmals täglich 1 Glas warm trinken.

Handelspräparat (s. auch S. 95)

Uzara® Dragees
S. 2- bis 3mal täglich 1 Dragee.

Erkältungskrankheiten (s. auch S. 405, 432)

Purpurfarbener Sonnenhut, Echinacea purpurea

Handelspräparate (s. auch S. 240) z. B.

Echinacin® Capsetten/-Instant Tee
S. 3- bis 5mal täglich 1 Lutschtablette bzw. 3mal täglich 1 Tasse Tee
Esberitox® mono Tabletten
S. 3mal täglich 1–2 Tabletten
Immunopret® Echinacea Tabletten
S. 3mal täglich 1–2 Tabletten

Beispielhafte Rezeptur

Rp Tiliae flos.conc. 70,0
Spireae flos.conc. 10,0
Menthae pip.fol.conc. 15,0
Aurantii pericarp.conc. 5,0
M. f. spec. D. S. 1 Eßlöffel mit 150 ml kochendem Wasser überbrühen und dann 10 Minuten lang ziehen lassen, abseihen. Mehrmals täglich 1 Tasse möglichst heiß trinken.

Husten/Bronchitis

Eibisch, Althaea officinalis

Beispielhafte Rezeptur

Tee: 1 Teelöffel der Wurzeldroge mit einer Tasse kalten Wassers übergießen und 1–2 Stunden und nach häufigem Umrühren stehen lassen. Dann abseihen und schwach anwärmen und mehrmals täglich 1 Tasse trinken.

Spitzwegerich, Plantago lanceolata

Handelspräparate (s. auch S. 212) z. B.

Broncho-Sern® Sirup
S. 3mal täglich 1 Teelöffel.
Kneipp-Spitzwegerich-Pflanzensaft Hustentrost®
S. Mehrmals täglich 1 Tee- bis Eßlöffel

Primelwurzel, Primula radix

Rp. Rad. Primulae 20,0
Fruct. Anisi
Fruct. Foeniculi ad 50,0
M. f. spec. S. 2 Teelöffel auf 1 Tasse Wasser.

Krampfartiger Husten

Echter Thymian, Thymus vulgaris

Handelspräparate (s. auch S. 222) z. B.

Thymian Curarina Tropfen
S. 3- bis 4mal täglich je nach Alter 10–20 Tropfen

Thymipin® N Hustensaft/-Zäpfchen
S. 2- bis 3mal täglich 1 Teelöffel bzw. 1 Zäpfchen.

Sonnentau, Drosera rotundifolia

Handelspräparat (s. auch S. 223) z. B.

Drosithym® Bürger Tropfen
S. Bei Kleinkindern und Säuglingen mehrmals tägl. 1–2 Tropfen, bei älteren Kindern bis zu 10 Tropfen in etwas Tee.

Mannstreu, Eryngium planum

Rp Herba Eryngii plani 50.0
M.f. spec. D.S. 1 Teelöffel der Droge auf 1 Tasse mit kochendem Wasser überbrühen und 15 Minuten ziehen lassen, abseihen. 2–3 Tassen täglich trinken lassen.

Efeu, Hedera helix

Handelspräparat (s. auch S. 224) z. B.

Prospan® Kinder-Zäpfchen/-Kindersaft
S. 3mal täglich 1 Zäpfchen bzw. 3- bis 5mal täglich 1 Teelöffel
Prospan® läßt sich auch für Inhalationen verwenden, wobei 10–20 Tropfen mit Wasser (am besten Aqua dest.) im Verhältnis 1:5 verdünnt und dann mehrfach täglich inhaliert werden.

Meteorismus

Die Rezeptur für den AFK-Tee (Anis-Fenchel-Kümmel) lautet:

Rp Fruct. Carvi contus.
Fruct. Foeniculi contus.
Fruct. Anisi contus. āā 20,0
M.f. spec. D.S. 1 Teelöffel auf 1 Tasse Wasser, kochend überbrühen, 20 Minuten ziehen lassen, dann durchseihen und nach jeder Mahlzeit eine Tasse warm trinken.

Einreibung der Bauchhaut mit Kümmelöl 10%:

RP Oleum Carvi 1,0
Oleum Olivarum ad 10.0
D.S. 1- bis 2mal täglich die Bauchhaut mit 3–5 Tropfen einreiben (nicht in den Bauchnabel reiben, brennt!).

▷ Klimakterische Beschwerden

Pflanzen zur Behandlung

Sibirischer oder Türkischer Rhabarber, Rheum rhaponticum
Traubensilberkerze (nordamerik. Wanzenkraut), Cimicifuga racemosa

Traubensilberkerze

Zubereitungsformen

Tee
Tinktur
Bevorzugt Fertigarzneimittel verordnen

Beispielhafte Rezeptur

Bei leichteren Störungen kann zunächst ein Tee verordnet werden.
1 Teelöffel zerkleinerter Droge mit 1 Tasse Wasser heiß aufgießen, 10 Minuten ziehen lassen und dann abseihen. 2- bis 3mal täglich 1 Tasse trinken.
Tinktur (1:10): 3mal täglich 10 Tropfen auf 1 Stück Zucker langsam im Mund zergehen lassen.

Handelspräparate (s. auch S. 370) z. B.

Cefakliman® mono Kapseln/-Tropfen
S. 2mal täglich 1 Kapsel bzw. 30–40 Tropfen
Klimadynon® Filmtabletten/-Tropfen
S. 2mal täglich 1 Tablette bzw. 30 Tropfen
Remifemin® Tabletten/-Tropfen
S. 2mal täglich 2 Tabletten bzw. 40 Tropfen
Bei depressiver Begleitkomponente:
Remifemin® plus Dragees (zusammen mit Johanniskraut)
S. 2mal täglich 1–2 Dragees.

Sibirischer oder Türkischer Rhabarber

Zubereitungsform

Nur als Fertigarzneimittel verordnen

Handelspräparat (s. auch S. 370)

Phytoestrol® N Dragees
S. 1mal täglich 1 Dragee.

▷ Kopfschmerzen, vasomotorische

Pflanzen zur Behandlung

Eisenhut, Aconitum napellus

Zubereitungsform

Tinktur

Beispielhafte Rezepturen

Tinktur: Mehrmals täglich 5–10 Tropfen, maximal 50 Tropfen pro Tag.

Rp Tinct. Aconiti
Tinct. Nuc. vomic.
Tinct. Valerian. āā 10,0
D. S. 3mal tägl. 20 Tropfen.

L

▷ Leberkrankheiten

Pflanzen zur Behandlung

Mariendistel, Silybum marianum
Artischocke, Cynara scolymus
Wermut, Artemisia absinthium

Zubereitungsformen

Tee
Tinktur

Mariendistel

Beispielhafte Rezeptur

Tee: 1 Teelöffel zerquetschter Mariendistelfrüchte wird mit 1 Tasse heißem Wasser übergossen. Man läßt 10–15 Minuten ziehen, seiht ab und läßt dann heiß schluckweise trinken. Am besten wird je 1 Tasse Mariendistelfrüchtetee morgens früh nüchtern, 1/2 Stunde vor dem Mittagessen und abends vor dem Schlafengehen verordnet. Der Geschmack dieses Tees kann durch Hinzufügen von einer kleinen Dosis Pfefferminzblättern verbessert werden.

Handelspräparate (s. auch S. 122) z. B.

Legalon® 140 Kapseln
Legalon® Suspension
S. Im akuten Stadium 3mal täglich 1–2 Kapseln, als Erhaltungsdosis 2–3mal täglich 1 Kapsel, entsprechend 4mal täglich 1 bzw. 2mal täglich 1 Meßbecher der Suspension (besonders für Kinder und ältere Menschen geeignet).
Silimarit® Kapseln
S. 2- bis 3mal täglich 1 Kapsel
hepa-loges® N Dragees
S. 3mal täglich 2 Dragees.

Artischocke

Als Fertigarzneimittel verordnen

Handelspräparate (s. auch S. 124) z. B.

Hepar-SL® forte Kapseln
S. 3mal täglich 1–2 Kapseln, als Erhaltungsdosis 2mal täglich 1–2 Kapseln.

Wermut

Zubereitungsform

Tee
Tinktur

Beispielhafte Rezepturen

Tee: 1 Teelöffel der feingeschnittenen Droge auf 1 Glas Wasser, kochend überbrühen und maximal 5 Minuten ziehen lassen. Es können auch Fertigteebeutel verwendet werden.
Tinctura Absinthii: 3mal täglich 10–30 Tropfen in nicht zu wenig Wasser, da der bittere Geschmack bei zunehmender Verdünnung nachläßt.

M

▷ Magenkrankheiten, akute

Pflanzen zur Behandlung

Echte Kamille, Matricaria recutita
Pfefferminze, Mentha piperita
Melisse, Melissa officinalis

Echte Kamille

Zubereitungsformen

Tee
Tinktur
Fluidextrakt
Ätherisches Öl

Beispielhafte Rezepturen

Rp Flor. Chamomillae 100,0
M. f. spec. D. S. 2 Teelöffel auf 1 Tasse Wasser, heiß überbrühen, 5–10 Minuten ziehen lassen, gut warm langsam und schluckweise trinken.

Handelspräparate (s. auch S. 47) z. B.

Kamillosan Konzentrat Lösung
Perkamillon Liquidum
S. 1 Teelöffel auf 1 Tasse warmem Wasser, mehrmals täglich.

Pfefferminze

Zubereitungsform

Tee

Beispielhafte Rezepturen

Tee: 1–2 Teelöffel Droge pro Tasse, nur überbrühen, nicht kochen, dann 10–15 Minuten bedeckt ziehen lassen. Warm schluckweise trinken, am besten nach oder zwischen den Mahlzeiten.
Tinctura Menthae piperitae: 10–20 Tropfen in Wasser, vorzugsweise bei akuter Symptomatik.

Handelspräparate (s. auch S. 50) z. B.

Nur in Kombinationsarzneimitteln
Carvomin® forte Lösung
S. 3mal täglich 1 Teelöffel vor den Mahlzeiten
Cholagogum N Nattermann® Tropfen
S. 3mal täglich 15–30 Tropfen in etwas Wasser vor den Mahlzeiten.

Melisse

Zubereitungsform

Tee

Beispielhafte Rezeptur

Tee: 2 Teelöffel auf 1 Tasse Wasser, nicht kochen, sondern mit heißem Wasser übergießen und 10 bis 15 Minuten ziehen lassen. Schluckweise, möglichst warm, evtl. mit Honig gesüßt, trinken.

Handelspräparate (s. auch S. 53)

Kneipp® Melissen-Pflanzensaft
S. 2- bis 3mal täglich 1 Eßlöffel vor den Mahlzeiten.

▷ Magenkrankheiten, chronische

Amara tonicum, -aromatica

Pflanzen zur Behandlung

Tausendgüldenkraut, Centaurium minus
Enzian, Gentiana lutea
Engelwurz, Angelica Archangelica
Benediktenkraut, Cnicus benedictus

Zubereitungsformen

Tee
Tinktur

Tausendgüldenkraut

Beispielhafte Rezepturen

Tee: 1–2 Teelöffel auf 1 Tasse Wasser, kochend übergießen, 15 Minuten ziehen lassen, vor jeder Mahlzeit 1 Tasse kalt bzw. zimmerwarm trinken.

Rp Herb. Centaurii
Herb. Millefolii
Fol. Menth.pip. āā 20,0
M. f. spec. D. S. 1 Teelöffel auf 1 Tasse, vor dem Essen kalt oder lauwarm trinken.

Enzian

Beispielhafte Rezepturen

Tee: 1 Teel. mit 1 Tasse Wasser kalt ansetzen, aufkochen, etwa 5 Stunden ziehen lassen, abseihen; oder 1 Teel. feingeschnittener Droge mit kochendem Wasser für 1 Tasse übergießen, 5 Minuten ziehen lassen, abseihen. Vor jeder Mahlzeit 1 Tasse trinken.

Tinctura Gentianae: 20–40 Tropfen in 1 Glas Wasser vor jeder Mahlzeit.

Handelspräparate (s. auch S. 60) z. B.

Enziagil® Magenplus Kapseln
S. 3mal täglich 1 Kapsel vor den Mahlzeiten
Amara-Tropfen-Pascoe® S
S. 3mal täglich 20 Tropfen in etwas warmem Wasser vor den Mahlzeiten.

Engelwurz

Beispielhafte Rezepturen

Tee: 1 Teelöffel der Droge mit 1 Tasse kaltem Wasser ansetzen und kurz aufkochen oder mit kochendem Wasser überbrühen, dann abseihen. Vor jeder Mahlzeit 1 Tasse trinken.
Tinctura Angelicae (1:5): Mehrmals 10–30 Tropfen in 1/2 bis 1 Glas Wasser.

Benediktenkraut

Beispielhafte Rezepturen

Tee: 2 Teelöffel der Droge auf 1 Tasse mit kochendem Wasser übergießen, 30 Minuten ziehen lassen und abseihen. 2–3 Tassen jeweils 15 bis 30 Minuten vor den Mahlzeiten trinken.
Tinctura Cnici benedicti (1:5): Mehrmals 10–30 Tropfen in 1 Likörglas mit Wasser verdünnt einnehmen.

Rp Herb. Cnici benedicti
Herb. Absinthii
Fol. Melissae āā 20,0
S. 1 Teel. auf 1 Glas Wasser, heiß überbrühen, 20 Minuten ziehen lassen, 3mal täglich 1 Tasse voll trinken.

Rp Tinct. Belladonna 5,0
Tinct. Gentianae
Tinct. Absinthii āā 20,0
S. 3mal täglich 30 Tropfen kurz vor den Mahlzeiten in 1 Glas Wasser.

Amara acria

Pflanzen zur Behandlung

Ingwer, Zingiber officinalis
Galgant, Alpina officinarum

Zubereitungsformen

Tee
Tinktur

Ingwer

Beispielhafte Rezepturen

Tee: 1 Teel. grobgepulverter Droge mit 1 Tasse Wasser heiß aufgießen, abgedeckt 5–10 Minuten ziehen lassen, abseihen. Mehrmals täglich 1 Tasse 15–30 Minuten vor den Mahlzeiten trinken.
Tinctura Zingiberis (1:5): Mehrmals 10–20 Tropfen in 1/2 bis 1 Glas Wasser rechtzeitig vor den Mahlzeiten einnehmen.

Galgant

Beispielhafte Rezepturen

Tee: 1 Teel. feingeschnittener oder grobgepulverter Droge mit 1 Tasse kochendem Wasser aufgießen und 5–10 Minuten in einem bedeckten Gefäß ziehen lassen, abseihen. Mehrmals täglich 1 Tasse rechtzeitig vor den Mahlzeiten trinken.
Tinctura Galangae (1:10): 3mal täglich 10 Tropfen in etwas angewärmtem Wasser 15 Minuten vor den Mahlzeiten einnehmen.

Handelspräparate (s. auch S. 66) z. B.

Zintona® Kapseln (bes. bei Reisekrankheit)
S. 2 Kapseln 1/2 Std. vor Reisebeginn, dann 2 Kapseln alle 4 Stunden
Galgant 0,1/0,2 Tabletten Jura Konstanz
S. 1–2 Tabletten im Munde zergehen lassen, mehrmals täglich

▷ Magen- und Zwölffingerdarmgeschwüre

Pflanzen zur Behandlung

Süßholz, Glycyrrhiza glabra
Echte Kamille, Matricaria recutita
Tollkirsche, Atropa belladonna

Zubereitungsform

Als Fertigarzneimittel verordnen

Handelspräparate (s. auch S. 71, 74) z. B.

Liquirit® N Tabletten. S. 3mal täglich 1–2 Tabletten nach den Mahlzeiten
Suczulen® mono Kapseln
S. 3mal täglich 1–2 Kapseln
Ulgastrin® Neu Tabletten
S. 3mal täglich 1–2 Tabletten zerkauen, ca. 30 Minuten nach den Mahlzeiten
Kamillosan® Konzentrat Lösung
Perkamillon Liquidum
S. Zur Rollkur morgens 1–2 Eßlöffel in 200 ml warmen Wasser, schluckweise trinken.

▷ Mastodynie

Pflanzen zur Behandlung

Mönchspfeffer oder Keuschlamm, Vitex agnus castus
Wolfstrapp, Lycopus europaeus

Mönchspfeffer

Zubereitungsform

Nur Fertigarzneimittel verordnen

Handelspräparate (s. auch S. 368) z. B.

Agnolyt® Kapseln/-Tropfen
S. Morgens 1 Kapsel bzw. 40 Tropfen über mehrere Monate
Agnucaston® Filmtabletten/-Tropfen
S. Morgens 1 Tablette bzw. 40 Tropfen über mehrere Monate.

Wolfstrapp

Zubereitungsform

Nur Fertigarzneimittel verordnen

Handelspräparate (s. auch S. 368) z. B.

Cefavale® Tropfen
S. 2mal täglich 10–15 Tropfen.

▷ Meteorismus

Pflanzen zur Behandlung

Kümmel, Carum carvi
Fenchel, Foeniculum vulgare
Anis, Pimpinella anisum

Zubereitungsformen

Tee
Tinktur
Ätherisches Öl

Beispielhafte Rezepturen

Kümmel

Tee: 1 Teelöffel frisch angestoßenen Kümmel mit 1 Tasse Wasser heiß aufgießen, abgedeckt 5 Minuten ziehen lassen, abseihen. 3mal täglich zu den Mahlzeiten warm trinken.

Rp Ol. carvi 5,0
Ol. olivinarum ad 50,0
S. 10–20 Tropfen in die Bauchhaut mit kreisenden Bewegungen einreiben.

Fenchel

Tee: 1 Teelöffel frisch gequetschter Früchte mit 1 Tasse Wasser heiß aufgießen, abgedeckt 5 Minuten ziehen lassen, abseihen. Mehrmals täglich 1–2 Tassen trinken.
Oleum Foeniculi: 2–4 Tropfen in wenig Wasser mehrmals täglich einnehmen.

Anis

Tee: 1 gehäufter Teelöffel zerstoßener oder grobgepulverter Droge mit 1 Tasse kochendem Wasser übergießen, abgedeckt 10–15 Minuten ziehen lassen, abseihen. Mehrmals täglich 1 Tasse trinken.
Anis-Fenchel-Kümmel (A-F-K)-Tee

Rp Fruct. Carvi contus.
Fruct. Foeniculi contus.
Fruct. Anisi contus. āā 20,0
M. f. spec. S. 1 Teelöffel voll mit 1 Tasse Wasser kochend überbrühen, 20 Minuten ziehen lassen, dann durchseihen und nach jeder Mahlzeit 1 Tasse warm trinken.

Bestehen neben dem Meteorismus noch stärkere dyspeptische Beschwerden, so kombiniert man gern mit einem Amarum oder mit cholagog wirkenden Pflanzen, etwa in folgender Weise:

Rp Fruct. Carvi
Fruct. Foeniculi
Herb. Absinthii
Herb. millefolii āā 25,0
M. f. spec. S. 1 Teelöffel mit 1 Glas Wasser kochend übergießen und 15 Minuten ziehen lassen. Vor jeder Mahlzeit 1 Glas voll warm trinken.

Sind Meteorismus und gastrokardialer Symptomenkomplex mit ungenügender Stuhlentleerung verbunden, setzt man dem karminativen Tee ein Laxans zu:

Rp Fruct. Carvi
Fruct. Foeniculi āā 20,0
Fol. Menth. pip.
Fol. Sennae āā 30,0
M. f. spec. S. 1–2 Teelöffel auf 1 Glas Wasser, kochend überbrühen und 20 Minuten ziehen lassen. Morgens und abends 1 Glas trinken.

Die einfachste Form einer kräftig wirkenden

Tinctura carminativa

Rp Ol Carvi 5,0
Tinct. carminativ. Erg.B
Tinct. Valerian. aether. āā 20,0
D. S. 3mal täglich 20 Tropfen nach den Mahlzeiten in etwas Wasser einnehmen.

N

▷ Nervöse Unruhezustände und Schlafstörungen

Pflanzen zur Behandlung

Baldrian, Valeriana officinalis
Hopfen, Humulus lupulus
Melisse, Melissa officinalis
Passionsblume, Passiflora incarnatus

Baldrian

Zubereitungsformen

Tee
Tinktur
Badezusatz

Beispielhafte Rezepturen

Tee: 2 Teelöffel auf eine Tasse Wasser, kurz aufkochen, 10 Minuten ziehen lassen, abseihen. 2- bis 3mal täglich 1 Tasse warm trinken.
Tinctura Valerianae: 1–2 Teelöffel mehrmals täglich. Baldriantee läßt sich durch Zugabe von 1 Teelöffel Baldriantinktur auf 1 Tasse in sehr vorteilhafter Weise verstärken.

Rp Infus. Rad. Valerian. 15,0/150,0
Aqu. Menth. pip. ad 200,0
D. S. 3mal tägl. 1 Eßlöffel.

Handelspräparate (s. auch S. 292) z. B.

Als Monopräparat:
Valdispert® 125 Dragees
S. 2- bis 3mal täglich 2 Dragees
Kneipp® Baldrian-Pflanzensaft Nerventrost®
S. 3mal täglich 1 Eßlöffel
Kneipp® Baldrian Tabletten
S. 1- bis 3mal täglich 2–4 Tabletten
Auf Valepotriate standardisierte Präparate:
Nervipan® Kapseln
S. 2- bis 3mal täglich 1–2 Kapseln
Valmane® Dragees
S. 3mal täglich 1–2 Dragees

In Kombination mit Hopfen:
Hovaletten® N Filmtabletten
S. 3mal täglich 2–3 Tabletten, vor dem Schlafengehen 4–6 Tabletten
Selon® Dragees
S. 2- bis 3mal täglich 1 Dragee, vor dem Schlafengehen 1–2 Dragees
Valdispert® comp. Dragees
S. 1- bis 3mal täglich 2 Dragees

Mit Melisse:
Euvegal®-Dragees forte
S. 2mal täglich 1–2 Dragees
Plantival novo Dragees
S. 2- bis 3mal täglich 2 Dragees

Mit Johanniskraut:
Sedariston® Konzentrat Kapseln

S. 2- bis 3mal täglich 1 Kapsel
Psychotonin®-sed. Kapseln
S. 1- bis 2mal täglich 1 Kapseln

Mit Passionsblumenkraut:
Biral® forte Dragees
S. 2mal 4 Dragees täglich
Dormo-Sern® Sirup
S. 2mal täglich 2 Teelöffel

Badezusatz:
Schupp's Baldrian Ölbad Sedativbad.

Hopfen

Zubereitungsform

Tee

Beispielhafte Rezepturen

Tee: 1 gehäufter Teelöffel zerkleinerter Hopfenzapfen auf 1 Tasse Wasser, mit kochendem Wasser übergießen, 10–15 Minuten bedeckt ziehen lassen, abseihen. Mehrmals täglich 1 Tasse warm trinken.

Rp Extract. Lupuli
Tinct. Valerian. āā 20,0
D. S. abends vor dem Schlafengehen 30 Tropfen.
Bei nervösen Magenleiden wird man den Hopfen zusammen mit einem Karminativum geben:

Rp Extr. Lupuli
Tinct. carminativ. āā 10,0
D. S. Vor den Mahlzeiten 30 Tropfen auf Zucker.

Handelspräparate (s. auch S. 295) z. B.

Lactidorm® Beruhigungs-Kapseln
S. 3mal täglich 1–3 Dragees
Im übrigen ist Hopfen in vielen Kombinationsarzneimitteln enthalten, meistens zusammen mit anderen sedativ wirkenden Drogen.
In Kombination mit Baldrianwurzel s. S. 284
Kytta-Sedativum® f Dragees und Tropfen (mit Baldrian und Passionsblume)
Pascosedon® Tropfen/-S Filmtabletten (mit Baldrian und Melisse)
Sedacur® forte Beruhigungsdragees (mit Baldrian und Melisse).

Melisse

Zubereitungsformen

Tee
Badezusatz

Beispielhafte Rezepturen

Tee: 2–3 Teelöffel auf 1 Tasse Wasser geben, mit heißem (nicht kochendem!) Wasser übergießen und 15 Minuten ziehen lassen, abseihen. Morgens und abends vor dem Schlafengehen 1 Tasse, evtl. mit etwas Honig gesüßt trinken.
Bad: 10 g Droge mit 2 Liter heißem Wasser übergießen, 5 Minuten abgedeckt ziehen lassen, abseihen, auf ein Vollbad geben.

Handelspräparate (s. auch S. 297) z. B.

Kneipp® Melissen-Pflanzensaft
S. 2- bis 3mal täglich 1 Eßlöffel
In Kombinationspräparaten zusammen mit anderen, sedativ wirkenden Pflanzendrogen z. B.
Euvegal®-Dragees forte (mit Baldrian)
S. 2mal täglich 1–2 Dragees
Euvegal-Tropfen N (mit Baldrian und Passionsblume)
S. Erw. 3mal täglich 20–30 Tropfen; Kinder 3mal täglich 10–20 Tropfen
Pascosedon® S Filmtabletten (mit Baldrian und Hopfenzapfen)
S. 3mal täglich 1–2 Tabletten.

Passionsblume

Zubereitungsform

Tee

Beispielhafte Rezeptur

Tee: 1 Teelöffel feingeschnittene Droge mit 1 Tasse kochendem Wasser übergießen, 5–10 Minuten ziehen lassen, abseihen. 2–3 Tassen täglich warm trinken.

Handelspräparate (s. auch S. 297) z. B.

Als Monopräparat
Passiflora Curarina® Tropfen
S. 3mal täglich 1 Teelöffel
Als Kombinationsarzneimittel
Biral® forte Dragees (mit Baldrian)

S. 2mal 4 Dragees täglich
Dormo-Sern® Sirup (mit Baldrian)
S. 2mal täglich 2 Teelöffel
Euvegal-Tropfen N (mit Baldrian und Melisse)
S. 3mal täglich 20–30 Tropfen
Kytta-Sedativum® f Dragees/-Tropfen (mit Baldrian und Hopfen)
S. 3mal täglich 1–2 Dragees bzw. 20–30 Tropfen.

Weitere beispielhafte Rezepturen

Species nervinae

Rp Rad. Valerian.
Fol. Melissae
Strobil Lupul. āā ad 100,0
M. f. spec. D. S. Abends 1 Tasse vor dem Schlafengehen trinken (1–2 Teelöffel auf 1 Glas Wasser, heiß überbrühen und mindestens 15 Min. ziehen lassen).

Tincturae nervinae

Rp Tinct. Gelsemii
Tinct. Valerianae āā 10,0
D. S. 3- bis 4mal täglich 30 Tropfen in etwas Wasser.

Rp Tinct. Valerianae
Tinct. Convallariae āā 10,0
D. S. 3- bis 4mal täglich 20 Tropfen.

▷ Neuralgien

Pflanzen zur Behandlung

Eisenhut, Aconitum napellus

Zubereitungsform

Tinktur

Beispielhafte Rezepturen

Tinktur: mehrmals täglich 5–10 Tropfen, maximal 50 Tropfen pro Tag.

Rp Tinct. Aconiti
Tinct. Nuc. vomic.
Tinct. Valerian. āā 10,0
D. S. 3mal tägl. 20 Tropfen.

O

▷ Obstipation, s. Darmträgheit, chronische

P

▷ Parametropathia spastica

Pflanzen zur Behandlung

Schafgarbe (Achillea millefolium)

Zubereitungsformen

Tee
Frischpflanzensäfte

Beispielhafte Rezeptur

Tee: 1–2 Teelöffel mit 1 Tasse kochendem Wasser übergießen, 10–15 Minuten ziehen lassen, abseihen. 2- bis 3mal täglich 1 Tasse warm trinken.

Handelspräparate (s. auch S. 378) z. B.

Kneipp® Schafgarben-Pflanzensaft
Frauentrost® N
S. 2- bis 3mal täglich 1 Eßlöffel nach den Mahlzeiten.

▷ Prämenstruelles Syndrom

Pflanzen zur Behandlung

Mönchspfeffer oder Keuschlamm, Vitex agnus castus
Wolfstrapp, Lycopus europaeus

Mönchspfeffer

Zubereitungsform

Nur Fertigarzneimittel verordnen

Handelspräparate (s. auch S. 368) z. B.

Agnolyt® Kapseln/-Tropfen
S. Morgens 1 Kapsel bzw. 40 Tropfen über mehrere Monate
Agnucaston® Filmtabletten/-Tropfen

S. Morgens 1 Tablette bzw. 40 Tropfen über mehrere Monate.

Wolfstrapp

Zubereitungsform

Nur Fertigarzneimittel verordnen

Handelspräparate (s. auch S. 368) z. B.

Cefavale® Tropfen
S. 2mal täglich 10–15 Tropfen.

▷ Prellungen

Pflanzen zur Behandlung

Arnika, Arnica montana
Beinwell, Symphytum officinale
Johanniskraut, Hypericum perforatum
Echte Kamille, Matricaria recutita
Sonnenhut, Echinacea purpurea
Ringelblume, Calendula officinalis
Virginische Zaubernuß, Hamamelis virginiana

Zubereitungsform

Vorzugsweise Fertigarzneimittel verwenden

Handelspräparate (s. auch S. 346–349) z. B.

Arnika-Essenz Weleda
arnica-loges® Gel
Arnica Kneipp® Salbe/-Gel
Kytta-Plasma® f Umschlagpaste
Johanniskraut Öl Bio-Diät
Echinacin® Madaus Salbe
Calendula Essenz Wala
Calendula Salbe Helixor
Hametum® Creme/-Salbe
Kamillen-Bad-Robugen.

▷ Prostatahyperplasie (BPH), benigne

Pflanzen zur Behandlung

Kürbis, Curcubita pepo
Sägepalme, Sabal serrulata, Serenoa repens
Brennessel, Urtica urens, -dioica

Kürbissamen

Zubereitungsform

Als Fertigarzneimittel verordnen

Handelspräparate (s. auch S. 265) z. B.

Granufink Kürbiskern Granulat/-Kapseln N
S. tägl. 3 gehäufte Eßl. gut zerkaut einnehmen, bzw. tägl. 3–5 Kapseln
Prosta Fink forte Kapseln
S. täglich 1 Kapsel.

Sägepalme

Zubereitungsformen

Tinktur
Perkolat

Beispielhafte Rezepturen

Tinktur (1:10): 3mal täglich 10 Tropfen in etwas warmen Wasser.
Perkolat (1:3): 3mal täglich 20–30 Tropfen.

Handelspräparate (s. auch S. 265) z. B.

Prostagutt® mono /-uno Kapseln
S. tägl. 2 bzw. 1 Kapsel
Prosta-Urgenin Uno® Kapseln
S. tägl. 1 Kapsel
Remiprostan® uno Kapseln
S. tägl. 1 Kapsel

Brennessel

Zubereitungsform

Tee

Beispielhafte Rezeptur

Tee: 1 Teelöffel grobgepulverter Droge mit 1 Tasse kaltem Wasser ansetzen, zum Sieden erhitzen und 1 Minute ziehen lassen, anschließend 10 Minuten bedeckt stehen lassen und abseihen. Mehrmals täglich 1 Tasse trinken.

Handelspräparate (s. auch S. 266) z. B.

Bazoton® N Kapseln/-uno Filmtabletten
S. 2x2 Kapsel bzw. 1 Filmtablette tägl.
Urtipret® Kapseln
S. tägl. 3x1 (2x1) Kapsel.

▷ Prostatitis, abakterielle, s. Reizblase

▷ Psoriasis

Pflanzen zur Behandlung

Sarsaparille, Sarsaparilla

Zubereitungsform

Tee

Beispielhafte Rezeptur

Tee: 1 Eßlöffel Droge mit 1 Liter kaltem Wasser abends ansetzen, über Nacht stehen lassen, am nächsten Morgen 20 Minuten kochen. Je die Hälfte morgens und abends trinken.

Handelspräparate (s. auch S. 336)

Sarsapsor® Bürger Tabletten
S. 2mal täglich 5–15 Tabletten.

R

▷ Reizblase, abakterielle Prostatitis

Pflanzen zur Behandlung

Sägepalme, Sabal serrulata, Serenoa repens
Kürbis, Curcubita pepo

Zubereitungsform

Als Fertigarzneimittel verordnen

Handelspräparate (s. auch S. 261) z. B.

Kürbiskerne:
Cysto-Urgenin Kapseln
S. 3mal tägl. 2 Kapseln
Granufink Kürbiskern Kapseln N
S. 3–5 Kapseln tägl.

Sägepalmenfrüchte:
Prostagutt® mono/-uno Kapseln
S. 2mal tägl. 1 bzw. 1mal tägl. 1 Kapsel
Prosta-Urgenin Uno® Kapseln
S. 1 Kapsel täglich
Remiprostan® uno Kapseln
S. 1 Kapsel tägl.
Ein bewährtes Kombinationsarzneimittel, das auch den neurovegetativen Anteil der Beschwerden berücksichtigt, sind die Cysto Fink® Kapseln (zus. mit Kürbiskernöl, Kava-Kava, Hopfen, Gewürzsumach und Bärentraube)
S. 3mal tägl. 1–2 Kapseln vor den Mahlzeiten.

▷ Reizkolon

Pflanzen zur Behandlung

Pfefferminze, Mentha piperita

Zubereitungsformen

Ätherisches Öl

Handelspräparate (s. auch S. 78) z. B.

Mentacur® Kapseln
S. 3mal täglich 1–2 Kapseln zu den Mahlzeiten.

▷ Rheumatische Erkrankungen

Pflanzen zur Behandlung

Löwenzahn, Taraxacum officinale
Brennessel, Urtica urens/-dioica
Birke, Betula pendula
Gewöhnliche Bohne, Phaseolus vulgaris
Bittersüß, Solanum dulcamara
Teufelskralle, Harpagophytum procumbens

Löwenzahn

Zubereitungsform

Tee

Beispielhafte Rezepturen

Tee: 1–2 Teelöffel der Droge mit einem Glas Wasser kalt ansetzen, kurz aufkochen, etwa 10 Minuten ziehen lassen und abseihen. Morgens und abends je 1–2 Tassen, einige Wochen hindurch trinken.

Rp Extr. Taraxaci 30,0
Aqu. Melissae ad 300,0
D. S. 3mal tägl. 1 Eßlöffel nach dem Essen.

Handelspräparate (s. auch S. 274) z. B.

Kneipp® Löwenzahn-Pflanzensaft
S. 2- bis 3mal tägl. 1 Eßl.
Taraleon®Tropfen
S. 3mal tägl. 10–15 Tropfen in etwas Wasser ca. 1/2 Std. vor den Mahlzeiten.

Kleine und Große Brennessel

Zubereitungsformen

Tee
Frisch- oder Preßsaft

Beispielhafte Rezeptur

Tee: 2 Teelöffel geschnittene Brennesselblätter oder/und -kraut mit 1 Tasse Wasser heiß übergießen, 10 Minuten ziehen lassen und dann abseihen.
Mehrmals täglich 1 Tasse bis zu 1 Liter täglich trinken.

Handelspräparate (s. auch S. 276) z. B.

Kneipp Pflanzendragees Brennessel
S. 3mal tägl. 1–2 Dragees vor den Mahlzeiten
Kneipp® Brennessel-Pflanzensaft
S. 2- bis 3mal tägl. 1 Eßlöffel
Rheuma-Hek Kapseln
S. 2mal tägl. 2 Kapseln.

Birke

Zubereitungsform

Tee

Beispielhafte Rezeptur

Tee: 2 Eßlöffel mittelfein geschnittener Droge mit 1 Tasse heißem Wasser übergießen, 10 Minuten ziehen lassen und dann abseihen. Mehrmals täglich 1 Tasse warm trinken, bis zur Gesamtmenge von 1 Liter.

Handelspräparate (s. auch S. 276) z. B.

Kneipp® Birkenblätter-Pflanzensaft
S. 2- bis 3mal tägl. 1 Eßlöffel.

Gewöhnliche Bohne

Zubereitungsform

Tee

Beispielhafte Rezeptur

Tee: 1 Eßlöffel Droge mit 1 Tasse kochendem Wasser übergießen und etwa 10 Minuten bedeckt stehen lassen, anschließend abseihen. Zwischen den Mahlzeiten mehrmals täglich 1 Tasse frisch zubereiteten Tee trinken.

Bittersüßer Nachtschatten

Zubereitungsformen

Tee
Extrakt

Beispielhafte Rezepturen

Tee: 1–2 Teelöffel läßt man mit 1 Tasse Wasser kurz kochen, 5 Minuten ziehen lassen, abseihen. Längere Zeit hindurch morgens und abends 1 Tasse trinken.

Rp Extr. Dulcamarae 5,0
Sirup. Juniperi ad 150,0
D. S. 3mal tägl. 1 Teelöffel voll.

Handelspräparate (s. auch S. 278) z. B.

Teemischungen, z. B.
Kneipp® Rheuma Tee N
S. 2mal tägl. 1–2 Tassen trinken.

Weitere beispielhafte Rezepturen

Species antirheumaticae und Species antidyscraticae

Rp Herb. Urticae
Stipit. Dulcamar.
Rhiz. Caricis
Fol. Sennae
Fruct. Foenicul. āā 20,0

Rp Rad. Taraxaci c. Herb
Fruct. Juniperi

Fol. Sennae
Cort. Frangul.
Fruct. Carvi āā 20,0
M.f. spec. D.S. 2 Teelöffel mit 1 Tasse Wasser aufkochen, 10 Minuten ziehen lassen, abseihen. 2- bis 3mal täglich 1 Tasse warm trinken. Stark abführend wirkender Tee für die antidyskratische Stoßtherapie.

Rp Fol. Sennae
Rad. Taraxaci c. Herb. āā 40,0
Fol. Menth. pip.
Fruct. Foenicul. āā 20,0
M. f. spec. D. S. 1–2 Eßlöffel auf 1/2 Liter Wasser, kochend überbrühen und 15 Min. ziehen lassen, in zwei Hälften morgens und abends trinken.

Rp Extr. Gramin.
Extr. Taraxaci
Extr. Frangulae fluid. āā 10,0
Aqu. Foeniculi
Aqu. Petroselini āā ad 150,0
D. S. 2- bis 3mal tägl. 1 Eßlöffel, einige Wochen hindurch.

Teufelskralle

Zubereitungsformen

Tee
Bevorzugt Fertigarzneimittel verwenden

Beispielhafte Rezeptur

Tee: 1 Teelöffel bzw. Eßlöffel feingeschnittener oder grobgepulverter Droge werden mit 2 Tassen kochendem Wasser übergoßen und 8 Stunden bei Raumtemperatur stehen gelassen, dann abgeseiht. Die trinkfertige Teemenge kann in 3 Portionen kurz vor den Mahlzeiten warm eingenommen werden.

Handelspräparate (s. auch S. 280) z. B.

Dolo-Arthrosetten® H Kapseln
S. 3- bis 4mal tägl. 1 Kapsel vor den Mahlzeiten
Harpagoforte ASmedic® Kapseln
S. 3mal tägl. 2 Kapseln
Rheuma-Sern® Kapseln
3- bis 4mal tägl. 1 Kapsel vor den Mahlzeiten
Ein analgetisch wirksames, pflanzliches Kombinationsarzneimittel heißt Phytodolor® Tinktur (mit Zitterpappelrinde und -blättern, echtem Goldrutenkraut und Eschenrinde)
S. 3- bis 4mal tägl. 30–40 Tropfen.

▷ Rhythmusstörungen des Herzens

Pflanzen zur Behandlung

Besenginster, Sarothamnus scoparius (Cytisus scoparius)
Gelber Jasmin, Gelsemium sempervirens

Besenginster

Zubereitungsformen

Tee
In erster Linie als Fertigarzneimittel verordnen

Beispielhafte Rezeptur

Tee: (Indikation: primär funktionelle tachycarde Rhythmusstörungen) 1 Teelöffel der Droge wird mit 1 Tasse kochendem Wasser übergossen, 10 Minuten ziehen lassen und abseihen. Im allgemeinen soll 3- bis 4mal täglich 1 Tasse frisch bereiteter Teeaufguß getrunken werden.

Handelspräparate (s. auch S. 184) z. B.

Spartiol® Tropfen
S. 3mal täglich 20–30 Tropfen in etwas Flüssigkeit nach den Mahlzeiten.

Gelber Jasmin

Zubereitungsform

Tinktur (Indikation: funktionelle Herzbeschwerden mit Extrasystolen)

Beispielhafte Rezepturen

Rp Tinctura Gelsemii 30,0
D. S. 2- bis 4mal tägl. 20–30 Tropfen.

Rp Tinct. Gelsemii 10,0
Tinct. Valerianae aeth. ad 30,0
D. S. 3mal tägl. 20–30 Tropfen.

Rp Tinct. Gelsemii 10,0
Extr. Adonidis fluid. 10,0

Tinct. Valerianae ad 30,0
D. S. 3mal tägl. 20–40 Tropfen.

Rp Tinct. Gelsemii 12,0
Extr. Crataegi fluid. ad 30,0
D. S. 3mal tägl. 20 Tropfen.

S

▷ Schilddrüse, Überfunktion

Pflanzen zur Behandlung

Wolfstrapp, Lycopus virginicus
Herzgespann, Leonurus cardiaca

Wolfstrapp

Zubereitungsform

Als Fertigarzneimittel verordnen

Handelspräparate (s. auch S. 151) z. B.

Lycoaktin® M Tabletten, -Lösung
S. 3mal täglich 1 Tablette bzw. 10–15 Tropfen
Thyreogutt® mono Tropfen/-Tabletten
S. 3mal täglich 1 Tablette bzw. 10 Tropfen
thyreo-loges N Tabletten
S. 2mal täglich 1 Tablette.

Herzgespann

Zubereitungsform

Tee
Vorwiegend als Fertigarzneimittel

Beispielhafte Rezeptur

Tee: 1 Teelöffel kleingeschnittener Droge wird mit 1 Tasse Wasser heiß aufgegossen, dann 5 Minuten ziehen lassen, abseihen. Man trinke täglich 2–3 Tassen.

Handelspräparate, (s. auch S. 151) z. B.

Muttellon® Tropfen (zusammen mit Wolfstrappkraut und Baldrianwurzel)
S. 3mal täglich 30–40 Tropfen.

▷ Schlafstörungen s. nervöse Unruhezustände

▷ Schleimhauterkrankungen des Mund- und Rachenraumes

Pflanzen zur Behandlung

Salbei, Salvia triloba
Echte Kamille, Matricaria recutita
Tormentillwurz, Potentilla erecta
Melisse, Melissa officinalis

Zubereitungsformen

Tee
Tinktur

Beispielhafte Rezepturen

1. Topisch antiphlogistisch:

Rp Extract. Salviae fluid.
Extract. Chamomill. fluid. āā 20,0
D. S. 20–30 Tropfen auf 1 Glas Wasser zum Gurgeln.

2. Adstringierend:

Rp Tinct. Tormentillae 20,0
D. S. 1 Teelöffel auf 1 Glas Wasser zum Mundspülen.

Rp Tinct. Tormentillae
Tinct. Salviae āā 10,0
D. S. 1 Teelöffel auf 1 Glas Wasser.

Rp Tinct. Tormentillae
Tinct. Myrrhae āā 20,0
D. S. unverdünnt für Zahnfleischpinselungen.

Handelspräparate (s. auch S. 47)

Kamillosan® Konzentrat Lösung
S. 1 Teel. auf 1 Glas Wasser zum Spülen.

U

▷ Ulcus cruris

Pflanzen zur Behandlung

Beinwell, Symphytum officinale

Zubereitungsform

Als Fertigarzneimittel verordnen

Handelspräparate (s. auch S. 337) z. B.

Kytta-Plasma® f Umschlagpaste/-Salbe®
Traumaplant® Salbe
Bei Sekundärinfektionen der Ulcera crura ist für die Anfangsphase der Behandlung Mittel der Wahl die **Ringelblume, Calendula officinalis**

Handelspräparate (s. auch S. 338) z. B.

Calendula-Essenz Wala
Calendula-Salbe Helixor.

V

▷ Venenerkrankungen

Pflanzen zur Behandlung

Roßkastanie, Aesculus hippocastanum
Steinklee, Melilotus officinalis

Roßkastanie

Zubereitungsform

Als Fertigarzneimittel verordnen

Handelspräparate (s. auch S. 201) z. B.

Noricaven® novo Dragees
S. 1- bis 3mal täglich 1 Dragee zu den Mahlzeiten
Venoplant retard Tabletten
S. 2mal täglich 1 Tablette
Venostasin® S Retard Kapseln
S. 2mal täglich 1 Kapsel unzerkaut zu den Mahlzeiten.

Steinklee

Zubereitungsformen

Tee
Kataplasma

Beispielhafte Rezepturen
Tee: 1–2 Teelöffel der feingeschnittenen Droge mit 1 Tasse siedendem Wasser übergießen und nach 10 Minuten abseihen. 2- bis 3mal täglich 1 Tasse trinken.
Als Kataplasma Droge mit der gleichen Menge siedenden Wassers gut durchfeuchten, abkühlen lassen und äußerlich anwenden.

Handelspräparate (s. auch S. 202) z. B.

Clemenzil® ST Dragees
S. 3mal täglich 1 Dragee
Venalot® novo Depot Retardkapseln
S. täglich 2mal 1 Kapsel.

W

▷ Wunden

Pflanzen zur Behandlung

Arnika, Arnica montana
Beinwell, Symphytum officinale
Johanniskraut, Hypericum perforatum
Echte Kamille, Matricaria recutita
Sonnenhut, Echinacea purpurea
Ringelblume, Calendula officinalis
Virginische Zaubernuß, Hamamelis virginiana

Zubereitungsform

Vorzugsweise Fertigarzneimittel verwenden

Handelspräparate (s. auch S. 346–349) z. B.

Arnika-Essenz Weleda
arnica-loges® Gel
Arnica Kneipp® Salbe/-Gel
Kytta-Plasma® f Umschlagpaste
Johanniskraut Öl Bio-Diät
Echinacin® Madaus Salbe

Calendula Essenz Wala
Calendula Salbe Helixor
Hametum® Creme/-Salbe
Kamillen-Bad-Robugen.

Z

▷ Zuckerstoffwechsel (Diabetes mellitus)

Pflanzen zur Behandlung

Heidelbeere, Vaccinum myrtillus
Gartenbohne, Phaseolus vulgaris
Geißraute, Galega officinalis

Zubereitungsformen

Tee

Beispielhafte Rezeptur »Diabetes-Tee«:

Rp Folia Myrtilli
Legumin. Phaseoli concis.
Herb. Galegae
Sem. Galegae
Fol. Menth. pip. āā ad 200,0
M. f. spec. D. S. 2 Eßlöffel mit 1 Liter Wasser heiß überbrühen, 20 Min. ziehen lassen, 3- bis 4mal tägl. 1 Tasse.

Heilpflanzen von A–Z

Pflanzenname lateinisch	deutsch	Droge	Indikation(en)	Monographie
Achillea millefolium	Schafgarbe 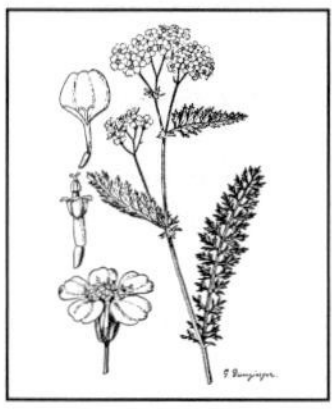	Schafgarbenkraut, -blüten	Appetitlosigkeit, dyspeptische Beschwerden, leichte krampfartige Beschwerden im Magen-Darm-Bereich, Parametropathia spastica	Positiv-
Acorus calamus	Kalmus	Kalmuswurzelstock	Appetitlosigkeit	Negativ-
Adonis vernalis	Adonisröschen 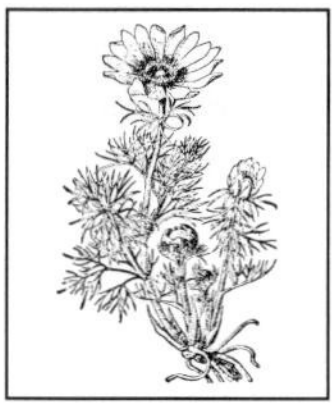	Adoniskraut	Nervöse Unruhezustände des Herzens, hypotone Dysregulation	Positiv-
Aesculus hippocastanum	Roßkastanie 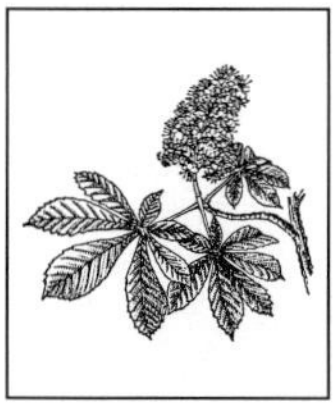	Roßkastaniensamen	Chron. Veneninsuffizienz, mit Schmerzen oder Schweregefühl i. d. Beinen, nächtl. Wadenkrämpfen, Juckreiz oder Beinschwellungen	Positiv-
Agropyron repens (Triticum repens)	Quecke	Queckenwurzelstock	Durchspülung bei entzündlichen Erkrankungen der ableitenden Harnwege	Positiv-
Alchemilla vulgaris (A. xanthochlora)	Frauenmantel	Frauenmantelkraut	Harntreibend, krampfstillend, bei unspezifischen Diarrhöen	Positiv-
Allium cepa	Küchenzwiebel	Zwiebel	Appetitlosigkeit, zur Vorbeugung altersbedingter Gefäßveränderungen	Positiv-

Pflanzenname lateinisch	deutsch	Droge	Indikation(en)	Monographie
Allium sativum	Knoblauch	Knoblauchzwiebel	Zur Senkung der Blutfettwerte, Vorbeugung altersbedingter Gefäßveränderungen	Positiv-
Allium ursinum	Bärlauch 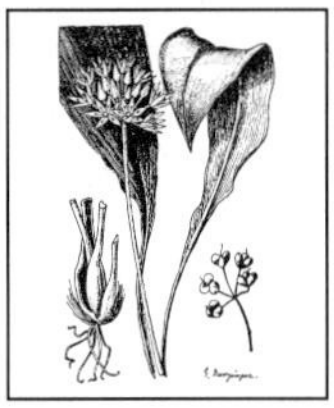	Bärlauchkraut	Meteorismus, Gärungsdyspepsie	Negativ-
Aloe barbadensis **Aloe capensis**	Aloe Kap-Aloe 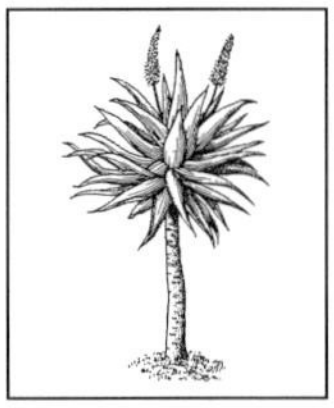	Aloeblättersaft	Obstipation, Defäkationserleichterung bei Analfissuren, Hämorrhoiden und nach anorektalen Eingriffen	Positiv-
Alpinia officinarum	Galgant 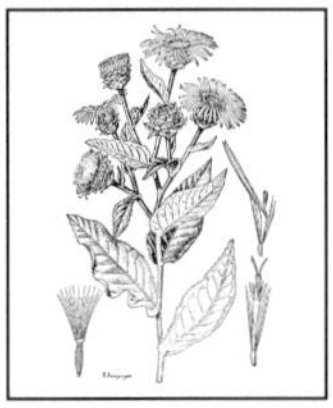	Galgantwurzelstock	Dyspeptische Beschwerden, Appetitlosigkeit, spastische Leibschmerzen, Roemheldt-Komplex	Positiv-
Althaea officinalis	Eibisch 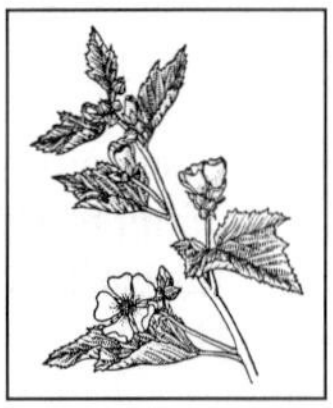	Eibischwurzel, -blätter	Schleimhautreizungen im Mund- u. Rachenraum, trockener Reizhusten	Positiv-

Pflanzenname lateinisch	deutsch	Droge	Indikation(en)	Monographie
Althaea rosea	Stockrose 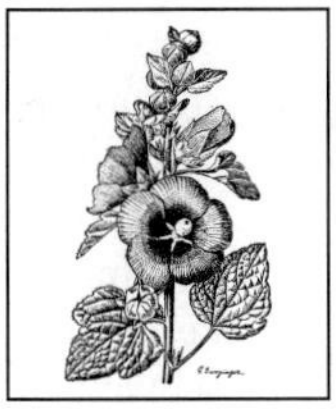	Stockrosenblüten	Trockener Husten	Positiv-
Ammi visnaga	Khella 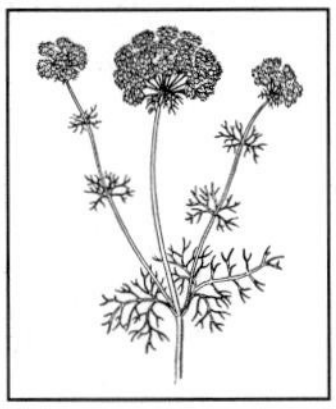	Ammi visnagafrüchte	Leichte stenokardische Beschwerden, Unterstützung bei leichten Formen obstruktiv bedingter Atemwegsbeschwerden, Unterstützung bei postoperativer Behandlung von Harnsteinerkrankungen	Negativ-
Ananas comosus	Ananas	Rohbromelain	Verdauungsbeschwerden b. Pankreaserkrankungen, traumatische Ödeme	Positiv-
Angelica archangelica	Engelwurz 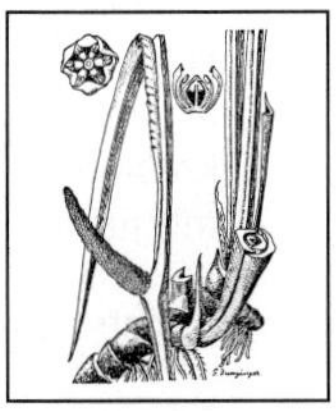	Angelikawurzel	Appetitlosigkeit, dyspeptische Beschwerden, leichte Magen-Darm-Krämpfe, Völlegefühl, Blähungen	Positiv-
Arctium lappa (Lappa major)	Große Klette	Klettenwurzelstock	Harntreibend, diaphoretisch	Negativ-
Arctostaphylos uvae ursi	Bärentraube	Bärentraubenblätter	Entzündliche Erkrankungen der ableitenden Harnwege	Positiv-
Armoracia rusticana	Meerrettich	Meerrettichwurzel	Katharre der Luftwege, unterstützend bei Infekten der ableitenden Harnwege	Positiv-

Pflanzenname lateinisch	deutsch	Droge	Indikation(en)	Monographie
Arnica montana	Arnika 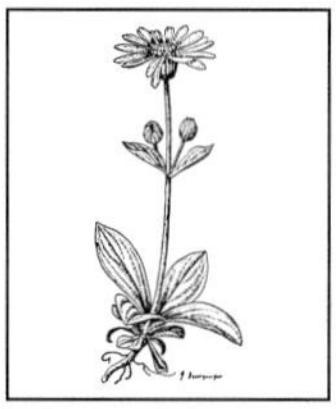	Arnikablüten	Zur äußerl. Anwendung bei Verletzungen, Hämatomen, Distorsionen, Prellungen, Quetschungen, Frakturödemen, rheumatischen Muskel- u. Gelenkbeschwerden, Entzündungen der Schleimhäute von Mund- u. Rachen, Furunkulose, Oberflächenphlebitis	Positiv-
Artemisia absinthium	Wermut	Wermutkraut	Appetitlosigkeit, dyspeptische Beschwerden, Dyskinesen der Gallenwege	Positiv-
Atropa belladonna	Tollkirsche 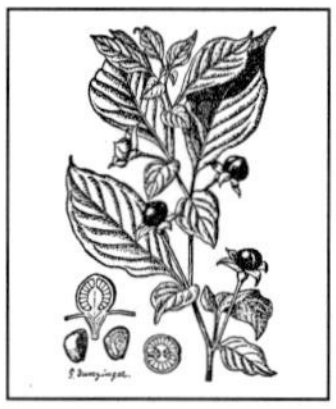	Tollkirschenblätter, -wurzel	Spasmen und kolikartige Schmerzen im Bereich des Gastrointestinaltraktes, der Gallenwege und der Harnwege	Positiv-
Avena sativa	Hafer	Haferstroh	Äußere Anwendung: entzündliche und seborrhoische Hauterkrankungen speziell mit Juckreiz	Negativ-
Beta vulgaris	Zuckerrübe	Betain	Hepatopathien	keine
Beta vulgaris var. conditiva	Rote Rübe	Betanin	Erkältungskrankheiten, Onkologie	keine
Betula pendula (B. pubescens, B. verrucosa)	Birke 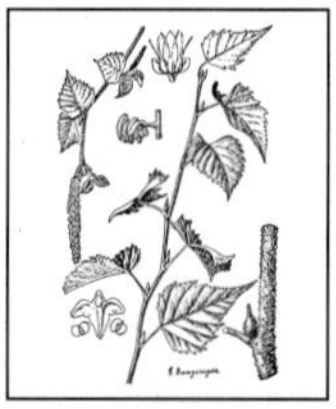	Birkenblätter	Zur Durchspülung bei bakteriellen u. entzündlichen Erkrankungen der ableitenden Harnwege und bei Nierengrieß, bei rheumatischen Beschwerden	Positiv-

Pflanzenname lateinisch	deutsch	Droge	Indikation(en)	Monographie
Calendula officinalis	Ringelblume 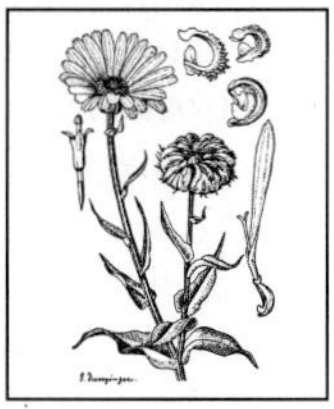	Ringelblumenblüten	Entzündliche Veränderungen der Mund- u. Rachenschleimhaut, Wundheilung, Ulcus cruris	Positiv-
Capsella bursa-pastoris	Hirtentäschelkraut 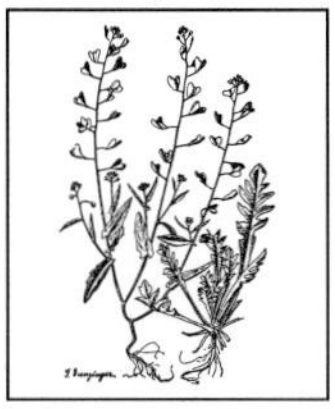	Hirtentäschelkraut	Leichte Menorrhagien u. Metrorrhagien, Nasenbluten, oberflächl. blutende Hautverletzungen	Positiv-
Capsicum anuum	Paprika	Paprikafrüchte	Erkrankungen des rheumatischen Formenkreises	Positiv-
Carica papaya	Melonenbaum	Melonenbaumfrüchte	Verdauungsstörungen als Folge einer Pankreasinsuffizienz	Positiv-
Carum carvi	Kümmel 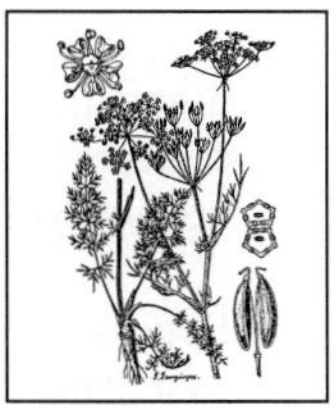	Kümmelfrüchte	Dyspeptische Beschwerden wie leichte krampfartige Beschwerden im Magen-Darm-Trakt, Blähungen, Völlegefühl	Positiv-
Cassia acutifolia	Senna	Sennesblätter u. -früchte	Obstipation	Positiv-
Centaurium minus	Tausendgüldenkraut	Tausendgüldenkraut	Appetitlosigkeit, dyspeptische Beschwerden	Positiv-
Cephaelis ipecacuanha	Brechwurz	Ipecacuanhawurzel	Expectorans	Negativ-

Pflanzenname lateinisch	deutsch	Droge	Indikation(en)	Monographie
Cetraria islandica	Isländisch Moos 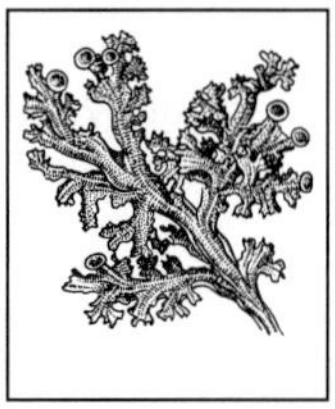	Isländisch Moos	Schleimhautreizungen im Mund- und Rachenraum, trockener Reizhusten, Appetitlosigkeit	Positiv-
Chelidonium majus	Schöllkraut 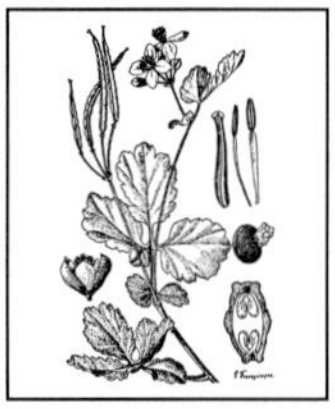	Schöllkraut	Krampfartige Beschwerden im Bereich der Gallenwege und des Magen-Darm-Trakts	Positiv-
Cimicifuga racemosa	Traubensilberkerze 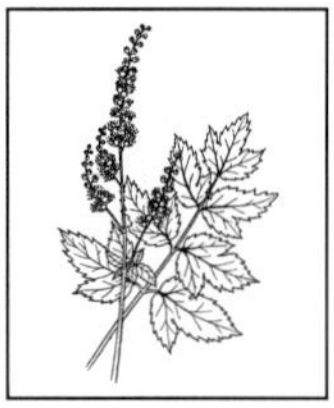	Traubensilberkerzenwurzelstock	Prämenstruelle, dysmenorrhoische u. klimakterische neurovegetative Beschwerden	Positiv-
Cinchona pubescens	Chinabaum	Chinarinde	Appetitlosigkeit, dyspeptische Beschwerden wie Blähungen, Völlegefühl	Positiv-
Cinnamomum camphora	Kampfer	Campher	Hypotone Kreislaufdysregulation, Katarrhe der Atemwege. Äußerlich bei Muskelrheumatismus	Positiv-
Citrus aurantium	Pomeranze	Pomeranzenschalen	Appetitlosigkeit, dyspeptische Beschwerden	Positiv-

Pflanzenname lateinisch	deutsch	Droge	Indikation(en)	Monographie
Cnicus benedictus	Benediktenkraut 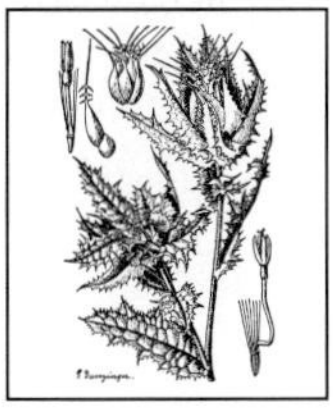	Benediktenkraut	Appetitlosigkeit, dyspeptische Beschwerden	Positiv-
Colchicum autumnale	Herbstzeitlose	Herbstzeitlosen -blüten -samen -knollen	Akuter Gichtanfall	Positiv-
Cola nitida	Kola	Kolasamen	Geistige und körperl. Ermüdung	Positiv-
Convallaria majalis	Maiglöckchen	Maiglöckchenkraut	Altersherz, chron. Cor pulmonale, leichte Herzinsuffizienz (NYHA I-II)	Positiv-
Crataegus laevigata s. monogyna	Weißdorn 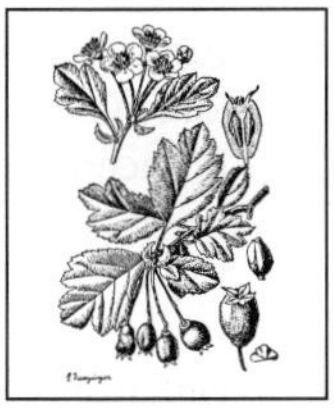	Weißdornblüten -blätter -früchte	Altersherz, Herzinsuffizienz NYHA II (III), Chron. Cor pulmonale	Positiv-
Cucurbitae pepo	Kürbis	Kürbissamen	Reizblase, Miktionsbeschwerden bei benigner Prostatahyperplasie (Stadium I–II)	Positiv-
Cynara scolymus	Artischocke 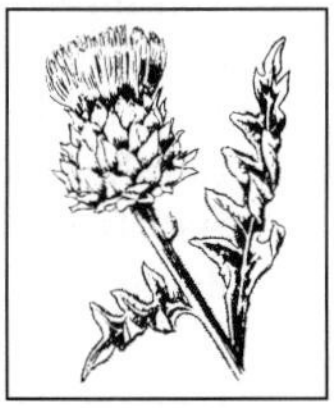	Artischockenblätter	Dyspeptische Beschwerden, zur Anregung d. Fettverdauung, Lipidsenkung	Positiv–

Pflanzenname lateinisch	 deutsch	Droge	Indikation(en)	Mono- graphie
Drosera rotundifolia	Sonnentau 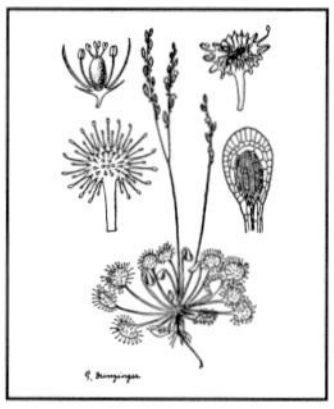	Sonnentaukraut	Bei Krampf- und Reizhusten	Positiv-
Echinacea purpurea, E. pallida	Sonnenhut	Sonnenhutkraut, -wurzel	Erkältungskrankheiten, Unterstützung der Abwehrkräfte, entzündliche und eitrige Traumen, Abszesse, Furunkel, Ulcus cruris	Positiv-
Eleutherococcus senticosus	Eleutherococcus	Eleutherococcus-wurzel	Bei Müdigkeit u. Schwächegefühl, nachlassende Leistungs- u. Konzentrationsfähigkeit, i. d. Rekonvaleszenz	Positiv-
Ephedra sinica (E. shennungiana)	Ephedra	Ephedrakraut	Atemwegserkrankungen mit leichtem Bronchospasmus	Positiv-
Equisetum arvense	Ackerschachtelhalm 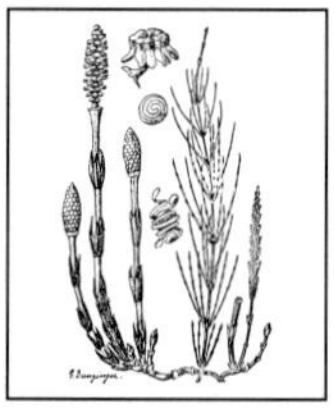	Schachtelhalmkraut	Posttraumatisches u. statisches Ödem, zur Durchspülung b. bakteriellen und entzündlichen Erkrankungen der ableitenden Harnwege und bei Nierengrieß, bei schlecht heilenden Wunden	Positiv-
Eryngium planum	Mannstreu	Mannstreukraut	Volksmittel gegen Keuchhusten	keine
Eschscholtzia californica	Kaliforn. Goldmohn	Goldmohnkraut	Unruhezustände, Schlafstörungen, Enuresis nocturna	Negativ-
Eucalyptus globulus	Eukalyptus	Eukalyptusblätter, -öl	Erkältungskrankheiten	Positiv-

Pflanzenname lateinisch	deutsch	Droge	Indikation(en)	Monographie
Euphrasia officinalis	Augentrost	Augentrostkraut	Conjunctivitis, Blepharitis	Negativ-
Filipendula ulmaria	Mädesüß	Mädesüßkraut, -blüten	Unterstützende Behandlung bei Erkältungskrankheiten	Positiv-
Foeniculum vulgare	Fenchel 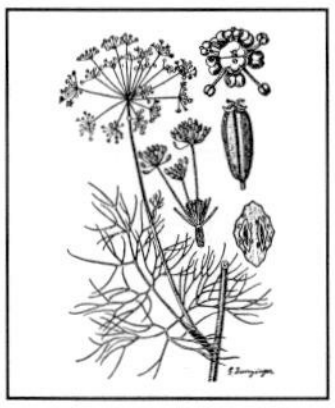	Fenchelfrüchte	Dyspeptische Beschwerden wie leichte krampfartige Magen-Darm-Beschwerden, Völlegefühl, Blähungen, Katarrhe der Atemwege	Positiv-
Fumaria officinalis	Erdrauch	Erdrauchkraut	Krampfartige Beschwerden im Bereich d. Gallenblase u. d. Gallenwege sowie des Magen-Darm-Traktes	Positiv-
Galega officinalis	Geißraute	Geißrautenkraut	Laktagogum	Negativ-
Gelsemium sempervirens	Gelber Jasmin	Gelsemiumwurzelstock	Funktionelle Herzbeschwerden	Negativ-
Gentiana lutea	Enzian 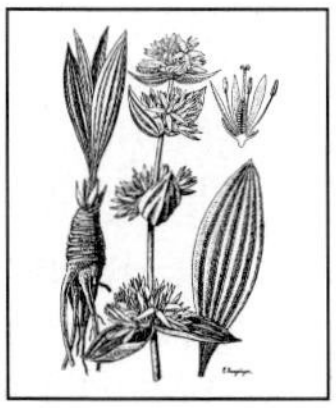	Enzianwurzel	Verdauungsbeschwerden wie Appetitlosigkeit, Völlegefühl, Blähungen	Positiv-
Ginkgo biloba	Ginkgobaum 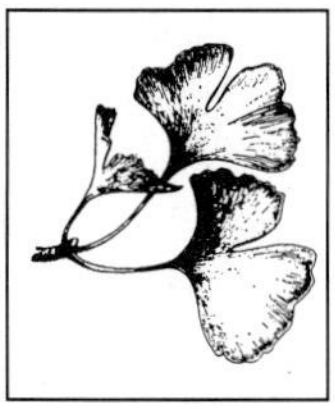	Ginkgoblätter	Arterielle periphere Durchblutungsstörungen, Hirnleistungsstörungen, Konzentrations- und Gedächtnisschwäche	Positiv-

Pflanzenname lateinisch	deutsch	Droge	Indikation(en)	Monographie
Glycyrrhiza glabra	Süßholz 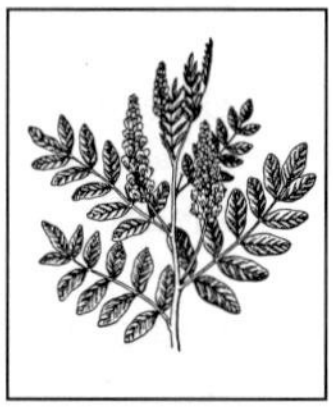	Süßholzwurzel	Ulcus ventriculi/duodeni, Katarrhe der Atemwege	Positiv-
Gratiola officinalis	Gottesgnadenkraut	Gottesgnadenkraut	Emmenagogum	keine
Hamamelis virginiana	Virginische Zaubernuß 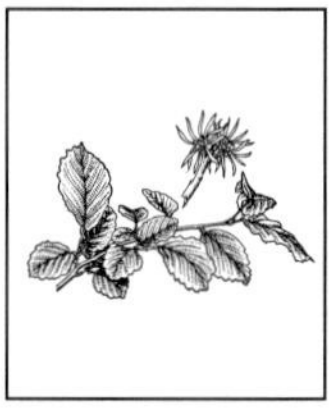	Hamamelisblätter	Hämorrhoiden, Krampfaderbeschwerden, leichte Hautverletzungen, lokale Entzündungen der Haut- und Schleimhäute	Positiv-
Harpagophytum procumbens	Teufelskralle	Teufelskrallenwurzel	Appetitlosigkeit, dyspeptische Beschwerden, unterstützend b. degenerativen Erkrankungen des Bewegungsapparates	Positiv-
Harungana madagascariensis	Harongabaum	Harongablätter, -rinde	Dyspeptische Beschwerden, leichte exokrine Pankreasinsuffizienz	Positiv-
Hedera helix	Efeu	Efeublätter	Katarrhe der Luftwege, bei chronisch-entzündlichen Bronchialerkrankungen	Positiv-
Herniaria glabra	Bruchkraut 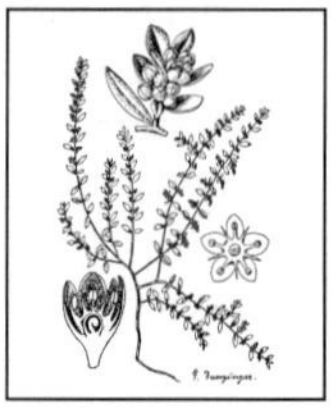	Bruchkraut	Zur Durchspülungstherapie, leichte Spasmen d. ableitenden Harnwege	Negativ-

Pflanzenname lateinisch	deutsch	Droge	Indikation(en)	Monographie
Humulus lupulus	Hopfen	Hopfenzapfen	Schlafstörungen, Unruhe- und Angstzustände	Positiv-
Hyoscyamus niger	Bilsenkraut	Bilsenkrautblätter	Spasmen im Magen-Darm-Bereich	Positiv-
Hypericum perforatum	Johanniskraut 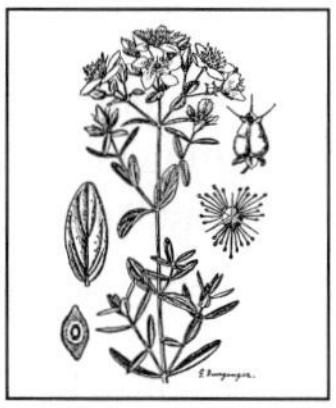	Johanniskraut	Depressive Verstimmungen, Angst, nervöse Unruhe, äußerl. bei Traumen und Myalgien	Positiv-
Ilex paraguariensis	Mate	Mateblätter	Bei geistiger u. körperl. Ermüdung	Positiv-
Juglans regia	Walnuß	Walnußblätter	Oberflächl. Entzündungen d. Haut, übermäßige Schweißabsonderung	Positiv-
Juniperus communis	Wacholder 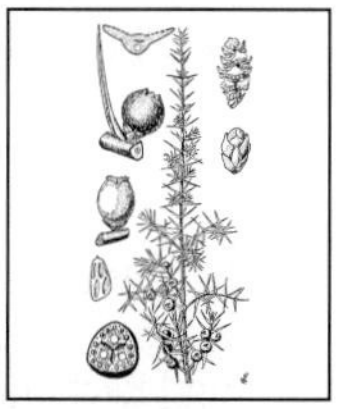	Wacholderbeeren	Dyspeptische Beschwerden, entzündliche Erkrankungen d. ableitenden Harnwege	Positiv-
Lamium album	Weiße Taubnessel	Taubnesselblüten	Entzündungen der Mund- u. Rachenschleimhaut, unspez. Fluor albus, Katarrhe der Atemwege	Positiv-
Lavandula angustifolia	Lavendel	Lavendelblüten	Einschlafstörungen, Unruhezustände, Kreislaufstörungen	Positiv-
Leonurus cardiaca	Herzgespann	Herzgespannkraut	Nervöse Herzbeschwerden, bei Schilddrüsenüberfunktion	Positiv-

Pflanzenname lateinisch	deutsch	Droge	Indikation(en)	Monographie
Levisticum officinale	Liebstöckel 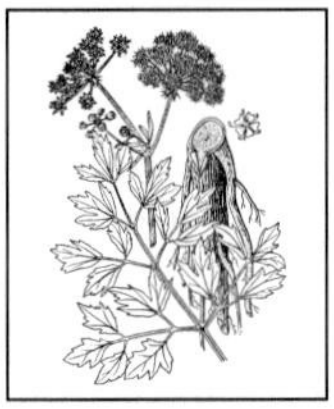	Liebstöckelwurzel	Durchspülung b. unspezifischen entzündlichen Erkrankungen der ableitenden Harnwege, b. Nierengrieß	Positiv-
Lichen islandicus	Isländ. Moos	Isländ. Moos	Schleimhautreizungen im Mund- und Rachenraum, Appetitlosigkeit	Positiv-
Linum usitatissimum	Lein 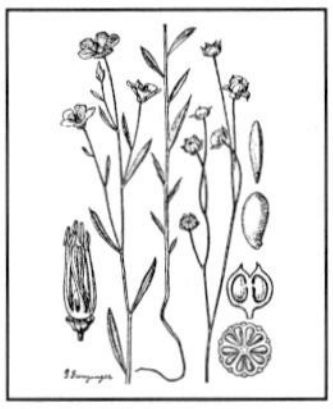	Leinsamen	Habituelle Obstipation, Colon irritabile, Divertikulitis, Kataplasma b. lokalen Entzündungen	Positiv-
Lycopus virginicus	Amerikanischer Wolfstrapp	Wolfstrappkraut	Leichte Formen der Hyperthreose, Mastodynie	Positiv-
Lycopus europaeus	Europäischer Wolfstrapp			
Malva silvestris	Wilde Malve	Malvenblüten, -blätter	Schleimhautreizungen im Mund- und Rachenraum, trockener Reizhusten	Positiv-
Marsdenia condurango	Kondurango	Kondurangorinde	Appetitlosigkeit	Positiv-
Matricaria recutita	Echte Kamille 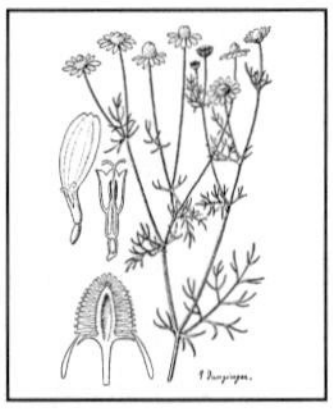	Kamillenblüten	Spasmen u. entzündliche Erkrankungen im Magen-Darm-Trakt, bei Zahnfleisch-, Haut- u. Schleimhautentzündungen	Positiv-

Pflanzenname lateinisch	deutsch	Droge	Indikation(en)	Monographie
Melilotus officinalis	Steinklee	Steinkleekraut	Beschwerden d. chron. venösen Insuffizienz wie Schmerzen u. Schweregefühl i. d. Beinen, nächtl. Wadenkrämpfe, Juckreiz, Schwellungen; bei Thrombophlebitis	Positiv-
Melisse officinalis	Melisse	Melissenblätter	Funktionelle Magen-Darm-Beschwerden, nervöse Einschlafstörungen	Positiv-
Mentha piperita	Pfefferminze 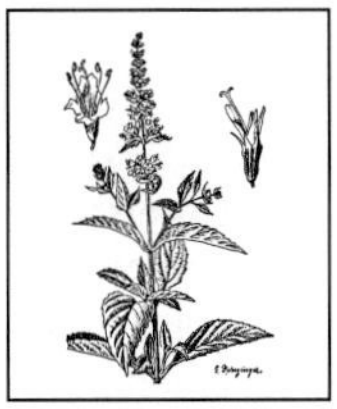	Pfefferminzblätter	Krampfartige Beschwerden i. Magen-Darm-Trakt sowie der Gallenblase und -wege	
Menyanthes trifoliata	Bitter- oder Fieberklee	Bitterkleeblätter	Appetitlosigkeit, dyspeptische Beschwerden	Positiv-
Oenothera biennis	Nachtkerze	Nachtkerzenöl	Atopisches Ekzem	keine
Olea europaea	Ölbaum	Olivenblätter	Leicht blutdrucksenkend	Negativ-
Ononis spinosa	Hauhechel 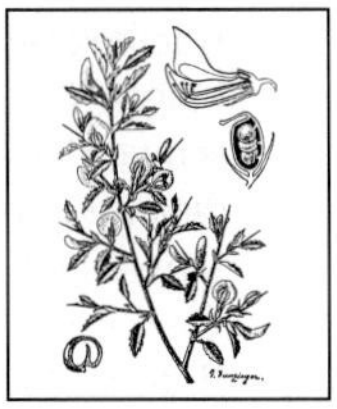	Hauhechelwurzel	Durchspülung b. entzündl. Erkrankungen d. ableitenden Harnwege und bei Nierengrieß	Positiv-
Orthosiphon spicatus (O. stamineus, O. aristatus)	Orthosiphon	Ortosiphonblätter	Zur Durchspülung bei entzündlichen Erkrankungen der ableitenden Harnwege und Nierengrieß	Positiv-

Pflanzenname lateinisch	deutsch	Droge	Indikation(en)	Monographie
Panax Ginseng	Ginseng 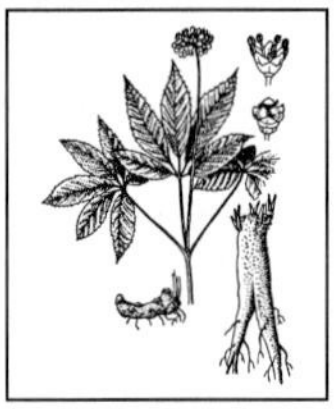	Ginsengwurzel	Bei Müdigkeits- u. Schwächegefühl, nachlassender Leistungs- u. Konzentrationsfähigkeit	Positiv-
Passiflora incarnata	Passionsblume 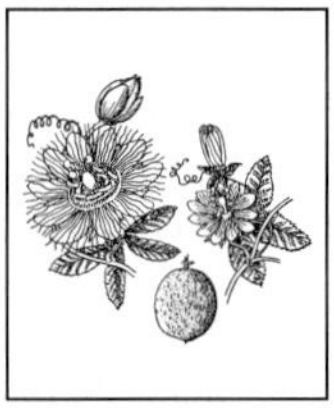	Passionsblumenkraut	Nervöse Unruhezustände	Positiv-
Petasites hybridus	Pestwurz 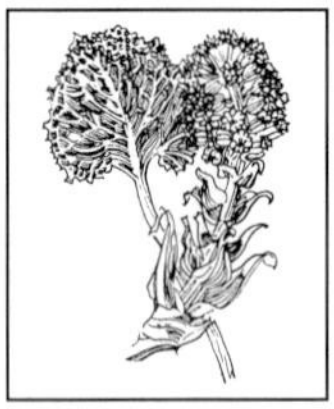	Pestwurzwurzelstock	Unterstützend bei akuten krampfartigen Schmerzen der ableitenden Harnwege, insbesondere bei Urolithiasis	
Petroselinum crispum	Petersilie	Petersilienkraut, -wurzel	Durchspülungstherapie bei Erkrankungen d. ableitenden Harnwege und bei Nierengrieß	Positiv-
Peumus boldus	Boldo	Boldoblätter	Leichte krampfartige Magen-Darm-Beschwerden, dyspeptische Beschwerden	Positiv-
Phaseolus vulgaris	Gartenbohne	Gartenbohnenhülsen	Unterstützende Behandl. dysurischer Beschwerden	Positiv-

Pflanzenname lateinisch	deutsch	Droge	Indikation(en)	Mono- graphie
Pimpinella anisum	Anis 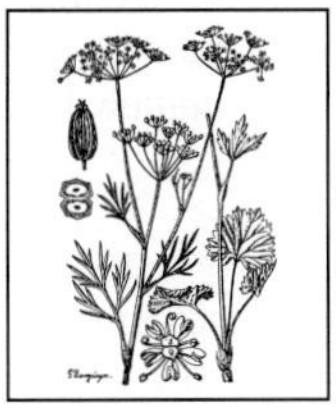	Anisfrüchte	Katarrhe der Atemwege, dyspeptische Beschwerden	Positiv-
Pimpinella saxifraga	Bibernelle	Bibernellwurzel	Katarrhe der Atemwege	Positiv-
Piper methysticum	Kava-Kava	Kava-Kavawurzelstock	Nervöse Angst-, Spannungs- und Unruhezustände	Positiv-
Plantago psyllium	Flohsamen	Flohsamen	Habituelle Obstipation, Colon irritabile	Positiv-
Plantago ovata	Indischer Flohsamen	Ind. Flohsamenschalen	Habituelle Obstipation, Reizdarm, unterstüzend bei Durchfällen	Positiv-
Plantago lanceolata	Spitzwegerich 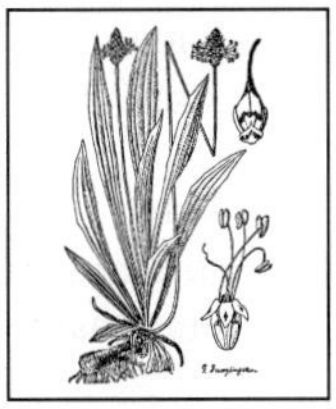	Spitzwegerichkraut	Katarrhe d. Luftwege, Entzündungen der Mund- u. Rachenschleimhaut	Positiv-
Podophyllum peltatum	Fußblatt	Podophyllumwurzelstock, -harz	Äußerlich zur Entfernung spitzer Kondylome	Positiv-
Polygonum hydropiper	Wasserpfeffer	Wasserpfefferkraut	Unterstützend bei leichteren Menorrhagien	keine
Polygonum avicularis	Vogelknöterich	Vogelknöterichkraut	Katarrhe der Atemwege, entzündl. Veränderungen d. Mundschleimhaut	Positiv–

Pflanzenname lateinisch	deutsch	Droge	Indikation(en)	Monographie
Populusarten	Pappel	Pappelknospen	Oberflächliche Hautverletzungen, Hämorrhoiden, Frostbeulen, Sonnenbrand	Positiv–
Potentilla anserina	Gänsefingerkraut 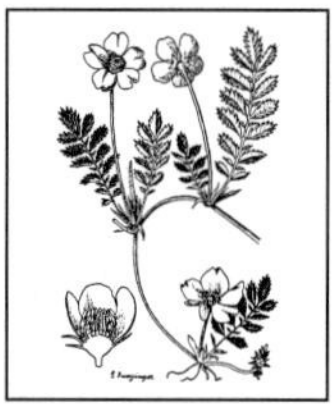	Gänsefingerkraut	Leichte Entzündungen der Mundschleimhaut, unterstützend bei unspezifischen Durchfallerkrankungen, leichte dysmenorrhoische Beschwerden	Positiv-
Potentilla erecta	Blutwurz 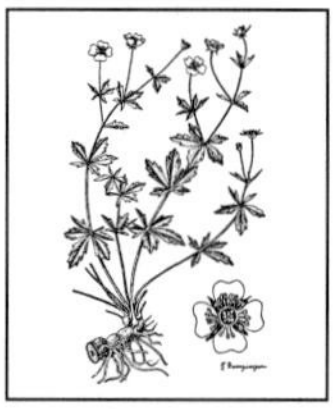	Tormentillwurzelstock	Leichte unspezifische akute Durchfallerkrankungen, leichte Entzündungen d. Mund- und Rachenschleimhaut	Positiv-
Primula veris, Primula elatior	Primel Schlüsselblume	Primelblüten, -wurzel	Katarrhe der Luftwege	Positiv-
Quercus robur	Eiche 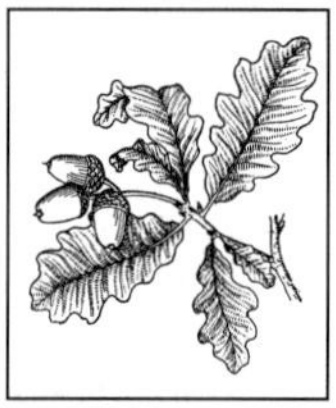	Eichenrinde	Entzündl. Hauterkrankungen, leichte Entzündungen im Mund- und Rachen- sowie im Genital- und Analbereich	Positiv-
Raphanus sativus	Rettich	Rettichwurzel	Dyspeptische Beschwerden, Katarrhe der Atemwege	Positiv-
Rauwolfia serpentina	Schlangenwurz 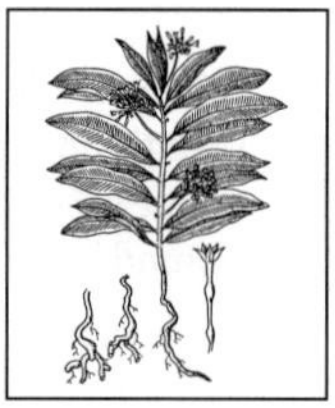	Rauwolfiawurzel	Leichte essentielle Hypertonie mit Angst- u. Spannungszuständen, psychomotorische Unruhe	Positiv-

Pflanzenname lateinisch	deutsch	Droge	Indikation(en)	Monographie
Rhamnus catharticus	Kreuzdorn	Kreuzdornbeeren	Obstipation, Defäkationserleichterung bei Analfissuren, Hämorrhoiden und nach anorektalen Eingriffen	Positiv-
Rhamnus purshiana	Amerikan. Faulbaum 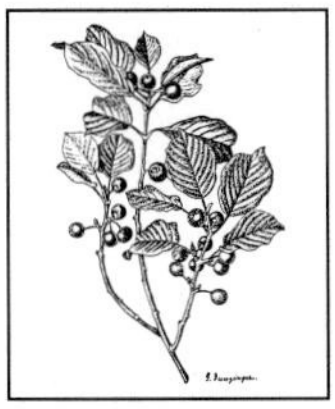	Amerikan. Faulbaumrinde	Obstipation, Defäkationserleichterung bei Analfissuren, Hämorrhoiden und nach anorektalen Eingriffen	Positiv-
Rhamnus frangula	Faulbaum	Faulbaumrinde	Obstipation, Defäkationserleichterung bei Analfissuren, Hämorrhoiden und nach anorektalen Eingriffen	Positiv-
Rheum palmatum	Rhabarber	Rhabarberwurzel	Obstipation, Defäkationserleichterung bei Analfissuren, Hämorrhoiden und nach anorektalen Eingriffen	Positiv-
Ribes nigrum	Schwarze Johannisbeere	Schwarze Johannisbeeren	Leichte unspezif. Durchfallerkrankungen, Erkältungskrankheiten	keine
Rosa canina	Hundsrose	Hundsrosenfrüchte	Erkältungskrankheiten	Negativ-
Rosmarinus officinalis	Echter Rosmarin 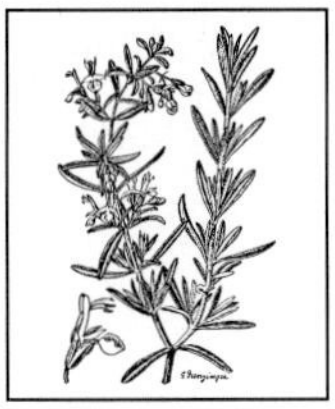	Rosmarinblätter	Dyspeptische Beschwerden, hypotone Kreislaufschwäche (als Badezusatz), unterstützend b. rheumatischen Erkrankungen	Positiv-

Pflanzenname lateinisch	deutsch	Droge	Indikation(en)	Monographie
Rubus fructicosus	Brombeere	Brombeerblätter	Unspez. akute Durchfallerkrankungen, leichte Entzündungen der Mund- und Rachenschleimhaut	Positiv-
Ruscus aculeatus	Mäusedorn 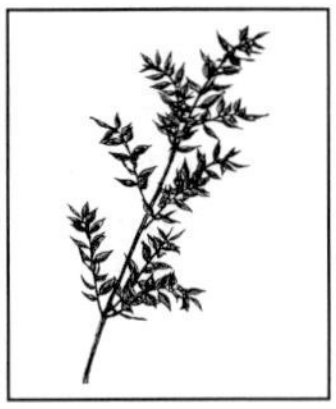	Mäusedornwurzelstock	Symptomatisch b. chronisch venöser Insuffizienz, Hämorrhoidalleiden (Juckreiz, Brennen)	Positiv-
Salvia officinalis, -triloba	Salbei 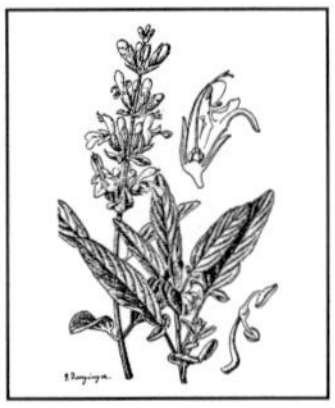	Salbeiblätter	Entzündungen d. Mund- u. Rachenschleimhaut, dyspeptische Beschwerden, b. vermehrter Schweißsekretion	Positiv-
Sambucus nigra	Holunder	Holunderblüten	Erkältungskrankheiten	Positiv-
Saponaria officinalis	Seifenkraut	Rote Seifenwurzel	Katarrhe der Atemwege	Negativ-
Sarothamnus scoparius	Besenginster	Besenginsterblüten, -kraut	Rhythmusstörungen des Herzens	Negativ-
Sarsaparilla	Sarsaparille	Sarsaparillenwurzel	Psoriasis	Negativ-
Scilla maritima	Meerzwiebel 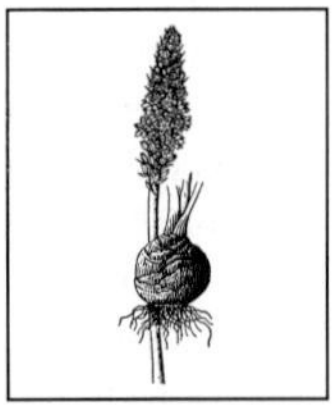	Meerzwiebel	Leichtere Formen der Herzinsuffizienz, auch bei eingeschränkter Nierenfunktion	Positiv-

Pflanzenname lateinisch	deutsch	Droge	Indikation(en)	Monographie
Secale cornutum	Mutterkorn	Mutterkorn	Bei leichten Menorrhagien	Negativ-
Serenoa repens, Sabal serrulata	Sägepalme	Sägepalmenfrüchte	Miktionsbeschwerden bei Reizblase u. benigner Prostatahyperplasie (Stadium I–II)	Positiv-
Silybum marianum	Mariendistel 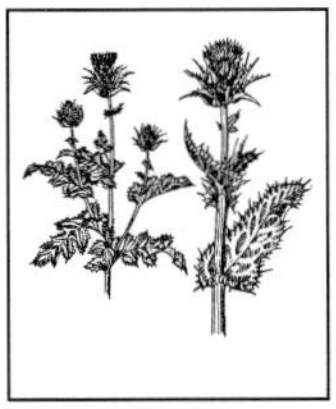	Mariendistelfrüchte	Dyspeptische Beschwerden, toxische Lebererkrankungen, unterstützend b. chronisch-entzündl. Lebererkrankungen einschließlich der Leberzirrhose	Positiv-
Solanum dulcamara	Bittersüß	Bittersüßstengel	Zur unterstüzenden Behandlung bei chronischen Ekzemen	Positiv-
Solidago virgaurea	Echte Goldrute	Goldrutenkraut	Zur Durchspülung b. entzündl. Erkrankungen der ableitenden Harnwege, Harnsteinen und Nierengrieß	Positiv-
Symphytum officinalis	Beinwell 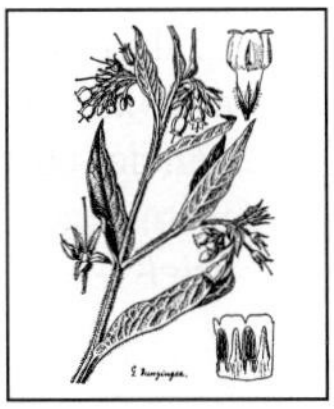	Beinwellwurzel, -kraut -blätter	Prellungen, Zerrungen, Verstauchungen	Positiv-
Taraxacum officinale	Löwenzahn 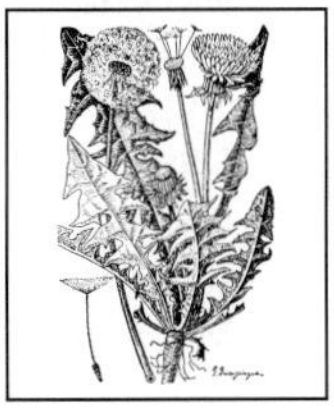	Löwenzahnwurzel mit -kraut	Appetitlosigkeit, dyspeptische Beschwerden wie Völlegefühl und Blähungen, Störungen d. Galleflusses	Positiv-

Pflanzenname lateinisch	deutsch	Droge	Indikation(en)	Monographie
Thymus vulgaris	Echter Thymian 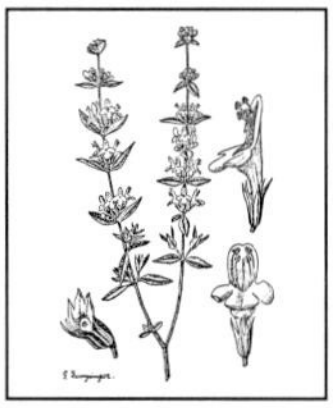	Thymiankraut	Krampfartiger Husten bei Bronchitis und Keuchhusten, Katarrhe d. Atemwege	Positiv-
Tilia cordata Tilia platyphyllos	Winterlinde Sommerlinde	Lindenblüten	Erkältungskrankheiten	Positiv-
Tropaeolum majus	Kapuzinerkresse	Kapuzinerkresse, -samen -blätter	Unterstützende Behandlung von Harnwegsinfektionen, Katarrhe der Atemwege	Positiv-
Tussilago farfara	Huflattich 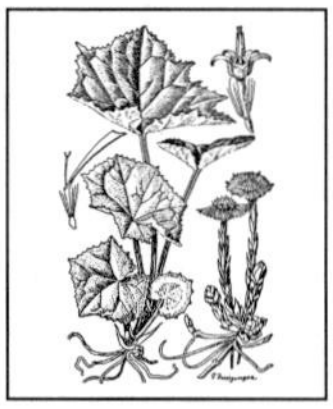	Huflattichblätter	Katarrhe d. Atemwege mit Husten und Heiserkeit, leichte Entzündungen der Mund- und Rachenschleimhaut	Positiv-
Urtica urens, -dioeca	Brennessel 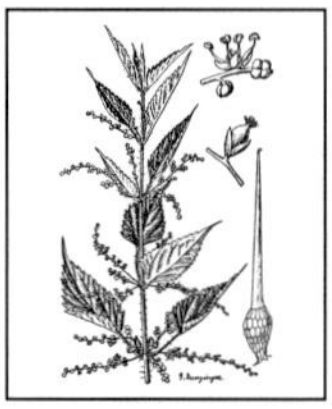	Brennesselkraut, -blätter	Unterstützend bei rheumatischen Beschwerden, Durchspülungstherapie b. entzündl. Erkrankungen der ableitenden Harnwege, Nierengrieß	Positiv-
		Brennesselwurzel	Miktionsbeschwerden b. benigner Prostatahyperplasie (Stadium I–II)	Positiv-
Usnea barbata	Bartflechte	Bartflechten	Leichte Schleimhautentzündungen im Mund- und Rachenbereich	Positiv-

Pflanzenname lateinisch	deutsch	Droge	Indikation(en)	Monographie
Vaccinium myrtillus	Heidelbeere	Heidelbeeren	Unspez. akute Durchfälle, bei Entzündungen d. Mund- und Rachenschleimhaut	Positiv-
Valeriana officinalis	Baldrian 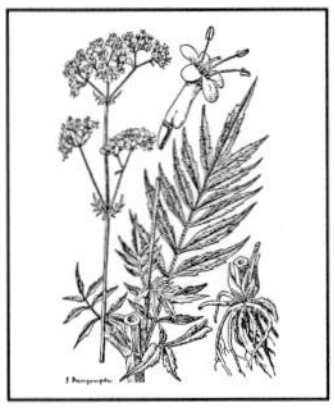	Baldrianwurzel	Unruhezustände, nervös bedingte Einschlafstörungen	Positiv-
Verbascum densiflorum	Königskerze, Wollblume	Königskerzen-, Wollblumenblüten	Katarrhe der Atemwege	Positiv-
Viola tricolor	Wildes Stiefmütterchen	Stiefmütterchenkraut	Leichte seborrhoische Hauterkrankungen, Milchschorf bei Kindern	Positiv-
Viola odorata	Wohlriechendes Veilchen	Veilchenwurzel	Leichter, unspezifischer Husten	Stoffcharakteristik
Viscum album	Mistel 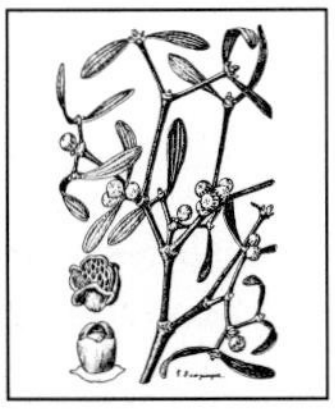	Mistelkraut	Segmenttherapie entzündl. Gelenkerkrankungen, palliativ bei malignen Tumoren	Positiv-
Vitex agnus castus	Mönchspfeffer, Keuschlammfrüchte	Keuschlammfrüchte	Menstruationsstörungen, Prämenstruelles Syndrom, Mastodynie	Positiv-
Xysmalobium undulatum	Uzara	Uzarawurzel	Unspezifische, akute Durchfallerkrankungen	Positiv-
Zingiber officinalis	Ingwer	Ingwerwurzelstock	Dyspeptische Beschwerden, Reisekrankheit	Positiv-

Sachverzeichnis

A

B

C

D

H

P

Q

R

S

T